S. Kluge | M. Heringlake
U. Janssens | E. Rickels (Hrsg.)

DIVI Jahrbuch 2020/2021

Medizinisch Wissenschaftliche Verlagsgesellschaft

S. Kluge | M. Heringlake
U. Janssens | E. Rickels (Hrsg.)

DIVI Jahrbuch 2020/2021

Schwerpunkt „Interdisziplinäre und interprofessionelle Zusammenarbeit“ mit Fokuskapitel zu COVID-19

begründet von
C. Putensen | M. Quintel | G.W. Sybrecht

mit Beiträgen von

J. Albers | B. Bein | T. Bein | C. Benk | M. Berchtold-Herz | J. Berrouschot | P. Böttger
H.J. Bräunig | S. Brenner | T. Brenner | J. Briegel | A. Brinkmann | M. Buerke
M. Czerny | J. Daub | A. Dechêne | T. Deffner | T. Doede | K. Dohle | S. Dohmen
A.P. Düssel | J. Dutzmann | W. Eppich | L. Erdur | M.W. Ferrari | F. Fichtner | O.R. Frey
J. Grensemann | C. Grillhösl | A. Große Lordemann | O. Grottke | L.-O. Harnisch
E. Heimberg | C. Henker | L. Herbst | C. von Heymann | F. Hoffmann | M. Hornberger
N. Jahn | U. Janssens | S. John | J. Kalbhenn | C. Karagiannidis | L. Kaufner | S. Kluge
G. Kneiseler | M. Lang | F. Langer | H. Lemm | H. Lier | T. Loop | K.M. Lücking | G. Marx
H. Maurer | M. Meersch | A.S. Meidert | M. Menk | G. Michels | O. Mörer | E. Muhl
U. Mühle | P. Niebuhr | H. Niehaus | D. Obradovic | M. Olivieri | R. Pfister | C. Pönicke
F. Regner | M. Rehm | D.C. Richter | R. Riessen | A. Röhr | C. Rosenthal | R. Roth
A. Rothe | J. Röther | A. Schaper | D. Schibilsky | R. Schiewe | J.B. Schmutz
B. Schönhofer | M. Schroth | Ö. Senbaklavaci | B. Specketer | S. Stehr | C. Stellbrink
A. Stewig-Nitschke | H. Thiele | M. Thomas | C. Trummer | G. Trummer | A.W. Unterberg
T. van den Hooven | M. van Loo | D.J. Walker | S. Weber-Carstens | M.A. Weigand
R. Weiss | M. Westhoff | C. Willam | C. Wolpert | A. Woltmann | K. Zweckberger

Medizinisch Wissenschaftliche Verlagsgesellschaft

Das Herausgeberteam

Prof. Dr. med. Stefan Kluge
Universitätsklinikum Hamburg-Eppendorf
Klinik für Intensivmedizin
Martinistraße 52
20246 Hamburg

Prof. Dr. med. Matthias Heringlake
Universität zu Lübeck
Klinik für Anästhesiologie und Intensivmedizin
Ratzeburger Allee 160
23538 Lübeck

Prof. Dr. med. Uwe Janssens
St.-Antonius-Hospital gGmbH
Klinik für Innere Medizin und Internistische Intensivmedizin
Akademisches Lehrkrankenhaus der RWTH Aachen
Dechant-Deckers-Straße 8
52249 Eschweiler

Prof. Dr. med. Eckhard Rickels
Allgemeines Krankenhaus Celle
Siemensplatz 4
29223 Celle

MWV Medizinisch Wissenschaftliche Verlagsgesellschaft mbH & Co. KG
Unterbaumstr. 4
10117 Berlin
www.mwv-berlin.de

ISBN 978-3-95466-567-9

Bibliografische Information der Deutschen Nationalbibliothek
Die Deutsche Nationalbibliothek verzeichnet diese Publikation in der Deutschen Nationalbibliografie; detaillierte bibliografische Informationen sind im Internet über http://dnb.d-nb.de abrufbar.

Produkt-/Projektmanagement: Anna-Lena Spies & Dorothea Wunderling, Berlin
Layout & Satz: zweiband.media, Agentur für Mediengestaltung und -produktion GmbH, Berlin
Druck: druckhaus köthen GmbH & Co. KG, Köthen

Zuschriften und Kritik an:
MWV Medizinisch Wissenschaftliche Verlagsgesellschaft mbH & Co. KG, Unterbaumstr. 4, 10117 Berlin, lektorat@mwv-berlin.de

Vorwort

Liebe Leserin, lieber Leser,

das Jahr 2020 ist ein Jahr, das uns in Erinnerung bleiben wird. In Erinnerung besonders dem Personal in Krankenhäusern, auf Intensivstationen und im Rettungsdienst.

COVID-19 hat viel verändert! Die Befürchtung, nicht genug Intensivbetten zu haben, führte zum Shut-down. Plötzlich ist die Intensivmedizin täglich in den Zeitungen, im Fernsehen, in den Medien präsent. Die DIVI hat in dieser Zeit ihre Rolle als Sprachrohr der Notfall- und Intensivmedizin weiter manifestiert.

Die Pandemie beeinflusst alle Bereiche des gesellschaftlichen Zusammenlebens und natürlich auch den Kongress der Deutschen Interdisziplinären Vereinigung für Intensiv- und Notfallmedizin 2020. Dieser findet in diesem Jahr virtuell statt. Wie jedes Jahr aber, wird der Kongress auch in diesem Jahr von der Publikation des DIVI Jahrbuchs 2020/21 begleitet, welches digital als E-Book sowie als Print-Ausgabe vorliegt. Wir freuen uns, dass es uns auch in dieser außergewöhnlichen Zeit gelungen ist, wieder eine so große Anzahl an renommierten Autorinnen und Autoren zu gewinnen und möchten uns an dieser Stelle herzlich bei allen Mitwirkenden bedanken!

Das DIVI Jahrbuch versammelt ausgewählte Beiträge des diesjährigen DIVI-Kongresses. Als aktuelles Update in der Intensiv- und Notfallmedizin widmet es sich darüber hinaus mit einem Fokuskapitel auch der Corona-Pandemie: Neben der „Organisation im Pandemiefall“ und den „Gefahren der Aerosolbildung bei Sauerstoff- und Beatmungstherapie von COVID-19-Intensivpatienten“ werden zudem klinisch-ethische Triage-Empfehlungen bei COVID-19 dargestellt und diskutiert. Eine Einschätzung zu thromboembolischen Komplikationen bei infizierten Patienten gibt das Kapitel „Gerinnungsstörungen und Antikoagulation bei COVID-19“. Dass die Pandemie für medizinisches Personal sowie auch für Patienten und Angehörige eine psychische Herausforderung darstellt, steht außer Frage. „Psychosoziale Versorgung auf COVID-Intensivstationen“ zeigt die besonderen Anforderungen an die psychosoziale Versorgung auf Intensivstationen bei diesem derzeit erhöhten Stresslevel auf. Welche entscheidende Rolle der Telemedizin bei der Sicherstellung und Qualität der Versorgung zukommt, macht der abschließende Beitrag des Fokuskapitels „Telemedizinische Anwendungen bei der intensivmedizinischen Versorgung von COVID-19-Patienten“ deutlich.

Die Pandemie hat umso mehr verdeutlicht, wie wichtig der interdisziplinäre Austausch ist – und die DIVI hat in diesem Umfeld ihre Stärke, die Interprofessionalität und Interdisziplinarität, zeigen können. Das diesjährige Schwerpunktthema des DIVI Jahrbuchs 2020/21 lautet daher „Interdisziplinäre und interprofessionelle Zusammenarbeit“. Die Expertinnen und Experten aus unterschiedlichen Fachgruppen zeigen in ihren Beiträgen die Vorteile interprofessionellen Zusammenarbeitens auf, denn Intensivmedizin ist Teamarbeit!

Wir wünschen Ihnen viel Freude bei der Lektüre und bleiben Sie gesund

Ihr

Herausgeber-Team im November 2020

Die Autorinnen und Autoren

PD Dr. med. Jörg Albers, MHBA
Johannes Gutenberg Universität Mainz
Klinik und Poliklinik für Herz-, Thorax- und Gefäßchirurgie
Langenbeckstraße 1
55131 Mainz

Prof. Dr. med. Berthold Bein, M.A., DEAA
ASKLEPIOS Klinik St. Georg
Klinik für Anästhesiologie, Intensivmedizin, Notfallmedizin und Schmerztherapie
Lohmühlenstraße 5
20099 Hamburg

Prof. Dr. med. Thomas Bein
Universitätsklinikum Regensburg
Fakultät für Medizin
Franz-Josef-Strauß-Allee 11
93053 Regensburg

Prof. Dr.-Ing. Christoph Benk
Universitäts-Herzzentrum Freiburg – Bad Krozingen
Klinik für Herz- und Gefäßchirurgie
Hugstetter Straße 55
79106 Freiburg

Dr. med. Michael Berchtold-Herz
Universitäts-Herzzentrum Freiburg – Bad Krozingen
Klinik für Herz- und Gefäßchirurgie
Hugstetter Straße 55
79106 Freiburg

Prof. Dr. med. Jörg Berrouschot
Klinikum Altenburger Land
Klinik für Neurologie und Neurologische Intensivtherapie
Am Waldessaum 10
04600 Altenburg

Priyanka Böttger
St. Marienkrankenhaus Siegen
Klinik für Innere Medizin II
Kardiologie, Angiologie,
Internistische Intensivmedizin
Herz und Gefäßzentrum Südwestfalen
Kampenstraße 51
57072 Siegen

Hans Jörg Bräunig
Universitätsmedizin Göttingen
Giftinformationszentrum-Nord
Robert-Koch-Straße 40
37075 Göttingen

Prof. Dr. med. Sebastian Brenner
Universitätsklinikum Carl Gustav Carus der TU Dresden, Haus 21
Neonatologie und Pädiatrische Intensivmedizin
Klinik und Poliklinik für Kinder- und Jugendmedizin
Fetscherstraße 74
01307 Dresden

Univ.-Prof. Dr. med. Thorsten Brenner, MHBA
Universitätsklinikum Essen
Klinik für Anästhesiologie und Intensivmedizin
Hufelandstraße 55
45147 Essen

Univ.-Prof. Dr. Josef Briegel
Klinik für Anaesthesiologie
Klinikum der Ludwig-Maximilians-Universität (LMU)
Marchioninistraße 15
81377 München

Prof. Dr. med. Alexander Brinkmann, MBA
Klinikum Heidenheim
Klinik für Anästhesie, operative Intensivmedizin und spezielle Schmerztherapie
Schloßhaustraße 100
89522 Heidenheim

Prof. Dr. med. Michael Buerke
St. Marienkrankenhaus Siegen
Herz und Gefäßzentrum Südwestfalen
Klinik für Innere Medizin II
Kardiologie, Angiologie, Internistische Intensivmedizin
Kampenstraße 51
57072 Siegen
und
Martin-Luther-Universität Halle-Wittenberg
Universitätsklinik für Innere Medizin III
Ernst-Grube-Straße 40
06097 Halle/Saale

Prof. Dr. med. Martin Czerny
Universitäts-Herzzentrum Freiburg – Bad Krozingen
Klinik für Herz- und Gefäßchirurgie
Hugstetter Straße 55
79106 Freiburg

Julia Daub
Universitätsklinikum Tübingen
Klinik für Kinder- und Jugendmedizin
Geissweg 3
72076 Tübingen

Prof. Dr. med. Alexander Dechêne
Klinikum Nürnberg
Universitätsklinik der Paracelsus Medizinischen Privatuniversität
Medizinische Klinik 6 (Schwerpunkte Gastroenterologie, Hepatologie, Endokrinologie und Ernährungsmedizin)
Prof.-Ernst-Nathan-Straße 1
90419 Nürnberg

Dr. Teresa Deffner, Dipl.-Rehapsych. (FH)
Universitätsklinikum Jena
Klinik für Anästhesiologie und Intensivmedizin
Kinderklinik, Sektion Neonatologie und Pädiatrische Intensivmedizin
Am Klinikum 1
07747 Jena

Dr. Thorsten Doede
Deutsche Stiftung Organtransplantation
Straße des 17. Juni 106–108
10623 Berlin

Dr. med. Kathrin Dohle
Johannes Gutenberg Universität Mainz
Klinik und Poliklinik für Herz-, Thorax- und Gefäßchirurgie
Langenbeckstraße 1
55131 Mainz

Dr. med. Sandra Dohmen
Uniklinik RWTH Aachen
Klinik für Operative Intensivmedizin und Intermediate Care
Pauwelsstraße 30
52074 Aachen

Anna Philine Düssel
BG Unfallklinik Murnau
Abteilung Allgemein- und Traumachirurgie
Prof.-Küntscher-Straße 8
82418 Murnau

Dr. med. Jochen Dutzmann
Universitätsklinikum Halle (Saale)
Universitätsklinik und Poliklinik für Innere Medizin III
Kardiologie, Angiologie und Internistische Intensivmedizin
Ernst-Grube-Straße 40
06120 Halle (Saale)

Walter Eppich, MD, PhD
Royal College of Surgeons of Ireland
University of Medicine and Health Sciences
26 York St, Saint Peter's
Dublin, D02 P796
Ireland

Dr. rer. medic. Laurence Erdur, Dipl.-Psych.
Charité – Universitätsmedizin Berlin
Medizinische Klinik mit Schwerpunkt Psychosomatik
Internistische Klinik mit Schwerpunkt Nephrologie und internistische Intensivmedizin
Charitéplatz 1
10771 Berlin

Prof. Dr. med. Dr. disc. pol. Markus W. Ferrari
Helios Dr. Horst Schmidt Kliniken Wiesbaden
Klinik Innere MED I: Kardiologie und konserv. Intensivmedizin
Ludwig-Erhard-Straße 100
65199 Wiesbaden

Dr. med. Falk Fichtner
Universitätsklinikum Leipzig AöR
Klinik und Poliklinik für Anästhesiologie und Intensivtherapie
Interdisziplinäre Operative Intensivstation
Liebigstraße 20
04103 Leipzig

Dr. Otto R. Frey
Klinikum Heidenheim
Apotheke
Schloßhaustraße 100
89522 Heidenheim

PD Dr. med. Jörn Grensemann, D.E.S.A.
Universitätsklinikum Hamburg-Eppendorf
Klinik für Intensivmedizin
Martinistraße 52
20246 Hamburg

Dr. med. Christian Grillhösl
Cnopfsche Kinderklinik Nürnberg
Neonatologie und Pädiatrische Intensivmedizin
Sankt-Johannis-Mühlgasse 19
90419 Nürnberg

Dr. med. Anja Große Lordemann
AKK Altonaer Kinderkrankenhaus gGmbH
Zentrale Notfallambulanz
Bleickenallee 38
22763 Hamburg

PD Dr. Dr. med. Oliver Grottke, MScPH
Universitätsklinikum RWTH Aachen
Klinik für Anästhesiologie, Experimentelle Hämostaseologie
Pauwelsstraße 30
52074 Aachen

Dr. med. Lars-Olav Harnisch, DESA, EDIC
Georg-August-Universität Göttingen
Klinik für Anästhesiologie
Robert-Koch-Straße 40
37099 Göttingen

Dr. med. Ellen Heimberg
Universitätsklinik Tübingen
Klinik für Kinder- und Jugendmedizin
Kinderintensivstation
Hoppe-Seyler-Straße 1
72076 Tübingen

Dr. med. Christian Henker
Universitätsmedizin Rostock
Abteilung für Neurochirurgie
Schillingallee 35
18057 Rostock

Dr. med. Larissa Herbst
Universitätsklinikum Erlangen
Medizinische Klinik 4 – Nephrologie und Hypertensiologie
Ulmenweg 18
91054 Erlangen

Prof. Dr. med. Christian von Heymann, DEAA
Vivantes Klinikum im Friedrichshain
Klinik für Anästhesie, Intensivmedizin, Notfallmedizin und Schmerztherapie
Landsberger Allee 49
10249 Berlin

PD Dr. med. Florian Hoffmann
Dr. von Haunersches Kinderspital
Kinderklinik und Kinderpoliklinik
Lindwurmstraße 4
80337 München

Dr. med. Martin Hornberger
BG Unfallklinik Murnau
Abteilung Allgemein- und Traumachirurgie
Prof.-Küntscher-Straße 8
82418 Murnau

Dr. med. Nora Jahn
Universitätsklinikum Leipzig
Klinik und Poliklinik für Anästhesiologie und Intensivtherapie
Liebigstraße 20
04103 Leipzig

Prof. Dr. med. Uwe Janssens
St.-Antonius-Hospital gGmbH
Akademisches Lehrkrankenhaus der RWTH Aachen
Klinik für Innere Medizin und Internistische Intensivmedizin
Dechant-Deckers-Straße 8
52249 Eschweiler

Prof. Dr. med. Stefan John
Universitätsklinik Medizinische Klinik 8 – Kardiologie
Paracelsus Medizinische Privatuniversität Nürnberg & Universität Erlangen-Nürnberg
Klinikum Nürnberg-Süd
Breslauer Straße 201
90471 Nürnberg

PD Dr. med. Johannes Kalbhenn
Universitätsklinikum Freiburg
Klinik für Anästhesiologie und Intensivmedizin
Hugstetter Straße 55
79106 Freiburg

Prof. Dr. med. Christian Karagiannidis
Leiter ARDS und ECMO Zentrum Köln-Merheim
Professur für extrakorporale Lungenersatzverfahren der Universität Witten/Herdecke
Leitender Oberarzt Lungenklinik
Abteilung Pneumologie, Intensiv- und Beatmungsmedizin
Ostmerheimer Straße 200
51109 Köln

Dr. med. Lutz Kaufner, MSc.
Charité - Universitätsmedizin Berlin
Klinik für Anästhesiologie mit Schwerpunkt operative Intensivmedizin
Augustenburger Platz 1
13353 Berlin

Prof. Dr. med. Stefan Kluge
Universitätsklinikum Hamburg-Eppendorf
Klinik für Intensivmedizin
Martinistraße 52
20246 Hamburg

Dr. med. Guntje Kneiseler
Klinikum Nürnberg
Universitätsklinik der Paracelsus Medizinischen Privatuniversität
Medizinische Klinik 6 (Schwerpunkte Gastroenterologie, Hepatologie, Endokrinologie und Ernährungsmedizin)
Prof.-Ernst-Nathan-Straße 1
90419 Nürnberg

Dr. med. Michael Lang
BG Unfallklinik Murnau
Abteilung Allgemein- und Traumachirurgie
Prof.-Küntscher-Straße 8
82418 Murnau

Prof. Dr. med. Florian Langer
Universitätsklinikum Eppendorf
II. Medizinische Klinik und Poliklinik
Zentrum für Onkologie
Martinistraße 52
20246 Hamburg

Dr. med. Henning Lemm
St. Marienkrankenhaus Siegen
Klinik für Innere Medizin II
Kardiologie, Angiologie,
Internistische Intensivmedizin
Herz und Gefäßzentrum Südwestfalen
Kampenstraße 51
57072 Siegen

Dr. med. Heiko Lier
Universitätsklinikum Köln (AöR)
Klinik für Anästhesiologie und Operative Intensivmedizin
Kerpener Straße 62
50937 Köln

Prof. Dr. med. Torsten Loop
Universitätsklinikum Freiburg
Klinik für Anästhesiologie und Intensivmedizin
Hugstetter Straße 55
79106 Freiburg

Dr. med. Klaus Michael Lücking
Universitätsklinikum Freiburg
Hugstetter Straße 55
79106 Freiburg im Breisgau

Univ.-Prof. Dr. med. Gernot Marx, FRCA
Uniklinik RWTH Aachen
Klinik für Operative Intensivmedizin und Intermediate Care
Pauwelsstraße 30
52074 Aachen

Dr. med. Holger Maurer
Universitätsklinikum Schleswig-Holstein, Campus Lübeck
Klinik für Anästhesiologie und Intensivmedizin
Ratzeburger Allee 160
23538 Lübeck

PD Dr. med. Melanie Meersch
Universitätsklinikum Münster
Klinik für Anästhesiologie, operative Intensivmedizin und Schmerztherapie Albert-Schweitzer-Campus 1, Gebäude A1
48149 Münster

Dr. med. Agnes S. Meidert
Klinik für Anaesthesiologie
Klinikum der Ludwig-Maximilians-Universität (LMU)
Marchioninistraße 15
81377 München

PD Dr. med. Mario Menk
Charité - Universitätsmedizin Berlin
Campus Virchow-Klinikum (CVK)
Klinik für Anästhesiologie mit Schwerpunkt operative Intensivmedizin
ARDS/ECMO Centrum Charité
Augustenburger Platz 1
13353 Berlin

Prof. Dr. med. Guido Michels
Akademisches Lehrkrankenhaus der RWTH Aachen
St.-Antonius-Hospital gGmbH
Klinik für Akut- und Notfallmedizin
Dechant-Deckers-Straße 8
52249 Eschweiler

Prof. Dr. med. Onnen Mörer
Georg-August-Universität Göttingen
Klinik für Anästhesiologie
Robert-Koch-Straße 40
37099 Göttingen

Prof. Dr. med. Elke Muhl
23627 Groß Grönau

Ulrike Mühle
Universitätsklinikum Hamburg-Eppendorf
Zentrum für Anästhesiologie und Intensivmedizin
Klinik für Intensivmedizin
Martinistraße 52
20246 Hamburg

Peter Niebuhr
Asklepios Klinik Nord in Hamburg
Tangstedter Landstraße 400
22417 Hamburg

PD Dr. med. Heidi Niehaus
Medizinische Hochschule Hannover
Klinik für Herz-, Thorax-, Transplantations- und Gefäßchirurgie
Carl-Neuberg-Straße 1
30625 Hannover

Dr. med. Danilo Obradovic
Herzzentrum Leipzig
Universitätsklinik für Kardiologie
Strümpellstraße 39
04289 Leipzig

Dr. med. Martin Olivieri
LMU Klinikum München
Kinderklinik und Kinderpoliklinik
im Dr. von Haunerschen Kinderspital
Kinderintensivpflegestation – KIPS
Lindwurmstr. 4
80337 München

Prof. Dr. Roman Pfister
Herzzentrum der Universität zu Köln
Klinik III für Innere Medizin
Kerpener Straße 62
50937 Köln

Cynthia Pönicke, Dipl.-Psych.
Universitätsklinikum Carl Gustav Carus
der TU Dresden, Haus 21
Neonatologie und Pädiatrische Intensivmedizin
Klinik und Poliklinik für Kinder- und Jugendmedizin
Fetscherstraße 74
01307 Dresden

Frida Regner, B.Sc.
Universitätsklinikum Carl Gustav Carus
der TU Dresden, Haus 21
Neonatologie und Pädiatrische Intensivmedizin
Klinik und Poliklinik für Kinder- und Jugendmedizin
Fetscherstraße 74
01307 Dresden

Prof. Dr. med. Markus Rehm
Klinik für Anaesthesiologie
Klinikum der Ludwig-Maximilians-Universität (LMU)
Marchioninistraße 15
81377 München

Dr. med. Daniel C. Richter
Universitätsklinikum Heidelberg
Klinik für Anästhesiologie
Im Neuenheimer Feld 420
69120 Heidelberg

Prof. Dr. med. Reimer Riessen
Universitätsklinikum Tübingen
Dept. für Innere Medizin
Internistische Intensivstation 93
Otfried-Müller-Straße 10
72076 Tübingen

Dr. Anka Röhr
Klinikum Heidenheim
Apotheke
Schloßhaustraße 100
89522 Heidenheim

Dr. Christoph Rosenthal
Vivantes Klinikum im Friedrichshain
Klinik für Anästhesie, Intensivmedizin, Notfallmedizin und Schmerztherapie
Landsberger Allee 49
10249 Berlin

Raphael Roth
walkerproject ag
Sandrainstrasse 9
9010 St. Gallen
Schweiz

Dr. phil. Andrea Rothe
München Klinik gGmbH
Leitung Stabsstelle Betriebliche Gleichbehandlung
Thalkirchner Straße 48
80337 München

Prof. Dr. med. Joachim Röther
Asklepios Klinik Altona
Kopf- und Neurozentrum
Neurologische Abteilung mit überregionaler Stroke Unit, Neurophysiologie und Neurologischer Intensivmedizin
Paul-Ehrlich-Straße 1
22763 Hamburg

Prof. Dr. med. Andreas Schaper
Universitätsmedizin Göttingen
Giftinformationszentrum-Nord
Robert-Koch-Straße 40
37075 Göttingen

Dr. med. David Schibilsky
Universitäts-Herzzentrum Freiburg – Bad Krozingen
Klinik für Herz- und Gefäßchirurgie
Hugstetter Straße 55
79106 Freiburg

Dr. med. Robert Schiewe
ASKLEPIOS Klinik St. Georg
Klinik für Anästhesiologie, Intensivmedizin, Notfallmedizin und Schmerztherapie
Lohmühlenstraße 5
20099 Hamburg

Dr. phil. Jan B. Schmutz
ETH Zürich
Department für Management, Technologie und Ökonomie
Weinbergstrasse 56/58
8092 Zürich
Schweiz

Prof. Dr. med. Bernd Schönhofer
Klinikum Region Hannover
Pneumologische Praxis und pneumologischer Konsildienst im Klinikum Agnes Karll Laatzen
Hildesheimer Straße 158
30880 Laatzen

Prof. Dr. Michael Schroth
Cnopfsche Kinderklinik Nürnberg
Neonatologie und Pädiatrische Intensivmedizin
Sankt-Johannis-Mühlgasse 19
90419 Nürnberg

PD Dr. med. Ömer Senbaklavaci, FRCS, FEBTS
Universitätsklinikum Freiburg
Klinik für Thoraxchirurgie
Hugstetter Straße 55
79106 Freiburg

Birte Specketer
Universitätsklinikum Tübingen
Dept. für Innere Medizin
Internistische Intensivstation 93
Otfried-Müller-Straße 10
72076 Tübingen

Univ.-Prof. Dr. Sebastian Stehr, D.E.S.A.
Universitätsklinikum Leipzig
Klinik und Poliklinik für Anästhesiologie und Intensivtherapie
Liebigstraße 20
04103 Leipzig

Prof. Dr. med. Christoph Stellbrink
Klinikum Bielefeld gGmbH
Teutoburger Straße 50
33604 Bielefeld

Andrea Stewig-Nitschke, MBA, BBA
Carl-Thiem-Klinikum Cottbus gGmbH
Thiemstraße 111
03048 Cottbus

Prof. Dr. med. Holger Thiele
Herzzentrum Leipzig
Universitätsklinik für Kardiologie
Strümpellstraße 39
04289 Leipzig

Dr. med. Marie Thomas
Universitäts-Herzzentrum Freiburg – Bad Krozingen
Klinik für Herz- und Gefäßchirurgie
Hugstetter Straße 55
79106 Freiburg

Dr. Christine Trummer
Praxis Kollnau, Fachärzte für Allgemeinmedizin
Kollnauer Straße 19
79183 Waldkirch

Prof. Dr. med. Georg Trummer
Universitäts-Herzzentrum Freiburg – Bad Krozingen
Standort Freiburg
Klinik für Herz- und Gefäßchirurgie
Hugstetter Straße 55
79106 Freiburg

Prof. Dr. med. Andreas W. Unterberg
Universitätsklinikum Heidelberg
Neurochirurgische Klinik
Im Neuenheimer Feld 400
69120 Heidelberg

Thomas van den Hooven
Pflegedirektor
Universitätsklinikum Münster AöR
Albert-Schweitzer-Campus 1
48149 Münster

Michael van Loo
Universitätsklinikum Hamburg-Eppendorf
Geschäftsbereich Personal
Martinistraße 52
20246 Hamburg

Daniel Joseph Walker
walkerproject ag
Sandrainstrasse 9
9010 St. Gallen
Schweiz

Prof. Dr. med. Steffen Weber-Carstens
Charité – Universitätsmedizin Berlin
Campus Virchow-Klinikum (CVK)
Klinik für Anästhesiologie mit Schwerpunkt operative Intensivmedizin
ARDS/ECMO Centrum Charité
Augustenburger Platz 1
13353 Berlin

Univ.-Prof. Dr. med. Markus A. Weigand
Universitätsklinikum Heidelberg
Klinik für Anästhesiologie
Im Neuenheimer Feld 420
69120 Heidelberg

Dr. med. Raphael Weiss
Universitätsklinikum Münster
Klinik für Anästhesiologie, operative Intensivmedizin und Schmerztherapie Albert-Schweitzer-Campus 1, Gebäude A1
48149 Münster

PD Dr. med. Michael Westhoff
Lungenklinik Hemer
Klinik für Pneumologie, Schlaf- und Beatmungsmedizin
Theo-Funccius-Straße 1
58675 Hemer

Prof. Dr. Carsten Willam
Universitätsklinikum Erlangen
Medizinische Klinik 4 – Nephrologie und Hypertensiologie
Ulmenweg 18
91054 Erlangen

Prof. Dr. med. Christian Wolpert
Klinikum Ludwigsburg
Klinik für Innere Medizin, Kardiologie, Nephrologie und internistische Intensivmedizin
Posilipostraße 4
71640 Ludwigburg

Prof. Dr. med. Alexander Woltmann
BG Unfallklinik Murnau
Abteilung Allgemein- und Traumachirurgie
Prof.-Küntscher-Straße 8
82418 Murnau

Prof. Dr. med. Klaus Zweckberger
Universitätsklinikum Heidelberg
Neurochirurgische Klinik
Im Neuenheimer Feld 400
69120 Heidelberg

Inhalt

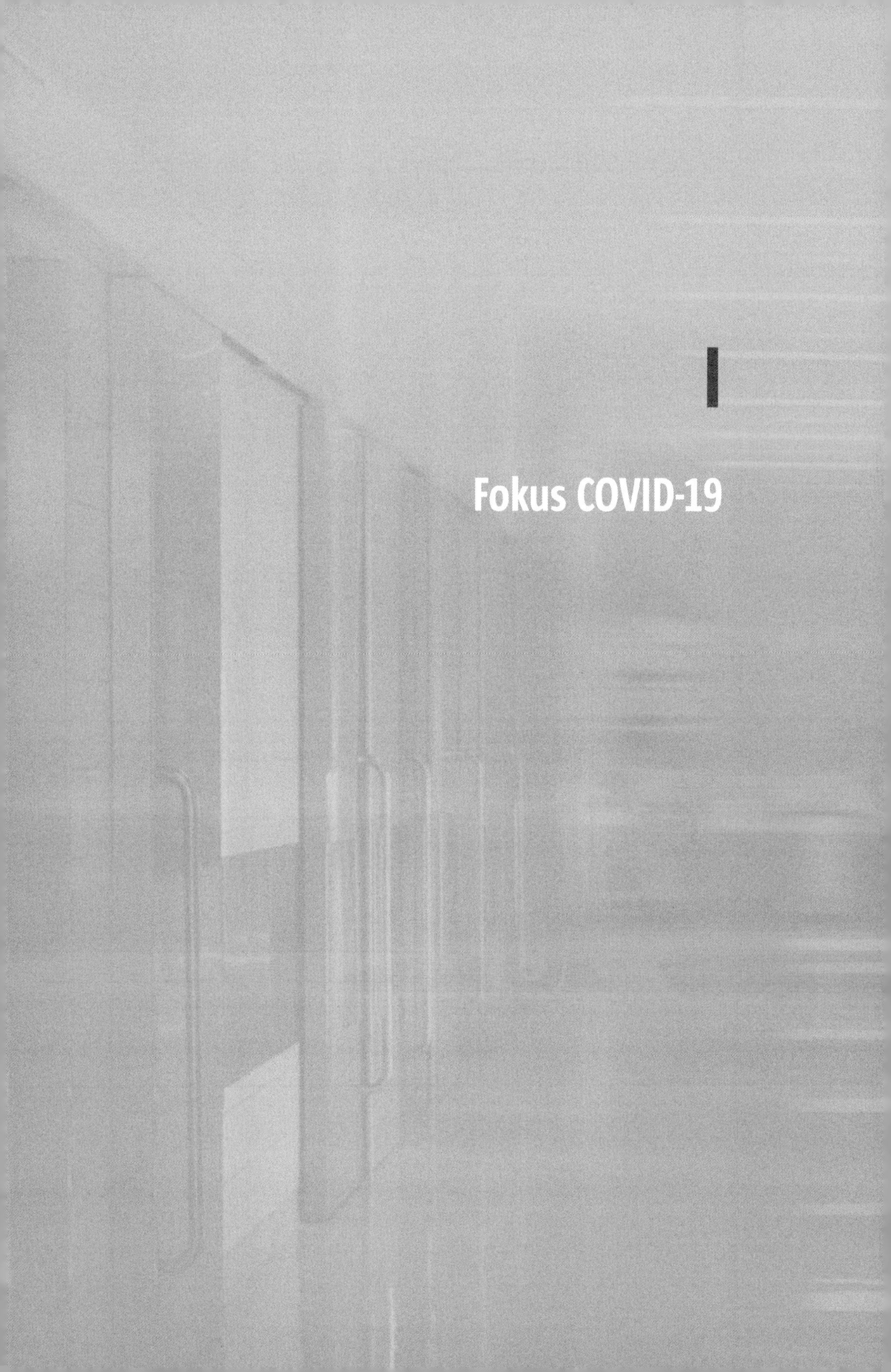

I

Fokus COVID-19

1 Organisation im Pandemiefall – das DIVI-Intensivregister und seine mögliche zentrale Rolle in der Steuerung der SARS-CoV-2 Pandemie in Deutschland

Mario Menk, Christian Karagiannidis und Steffen Weber-Carstens

Die anhaltende Pandemie durch das Coronavirus SARS-CoV-2 hat derzeit in über 180 Ländern mehr als 29 Millionen Infizierte erfasst und bis heute mehr als 920.000 Todesopfer durch die Lungenkrankheit COVID-19 gefordert (1, 2). Erfahrungen aus China, Italien und anderen Ländern haben dabei schon zu Anfang des Jahres 2020 gezeigt, dass COVID-19 auch die Ressourcen modern ausgerüsteter und leistungsfähiger Gesundheitssysteme in kurzer Zeit stark beanspruchen und an den Rand der Erschöpfung der vorhandenen Kapazitäten bringen kann (3, 4). Bislang steht weder eine wirksame Impfung, noch eine erfolgreiche medikamentöse Therapie gegen COVID-19 zur Verfügung, sodass die gesamtgesellschaftlichen Maßnahmen im Wesentlichen auf strenge Quarantäne, soziales Abstandhalten und die Nachverfolgung von Infektionsketten und die Isolation von Erkrankten abzielen.

1.1 Die Rolle der Intensivmedizin in der SARS-CoV-2 Pandemie

Zwar zeigen mehr als 80% der mit SARS-CoV-2 infizierten Menschen einen asymptomatischen oder milden Verlauf, der bezogen auf die Gesundheitsversorgung der Bevölkerung nur eine geringe Mehrbelastung mit sich bringt (5, 6). Die besondere Herausforderung bei der Steuerung der Pandemie sind jedoch diejenigen Patienten, die einen schweren Krankheitsverlauf bis bin zum akuten Lungenversagen (ARDS, *Acute Respiratory Distress Syndrome*) entwickeln, der eine intensivmedizinische Versorgung erforderlich macht. Für COVID-19 hat sich frühzeitig herausgestellt, dass zwischen 0,5 und 5% der Patienten mit einem positiven Virusnachweis im Verlauf der Erkrankung beatmungspflichtig werden (4, 5, 7). Zudem ist die Zeit an der Beatmung nach den bisherigen Erkenntnissen für diese Patienten deutlich länger als bei Patienten mit einem durchschnittlichen ARDS aus anderer Ursache (7). Diese Charakteristika von COVID-19 beeinflussen die Auslastung der vorhandenen Intensivbetten- und Beatmungskapazitäten erheblich. Vor diesem Hintergrund stellen die intensivmedizinischen Versorgungskapazitäten im Hinblick auf vorhandene Intensivbetten und freie Beatmungsmöglichkeiten die zentralen, aber limitierten Ressourcen in der gegenwärtigen Situation dar, weshalb der Intensivmedizin eine entscheidende Rolle in der Bewältigung der SARS-CoV-2 Pandemie in Deutschland zukommt.

Für die Bundesrepublik ist durch die SARS-CoV-2 Pandemiesituation eine bisher nicht gut vorhersagbare Zahl von COVID-19-Erkrankungen zu erwarten. Dabei sind neben der absoluten Anzahl von Erkrankten vor allem die zeitliche Verteilung von Neuerkrankungen und die Belastung der Intensivstationen mit schwer erkrankten und beatmungspflichtigen Patienten von zentraler Bedeutung für die Sicherstellung einer breiten und hochwertigen medizinischen Versorgung der Bevölkerung (8). Aktuell existiert in Deutschland für SARS-CoV-2 positive Testergebnisse eine Meldepflicht, die beim Robert-Koch-Institut (RKI) zentral erfasst werden. Für die Steuerung der Pandemie und die Organisation von Intensivkapazitäten wurde jedoch die wesentliche Zahl der intensivstationär behandelten und beatmeten Patienten und die Verfügbarkeit von freien Intensivkapazitäten bis zum Beginn dieses Jahres nicht flächendeckend erfasst. Diese Zahl ist jedoch für die Steuerung der Pandemie und des öffentlichen Lebens unerlässlich, damit die Anzahl von intensivpflichtigen Erkrankten zu jedem Zeitpunkt unter den zugleich vorliegenden intensivstationären Versorgungskapazitäten gehalten werden kann. Auf der anderen Seite kann steuernd über die Vorbereitung von medizinischem Personal und die Bereitstellung von technisch-infrastrukturellen Ressourcen Einfluss auf den Verlauf der aktuellen und auch zukünftiger Pandemien genommen werden.

1.2 Bisher verfügbarer Datenzugang

Für eine tagesaktuelle Erfassung der Kapazitäten und Patientenzahlen in sämtlichen 1,160 (DESTATIS 2018) bundesdeutschen Kliniken mit einem Intensivbehandlungsbereich gab es vor Beginn der Pandemie weder ein fest definiertes Datenmodell, noch eine etablierte technische Umgebung. Auch gab es bisher keine Erfahrungsgrundlage für eine anwendungsorientierte Kommunikation der aus einem solchen System erfassten Daten mit handlungssteuernden Akteuren im Public-Health-Bereich, Rettungsleitstellen, der Politik oder Krankenhäusern.

1.3 Neuer Zugang und Erfassung

In Partnerschaft und enger Zusammenarbeit der Deutschen Interdisziplinären Vereinigung für Intensiv- und Notfallmedizin (DIVI e.V.) mit dem Robert Koch-Institut (RKI) ist mit dem **DIVI-Intensivregister** nun eine bundesweite, webbasierte Plattform zur Erfassung von Kapazitäten für die intensivmedizinische Versorgung entstanden (9). Das weltweit einzige Register in der Hand einer medizinischen Fachgesellschaft und einer unabhängigen Behörde hat sich aus dem ARDS-Netzwerkregister der Sektion respiratorisches Versagen der DIVI heraus entwickelt. Dieses Register wurde unter methodischer Leitung des Robert Koch-Instituts (RKI) und mit Unterstützung des Bundesministeriums für Gesundheit aufgebaut und weiterentwickelt. Seit dem

16. März 2020 können intensivmedizinische Organisationseinheiten in sämtlichen Krankenhäusern des Bundesgebiets, privat und öffentlich über ein zugangsgeschütztes Webinterface täglich aktualisierte Angaben zur aktuellen Versorgungssituation einsehen. Dabei ist mittlerweile eine gesetzlich gestützte Vollerhebung sämtlicher Intensivbehandlungsbereiche in der Bundesrepublik umgesetzt worden, um eine bestmögliche Handlungsgrundlage für die Steuerung gesundheitspolitischer und struktureller Maßnahmen zu erhalten, sowie die Vernetzung der ärztlichen Kollegen und Kolleginnen untereinander im gesamten Bundesgebiet optimal zu unterstützen. Zur Erfassung der Versorgungskapazität des Intensivbereichs werden Daten zu drei untereinander abgrenzbaren, intensivmedizinischen Versorgungsstufen erfasst. Die Definitionen zu low-care, high-care und ECMO-Behandlungsplätzen sind nachfolgend zusammengefasst.

Definitionen

Low-care Behandlungsplatz: Intensivmedizinische Behandlungsplätze einer einfachen Versorgungsstufe. Anforderung an die intensivmedizinische Ausstattung und Behandlungsmöglichkeiten: Basismonitoring (HF, RR, SpO_2) mit High-Flow-Sauerstoff-Therapie und/oder nicht-invasiver Beatmung (NIV) und/oder tracheotomierte Patienten im Weaning sind möglich. Eine invasive Beatmung im Rahmen der Akutversorgung ist an diesen Plätzen jedoch nicht möglich.

High-care Behandlungsplatz: Intensivmedizinische Behandlungsplätze einer hohen Versorgungsstufe. Anforderung an die intensivmedizinische Ausstattung und Behandlungsmöglichkeiten:

- Möglichkeit muss vorhanden sein für: Basismonitoring (HF, RR, SpO_2), differenzierte Katecholamintherapie, kontrollierte invasive Beatmung mittels Intensivbeatmungsgeräten (über Endotrachealtubus oder Trachealkanüle) im Rahmen der Akutversorgung der respiratorischen Insuffizienz muss 24/7 möglich sein
- Möglichkeit sollten vorhanden sein für: Erweitertes Monitoring z.B. Echokardiografie oder Thermodilutionsverfahren, sowie Lagerungstherapie inklusive Bauchlagerung, Möglichkeiten zur weiteren Organersatztherapie z.B. Nierenersatzverfahren

ECMO Behandlungsplatz: Intensivmedizinische Behandlungsplätze der höchsten Versorgungsstufe (high-care) unter Einsatz eines ECMO-Gerätes zur extrakorporalen Membranoxygenierung. ECMO ist nur auf einem High Care Behandlungsplatz möglich. Entsprechende apparative und personelle Ausstattung und die fachliche Expertise wird vorausgesetzt.

Für jede dieser Versorgungsstufen wird täglich die Anzahl aktuell belegter und freier betreibbarer Betten im DIVI-Intensivregister dokumentiert. Darüber hinaus kann die berichtende Intensivstation jeweils eine individuelle Einschätzung zur aktuellen, lokalen Verfügbarkeit auf einer dreistufigen Skala abgeben, welche neben den quantitativen Größen eine übergeordnete Sicht auch auf die aktuell zur Verfügung stehende Ausstattung, das Verbrauchsmaterial und vor allem zur gegenwärtigen Personalsituation erlaubt. Für die Abschätzung der Sicherheit zwischen Fall- und Bettenzahlen berichten die Intensivmediziner/innen eine Einschätzung zur vermutlich innerhalb der nächsten 7 Tage zusätzlich bereitstellbaren Intensivbettenkapazität.

Zur Erfassung von COVID-19-Fallzahlen wird täglich die Anzahl aktuell behandelter und darunter die Anzahl beatmeter Patienten/innen als Indikator der Krankheitsschwere berichtet (Prävalenz-Schätzung). Für die Abschätzung der kumulierten Gesamtzahl behandelter COVID-19-Fälle (Inzidenz) können in regelmäßigen Abständen zusätzlich die Anzahl als genesen entlassener, sowie verstorbener Patienten/innen aktualisiert werden. Die technische Umgebung lässt darüber hinaus die Anpassung der Datenerhebung an einen sich möglicherweise ändernden Bedarf in der Zukunft zeitnah zu.

Für die direkte Kontaktaufnahme zwischen Intensivstationen verschiedener Kliniken werden über die online-Plattform des Registers öffentlich zugängliche Kontaktdaten gezielt bereitgestellt. Diese können z.B. bei der Suche nach einem freien Bett zur intensivierten Weiterbehandlung oder bei der Suche nach Beratung oder Unterstützung durch Expertinnen und Experten der Beatmungsmedizin für die Fernbehandlung bei komplexer Patientenführung für die behandelnden Ärzte hilfreich und wertvoll sein.

1.4 Analyse und Reporting

Die erfassten Daten werden in Echtzeit analysiert in einer webbasierten Umgebung dargestellt. Öffentliche Nutzer/innen können auf der Ebene einzelner Kliniken allgemein gehaltene Informationen zur aktuellen Verfügbarkeit von intensivmedizinischen Betten erhalten. Regionale und überregionale Karten und tabellarische Ansichten zeigen übersichtlich die wesentlichen Inhalte des Registers. Für den Zugang zu erweiterten Analysen und zu ausführlicheren Daten des Registers bedarf es einer geprüften Autorisierung. Dabei können Ärzte/Ärztinnen zusätzlich die Kontaktdaten eines jeden berichtenden intensivmedizinischen Melde- und Behandlungsbereichs einsehen, die bei der Vermittlung einer Weiterbehandlung und dem fachlichen Austausch auf medizinisch-professioneller Ebene unterstützen sollen.

1.5 Teilnahmebereitschaft

Das DIVI-Intensivregister konnte in den ersten 6 Wochen bereits mehr als 95% aller 1.160 intensivbettenführenden Kliniken erreichen (s. Abb. 1). Nach Umzug der Datenbanken und technischen Umstellungen berichteten mit Stand vom 16.05.2020 1.271 Krankenhausstandorte die Belegungen von mehr als 31.000 Intensivbetten und über mehr als 1.200 aktuelle und mehr als 12.000 bereits abgeschlossene intensivmedizinische Behandlungen von COVID-19-Patienten. Die regionale Abdeckung des Intensivregisters ist praktisch vollständig und umfasst dabei das gesamte Bundesgebiet.

1.6 Die Rolle des Intensivregisters in der SARS-CoV-2 Pandemie, Erweiterung des Registers und Zukunftsvisionen

Im DIVI-Intensivregister werden tagesaktuell Intensivbettenkapazitäten und gleichzeitig Informationen zu aktuell behandelten COVID-19-Patienten in ganz Deutschland differenziert erfasst. Durch die Datensystematik des Registers ergibt sich eine hohe zeitliche und örtliche Auflösung der Informationen. Sowohl der Bedarf an intensivstationären Ressourcen, als auch deren Verfügbarkeit werden in einem Gesamtüberblick rasch, zuverlässig und aktuell erfasst. Das Intensivregister bietet damit Zugang

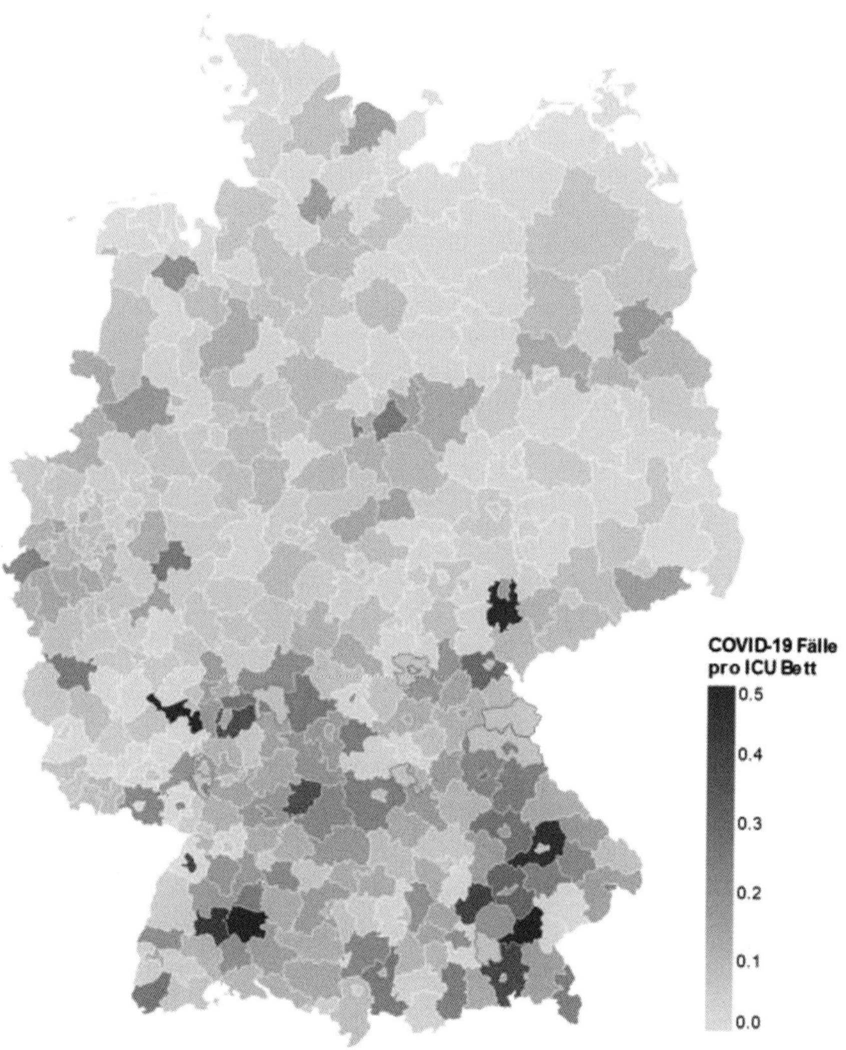

Abb. 1 COVID-19-Fälle pro Intensivbett aggregiert auf Kreisebene in der Bundesrepublik Deutschland am 07. Mai 2020 (Quelle: DIVI-Tagesreport 07. Mai 2020)

zu den wesentlichen und relevanten Informationen zum Verlauf der SARS-CoV-2 Pandemie auf deutschen Intensivstationen. Die durch das Register gewonnenen Daten können deshalb als Steuerungsgrundlage im derzeitigen dynamischen Pandemiegeschehen verwendet werden. Darüber hinaus bilden die Daten des Intensivregisters die wesentliche Voraussetzung zur Berechnung von validen Prognosemodellen, die handlungssteuernde Akteure in Politik und Gesellschaft als Entscheidungshilfe unterstützen können. Durch die Daten des DIVI-Intensivregisters wird es möglich, örtlich und zeitlich differenzierte Aussagen zum derzeitigen und dem in naher Zukunft erwarteten Infektionsgeschehen und zur Auslastung intensivstationärer Kapazitäten zu machen.

In der Weiterentwicklung des DIVI-Intensivregisters wird es möglich sein, auch Einzelfalldaten über den gesamten intensivmedizinischen Behandlungsverlauf zu erfassen, wie z.B. die demographische Charakterisierung der Patienten, verschiedene Aspekte der Krankheitsschwere, des Therapie- und Beatmungsverlaufs, der medikamentösen und sonstigen Behandlungsmodalitäten (auch experimenteller Ansätze), sowie der klinischen Analytik und der Erregerdiagnostik.

In einer aktuellen Erweiterung des Registers werden inzwischen auch Intensivbehandlungskapazitäten des pädiatrischen und neonatologischen Bereichs deutschlandweit erfasst. Weitere Ausbauschritte des Registers sind in verschiedenen Phasen und Teilbereichen geplant. Sie umfassen zum Beispiel die Ressourcen und Kapazitäten von Stationen und Einrichtungen zum Weaning von invasiver Beatmung.

Zudem könnte das Register in Zukunft zur Analyse und Steuerung der Qualität im Gesundheitswesen einen wesentlichen Beitrag leisten. Insgesamt wäre das DIVI-Intensivregister – unter den entsprechenden Richtlinien des Datenschutzes und nach entsprechendem Ethikvotum – in Zukunft ein wissenschaftlich extrem starkes Tool in der Analyse verschiedenster Erkrankungen der Intensivmedizin auch außerhalb von COVID-19.

Literatur

1. World Health Organization (WHO), Situation Report on Coronavirus disease (COVID-19), No. 119, 18.05.2020. URL: www.who.int (abgerufen am 21.09.2020)
2. Johns Hopkins University Corona dashboard; 15. September 2020. URL: https://coronavirus.jhu.edu/map.html (abgerufen am 21.09.2020)
3. Fauci AS, Lane HC, Redfield RR (2020) Covid-19 – Navigating the Uncharted. N Engl J Med 382: 1268–1269
4. Wu Z, McGoogan JM (2020) Characteristics of and important lessons from the Coronavirus disease 2029 (COVID-19) outbreak in China: summary of a report of 72,314 cases from the Chinese center for Disease Control and Prevention. JAMA 323(13):1239–1242
5. Graselli G, Zangrillo A, Zanella A et al. (2020) Baseline Characteristics and Outcomes of 1,591 patients infected with SARS-CoV-2 admitted to ICUs of the Lombardy region, Italy. JAMA 323(16): 1574–1581
6. Richardson S, Hirsch JS, Narasimhan M et al. (2020) Presenting Characteristics, Comorbidities, and Outcomes among 5,700 patients hospitalized with COVID-19 in the New York City area. JAMA online April 22, 2020. doi:10.1001/jama.2020.6775
7. Wang D, Hu B, Hu C et al. (2020) Clinical characeristics of 138 hospitalized patients with 2019 novol Coronavirus-infected pneumonia in Wuhan, China. JAMA 323(11):1061–1069
8. Verity R, Okell L, Dorigatti I et al. (2020) Estimates of the severity of coronavirus disease 2019: a model-based analysis. Lancet Infect Dis, online Mar 30.doi: 10.1016/S1473-3099(20)30243-7
9. DIVI (2020) DIVI-Intensivregister. URL: www.intensivregister.de (abgerufen am 21.09.2020)

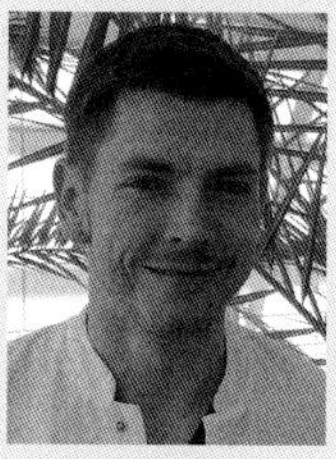

PD Dr. med. Mario Menk

Mario Menk ist Oberarzt der Klinik für Anästhesiologie mit Schwerpunkt operative Intensivmedizin, Campus Virchow-Klinikum, Charité – Universitätsmedizin Berlin. Seit 2006 ist er wissenschaftlicher Mitarbeiter der Charité und seit 2013 Oberarzt des ARDS/ECMO-Zentrums der Charité am Campus Virchow. Sein wissenschaftlicher Schwerpunkt liegt auf experimentellen und klinischen Untersuchungen zum akuten Lungenversagen und den Aktivierungswegen der Inflammation.

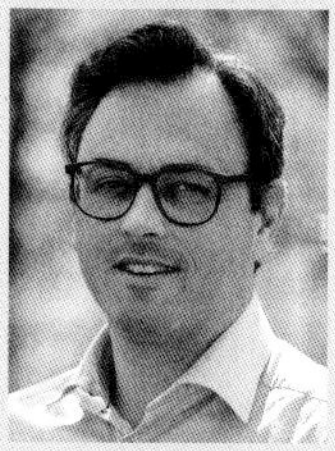

Prof. Dr. med. Christian Karagiannidis

Christian Karagiannidis ist Leiter des ARDS und ECMO Zentrum Köln-Merheim, Lungenklinik Köln-Merheim, Kliniken der Stadt Köln und hat eine Professur für extrakorporale Lungenersatzverfahren der Universität Witten/Herdecke inne. Schwerpunkte seiner wissenschaftlichen Tätigkeit sind extrakorporale Kurz- und Langzeituntersützungssysteme der Lunge, die Diagnostik und Therapie des ARDS sowie der beatmungspflichtigen COPD, spezielle Beatmungsverfahren und epidemiologische Entwicklungen der Intensivmedizin. Herr Prof. Dr. Karagiannidis hält ab Ende 2020 die Präsidentschaft der DGIIN inne, ist Sektionssprecher der Sektion respiratorisches Versagen der DIVI und ERS sowie wissenschaftlicher Sprecher des DIVI Intensivregisters.

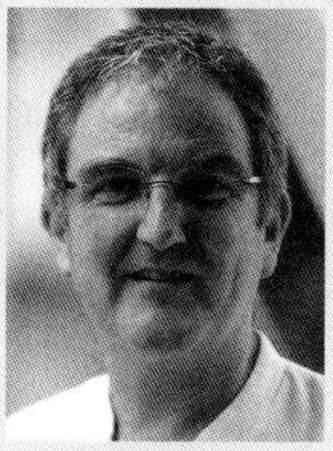

Prof. Dr. med. Steffen Weber-Carstens

Steffen Weber-Carstens ist leitender Oberarzt der erweiterten Klinikleitung an der Klinik für Anästhesiologie mit Schwerpunkt operative Intensivmedizin, Campus Virchow-Klinikum, Charité – Universitätsmedizin Berlin. Er ist Leiter des ARDS/ECMO-Zentrums der Charité am Campus Virchow-Klinikum. Neben klinischen Untersuchungen zum ARDS leitet er die Forschungsgruppen zum neuromuskulären Organversagen kritisch Kranker und zur Prävention von Langzeitbeatmung und Immobilität. Er ist Koordinator der „Clinical Research Unit – Operative and Critical Care" (CRU-OCC) am Berliner Institut für Gesundheitsforschung (BIH).

2 Gefahren der Aerosolbildung bei Sauerstoff- und Beatmungstherapie von COVID-19-Intensivpatienten – Fakten statt Mythen

Jörn Grensemann, Stefan Kluge und Bernd Schönhofer

Im Dezember 2019 wurden erstmals in China Erkrankungen mit dem bis dato nicht bekannten Coronavirus SARS-CoV-2 beschrieben (1). Die Infektion breitete sich schließlich als Pandemie weltweit aus. Das neuartige Coronavirus erhielt den offiziellen Namen „SARS-CoV-2", klinisches Bild und Erkrankung werden als „COVID-19" bezeichnet. Eine Infektionsübertragung durch infizierte Personen erfolgt in der Regel über Tröpfcheninfektion und Aerosole. Dieser Beitrag behandelt den Stellenwert der Aerosole als Infektionsquelle von SARS-CoV-2 bei Sauerstoff- und Beatmungstherapie.

Grundsätzlich kann es durch die bei der Anwendung von Sauerstoff- und Beatmungstherapie entstehenden Aerosole zur Übertragung von SARS-CoV-2 auf das Krankenhauspersonal kommen. Diese Erkenntnis beruht im Wesentlichen auf der SARS-CoV-1 Pandemie im Jahr 2003, die zu einer beträchtlichen Anzahl von Infektionen des Krankenhauspersonals mit hoher Mortalitätsrate führte. Retrospektiv ließen sich als Risikofaktoren aerosolgenerierende medizinische Maßnahmen (AGMPs) vor allem die endotracheale Intubation und nicht-invasive Beatmung (NIV) identifizieren (2–4). Es folgten eine Reihe experimenteller Untersuchungen zur Messung der Verteilung von Aerosolen durch unterschiedliche AGMPs. Auf der Basis dieser Messergebnisse wurde auch bei der durch SARS-CoV-2 ausgelösten Pandemie zunächst empfohlen, aerosolbildende Maßnahmen, wie z.B. High-Flow-Sauerstofftherapie oder NIV bei respiratorischer Insuffizienz infolge SARS-CoV-2 zurückhaltend einzusetzen, da hierdurch mutmaßlich das Infektionsrisiko für das Krankenhauspersonal steigt (5, 6). Die Empfehlung gilt jedoch nicht uneingeschränkt, weil der Einsatz der vermeintlich sichereren invasiven Beatmung mit relevanten Komplikationen einhergehen kann und die High-Flow-Sauerstofftherapie bzw. NIV unter Berücksichtigung des Schweregrades der respiratorischen Insuffizienz und bei Einhaltung der gebotenen Vorsichtsmaßnahmen sehr effektiv sind. Auch geht die für eine invasive Beatmung erforderliche endotracheale Intubation mit einer relevanten Aerosolbildung einher (7). Dennoch sollten Patienten mit schwerer Hypoxie ($PaO_2/FiO_2 \leq 150$ mmHg) und Tachypnoe – abgesehen von begründbaren individuellen Fällen – vorzugsweise invasiv beatmet werden, da eine kritische Verzögerung der Intubation die Prognose verschlechtert (8).

2.1 Was sind Aerosole?

Aerosole sind eine Suspension von festen oder flüssigen Partikeln in Gasen (hier Luft). Für die wesentlichen Abscheidungsmechanismen Sedimentation und Impaktion ist der aerodynamische Durchmesser (d_{ae}) wichtig, der sich aus dem Quotienten von Größe (d_o) und Dichte des Partikels (ρ) berechnet ($d_{ae} = d_o/\rho$). Bei medizinisch relevanten Aerosolen handelt es sich um flüssige Partikel im Sinne von Tröpfchen, deren Dichte ca. 1 g/cm^3 beträgt, sodass der aerodynamische Durchmesser näherungsweise dem geometrischen Durchmesser entspricht. Diese Tröpfchen können in Abhängigkeit der relativen Luftfeuchtigkeit und Umgebungstemperatur evaporieren, es verbleiben sogenannte Tröpfchenkerne zurück, deren Durchmesser kleiner als der des ursprünglichen Tröpfchens ist (9). Durch diesen geringeren Durchmesser, der eine langsamere Sedimentierungsgeschwindigkeit nach sich zieht, verweilen Tröpfchenkerne länger in der Luft als das ursprüngliche Tröpfchen.

Partikel mit einem Durchmesser von 10 µm benötigen ca. 5 min, um 1 m abzusinken, bei einem Durchmesser von 5 µm geschieht das in ca. 20 min. Unterhalb einer Größe von 3 µm kommt es zu keiner relevanten Sedimentierung mehr, unterhalb von ca. 0,5 bis 1 µm findet gemäß des Gesetzes von Stokes aufgrund von Reibung keine Sedimentierung mehr statt, eine Elimination ist nur durch einen Luftaustausch aus dem Raum möglich (10, 11). Zu beachten ist, dass größere Tröpfchen, bei denen zunächst von einer relevanten Sedimentierung auszugehen ist, nach Bildung von Tröpfchenkernen trotzdem nur durch einen Luftaustausch zu eliminieren sind. Bei einem zwölffachen Luftaustausch beträgt die Zeit bis zur 99%igen Aerosolelimination 23 min, bei einem sechs- bis zehnfachen Austausch, wie oft auf Intensivstationen vorhanden, 28 bis 46 min (12). Eine Abnahme der Sedimentierungsgeschwindigkeit kann z. B. durch die Thermik oberhalb des Patienten oder des Personals bedingt sein, eine Zunahme z.B. durch gerichtete Luftströmungen der raumlufttechnischen Anlage (RLT) (13). Verwirbelungen, die beispielsweise durch die Betätigung von Türen oder Bewegung des Personals im Raum entstehen, beeinflussen ebenfalls die Sedimentierung. Stellenweise werden im medizinischen Bereich aufgrund der Sedimentierungseigenschaften nur suspendierte Tröpfchen < 5 µm als Aerosol bezeichnet, wobei dieses im physikalischen Sinn nicht korrekt ist.

Aerosole mit einem Partikeldurchmesser < 3 µm sedimentieren nicht relevant und können nur durch einen Luftaustausch eliminiert werden.

2.2 Was passiert in der Inspiration?

Als Faustregel gilt, dass Aerosole mit einem Tröpfchendurchmesser ≤ 5 µm bei der Inspiration in den unteren Respirationstrakt gelangen, Tröpfchen ≥ 10 µm durch Impaktion hauptsächlich im oberen Respirationstrakt verbleiben und Tröpfchen ab 20 µm vollständig im oberen Respirationstrakt impaktieren (10). Von den in den unteren Respirationstrakt inspirierten Aerosolen werden Tröpfchen im Bereich zwischen 0,1 und 1 µm ca. 80% wieder ausgeatmet, da Partikel dieser Größe dem Luftstrom folgen können, ohne dass es durch die geringe Trägheit der kleinen Partikel zur Impaktion und Sedimentation im Respirationstrakt kommt (14). Unterhalb von 0,1 µm nimmt aufgrund der Brownschen Molekularbewegung die Ablagerung im Respirationstrakt wieder zu. (Zum Vergleich: Durchmesser SARS-CoV-2: 0,06–0,14 µm [1]) Für die Übertragung durch Aerosole sind somit überwiegend solche mit einem Partikeldurchmesser zwischen 1–5 µm wichtig, da diese in relevant im Respirationstrakt verbleiben.

2.3 Können Aerosole SARS-CoV-2 übertragen?

Auch wenn eine aktuelle Publikation zu dem Ergebnis kommt, dass die Reproduktionszahl von SARS-CoV-2 mit ca. 2–3 zu gering ist, um von einer Aerosolübertragung auszugehen (15), wurde für SARS-CoV-1 eine Assoziation von SARS-Erkrankungen beim Personal und AGMPs nachgewiesen (3). Des Weiteren wird als Argument gegen eine Aerosolübertragung angeführt, dass die vor einer Aerosolübertragung schützenden N95 Atemschutzmasken (Schutzstufe analog FFP2) gemäß einer Metaanalyse keinen Vorteil gegenüber chirurgischen Mund-Nasen-Schutz-Masken haben, wobei hier keine direkten Vergleichsstudien zwischen beiden Maskentypen eingeschlossen wurden (16).

Die Anzahl der in einem Aerosolpartikel enthaltenen Viren hängt von der Partikelgröße ab. Dabei beeinflusst die Größe das Volumen bzw. die daraus resultierende Masse in der dritten Potenz. So hat beispielsweise ein 10 µm großer Partikel im Vergleich zu einem 1 µm großen Partikel die 1.000-fache Masse. Daraus auf die enthaltene Virenzahl zu schließen ist jedoch nicht direkt möglich, da beispielsweise bei der Bildung von Tröpfchenkernen nur Wasser evaporiert und die ursprüngliche Virenzahl gleichbleibt. Auch wenn es für Coronaviren hierzu keine Daten gibt, ließ sich für Influenzaviren zeigen, dass 99% der Viren in Partikeln enthalten sind, die mehrere Stunden in der Luft verweilen (17, 18). Dementsprechend wird auch im mathematischen Model die Aerosolübertragung als Hauptübertragungsweg angenommen (19). In Analogie hierzu wurden in der Umgebungsluft von Patienten Coronaviren nachgewiesen (20). Auch für andere RNA-Vieren wie Influenza, Respiratory Syncycial Virus und Rhinoviren konnte Virus-RNA aus ausgeatmeten Partikeln (≤ 5 µm) isoliert werden, sodass grundsätzlich außer Frage steht, dass Aerosole viral beladen sind (21). Die Stabilität für SARS-CoV-2 ist ausreichend, um Infektionen über Aerosole zu übertragen, die Halbwertzeit beträgt in artifiziell generierten Aerosolen (Partikelgröße < 5 µm) ca. 1 h, die Infektiosität mindestens 3 h (22). Daher ist grundsätzlich davon auszugehen, dass SARS-CoV-2 über Aerosole auf den Menschen übertragen werden kann. Unklar bleibt zurzeit, welche Virenlast und Vitalität (Überlebenszeit) von SARS-CoV-2 erforderlich ist, um Aerosol-basierte Infektionen des Menschen zu verursachen. Ob es in Patientenräumen zu einer kritischen Konzentration von Viren kommen kann, hängt weiterhin von der Viruslast des Patienten (Low- oder Superspreader), dem Atemminutenvolumen, der Größe des Raumes und der Belüftung ab (23). Insgesamt ist die Übertragung von Viren durch Aerosole gesichert (24, 25).

2.4 Wie viel Aerosol entsteht bei der Sauerstofftherapie und Beatmung?

Diese Fragestellung wurde überwiegend in experimentelle Studien untersucht, es liegen nur wenige Untersuchungen an Patienten vor, die unter viralen Erkrankungen litten. Bereits bei der konventionellen Sauerstoffinsufflation über eine Nasenbrille konnte experimentell eine Aerosolbildung gezeigt werden. Dabei steigt die Ausbreitung der Aerosole mit höheren Sauerstoffflüssen an (26). Gleiches gilt für die Sauerstoffapplikation über eine Gesichtsmaske, bei der die Ausatemluft als Jet entweichen kann und potenziell infektiöse Aerosole in den Raum abgibt (27–29). Ist eine konventionelle Sauerstoffinsufflation nicht ausreichend, wird beim hypoxämischen Lungenversagen oft eine High-Flow Sauerstofftherapie angewendet. Interessanterweise geht diese mit einer geringeren Aerosolbildung als bei der konventionellen Sauerstoffgabe einher (30), was auf eine höhere Dichtigkeit der High-Flow Kanüle zurückgeführt wird (31). Dieses konnte in Simulationen mit exspirierten Rauchpartikeln gezeigt werden. Solange die Nasenkanüle korrekt platziert war, verteilte sich die Exspirationsluft weniger als 20 cm in der Umgebung des Patienten. Kam es jedoch zur Dislokation der High-Flow Kanüle, war die Exspirationswolke noch in 60 cm Entfernung des Patienten nachweisbar (31). In einer weiteren experimentellen Untersuchung der High-Flow Sauerstofftherapie konnte für größere Partikel (> 50 µm) ebenfalls keine Verteilung über 60 cm gezeigt werden (32). Ähnliche Ergebnisse konnten für eine High-Flow-Therapie über eine Venturi-Maske gezeigt werden, bei der für eine inspiratorische Sauerstofffraktion von 0,6 (entsprechend Flüssen von ca. 40–50 L/min) in 20 cm Abstand vom Patienten keine erhöhten Aerosolkonzentrationen gefunden werden konnten (33). Darüber hinaus ist zu berücksichtigen, dass bei der High-Flow Sauerstofftherapie auch kleine Partikel entstehen, die nicht sedimentieren und somit über die initiale Verteilung hinaus im Raum verbleiben können. Dieses gilt insbesondere, wenn die Therapie nicht in Räumen mit einem geregelten Luftaustausch mittels RLT durchgeführt wird. Nach fluiddynamischen Computerberechnungen reduziert die gleichzeitige Verwendung eines Mund-Nasen-Schutzes die Aerosolbildung um den Patienten um über 80% (34).

Zur Bewertung der Aerosolbildung durch Sauerstofftherapieformen muss berücksichtigt werden, dass die Aerosolwolke nur unter hohen Sauerstoffflüssen über eine Nasensonde höher ist als die, die bereits durch eine physiologische Spontanatmung erzeugt wird (23).

> *Wache Patienten sollten stets einen Mund-Nasen-Schutz tragen, auch unter Sauerstoffgabe oder High-Flow-Therapie.*

Erfolgt als nächste Eskalationsstufe der Atemunterstützung eine CPAP-Therapie oder NIV, hängt die Aerosolbildung maßgeblich vom verwendeten System ab. Grundsätzlich stehen für die NIV-Einschlauchsysteme mit Leckageventil, Einschlauchsysteme mit gesteuertem Exspirationsventil oder Doppelschlauchsysteme zur Verfügung. Bei den Einschlauchsystemen wird die Exspirationsluft patientennah abgegeben, während beim Doppelschlauchsystem die Rückführung der Exspirationsluft zum Beatmungsgerät erfolgt. Dass das verwandte NIV-System einen Einfluss auf die Aerosolausbreitung haben kann, konnte experimentell bestätigt werden. In Abhängigkeit der an einem Simulator eingestellten Lungencompliance und der verwendeten Beatmungsdrücke konnte für 1 µm große Rauchpartikel eine Verteilung bis zu einem Abstand von 1 m vom Patienten gezeigt werden. Obwohl für dieses Experiment ein Isolationszimmer mit negativem Druck und gerichtetem Luftstrom verwendet wurde, breiteten sich anschließend die Partikel im gesamten Raum aus. Leckagen an der

Beatmungsmaske konnten sich bis zu knapp 0,5 m vom Patienten ausbreiten. Auch hier kam es zu einer weiteren Verteilung des Rauches aus dem Leckagejet (35). In einer anderen Untersuchung mit einem Einschlauchsystem mit Leckageventil wurde nachgewiesen, dass es nach Beatmungsbeginn zu einer signifikanten Zunahme von Partikeln ab 3 µm kommt (33). Wurde jedoch die Exspirationsluft über einen Beatmungsfilter geleitet, kam es zu keinem Anstieg der Partikelzahl. Bei der Verwendung eines Doppelschlauchsystems mit einem Beatmungshelm traten je nach eingesetztem Modell keine oder nur geringe Leckagen am Hals des Patienten auf, sodass keine Aerosole im Raum nachgewiesen wurden (36). Somit müssen bei der NIV zur Vermeidung von Aerosolen virenrückhaltende Beatmungsfilter eingesetzt werden, insbesondere bei der Verwendung von Einschlauchsystemen. Nicht eingesetzt werden sollten Leckage-Masken (Vented-Masken), da hier kein Filter zwischen Patient und Leckageventil platziert werden kann (8).

Für die invasive Beatmung liegen aktuell keine Daten vor, in wie weit Aerosole sich im Patientenzimmer verteilen.

Eine Aerosolbildung ist jedoch nicht auf Maßnahmen zur Atmungsunterstützung beschränkt. Beispielsweise konnte für die Physiotherapie gezeigt werden, dass sie auch zur Erhöhung der Aerosolkonzentration um den Patienten führt (33). Auch Sprechen, Lachen und Husten führen zur relevanten Erhöhung von Aerosolen.

2.5 Wie kann die Aerosolbildung reduziert werden?

Wache Patienten können stets einen medizinischen Mund-Nasen-Schutz tragen, dieser kann zwar kein Aerosol per se filtern, jedoch größere Tröpfchen zurückhalten, die dann wahrscheinlich nicht mehr evaporieren und Tröpfchenkerne bilden können. So wird beispielsweise eine Aerosolbildung selbst unter HFNC zu 80% reduziert (34). Des Weiteren sollte besonders auf den dichten Maskensitz geachtet werden.

Bei der NIV ist es wichtig, die Exspirationsluft über einen virenrückhaltenden Filter zu leiten. Wird ein solcher Filter zwischen Maske und Beatmungssystem geschaltet, können auch Einschlauchsysteme verwendet werden. Nicht verwendet werden dürfen Vented-Masken, da der Filter nicht vor dem Leckageventil platziert werden kann, sodass ein aerosolbeladener Leckagejet in den Raum abgegeben wird.

Bei der Beatmung sollte stets ein exspirationsseitiger virendichter Filter verwendet werden, bei der NIV KEINE Masken mit Leckageventil (Vented-Masken) einsetzen!

Die endotracheale Intubation sollte von einem mit Intubation erfahrenen Anwender durchgeführt werden und als „Rapid-Sequence-Induction" erfolgen (5), um eine Aerosolbildung durch eine Maskenbeatmung zu verhindern (5, 6). Des Weiteren ist es entscheidend, Husten während des Intubationsvorgangs zu vermeiden, da hierbei eine Ausbreitung von Tröpfchen bis zu 2 m beschrieben ist (37). Mithilfe von Intubationsboxen aus Folien oder Acrylglas verbleibt das bei der Intubation entstehende Aerosol zwar überwiegend in der Box (38), dennoch kommt es zur Aerosolverteilung im Raum durch Öffnungen der Box (38, 39), obwohl die Aerosolkonzentration wahrscheinlich reduziert ist. Auch wenn dieser Ansatz innovativ erscheint, konnte in einer systematischen Evaluation zum Einsatz der Intubationsbox gezeigt werden, dass Intubationen länger dauern, womit die Hypoxiegefahr steigt und es häufiger zu einer Beschädigung der Schutzausrüstung kam, was mit einer Kontaminationsgefahr für das Personal einhergeht (40). Der Nutzen von Intubationsboxen ist solange kritisch zu bewerten, bis zusätzliche Daten vorliegen.

Für die Intubation wird eine Videolaryngoskopie empfohlen, um den Abstand zwischen Patient und Arzt zu vergrößern und so die Tröpfchenexposition des Arztes zu reduzieren (8). Entscheidend ist hierbei, dass eine ausreichende Erfahrung mit dem Einsatz des Videolaryngoskops besteht, um einen Intubationserfolg ohne unnötigen Zeitverzug zu gewährleisten (41).

Intubation:

- *erfahrener Anwender notwendig*
- *Rapid-Sequence-Induction – Maskenbeatmung vermeiden*
- *Videolaryngoskop, falls im Umgang eine ausreichende Erfahrung besteht*
- *Cave: „Intubationsboxen" steigern Hypoxiegefahr und Kontaminationsgefahr für Personal*

Während einer invasiven Beatmung wird das Aerosol über die üblicherweise verwendeten Doppelschlauchsysteme zurück zum Beatmungsgerät geleitet. Es ist sinnvoll, die aerosolbeladene Exspirationsluft über einen virenrückhaltenden Filter zu leiten, damit die Exspirationsluft nicht ungefiltert in die Umgebungsluft gelangt. Der Filter kann patientennah am Y-Stück oder vor dem Exspirationsventil platziert werden. Allerdings liegen hierfür keine Untersuchungen vor, die eine Aerosolreduzierung belegen. Eine Diskonnektion des Beatmungssystems wie z. B. beim Absaugen sollte unterbleiben (8). Für das Absaugen über Tubus bzw. Trachealkanüle sollen geschlossene Absaugsysteme angewendet werden (5).

Bei einer Extubation sollten Husten, Pressen und Recruitmentmaneuver wenn möglich verhindert werden. Weiterhin wird empfohlen, einen virenrückhaltenden Heat and Moisture Exchange (HME)-Filter auf dem Tubus zu belassen und gemeinsam mit diesem zu entsorgen (8). Dieses setzt voraus, dass eine passive Atemgasbefeuchtung über einen HME Filter erfolgt.

2.6 Fazit für die Praxis

Auch wenn es unter Behandlung zu einem relevanten Anstieg einer Aerosolbildung kommt, müssen Patienten mit respiratorischer Insuffizienz bei vorliegender Indikation auf der Basis der aktuellen Empfehlungen eine Sauerstofftherapie bzw. NIV erhalten (8, 42). Eine invasive Beatmung sollte erst erfolgen, wenn diese aufgrund der Schwere der respiratorischen Insuffizienz indiziert ist. Die Angst vor einer Ansteckung darf kein primärer Intubationsgrund sein.

Um das Risiko für das Personal auf ein Minimum zu reduzieren, ist das Einhalten der erforderlichen Sicherheitsvorkehrungen nötig. Hierzu gehören vor allem die Verwendung einer adäquaten persönlichen Schutzausrüstung, die mindestens aus einer

Atemschutzmaske der Stufe FFP2 oder höher sowie Kittel, Handschuhen und Schutzbrille bestehen sollte. Gegebenenfalls kann bei besonderen Prozeduren wie der Intubation zusätzlich ein Gesichtsvisier angelegt werden. Sehr wichtig ist der korrekte Umgang mit der Schutzausrüstung, der konsequent geschult werden muss, um beispielsweise eine Kontamination beim Ablegen zu vermeiden.

Der Umgang mit der Schutzausrüstung aus FFP2/3 Maske, Kittel, Schutzbrille und Handschuhen sollte im Behandlungsteam regelmäßig geschult werden.

Des Weiteren sollten Patienten mit COVID-19 idealerweise in Zimmern behandelt werden, die einen negativen Druck aufweisen, sodass keine Aerosole in die Flurbereiche strömen können. Mindestens ein zwölffacher Luftaustausch pro Stunde über eine RLT ist anzustreben, um suspendierte Tröpfchen über den Luftaustausch zu eliminieren (12). Sind aufgrund eines hohen Patientenaufkommens keine Patientenzimmer mit RLT verfügbar, besteht vor allem nach aerosolbildenden Prozeduren die Option des regelmäßigen Lüftens des Zimmers durch geöffnete Fenster. Wache Patienten sollten stets einen medizinischen Mund-Nasen-Schutz tragen, um die Anzahl der Tröpfchen und damit der suspendierbaren Tröpfchenkerne zu reduzieren. Dieses gilt auch während der Anwendung einer Sauerstoffinsufflation oder High-Flow-Sauerstofftherapie. Unter strikter Einhaltung dieser Maßnahmen ist eine sichere Behandlung von Patienten mit COVID-19 möglich.

Take home messages:

- *Aerosole sind eine Suspension von Partikeln in Luft, unterhalb einer Partikelgröße von 3 µm findet keine relevante Sedimentierung mehr statt.*
- *SARS-CoV-2 kann durch Aerosole übertragen werden, die durch medizinische Maßnahmen freigesetzt werden.*
- *Bei einer High-Flow-Sauerstofftherapie ist auf den korrekten Sitz der nasalen Kanüle zu achten, um die Aerosolwolke zu reduzieren.*
- *Bei der NIV muss ein exspirationsseitiger virendichter Filter verwendet werden, dieses schließt den Einsatz von Masken mit Leckageventil (Vented-Masken) aus.*
- *Bei der invasiven Beatmung sollte ebenfalls ein exspirationsseitiger virendichter Filter verwendet werden.*
- *Die Indikation für eine Intubation und invasive Beatmung sollte entsprechend der aktuellen Leitlinien gestellt werden. Die unbegründete Angst des Personals vor Aerosolen darf nicht die Indikation triggern.*
- *Wache Patienten sollten stets einen Mund-Nasen-Schutz tragen, auch unter Sauerstoff- oder High-Flow-Therapie.*
- *Bei der Behandlung von COVID-19-Patienten sollte die Schutzausrüstung mindestens aus FFP2-Maske oder höher, Kittel, Handschuhen und Schutzbrille bestehen und zuvor der korrekte Umgang geübt werden.*
- *Es sollte ein ausreichender Luftaustausch über die RLT oder häufiges Lüften der Räume erfolgen.*

Literatur

1. Zhu N, Zhang D, Wang W, Li X, Yang B, Song J, Zhao X, Huang B, Shi W, Lu R et al: A Novel Coronavirus from Patients with Pneumonia in China, 2019. New England Journal of Medicine 2020, 382(8):727–733.
2. Fowler RA, Guest CB, Lapinsky SE, Sibbald WJ, Louie M, Tang P, Simor AE, Stewart TE: Transmission of severe acute respiratory syndrome during intubation and mechanical ventilation. Am J Respir Crit Care Med 2004, 169(11):1198–1202.
3. Tran K, Cimon K, Severn M, Pessoa-Silva CL, Conly J: Aerosol generating procedures and risk of transmission of acute respiratory infections to healthcare workers: a systematic review. PLoS One 2012, 7(4):e35797.
4. Raboud J, Shigayeva A, McGeer A, Bontovics E, Chapman M, Gravel D, Henry B, Lapinsky S, Loeb M, McDonald LC et al: Risk Factors for SARS Transmission from Patients Requiring Intubation: A Multicentre Investigation in Toronto, Canada. PLoS One 2010, 5(5):e10717.
5. Kluge S, Janssens U, Welte T, Weber-Carstens S, Marx G, Karagiannidis C: Empfehlungen zur intensivmedizinischen Therapie von Patienten mit COVID-19. Medizinische Klinik – Intensivmedizin und Notfallmedizin 2020, 115(3):175–177.
6. Cheung JC-H, Ho LT, Cheng JV, Cham EYK, Lam KN: Staff safety during emergency airway management for COVID-19 in Hong Kong. The Lancet Respiratory Medicine 2020, 8(4):e19.
7. Caputo KM, Byrick R, Chapman MG, Orser BJ, Orser BA: Intubation of SARS patients: infection and perspectives of healthcare workers. Can J Anaesth 2006, 53(2):122–129.
8. Kluge S, Janssens U, Welte T, Weber-Carstens S, Schälte G, Salzberger B, Gastmeier P, Langer F, Wepler M, Westhoff M et al: AWMF S1-Leitlinie Empfehlungen zur intensivmedizinischen Therapie von Patienten mit COVID-19. 2020.
9. Xie X, Li Y, Chwang AT, Ho PL, Seto WH: How far droplets can move in indoor environments–revisiting the Wells evaporation-falling curve. Indoor Air 2007, 17(3):211–225.
10. Tellier R: Review of aerosol transmission of influenza A virus. Emerg Infect Dis 2006, 12(11):1657–1662.
11. Stokes GG: On the Effect of the Internal Friction of Fluids on the Motion of Pendulums. Transactions of the Cambridge Philosophical Society 1851, 9:8–106.
12. Centers for Disease Control and Prevention: Guidelines for Environmental Infection Control in Health-Care Facilities. Appenix B. Air. URL: https://www.cdc.gov/infectioncontrol/guidelines/environmental/appendix/air.html#tableb1 (abgerufen am 02.09.2020)
13. Wei J, Li Y: Airborne spread of infectious agents in the indoor environment. Am J Infect Control 2016, 44(9 Suppl):S. 102–108.
14. Scheuch G, Kohlhaeufl MJ, Brand P, Siekmeier R: Clinical perspectives on pulmonary systemic and macromolecular delivery. Advanced Drug Delivery Reviews 2006, 58(9):996–1008.
15. Klompas M, Baker MA, Rhee C: Airborne Transmission of SARS-CoV-2: Theoretical Considerations and Available Evidence. JAMA 2020.
16. Chu DK, Akl EA, Duda S, Solo K, Yaacoub S, Schünemann HJ, Chu DK, Akl EA, El-harakeh A, Bognanni A et al: Physical distancing, face masks, and eye protection to prevent person-to-person transmission of SARS-CoV-2 and COVID-19: a systematic review and meta-analysis. The Lancet 2020, 395(10242):1973–1987.
17. Fabian P, McDevitt JJ, DeHaan WH, Fung ROP, Cowling BJ, Chan KH, Leung GM, Milton DK: Influenza Virus in Human Exhaled Breath: An Observational Study. PLoS One 2008, 3(7):e2691.
18. Blachere FM, Lindsley WG, Pearce TA, Anderson SE, Fisher M, Khakoo R, Meade BJ, Lander O, Davis S, Thewlis RE et al: Measurement of airborne influenza virus in a hospital emergency department. Clin Infect Dis 2009, 48(4):438–440.
19. Atkinson MP, Wein LM: Quantifying the routes of transmission for pandemic influenza. Bull Math Biol 2008, 70(3):820–867.
20. Booth TF, Kournikakis B, Bastien N, Ho J, Kobasa D, Stadnyk L, Li Y, Spence M, Paton S, Henry B et al: Detection of airborne severe acute respiratory syndrome (SARS) coronavirus and environmental contamination in SARS outbreak units. J Infect Dis 2005, 191(9):1472–1477.
21. Gralton J, Tovey ER, McLaws ML, Rawlinson WD: Respiratory virus RNA is detectable in airborne and droplet particles. J Med Virol 2013, 85(12):2151–2159.

22. van Doremalen N, Bushmaker T, Morris DH, Holbrook MG, Gamble A, Williamson BN, Tamin A, Harcourt JL, Thornburg NJ, Gerber SI et al: Aerosol and Surface Stability of SARS-CoV-2 as Compared with SARS-CoV-1. New England Journal of Medicine 2020.
23. Pfeifer M, Ewig S, Voshaar T, Randerath W, Bauer T, Geiseler J, Dellweg D, Westhoff M, Windisch W, Schonhofer B et al: [Position Paper for the State of the Art Application of Respiratory Support in Patients with COVID-19 – German Respiratory Society]. Pneumologie 2020.
24. Morawska L, Cao J: Airborne transmission of SARS-CoV-2: The world should face the reality. Environ Int 2020, 139:105730.
25. Jones RM, Brosseau LM: Aerosol transmission of infectious disease. J Occup Environ Med 2015, 57(5):501–508.
26. Hui DS, Chow BK, Chu L, Ng SS, Lai ST, Gin T, Chan MT: Exhaled air dispersion and removal is influenced by isolation room size and ventilation settings during oxygen delivery via nasal cannula. Respirology 2011, 16(6):1005–1013.
27. Somogyi R, Vesely AE, Azami T, Preiss D, Fisher J, Correia J, Fowler RA: Dispersal of respiratory droplets with open vs closed oxygen delivery masks: implications for the transmission of severe acute respiratory syndrome. Chest 2004, 125(3):1155–1157.
28. Hui DS, Hall SD, Chan MT, Chow BK, Ng SS, Gin T, Sung JJ: Exhaled air dispersion during oxygen delivery via a simple oxygen mask. Chest 2007, 132(2):540–546.
29. Hui DS, Ip M, Tang JW, Wong AL, Chan MT, Hall SD, Chan PK, Sung JJ: Airflows around oxygen masks: A potential source of infection? Chest 2006, 130(3):822–826.
30. Hui DS, Chow BK, Chu LCY, Ng SS, Hall SD, Gin T, Chan MTV: Exhaled air and aerosolized droplet dispersion during application of a jet nebulizer. Chest 2009, 135(3):648–654.
31. Hui DS, Chow BK, Lo T, Tsang OTY, Ko FW, Ng SS, Gin T, Chan MTV: Exhaled air dispersion during high-flow nasal cannula therapy versus CPAP via different masks. Eur Respir J 2019, 53(4):1802339.
32. Kotoda M, Hishiyama S, Mitsui K, Tanikawa T, Morikawa S, Takamino A, Matsukawa T: Assessment of the potential for pathogen dispersal during high-flow nasal therapy. J Hosp Infect 2019.
33. Simonds AK, Hanak A, Chatwin M, Morrell M, Hall A, Parker KH, Siggers JH, Dickinson RJ: Evaluation of droplet dispersion during non-invasive ventilation, oxygen therapy, nebuliser treatment and chest physiotherapy in clinical practice: implications for management of pandemic influenza and other airborne infections. Health Technol Assess 2010, 14(46):131–172.
34. Leonard S, Atwood CW, Walsh BK, DeBellis RJ, Dungan GC, Strasser W, Whittle JS: Preliminary Findings of Control of Dispersion of Aerosols and Droplets during High Velocity Nasal Insufflation Therapy Using a Simple Surgical Mask: Implications for High Flow Nasal Cannula. Chest 2020.
35. Hui DS, Hall SD, Chan MT, Chow BK, Tsou JY, Joynt GM, Sullivan CE, Sung JJ: Noninvasive positive-pressure ventilation: An experimental model to assess air and particle dispersion. Chest 2006, 130(3):730–740.
36. Hui DS, Chow BK, Lo T, Ng SS, Ko FW, Gin T, Chan MTV: Exhaled air dispersion during noninvasive ventilation via helmets and a total facemask. Chest 2015, 147(5):1336–1343.
37. Canelli R, Connor CW, Gonzalez M, Nozari A, Ortega R: Barrier Enclosure during Endotracheal Intubation. New England Journal of Medicine 2020, 382(20):1957–1958.
38. Brown H, Preston D, Bhoja R: Thinking Outside the Box.: A Low-cost and Pragmatic Alternative to Aerosol Boxes for Endotracheal Intubation of COVID-19 Patients. Anesthesiology 2020.
39. Jazuli F, Bilic M, Hanel E, Ha M, Hassall K, Trotter BG: Endotracheal intubation with barrier protection. Emerg Med J 2020, 37(7):398–399.
40. Begley JL, Lavery KE, Nickson CP, Brewster DJ: The aerosol box for intubation in coronavirus disease 2019 patients: an in-situ simulation crossover study. Anaesthesia 2020, 75(8):1014–1021.
41. Grensemann J, Simon M, Kluge S: Atemwegsicherung in der Intensiv- und Notfallmedizin – Was gibt es Neues? Med Klin Intensivmed Notfmed 2019, 114(4):334–341.
42. Grensemann J, Kluge S: Nichtinvasive Beatmung und Ansteckungsrisiko: Aerosole von COVID-19-Patienten. Dtsch Ärztebl 2020, 117(31–32):A-1498.

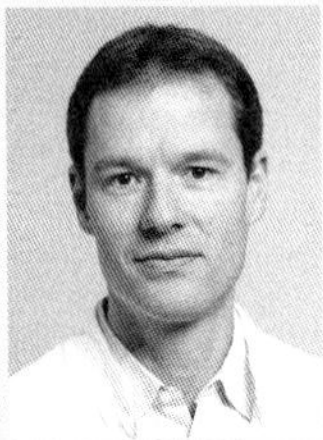

PD Dr. med. Jörn Grensemann, D.E.S.A.

Nach Studium in Bonn Weiterbildung zum Facharzt für Anästhesiologie in Bayreuth. Nach Wechsel an das Klinikum Köln-Merheim Erwerb der Zusatzbezeichnungen Spezielle Intensivmedizin und Notfallmedizin, Oberarzt der Schwerverbrannten-Intensivstation. Wechsel an das Universitätsklinikum Hamburg-Eppendorf in die Klinik für Intensivmedizin und Habilitation. Mitglied der Kommission für Normung und technische Sicherheit der Deutschen Gesellschaft für Anästhesiologie und Intensivmedizin. Forschungsschwerpunkte: Atemwegsmanagement auf Intensivstation und pharmakokinetische Optimierung der Applikation antiinfektiver Substanzen bei kritisch kranken Patienten.

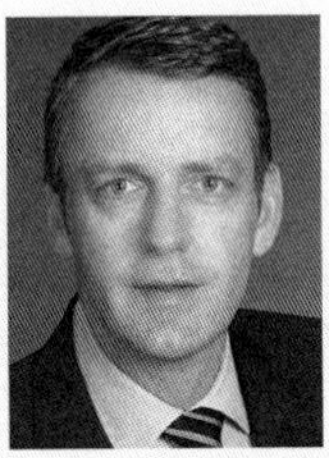

Prof. Dr. med. Stefan Kluge

Stefan Kluge studierte Humanmedizin an den Universitäten Gießen, Hamburg und Durban (SA). Er begann seine Facharztausbildung 1995 in der Medizinischen Klinik des Krankenhauses St. Joseph Stift in Bremen und wechselte 1999 als wissenschaftlicher Mitarbeiter an die Medizinische Kern- und Poliklinik des Universitätsklinikums Hamburg-Eppendorf. 2005 wurde er zum Oberarzt ernannt, 2009 erfolgte die Habilitation für das Fach Innere Medizin und 2014 die Ernennung zum Professor. Der Facharzt für Innere Medizin mit der Schwerpunktbezeichnung Pneumologie und spezieller Weiterbildung in internistischer Intensivmedizin leitet seit 2009 als Direktor die Klinik für Intensivmedizin am Universitätsklinikum Hamburg-Eppendorf. Prof. Dr. med. Stefan Kluge ist Vorstandsmitglied der Deutschen Gesellschaft für Internistische Intensiv- und Notfallmedizin (DGIIN) und Mitglied des Präsidiums der Deutschen Interdisziplinären Vereinigung für Intensiv- und Notfallmedizin (DIVI). Forschungsschwerpunkte sind Beatmung, extrakorporaler Lungenersatz, Sepsis und invasive Mykosen.

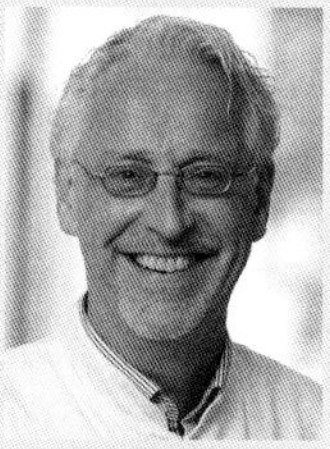

Prof. Dr. med. Bernd Schönhofer

Facharzt für Innere Medizin, Pneumologie, Intensivmedizin und Schlafmedizin. Habilitation im Fach Innere Medizin an der Philipps-Universität Marburg (1998). Visiting Professor in Edward Hines Jr., VA and Loyola University, Chicago, USA, Division of Pulmonary and Critical Care Medicine (2001–2002). Von 12/2002 bis 6/2019 Chefarzt der Klinik Pneumologie, internistische Intensivmedizin und Schlafmedizin, Klinikum Region Hannover. Außerplanmäßige Professur in der Inneren Medizin der Philipps-Universität Marburg (2004–2009) und seit 2009 in der Medizinischen Hochschule Hannover. Von 2000–2009 unterschiedliche Funktionen in der Assembly „Respiratory Intensive care“ der European Respiratory Society (ERS) (u.a. Sekretär). 2006–2009 Sprecher der Sektion „Intensiv- und Beatmungsmedizin“ der Deutschen Gesellschaft der Pneumologie und Beatmungsmedizin (DGP). 2013–2018 Sprecher der Sektion „Respiratorisches Versagen“ der DIVI. Federführung der S3- Leitlinien „Nicht-invasive Beatmung zur Therapie der akut respiratorischen Insuffizienz“ (publiziert 2008) und der S2k-Leitlinie „Prolongiertes Weaning“ (publiziert 2014, Revision 2019). 2009–2019 Sprecher des Netzwerkes pneumologischer Weaningzentren „WeanNet“ der DGP. Zirka 150 nationale und internationale Veröffentlichungen. Herausgeber von mehreren Büchern und Mitherausgeber von wissenschaftlichen Zeitschriften (u.a. Pneumologie). Seit Januar 2020 tätig in pneumologischer Praxis und im pneumologischen Konsildienst im Klinikum Region Hannover.

3 Triage bei COVID-19 – klinisch-ethische Entscheidungsempfehlungen

Jochen Dutzmann und Uwe Janssens

Zu Beginn der COVID-19-Pandemie ergab sich im europäischen Ausland sowie im weiteren Verlauf der Pandemie auch in außereuropäischen Staaten eine Situation der nicht-ausreichenden Verfügbarkeit intensivmedizinischer Ressourcen mit zwangsläufiger Notwendigkeit der „Triage" wie sie bisher nur aus der Katastrophenmedizin bekannt war. Unter diesem Eindruck verfassten medizinische Fachgesellschaften unter Federführung der DIVI klinisch-ethische Empfehlungen zum Umgang mit einer solchen Situation. Wesentliche Empfehlung ist – neben der üblichen Legitimierung einer medizinischen Maßnahme durch Indikation und Patientenwillen – im Falle von Ressourcenknappheit das Argument „Klinische Erfolgsaussicht" als Priorisierungskriterium zu etablieren.

3.1 Hintergrund

Am 25. März 2020 stellt der Deutsche Bundestag mit Blick auf die COVID-19-Pandemie eine „epidemische Lage von nationaler Tragweite" fest, am Tag darauf bewertet das Robert-Koch-Institut das Risiko für die bundesdeutschen Bevölkerung nicht mehr nur als „hoch", sondern als „sehr hoch". Zu diesem Zeitpunkt gehen bereits seit etwa einer Woche Bilder aus der italienischen Stadt Bergamo um die Welt, die die Überlastung des italienischen Gesundheitssystems und die Schlagkraft der Pandemie dokumentieren. Das einzige Krematorium Bergamos arbeitet Tag und Nacht und schafft es dennoch nicht, die Massen an Toten zu bewältigen. Militärlaster der italienischen Armee transportieren massenweise Särge mit Leichen in die benachbarten Orte, während laufend weitere Tote hinzukommen. In dieser Situation ohne Zeit für eine kritische gesellschaftliche Auseinandersetzung veröffentlicht die *Società Italiana di Anestesia Analgesia Rianimazione e Terapia Intensiva* (SIAARTI) die europaweit ersten

Triage-Empfehlungen „Clinical Ethics Recommendations for the Allocation of Intensive Care Treatments in exceptional, resource-limited circumstances" (1).

Eine vergleichbar deletäre Situation erscheint Expertinnen und Experten auch in Deutschland zu diesem Zeitpunkt möglich, zumal mit einer Verbreitung der Infektion unter deutschen Urlaubsrückkehrern aus dem österreichischen Skiort Ischgl sowie bereits Ende Februar 2020 im Rahmen einer Karnevalsveranstaltung im nordrhein-westfälischen Kreis Heinsberg erste rasche und unkontrollierte Ausbrüche auch diesseits der Landesgrenzen zu erleben sind.

Unter Federführung der Akademie für Ethik in der Medizin e.V. (AEM) und der DIVI bereiten sich die in Deutschland tätigen Intensivmedizinerinnen und Intensivmediziner auf ein „Bergamo-Szenario" vor und erarbeiten gemeinsam mit Vertreterinnen und Vertretern aus Medizinethik und Recht klinisch-ethische Empfehlung zur „Entscheidung über die Zuteilung intensivmedizinischer Ressourcen im Kontext der COVID-19-Pandemie" (2). Diese sind bereits am 26. März 2020 auf den Webseiten von AEM und DIVI abrufbar. Die Autorinnen und Autoren der Empfehlungen ermutigen in dieser ersten Version ausdrücklich zu Kommentaren und Kritik, um der Notwendigkeit eines gesellschaftlichen Diskurses ebenso wie der rasant wachsenden Evidenz und den zwischenzeitlichen praktischen Erfahrungen Rechnung zu tragen. Nach kritischer Einarbeitung der Kommentare wird drei Wochen später, am 16. April 2020 eine zweite Version auf den Webseiten eingestellt, die Ende Juli 2020 letztendlich in der Zeitschrift „Medizinische Klinik Intensivmedizin und Notfallmedizin" veröffentlicht wird.

3.2 Klinisch-ethische Empfehlungen der DIVI und sieben weiterer Fachgesellschaften

3.2.1 Allgemeine Grundsätze der Entscheidungsfindung

Medizinische Entscheidungen müssen sich grundsätzlich am Bedarf des einzelnen Patienten orientieren. Bei Mittelknappheit kommt eine überindividuelle Perspektive hinzu.

Jede Entscheidung im individuellen Behandlungsprozess wird nach dem Zwei-Säulen-Modell aus medizinischer Indikation einerseits und mutmaßlichem, vorausverfügtem oder definitivem Patientenwille andererseits legitimiert (3). Diese Entscheidungen orientieren sich damit unmittelbar am Bedarf des einzelnen Patienten. Fehlen Indikation oder Einwilligung des Patienten zu einer diagnostischen oder therapeutischen Maßnahme, wird die entsprechende Therapie nicht durchgeführt.

Die Indikation für eine intensivmedizinische Therapie fehlt beispielsweise, wenn

- *der Sterbeprozess unaufhaltsam begonnen hat,*
- *die Therapie als medizinisch aussichtslos eingeschätzt wird, weil keine Besserung oder Stabilisierung erwartet wird oder*
- *ein Überleben an den dauerhaften Aufenthalt auf der Intensivstation gebunden wäre.*

Bei Ressourcenknappheit wie sie im Rahmen der COVID-19-Pandemie in zahlreichen Staaten zu sehen war oder ist, muss skizzierter individueller Perspektive eine überindividuelle Perspektive hinzugefügt werden. Wenn weder intensivmedizinische Ressourcen noch Ressourcen in der Notaufnahme oder in erreichbaren umliegenden Kliniken vorhanden sind, wird eine Einschränkung der sonst patientenzentrierten Behandlungsentscheidungen erforderlich. Dies stellt eine enorme emotionale und moralische Herausforderung für das Behandlungsteam dar. Für die in diesem Falle notwendige Entscheidung über die Verteilung der begrenzt verfügbaren Ressourcen (analog der Triage in der Katastrophenmedizin) sind transparente, medizinisch und ethisch gut begründete Kriterien erforderlich (4, 5). Transparente und begründete Kriterien können die Behandlungsteams entlasten und das Vertrauen der Bevölkerung in das Krisenmanagement in den Krankenhäusern stärken.

Die Priorisierungen erfolgen ausdrücklich *nicht* in der Absicht, Menschen oder Menschenleben zu bewerten. Sie haben vielmehr das Ziel, mit den (begrenzten) Ressourcen möglichst vielen Menschen eine Teilhabe an der medizinischen Versorgung unter Krisenbedingungen zu ermöglichen.

Eine Priorisierung bei Ressourcenmangel soll sich zusätzlich zu den Säulen „Indikation“ und „Patientenwille“ am Kriterium der klinischen Erfolgsaussicht orientieren.

Patienten mit nur sehr geringer Aussicht zu überlegen werden – wenn nicht anders vermeidbar – in diesem Falle nicht intensivmedizinisch behandelt. Patienten mit höherer Überlebenswahrscheinlichkeit werden demgegenüber vorrangig intensivmedizinisch behandelt. Eingeschlossen in die Priorisierung sollen alle Patienten, die einer Intensivbehandlung bedürfen, unabhängig von der Indikation zur Intensivbehandlung (d.h. unabhängig von einer COVID-19-Erkrankung) und unabhängig davon, wo sie zum Zeitpunkt der Priorisierungsentscheidung versorgt werden (Allgemeinstation, Notaufnahme/Intermediate Care-Station oder Intensivstation).

Eine Priorisierung ist nicht zulässig aufgrund des kalendarischen Alters, aufgrund sozialer Merkmale oder aufgrund bestimmter Grunderkrankungen oder Behinderungen.

Für Patienten, die nicht oder nicht mehr intensivmedizinisch behandelt werden können, ist eine angemessene (Weiter-)Behandlung einschließlich einer ggf. erforderlichen Palliativversorgung sicherzustellen

3.2.2 Verfahren der Entscheidungsfindung bei Ressourcenknappheit

Ein definiertes Verfahren zur Entscheidungsfindung ist Voraussetzung für transparente, konsistente, faire sowie medizinisch und ethisch gut begründete Priorisierungsentscheidungen bei Ressourcenknappheit.

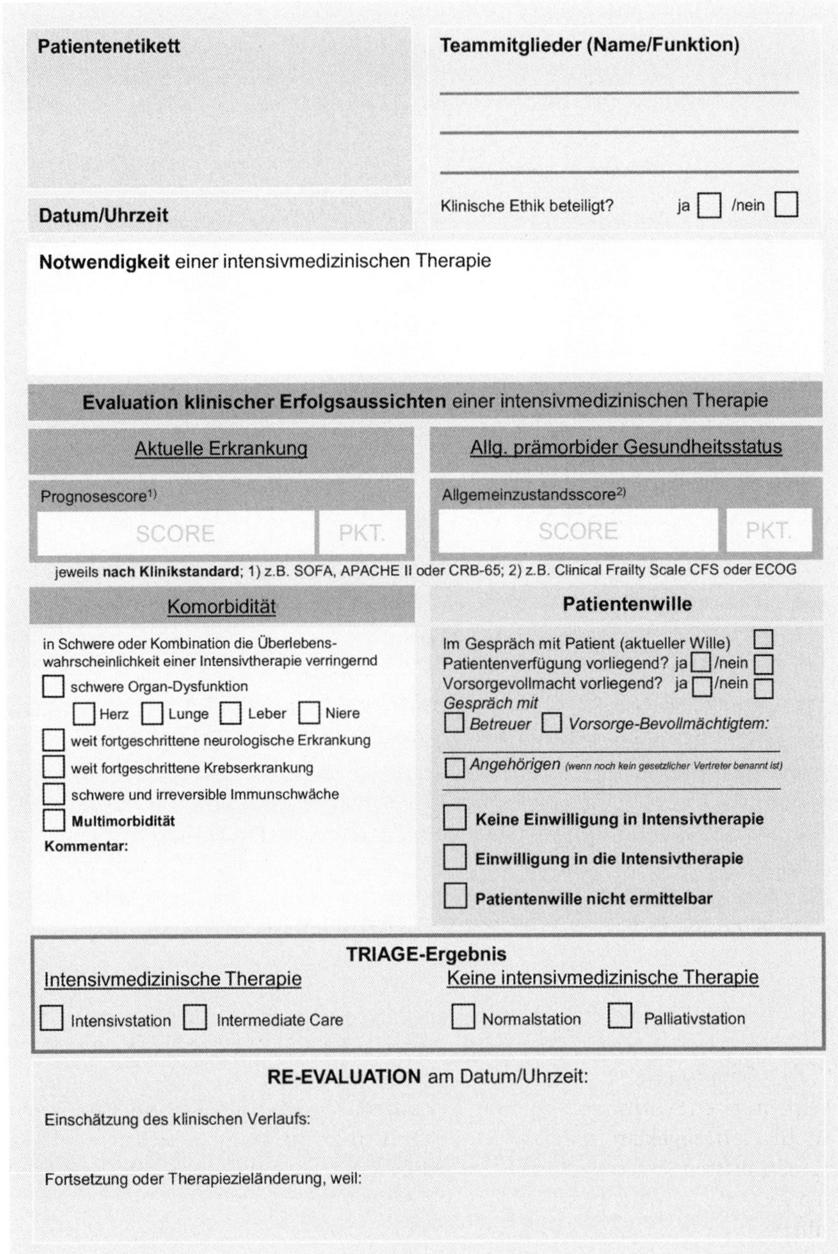

Patientenetikett

Teammitglieder (Name/Funktion)

Datum/Uhrzeit

Klinische Ethik beteiligt? ja ☐ /nein ☐

Notwendigkeit einer intensivmedizinischen Therapie

Evaluation klinischer Erfolgsaussichten einer intensivmedizinischen Therapie

Aktuelle Erkrankung

Prognosescore 1)

SCORE | PKT.

Allg. prämorbider Gesundheitsstatus

Allgemeinzustandsscore 2)

SCORE | PKT.

jeweils **nach Klinikstandard**; 1) z.B. SOFA, APACHE II oder CRB-65; 2) z.B. Clinical Frailty Scale CFS oder ECOG

Komorbidität

in Schwere oder Kombination die Überlebens-wahrscheinlichkeit einer Intensivtherapie verringernd

- ☐ schwere Organ-Dysfunktion
  - ☐ Herz ☐ Lunge ☐ Leber ☐ Niere
- ☐ weit fortgeschrittene neurologische Erkrankung
- ☐ weit fortgeschrittene Krebserkrankung
- ☐ schwere und irreversible Immunschwäche
- ☐ **Multimorbidität**

Kommentar:

Patientenwille

Im Gespräch mit Patient (aktueller Wille) ☐

Patientenverfügung vorliegend? ja ☐ /nein ☐

Vorsorgevollmacht vorliegend? ja ☐ /nein ☐

Gespräch mit

☐ *Betreuer* ☐ *Vorsorge-Bevollmächtigtem:*

☐ *Angehörigen* *(wenn noch kein gesetzlicher Vertreter benannt ist)*

☐ **Keine Einwilligung in Intensivtherapie**

☐ **Einwilligung in die Intensivtherapie**

☐ **Patientenwille nicht ermittelbar**

TRIAGE-Ergebnis

Intensivmedizinische Therapie

☐ Intensivstation ☐ Intermediate Care

Keine intensivmedizinische Therapie

☐ Normalstation ☐ Palliativstation

RE-EVALUATION am Datum/Uhrzeit:

Einschätzung des klinischen Verlaufs:

Fortsetzung oder Therapiezieländerung, weil:

Abb. 1 Dokumentationshilfe zur Priorisierung bei Ressourcenknappheit. SOFA, Sepsis-related Organ Failure Assessment. APACHE II, Acute Physiology and Chronic Health Disease Classification System II. CRB-65, Confusion, Respiratory rate, Blood pressure. ECOG Eastern Cooperative Oncology Group.

*Priorisierungsentscheidungen sollen nach Möglichkeit nach einem **Mehr-Augen-Prinzip** und im Konsens erfolgen. Die Entscheidungen sollen in berufs- und fachgruppenübergreifenden Teams getroffen werden unter Beteiligung von*
- *möglichst zwei intensivmedizinisch erfahrenen Ärzten einschl. Primär- und Sekundärbehandler beteiligter Fachgebiete,*
- *möglichst einem erfahrenen Vertreter der Pflegenden und*
- *ggf. von weiteren Fachvertretern (z.B. klinische Ethik).*

Zur sachgerechten Dokumentation der Entscheidung hat die DIVI in ihrem Empfehlungspapier eine Dokumentationshilfe veröffentlicht (2) (s. Abb. 1).

3.2.3 Kriterien für Priorisierungsentscheidungen bei Ressourcenknappheit

Die bestmögliche Informationsgrundlage ist für das Treffen von Priorisierungsentscheidungen über (intensiv-)medizinische Therapie eine Grundvoraussetzung und selbstverständlich.

Die Informationsgrundlage zum Treffen von Priorisierungsentscheidungen wird gebildet aus
- *Informationen zum aktuellen klinischen Zustand des Patienten,*
- *Informationen zum aktuellen, vorausverfügten oder mutmaßlichen Patientenwillen,*
- *anamnestischer und klinischer Erfassung von Komorbiditäten,*
- *anamnestischer und klinischer Erfassung des Allgemeinzustands (einschl. Gebrechlichkeit, z.B. mit der Clinical Frailty Scale),*
- *Laborparametern und*
- *prognostisch relevanten Scores (z.B. „Sepsis-related Organ Failure Assessment“, SOFA-Score).*

In ihrem Empfehlungspapier skizziert die DIVI vier Schritte der Entscheidungsfindung (s. Abb. 2).

In einem ersten Schritt wird die **intensivmedizinische Behandlungsnotwendigkeit** (= Indikation) abgeklärt, in einem zweiten Schritt die **klinische Erfolgsaussicht** und in einem dritten Schritt der **Patientenwille** evaluiert. Bestehen keine Notwendigkeit für oder patientenseitige Einwilligung in die intensivmedizinische Therapie, ist eine Teilnahme am Priorisierungsverfahren nicht notwendig. Ebenso, wenn *keine* realistische klinische Erfolgsaussicht darauf besteht, die intensivmedizinische Therapie überhaupt zu überleben. In all diesen Fällen erfolgt eine bedarfsgerechte medizinische Therapie, in der Regel auf einer Allgemeinstation und – falls notwendig – unter Einbeziehung palliativmedizinischer Behandlung. Dieses Vorgehen entspricht (wie zuvor erläutert) den allgemeinen Grundsätzen der Entscheidungsfindung und ist nicht auf Situationen der Ressourcenknappheit beschränkt.

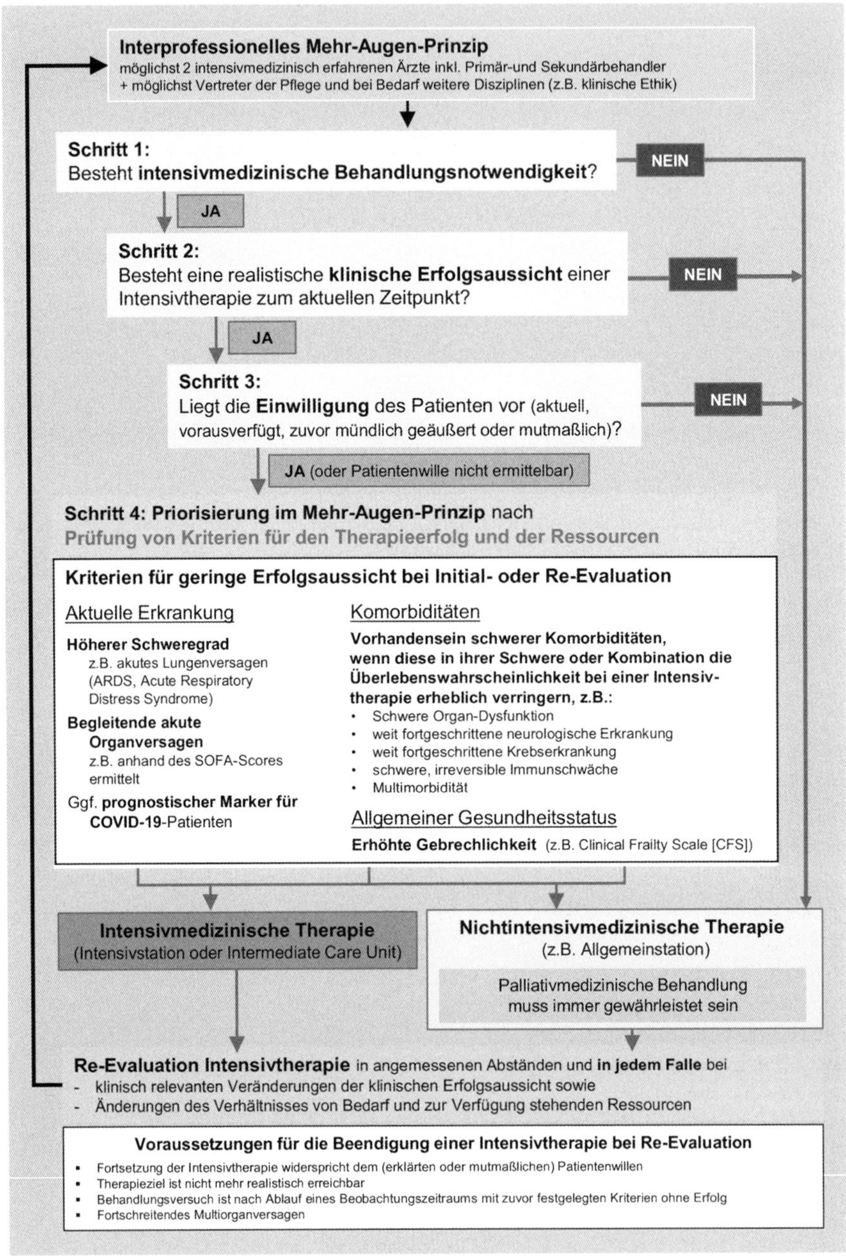

Abb. 2 Ablaufschema bei nicht ausreichenden Intensivressourcen

Patienten, bei denen eine Indikation zur intensivmedizinischen Therapie besteht, die eine realistische klinische Erfolgsaussicht darauf haben, die Therapie zu überleben, und die in die intensivmedizinische Therapie mutmaßlich, vorausverfügt oder definitiv einwilligen, nehmen bei im Falle nicht ausreichender intensivmedizinischer Ressourcen am Priorisierungsverfahren im **Mehr-Augen-Prinzip**, dem vierten Schritt der DIVI-Empfehlungen teil.

Patienten, bei denen eine intensivmedizinische Behandlungsnotwendigkeit und eine realistische Erfolgsaussicht der intensivmedizinischen Therapie besteht, deren Wille jedoch nicht ermittelbar ist, nehmen ebenfalls am Priorisierungsverfahren teil.

Im Priorisierungsverfahren nach dem Mehr-Augen-Prinzip wird (ausschließlich bei nicht ausreichenden Ressourcen!) die Verwendung der zur Verfügung stehenden Kapazitäten nach Einschätzung der Erfolgsaussicht der möglichen Intensivtherapie, im Hinblick auf ein realistisch erreichbares und patientenzentriertes Therapieziel und im Vergleich zur Erfolgsaussicht der Intensivtherapie für andere Patienten bestimmt. Die Priorisierung erfolgt am Kriterium der klinischen Erfolgsaussicht.

*Kriterien für eine **geringe klinische Erfolgsaussicht** richten sich nach*

- *der aktuellen Erkrankung (Schweregrad der führenden Erkrankung, begleitende akute Organversagen und ggf. prognostische Marker für COVID-19),*
- *nach Komorbiditäten, wenn diese in ihrer Schwere oder Kombination die Überlebenswahrscheinlichkeit einer Intensivtherapie deutlich verringern und*
- *nach dem allgemeinen prämorbiden Gesundheitsstatus*

3.2.4 Reevaluation laufender intensivmedizinischer Therapie

In der Empfehlung der DIVI wird aus Gerechtigkeitsgründen erwogen, bei der Priorisierung alle intensivpflichtigen Patienten, also auch solche mit laufender intensivmedizinischer Therapie, zu berücksichtigen. In seiner am 27. März 2020 (also einen Tag nach den Empfehlungen der DIVI) veröffentlichten Ad-hoc-Stellungnahme weist der Deutsche Ethikrat auf die rechtlichen Grenzen dieser *Triage bei Ex-Post-Konkurrenz* hin. Gleichwohl betont er, dass, wer in einer solchen Lage eine Gewissensentscheidung treffe, die ethisch begründbar und transparent ist, im Falle einer möglichen (straf-)rechtlichen Aufarbeitung des Geschehens mit einer entschuldigenden Nachsicht der Rechtsordnung rechnen könne (6).

Davon unberührt bleibt, dass die Indikationsstellung für die Fortführung einer intensivmedizinischen Therapie immer und auch unabhängig von der Verfügbarkeit intensivmedizinischer Ressourcen regelmäßig kritisch überprüft werden muss.

Take home messages:

- *Medizinische Entscheidungen müssen sich grundsätzlich am Bedarf des einzelnen Patienten gemessen an der medizinischen Indikation und seinem Willen orientieren.*
- *Eine Priorisierung bei Ressourcenmangel soll sich zusätzlich am Kriterium der klinischen Erfolgsaussicht orientieren.*
- *Priorisierungsentscheidungen sollen nach Möglichkeit nach einem Mehr-Augen-Prinzip erfolgen.*
- *Die Indikationsstellung für die Fortführung einer intensivmedizinischen Therapie muss immer regelmäßig kritisch überprüft werden.*
- *Für Patienten, die nicht oder nicht mehr intensivmedizinisch behandelt werden können, ist eine angemessene (Weiter-)Behandlung einschließlich einer ggf. erforderlichen Palliativversorgung sicherzustellen*

Literatur

1. Vergano M, Bertolini A, Gristina G, Livigni S, Mistraletti G, Petrini F (2020) Clinical Ethics Recommendations for the Allocation of Intensive Care Treatments in exceptional, resource-limited circumstances – Version n. 1. URL: http://www.siaarti.it/SiteAssets/News/COVID19%20-%20documenti%20SIAARTI/SIAARTI%20-%20Covid-19%20-%20Clinical%20Ethics%20Reccomendations.pdf (abgerufen am 31.08.2020)
2. Marckmann G, Neitzke G, Schildmann J, Michalsen A, Dutzmann J, Hartog C, Jöbges S, Knochel K, Michels G, Pin M, Riessen R, Rogge A, Taupitz J, Janssens U (2020) Entscheidungen über die Zuteilung intensivmedizinischer Ressourcen im Kontext der COVID-19-Pandemie. Klinisch-ethische Empfehlungen der DIVI, der DGINA, der DGAI, der DGIIN, der DGNI, der DGP, der DGP und der AEM. Med Klin Intensivmed Notfmed; doi: 10.1007/s00063-020-00708-w
3. Neitzke G, Burchardi H, Duttge G, Hartog C, Erchinger R, Gretenkort P, Michalsen A, Mohr M, Nauck F, Salomon F, Stopfkuchen H, Weiler N, Janssens U (2016) Grenzen der Sinnhaftigkeit von Intensivmedizin. Med Klin Intensivmed Notfmed; 111:486–492
4. Emanuel EJ, Persad G, Upshur R, Thome B, Parker M, Glickman A, Zhang C, Boyle C, Smith M, Phillips JP (2020) Fair Allocation of Scarce Medical Resources in the Time of Covid-19. N Engl J Med; 382:2049–2055
5. White DB, Lo B (2020) A Framework for Rationing Ventilators and Critical Care Beds During the COVID-19 Pandemic. JAMA; doi: 10.1001/jama.2020.5046
6. Deutscher Ethikrat (2020) Solidarität und Verantwortung in der Corona-Krise. Ad-hoc-Empfehlung. URL: https://www.ethikrat.org/publikationen/kategorie/ad-hoc-empfehlungen/ (abgerufen am: 31.08.2020)

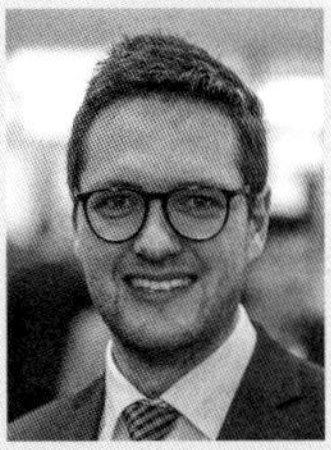

Dr. med. Jochen Dutzmann

Studium der Humanmedizin in Gießen mit Aufenthalten in Denver und Basel. 2012 Studienaufenthalt an der Cardiovascular Division der Harvard Medical School in Boston, USA. Ausbildung zum Facharzt für Innere Medizin und zum Notfallmediziner an der Klinik für Kardiologie und Angiologie der Medizinischen Hochschule Hannover. Wechsel an die Klinik für Innere Medizin III – Kardiologie, Angiologie und internistische Intensivmedizin des Universitätsklinikums Halle (Saale) und Ausbildung zum Palliativmediziner. Seit 2020 Oberarzt der Klinik für Innere Medizin III. Forschungsschwerpunkte: Pathophysiologie vaskulärer Remodeling-Prozesse, Acute Cardiac Care, Supportive Cardiac Care, Ethik in der Kardiologie und Intensivmedizin.

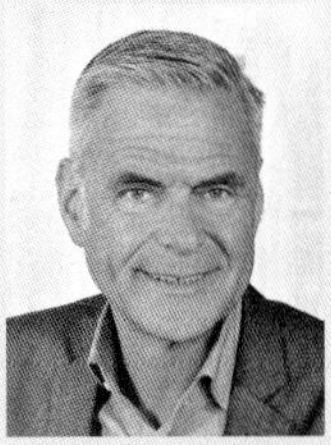

Prof. Dr. med. Uwe Janssens

Studium der Humanmedizin in Düsseldorf. Ausbildung zum Facharzt Innere Medizin am Bethesda Krankenhaus Mönchengladbach und Universitätsklinikum Aachen. Dort Erwerb der Schwerpunktbezeichnung Kardiologie und Zusatz-Weiterbildung „Internistische Intensivmedizin". Im Jahr 2000 Habilitation. Seit 2005 Chefarzt der Klinik für Innere Medizin und Intensivmedizin St. Antonius Hospital Eschweiler. 2006–2008 Präsident der Deutschen Gesellschaft für Internistische Intensivmedizin und Notfallmedizin (DGIIN). 2012 Tagungspräsident der Jahrestagung der DGIIN in Köln. Seit 2009 Sprecher der Sektion Ethik der Deutschen Interdisziplinären Vereinigung für Intensiv- und Notfallmedizin (DIVI). Seit 2014 Generalsekretär der DGIIN. Seit 2019 Präsident der DIVI.

4 Gerinnungsstörungen und Antikoagulation bei COVID-19

Florian Langer

Patienten mit COVID-19 haben ein gesteigertes Risiko für thromboembolische Komplikationen, die vorwiegend das venöse, jedoch auch das arterielle Gefäßsystem betreffen. Insbesondere bei intensivmedizinisch behandelten Patienten müssen thrombotische Verschlüsse der pulmonalen Gefäßstrombahn in der differenzialdiagnostischen Abklärung von pulmonaler Hypertonie und Oxygenierungsstörung berücksichtigt werden. Dabei können sowohl klassische Embolien mit Ursprung aus den tiefen Bein-/Beckenvenen als auch lokale Mikrothromben als Folge der auf das Interstitium übergreifenden alveolären Entzündung auftreten. Die bisher verfügbare Literatur legt nahe, dass eine standardmäßige Thromboembolieprophylaxe mit niedermolekularem Heparin vor allem bei Intensivpatienten nicht ausreichend wirksam ist, weshalb an vielen Zentren unter Berücksichtigung des Blutungsrisikos bereits intermediäre oder sogar therapeutische Dosierungsschemata zur Anwendung kommen. Komplexe Gerinnungsstörungen wie die septische Koagulopathie oder disseminierte intravasale Gerinnung werden vergleichsweise selten und vorwiegend bei fortgeschrittener COVID-19-Erkrankung beobachtet. Generell ist die gesteigerte Hämostaseaktivierung bei SARS-CoV-2-Infektion mit einer ungünstigen klinischen Gesamtprognose assoziiert.

4.1 Hintergrund

Das neue Coronavirus SARS-CoV-2 ist für eine Pandemie der Lungenkrankheit COVID-19 verantwortlich, die sich seit Ende 2019 von der chinesischen Stadt Wuhan in der Provinz Hubei weltweit ausgebreitet hat. Zwar ist die Lunge das primäre Zielorgan von SARS-CoV-2; histopathologische und molekulargenetische Untersuchungen haben aber gezeigt, dass es sich bei COVID-19 um eine Multiorganerkrankung handelt. Insbesondere sind Endothelzellen von einer Infektion betroffen, die zusammen mit der inflammatorischen Wirtsreaktion (z.B. Infiltration der Intima mit Leukozyten und Freisetzung von Zytokinen/Chemokinen) in einem hochgradig thrombogenen, prokoagulatorischen Phänotyp der Gefäßwand resultiert (1). Neben dieser durch das Virus direkt und indirekt induzierten *Gefäßwandalteration* spielen auch die anderen beiden Aspekte der Virchow-Trias in der Entstehung von thromboembolischen Ereignissen bei COVID-19 eine wichtige Rolle: Während die mit der Infektion einhergehende Immobilität den venösen Rückstrom des Blutes zum Herzen behindert (*Stase*), führt die systemische Entzündungsreaktion zu einer massiven Hochregulierung von Gerinnungsfaktoren, die zusammen mit der Freisetzung von Aktivatoren des intrinsischen und extrinsischen Gerinnungsweges eine *Hyperkoagulabilität* des Blutes bedingt. Zudem scheinen lokale Prozesse in der Lunge wie z.B. Schädigung der Alveolen mit Übergreifen der Entzündung auf das Interstitium für die Ausbildung von orthotopen Mikro- und Makrothromben in der pulmonalen Zirkulation von Bedeutung zu sein. Bereits in den ersten publizierten Fallserien zum klinischen Verlauf der SARS-CoV-2-Infektion wurde deutlich, dass erhöhte D-Dimere im Plasma (z.B. > 1 mg/l) zum Zeitpunkt der Krankenhausaufnahme mit einer ungünstigen Prognose der Patienten assoziiert sind. D-Dimere sind spezifische Fibrinspaltprodukte, die durch das Einwirken von Plasmin auf ein kovalent vernetztes Fibrinpolymer entstehen und somit einen Marker der Fibrinolyse darstellen. Im Praxisalltag werden D-Dimere jedoch meist als Indikator einer Gerinnungsaktivierung angesehen, wobei erhöhte Werte wenig spezifisch für eine intravasale Thrombusbildung sind.

Bei COVID-19 sind erhöhte D-Dimere mit einem komplizierten Verlauf und gesteigerten Mortalitätsrisiko assoziiert.

4.2 Venöse und arterielle Thromboembolien

Die venöse Thromboembolie (VTE) umfasst vor allem die tiefe Venenthrombose (TVT) und die Lungenarterienembolie (LAE). Seit den ersten kasuistischen Berichten über das Auftreten von LAEs bei Patienten mit SARS-CoV-2-induzuierter Pneumonie haben verschiedene Fallserien und Beobachtungsstudien aus China, Europa und Nordamerika das VTE-Risiko bei COVID-19 ermittelt. Bei der Interpretation der Daten ist zu berücksichtigen, dass insbesondere in China nicht bei allen hospitalisierten COVID-19-Patienten routinemäßig eine medikamentöse VTE-Prophylaxe, z.B. mit niedermolekularem Heparin (NMH), durchgeführt worden ist. Zudem wurden in einigen Berichten nur symptomatische Ereignisse ausgewertet, während in anderen Publikationen bei hospitalisierten Patienten zumindest teilweise eine systematische Untersuchung auf das Vorliegen einer TVT erfolgt ist.

In einer Auswertung von Middeldorp et al. (2) betrug die kumulative VTE-Inzidenz nach 3 Wochen 59% (95%-Konfidenzintervall [KI]: 42–72%) bei Patienten auf der Intensivstation (ICU) und 9,2% (95%-KI: 2,6–21,0%) bei Patienten auf der Normalstation. Entsprechend war die ICU-Aufnahme ein unabhängiger Risikofaktor für das Auftreten einer VTE mit einer *hazard ratio* (HR) von 8,9. Weitere unabhängige VTE-Risikofaktoren waren erhöhte D-Dimere und eine verminderte Lymphozytenzahl. Wichtig ist, dass 186 der 198 analysierten COVID-19-Patienten (94%) eine prophylaktische oder (vorbestehende) therapeutische Antikoagulation erhalten hatten. Unter therapeutischer Antikoagulation wurde keine VTE beobachtet. Auch andere Daten legen nahe, dass eine prophylaktische Antikoagulation zumindest bei ICU-Patienten mit COVID-19 nicht ausreichend wirksam ist: Bei 26 ICU-Patienten aus Frankreich war die TVT-Inzidenz mit 100% (8/8) gegenüber 56% (10/18) signifikant höher, wenn die Patienten eine prophylaktische anstelle einer therapeutischen Antikoagulation erhalten hatten (3). In der Studie von Klok et al. (4) trat über 2 Wochen kumulativ bei 31% (95%-KI: 20–41%) der 184 eingeschlossenen ICU-Patienten trotz standardmäßiger NMH-Prophylaxe ein thromboembolisches Ereignis auf. Möglicherweise ist die therapeutisch dosierte Antikoagulation bei mechanisch beatmeten COVID-19-Patienten mit einem verbesserten Gesamtüberleben assoziiert, wobei es sich hierbei um retrospektive, nicht kontrollierte Daten handelt (5).

Eine standardmäßige VTE-Prophylaxe scheint insbesondere bei intensivmedizinischen COVID-19-Patienten nicht ausreichend wirksam zu sein.

Nicht abschließen geklärt ist, ob die VTE-Inzidenz bei COVID-19 tatsächlich höher ist als bei anderen vergleichbaren Viruserkrankungen. Dass dies tatsächlich der Fall ist, legen Daten aus Frankreich nahe. Poissy et al. (6) werteten die Akten von 107 ICU-Patienten mit COVID-19 im Vergleich zu 40 ICU-Patienten mit Influenza A-Viruspneumonie und 196 ICU-Patienten, die im vergleichbaren Zeitraum ein Jahr zuvor an der Institution der Autoren behandelt worden waren, aus. Danach wurde eine LAE etwa dreimal häufiger bei den COVID-19-Patienten (20,6%) als bei den Patienten mit Influenza A-Viruspneumonie (7,5%) oder den ICU-Patienten ohne Viruspneumonie (6,1%) diagnostiziert. Zumindest gegenüber den Influenza A-Patienten ließ sich dieses Ergebnis nicht durch eine erhöhte Rate an angeforderten CT-Untersuchungen in der COVID-19-Kohorte erklären.

Verschiedene Studien ergeben zudem Hinweise dafür, dass bei COVID-19-Patienten ein signifikanter Anteil der thromboembolischen Ereignisse bereits vor der Hospitalisierung auftritt. So wurde in einer Analyse aus Mailand in 50% der Fälle eine VTE innerhalb von 24 Stunden nach Krankenhausaufnahme diagnostiziert (7). In einer Obduktionsstudie an 12 Patienten fanden Wichmann und Mitarbeiter (8) eine zum Tode führende LAE bei 4 Patienten (33%), von denen 2 außerhalb des Krankenhauses verstorben waren. In einer größeren Fallserie aus 80 obduzierten COVID-19-Patienten wurde bei 33 Patienten (41%) *post mortem* eine VTE diagnostiziert; bei 8 Patienten war eine massive LAE die unmittelbare Todesursache (9). Zwölf der 33 VTE-Patienten waren außerhalb des Krankenhauses verstorben.

Bereits bei Krankenhausaufnahme muss an eine LAE als Ursache von Dyspnoe, Hypoxämie oder thorakalen Schmerzen gedacht werden.

4.3 Komplexe Gerinnungsstörungen

Während erhöhte D-Dimere einen vergleichsweise häufigen Befund bei COVID-19-Patienten zum Zeitpunkt der Hospitalisierung darstellen, entwickeln nur wenige Patienten über den weiteren Krankheitsverlauf eine komplexe Gerinnungsstörung.

In einer Fallserie aus Wuhan (n = 183) wurde bei 15 von 21 verstorbenen Patienten (71,4%) eine disseminierte intravasale Gerinnung (DIC) diagnostiziert, während dies bei nur einem der 162 überlebenden Patienten (0,6%) der Fall war (10). Nach den Kriterien der *International Society on Thrombosis and Haemostasis* (ISTH) basiert die Diagnose einer DIC auf den Parametern Thrombozytenzahl, Prothrombinzeit (Quick-Wert), Fibrinogen und Fibrinspaltprodukte (z.B. D-Dimere). Zu einem massiven Anstieg der D-Dimere mit Abfall des Plasmafibrinogens auf Werte unterhalb des Referenzbereichs kam es 10–14 Tage nach Krankenhausaufnahme. Unklar ist, welche weiteren potenziellen Ursachen für eine DIC bei den Patienten vorgelegen haben wie z.B. eine bakterielle Superinfektion mit Sepsis oder eine extrakorporale Membranoxygenierung (ECMO). Nach den Ergebnissen anderer Studien stellt die DIC keinen charakteristischen Befund einer schweren SARS-CoV-2-Infektion dar. Vielmehr sind die Veränderungen des Hämostasesystems bei den meisten intensivmedizinisch behandelten COVID-19-Patienten durch eine massive Hyperkoagulabilität mit Hochregulierung von Akute-Phase-Proteinen (z.B. Fibrinogen, Faktor VIII) und Markern der Endothelzellaktivierung (z.B. Von-Willebrand-Faktor) gekennzeichnet. Diese Hyperkoagulabilität lässt sich in viskoelastischen Testverfahren wie der Thrombelastografie (TEG) anschaulich darstellen (11).

COVID-19 geht in den meisten Fällen mit einer massiven Hyperkoagulabilität einher. Komplexe Gerinnungsstörungen wie z.B. eine DIC sind vergleichsweise selten und in der Regel nicht mit einer relevanten Blutungsneigung verbunden.

Zur Abgrenzung der bei COVID-19 beobachteten hämostaseologischen Laborveränderungen von einer klassischen DIC wurden die Begriffe COVID-19-assozioierte Koagulopathie (CAC) und pulmonale intravaskuläre Koagulopathie (PIC) eingeführt. Zwar liegt diesen Begriffen (noch) keine klare Definition zugrunde; sowohl CAC als auch PIC deuten aber darauf hin, dass es sich sehr wahrscheinlich nicht um eine generalisierte intravasale Gerinnungsstörung handelt, sondern dass Veränderungen in der pulmonalen Mikrozirkulation eine entscheidende Rolle spielen. Als Folge eines Übergreifens der primär alveolären Entzündungsreaktion auf das gefäßführende Interstitium wurden in den Lungen von verstorbenen COVID-19-Patienten eine Zunahme von extravaskulären Fibrinablagerungen und kapillären Mikrothromben sowie eine massiv gestörte alveoläre Gefäßarchitektur infolge intussuszeptiver Angiogenese beschrieben (12).

4.4 Antikoagulation

Patienten mit schwerer COVID-19-Erkrankung, die im Verlauf eine septische Koagulopathie (SIC) entwickeln oder bei stationärer Aufnahme deutlich erhöhte D-Dimere (> 3 mg/l) aufweisen, scheinen von einer prophylaktischen Antikoagulation mit niedermolekularem Heparin (NMH) über ≥ 7 Tage hinsichtlich der 28-Tages-Mortalität zu profitieren (13). Im Gegensatz zur DIC basiert die Definition einer SIC auf den Parametern Thrombozytenzahl, Prothrombinzeit (Quick-Wert) und SOFA-Score. Zumindest theoretisch ist die SIC bei Patienten mit Sepsis und Thrombozytopenie im Kontinuum der komplexen Gerinnungsstörungen vor der DIC angesiedelt, sodass Strategien, die auf eine Wiederherstellung des antikoagulatorischen Systems abzielen (z.B. Heparine, Antithrombin, lösliches rekombinantes Thrombomodulin), in dieser Phase besonders vielversprechend erscheinen. Allerdings handelt es sich bei den Daten von Tang und Mitarbeitern um eine retrospektive Post-hoc-Analyse, denn im gesamten Patientenkollektiv war die prophylaktische Antikoagulation mit keinem Überlebensvorteil verbunden. Zudem ist in Deutschland eine medikamentöse VTE-Prophylaxe bei allen akut erkrankten, hospitalisierten Patienten etablierter Standard. Offene Fragen bezüglich der Antikoagulation bei COVID-19 betreffen u.a. die Indikation zur ambulanten, prästationären VTE-Prophylaxe, die Intensität der prophylaktischen Antikoagulation bei hospitalisierten Patienten und das optimale Vorgehen bei scheinbarer „Heparin-Resistenz“. Neben zahlreichen anderen nationalen und internationalen Fachgesellschaften hat auch die Gesellschaft für Thrombose- und Hämostaseforschung (GTH e.V.) empirische Empfehlungen zur VTE-Prophylaxe bei COVID-19-Patienten publiziert (14), die im Folgenden zusammengefasst und kommentiert werden sollen.

4.4.1 Ambulante VTE-Prophylaxe

Patienten mit symptomatischer SARS-CoV-2-Infektion, die keiner stationären Aufnahme bedürfen, befinden sich in häuslicher Quarantäne. Es ist davon auszugehen, dass die Mobilität in dieser Situation deutlich reduziert ist. Unter Berücksichtigung des hochgradig inflammatorischen Prozesses ist die Indikation zur medikamentösen VTE-Prophylaxe mit NMH (oder alternativ mit Fondaparinux) fortlaufend zu prüfen und großzügig zu stellen. Eine Bestimmung der D-Dimere, sofern organisatorisch umsetzbar, kann sinnvolle Zusatzinformationen liefern, da Werte > 1,5–2,0 mg/l prädiktiv für das Auftreten einer VTE sind. Sofern der Patient keine typischen Beschwerden einer TVT oder LAE aufweist, ist im Falle erhöhter D-Dimere eine bildgebende Diagnostik nicht zwingend erforderlich. Aufgrund des signifikant gesteigerten Risikos für einen komplizierten Verlauf sollte jedoch die Indikation zur stationären Aufnahme unabhängig vom Schweregrad der Krankheitssymptomatik geprüft werden.

4.4.2 Stationäre VTE-Prophylaxe

Wie bei anderen akut erkrankten internistischen Patienten sollte die medikamentöse VTE-Prophylaxe bei hospitalisierten COVID-19-Patienten stets in einer für den Hochrisikobereich zugelassenen NMH-Dosierung erfolgen. Im Falle von Kontraindikationen für eine Antikoagulation sind physikalische Maßnahmen (z.B. medizinische Kompressionsstrümpfe oder intermittierende pneumatische Kompression) anzuwenden. Bei Vorliegen zusätzlicher VTE-Risikofaktoren (z.B. BMI > 30 kg/m^2, stattgehabte VTE, bekannte Thrombophilie, aktive Krebserkrankung), bei intensivmedizinisch behandelten Patienten und/oder bei einem raschen Anstieg der D-Dimere sollte unter Berücksichtigung von Nierenfunktion und Blutungsrisiko eine intensivierte VTE-Prophylaxe erwogen werden (z.B. NMH in intermediärer, halbtherapeutischer Dosierung 1 x täglich oder NMH in prophylaktischer Dosierung 2 x täglich). In Abwesenheit einer gesicherten VTE oder ECMO-Behandlung kann eine therapeutisch dosierte Antikoagulation aktuell zwar nicht routinemäßig empfohlen werden; bei klinischem Verdacht auf eine VTE (z.B. akute Zunahme der Dyspnoe, unerklärter

Abfall von O_2-Sättigung, zunehmende Beinödeme, massiver Anstieg der D-Dimere) sollte die Indikation zur bildgebenden Diagnostik (CTPA, Sonografie) aber großzügig gestellt werden. Zudem erscheint die therapeutisch dosierte Antikoagulation in besonders schweren Fällen eines COVID-19-assoziierten ARDS als vertretbare Option. Der Nutzen einer fibrinolytischen Therapie mit rt-PA (Alteplase) mit dem Ziel, pulmonale Mikrothromben und alveoläre Fibrinablagerungen aufzulösen, ist unklar (15). Wichtig ist zudem, die medikamentöse VTE-Prophylaxe bei fortbestehender Immobilität, hoher entzündlicher Aktivität und/oder zusätzlichen VTE-Risikofaktoren (siehe oben) nach Entlassung aus der stationären Behandlung fortzuführen und diese Empfehlung im Arztbrief entsprechend zu kommunizieren.

4.4.3 VTE-Therapie und „Heparin-Resistenz"

Bei hospitalisierten Patienten mit gesicherter VTE, insbesondere bei intensivmedizinischen Patienten, ist die therapeutische Antikoagulation mit NMH als Standard anzusehen. Bei hochgradig eingeschränkter Nierenfunktion sollte unfraktioniertes Heparin (UFH) zur Anwendung kommen. Bei massiver Entzündungsreaktion mit Ausbildung einer „Heparin-Resistenz" unter Therapie mit UFH wird ein zusätzliches Monitoring der Anti-Xa-Aktivität (Zielbereich: 0,3–0,7 IE/ml) empfohlen. Eine weitere Alternative wäre der Einsatz des direkten Thrombininhibitors Argatroban. Bei ambulanten Patienten mit gesicherter VTE ist die orale Antikoagulation, einschließlich der Einnahme von direkten oralen Antikoagulantien (DOAKs), eine vertretbare Option. Das Blutungsrisiko und potenzielle pharmakologische Interaktionen mit der Begleitmedikation bei Multimorbidität müssen beachtet werden. Bei VTE sollte die Antikoagulation über 3–6 Monate fortgeführt werden.

Take home messages:

- *Erhöhte D-Dimere sind mit einer ungünstigen Prognose assoziiert.*
- *Das Risiko für venöse und arterielle Thromboembolien ist signifikant erhöht.*
- *Im fortgeschrittenen Krankheitsstadium können komplexe Koagulopathien (z.B. DIC) auftreten.*
- *Die VTE-Prophylaxe sollte mit niedermolekularem Heparin in einer für den Hochrisikobereich zugelassenen Dosierung (oder mit Fondaparinux) erfolgen.*
- *Bei zusätzlichen VTE-Risikofaktoren und/oder sehr hohen D-Dimeren ist eine intensivierte Heparin-Prophylaxe gerechtfertigt.*
- *Bei Intensivierung der prophylaktischen Antikoagulation muss das Blutungsrisiko berücksichtigt werden.*
- *Bei Vorliegen persistierender Risikofaktoren ist eine prolongierte VTE-Prophylaxe sinnvoll.*
- *Bei „Heparin-Resistenz" unter Antikoagulation mit unfraktioniertem Heparin werden ein zusätzliches Monitoring der Anti-Xa-Aktivität oder die Umstellung auf z.B. Argatroban empfohlen.*

Literatur

1. Connors JM, Levy JH. COVID-19 and its implications for thrombosis and anticoagulation. Blood 2020; 135:2033–2040
2. Middeldorp S, Coppens M, van Haaps TF, Foppen M, Vlaar AP, Müller MCA, Bouman CCS, Beenen LFM, Kootte RS, Heijmans J, Smits LP, Bonta PI, van Es N. Incidence of venous thromboembolism in hospitalized patients with COVID-19. J Thromb Haemost 2020; 18:1995–2002
3. Llitjos JF, Leclerc M, Chochois C, Monsallier JM, Ramakers M, Auvray M, Merouani K. High incidence of venous thromboembolic events in anticoagulated severe COVID-19 patients. J Thromb Haemost 2020; 18:1743–1746
4. Klok FA, Kruip MJHA, van der Meer NJM, Arbous MS, Gommers DAMPJ, Kant KM, Kaptein FHJ, van Paassen J, Stals MAM, Huisman MV, Endeman H. Incidence of thrombotic complications in critically ill ICU patients with COVID-19. Thromb Res 2020; 191:145–147
5. Paranjpe I, Fuster V, Lala A, Russak AJ, Glicksberg BS, Levin MA, Charney AW, Narula J, Fayad ZA, Bagiella E, Zhao S, Nadkarni GN. Association of Treatment Dose Anticoagulation With In-Hospital Survival Among Hospitalized Patients With COVID-19. J Am Coll Cardiol 2020; 76:122–124
6. Poissy J, Goutay J, Caplan M, Parmentier E, Duburcq T, Lassalle F, Jeanpierre E, Rauch A, Labreuche J, Susen S; Lille ICU Haemostasis COVID-19 Group. Pulmonary Embolism in Patients With COVID-19: Awareness of an Increased Prevalence. Circulation 2020; 142:184–186
7. Lodigiani C, Iapichino G, Carenzo L, Cecconi M, Ferrazzi P, Sebastian T, Kucher N, Studt JD, Sacco C, Alexia B, Sandri MT, Barco S, Humanitas COVID-19 Task Force. Venous and arterial thromboembolic complications in COVID-19 patients admitted to an academic hospital in Milan, Italy. Thromb Res 2020; 191:9–14
8. Wichmann D, Sperhake JP, Lütgehetmann M, Steurer S, Edler C, Heinemann A, Heinrich F, Mushumba H, Kniep I, Schröder AS, Burdelski C, de Heer G, Nierhaus A, Frings D, Pfefferle S, Becker H, Bredereke-Wiedling H, de Weerth A, Paschen HR, Sheikhzadeh-Eggers S, Stang A, Schmiedel S, Bokemeyer C, Addo MM, Aepfelbacher M, Püschel K, Kluge S. Autopsy Findings and Venous Thromboembolism in Patients With COVID-19. Ann Intern Med 2020 May 6:M20-2003. doi: 10.7326/M20-2003. Online ahead of print.
9. Edler C, Schröder AS, Aepfelbacher M, Fitzek A, Heinemann A, Heinrich F, Klein A, Langenwalder F, Lütgehetmann M, Meißner K, Püschel K, Schädler J, Steurer S, Mushumba H, Sperhake JP. Dying with SARS-CoV-2 infection-an autopsy study of the first consecutive 80 cases in Hamburg, Germany. Int J Legal Med 2020; 134:1275–1284
10. Tang N, Dengju L, Wang X, Sun Z. Abnormal coagulation parameters are associated with poor prognosis in patients with novel coronavirus pneumonia. J Thromb Haemost 2020; 18:844–847
11. Panigada M, Bottino N, Tagliabue P, Grasselli G, Novembrino C, Chantarangkul V, Pesenti A, Peyvandi F, Tripodi A. Hypercoagulability of COVID-19 patients in intensive care unit: A report of thromboelastography findings and other parameters of hemostasis. J Thromb Haemost 2020; 18:1738–1742
12. Ackermann M, Verleden SE, Kuehnel M, Haverich A, Welte T, Laenger F, Vanstapel A, Werlein C, Stark H, Tzankov A, Li WW, Li VW, Mentzer SJ, Danny Jonigk. Pulmonary Vascular Endothelialitis, Thrombosis, and Angiogenesis in Covid-19. N Engl J Med 2020; 383:120–128
13. Tang N, Bai H, Chen X, Gong J, Li D, Sun Z. Anticoagulant treatment is associated with decreased mortality in severe coronavirus disease 2019 patients with coagulopathy. J Thromb Haemost 2020; 18:1094–1099
14. Langer F, Kluge S, Klamroth R, Oldenburg J. Coagulopathy in COVID-19 and Its Implication for Safe and Efficacious Thromboprophylaxis. Hamostaseologie 2020; 40:264–269
15. Christie DB 3rd, Nemec HM, Scott AM, Buchanan JT, Franklin CM, Ahmed A, Khan MS, Callender CW, James EA, Christie AB, Ashley DW. Early Outcomes with Utilization of Tissue Plasminogen Activator in COVID-19 Associated Respiratory Distress: A series of five cases. J Trauma Acute Care Surg 2020 May 21. doi: 10.1097/TA.0000000000002787. Online ahead of print.

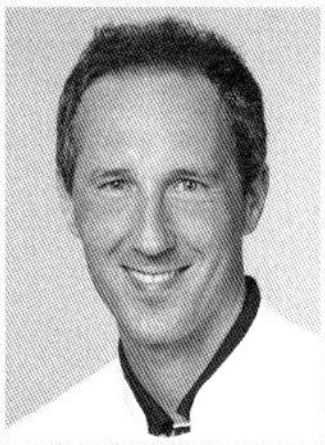

Prof. Dr. med. Florian Langer

Nach dem Medizinstudium in Münster Beginn der Facharztausbildung am UKE in Hamburg 2000. Anschließend Promotion, zweijähriger Forschungsaufenthalt in den USA, kumulative Habilitation und Ernennung zum außerplanmäßigen Professor 2018. Facharzt für Innere Medizin 2009 und Hämatologie/Internistische Onkologie sowie Hämostaseologie 2012. Seit 2011 Leitung des Bereichs Hämostaseologie am UKE. Schriftführer im Vorstand der GTH e.V. und Co-Kongresspräsident der 64. GTH-Jahrestagung in Bremen 2020.

5 Psychosoziale Versorgung auf COVID-Intensivstationen

Laurence Erdur und Teresa Deffner

Im Dezember 2019 ereilten erste Berichte über den Ausbruch eines neuen Virus in der Stadt Wuhan (China) die Weltöffentlichkeit. Die Infektion mit dem neuartigen, schweren akuten respiratorischen Syndrom Coronavirus 2 (SARS-CoV-2), das die Coronavirus-Krankheit 2019 (COVID-19) verursacht, hat zu einer Pandemie geführt. Die Ereignisse in anderen Ländern zeigten einen Massenanfall kritisch erkrankter Patienten, der teilweise zur Überlastung von Kliniken, spezifisch von intensivmedizinischen Kapazitäten führte. Auch in Deutschland macht die Pandemie als Schadenslage eine kurzfristige Adaption der Versorgung in Kliniken unter anderem durch Erweiterung intensivmedizinischer Behandlungskapazitäten erforderlich. Katastrophenmedizinische Aspekte treten in der Planung gegenüber der individualmedizinischen Versorgung in den Vordergrund. Ziel ist mindestens die Aufrechterhaltung einer kompensierten Krisenversorgung, im Rahmen derer erweiterte Behandlungskapazitäten u.a. durch Verschiebung elektiver Eingriffe bei gleichzeitig aufrecht zu erhaltender individualmedizinischer Betreuung ermöglicht werden (1). Diese pandemiebedingten Veränderungen in Kliniken wirken sich ebenso wie die Coronaschutzverordnungen auf die psychosoziale Versorgung auf Intensivstationen aus und erfordern ihrerseits eine Adaption der Tätigkeit.

5.1 Psychosoziale Versorgung während der Pandemie

Vor allem die mediale Berichterstattung aus Italien mit der Darstellung intensiv geforderter Ärzte und Pflegekräfte angesichts des hohen Patientenaufkommens sensibilisierte für die psychosozialen Aspekte der Pandemie in Kliniken. Zudem führen die Coronaschutzverordnungen zu weitreichenden Veränderungen für alle Bürger, folglich sind sie auch für das Personal von Kliniken, aber auch für Patienten und Angehörige relevante Einflüsse der Pandemie. Nicht zuletzt werden Pandemien bezugnehmend auf bisherige Verläufe als besonders verheerende Katastrophen eingeschätzt (2, S. 27).

Pandemiepläne (3) sowie die Empfehlungen zur Krankenhaus Alarm- und Einsatzplanung (1) sehen ebenso wie internationale Leitlinien (2, 4) eine psychosoziale Versorgung während pandemischen Lagen vor. Ein konzertiertes Konzept der innerklinischen psychosozialen Notfallversorgung analog zu dem bereits in der Präklinik etablierten (19), steht allerdings noch aus. Insofern ist davon auszugehen, dass sich die Versorgungskonzepte in Kliniken erheblich hinsichtlich der Angebote, Zielgruppen und Qualifikation der Ausführenden unterscheiden. Erschwerend kommt hinzu, dass eine Bedarfseinschätzung nur sehr begrenzt unter Rückgriff auf empirische Daten getroffen werden kann (2, S. 28). Somit drohen Angebote – wie ein Beispiel von Kollegen aus China zeigt – an den Bedürfnissen der für sie gedachten Personengruppen vorbeizugehen (5).

5.2 Besondere Anforderungen an die psychosoziale Versorgung auf Intensivstationen

Sinnvollerweise erfolgt die Einschätzung des psychosozialen Unterstützungsbedarfes auf Intensivstationen während der Pandemie daher unter Bezugnahme auf den grundsätzlich bestehenden Bedarf, der bereits umfassend für die Zielgruppen Patienten, Angehörige und Personal beschrieben wurde (6, 7). Ergänzend dazu sollten basierend auf Empfehlungen zu den grundlegenden Elementen wirksamer Interventionen und Strukturen in Katastrophenlagen „Best practice"-Modelle entwickelt sowie an die jeweils aktuelle Lage adaptiert werden (8, 9). Dies impliziert neben der psychosozialen Grundversorgung durch Ärzte und Pflegekräfte auch die Einbindung psychosozialer Fachkräfte (z.B. Psychologen, Psychosomatiker, Psychotherapeuten). Größtenteils deckt sich psychosoziale Versorgung während der Pandemie folglich mit einer professionellen, strukturierten psychosozialen Routineversorgung auf Intensivstationen aufgrund des regelhaften Aufkommens von Krisensituationen. Sie muss jedoch quantitativ anhand des Patientenaufkommens extrapoliert werden und als Teil einer klinikweiten Versorgung in einer Schadenslage konzeptuell eng mit der medizinischen sowie allen Aspekten der klinischen psychosozialen Versorgung verbunden und auf diese abgestimmt sein. Darüber hinaus ist eine Definition der Schnittstellen zur präklinischen psychosozialen Versorgung, die ihrerseits während der Pandemie Veränderungen unterworfen ist, erforderlich. Das in der Präklinik geprägte Verständnis von psychosozialer Notfallversorgung als „gesamtes Spektrum aller resilienzstärkenden, präventiven und nachsorgenden kurz-, mittel und langfristigen Angebote (einer) geordneten Zusammenarbeit in einer gestuften integrierten Versorgung" (10, S. 27) fasst den Auftrag an die psychosoziale Versorgung auf Intensivstationen als Teil einer „Gesamtversorgung" während der Pandemie treffend zusammen. Diese Versorgung ist selbstverständlich auf COVID-Intensivstationen und Nicht-COVID-Intensivstationen erforderlich.

Inhaltlich versteht sie sich aus Perspektive der Autorinnen als ressourcenorientierte Maßnahme der Sekundärprävention, die dem Erhalt und Wiederherstellung psychischen und sozialen Wohlbefindens dient (10, S. 27). Mögliche Aspekte dieser Versorgung werden nachfolgend anhand der psychosozialen Tätigkeit auf einer COVID-Intensivstation dar- und zur Diskussion gestellt.

Unterschieden werden dabei Maßnahmen für Betroffene (Patienten und Angehörige) sowie das Personal, wobei eine psychosoziale Unterstützung der Patienten und Angehörigen sekundär zur Entlastung des Personals beiträgt (5, 11).

5.2.1 Perspektive Patient

Wird eine Person positiv auf SARS CoV-2 getestet, hat dies die Isolation der Person von ihrem sozialen Umfeld in unterschiedlichen Settings zur Folge. Bei Verschlechterung des Allgemeinzustandes bzw. der respiratorischen Situation mit einhergehender stationärer Aufnahme kann sich die entstehende Atemnot zu einer Todesangst entwickeln. Eine erforderliche Intubation führt zur Aufnahme auf die Intensivstation und bedeutet für den Patienten einen durch Sedierung verursachten vorübergehenden Verlust an Wachheit. In der Zeit der Sedierung erfolgen je nach lokaler Versorgungsstruktur und medizinischer Situation Verlegungen auf andere Stationen oder in andere Krankenhäuser. „Erwacht" der Patient, bedeutet dies, dass er sich an einem ihm unbekannten Ort wiederfindet, er erhebliche Veränderungen am eigenen Körper aufweist, ggf. von der Infektion nichts weiß und infolge der häufig prolongierten intensivmedizinischen Behandlung meist schon seit vielen Wochen von seinem sozialen Umfeld getrennt ist. Das ärztliche und pflegerische Personal ist mit der notwendigen Schutzkleidung bedeckt, was das Wiedererkennen der Gesichter oder das Ablesen von Mimik nahezu unmöglich macht. Der zeitnahe physische Kontakt mit den Angehörigen, der sich förderlich auf die Reduktion von Angst und Delir auswirken kann (12), steht nicht oder nur sehr eingeschränkt zur Verfügung. Daher ist anzunehmen, dass COVID-19-Patienten auf der Intensivstation in besonderem Maße Stress ausgesetzt sind.

Psychosoziale Unterstützung

Vermittlung von Sicherheit:

- Bei allen intensivpflichtigen COVID-19-Patienten durch eine Kommunikation, die eine positive Erwartungshaltung unterstützt und negative Suggestionen vermeidet.
- Traumasensible Kommunikation: Durch proaktives Ansprechen möglicher Sorgen und Ängste des Patienten hinsichtlich seiner Erkrankung, um diese zu normalisieren und bestmöglich zu reduzieren.

Reorientierung und Stressreduktion:

- Regelmäßige Kurzkontakte zur Erfassung der Realitätsorientierung und psychischer Symptome des Patienten.
- Unterstützung der Realitätsorientierung durch gemeinsame Erarbeitung der „Geschichte" der Infektion und des Verlaufes der Erkrankung.
- Reorientierende Gespräche mithilfe biografischer Anker (Informationen aus Angehörigengesprächen, Fotos, Videos, Sprachnachrichten).
- Traumasensible Kommunikation: Situationsverständnis erfragen und Missverständnisse aufklären, Patienten darüber informieren was passiert.

Unterstützung von Selbstwirksamkeit und Zuversicht:

- Traumasensible Kommunikation: Wahrnehmung und Förderung der Anliegen, Wünsche und Bedürfnisse des Patienten durch häufige, der aktuellen Wahrnehmungs- und Äußerungsbeeinträchtigung des Patienten angepasste Kommunikationssequenzen (am besten koordiniert mit der physiotherapeutischen Behandlung).
- Regelmäßige, strukturierte Rückmeldung über erreichte Fortschritte in der Behandlung sowie gemeinsame Formulierung von Nahzielen bei der Erarbeitung von Selbstständigkeit.

Unterstützung von Kontakt und Verbundenheit:

- Proaktives und wiederkehrendes Angebot an den Patienten mit den Angehörigen Kontakt aufzunehmen: bei wahrnehmungs- und/oder äußerungsbeeinträchtigten Patienten assistierte Kommunikation mit Angehörigen unterstützt durch psychosoziale Fachkraft oder intensivmedizinisches Team.
- Sollten im Umfeld des Patienten andere Infizierte gewesen sein ist es wichtig, den Patienten über deren Gesundheitszustand zu informieren, sobald der Patient situativ orientiert ist und nach den infizierten Personen fragt.

5.2.2 Perspektive Angehörige

Die psychosoziale Situation der Angehörigen von COVID-19-Patienten weist spezifische psychologische Belastungsfelder auf. Die frühzeitige, proaktive Kontaktaufnahme mit den Angehörigen idealerweise bereits an Tag 1 auf der Intensivstation durch eine kontinuierlich betreuende psychosoziale Fachkraft hat sich klinisch bewährt. Im Zentrum der psychosozialen Arbeit mit den Angehörigen steht die Reduktion von Hilflosigkeitserleben.

Infektion

Häufig befinden sich im nahen Umfeld des Patienten weitere infizierte Angehörige, die es aber „weniger schwer" getroffen hat als den intensivpflichtigen Patienten, oder Angehörige, die von der Infektion verschont blieben bzw. asymptomatische Krankheitsverläufe aufwiesen. Es ist bekannt, dass bei Infektionskrankheiten Schuldgefühle und Schuldzuweisungen häufig sind (13). Wer hat wen angesteckt? Haben sich die Infizierten ausreichend geschützt oder eine Infektion billigend/fahrlässig in Kauf genommen? „*Warum trifft es sie/ihn und nicht mich?*", „*Warum geht es mir besser als ihr/ihm?*" sind Fragen, die in Abhängigkeit der jeweiligen Beziehungskonstellation gestellt werden. Gemeinsam aber ist, dass die Schuldgefühle die Funktion der Abwehr von Hilflosigkeitserleben erfüllen. „*Hätte ich doch besser aufgepasst*" impliziert, dass die Person in der Phantasie die Kontrolle hatte, um die Ereignisse zu verhindern.

Umgang mit Schuldgefühlen

- Die Gesprächsführung sollte nicht darauf abzielen, dem Angehörigen seine Schuldgefühle auszureden – was vom Angehörigen in der Regel auch nicht angenommen wird, sondern im Gegenteil eher zu hartnäckiger Überzeugungsarbeit dahingehend führt, dass er eben doch schuld gewesen sei.
- Im Gespräch kann die Aufmerksamkeit des Angehörigen vorsichtig auf das gelenkt werden, was er denn real getan oder überlegt hat, um sich und den Patienten zu schützen. Gleichzeitig ist der Unterschied des „Wissens, das man heute hat" und des „Wissens, was man damals hatte" zu markieren. Beide Aspekte sollten mit öffnenden Fragen erarbeitet werden.
- So können Tatsachen beleuchtet werden, die gemeinsam mit den Schuldgefühlen im Raum stehen gelassen werden dürfen. Dies kann beim Abbau von Hilflosigkeitserleben unterstützen.

Verlust von Kontakt

Zum Schutz der Angehörigen, des Personals und der Allgemeinheit sind Besuche von Angehörigen auf COVID-Intensivstationen in vielen Kliniken nicht erlaubt. Dies bedeutet zum Teil schwer belastende Kontaktabbrüche zwischen Familienmitgliedern über mehrere Wochen. Durch den ausbleibenden physischen Kontakt, z.B. durch Berührungen, fehlt den Angehörigen die sensorische Information um die Situation des Erkrankten wortwörtlich zu be-„greifen". Die „Isolationsstation" wird zum Ort, auf den sich bedrohliche Phantasien projizieren können. Häufige Belastungsfaktoren sind:

- Den erkrankten Angehörigen nicht „beschützen" zu können. Dies kann schnell zu Angst mit der Entwicklung weiterer negativer Dynamiken, wie z.B. Misstrauen, vermehrten Anrufen auf Station mit entsprechenden Abweisungstendenzen durch das Team führen.
- Die individuellen Bedürfnisse (Berührungen, Pflegemaßnahmen, Ernährung, Zuwendung) nicht erfüllen zu können und dadurch den Genesungsprozess negativ zu beeinträchtigen.
- Sorge, der erkrankte Angehörige kann sich dem Team nicht verständlich machen und erhält dabei keine Unterstützung von vertrauten Personen, die ihn „blind" verstehen. Bei Patienten mit Sprachbarrieren kann sich diese Befürchtung verstärken.
- Den Angehörigen irgendwann „verändert" wiederzusehen.
- Sorge um knappe intensivmedizinische Behandlungskapazitäten.
- Zunehmende Hilflosigkeit und Ohnmachtserleben, wenn sich der Zustand des Patienten verschlechtert.
- Sorge, sich bei schnellem Versterben nicht verabschieden zu können.
- Innerfamiliäre Konflikte oder Konflikte zwischen Angehörigen und dem Behandlerteam.

Psychosoziale Unterstützung

Unterstützung von Kontakt und Verbundenheit:

- Durch begleitete Video- oder Telefon„besuche" fungiert die psychosoziale Fachkraft als Kommunikationsbrücke zwischen Patient und Angehörigen.
- Sollte es zu Telefonkontakt zwischen Angehörigen und Patient kommen, müssen Angehörigen unter Umständen sensibel über das Thema Delir aufklärt und dahingehend beraten werden, dass sie vor allem beruhigend auf den Patienten einwirken.
- Bei Videoübertragung sind die Angehörigen vorab über das Aussehen des Patienten sowie die aktuelle Situation im Zimmer zu informieren (z.B. Pat. wurde gerade gelagert). Es ist darauf zu achten, dass die Angehörigen im Vorfeld die relevanten medizinischen Informationen vom zuständigen Arzt erhalten.

Unterstützung von Selbstwirksamkeit:

- Angehörigen tragen biografische Informationen über den Patienten bei
- Angehörige senden durch Fotos, Videos, Sprachnachrichten „ein Stück von zu Hause" in die Klinik
- Bestärkung der Angehörigen in ihrer unersetzbaren Aufgabe der „vertrauten emotionalen Fürsorge" für den Patienten

Erhöhtes Stressniveau durch Pandemie

Die Pandemie führt zweifellos zu Unsicherheit in allen Bevölkerungsgruppen weltweit. Die Dauer der Pandemie ist nicht bekannt; ob, wann oder für wen es einen Impfstoff geben wird ebenso wenig; es entstehen finanzielle Verluste für viele Menschen, ebenso besteht Unklarheit hinsichtlich der wirtschaftlichen Folgen, widersprüchliche Aussagen Autoritäten werden wahrgenommen: es ist von einem allgemein erhöhten Distress-Niveau auszugehen (14). Isolationsbedingungen und Kontaktbeschränkungen stellen Verluste psychischer Bewältigungsstrategien in Extremsituationen dar.

Psychosoziale Unterstützung

Aktivieren von Ressourcen:

- Eine kontinuierliche unterstützende Fachkraft auf der COVID-Intensivstation kann den Angehörigen mit entlastenden Gesprächen zur Verfügung stehen, sollte die Angehörigen informieren, beraten und sie durch gute Kenntnis psychosozialer Versorgungsangebote bedürfnisgerecht unterstützen. Dies gilt insbesondere für Angehörige, sie selbst infiziert und in häuslicher Quarantäne sind.
- Ein enges Netzwerk mit und Kenntnis der klinischen und ambulanten psychosozialen Versorgungsangebote ist dabei unerlässlich.

Abschiednehmen und Trauern

Während der Pandemie werden Möglichkeiten der Abschiednahme in den Kliniken unterschiedlich geregelt. In einigen Kliniken ist es möglich, dass Angehörige die sterbenden Patienten noch zu Lebzeiten verabschieden können. In anderen Kliniken gibt es für COVID-19-Patienten ein striktes Besuchsverbot, wovon auch die Sterbesituation nicht ausgeklammert wird. Selbst wenn das Abschiednehmen gestattet wird, ist es durch die pandemiebedingten Kontaktbeschränkungen erheblich erschwert, da einerseits häufig die Anzahl an Personen, die sich verabschieden dürfen, limitiert wird und andererseits die Bestattungen nicht in gewohnter Weise stattfinden können.

Psychosoziale Unterstützung

Förderung einer individuellen bedürfnisorientierten Abschiednahme:

- Sollte, entgegen den Empfehlungen der Deutschen Gesellschaft der Palliativmedizin (15) keine persönliche Abschiednahme durch die Angehörigen möglich sein, unterstützt die psychosoziale Fachkraft andere Wege des Verabschiedens und begleitet die Angehörigen dabei. So kann die Anwesenheit der Angehörigen zumindest über Telefon oder Video ermöglicht werden.
- Angehörige können bestärkt werden Gedanken oder Worte des Abschiedes zu formulieren sowie eigene Rituale zu finden. Zudem kann durch Beschreibungen und Berührung des Patienten für die Angehörigen ein möglichst großes Maß an Nähe hergestellt werden. Dies gelingt am besten durch das proaktive Erfragen, aber auch das situationsangemessene Wahrnehmen von Bedürfnissen der Angehörigen.

Trauerbegleitung und Nachsorge:

- Eine psychosoziale Unterstützung wird Angehörigen auch nach dem Versterben des Patienten angeboten.

- Angehörige werden darin unterstützt Angebote der Trauerbegleitung oder bei Bedarf der Psychotherapie wahrzunehmen.
- Ein Nachsorgekontakt bei den Angehörigen 2–4 Wochen nach Versterben des Patienten durch die betreuende psychosoziale Fachkraft hat sich klinisch bewährt.

5.2.3 Perspektive intensivmedizinisches Personal

Die COVID-19-Pandemie stellt für medizinisches Personal eine besondere Belastungssituation dar. Zusätzlich zur persönlichen Verunsicherung in der Bevölkerung ist das Personal im Gesundheitswesen dem Virus exponiert. Das innere Trennen von Arbeit und Privatem ist kaum möglich, da die Pandemie jeden Menschen auch privat betrifft. Einen Überblick über die spezifischen Belastungsfaktoren liefern beispielsweise Petzold et al. (16). Insbesondere zu Beginn der Pandemie war das Personal einem hohen Weiterbildungsdruck bei gleichzeitig großer Ungewissheit bzgl. des zu erwartenden Patientenaufkommens, der Verfügbarkeit von Schutzkleidung, der Übertragbarkeit des Virus und des realen Risikos der eigenen Infektion, der zu erwartenden Sterblichkeit oder auch der medizinischen Therapie der Erkrankung ausgesetzt („the calm before the storm").

Das Arbeiten in der Schutzkleidung führt schnell zur physiologischen Erschöpfung, da die Atmung unter den Schutzmasken erschwert ist, die Mitarbeiter mehr Schwitzen, jedes Ein- und Ausschleusen aus den Krankenzimmern mit erhöhter Wachsamkeit, Zeit- und Materialaufwand verbunden ist, Pausen oder Trinken/Essen/Toilettengang aufwendiger wird usw. Ein guter Personalschlüssel, Pausenzeiten und -räume, Essen und Getränke auf der Station schützen die Mitarbeiter vor physiologischer Erschöpfung. Psychologische Stressoren wie Angst, selbst zu erkranken, für die eigene Familie eine Gefahr darzustellen, Sorge Kollegen behandeln zu müssen, Gefühle der Stigmatisierung und der Isolation sind als spezifisch für Mitarbeiter auf COVID-Stationen zu nennen. Auch wenn es in Deutschland bislang nicht zur gefürchteten Allokation intensivmedizinischer Ressourcen kam, können nach dem Konzept „Second Victims" (17) auch Beinahe-Katastrophen traumatisch wirksam werden. Sekundärpräventive Krisenhilfen für intensivmedizinisches Personal sind aber bislang nur in wenigen Kliniken verfügbar.

Psychosoziale Unterstützung

- Im Bereich des Personals liegt die Verantwortung der psychosozialen Unterstützung beim Arbeitgeber. Detaillierte Empfehlungen zur Unterstützung des Personals durch professionelle Führung und klinikinterne Krisenkommunikation bieten die Pandemiepläne (u.a. 18, 19). Zudem existieren zahlreiche Empfehlungen von Fachgesellschaften, deren Diversität in jedem Fall auf die notwendige gemeinsame Entwicklung von innerklinischen Krisenhilfen für das Personal analog zu dem vorangegangenen Prozess in der Präklinik hinweist.
- Die auf der COVID-Intensivstation integriert tätige Fachkraft trägt durch eine professionelle psychosoziale Betreuung von Patienten und Angehörigen zur Unterstützung des intensivmedizinischen Personals bei. Sie kann zudem förderlich auf eine wertschätzende und positive Kommunikation des Teams einwirken.
- Eine regelmäßige Aufklärung/Psychoedukation der Teams hinsichtlich Belastungssymptomen und -Reaktionen, mit dem Ziel der Entpathologisierung („normale Reaktion auf nicht normales Ereignis") kann dazu beitragen Beschämungs- und Versagensgefühle zu mindern. Die Weiterbildungen sollten kurz sein (wenige Minuten reichen) und möglichst in die gängigen Stationsabläufe eingebunden werden (z.B. Übergaben).

- Des Weiteren können im Rahmen einer niedrigschwelligen Verfügbarkeit Entlastungsgespräche (v.a. nach krisenhaften/sehr belastenden Situationen) angeboten werden. Durch gute Kenntnis und Einbettung in ein innerklinisches psychosoziales Versorgungsnetzwerk für das Personal mit Schnittstellen zur ambulanten Versorgung können bedürfnisgerechte Empfehlungen und Weitervermittlungen in Unterstützungsangebote erfolgen.

5.3 Ausblick

Im Lichte der zweifelsohne notwendigen psychosozialen Versorgung für COVID-19-Patienten und deren Angehörige darf die Situation anderer intensivpflichtiger Patienten und deren Angehöriger während der Pandemie nicht aus dem Blick geraten, sind diese doch von den meisten pandemiespezifischen Belastungen gleichermaßen betroffen. Auch stellen sich aktuell viele Fragen hinsichtlich der konkreten Auswirkungen einzelner Maßnahmen (u.a. Besuchsverbote, Verbot der Verabschiedung von Sterbenden und Verstorbenen, Verabschiedung per Videoübertragung) auf das psychische Befinden der Betroffenen (auch im Langzeitverlauf). Ebenfalls unklar ist inwiefern psychosoziale Tätigkeiten des intensivmedizinischen Teams bzw. integriert tätiger Fachkräfte dazu beitragen psychisches Befinden zu stabilisieren. Die psychosoziale Arbeit auf COVID-Intensivstationen benennt die psychischen Herausforderungen der Pandemie im Klinikkontext damit präzise und verweist auf die Notwendigkeit professioneller psychosozialer Versorgungskonzepte.

- Bei gleichzeitig deutlich reduzierten Möglichkeiten psychische Stabilität durch eigene Ressourcen wieder zu erlangen, entstehen durch pandemiebedingte Verordnungen Kontaktabbrüche zu erkrankten nahen Angehörigen in existenziellen Situationen wie kritischer Erkrankung oder dem Versterben. Diese stellen eine zusätzliche Belastung dar.
- In dieser Situation sind die Notwendigkeit und kompensatorische Wirkung *psychosozial unterstützender, gut koordinierter, bedürfnisorientierter Maßnahmen* von großer Bedeutung.
- Sie ersetzen fehlende Ressourcen wo möglich und bilden zusätzlich eine Kontaktbrücke, die häufig die einzige Möglichkeit für Angehörige und Patienten darstellt bei geltenden Besuchsverboten bzw. -einschränkungen einander in einer ihrem Bedürfnis entsprechenden Art und Weise nahe zu sein und Verbundenheit zum Ausdruck zu bringen.

Das intensivmedizinische Team hält damit sprichwörtlich „stellvertretend die Hand des Patienten“, wie das untenstehende Zitat aus einer Korrespondenz mit Angehörigen treffend zusammenfasst.

> Liebes Team,
>
> heute sind es 2 Wochen, dass unser Ehemann, Vater und Opa Herr Müller* (*Name geändert) in die Rehaklinik gebracht wurde. Es mag komisch klingen, einerseits freuten wir uns über diese neue Etappe, andererseits machten wir uns große Sorgen. Denn (bei Ihnen) wussten wir ihn gut umsorgt und aufgehoben. Jetzt trieben uns Fragen, wie sollten wir ihn erreichen, was können wir für ihn tun, wer beantwortet unsere Fragen, wer hält stellvertretend für uns seine Hand? Diese Fragen haben sich mit ihrer wertvollen Arbeit (...) für den 5-wöchigen Aufenthalt nicht mehr gestellt. Sie haben es geschafft, uns mit Klarheit, Offenheit und viel Einfühlungsver-

mögen gerade in den schlimmsten Momenten ein Auffangnetz zu spannen. Ihr wunderbares Team aus PflegerInnen, ÄrztInnen sowie den PsychologInnen, den MedizinstudentInnen und den vielen stillen Helfern im Hintergrund einer Klinik, gilt unser DANK und Respekt. Sie haben unsere Familie durch die Ausnahmesituation in der Ausnahmesituation begleitet. Mut gemacht, Trauer und Fassungslosigkeit ausgehalten, Hoffnung nicht aufgeben lassen. Besonders hilfreich für alle waren die vielen digitalen Kommunikationskanäle, die sie zum Einsatz kommen ließen. Die Berichte aus der ITS, dass Herr Müller auf Sprachnachrichten reagiert, dass er Lieblingsmusik scheinbar wiedererkennt, hat uns mutiger gemacht, hoffnungsvoller gestimmt. Im Nachhinein sind wir froh, dass Sie so beharrlich waren, und uns zu Videoanrufen anregen konnten. Wir waren deswegen so zögerlich, weil unsere Mutter und Oma auf der Intensivstation (...) verstorben ist und wir diese Bilder im Kopf hatten. Aber wir haben uns für unseren Mann und Vater mit ihrer Unterstützung überwunden, und selbst die Enkelkinder haben zum Schluss ihre Unbedarftheit und Fröhlichkeit in die Kamera gelegt. Es war ein bisschen Glück im Unglück.

Take home messages:

Die Wahrnehmung und professionelle Beantwortung psychosozialer Bedürfnisse im Kontext einer kritischen Erkrankung stellt für die Betroffenen ein essenzielles Fundament der seelischen Krisenbewältigung in der Pandemie dar.

Literatur

1. Wurmb T, Scholtes K, Kolibay F, Franke A, Kowalzik B (2020) Handbuch Krankenhausalarm- und Einsatzplanung (KAEP). URL: https://www.bbk.bund.de/DE/TopThema/TT_2020/TT_Handbuch_KAEP.html (abgerufen am 15.09.2020)
2. NATO (North Atlantic Treaty Organization) (2008) Psychosocial care for people a-ected by disasters and major incidents. A model for designing, delivering and managing psychosocial services for people involved in major incidents, con.ict, disaster and terrorism. EuroAtlantic Partners 2008. URL: https://www.coe.int/t/dg4/majorhazards/ressources/virtuallibrary/materials/Others/NATO_Guidance_Psychosocial_Care_for_People_Affected_by_Disasters_and_Major_Incidents.pdf (abgerufen am 23.09.2020)
3. WHO (2017) Pandemic Influenza Risk Management: A WHO guide to inform and harmonize national and international pandemic preparedness and response. Geneva: World Health Organization. Licence: CC BY-NC-SA 3.0 IGO
4. IASC (Inter-Agency Standing Committee) (2007) IASC guidelines on mental health and psychosocial support in emergency settings. IASC Genf
5. Chen Q, Liang M, Li Y, Guo J, Fei D, Wang L, He L, Sheng C, Cai Y, Li X, Wang J, Zhang Z (2020) Mental health care for medical staff in China during the COVID-19 outbreak. Lancet Psychiat 7 (4), e15–e16
6. Niecke A, Hartog C, Deffner T, Janssens U, Michels G (2020) Need for psychological support in intensive care: a survey among members of the German Society of Medical Intensive Care and Emergency Medicine. Med Klin Intensivmed Notfmed. Mar 115 (2), 135–139. doi: 10.1007/s00063-018-0523-x. Epub 2019 Jan 3
7. Moss M, Good VS, Gozal D, Kleinpell R, Sessler CN (2016) An official critical care societies collaborative statement-burnout syndrome in critical care health-care professionals: a call for action. Chest 150 (1), 17–26
8. Hobfoll SE, Watson P, Bell CC, Bryant RA, Brymer MJ, Friedman MJ, Friedman M, Gersons BPR, TVM de Jong J, Layne CM, Maguen S, Neria Y, Norwood AE, Pynoos RS, Reissman D, Ruzek JI, Solomon AYZ, Steinberg AM, Ursano RJ (2007) Five essential elements of immediate and mid-term mass trauma intervention: empirical evidence. Psychiatry 70 (4), 283–315
9. Forbes D, Lewis V, Varker T, Phelps An, O'Donell M, Wade DJ, Ruzek JI, Watson P, Bryant RA, Creamer M (2011) Psychological first aid following trauma: implementation and evaluation framework for high-risk organizations. Psychiatry 74 (3), 224–239. doi:10.1521/psyc.2011.74.3.22
10. Beerlage I. Psycho-soziales Belastungs- und Handlungsverständnis für Interventionen nach Notfallereignissen und für belastenden Einsatzsituationen. In: Perren-Klingler G (Hrsg.) (2014) Psychische Gesundheit und Katastrophe – Internationale Perspektiven in der Notfallversorgung. S. 1–32. Springer Berlin

11. British Psychological Society (2020) The psychological needs of healthcare staff as a result of the Coronavirus pandemic. URL: https://www.bps.org.uk/sites/www.bps.org.uk/files/News/News%20-%20Files/Psychological%20needs%20of%20healthcare%20staff.pdf (abgerufen am 15.09.2020)
12. AWMF S3-Leitlinie 001–012 (2015) Analgesie, Sedierung und Delirmanagement in der Intensivmedizin. URL: https://www.awmf.org/uploads/tx_szleitlinien/001-012l_S3_Analgesie_Sedierung_Delirmanagement_Intensivmedizin_2015-08_01.pdf (abgerufen am 15.09.2020)
13. Adler RH, Herzog W, Joraschky P, Köhle K, Langewitz W, Söllner W, Wesiak W (Hrsg.) (2002) Psychosomatische Medizin – Theoretische Modelle und klinische Praxis. 7. Aufl. Urban & Fischer München
14. Pfefferbaum B, North CS (2020) Mental Health and the Covid-19 Pandemic N Engl J Med 383, 510–512. doi: 10.1056/NEJMp2008017
15. Münch U, Müller H, Deffner T et al. (2020) Empfehlungen zur Unterstützung von belasteten, schwerstkranken, sterbenden und trauernden Menschen in der Corona Pandemie aus palliativmedizinischer Perspektive. URL: https://www.dgpalliativmedizin.de/images/DGP_Unterstuetzung_Belastete_Schwerstkranke_Sterbende_Trauernde.pdf (abgerufen am 15.09.2020)
16. Petzold MB, Plag J, Ströhle A (2020) Umgang mit psychischer Belastung bei Gesundheitsfachkräften im Rahmen der Covid-19-Pandemie. Nervenarzt 91, 417–421. doi: 10.1007/s00115-020-00905-0
17. Strametz R, Raspe M, Ettl B, Huf W, Pitz A (2020) Handlungsempfehlung zu Stärkung der Resilienz von Behandelnden und Umgang mit Second Victims im Rahmen der Covid-19-Pandemie zur Sicherung der Leistungsfähigkeit des Gesundheitswesens. Aktionsbündnis Patientensicherheit, Plattform Patientensicherheit (Hrsg.). doi: 10.21960/202003. URL: https://www.aps-ev.de/wp-content/uploads/2020/05/20200414-HE-Second-Victim_web.pdf (abgerufen am 23.09.2020)
18. Bundesamt für Bevölkerungsschutz und Katastrophenhilfe & Landesgesundheitsamt Baden-Württemberg im Regierungspräsidium Stuttgart (2010) Handbuch betriebliche Pandemieplanung, 2. Aufl. URL: https://www.bbk.bund.de/SharedDocs/Downloads/BBK/DE/Downloads/GesBevS/Handbuch-Betriebl_Pandemieplanung_2_Auflage.html (abgerufen am 15.09.2020)
19. Bundesamt für Bevölkerungsschutz und Katastrophenhilfe (2012) Psychosoziale Notfallversorgung: Qualitätsstandards und Leitlinien Teil I & II. Praxis im Bevölkerungsschutz. Bd. 7. Bundesamt für Bevölkerungsschutz und Katastrophenhilfe Bonn

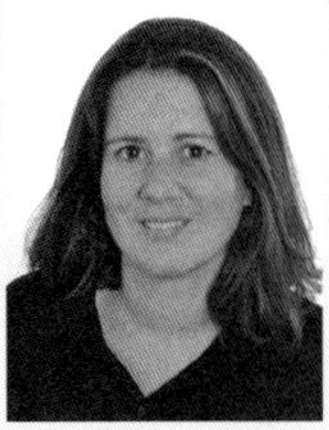

Dr. rer. medic. Laurence Erdur, Dipl.-Psych.

Studium der Psychologie an der Universität Hamburg. Anschließend wissenschaftliche Mitarbeiterin in der Abteilung für Psychosomatische Medizin und Psychotherapie der Charité – Universitätsmedizin Berlin, seit 2010 Stationspsychologin in der Medizinischen Klinik mit Schwerpunkt Psychosomatik der Charité – Universitätsmedizin Berlin. Ab 2013 Weiterbildung zur psychologischen Psychotherapeutin für Tiefenpsychologie und Psychoanalyse. Seit 2020 als Psychologin auf der Intensivstation der Inneren Klinik mit Schwerpunkt Nephrologie und internistische Intensivmedizin an der Berliner Charité.

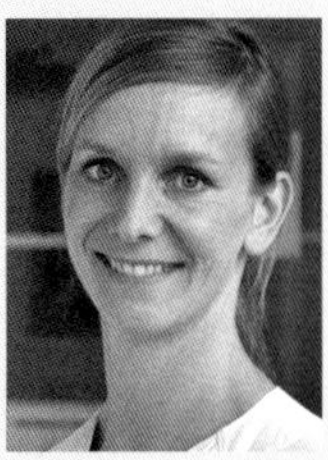

Dr. Teresa Deffner, Dipl.-Rehapsych. (FH)

Studium der Rehabilitationspsychologie an der Hochschule Magdeburg-Stendal (FH), Promotion an der Universität Osnabrück, anschließend Wissenschaftliche Mitarbeiterin im Interdisziplinären Zentrum für Palliativmedizin der LMU München. Seit 2013 Psychologin auf den Operativen Intensivstationen und seit 2018 auf der Pädiatrischen Intensivstation des Universitätsklinikums Jena.

6 Telemedizinische Anwendungen bei der intensivmedizinischen Versorgung von COVID-19-Patienten

Gernot Marx und Sandra Dohmen

Während der ersten Phase der Corona-Pandemie kam es in Deutschland bedingt durch die exponentielle Ausbreitung zu einem über das normale Maß hinausgehenden Anstieg intensivpflichtiger Patienten. Die Behandlung insbesondere des mit COVID-19 assoziierten Lungenversagens gestaltete sich anspruchsvoll. Um die komplexe medizinische Behandlung dieser schwersterkrankten Patienten in allen Regionen auf höchstem medizinischem Niveau zu gewährleisten, war es von großer Wichtigkeit, hierfür vorhandenes Expertenwissen aus Krankenhäusern der Maximalversorgung flächendeckend durch den Einsatz von Telemedizin verfügbar zu machen. Telemedizinische Expertenkonsile (Audio-Video-Konferenz) unabhängig von Zeit und Ort für Ärzte an Krankenhäusern der Grund- und Regelversorgung durch speziell ausgebildete Intensivmediziner ermöglichen eine evidenzbasierte intensivmedizinische Therapie für alle COVID-19-Patienten. So kann die Gesamtheit des intensivmedizinischen Versorgungspotenzials aller Krankenhäuser nutzbar gemacht werden.

6.1 Hintergrund

Die rasante und weltweite Ausbreitung des neuartigen Corona-Virus SARS-CoV-2 stellt die globale Bevölkerung und insbesondere die Gesundheitssysteme vor eine enorme Herausforderung. Neben Planung und Durchführung einer systemrelevanten dynamischen Ressourcenallokation, muss vor allem die Akutversorgung lebensbedrohlich erkrankter Patienten sichergestellt werden. Die COVID-19 Infektion führt in 17% der Hospitalisierungsfälle zu einem beatmungspflichtigen akuten Lungenversagen (1). Dies bewirkt, dem initial exponentiellem Fallzahlwachstum entsprechend, einen über das normale Maß hinausgehenden Anstieg von intensivmedizinischen Behandlungen und Beatmungstherapien. Um hier alle national vorhandenen Behandlungskapazitäten optimal zu nutzen, erlangte das Intensivregister der Deutschen Interdisziplinären Vereinigung für Intensiv- und Notfallmedizin (DIVI) im März 2020 eine herausragende Bedeutung. Im Verlauf als verpflichtend erklärt, meldet hier jedes Krankenhaus mit ausgezeichneten Betten zur Intensivtherapie täglich sowohl die eigene Intensivbettenkapazität als auch die Anzahl der sich aktuell in intensivmedizinischer Therapie befindlichen COVID-19-Patienten inklusive deren Beatmungsstatus. Dies ermöglicht eine bundesweit transparente Ressourcenallokation. Eine Ende Juli 2020 von Karagiannidis et al. veröffentlichte retrospektive Observationsstudie zum Outcome von mehr als 10.000 in Deutschland stationär behandelten COVID-19-Patienten ergab eine Mortalitätsrate von 22% und bei Patienten, die beatmet werden mussten, lag die Sterblichkeit bei 53% (906 von 1.727 Patienten) (1). Diese Ergebnisse verdeutlichen sowohl die Krankheitsschwere als auch die damit unweigerlich verbundene Notwendigkeit einer möglichst wohnortnahen und flächendeckenden intensivmedizinischen Versorgung.

Dieses hohe Maß an erforderlicher Behandlungskapazität auf den Intensivstationen impliziert, dass neben Universitätskliniken und anderen Maximalversorgern auch Krankenhäuser der Grund- und Regelversorgung an der Versorgung von Patienten im akuten Lungenversagen (engl., Acute Respiratory Distress Syndrome, ARDS) beteiligt werden müssen. Hier ist zu erwähnen, dass ein beträchtlicher Anteil von Patienten im akuten Lungenversagen außerhalb von Pandemien in explizit dafür ausgewiesenen Zentren, die u.a. über die Möglichkeit der extrakorporalen Membranoxygenierung verfügen, behandelt wird. Um eine solch komplexe Behandlung schwerstkranker Patienten auf höchstem medizinischem Niveau flächendeckend durchführen zu können, ist es hochrelevant, vorhandenes Expertenwissen der Maximalversorger in Krankenhäusern der Grund- und Regelversorgung verfügbar zu machen. Der flächendeckende Einsatz von Teleintensivmedizin stellt hier ein geeignetes Instrument dar. Teleintensivmedizin konnte so seit Beginn der COVID-19-Pandemie zur Versorgungssicherstellung als auch zum Qualitätsmanagement beitragen.

6.2 Teleintensivmedizin

Teleintensivmedizin ist die Anwendung von Telemedizin in der Intensivmedizin. Dabei findet unter technisch vermittelter Überbrückung einer räumlichen Distanz, meist in Form einer Audio-Video-Verbindung, patienten- und behandlungsbezogener Informationsaustausch zwischen intensivmedizinisch tätigen Ärzten statt. Berufsrechtlich handelt es sich in der in Deutschland praktizierten Form um ein Konsil. Konsilgeber ist hierbei der Teleintensivmediziner, der an einem Haus der Maximalversorgung tätig ist und über die Zusatzweiterbildung Spezielle Intensivmedizin verfügt. Dieser berät in ausgewählten Indikationen, z.B. bei Sepsis und bei ARDS (s. Abb. 1).

In zahlreichen internationalen Beobachtungsstudien und Metaanalysen konnten telemedizinische Interventionen in der Intensivmedizin nachweislich die Mortalität senken (2, 3, 4, 5). Die Förderung von Leitlinienadhärenz steht hierbei im Fokus. So können zum Beispiel vermeidbare Komplikationen wie das Auftreten von katheterassoziierten Infektionen und beatmungsassoziierten Pneumonien signifikant reduziert werden. Darüber hinaus sind ebenfalls positive Effekte auf die poststationäre Versorgungssituation der Patienten feststellbar. So kommt es zu einem Rückgang

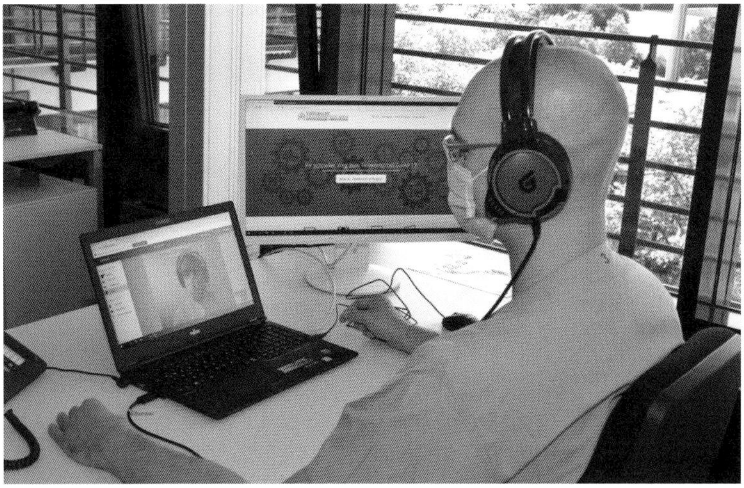

Abb. 1 Ein Teleintensivmediziner mit der Zusatzweiterbildung Spezielle Intensivmedizin berät zu ausgewählten Indikationen (Foto: Uniklinik Aachen).

längerfristig pflegebedürftiger Patienten. Kalb und Kollegen konnten durch die tägliche Überprüfung von kontrollierten Beatmungsszenarien die Häufigkeit lungenprotektiver Beatmungsstrategien deutlich erhöhen. Beatmungszeiten und Sterblichkeit sinken durch die Teleintensivmedizin (6). Aus Deutschland liegen ebenfalls überzeugende Daten vor. In der Pilotstudie TIM (Telematik in der Intensivmedizin), als Vorläufer zum Innovationsfondsprojekt TELnet@NRW, konnte in einem Kollektiv von 196 Sepsispatienten eine Mortalitätsreduktion von 25% durch Teleintensivmedizin und Maßnahmen zur Steigerung der Sepsis Bundles Compliance erreicht werden (7). Eine vergleichbare Reduktion konnte in den letzten Jahren weder durch eine andersartige Prozessinnovation noch durch ein Medikament bewirkt werden.

6.3 Innovationsfondsprojekt TELnet@NRW

Teleintensivmedizin wurde im Rahmen des Innovationsfondsprojektes TELnet@NRW als sektorenübergreifendes Netzwerk etabliert und im Anschluss an die Förderphase als Modellvorhaben fortgeführt. Der Untertitel „Telemedizinisches intersektorales Netzwerk als neue digitale Gesundheitsstruktur zur messbaren Verbesserung der wohnortnahen Versorgung" beschreibt sowohl Projektziel als auch -inhalt.

In den Indikationen Intensivmedizin und Infektiologie wurde in einem telemedizinischen sektorenübergreifenden Qualitätsnetzwerk Expertenwissen der Universitätskliniken Aachen und Münster an insgesamt 17 angeschlossene Krankenhäuser der Grund- und Regelversorgung und an 2 Ärztenetze mit über 100 teilnehmenden Haus- und Facharztpraxen in NRW im Rahmen einer Konsilleistung vermittelt. Ziel war die Verbesserung der Behandlungsqualität durch leitliniengerechte und somit evidenzbasierte telemedizinische Beratung gemessen an den 10 Klug-Entscheiden-Kriterien der Deutschen Gesellschaft für Infektiologie. Zu diesem Zweck wurde eine multizentrische, cluster-randomisierte Studie im Stepped-Wedge-Design durchgeführt. Die Publikation der detaillierten Evaluationsergebnisse von TELnet@NRW ist noch ausstehend. Mit 10.525 eingeschlossenen Patienten im stationären und 148.849 Patienten im ambulanten Sektor handelt es sich um Europas größte randomisierte, kontrollierte telemedizinische Clusterstudie. TELnet@NRW hat ein umfangreiches sektorenübergreifendes telemedizinisches Netzwerk als neue digitale Gesundheitsstruktur geschaffen, das von den Nutzern in hohem Maße akzeptiert wird, technisch einwandfrei funktioniert und eine flächendeckende und messbare Verbesserung der Behandlungs- und Prozessqualität in der Versorgung von Patienten in den Bereichen Infektiologie und Intensivmedizin realisiert hat.

TELnet@NRW stellt ein in dieser Form einzigartiges Best-Practice-Beispiel für die Verwirklichung eines intelligenten, digitalen Gesundheitsnetzes dar. Das Projekt zeichnet sich durch ein hohes Übertragungspotenzial auf andere klinische Bereiche aus, in denen an einem Zentrum eine medizinische Fachexpertise mit einer kritischen Masse an Personalressourcen vorhanden ist und diese in der flächendeckenden Versorgung fehlt. Damit kann diese Expertise bedarfsadaptiert, effizient, jederzeit und an jeden Ort zum Patienten gebracht werden, um eine kontinuierliche evidenzbasierte Behandlungsqualität zu gewährleisten.

6.4 Virtuelles Krankenhaus NRW: Teleintensivmedizin für COVID-19-Patienten

Das Erfolgsprojekt TELnet@NRW lieferte die Voraussetzung und war Treiber für das Virtuelle Krankenhaus NRW. Am 30.03.2020 startete als Teil der Pandemie-Antwort NRWs das Virtuellen Krankenhauses für die Indikationen Intensivmedizin und Infektiologie. Durch das Land NRW gefördert bieten seitdem die Telemedizinexperten der Unikliniken Aachen und Münster teleintensivmedizinische Konsile für COVID-19-Patienten rund um die Uhr an (s. Abb. 2).

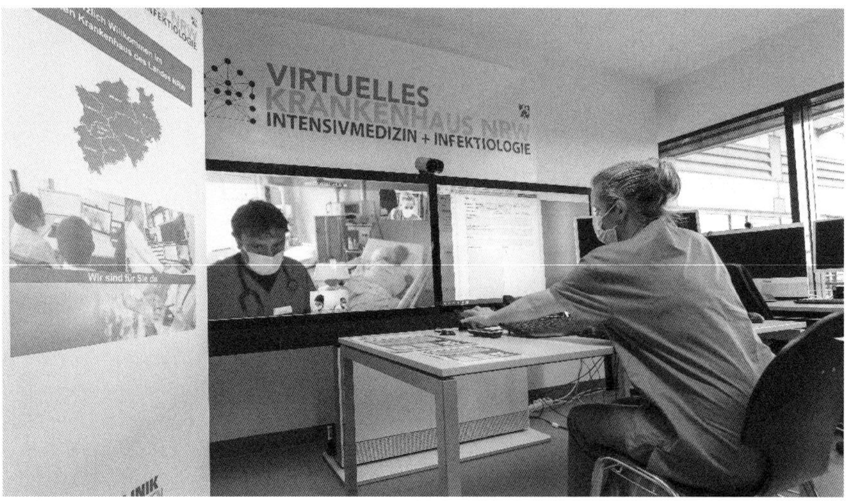

Abb. 2 Telemedizinexperten der Uniklinik Aachen führen ein Expertenkonsil bei einem COVID-19-Patienten durch (Foto: Till Erdmenger).

Ziel des Virtuellen Krankenhauses ist es, allen Krankenhäusern der Grund- und Regelversorgung in der Pandemie die Behandlungsexpertise eines Universitätsklinikums für Schwerstkranke zur Verfügung zu stellen. So können auch die 55% der Intensivbetten NRWs, die nicht in einem Haus der Maximalversorgung stehen, für die flächendeckende Behandlung intensivpflichtiger COVID-19-Patienten nutzbar gemacht werden.

Auch die Charité Berlin hat zwecks Sicherstellung der intensivmedizinischen Versorgung im Rahmen der Corona-Pandemie basierend auf den Vorerfahrungen aus dem Projekt ERIC das SAVE-Konzept entwickelt. Hier steuert der Maximalversorger in Berlin die Intensivbettenbelegung und berät per Televisite zu intensivmedizinpflichtigen COVID-19 Fällen. Die USA implementierte als bereits langjähriger und ausgiebiger Anwender von Teleintensivmedizin speziell adaptierte Überwachungsprogramme für elektronisch zugeschaltete Intensivstationen. Das „Mercy Virtual Care Center" gewährleistet somit einen flächendeckenden Transfer von Expertenwissen auf höchstem medizinischem Niveau.

Jedes Krankenhaus in NRW kann 24/7/365 durch die orts- und zeitunabhängige Expertenleistung des Virtuellen Krankenhauses NRW über die Homepage www.virtuelles-krankenhaus.nrw eine Telekonsilanfrage für teleintensivmedizinische Beratung stellen. In den Expertenzentren Aachen und Münster stehen Teleintensivmediziner für die Beratungsleistung zur Verfügung. Eine zentrale Organisations- und Vermittlungseinheit ist für den Netzwerkaufbau, die Organisation und die Steuerung der strukturierten interdisziplinären Zusammenarbeit der Expertenzentren und der Behandler vor Ort sowie für den zielgerichteten Einsatz der erforderlichen digitalen Informations- und Kommunikationstechnologien zuständig. Durchgeführt wird das Expertenkonsil mittels einer Elektronischen Visite auf einer zertifizierten Plattform zur Audio-Video-Kommunikation. Ein datenschutzkonformer Austausch der behandlungsrelevanten Dokumente (z.B. Konsilbericht) erfolgt über webbasierte zertifizierte elektronische Fallakten (EFA). Im Rahmen der Audio-Video-Kommunikation unter zu Hilfenahme eines mobilen Endgerätes mit Kamera und Mikrofon vor Ort ist es der/dem Teleintensivmediziner/in möglich der/dem Behandler/in direkt am Patientenbett beratend zur Seite zu stehen (s. Abb. 3).

Das Virtuellen Krankenhauses NRW gibt Ärzten in den Krankenhäusern der Grund- und Regelversorgung ein hohes Maß an Sicherheit angesichts der Herausforderungen der COVID-19-Pandemie:

> *„Die Gespräche waren geprägt von einer kollegialen Atmosphäre und dem gemeinsamen Wunsch den schwerkranken Patienten zu helfen." (Mirjam Steinbach, Fachärztin für Innere Medizin und Kardiologie, internistische Intensivmedizin im Marien-Hospital Euskirchen).*

Während der Expertenkonsile wurde ein Beratungsbedarf zu Themen wie optimaler Zeitpunkt zur Initiierung von Beatmung, Lagerungstherapie, Entwöhnung von Beatmung oder antiinfektive Therapie einer möglichen bakteriellen Superinfektion deutlich. Darüber hinaus unterstützt der Teleintensivmediziner die Verlegungsorganisation, zum Beispiel bei der Notwendigkeit von extrakorporalem Lungenersatz.

Die Struktur des Virtuellen Krankenhauses NRW ist national und EU-weit nach unserem Kenntnisstand einzigartig. Durch sie ist das Land NRW zuverlässig vorbereitet für die akute Versorgung bei neu auftretenden Hot-Spot Ereignissen und auf eine 2. Infektionswelle.

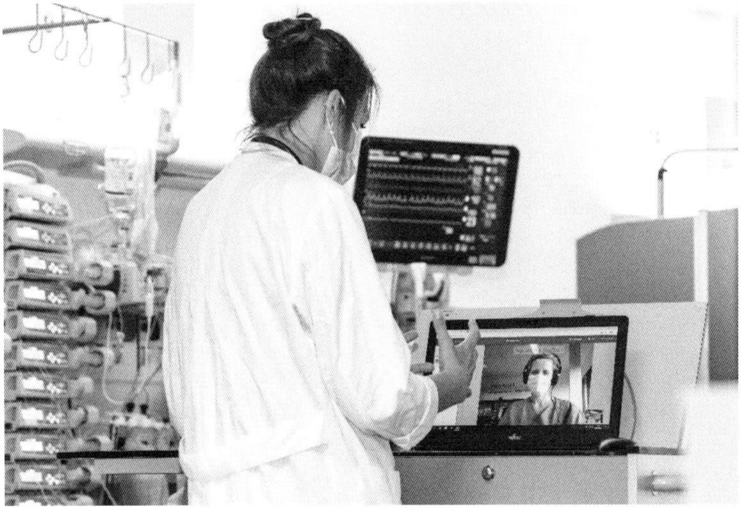

Abb. 3 Mithilfe eines mobilen Endgerätes mit Kamera und Mikrofon vor Ort ist es der/dem Teleintensivmediziner/in möglich, der/dem Behandler/in direkt am Patientenbett beratend zur Seite zu stehen (Foto: Till Erdmenger).

Take home messages:

- *Die Teleintensivmedizin stellt ein geeignetes Instrument dar, Expertenwissen flächendeckend für schwerstkranke Patienten verfügbar zu machen.*
- *Insbesondere in Situationen wie der Corona-Pandemie mit einer über das normale Maß hinausgehenden Anzahl intensivpflichtiger Patienten kann die Teleintensivmedizin sowohl die Versorgungssicherstellung als auch das Qualitätsmanagement unterstützen.*
- *Das Virtuelle Krankenhaus NRW stellt aktuell orts- und zeitunabhängig eine teleintensivmedizinische Beratung durch die Expertenzentren der Universitätskliniken in Aachen und Münster für intensivpflichtige COVID-19-Patienten zur Verfügung.*
- *Der Beratungsbedarf im Rahmen der COVID-19-Pandemie besteht vor allem zu Beatmung, Lagerungstherapie, Entwöhnung von der künstlichen Beatmung und antiinfektive Therapie einer möglichen bakteriellen Superinfektion.*
- *Mithilfe der Teleintensivmedizin ist es gelungen, 90% der intensivpflichtigen COVID-19-Patienten wohnortnah zu behandeln.*

Literatur

1. Karagiannidis C, Mostert C, Hentschker C, Voshaar T, Malzahn J, Schillinger G, Klauber J, Janssens U, Marx G, Weber-Carstens S, Kluge S, Pfeifer M, Grabenhenrich L, Welte T and Busse R. Case characteristics, resource use, and outcomes of 10,021 patients with COVID-19 admitted to 920 German hospitals: an observational study. Lancet Respir Med 2020; 8: 853–862

2. McCambridge M, Jones K, Paxton H, Baker K, Sussman E. J and Etchason J. Association of health information technology and teleintensivist coverage with decreased mortality and ventilator use in critically ill patients. Arch Intern Med 2010; 170, 7: 648–653
3. Lilly CM, McLaughlin JM, Zhao H, Baker SP, Cody S, Irwin RS. A multicenter study of ICU telemedicine reengineering of adult critical care. Chest 2014; 145, 3: 500–507
4. Zawada ET, Herr Jr. P, Larson D, Fromm R, Kapaska D, Erickson D. Impact of an intensive care unit telemedicine program on a rural health care system. Postgrad Med 2009; 121, 3: 160–170
5. Sadaka F, Palagiri A, Trottier S, Deibert W, Gudmestad D, Sommer SE, Veremakis C. Telemedicine intervention improves ICU outcomes. Crit Care Res Pract 2013: 456389
6. Kalb T, Raikhelkar J, Meyer S, Ntimba F, Thuli J, Gorman MJ, Kopec I, Scurlock C. A multicenter population-based effectiveness study of teleintensive care unit-directed ventilator rounds demonstrating improved adherence to a protective lung strategy, decreased ventilator duration, and decreased intensive care unit mortality. J Crit Care 2014; 29, 4: 8
7. Deisz R., Rademacher S, Gilger K, Jegen R, Sauerzapfe B, Fitzner C, Stoppe C, Benstoem C, Marx G. Additional Telemedicine Rounds as a Successful Performance-Improvement Strategy for Sepsis Management: Observational Multicenter Study. J Med Internet Res 2019; 21, 1: e11161

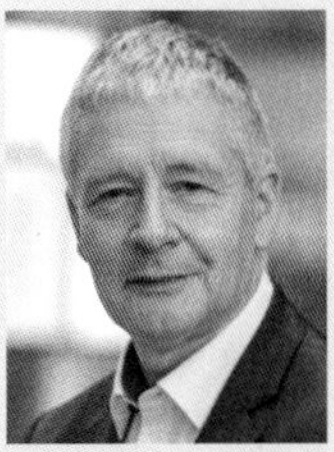

Univ.-Prof. Dr. med. Gernot Marx, FRCA

Nach dem Medizinstudium, der Facharztausbildung sowie der Habilitation an der Medizinischen Hochschule Hannover folgte von 2000–2004 die Tätigkeit als Stellvertretender Direktor der Abteilung für Anästhesiologie am Universitätsklinikum in Liverpool, Großbritannien. Von 2004–2008 C3-Professur sowie Funktion als Leitender Oberarzt der Klinik für Anästhesiologie und Intensivtherapie des Universitätsklinikums Jena. Seit 2008 W3-Professur und Direktor der Klinik für Operative Intensivmedizin und Intermediate Care an der Uniklinik RWTH Aachen. Durch das Royal College of Anaesthetists wurde er mit dem Fellowship by election im Jahr 2013 ausgezeichnet. Weitere Funktionen sind unter anderem Vorstandvorsitzender der Deutschen Gesellschaft für Telemedizin, Präsidiumsmitglied der DIVI, Sprecher des wissenschaftlichen Arbeitskreises Intensivmedizin und Mitglied des engeren Präsidiums der DGAI. Seit seiner Gründung ebenfalls Vorstandsvorsitzender des Innovationszentrums für Digitale Medizin (IZDM) der Uniklinik RWTH Aachen.

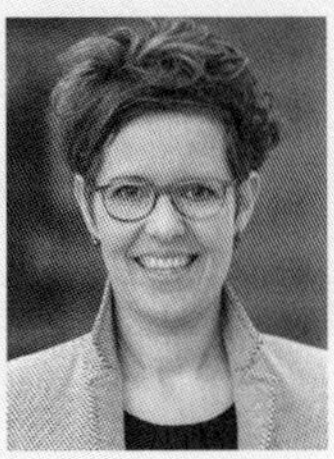

Dr. med. Sandra Dohmen

Nach dem Medizinstudium an der RWTH Aachen, Facharztausbildung an der Uniklinik RWTH Aachen. Im Anschluss an die Facharztanerkennung Anästhesiologie (2015) Absolvierung der Zusatzweiterbildung Spezielle Intensivmedizin. Seit 2017 Oberärztin in der Klinik für Operative Intensivmedizin und Intermediate Care der Uniklinik RWTH Aachen. Ärztliche Leitung des Innovationszentrums für Digitale Medizin der Uniklinik RWTH Aachen seit 2019.

II

Schwerpunkt Interdisziplinäre und interprofessionelle Zusammenarbeit

1 Wege aus dem Pflegemangel

Thomas van den Hooven

Seit geraumer Zeit wird Deutschland neben einem allgemeinen Fachkräftemangel ein Mangel an qualifizierten Pflegekräften attestiert (1, 2). Nach anfänglichem Fokus in Einrichtungen der Altenpflege, berichtet nun auch die Mehrzahl der Krankenhäuser von zunehmenden Problemen in der Stellenbesetzung. Dabei wirkt sich der Fachkräftemangel besonders auf große Krankenhäuser mit mehr als 600 Betten aus (2). Mit gleichzeitig einwirkenden demografischen Herausforderungen entwickelt sich eine prekäre Situation. Zum einen kann eine insgesamt erhöhte Pflegeintensität aufgrund der zunehmenden Anzahl an multimorbiden Patienten festgestellt werden. Zum anderen wirken sich die Alterung des Pflegepersonals sowie der Rückgang von Nachwuchspflegekräften auf die zur Verfügung stehenden Personalressourcen aus. So müssen nun Strategien entwickelt werden, um der Leistungssteigerung und der Personalverknappung gleichzeitig begegnen zu können. Ein Kompensationsversuch um Letzteres zu entschärfen liegt häufig im Einsatz von Fachkräften in der Arbeitnehmerüberlassung sowie der Akquise und Integration von Fachkräften aus dem EU-Ausland oder Drittstaaten. Politisch entsteht durch den Fachkräftemangel ein immenser Handlungsdruck. Ein Werkzeug der Politik liegt in der Festlegung von sog. Personaluntergrenzen, um neben den Mitarbeitenden auch die Patientenversorgung trotz Personalverknappung sicherzustellen. Die Sicht der Pflegenden offenbart alarmierende Ergebnisse in Bezug auf die aktuelle Berufszufriedenheit (3). Hier zeigt sich, dass es mehr als nur Akquise benötigt, um Wege aus dem Pflegemangel zu finden. Denn der Berufsstand Pflege benötigt dringend Perspektiven und eine inhaltliche Auseinandersetzung, um nachhaltig positive Auswirkungen auf die Mitarbeiterbindung erreichen zu können.

1.1 Aktuelle Arbeitsmarktsituation

Aktuelle Statistiken der Bundesagentur für Arbeit zeigen differenziert nach Altenpflege und Krankenpflege einen zunehmend, bereits jetzt flächendeckend bestehenden Fachkräftemangel in Deutschland. Besonders bei Spezialisten, also Pflegenden mit Fachweiterbildung, nimmt der Engpass deutlich zu (2). Der Trend der letzten Jahre, die gekennzeichnet waren von einer sich ständig verschärfenden Mangelsituation im Bereich der Fachpflege, setzt sich also fort.

Befragungen von Krankenhäusern zu Stellenbesetzungen im Pflegedienst zeigen zwischen den Jahren 2016 und 2019 eine dramatische Entwicklung. Dabei besitzen Großkrankenhäuser absolut die höchste Anzahl an unbesetzten Pflegestellen. In einer Hochrechnung blieben so im Bundesdurchschnitt im Jahr 2019 rund 12.000 Vollkraftstellen im Pflegedienst unbesetzt. Im Intensivbereich setzt sich diese Entwicklung fort. Hier geben 76,5% der Krankenhäuser Stellenbesetzungsprobleme an (4). Diese Mangelsituation hat klassisch zu einem verschärften Wettbewerb auf dem Markt um die verbliebenen Pflegekräfte geführt. Bei zunehmender Streikbereitschaft und medialem Interesse konnte so auch eine Verbesserung der Vergütungssituation erzielt werden, dabei blieb die Berufszufriedenheit der Pflegenden aber unvermindert gering. Bisher konnten die Arbeitsbedingungen nicht signifikant verbessert werden.

1.2 Gesetzliche Rahmenbedingungen und Personaluntergrenzen

Der Gesetzgeber hat die sich stetig verschärfende Arbeitsmarktsituation in den letzten Jahren erkannt und zunächst durch Pflegeförderprogramme, also die finanzielle Förderung von zusätzlichen Pflegestellen, versucht, die Situation zu verbessern. Vorgaben zur Qualifikation werden dabei bereits seit längerer Zeit durch die sog. Qualitätssicherungsrichtlinien des Gemeinsamen Bundesausschuss (G-BA) in der Praxis angewandt. Im Jahr 2017 wurde in Deutschland zudem die Forderung nach Pflegepersonaluntergrenzen gesetzlich im § 137i SGB V erstmalig verankert.

Diese Forderung nach Mindestvorgaben ist nicht neu. Im internationalen Vergleich trifft man auf sog. *Nurse-to-Patient Ratio Regulations*. In Kalifornien wurden bereits im Jahr 2004 in verschiedenen Abteilungen derartige Untergrenzen eingeführt (5). Mit der Verordnung zur Festlegung von Pflegepersonaluntergrenzen in pflegesensitiven Bereichen in Krankenhäusern (Pflegepersonaluntergrenzen-Verordnung – PpUGV) gelten seit dem 01. Januar 2019 auch in Deutschland Mindestbesetzungsvorgaben für Pflegende. Zunächst wurden mit Intensivmedizin, Kardiologie, Unfallchirurgie und Geriatrie insgesamt 4 pflegesensitive Bereiche definiert. Zum 01.01.2020 wurde der Wirkungskreis der PpUGV um die Bereiche Herzchirurgie und Neurologie erweitert. Aufgrund der aktuellen Corona-Krise ist die PpUGV am 25. März 2020 (BGBl. I S. 596) geändert worden und in ihrer Wirkung bis zum 31. Dezember 2020 ausgesetzt.

Dennoch konnten bereits erste Auswirkungen der PpUGV auf die deutsche Krankenhauslandschaft identifiziert werden. Viele Krankenhäuser scheinen Schwierigkeiten in der Vorhaltung des Minimums der Personalausstattung zu haben. Wenn zusätzliches Personal nicht verfügbar ist, bleibt die Option einer Leistungsreduktion bestehen. So werden besonders im Intensivbereich Bettensperrungen genutzt, um die Forderungen der PpUGV einhalten zu können. Insgesamt berichten 29% der Krankenhäuser von vorübergehender Abmeldung einzelner Bereiche der Notfallversorgung (4).

1.3 Qualifikationsmix fördern – Outcomes verbessern

Die internationalen Erfahrungen mit einer festgelegten Mindestvorgabe für die pflegerische Besetzung zeigen, wie damit umgegangen werden kann, dass Untergrenzen nicht als Normalbesetzung bzw. Obergrenze gehandhabt werden. Auch wenn das Wort Untergrenze an und für sich selbsterklärend scheint, endet der gesetzliche Einfluss bspw. in Australien oder den USA nicht bei der Festlegung von Mindestvorgaben. Hier wurde eine Verpflichtung mit aufgenommen, Instrumente zur Messung des Pflegebedarfs einzuführen und das Pflegepersonal in Abhängigkeit des tatsächlich ermittelten Pflegebedarfs vorzuhalten (5). An dieser Stelle, wenn es um den individuellen Pflegebedarf von Patientinnen und Patienten geht, müssen auch entsprechende Kompetenzprofile in der Pflege ansetzen.

US-amerikanische Erfahrungen belegen einen deutlichen Zusammenhang zwischen Qualifikation von Pflegenden und Patientenoutcomes. So steht die Erhöhung des Anteils von akademisierten Pflegenden (mit Bachelorabschluss) in direktem Zusammenhang mit der reduzierten Mortalität von Patientinnen und Patienten (6). In europäischen Krankenhäusern kann zudem deutlich belegt werden, dass die pflegerische Besetzung erhebliche Auswirkungen auf das Sterblichkeitsrisiko hat. In der in „The Lancet" veröffentlichen Studie, steigt das Sterblichkeitsrisiko bei steigender Anzahl zu betreuender Patienten deutlich (7). In Deutschland steht die Akademisierung der Pflege trotz erster Erfolge noch am Anfang. Dennoch können bereits praktische Erfahrungen mit dem klinischen Einsatz von Bachelor-Absolventen analysiert werden. Dabei zeigt sich allerdings, dass ein hoher Anteil der Studierenden zunächst eine Tätigkeit in der direkten Pflege anstrebt. Aufgrund der geringen Anknüpfungspunkte in der Praxis verlassen viele akademisierte Pflegende ihre Tätigkeit in eine patientenferne Beschäftigung oder ein weiterführendes Studium (8). Mit der Förderung des Qualifikationsmix kann eine evidenzbasierte Versorgungspraxis zwar erreicht werden, dafür bedarf es allerdings einer gelungenen Integration akademisch Pflegender in den Klinikalltag. Deshalb sollten Traineeprogramme entwickelt werden, die gezielt den Theorie-Praxis-Transfer interprofessionell begleiten. Die Methoden der evidenzbasierten Praxis können dabei den theoretischen Rahmen bilden (9, 10). Besonders komplexe Versorgungssituationen benötigen auch ein differenziertes Kompetenzprofil. Das Konzept des Aufbaus von Pflegeexperten (Advanced Practise Nurses) beruht dabei auf dem Prinzip, aus systematisch gewonnen Daten in der Krankenversorgung Rollenmodelle zu definieren und diese in der Praxis zu implementieren. So können Theorie und Praxis konsequent verzahnt werden (11).

Die Wirksamkeit von Pflege ist demnach hinlänglich bekannt. Damit eine Verbesserung der Patientenoutcomes im klinischen Alltag auch dargestellt werden kann, bedarf es eines geeigneten Controllings-Konzepts, welches insbesondere pflegesensitive Patientenoutcomes inkludiert. Sinnvollerweise können diese dann mit Personal- oder Leistungskennzahlen (z.B. Inpuls, LEP-Daten) verknüpft werden, um sowohl aus strategischer als auch aus operativer Sicht zielgerichtet steuern zu können.

1.4 Mitarbeiterbindung und Magnet

Durch die Analyse der aktuellen Arbeitsmarktsituation in der Pflege wird deutlich, dass Krankenhäuser sich derzeit primär zwei Bereichen des Personalmanagements zuwenden sollten. Zum einen gilt es, den Personalbedarf durch Akquise von zusätzlichen Pflegekräften zu decken. Zum anderen zeigt die jeweilige Verweildauer im Pflegeberuf, dass dringend Konzepte entwickelt werden sollten, um Pflegende im Beruf bzw. in ihrer jeweiligen Einrichtung zu halten (12). Dabei ist die Erkenntnis zur niedrigen Verweildauer im Pflegeberuf nicht neu. Bereits in der bis Mitte 2005 europaweit durchgeführten NEXT-Studie (Nurses Early Exit Study) zeichneten sich teilweise erhebliche regionale Unterschiede in den Arbeitsbedingungen ab. Die Einrichtungen in Deutschland zeigten bezogen auf die Arbeitsumgebung und Arbeitszufriedenheit vergleichsweise niedrigere Ausprägungen. Als Schlussfolgerung aus der Tendenz den Beruf zu verlassen, wurde ein langfristiger Pflegepersonalmangel prognostiziert (13). Dieses Bild bestätigte sich in weiteren empirischen Erhebungen. In der G-NWI-Studie (German Nurse Work Index), die als deutsches Follow-up der europäischen RN4Cast-Studie (Registered Nurse Forecasting) im Jahr 2015 durchgeführt wurde, zeigten sich im Vergleich zum Jahr 2010 weitere Verschlechterung in der Arbeitszufriedenheit von Pflegenden. Bei Pflegenden mit einem Alter unter 29 Jahren konnten zudem eine höhere Wechselabsicht festgestellt werden. Der überwiegende Teil der Befragten favorisierte dabei eine Anstellung außerhalb der Krankenpflege (12).

Wenn heutzutage als Alternativstrategie zur Mitarbeiterbindung die Auslandsakquise genannt wird, müssen dabei unbedingt die Auswirkungen auf die jeweilige Einrichtung, die Mitarbeitenden und insbesondere die Patientenoutcomes betrachtet werden. Bedingt durch die unterschiedliche Pflegeausbildung in den jeweiligen Ländern und dem großen kommunikativen Anteil in der täglichen Arbeit mit Patientinnen und Patienten können hier bei dem Einsatz von Pflegenden mit einem im Ausland erworbenen Berufsabschluss negative Auswirkungen auf Patientenoutcomes assoziiert werden (14, 15).

Aus diesem Grund sollte die favorisierte Strategie in der Stärkung der Mitarbeiterbindung liegen. In den USA konnte in einem ähnlichen Setting mit deutlichem Fachkräftemangel in der Pflege bereits früh ein Konzept entwickelt werden, um die Arbeitsumgebung für Pflegende in den Krankenhäusern nachhaltig zu verbessern. Mit dem Anerkennungsverfahren Magnet Recognition Program© werden seit 1994 Krankenhäuser ausgezeichnet, die die definierten Erfolgskriterien in ihrer Einrichtung nachhaltig umgesetzt haben (16). Untersuchungen zwischen Magnet-Krankenhäusern und nichtzertifizierten Einrichtungen geben dabei deutliche Hinweise einer gesteigerten Mitarbeiterbindung (17). Durch die frühe Entwicklung in den USA, lassen sich heute gravierende Unterschiede in der Arbeitsumgebung und Qualifikation von Pflegenden aufzeigen. Gleichzeitig zeigt das Magnet-Programm einen möglichen Ausweg aus der jetzigen durch den Pflegemangel dominierten Arbeitsmarktsituation. In der in 2020 beginnenden Studie Magnet4Europe wird die Übertragbarkeit der Magnetkriterien auf den europäischen Krankenhaussektor untersucht.

1.5 Ausblick

Um der aktuellen Situation aus Sicht des Pflegemanagements erfolgreich begegnen zu können, müssen sich Arbeitsprozesse und die Zusammenarbeit zwischen den verschiedenen Berufsgruppen grundlegend verändern. Eine positive Auswirkung auf die aktuelle Arbeitszufriedenheit von Pflegenden wird dann erzielt werden können, wenn Krankenhäuser in der Lage sein werden, Pflegende in einem besseren Betreuungsverhältnis einzusetzen, unterstützendes Personal zur Entlastung bereitzustellen und vor allem die Strukturen der Zusammenarbeit und Hierarchiefindung in den Krankenhäusern zu verändern: Pflege muss an Entscheidungsprozessen beteiligt werden.

Gleichzeitig müssen den Häusern die Anreize genommen werden, die Pflege als finanzielle Ressource zu missbrauchen, um den Teufelskreis von Unterbesetzung und Überlastung zu durchbrechen und die qualitativen Ergebnisse der Arbeit zu verbessern.

Ansätze hierzu finden sich in der aktuellen Reform der Pflegefinanzierung. Diese Kombination aus den dargelegten Überlegungen wird aktuell von der Politik aufgegriffen. Wichtig wird sein, dass diese neuen Ansätze eine Chance zur Entwicklung erhalten und nicht unmittelbar von Lobbyisten und Berufspolitikern in einer vorgeschobenen Verteilungsdiskussion abgelehnt werden. In der aktuellen Situation steckt eine historische Chance zur Neuausrichtung der Profession Pflege und deren Stellenwert in der klinischen Krankenversorgung.

Take home messages:

- *In Zeiten des Mangels werden Pflegepersonaluntergrenzen dringend gebraucht.*
- *Der alleinige Fokus auf Mitarbeiterakquise stellt keinen Ausweg aus dem Pflegemangel dar.*
- *Neue Rollenprofile müssen an der jeweiligen Versorgungssituation ansetzen und sich evidenzbasiert mit Patientenoutcomes auseinandersetzen.*
- *Durch eine gezielte Förderung des Qualifikationsmix kann die Mitarbeiterbindung nachhaltig erreicht werden.*

Literatur

1. Isfort M, Weidner F et al. Pflege-Thermometer 2009. Eine bundesweite Befragung von Pflegekräften zur Situation der Pflege und Patientenversorgung im Krankenhaus. Herausgegeben von: Deutsches Institut für angewandte Pflegeforschung e.V. (dip), 2009
2. Statistik der Bundesagentur für Arbeit. Berichte: Blickpunkt Arbeitsmarkt – Arbeitsmarktsituation im Pflegebereich. Nürnberg, Mai 2020
3. Zander B. Warum wollen Krankenpflegekräfte ihre Arbeitsplätze verlassen und was kann das Krankenhausmanagement dagegen tun? HeilberufeSCIENCE 2017, 8(2):52–67
4. Blum K, Löffert S, Offermanns M, Steffen P. Krankenhaus Barometer Umfrage 2019. Deutsches Krankenhausinstitut e.V.
5. Simon M, Mehmecke S. Nurse-to-Patient Ratios – Ein internationaler Überblick über staatliche Vorgaben zu einer Mindestbesetzung im Pflegedienst der Krankenhäuser, 2017
6. Aiken LH, Clarke SP, Cheung RB, Sloane DM, Silber JH. Educational levels of hospital nurses and surgical patient mortality. JAMA. 2003;290(12):1617–1623. doi:10.1001/jama.290.12.1617
7. Aiken LH, Sloane DM, Bruyneel L et al. Nurse staffing and education and hospital mortality in nine European countries: a retrospective observational study. Lancet. 2014;383(9931):1824–1830. doi:10.1016/S0140-6736(13)62631-8

8. Darmann-Finck I, Baumeister A, Greiner A. Projektbericht „Qualifikationsmix in der stationären Versorgung im Krankenhaus". Bremen: Institut für Public Health und Pflegeforschung (IPP), 2016
9. Behrens J, Langer G. Evidence-based nursing and caring: Methoden und Ethik der Pflegepraxis und Versorgungsforschung – vertrauensbildende Entzauberung der „Wissenschaft". 4th ed. Bern: Hogrefe; 2016.
10. Satterfield JM, Spring B, Brownson RC, et al. Toward a transdisciplinary model of evidence-based practice. Milbank Q. 2009;87(2):368–390. doi:10.1111/j.1468-0009.2009.00561.x
11. Bryant-Lukosius D, Dicenso A. A framework for the introduction and evaluation of advanced practice nursing roles. J Adv Nurs. 2004;48(5):530–540. doi:10.1111/j.1365-2648.2004.03235.x
12. Zander B, Busse R. Die aktuelle Situation der stationären Krankenpflege in Deutschland. In: Bechtel P et al. (Hrsg.): Pflege im Wandel gestalten – Eine Führungsaufgabe, 2. Aufl. Springer, Berlin Heidelberg, 2017
13. Hasselhorn HM, Tackenberg P, Kuemmerling A et al. Nurses' health, age and the wish to leave the profession–findings from the European NEXT-Study. Med Lav. 2006;97(2):207–214.
14. Moyce S, Lash R, de Leon Siantz ML. Migration Experiences of Foreign Educated Nurses: A Systematic Review of the Literature, 2015
15. Viken B, Solum EM, Lyberg A. Foreign educated nurses' work experiences and patient safety-A systematic review of qualitative studies. Nurs Open. 2018;5(4):455–468. Published 2018 Apr 17. doi:10.1002/nop2.146
16. ANCC. 2019 Magnet Application Manual. ANCC, Silver Springs, MD, 2018
17. Lacey SR, Cox KS, Lorfing KC, Teasley SL, Carroll CA, Sexton K. Nursing support, workload, and intent to stay in Magnet, Magnet-aspiring, and non-Magnet hospitals. J Nurs Adm. 2007;37(4):199–205. doi:10.1097/01.NNA.0000266839.61931.b6

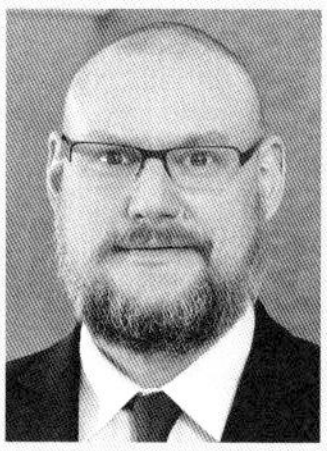

Thomas van den Hooven

Thomas van den Hooven ist seit 2017 Pflegedirektor und Vorstandsmitglied des Universitätsklinikums Münster. Der Fachkrankenpfleger für Intensiv- und Anästhesiepflege war zuletzt an den Unikliniken in Tübingen und Mannheim als Pflegedienstleitung tätig. Van den Hooven ist Präsidiumsmitglied der DIVI und vertritt dort die Gesundheitsfachberufe.

2 Neue Perspektiven für interprofessionelle Teams auf der Intensivstation

Reimer Riessen und Birte Specketer

2.1 Einleitung

Intensivmedizin ist Teamarbeit. Die Versorgung komplexer kritisch kranker Patienten erfordert eine koordinierte interprofessionelle Zusammenarbeit (1). Ärzte und Pflegekräfte stellen traditionellerweise das Kernteam einer Intensivstation, ergänzt durch spezialisierte Therapeuten, mitbetreuende Ärzte anderer Fachabteilungen, Servicekräfte und andere Berufsgruppen wie z.B. Seelsorger. Die Kooperation und Kommunikation aller Mitglieder dieser Berufsgruppen ist eine elementare Grundlage einer an der Patientensicherheit und am Patientenwohl ausgerichteten Kultur auf der Intensivstation und gleichzeitig auch der Mitarbeiterzufriedenheit (2, 3).

Die einzelnen Berufsgruppen besitzen eigene Leitungsstrukturen und bestehen aus einem Anteil permanent auf der Intensivstation tätiger Mitarbeiter und einem insbesondere bei den Ärzten hohem Anteil temporärer Mitarbeiter, die zumeist zu Ausbildungszwecken für begrenzte Zeit auf der Intensivstation eingesetzt werden und dort im Schichtdienst relativ schnell Verantwortung übernehmen müssen. Jede Berufsgruppe übernimmt auf der Basis spezieller Kompetenzen unterschiedliche Aufgaben im Rahmen der Patientenbetreuung. Die Ärzte haben die Aufgabe, die individuelle Diagnostik und Therapie bei den Patienten festzulegen und in diesem Rahmen selbst bestimmte diagnostische und therapeutische Maßnahmen durchzuführen. Pflegefachpersonen obliegt die Erhebung und Feststellung des individuellen Pflegebedarfs sowie die Organisation, Gestaltung und Steuerung des Pflegeprozesses. Zudem wirken sie im Rahmen der medizinischen Therapie mit, indem sie ärztlich veranlasste Maßnahmen durchführen (PflBG § 5). Die eigenständige Übernahme von heilkundlichen Tätigkeiten ist bisher durch Pflegefachpersonen nicht möglich. Tatsächlich kann die Qualität der Intensivbehandlung jedoch profitieren, wenn eine entsprechend qualifizierte Intensivpflege relativ autonom pflegerische und therapeutische Standards am Patientenbett umsetzen kann (4). Dies betrifft z.B. die Steuerung von Vasopressoren, Sedierung und Ernährung, die Anpassung der Beatmung inkl. der Weaningmaßnahmen. Speziell im Rahmen der Beatmung, können zudem Atmungstherapeuten hinzugezogen werden. Im Gegensatz z.B. zu den USA, wo Atmungstherapeuten („respiratory therapists") häufig nahezu alleinverantwortlich die maschinelle Beatmung steuern, sind Atmungstherapeuten in Deutschland eher beratend oder supervisorisch tätig bzw. übernehmen zusätzlich spezialisierte Aufgaben auch außerhalb der Intensivpflege z.B. bei der Organisation der außerklinischen Beatmung (5). Dabei können Atmungstherapeuten mit einem langjährigen theoretisch und praktisch erworbenen Spezialwissen zur optimalen Therapie von Intensivpatienten beitragen. Auch in Bezug auf die Festlegung von therapeutischen Maßnahmen können sie auch insofern einen wichtigen Beitrag leisten, da sie, anders als Ärzte in der Fachausbildung zum Intensivmediziner, länger auf einer Intensivstation tätig sind.

2.2 Delegation ärztlicher Tätigkeiten: Übernahme von heilkundlichen Tätigkeiten durch (nichtärztliche) Gesundheitsberufe

Die Delegation ärztlicher bzw. heilkundlicher Tätigkeiten an qualifizierte Pflegefachpersonen ist im intensivmedizinischen Bereich bis zu einem gewissen Grad üblich. Die zweijährige berufsbegleitende Qualifikation in Form einer Fachweiterbildung im Umfang von 780 Stunden Theorie und 1.200 Stunden praktischer Ausbildung befähigt Pflegefachpersonen mit Intensivfachweiterbildung, Injektionen, Infusionen, Blutentnahmen und die damit verbundene Überwachung kompetent zu übernehmen. Ebenso können sie selbstständig Therapien steuern, z.B. indem sie Labor- oder Vitalparameter beurteilen und Medikamentenlaufraten entsprechend anpassen. Trotzdem entscheiden sie nicht gänzlich autonom, da Pflegefachpersonen keine heilkundlichen Entscheidungen treffen dürfen, sondern nur im Rahmen der ärztlichen Therapie mitwirken und medizinische Anordnungen durchführen dürfen. Neben der Notwendigkeit, dass sämtliche medizinische Therapieentscheidungen schriftlich vom behandelnden Arzt angeordnet und legitimiert werden müssen, kann dies auch bedeuten, dass Entscheidungen nicht immer im therapeutischen Team besprochen werden und im Extremfall auch die Fachexpertise der Fachpflegeperson vom behandelnden Arzt ignoriert werden kann.

Darüber hinaus haben sich in den letzten Jahrzehnten unter der Bezeichnung Nurse Practitioner, Physician Assistant bzw. dem Oberbegriff Advanced Practice Provider (APP) ausgehend von den USA zusätzliche Berufe im Grenzbereich von Intensivarzt- und Pflege etabliert (6–8). APP sind Pflegekräfte mit einem zusätzlichen Master- oder Doktortitel, die in einem spezialisierten Bereich ärztliche Aufgaben übernehmen. APP wurden in den USA in den 1960er-Jahren aufgrund eines Ärztemangels etabliert. Arbeitszeitbegrenzungen bei Ärzten in den letzten Jahren haben ebenfalls zu einer zunehmenden Einstellung von APP geführt (6). Zudem ist das Gehaltsniveau bei APP niedriger als bei Ärzten, was Klinikträger für Kosteneinsparungen nutzen. In Studien konnte gezeigt werden, dass APP Intensivpatienten auf gleichem Niveau wie Assistenzärzte und Intensivmediziner in Ausbildung versorgen können und eine hohe Akzeptanz bei Ärzten und Pflegekräften haben (7, 8). Dabei ist jedoch zu beachten, dass Assistenzärzte in den USA im Rahmen ihrer Ausbildung oft nur sehr kurze Einsatzzeiten von wenigen Monaten auf der Intensivstation haben, sodass APP mit längerer Intensiverfahrung hier ganz speziell zu Qualitätsverbesserungen beitragen können.

Auch in Deutschland haben Gesundheitsfachberufe seit 2017 die Option, sich hochschulisch zum Physician Assistant (PA) zu qualifizieren (9). PAs sollen Ärzte entlasten, indem sie delegierbare ärztliche Tätigkeiten übernehmen, die nicht die Kernaufgaben eines Arztes betreffen, Zur Weiterqualifikation werden die Berufe der Arzthelferin, Notfallsanitäter, Pflegefachkräfte, Operationstechnischer Assistent und auch der Therapie- und medizinisch-technischen Gesundheitsfachberufe adressiert. Zu bedenken ist, dass die solcherart qualifizierten Pflegefachpersonen die Berufsgruppe der Pflegenden verlassen. Grundsätzlich ist es somit möglich, dass z.B. Intensivpflegekräfte mit einer Ausbildung als PA ähnliche Aufgaben wie ein Assistenzarzt auf einer Intensivstation übernehmen können. Auch wenn PA nicht über ein so breites Wissen wie ein Arzt verfügen, so können in einem definierten Tätigkeitsbereich insbesondere mit zunehmender langjähriger Erfahrung ein erhebliches Spezialwissen und wertvolle praktische Fertigkeiten erwerben. Bislang ist der Einsatz von PAs auf deutschen Intensivstationen allerdings noch wenig üblich. In Situationen des Ärztemangels, bei rascher Fluktuation der Assistenzärzte oder tarifrechtlichen Vorgaben, die eine ausreichende Anzahl von Mitarbeitern zur Besetzung aller Dienste auch am Wochenende fordern, stellt die Einstellung von geeigneten PAs jedoch zukünftig durchaus ein Option dar.

Ein weiteres Modell stellt die selbstständige Übernahme von heilkundlichen Tätigkeiten durch Pflegekräfte selbst dar. Diese wird seit einigen Jahren diskutiert und in (bisher wenigen) Modellversuchen erprobt. Das Ziel ist eine größerer Handlungsautonomie der Pflegeexperten und damit eine Attraktivitätssteigerung des Pflegeberufes und könnte auch zu einer Entlastung von ärztlichem Personal führen (10). So wurde 2012 gesetzlich in der Richtlinie zur Heilkundeübertragung, § 63 Abs. 3c SGB V, im Rahmen von Modellvorhaben für einzelne Sparten eine größerer Selbstständigkeit ermöglicht. Genannt sind Verordnungen, Diagnostik und Therapie, die bislang ärztliche Tätigkeiten waren, im Sinne einer Substitution durch speziell qualifizierte Pflegefachpersonen zur Versorgung bei Menschen mit Diabetes mellitus, Demenz, mit chronischen Wunden und Hypertonie eigenständig auszuführen.

2.3 Akademisierung der Intensivpflege

Das Bundesministerium für Gesundheit (BMG) mit der Konzertierten Aktion Pflege (KAP) hat 2019 die Sozialpartner aufgefordert, Tätigkeitsprofile für hochschulisch ausgebildete Pflegefachpersonen zu entwickeln (11).

Unstrittig ist, dass durch die hochschulische Qualifikation ein reflektiertes, auf Evidenz und Wissenschaftlichkeit basiertes Denken und Handeln erlangt wird. Das eigene Rollenbild verändert sich und die hochschulisch qualifizierte Pflegekraft sollte von den Mitgliedern des interdisziplinären therapeutischen Teams als ebenbürtiges Mitglied akzeptiert werden. Eine hohe berufliche Autonomie korreliert mit einer hohen beruflichen Zufriedenheit und fördert die Personalbindung, nicht nur in der Pflege.

Bislang gibt es noch keine klaren Modelle, welche Rollen hochschulisch qualifizierte Intensivpflegefachpersonen am besten in einem Intensivpflegeteam übernehmen können, sodass hier nur Perspektiven aufgezeigt werden können. Explizit spielen in der Richtlinie des Gemeinsamen Bundesausschusses intensivmedizinische heilkundliche Tätigkeiten keine Rolle, sondern hier liegt der Fokus bei der Versorgung von Menschen mit Diabetes mellitus, Demenz, mit chronischen Wunden und Hypertonie. Dies schafft jedoch ebenso Spielräume zur selbstständigeren pflegerischen Versorgung von intensivpflichtigen Patienten, indem z.B. die Ernährungstherapie oder Wundversorgung selbstständig angeordnet werden könnte. Ebenso denkbar wäre eine stärkere Verantwortung bei der Steuerung der invasiven Beatmung und beim Weaning.

Dies würde eine qualitativ hochwertige Ausbildung von Pflegefachpersonen erfordern, die auch über eine akademische Ausbildung ermöglicht werden könnte. Neben theoretischen Fähigkeiten müssten akademisch ausgebildete Intensivpflegekräfte allerdings auch ausreichende berufspraktische Kompetenzen erlangen bzw. vorweisen können.

Mit weiteren hochschulischen Ausbildungen könnten sich zudem Intensivpflegekräfte ebenso für weitere Aufgaben wie z.B. Praxisanleitung, Qualitätsmanagement und als Leitung einer Intensivstation qualifizieren. Eine gute Mischung aus akademisch ausgebildeten Pflegekräften in solchen Positionen mit Pflegekräften, die über die durchaus bewährte Fachweiterbildung weiterqualifiziert werden, könnte für deutsche Intensivstationen eine Bereicherung darstellen und die Weiterentwicklung des interprofessionellen Teams fördern.

Literatur

1. Riessen R, Tränkle P, Schwabbauer N, Wolf K, Haap M (2011) Interprofessionelle Zusammenarbeit auf der Intensivstation. Intensivmed 48, 389–95.
2. Thornton KC, Schwarz JJ, Gross AK, Anderson WG, Liu KD, Romig MC, Schell-Chaple H, Pronovost PJ, Sapirstein A, Gropper MA, Lipshutz AKM (2017) Preventing harm in the ICU – building a culture of safety and engaging patients and families. Critical Care Medicine 45, 1531–7.
3. Pastores SM, Kvetan V, Coopersmith CM, Farmer JC, Sessler C, Christman JW, D'Agostino R, Diaz-Gomez J, Gregg SR, Khan RA, Kapu AN, Masur H, Mehta G, Moore J, Oropello JM, Price K (2019) Workforce, workload, and burnout among intensivists and advanced practice providers: A narrative review. Critical Care Medicine 47, 550–7.
4. Zampieri FG, Salluh JIF, Azevedo LCP, Kahn JM, Damiani LP, Borges LP, Viana WN, Costa R, Corrêa TD, Araya DES, Maia MO, Ferez MA, Carvalho AGR, Knibel MF, Melo UO, Santino MS, Lisboa T, Caser EB, Besen BAMP, Bozza FA, Angus DC, Soares M, Investigators tOS (2019) ICU staffing feature phenotypes and their relationship with patients' outcomes: an unsupervised machine learning analysis. Intensive Care Medicine 45, 1599–607.
5. Schwabbauer N (2014) Der Atmungstherapeut im Team der Intensivstation. Medizinische Klinik – Intensivmedizin und Notfallmedizin 109, 191–5.
6. Sarzynski E, Barry H (2019) Current evidence and controversies: advanced practice providers in healthcare. Am J Manag Care 25, 366–8.
7. Kreeftenberg HG, Pouwels S, Bindels AJGH, de Bie A, van der Voort PHJ (2019) Impact of the advanced practice provider in adult critical care: A systematic review and meta-analysis. Critical Care Medicine 47, 722–30.
8. Kleinpell RM, Grabenkort WR, Kapu AN, Constantine R, Sicoutris C (2019) Nurse practitioners and physician assistants in acute and critical care: A concise review of the literature and data 2008–2018. Critical Care Medicine 47, 1442–9.

9. Bundesärztekammer und Kassenärztliche Bundesvereinigung (2017) Physician Assistant–Ein neuer Beruf im deutschen Gesundheitswesen. URL: https://www.bundesaerztekammer.de/fileadmin/user_upload/downloads/pdf-Ordner/Fachberufe/Physician_Assistant.pdf (abgerufen am 11.08.2020)
10. Stiftungsallianz (2020) Pflege kann mehr. Positionspapier der Stiftungsallianz für eine neue Rolle der professionellen Pflege im Gesundheitswesen. Pflege und Gesellschaft 25, 78–85.
11. Die Bunderegierung (2019) Konzertierte Aktion Pflege. Vereinbarungen der Arbeitsgruppen 1 bis 5. URL: https://www.bundesgesundheitsministerium.de/fileadmin/Dateien/3_Downloads/K/Konzertierte_Aktion_Pflege/0619_KAP_Vereinbarungstexte_AG_1-5.pdf (abgerufen am 11.08.2020)

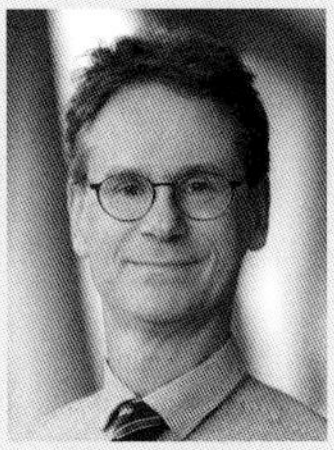

Prof. Dr. med. Reimer Riessen

Reimer Riessen leitet seit 2004 die Internistische Intensivstation des Universitätsklinikums Tübingen. Von 2016–2018 war er Präsident der Deutschen Gesellschaft für Internistische Intensivmedizin und Notfallmedizin.

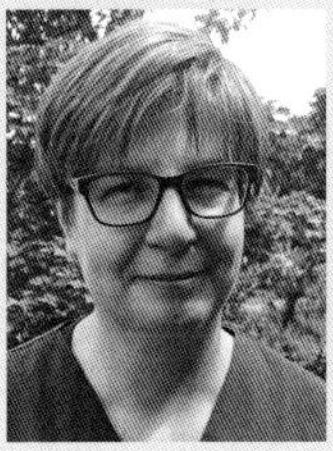

Birte Specketer

Birte Specketer arbeitet seit 1994 als Intensivpflegefachkraft auf der Internistischen Intensivstation des Universitätsklinikums Tübingen und ist seit 2020 die dortige pflegerische Bereichsleitung. Derzeit studiert sie berufsbegleitend Pflegemanagement.

3 Lean in der Intensivmedizin (IPS)

Raphael Roth und Daniel Joseph Walker

Eine Abteilung für Intensivmedizin dient Patientinnen und Patienten. Sie kommen an erster Stelle. Alles andere ist untergeordnet. Das erscheint selbstverständlich. Weshalb sonst sollte es diese Institution geben? Die medizinischen Notwendigkeiten und die Bedürfnisse von Patientinnen und Patienten stehen im Zentrum aller Entscheidungsprozesse. Damit einher geht das ständige Bemühen nach einer Verbesserung der medizinischen Qualität mit dem Ziel, die Lebensqualität von Patientinnen und Patienten zu steigern. Doch leider erschweren der Krankenhausalltag und kulturelle Prägungen das Erreichen dieser Ziele.

3.1 Es ist schwierig, einen guten Job zu machen

Lean-Transformationen beginnen mit Beobachtungen vor Ort. „Es waren die schlimmsten Tage meiner beruflichen Karriere" sagte uns kürzlich ein Leitender Arzt bei einem Nachtessen. Er sprach über den zweitägigen „Gemba" auf der Intensivstation, auf der er damals arbeitete. Dieser „Gemba" war bereits fünf Jahre zurück und danach war die Wahrnehmung des Arbeitsumfelds gründlich anders wie zuvor. „Gemba" kommt aus dem Japanischen und steht für „gehe vor Ort und schau dir ganz genau an, wie gearbeitet wird". Dabei tritt Erstaunliches zu Tage. Man sieht auf einmal Ineffizienzen, die im Alltag nicht auffallen. Und noch schlimmer: Man beobachtet unsichere Praktiken, die zu einer Gefährdung von Patientinnen und Patienten führen können. Im Berufsalltag steht man mitten im Geschehen und glaubt, alles zu sehen und über alles Bescheid zu wissen. Man ist doch jeden Tag da, ganz nah am Patienten und fokussiert auf dessen Genesung. Erst wenn man aus dem Kreis heraustritt, mit gesunder Distanz und mit einem erfahrenen „Gemba-Geher" unterwegs ist, geschieht das, was man eine Augenöffnung nennt. Während eines Gemba zählen wir beispielsweise die Anzahl der Unterbrechungen und gehen deren Ursachen nach. Neben Telefonanrufen sind spontane Rückfragen erfahrungsgemäß die häufigste Ursache der Unterbrechungen. „Haben Sie die Medikation der Patientin Cerkoviz bereits angepasst?" ist eine typische Frage, die ein Intensivpfleger tagtäglich stellt. Dabei weiß er genau, dass dies noch nicht geschehen ist; ein Blick ins Klinikinformationssystem genügt. Die verzögerte Dokumentation von Verordnungen ist sinnbildlich für Informationsmängel, welche die interprofessionelle Arbeit erschweren. Eine Tätigkeit, die nicht abgeschlossen und dokumentiert ist, ist für andere nicht nachvollziehbar und nach einer gewissen Zeit für einen selber auch nicht mehr. Die Frage „Hast du das bereits erledigt?" klingt harmlos, in der Summe kommt es aber dutzende Male vor und erschwert die Synchronisierung und Planung der interprofessionellen Teamarbeit. Das führt zu Fehlern, kostet Nerven und verursacht Stress. Informationsmängel und Unterbrechungen sind Beispiele für Dinge, die eigentlich unnötig sind. In der Lean Sprache bezeichnet man das als „Verschwendung".

Die Verschwendung in IPS Prozessen lässt sich messen: Eine Studie zeigt, dass abhängig vom konkreten Prozess, zwischen 15–26% der erbrachten Leistungen unnötig sind (Almoosa et al. 2016).

3.2 Der Weg ist das Ziel

Eine IPS zu einem modernen, arbeitsteiligen System zu entwickeln, bei dem alle Räder ineinandergreifen, ist eine große Aufgabe. Lean-Prinzipien helfen, um die chronischen Probleme einer Abteilung für Intensivmedizin an der Wurzel anzupacken.

Bevor man startet ist es wichtig, das langfristige Zielbild zu definieren. Die entscheidenden Fragen sind: „Was ist gut für uns?" „Was macht eine gute Abteilung für Intensivmedizin aus?" „Welche Indikatoren korrelieren mit dem Behandlungserfolg und können jeden Tag gemessen werden?" „Was ist gut?" ist eine banale Frage, auf die leider viele keine Antwort wissen. Wir lieben diese Frage, weil sie den Reifegrad einer Organisation hervorragend widerspiegelt. Dieser Diskurs bildet die Basis für die Entwicklung neuer Arbeitsweisen und Prozesse einer Lean-Intensivstation. Er gibt den Rahmen für die Verbesserung vor.

Denn Prozesse sind niemals perfekt, auch nicht in einer Abteilung für Intensivmedizin. Räumliche, logistische, personelle, fachliche und ressourcentechnische Einflussfaktoren spielen immer eine Rolle. Es gibt jedoch Prinzipien – im Lean-Jargon Taktiken – welche die Entwicklungsrichtung vorgeben und Inspiration für das Streben nach einem optimalen IPS-Prozess liefern. Nicht einzelne Lösungselemente zählen, sondern die Anwendung der neun Taktiken einer Lean-Intensivstation.

1. Bringe alle Leistungen zum Patienten.

Alle Leistungen sollen zum Patienten fließen. Damit ist gemeint: Im Idealfall ist alles zur richtigen Zeit da, wo es gerade gebraucht ist. Mit „Fluss" sind die Flüsse der Medizin angesprochen: die Patientin/der Patient, deren Angehörige, das Behandlungsteam, die benötigte Information, die Medikamente, die Geräte, das Verbrauchsmaterial und die Standards/die Prozesslogik. Die Patientin/der Patient wird nicht bewegt und alles geschieht dort, wo sie/er ist. Die Flüsse aufeinander abzustimmen ist eine große Arbeit, stabilisiert aber das System signifikant.

2. Gib dem Patienten, was er jetzt braucht.

Was sich so einfach liest, ist in der Praxis alles andere als banal. Lean arbeitet mit dem Prinzip, das Behandlungsteam und den Patienten von äußeren Störungen zu schützen und die kontinuierliche Arbeit am Patienten abzusichern. Das Behandlungsteam ist in stabilen, autonomen Einheiten organisiert. Dezentrales, interprofessionelles Arbeiten am Patientenbett ist eine wichtige Konsequenz dieser Logik. Dadurch entstehen neue Rollen, zum Beispiel ein „Außendienst". Diese Rolle nimmt alle Anfragen von außen entgegen und kanalisiert sie. So kann sich das Behandlungsteam auf die Arbeit mit den Patienten konzentrieren.

3. Schließe die Arbeit bei einem Patienten ab, bevor du zum nächsten gehst.

Arbeiten zu beginnen und nicht abzuschließen ist ein kulturell tief verankertes Grundübel im Krankenhaus. Man glaubt, man könne etwas nicht abschließen, weil man jetzt keine Zeit habe. Dabei merkt man nicht, dass man höchstens halb so schnell unterwegs ist, wie wenn man nach dem „One-Piece-Flow" (Soforterledigung) arbeiten würde. Soforterledigung kann bedeuten, dass gewisse Arbeiten mehr Zeit und Ressourcen benötigen, dafür aber Doppelbearbeitungen, Wege, Rückfragen, Fehler und Wartezeiten wegfallen. Den Behandlungsplan am Patientenbett mit allen Beteiligten zu entwickeln und gleich alle Verordnungen im System zu erfassen kann zu Beginn zeitraubend sein. Der Effekt auf den Alltag einer Abteilung für Intensivmedizin ist aber eindrücklich: Es gibt viel weniger Rückfragen, Patienten und Angehörige sind besser informiert und es kommt zu weniger Medikationsfehlern.

4. Arbeite mit Standards als Ausgangspunkt der Verbesserung.

Die wichtigsten Abläufe wie die Visite und Verlegungen müssen einem standardisierten Prozess folgen. Diese sind genau beschrieben und werden im Alltag präzise so gelebt, wie beschrieben. Die Standards fassen das Expertenwissen vieler Jahrzehnte zusammen und transferieren dieses in den klinischen Alltag. Kontinuierliche Verbesserung ist nur auf der Basis vereinheitlichter Arbeitsweisen möglich. Über die positiven Auswirkungen von gemeinsam entwickelten und gelebten Standards auf die Qualität wurde bereits viel geschrieben. Es ist die Grundlage aller Qualitätsentwicklung. Aus eigenen Beobachtungen können wir sagen: die Besten der Welt sind hier sehr konsequent.

5. Mache das Geschehen sichtbar.

Die Intensivmedizin gehört zu den Pionierinnen des Sichtbar-Machens von Geschehnissen. Es gehört zum Standard, ein Patientendaten-Managementsystem, kurz PDMS, zu betreiben und die gewonnenen Daten zu wissenschaftlichen Zwecken zu nutzen. Durch die Erkenntnisse, welche sich aus Datenanalysen ergeben haben, konnte die Intensivmedizin in den vergangenen Jahren beeindruckende Fortschritte erzielen. Doch wie steht es mit Produktionsdaten, sogenannten Metadaten? Da herrscht häufig Blindflug. Geplant wird auf Sicht. Überlastungen kommen überraschend. Stress entsteht aus dem Nichts. Lean ist auch ein Produktionssystem, welches Instrumente zur Verfügung stellt, um Entwicklungen besser vorher zu sehen und für alle Akteure Transparenz zu schaffen. Heute geschieht dies zunehmend mittels digitaler Hilfsmittel, welche prädiktive Funktionen beinhalten.

6. Versuche Spitzenbelastungen zu vermeiden.

Der traditionelle Arbeitsablauf eines Krankenhauses führt unweigerlich zu Situationen der Überlastung. Weil jede Berufsgruppe und jede Disziplin den Alltag nach ihrem eigenen Gutdünken organisiert und optimiert, ist die Zusammenarbeit über die Grenzen der Fachgebiete und Berufsgruppen erschwert. Hier kann ein Standardkalender Abhilfe schaffen, welcher Austauschgefäße und die Tagesabläufe aller Berufsgruppen so koordiniert, dass Spitzenbelastungen vermieden werden.

7. Arbeite im oberen Drittel deiner Qualifikationen.

In Zeiten des Fachkräftemangels ist es ein Gebot der Stunde, Expertinnen und Experten für das einzusetzen, wofür sie ausgebildet und fähig sind. Dies führt zu einer größeren Vielfalt an Berufsgruppen und damit steigt die Notwendigkeit, Abläufe zu standardisieren. Für einen optimalen Einsatz der Ressourcen und Kompetenzen ist es notwendig, unnötige Tätigkeiten zu eliminieren und neue Rollen zu schaffen.

8. Führe transparent und tagesaktuell.

Regelkommunikation ist eines der wirkungsvollsten Mittel, um die Informationsflüsse in einem Krankenhaus aufeinander abzustimmen. Ein gut implementiertes Lean-System sorgt dafür, dass alle Beteiligten zur richtigen Zeit am richtigen Ort sind und dort mit den richtigen Informationen versorgt sind. Dazu gibt es Standardlösungen, welche die Kommunikation erleichtern, zum Beispiel die erste Runde am Morgen, den Huddle (Kurztreffen von fünf bis sieben Minuten im Stehen) nach Schichtwechsel, die interprofessionelle Visite und den Lean-Rapport.

9. Nutze Technologien zur Vereinfachung.

Künstliche Intelligenz ist die Zukunft der Medizin. In der Intensivmedizin kann das zum Beispiel bedeuten, dass Algorithmen bei der Auswertung von EKG-Daten unterstützen, um Prognosen zu verbessern. Die digitale Transformation bietet Chancen auf verschiedenen Ebenen. Ein Beispiel ist die Prozess-Steuerung über ein Operations-Center, wie es 2018 erstmals das Johns Hopkins Hospital in Baltimore realisiert hat. Es war kein Zufall, dass genau dieses Krankenhaus in der Corona-Krise eine führende Rolle einnahm. Johns Hopkins hatte eine hervorragende Ausgangslage, um Daten aus aller Welt automatisiert zu sammeln und aufzubereiten. Sie waren von Beginn weg schneller und genauer als die meisten staatlichen Akteure. Inzwischen gibt es einige Krankenhäuser, welche die Planungs- und Steuerungsprozesse mittels künstlicher Intelligenz zentral aus einem Command – oder Operations-Center – heraus unterstützen. KI unterstützte Ressourcensteuerung kann die Arbeit einer Abteilung für Intensivmedizin erheblich erleichtern. Voraussetzung ist allerdings eine Vereinheitlichung und Standardisierung der Arbeitsweisen. Das öffnet die Tür zu einer weiteren spannenden Entwicklung, nämlich der Automatisierung von Prozess-Schritten.

3.3 Resilienz – die geheime Zutat

Wie sieht das Resultat einer erfolgreichen Lean-Transformation aus? Für diese Frage lohnt sich ein Blick auf die aktuelle COVID-19-Krise. Die Krise hat zu unvorhergesehenen Herausforderungen geführt. Einige Organisationen waren überfordert. Im Umgang mit der Krise gab es jedoch auch Unterschiede. Einige Teams hatten weniger Mühe die Krise zu bewältigen. Sie haben sich schnell angepasst, neue Dinge getestet und sich weiterentwickelt. Warum ist das so? Dafür gibt es unterschiedliche Erklärungen. Eine davon ist die organisationale Resilienz. Es handelt sich dabei im Grundsatz um nichts anderes als ein stabiles „Betriebssystem", welches die Basis der Arbeit mit den Patienten und Mitarbeitenden bildet. Derartige Systeme sind unterschiedlich ausgeprägt; resiliente Teams und Organisationen zeichnen sich aber dadurch aus, dass sie flexibel, schnell, innovativ und stressresistent sind.

Das Ziel einer Lean-Transformation ist die Entwicklung und Etablierung eines solchen Betriebssystems. Es ist wie bei einem Computer. Ein gutes Betriebssystem schafft Sicherheit. Es zeichnet sich durch Flexibilität, Stabilität (weniger Abstürze), Geschwindigkeit und Resistenz gegen Angriffe von außen aus. Wie das System ausgestaltet ist, hängt von lokalen Gegebenheiten wie Infrastruktur, Ressourcen und der Team-Struktur ab. Lean löst nicht automatisch alle Probleme. Es schafft jedoch die Basis für eine kontinuierliche, nachhaltige Verbesserung („Kaizen"). Damit dies gelingt, muss das Lean-IPS-Betriebssystem gemeinsam mit den Expertinnen und Experten vor Ort und unter Einbezug von Angehörigen und Patientinnen entwickelt werden. Nur so lässt sich das ganze Potenzial ausschöpfen.

Literatur

1. Almoosa KF, Luther K, Resar R, Patel B (2016) Applying the New Institute for Healthcare Improvement Inpatient Waste Tool to Identify "Waste" in the Intensive Care Unit. J Healthc Qual 38 (5), e29–38. doi: 10.1097/JHQ.0000000000000040

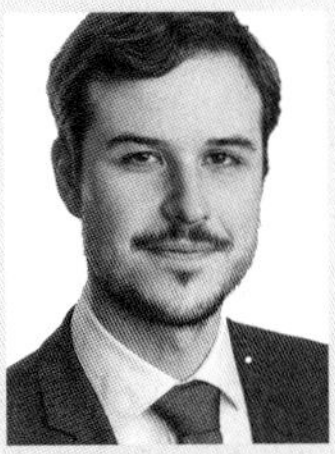

Raphael Roth

Raphael Roth begleitet als Projektmanager und Coach Lean Transformationen im Gesundheitswesen. Bessere Ergebnisse und Erfahrungen für Patienten und Mitarbeitende sind die Ziele, die ihn antreiben. Er leitet das Kompetenzzentrum Lean Healthcare bei walkerproject ag.

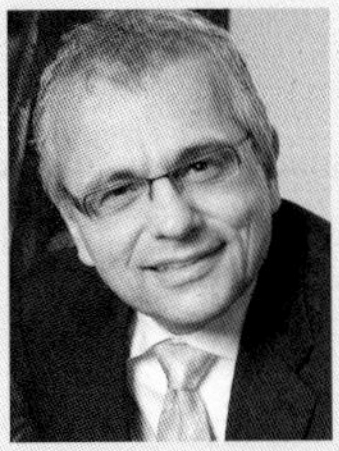

Daniel Joseph Walker

Seit mehr als 25 Jahren arbeitet Daniel Walker als Berater von Krankenhäusern und Coach von Führungskräften. Aktuell liegt sein Fokus auf den Themen Lean Healthcare, Planung und Bau von Krankenhäusern und Strategie. Er ist Gründer und Managing Partner von walkerproject ag.

4 Arbeitsplatzattraktivität auf der Intensivstation und in der Notaufnahme

Michael van Loo und Ulrike Mühle

4.1 Diagnose: Vernachlässigtes Personal

Die hohen Arbeitsbelastungen durch die Verantwortung für schwerstkranke und sterbende Patientinnen und Patienten, der psychosoziale Stress, das Reagieren in Notfallsituationen, die ungünstigen Körperhaltungen und soziale Konflikte durch den Schichtdienst prägen die Arbeit der Beschäftigten auf Intensivstationen und Notaufnahmen. Dabei sind die Leistungsfähigkeit und der Gesundheitszustand der Belegschaft von hoher Relevanz für die Gewährleistung einer adäquaten Patientenversorgung.

Auswirkungen dieser Belastungen und Beanspruchungen zeigen sich in dem höheren Krankenstand der Pflegeberufe (1). Dabei stehen die Arbeitsunfähigkeitsdiagnosen „Psychische Störungen" und „Erkrankungen des Muskel-Skelett-Systems" bei Pflegekräften im Vordergrund (2) und bekräftigen die genannten Belastungen.

Des Weiteren verfügt die Hälfte der Pflegekräfte im Krankenhaus laut einer Studie über eine mäßig bis schlechte subjektive Arbeitsfähigkeit (3). Das Burn-Out-Risiko bei intensivmedizinischen Pflegekräften zeigt sich ebenfalls erhöht (4). Einer weiteren Studie zufolge weist das ärztliche Personal ebenfalls Risiken dieser Belastungen auf. Fast 50% der befragten Anästhesistinnen und Anästhesisten haben einen positiven Burn-Out-Score, abhängig von Geschlecht und Weiterbildungsstand (5).

Erschwerend hinzu kommt der demografische Wandel, welcher eine Veränderung der Altersstruktur der Beschäftigten bewirkt. Die Anzahl der Menschen im erwerbsfähigen Alter sinkt und demgegenüber wächst der Anteil der pflegebedürftigen, kranken und multimorbiden Menschen stetig. Dies führt zu einer steigenden Arbeiterdichtung und Komplexität in der Versorgung jener.

Neben allen genannten Belastungen zeigt sich aber auch eine deutliche Berufszufriedenheit. In einer Untersuchung berichten beispielsweise 82,3% der Intensivpflegenden, dass sie mit Ihrer Berufswahl bezogen auf die Arbeitsinhalte sehr oder eher zufrieden sind (6). Einer weiteren Befragung zufolge zeigte sich eine Zufriedenheit durch die Sicherheit des Arbeitsplatzes und des Betriebsklimas (7).

4.2 Therapie: Arbeitsplatzattraktivität

Wie lassen sich nun die genannten Potenziale stärken und den gesundheitsrelevanten Belastungen gezielt entgegenwirken, um das Personal langfristig gesund und einsatzfähig zu erhalten? Die besonders hohe Arbeitsbelastung und -dichte und den damit verbunden hohen Ausfallquoten in diesen Bereichen bedarf es dementsprechend einem besonderen Augenmerk.

Der finnische Soziologe Juhani Ilmarinen stellte 2001 vor dem Hintergrund des demografischen Wandels in seinem „Haus der Arbeitsfähigkeit“ den Einfluss und die Bedeutung der Wechselwirkung zwischen den individuellen, den im Unternehmen vorherrschenden und den von außen wirkenden Umständen auf die Arbeitsfähigkeit der Beschäftigten dar (s. Abb. 1) (8). Es zeigt die gesteigerte Komplexität von Beschäftigtenorientierung durch eine erforderliche mehrdimensionale Betrachtung und Beachtung sämtlicher den Personaleinsatz beeinflussenden Umstände und Handlungsfelder.

Über die vielfach eng gefasste Auslegung von Betrieblichem Gesundheitsmanagement (BGM) hinaus können diese Handlungsfelder einer ganzheitlichen Personalpolitik auch als Felder eines ganzheitlichen BGM bezeichnet werden (9).

Im Nachfolgenden wird das herkömmliche BGM als *eines* der Handlungsfelder zur Arbeitsfähigkeit und damit zur Arbeitsplatzattraktivität fokussiert; die Basis zur Arbeitsfähigkeit mit dem Ziel, dass Gesundheitsbewusstsein und -handeln der Mit-

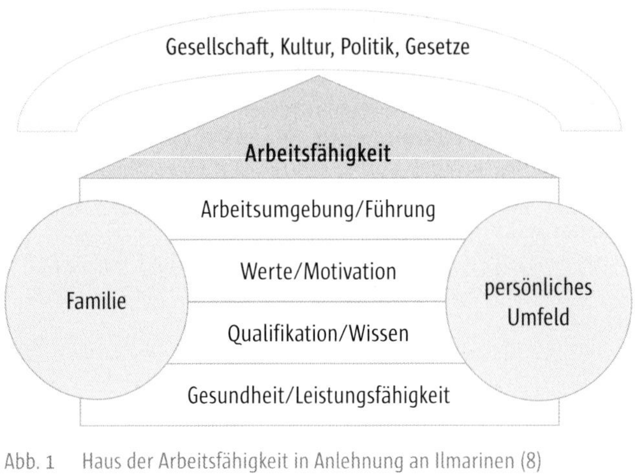

Abb. 1 Haus der Arbeitsfähigkeit in Anlehnung an Ilmarinen (8)

arbeiter/-innen nachhaltig zu verbessern, die vorhandene Zufriedenheit durch verhältnisorientierte Anpassungen zu intensivieren und dadurch die Identifikation mit dem Unternehmen und die Gesundheitsquote zu erhöhen.

4.3 Ein wesentlicher Teil der Therapie: Betriebliches Gesundheitsmanagement

Das BGM mit seinen ursprünglichen Komponenten (Betriebliche Gesundheitsförderung, Sozialberatung und Suchtprävention, Arbeitsschutz und -Sicherheit sowie das betriebliche Eingliederungsmanagement) bietet, abgesehen von den positiven gesundheitlichen Einflüssen, auch einen Mehrwert in der Mitarbeiterbindung und -gewinnung.

BGM umfasst alle gemeinsamen Maßnahmen von Arbeitgebern, Arbeitnehmern und Gesellschaft zur Verbesserung von Gesundheit und Wohlbefinden am Arbeitsplatz. Zur Umsetzung und Gestaltung bieten verschiedene gesetzliche Verankerungen eine Grundlage (u.a. § 20 SGB V, sog. Präventionsgesetz).

4.3.1 Betriebliche Einführung

Um Projekte und Interventionen im Rahmen des BGM im Setting „Betrieb" erfolgreich und nachhaltig zu etablieren, sind einige wichtige Kriterien bei der Gestaltung zu beachten:

- Grundlage, um Handlungsfelder zu identifizieren, sollten *Bedarfs- und Bedürfnisanalysen* sein. Dafür eignen sich beispielweise qualitative und quantitative Mitarbeiterbefragungen, Gefährdungsbeurteilungen oder die Analysen von geeigneten Kennzahlen
- Die *Partizipation* der *Zielgruppe* ist ein entscheidender Faktor bei der Planung und Umsetzung. Zum einem wird von den Erfahrungen der Belegschaft profitiert und zum anderen wird sichergestellt, dass die Maßnahmen zielgruppengerecht gestaltet werden und somit die Inanspruchnahme gesteigert wird
- Die Arbeit mit *Multiplikatoren* ist ebenfalls ein erfolgversprechender Ansatz. Akzeptierte Mitglieder der Zielgruppe mit entsprechender Qualifikation können unterstützen, die Akzeptanz zu steigern und entsprechende Angebote erfolgreich zu vermitteln
- Angebote und Interventionen sollten *niedrigschwellig* gestaltet werden, um den Nutzern mit geringem Aufwand eine Inanspruchnahme zu erleichtern. Im betrieblichen Setting kann dies durch die örtliche und zeitliche Nähe von Angeboten gewährleistet werden. Darüber hinaus sollten Angebote kostengünstig oder kostenlos gestaltet sein
- Zudem sollten Voraussetzungen geschaffen werden, in der die Zielgruppe *befähigt* wird, ihre vorhandenen Ressourcen und Kompetenzen zu entdecken und zu stärken (*Empowerment*)
- Neben der Konzeption und Durchführung ist zwingend eine *Evaluation* erforderlich, um eventuelle Konzeptanpassungen aus den gewonnenen Erkenntnissen durchzuführen.

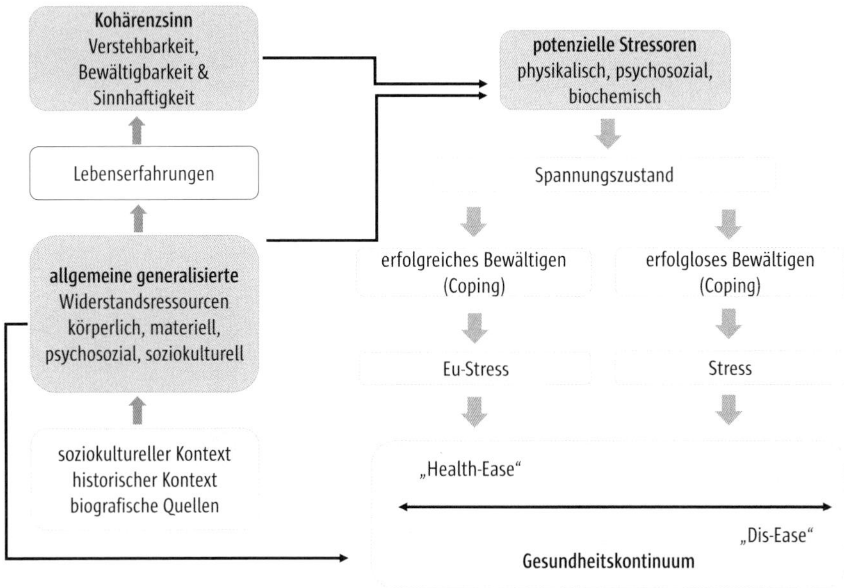

Abb. 2 Konzept der Salutogenese nach A. Antonovsky (10)

4.3.2 Gesundheitswissenschaftlicher Hintergrund

Um gesundheitsbezogene Maßnahmen zu begründen und zu verstehen, ist es von Vorteil diese auf einem theoretischen Fundament zu entwickeln. Dafür stehen eine Reihe gesundheitspsychologischer Modelle zur Verfügung, die das Verhalten von Menschen in Bezug auf Gesundheit versuchen zu erklären. Das populärste ist das Salutogenese-Modell von Aaron Antonowsky, welches erklärt warum Menschen trotz einer Vielzahl an potenziell gesundheitsgefährdenden Einflüssen gesund bleiben und welchen Wirkmechanismus verschiedene Interventionen haben (10) (s. Abb. 2).

Das BGM bietet verschiedene Ansatzpunkte, um die Widerstandsressourcen zu steigern, das Kohärenzgefühl zu stärken und Bewältigungs- und Bewertungsstrategien zu entwickeln und somit gesundheitsfördernde Verhaltensweisen der Beschäftigten zu fördern. Dieses gelingt beispielsweise durch Maßnahmen, die das individuelle Gesundheitsverhalten verändern, ein gutes Betriebsklima fördern, Mitbestimmung zulassen, eine ausreichende Informationsweitergabe fördern und eine gesunde Führung unterstützen.

4.4 Umsetzungsbeispiele für BGM aus dem Universitätsklinikum Hamburg-Eppendorf (UKE)

Im nun folgenden Abschnitt werden einige Angebote aus dem UKE dargestellt, die unter Punkt 3 genannten Kriterien und Anforderung konzeptioniert und umgesetzt werden.

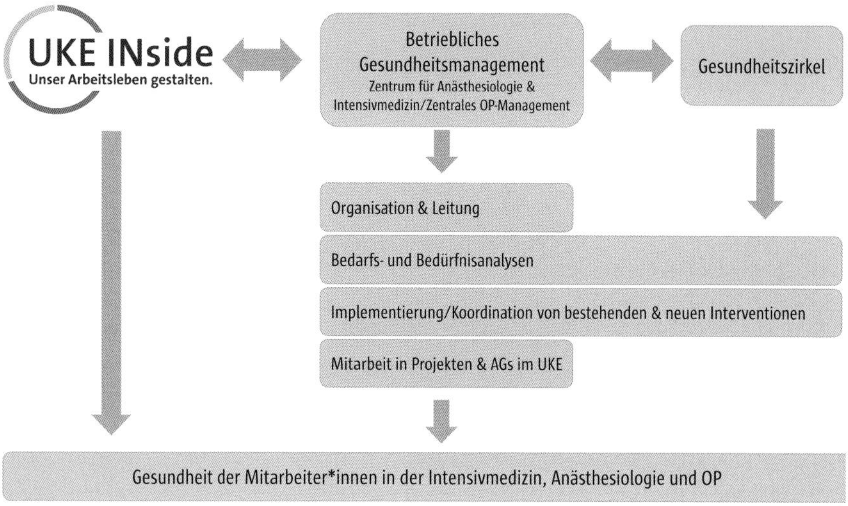

Abb. 3 Gestaltung BGM Zentrum für Anästhesiologie & Intensivmedizin und Zentrales OP-Management

4.4.1 Best Practice BGM: Setting Intensivmedizin, OP und Anästhesie

Um den bereits genannten hohen Arbeitsbelastungen im Intensiv-, Anästhesie- und OP-Bereich erfolgreich entgegenzuwirken und die Erreichbarkeit für Interventionen speziell für diese Zielgruppe in diesem Setting zu gewährleisten, wurden im UKE zusätzliche BGM-Strukturen geschaffen (s. Abb. 3).

Durch den Aufbau und Bereitstellung eines BGMs für diese Bereiche in enger Zusammenarbeit mit UKE Inside (ganzheitliche beschäftigtenorientierte Personalpolitik) werden bedarfs- und bedürfnisorientierte Angebote unter den Aspekten der Partizipation und Empowerment niedrigschwellig gestaltet.

Ziel ist es, vorhandene Angebote an diese spezielle Zielgruppe zu transferieren und neue zentrumsinterne Angebote zu entwickeln. Dabei werden die Kompetenzen und Ressourcen der Mitarbeiter/-innen genutzt und die Belegschaft vor Ort mit eingebunden. Dies geschieht beispielsweise durch Transparenz und den regelmäßigen Austausch in verschiedenen Gesundheitszirkeln, in denen zu identifizierten Stressoren gemeinsam Ansätze erarbeitet werden.

Auf Grundlage dessen sind verschiedene Angebote auf der Verhaltens- und Verhältnisebene entstanden, wie z.B. Bewegungs- und Entspannungsformate unter Beachtung der örtlichen und zeitlichen Nähe, Maßnahmen zur psycho-sozialen Gesundheit sowie zur Suchtprävention. Durch Einbindung in die gefestigten AG-Strukturen des UKEs werden die Interessen und Belange der Beschäftigten dieser Abteilungen dort platziert.

Dieser Ansatz wird kontinuierlich angepasst und ausgebaut, um die Akzeptanz der geschaffenen Angebote und die Erhöhung der Inanspruchnahme zu verbessern.

4.4.2 Flexible Dienstzeiten und Organisationsformen

Ein weiteres Projekt des UKE ist die Flexibilisierung von Dienstzeiten und die Optimierung von Prozessen zwischen den Berufsgruppen. Ziel ist es, die Arbeitgeberattraktivität, die Fachkräftesicherung und die Mitarbeiterbindung zu steigern, sowie Zeitarbeit und Arbeitszeitreduzierungen entgegen zu wirken,

Mit der Erarbeitung eines innovativen Konzeptes soll den Mitarbeitenden die Möglichkeit gegeben werden -abhängig von ihren unterschiedlichen Lebensphasen und individuellen Lebensrhythmus- über ihre eigenen Arbeitszeiten zu verfügen und die Vereinbarkeit von Familie und Beruf zu praktizieren. Diese Verfügungsmöglichkeiten sollen zu einer Steigerung der Arbeitszufriedenheit und verbessern die Integration von Randbelegschaften führen.

Darüber hinaus soll durch die Verringerung von Arbeitsspitzen und die Optimierung von Prozessen zwischen pflegerischem und ärztlichem Dienst informelle Schnittstellen minimiert und eine bessere Abstimmung erreicht werden. Dies dient der Stärkung der Zusammenarbeit beider Berufsgruppen, hilft den Tagesablauf so zu optimieren und führt zu einer höheren Zufriedenheit der Mitarbeitenden und Patienten/-innen.

4.4.3 Stress- und Traumaprävention – Peer-Support

Komplexe Notfallsituation, Begleitung Sterbender und ihrer Angehörigen und Aggressivität und Gewalt durch Patient/-innen und Angehörige: Das sind Situationen, die häufig während der Arbeit auf der Intensivstation und in der Notaufnahme erlebt werden. Diese und andere Situationen können die Mitarbeitenden psychisch sehr belasten. Vor allem bei allgemein hoher Arbeitsbelastung wird dann eventuell Unsicherheit und Überforderung empfunden. Psychische Stressreaktionen, wie belastende Erinnerungen, innere Anspannung, Ängste, Traurigkeit und negative Gedanken können Folgen sein.

Um solche Situationen und ihre möglichen Folgen langfristig gut bewältigen zu können, bedarf es manchmal Unterstützung. Diese soll gerade im betrieblichen Kontext in qualifizierter und strukturierter Form verfügbar sein und Systeme auf kollegialer Basis haben sich dafür besonders bewährt.

Vor diesem Hintergrund befasst sich das UKE seit Längerem mit der Prävention (extrem-)stressbedingter Folgeprobleme bei Beschäftigten, insbesondere durch kollegiale Unterstützungsangebote. So wurden in dem durch die Klinik für Psychiatrie und Psychotherapie initiierten, im Rahmen der UKE Personalpolitik verfolgten und durch die Techniker Krankenkasse geförderten Projekt unter anderem in den Bereichen Intensivmedizin, Anästhesiologie und Notaufnahme Beschäftigte zu kollegialen Berater*innen, sogenannten „Peers", ausgebildet. Diese können bei Bedarf zeitnah Einzelgespräche anbieten, in denen die Erlebnisse eingeordnet, Informationen zu möglichen Reaktionen vermittelt werden sowie der Bedarf an weiterer psychosozialer Nachsorge abgeklärt wird.

4.5 Fazit

BGM ist eines, wenn nicht das erste, Handlungsfeld einer ganzheitlichen Personalpolitik, welches zur erforderlichen Steigerung der Arbeitsplatzattraktivität in Intensivstationen und Notaufnahmen unterstützen sollte, die Gesunderhaltung der Mitarbeitenden, deren Motivation und im Endeffekt damit verbunden die Versorgungsqualität zu steigern.

Take home messages:

Installieren Sie kein „Feigenblatt", indem Sie aufgrund theoretischer Lehre und Erkenntnis etwas Top-down anbieten. Es ist vielversprechender, von Beginn an Bottom-up die Beschäftigten zu beteiligen und Maßnahmen und Angebote gemeinsam und passgenau zu entwickeln. Außerdem empfiehlt es sich, ein überschaubares Kennzahlensystem zur Erfolgsmessung der Maßnahmen zu implementieren (u.a. Gesundheitsquoten, Fluktuation, Zufriedenheit).

Literatur

1. Jacobs K, Kuhlmey A, Greß S et al. (2019) Pflegereport 2019. S. 31. Springer Berlin
2. Kliner K, Rennert D, Richter M (2017) BKK Gesundheitsatlas 2017. Arbeitsunfähigkeit bei Beschäftigten in den Pflegeberufen, Faktenblatt BKK Gesundheitsatlas 2017. URL: https://www.bkk-sued.de/fileadmin/content/_Dokumente/_5_Presse_Politik/_5_1_Presse/_5_1_2017_Presseinfo/_5_1_20170705_BW/2017_Faktenblatt_BKK_Gesundheitsatlas_2017.PDF (abgerufen am 29.06.2020)
3. Ehegartner V, Kirschneck M, Fisch D et al. (2019) Arbeitsfähigkeit von Pflegekräften in Deutschland – welchen Präventionsbedarf hat das Pflegepersonal: Ergebnisse einer Expertenbefragung. Gesundheitswesen, Juni 2019. doi:10.1055/a-0905-3007
4. Schwarzkopf D, Meissner W, Wedding U et al. (2012) Kommunikation im Team und Burn-out: Eine Befragung von intensiv- und palliativmedizinischen Pflegekräften und Ärzten zu Therapiebeschränkungen am Lebensende. Zeitung für Palliativmedizin 13, 293–300
5. Heinke W, Dunkel P, Nübling M. et al. (2011) Burn-out in der Anästhesie und Intensivmedizin. Der Anästhesist 60 (12), 1109–1118
6. Isfort M, Hylla J et al. (2017) Strukturempfehlungen umgesetzt? Arbeitsbedingungen und -zufriedenheit auf deutschen Intensivstationen. Pflegezeitschrift 70, 46–49
7. Vagts DA (2015) Organisation u. Management einer Intensivstation. In: Marx G, Muhl E, Zacharowski K, Zeuzem S (Hrsg.) Die Intensivmedizin. Springer Berlin, Heidelberg
8. Ilmarinen J, Tempel J (2002) Arbeitsfähigkeit 2010: Was können wir tun, damit Sie gesund bleiben? VSA-Verlag
9. Prölß J, van Loo M (Hrsg.) (2017) Attraktiver Arbeitgeber Krankenhaus. Employer Branding – Personalgewinnung – Mitarbeiterbindung. MWV Medizinisch Wissenschaftliche Verlagsgesellschaft Berlin
10. Antonovsky A (1979) Health, stress and coping. Jossey-Bass Inc., U.S San Francisco

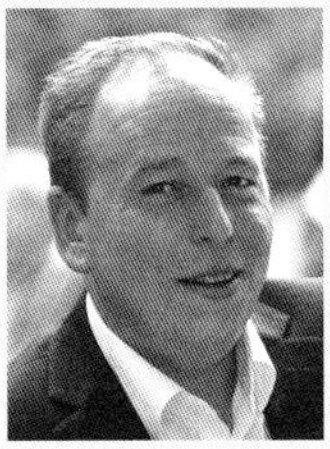

Michael van Loo

Michael van Loo absolvierte nach einer kommunalen Beamtenlaufbahn ein Betriebswirtschaftsstudium mit dem Schwerpunkt Personalmanagement.

Nach Stationen bei öffentlichen und konfessionellen Arbeitgebern ist er seit Mai 2008 als Geschäftsbereichsleiter Personal im UKE Konzern für die Personalverwaltung und -politik der in 20 Tochter- und Enkeltochtergesellschaften aktiven über 13.000 Beschäftigten verantwortlich. Bis Juni 2017 war er stellv. Kaufmännischer Direktor. Seit Juli 2017 ist er Stellvertreter des Personalvorstands.

Der gelernte Betriebswirt befasst sich in seiner Position u.a. auch mit der Verhandlung von Entgeltsystemen und Tarifverträgen. Außerdem ist er Geschäftsführer des Krankenhaus-Arbeitgeberverbands HH e.V. und als Senior Consultant für Personalmanagement aktiv.

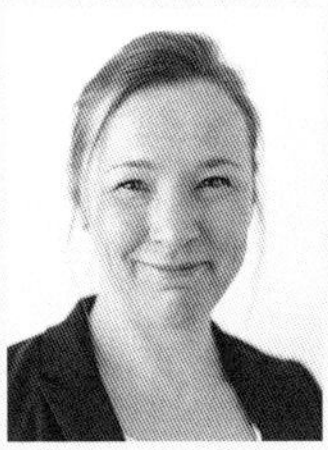

Ulrike Mühle

Ausbildung zur Gesundheits- und Krankenpflegerin 2001–2004 in Hamburg, ehem. Allgemeines Krankenhaus Eilbek, 2007–2010 Studium der Gesundheitswissenschaften (B.Sc.) an der Hochschule für angewandte Wissenschaften in Hamburg, 2012–2015 Master of Arts in „Prävention und Gesundheitsförderung" an der Universität Flensburg. Seit 2010 beschäftigt als Gesundheits- und Krankenpflegerin in der Klinik für Intensivmedizin des Universitätsklinikums Hamburg-Eppendorf und seit 2017 dort verantwortlich für den Aufbau und die Weiterentwicklung eines betrieblichen Gesundheitsmanagements im Zentrum für Anästhesiologie und Intensivmedizin sowie im Zentralen OP-Management.

5 Geschlechtergerechtigkeit als Wettbewerbsvorteil für Krankenhäuser

Andrea Rothe

5.1 Gender und Vielfalt im Krankenhaus

Krankenhäuser sind Orte der Vielfalt hinsichtlich zahlreicher Diversitätsmerkmale. In diesem Artikel liegt der Fokus auf dem Merkmal Geschlecht, andere Merkmale wie ethnische Herkunft, sexuelle Identität oder Alter sind für Krankenhäuser aber ebenfalls von weitreichender Bedeutung. Hinsichtlich des Merkmals Geschlecht zeichnen sich Krankenhäuser dadurch aus, dass sie ganz überwiegend Frauenbetriebe sind, die aber immer noch mehrheitlich von Männern geführt werden.

Der Faktencheck macht deutlich: Ohne Frauen geht im Krankenhaus gar nichts. In der Pflege machen Frauen mindestens 80% des Personals aus, im ärztlichen Dienst stellen sie inzwischen bundesweit mindestens die Hälfte der Beschäftigten.

Geschlechtergerechtigkeit ist wegen des zunehmenden Fachkräftemangels in den medizinischen und pflegerischen Berufsgruppen ein ganz wesentlicher Aspekt bei der Akquise von Personal auf dem hart umkämpften Markt um Ärztinnen, Ärzte und Pflegekräfte. Faire Chancen zu gewährleisten beginnt bei der Anwerbung des Personals, ist wichtig in der Phase des Neuanfangs und entscheidend für die langfristige Bindung der Mitarbeiter*innen an das Unternehmen.

5.2 Das Diversitätsmerkmal Geschlecht im Pflegedienst

Der Fachkräftemangel ist in der Pflege seit vielen Jahren ein zentrales Thema. Um dennoch die Versorgung der Patient*innen in einem 24-Stunden-Betrieb wie dem Krankenhaus aufrechtzuerhalten, ist der möglichst flexible Einsatz der vorhandenen Fachkräfte ein wesentliches Anliegen der Unternehmensleitungen. Denn der Personalmangel in der Pflege wird derzeit vor allem durch Leiharbeitskräfte aufgefangen, was für die Krankenhäuser langfristig ökonomisch kaum tragbar ist.

Eine erfolgreiche Flexibilisierung der Arbeit in der Pflege kann aber nur gelingen, wenn die Bedürfnisse der Pflegekräfte in sehr hohem Maße berücksichtigt werden.

Das gilt für die aktiven Mitarbeiter*innen ebenso wie für Wiedereinsteiger*innen aus Eltern-, Familien- oder Pflegezeit. Denn die Analyse zeigt, dass der Mangel in der Pflege ganz wesentlich daraus resultiert, dass die allermeisten Pflegekräfte in Teilzeit tätig sind. Entweder weil sie wegen der Sorgearbeit (Care) für Kinder oder zu pflegende Angehörige ihre Arbeitszeit reduziert haben, oder weil sie wegen der hohen Arbeitsbelastung in der Pflege in Teilzeit gehen.

Die München Klinik hat von 2017 bis 2020 im Rahmen des Europäischen Sozialfonds (ESF)-Projektes „Fachkräfte sichern durch Gleichstellungspolitik im Krankenhaus" dieses Thema aufgegriffen und nach erfolgreichen gleichstellungs- und lebensphasenorientierten Ansätze zur Arbeitszeitgestaltung gesucht. In München, ebenso wie bei den Projektpartnern Klinikum Region Hannover, Städtisches Klinikum Solingen und Städtisches Klinikum Karlsruhe zeigte sich, dass Modelle des flexiblen bzw. mobilen Arbeitens für viele Pflegekräfte attraktiv sind, wenn bestimmt Voraussetzungen erfüllt sind (1).

Um eine Win-win-Situation für die Pflegekräfte und die Klinikunternehmen zu gewährleisten, müssen diese auf Flexibilität orientierten Arbeitszeitmodelle die Wunscharbeitszeiten der Mitarbeiter*innen sicher umsetzen, wodurch Flexibilität mit Verlässlichkeit verbunden wird und Überstunden minimiert werden. Im Gegenzug machen die Mitarbeiter*innen in diesen flexiblen Arbeitseinheiten alle Dienste, vor allem auch am Wochenende oder nachts. Zu diesen Zeiten kann der/die Partner*in die Kinderbetreuung sichern und für die regulären Pflegemitarbeiter*innen auf Station ist es sehr entlastend verlässliche Freizeiten zu haben. Die Flexpool-Mitarbeiter*innen profitieren ihrerseits von den Stationswechseln, da sie vielseitige Erfahrungen in den unterschiedlichen Einsatzbereichen sammeln können.

Ein ebenfalls wichtiger gleichstellungspolitischer Aspekt in der Pflege ist, dass sich der hohe Anteil der Frauen in der Belegschaft auch in den pflegerischen Führungspositionen widerspiegelt. Obwohl die Pflege als „typischer" Frauenberuf gilt, sind Männer in den Führungspositionen oft überproportional vertreten. Gründe dafür sind u.a., dass auch in der Pflege die Sorgearbeit ganz überwiegend von den Frauen geleistet wird und die wenigen Männer ihre Karriereambitionen viel stringenter verfolgen können, weil sie keine Ausfallzeiten haben. Zudem bietet die Übernahme von Führungspositionen in der Pflege vergleichsweise wenig finanzielle Anreize und es bewerben sich im Vergleich zu ihrem Anteil in der Berufsgruppe insgesamt oft weniger Frauen auf diese Positionen. Begründet wird das von den Frauen damit, dass es in Führungspositionen oft noch schwieriger ist, Beruf und Privatleben zu vereinbaren. Und der Machtzuwachs und das nur wenig bessere Einkommen allein reichen ihnen als Anreiz nicht. Umgekehrt ist davon auszugehen, dass auch die Männer in der Pflege oft noch das tradierte Rollenkonzept des „Alleinernährers" im Kopf haben und daher daran interessiert sind, schnell eine Führungsposition zu erhalten, um ein höheres Einkommen als „Familienernährer" zu erzielen. Hinzu kommt, dass Männer in sogenannten Frauenberufen oft besonders gute Aufstiegschancen haben. Christine Williams spricht von einem „Glass Escalator" für Männer (2).

Als weiterer systembedingter Faktor für den niedrigen Anteil von Frauen in pflegerischen Führungspositionen ist, dass es in der Pflege, also der Berufsgruppe mit mindestens 80% Frauen, relativ wenig Aufstiegsgelegenheiten gibt. Während im ärztlichen Dienst etwa ein Viertel aller Stellen Leitungspositionen sind, sind es im Pflegedienst nur rund 10%. Insofern sind die objektiven Aufstiegsmöglichkeiten in der Pflege viel geringer als beispielsweise im ärztlichen Dienst.

5.3 Das Diversitätsmerkmal Geschlecht im ärztlichen Dienst

Die Zahlen des Statistischen Bundesamtes (5; 6) zeigen, dass Frauen seit etwa dem Jahr 2000 die Hälfte der erfolgreichen Absolvent*innen der Humanmedizin ausmachen und seither ist ihr Anteil auf ca. 65% gestiegen. Heute liegt der Anteil der Frauen unter den Fachärzt*innen bundesweit bei etwa 50%. Es wäre also zu erwarten, dass sie inzwischen auch bei den Führungspositionen – also (leitende) Oberärzt*innen und Chefärzt*innen – zumindest annähernd die Hälfte der Positionen innehaben.

Wie stellvertretend die Grafik der München Klinik zeigt (s. Abb. 1), ist dieses Ziel aber bei weitem noch nicht erreicht.

Eine Untersuchung aus dem Jahr 2016 zeigt vergleichbare Zahlen für die universitären Kliniken (3).

Hinzu kommt, dass in einer sehr traditionellen Berufsgruppe wie dem ärztlichen Dienst die unbezahlte Sorgearbeit (Care) noch sehr einseitig von den Frauen geleistet wird, selbst wenn sie selber Ärztinnen sind. Gleichzeitig lässt sich zeigen, dass die heutigen Chefärzt*innen, die zu 90% männlich sind, wenig oder keine Erfahrung mit Sorgearbeit haben. Sie haben ihr (Privat-)Leben auf die derzeitigen Konditionen im Krankenhaus angepasst und haben wenig Einsicht in die Notwendigkeit, dass sich Bedingungen und Strukturen ändern müssen, um Chancengleichheit zu ermöglichen.

Daher hat die Geschäftsführung der München Klinik unter Federführung der Stabsstelle Gleichbehandlung zusätzlich zu einem Cross-Mentoring-Programm für mehr Ärztinnen in ärztlichen Führungspositionen weitere Maßnahmen auf den Weg gebracht, um eine Veränderung der Unternehmenskultur hin zu mehr Gleichstellung voranzutreiben. Dazu gehören Pflichtfortbildungen für Führungskräfte zum Thema „Anti-Diskriminierung und partnerschaftliches Verhalten" ebenso wie Führungskräfteschulungen zum Thema „Unconscious Bias", die im Rahmen des ESF-Projektes durchgeführt wurden. Hinzu kommt ein monetäres Anreizsystem, mit dem Fortbildungsgelder in Form einer Prämie gezielt an die ärztlichen Abteilungen vergeben

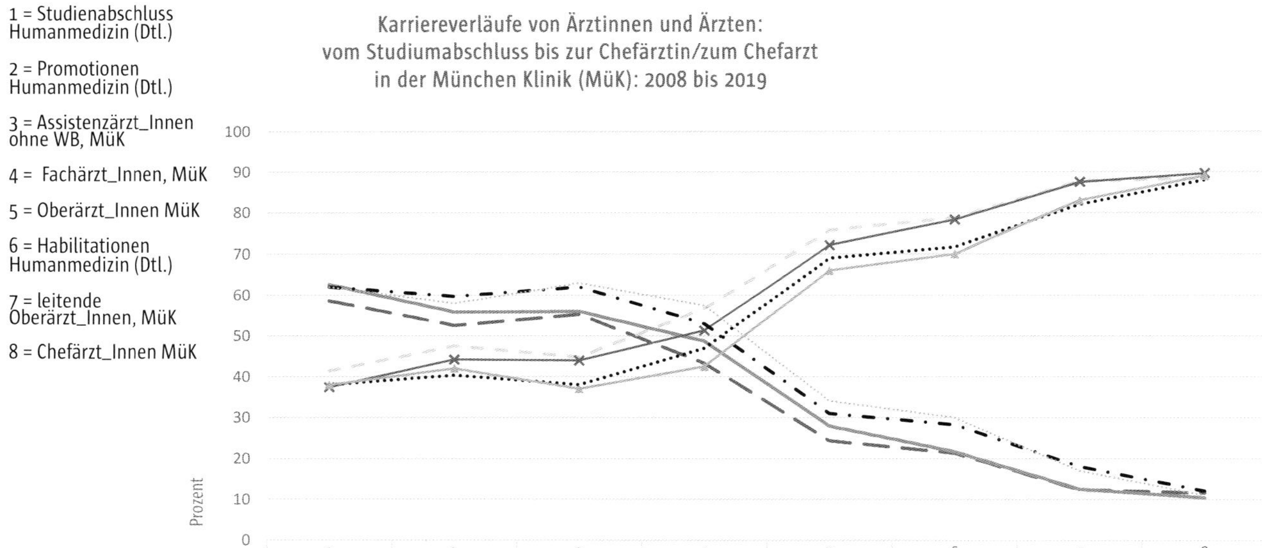

	1	2	3	4	5	6	7	8
Ärztinnen 2008	58,6	52,5	55,2	43,3	24,3	21,3	12,3	11,6
Ärzte 2008	41,4	47,5	44,8	56,7	75,7	78,7	87,7	88,4
Ärztinnen 2012	62,6	55,8	56	48,7	27,9	21,7	12,5	10,4
Ärzte 2012	37,4	44,2	44	51,3	72,1	78,3	87,5	89,6
Ärztinnen 2016	62	59,7	62	53	31	28,3	18	12
Ärzte 2016	38	40,3	38	47	69	71,7	82	88
Ärztinnen 2019	62	58	63	57,5	34	30	17	11
Ärzte 2019	38	42	37	42,5	66	70	83	89

Abb. 1 Karriereverläufe von Ärztinnen und Ärzten und Erhebungen der München Klinik. Zur geschlechtsspezifischen Verteilung der Studierenden siehe (5), zur Verteilung bei Promotion und Habilitation siehe (7).

werden, die eine Ärztin für eine ärztliche Führungsposition ausgewählt haben. Darüber hinaus wurde das Ziel „Mehr Ärztinnen in ärztliche Führungspositionen" bei vielen Chefärzt*innen in die variablen Zielvereinbarungen aufgenommen.

Es ist zu hoffen, dass diese Maßnahmen Wirkung zeigen, denn mehr Chancengleichheit für Frauen und Männer im ärztlichen Dienst wird sich als entscheidend erweisen, um gute Ärztinnen und Ärzte im Krankenhaus zu halten und als Arbeitgeberin erfolgreich zu sein.

5.4 Welche Ursachen hat die mangelnde Chancengleichheit?

In Kliniken und Krankenhäusern ähneln viele Widerstände gegen eine konsequente Gleichstellungsorientierung denen in anderen Organisationen. Das betrifft z.B. die Mechanismen der homosozialen Reproduktion der Verhältnisse sowie Widerstände, die sich daraus ergeben, dass die gerechte Teilhabe von Frauen in Führungspositionen immer auch eine Verschiebung tradierter männlicher Machtverhältnisse bedeutet. Auch fehlen oft noch weibliche Vorbilder, die Frauen Selbstvertrauen und Selbstbewusstsein in die eigene Eignung für eine Führungsposition vermitteln. Und Frauen fehlen vielfach die Netzwerke innerhalb der eigenen Berufsgruppe, die für die Erlangung einer Führungsposition wichtig sind. Hinzu kommt das hartnäckige Vorurteil, dass Führungspositionen nicht in Teilzeit geleistet werden könnten. Außerdem fehlen zum Teil noch die notwendigen flankierenden Kinderbetreuungsangebote.

Verstärkend kommen **spezifische Strukturen** im Krankenhaus dazu. Besonders erwähnenswert ist die starke hierarchische und fachliche Trennung der Berufsgruppen ärztlicher Dienst und Pflege. Auch wenn in der Pflege eine zunehmende Akademisierung stattfindet und die Pflege seit langem ein hochqualifizierter und hochkomplexer Beruf ist, ist immer noch eine Abstufung zwischen den Berufsgruppen zu beobachten.

Zudem gibt es **spezifische Kulturen** in den beiden Kernbereichen. Nicht nur zwischen Pflege und ärztlichem Dienst gibt es starke Hierarchien, auch innerhalb des ärztlichen Dienstes sind Führungskulturen und Führungsstile stark hierarchisch und durch männliche Rollenmuster geprägt. Qualität in der Führung wird oft quantitativ über lange Arbeits- und Anwesenheitszeiten definiert, was Frauen (und zunehmend auch Männer) eher abschreckt und häufig mit ihren Lebensentwürfen und ihrem Wunsch nach einer ausgeglichenen Work-Life-Balance kaum vereinbar ist.

Neben diesen Formen der bewussten Benachteiligung haben auch unbewusste Verhaltensweisen eine große Wirkung. Stellenbesetzungsverfahren sind ein entscheidendes Nadelöhr, um Frauen faire Chancen zu bieten. Gerade wenn es um Führungspositionen geht, lässt sich bei Auswahlverfahren das Phänomen der homosozialen Reproduktion der Verhältnisse bzw. des „Similar to Me"-Effektes beobachten, indem die größtenteils männlichen Chefärzte solche Menschen nachziehen, die ihnen besonders ähnlich sind. Und das sind – zumindest unbewusst – eher Männer als Frauen (4).

Mitarbeiterbefragungen zeigen, dass Frauen insgesamt mit ihrem Arbeitsumfeld im Krankenhaus oft unzufriedener sind als Männer. Das dämpft die Motivation dort zu bleiben und sich auf eine Führungsposition zu bewerben. Aus der Pflege wechseln daher viele Frauen durch Weiterbildung oder Umschulung in andere Berufe und Ärztinnen verlassen die Kliniken und lassen sich in einer Praxis nieder, weil dort die

Arbeitsbedingungen für sie besser sind. Die Folge ist, dass Krankenhäuser vielfach nicht aus dem Pool der Besten schöpfen, sondern aus der Gruppe derer, die die oft schwierigen Arbeitsbedingungen hinnehmen. Das schließt sehr viele anfangs hoch motivierte Frauen aus, zunehmend aber auch Männer, die Verantwortung für ihre Familie übernehmen wollen. Übrig bleiben vor allem in den Führungspositionen oft die Männer, die nach **traditionellen Rollenmustern** leben, also eine nicht oder nur Teilzeit arbeitende (Ehe-)Frau haben, die die Sorgearbeit für Haushalt, Versorgung und Kinder weitgehend allein trägt und die eigene Karriere der des Mannes nachordnet. Dadurch reproduzieren sich im Krankenhaus genau die Verhältnisse, die man eigentlich ändern möchte. Diese Verkrustung in den Organisationsstrukturen müssen aufgebrochen werden, um einer Kultur der Chancengleichheit Raum zu geben.

Dies ist nicht nur eine Frage der Geschlechtergerechtigkeit und der Fairness, sondern auch eine Notwendigkeit. Denn Studien zeigen, dass geschlechtsheterogene Gruppen besser auf Veränderungen reagieren, also innovationsfähiger sind als geschlechtshomogene Gruppen. Besonders Krankenhäuser müssen innovativ sein, um den medizinischen, pflegerischen und nicht zuletzt ökonomischen Herausforderungen gewachsen zu sein. Das ist die Grundlage, um eine gute medizinische und pflegerische Versorgung der Patient*innen langfristig und nachhaltig zu sichern.

Take home messages:

- *„Durchsetzen kann man sich auf mehreren Wegen", sagt eine Ärztin, die am Mentoring-Programm für Ärztinnen der München Klinik teilnimmt und ergänzt: „Ab einer bestimmten Position gibt es eine ‚gläserne Decke'." (1, S. 42)*
- *Leider muss man häufig feststellen, dass Führungskräfte dem Thema Geschlechtergerechtigkeit verbal aufgeschlossen sind, bei gleichzeitiger Verhaltensstarre.*
- *Gleichstellungspolitische Ziele umzusetzen wird in kommunalen Krankenhäusern immer schwieriger, weil die meisten kommunalen Krankenhäuser als GmbHs oder gemeinnützige GmbHs privatisiert wurden und daher die Landesgleichstellungsgesetze nicht mehr gelten.*
- *Der schwierigste Veränderungsprozess ist der in den Köpfen. Dazu ist es notwendig, eine Sensibilität für bewusste und unbewusste Verhaltensweisen und Mentalitätsmuster zu erzeugen, da diese sich diskriminierend auf Frauen sowie auf weitere Gruppen wie z.B. Mitarbeiter*innen mit Migrationshintergrund, ältere Beschäftigte oder etwa LGBT-Mitarbeiter*innen auswirken können.*

Literatur

1. Rothe A (2020) Chancengleichheit im Krankenhaus: Innovative Wege zur Fachkräftesicherung. Qubic Hannover
2. Williams CL (1992) The Glass Escalator: Hidden Advantages for Men in the „Female" Professions. Social Problems 39(3). California, 253–267
3. Deutscher Ärztinnenbund (2016) Medical Women on Top. Berlin
4. Rothe A (2012) Krankenhaus: Karriere trotz Teilzeit. Deutsches Ärzteblatt 6:289–290

5. Statistisches Bundesamt (2020) Studierende insgesamt und Studierende Deutsche im Studienfach Medizin (Allgemein-Medizin) nach Geschlecht. URL: https://www.destatis.de/DE/Themen/Gesellschaft-Umwelt/Bildung-Forschung-Kultur/Hochschulen/Tabellen/lrbil05.html (abgerufen am 11.09.2020)
6. Bund-Länder-Kommission für Bildungsplanung und Forschungsförderung (2004) Frauen in der Medizin. Ausbildung und berufliche Situation von Medizinerinnen. Heft 117. Bericht der BLK vom 5. Juli 2004, u.a. S. 28, Abbildung 2: URL: https://www.uni-goettingen.de/de/kat/download/2f8934e02769a4abba6c68cfbc3acc78.pdf/Frauen%20in%20der%20Medizin.pdf (abgerufen am 11.09.2020)
7. GESIS – Leibniz-Institut für Sozialwissenschaften in Mannheim (2018) Frauenanteile an den Promotionen und Habilitationen nach Fächergruppen. URL: https://www.gesis.org/cews/unser-angebot/informationsangebote/statistiken/thematische-suche/detailanzeige/article/frauenanteile-an-den-promotionen-und-habilitationen-nach-faechergruppen (abgerufen am 11.09.2020)

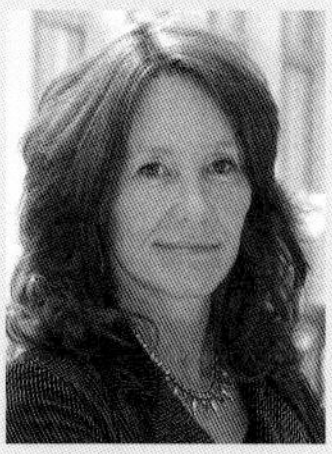

Dr. phil. Andrea Rothe

Andrea Rothe ist eine sozialwissenschaftlich orientierte Politikwissenschaftlerin. Seit 2008 ist sie in der München Klinik gGmbH die Leiterin der Stabsstelle Betriebliche Gleichbehandlung und die zentrale AGG-Beschwerdestelle. Sie hat für etwa 7.100 Beschäftigte das strategische Gender- und Diversitymanagement aufgebaut. Angebote umfassen u.a. ein Mentoring-Programm für Ärztinnen, die eine Führungsposition anstreben, Projekte für mehr Männer in der Pflege sowie ein unternehmensweites LGBTQ-Netzwerk.

6 Gewalt gegen Mitarbeitende, Deeskalation in der Notaufnahme

Andrea Stewig-Nitschke und Peter Niebuhr

Gewalt wird als „der absichtliche Gebrauch von angedrohtem oder tatsächlichem körperlichem Zwang oder physischer *Macht* gegen die eigene oder eine andere Person, gegen eine Gruppe oder Gemeinschaft, die entweder konkret oder mit hoher Wahrscheinlichkeit zu Verletzungen, Tod, psychischen Schäden, Fehlentwicklungen oder Deprivation führt", definiert (1).

Dem Gewaltbegriff gegenübergestellt bezeichnet die *Sicherheit* einen Zustand, der „frei von unvertretbaren Risiken der Beeinträchtigung ist oder als gefahrenfrei angesehen wird" (2). Es ist „in komplexen Systemen unmöglich, Risiken völlig auszuschließen" (3). Deshalb ist es wichtig, die möglichen Risiken zu formulieren und den Gefährdungsgrad einzuschätzen.

Wirksame Konzepte sind erforderlich, um von der aussagekräftigen Situationsanalyse zur Prävention, Intervention, Verarbeitung und nachhaltigen Evaluation zu gelangen. Klare Prozesse, Transparenz im Behandlungsablauf und Kommunikation können Konflikte reduzieren.

In der Notaufnahme ergeben sich die Rahmenbedingungen aus dem Aufbau der Abteilung, aus den besonderen Bedingungen des Personals, den Patienten (insbesondere Alkoholisierte), der vorhandenen Organisation (insbesondere Wartezeiten), den Interaktionsabläufen und den Prozessen mit Schnittstellen. Zusätzlich ist das regionale Umfeld und die Kriminalitätsstatistik in ihrer Bedeutung auf die Wahrscheinlichkeit von Gewaltbereitschaft und -ereignissen hinzuzuziehen.

„Das Ausmaß von Gewalt gegen Personal in der Notaufnahme ist in Deutschland bisher nicht ausreichend untersucht worden. Neben erforderlichen organisatorischen Präventivmaßnahmen wie die personelle Ausstattung und Schulung der Beschäftigten, sind bauliche Anforderungen zu berücksichtigen“ (13). Als hilfreich werden die Ausstattung mit geeigneten Alarmierungseinrichtungen und das Anbringen von Überwachungskameras in kritischen Bereichen beschrieben.

Laut einer Studie in Hessen berichteten aber drei Viertel der Mitarbeiter in Notaufnahmen über Gewalterfahrungen (GINA). Die Befragten gaben an, „in den vergangenen zwölf Monaten mindestens eine Form körperlicher Gewalt erlebt zu haben.“ Bei der verbalen Gewalt liegen die Zahlen noch höher. Hier bestätigten 97% der Befragten, im Laufe der vergangenen zwölf Monate mindestens eine Form verbaler Gewalt erlebt zu haben. Jeder zweite Befragte (52%) gab zudem an, mindestens einer Form sexualisierter Gewalt ausgesetzt gewesen zu sein. Zugleich stimmten 77% der Befragten zu, dass das Erleben von Gewalt gegen die eigene Person in der Notaufnahme normal sei. Bezüglich des Sicherheitsgefühls während der Arbeitszeit gaben 39% an, dass sie sich nachts in der Notaufnahme meist nicht oder nie sicher fühlen. Die Wissenschaftler fragten auch nach den Auslösern für die Gewalt. Hier wurden am häufigsten der Einfluss von Alkohol oder Drogen (85,5%), lange Wartezeiten (83,3%), Verwirrtheit der Patienten (55,1%), Unzufriedenheit mit der Versorgung (44,9%) und Verständigungsprobleme (37,7%) genannt (4).

Von besonderer Bedeutung ist der Annahmebereich einer Notaufnahme mit der Ersteinschätzung und dem Wartebereich. Lange Wartezeiten können zum Ausbruch aggressiven Verhaltens beitragen (5). Der Begriff Wartezeit bedeutet aus Sicht des Qualitätsmanagements für die Notaufnahme die Zeit bis zum Erstkontakt mit dem Arzt. Für Patienten bzw. Begleitpersonen ist es häufig die Zeit bis zum Abschluss der Diagnostik/Behandlung oder bis zur stationären Aufnahme.

Mittels der strukturierten Ersteinschätzung erfolgt ein direkter persönlicher Kontakt mit dem Patienten bei Eintritt in die Notaufnahme. Dieser Informationsaustausch ermöglicht es, Unsicherheiten abzubauen. Weitere Rückmeldungen für Patienten und Begleitpersonen sollten diesen Prozess ergänzen. Dabei geht es den Wartenden häufig darum, den aktuellen Verlauf der Aktivitäten im Zusammenhang mit ihrem persönlichen Problem zu erfahren.

Die Wartezeit ist ein wesentlicher Faktor für Gewaltentstehung- die strukturierte Ersteinschätzung, transparente Abläufe und regelmäßige Rückmeldungen können Eskalation durch Information vermeiden.

Bereits die planerische Beachtung von Überschaubarkeit, Wegesystemen, Fluchtmöglichkeiten, Raumgrößen oder auch die Verwendung von Sicherheitsglas ist von Bedeutung. Die Ausstattung der Notaufnahme mit verschließbaren Schränken und Türen oder auch ein Notrufknopf in jedem Zimmer (mit zentraler Meldung) und am Boden befestigte Stühle im Warteraum sind Beispiele der vielfältigen Unterstützungsmöglichkeiten zur Herstellung von Sicherheit.

Eine Überwachungskamera ermöglicht zusätzliche Transparenz zu den Ereignissen. Mitarbeiter sind dadurch vorbereitet, können sich auf die Gegebenheiten einstellen oder auch schon Unterstützung anfordern. Festgelegte und geübte Rufschemata sind geeignet, dafür die Prioritäten und Abläufe vorzugeben.

Auch der Einsatz eines Sicherheitsdienstes kann einerseits die Sicherheit des Personals in Konfliktsituationen, andererseits auch die der anderen Patienten und Begleitpersonen in der Notaufnahme erhöhen.

Konflikte entstehen immer dann, wenn Zielsetzungen oder Wertvorstellungen von Personen, gesellschaftlichen Gruppen, Organisationen oder Staaten miteinander unvereinbar sind. Einen typischen Konfliktphasenverlauf beschreibt Friedrich Glasl (6) in seinem neunstufigen Modell als einen „Abstieg zu immer tieferen, primitiveren und unmenschlicheren Formen der Auseinandersetzung [...] (die) mit einer zwingenden Kraft in Regionen führt, die große, unmenschliche Energien aufrufen, die sich jedoch auf Dauer der menschlichen Steuerung und Beherrschung entziehen." Zunächst verhärten sich Spannungen oder Meinungsverschiedenheiten, danach folgen Debatten sowie direkte Taten. Wichtig ist für das Personal der Notaufnahme, die Anzeichen einer Eskalation zu erkennen, die Möglichkeiten der Deeskalation im Rahmen der Kommunikation anwenden zu können, aber auch deren Grenzen zu berücksichtigen. Eine Deeskalation sollte so früh wie möglich stattfinden, dabei reduziert eine stetige Aufrechterhaltung der Kommunikation die Wahrscheinlichkeit körperlicher Gewalt.

Eine Deeskalation sollte so früh wie möglich stattfinden, dabei reduziert eine stetige Aufrechterhaltung der Kommunikation die Wahrscheinlichkeit körperlicher Gewalt.

Bezogen auf die komplexen Ursachenkonstellationen von Gewalt in Notaufnahmen zeigen bisherige Untersuchungen, dass Alkohol gewalttätiges Verhalten begünstigt und die Gewalt mehrheitlich von Männern ausgeht (7). Kommen Anlässe wie „Nicht-verstanden-Werden", das Gefühl der Ungleichbehandlung, Übermüdung oder auch wenig transparente Entscheidungsroutinen dazu, steigt die Wahrscheinlichkeit einer Eskalation. Seitens des Personals der Notaufnahme können zu bewältigende hohe Arbeitsspitzen destabilisierend wirken. Auch Unsicherheit im Tun (Fachkompetenz, Einarbeitung etc.), unklare Verantwortlichkeiten und Prozesse sowie die jeweils erreichte Teamentwicklungsstufe sind grundlegende Faktoren im Zusammenhang mit Entstehungsmechanismen. Daraus ergeben sich einige praxisnahe Grundregeln.

In Abbildung 1 wird das Modell **T-R-U-D-E** (in Anlehnung an „Schwere Gewaltereignisse bei der Arbeit" Landesamt für Arbeitsschutz Potsdam [8]) dargestellt. Es befasst sich mit dem Prozess zur Prävention, Bewältigung und Nachbearbeitung von Gewaltereignissen bei der Arbeit.

Dabei finden zunächst die territorialen Bedingungen, also die Rahmenbedingungen und die Gefährdungsbeurteilung Beachtung. Arbeitsteams, die mit Gewalthandlungen von Patienten und anderen rechnen müssen, sollten eine eigene Sicherheitskultur entwickeln. Dies betrifft auch die technischen Voraussetzungen, den Einsatz qualifizierter Mitarbeiter sowie die stetige Fort- und Weiterbildung. Bereits im Vorfeld sollte ein Plan zum Umgang mit Gewaltsituationen festlegt werden.

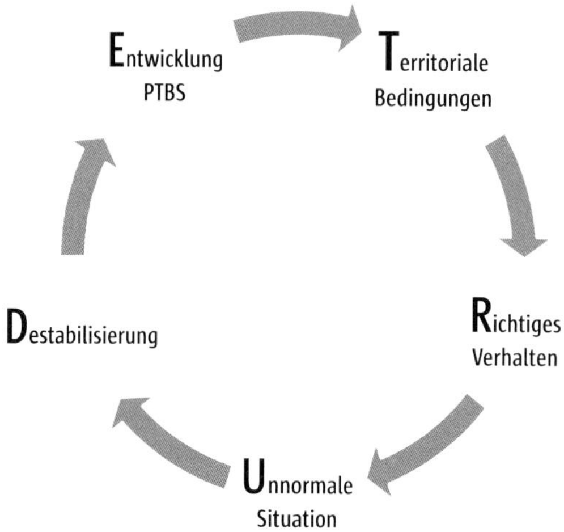

Abb. 1 Modell T-R-U-D-E, „Der Prozess der Prävention, Bewältigung und Nachbearbeitung von Gewaltereignissen" (9)

Damit verbunden ist das Üben des richtigen Verhaltens in gefährlichen Situationen. Kein Mitarbeiter sollte sich unüberlegt in diese begeben. Es ist wichtig, rechtzeitig einzugreifen, Ruhe zu bewahren, Regeln einzuhalten und Grenzen zu setzen. Im Fall der Eskalation ist es hilfreich, wenn eine Person die unmittelbare Kommunikation mit dem Aggressor führt, während sich der andere Mitarbeiter im Hintergrund hält und bei Bedarf einschreitet. Andere Patienten bzw. Begleitpersonen sollten nach Möglichkeit entfernt und geschützt werden. Ist es im Verlauf unvermeidlich, kann eine Fixierung durch ein stets griffbereites und komplett vorbereitetes Fixierungsbett (bzw. Fixierungstrage mit separat gefertigtem Gurtsystem) professioneller ablaufen.

Die Problemsituationen als unnormale Situation zu akzeptieren, kein Heldentum zu zeigen und das bestehende Risiko abzuwägen, ist weiterer Bestandteil des akuten Bewältigungsprozesses.

In den ersten Stunden nach einem traumatischen Gewaltereignis schließt sich oft eine Destabilisierung der betroffenen Person an. Diese negieren ihre Einschränkung häufig, deshalb sind die anderen Personen des Teams jetzt entscheidend gefragt. Betroffene sollten nach dem Ereignis also nicht allein bleiben, es geht um die psychische Stabilisierung und sofortigen Beistand.

In den ersten Stunden nach einem traumatischen Gewaltereignis schließt sich oft eine Destabilisierung der betroffenen Person an. Betroffene sollten nach dem Ereignis nicht allein bleiben, es geht um die psychische Stabilisierung und sofortigen Beistand.

Akut auftretende Verhaltensweisen sollten nicht unterdrückt, sondern offen zugelassen werden. Betroffene müssen vor Neugierigen geschützt werden, zeitnah organisierte psychologische Hilfe, die Unterstützung bei Formalitäten oder auch die Informationsweitergabe an Bezugspersonen sind wichtige Elemente um diese Phase bewältigen zu können.

Aus der akuten Belastung heraus kann sich bei Nichtbewältigung Wochen und Monate später die *Entwicklung* einer posttraumatischen Belastungsstörung (PTBS) bei dem Gewaltopfer anschließen. Diese äußert sich unter anderem durch Stresssymptome wie Schlafstörungen, ungewolltes Wiedererleben des Ereignisses, Angstzustände oder auch Konzentrationsstörungen. Gezielte therapeutische Hilfe und praktische Unterstützung des oder der Betroffenen ist also auch langfristig durch kompetente Fachpersonen unbedingt notwendig. Das beschriebene Modell zeigt damit den kompletten Prozess im Umgang mit Gewaltereignissen auf und beschreibt Handlungsstrategien zur Bewältigung der einzelnen Phasen.

Um nun die Gewaltereignisse in ihrer Entstehung, dem Schweregrad, den genutzten Bewältigungsstrategien sowie den resultierenden (auch subjektiven) Folgen zu erfassen und Fehler zu erkennen, ist eine strukturierte Nachbearbeitung notwendig, „Geschehene Übergriffe sind genau zu dokumentieren um künftige Fälle zu verhindern" (11). Diese Dokumentationen sollten mindestens folgende Punkte beinhalten:

- die Patientenstammdaten,
- Aussagen zum Ereignis selbst (Wer?, Was?, Wo?),
- die erkannten Auslöser,
- die Art der Gewalt,
- die Mittel der Intervention und
- die Konsequenzen für das Opfer.

Nachstehend zeigt Abbildung 2 ein Beispiel für die schriftliche Erfassung mittels eines standardisierten Formulars.

Neben den Erkenntnissen wissenschaftlicher Untersuchungen, können genannte spezifische Informationen dazu dienen, Fehler zu erkennen. Diese sind oft vielfältiger Art, z. B. in der Person, in der Struktur, im Umfeld, im Prozessgeschehen usw. begründet. Neben der Risikoeinschätzung ist die Implementierung eines Fehlermeldesystems (CIRS) zu empfehlen. Der professionelle Umgang mit den eingegangenen Meldungen, kann zu einer deutlich erhöhten Transparenz und Optimierung beitragen.

Zur Vermeidung bzw. Reduzierung von Gewalt in der Notaufnahme sind *Präventionsmaßnahmen* wie die Überprüfung der Arbeitsorganisation und der Rahmenbedingungen, die zeitnahe Verfügbarkeit von Ärzten zur Behandlung der Patienten sowie die bestmögliche Unterstützung durch Supportdienste (Transporte etc.) notwendig. Eine ausreichende Information der Patienten- und Begleitpersonen, gute Kenntnisse der Mittel zur verbalen Beruhigung über Fixierung bis hin zu Medikamentengabe, unterstützen die konfliktlösende Kommunikation sowie eine *Deeskalation* der Situation. Für die Momente der Eskalation und deren Bewältigung sollten klare Handlungsempfehlungen vorliegen und diese regelmäßig geübt werden.

Angebote zur *Nachbearbeitung* von Gewalterfahrungen müssen in den Notaufnahme implementiert und konsequent genutzt sein. Supervisionen sind nur ein Beispiel der nachhaltigen Verarbeitung solcher physischen und psychischen Gewalterlebnisse im Arbeitsteam. Grundsätzlich sollten die Trainingsmaßnahmen sich mit den Inhalten der Kommunikation, der zugewandten Deeskalation sowie Selbstschutzmaßnahmen beschäftigen.

Patienten-Stammdaten

Aussagen zum Ereignis:

Wann? .... Wer? ....

Wo? .... Wer ist betroffen? ....

Wie lange? .... Was ist passiert (kurze Schilderung)? ....

Auslöser	**Art der Gewalt**	**Konsequenzen für das Opfer**	**Mittel der Intervention**
Tätigkeiten des Personals ☐	Verbal ☐	Beleidigung ☐	Gespräch ☐
Psy. Beeinträchtigung ☐	Körpereinsatz ☐	Bedrohung ☐	Trennen der Konfliktparteien ☐
Medikamente ☐	Schlag gegen Gegenstand ☐	Schmerzen ☐	Unterstützung durch Psychiater ☐
Wartezeit ☐	Wurf mit Gegenstand ☐	Verletzung ☐	Wachschutz ☐
Sonstige Auslöser ☐	Körperverletzung ☐	Arbeitsunterbrechung bzw. -abbruch ☐	Polizei ☐
Nicht feststellbar ☐	Fußtritt ☐	Behandlung ☐	Fixierung ☐
	Faustschlag ☐	Sachbeschädigung ☐	Keine ☐
	Waffen ☐		

Sonstige Hinweise: ....

Einschätzung der Bedeutung/ Schweregrad des Vorfalles für die betroffene Person: **0 - 1 - 2 - 3 - 4 - 5 - 6 - 7 - 8 - 9 - 10**

Zeugen:

Abb. 2 Standardisierter Erfassungsbogen von Gewaltereignissen (10)

Diese negieren ihre Einschränkung häufig, deshalb sind die anderen Personen des Teams jetzt entscheidend gefragt.

Das in diesen Schulungen erworbene Können ist eine wesentlich stabilisierend wirkende Größe in der Bewältigung der täglichen Herausforderungen. Unternehmensbezogene Programme sollten hier aufgebaut und im Rahmen des betrieblichen Gesundheitsmanagements integriert sein. In der ProDeMa-Evaluationsstudie 2009/2010 wurde beispielsweise nachgewiesen, dass durch die Einführung eines Programms zu 80% ein Nachsorgeprogramm neu geschaffen oder verbessert werden konnte (12).

Die Unzufriedenheit eines einzelnen Patienten bzw. der Begleitperson wirkt in der Notfallsituation stärker und nachhaltiger als in einem normalen Versorgungsprozess. Dabei sind die persönlichen Grenzen der Toleranz unterschiedlich ausgeprägt. Die aktuellen gesellschaftlichen Normen und Werte, die spezifische Vorbildwirkung sowie ausreichend beschriebene und kommunizierte Regeln, sind von hoher Priorität. Um bestehende Unklarheiten und Unsicherheiten zu reduzieren gilt es für die Notaufnahme, ihre Aufgaben, ihre Struktur und ihre Organisation in der Öffentlichkeitsarbeit transparenter werden zu lassen. Dabei ist eine sachliche und reale Darstellung zum Behandlungsprozess, verbunden mit den jeweiligen Zielstellungen des Krankenhauses nötig. Darüber hinaus sind härtere Strafen bei Gewalt an Personal in Notaufnahmen erforderlich.

Zusammengefasst ist Gewalt also überall anzutreffen – auch in den deutschen Notaufnahmen. Sie ist aber vermeidbar, man kann Ereignisse verhindern und aus Geschehnissen lernen. In speziellen Schulungen und mit Unterstützung innovativer Konzeptionen im Rahmen eines betrieblichen Gesundheitsmanagements sollten die Mitarbeiter vorbereitet und die Folgen von Gewalt insgesamt reduziert werden.

Take home messages:

- *In der Notaufnahme sind reibungslose und konfliktarme Abläufe zwischen dem medizinischen Personal, den Patienten und den Begleitpersonen notwendig.*
- *In den besonderen Situationen des Notfalls kommt es aber regelmäßig auch zu unterschiedlichsten Formen der Gewalt an Mitarbeitern – Drohungen, Beschimpfungen und aggressive Patienten sind Beispiele dafür.*
- *Wirksame Konzepte sind erforderlich, um von der aussagekräftigen Situationsanalyse zur Prävention, Intervention, Verarbeitung und nachhaltigen Evaluation zu gelangen.*

Literatur

1. Weltgesundheitsorganisation (WHO) (2003) Weltbericht Gewalt und Gesundheit. Originaltitel „World report on violence and health", Summary 2002. URL: https://www.gewaltinfo.at/uploads/pdf/WHO_summary_ge.pdf (abgerufen am 23.09.2020)
2. Siegbert A (2016) Warwitz: Sinnsuche im Wagnis. Leben in wachsenden Ringen. Erklärungsmodelle für grenzüberschreitendes Verhalten. 2. Aufl. S. 16. Schneider Baltmannsweiler

3. Galtung J (1969) Violence, Peace and Peace Research. S. 168; siehe hierzu und zum Folgenden Waschkuhn A (2002) Gewalt als Thema der Politikwissenschaft. In: Michael Klein (Hrsg.) Gewalt – interdisziplinär. LIT Verlag Münster, hier S. 113f.
4. o.A. (2015) Studie: Gewalt in der Notaufnahme ist keine Seltenheit. URL: https://www.aerzteblatt.de/archiv/170746/Studie-Gewalt-in-der-Notaufnahme-ist-keine-Seltenheit (abgerufen am 07.08.2020)
5. Derlet RW, Richards JR (2000) Overcrowding in the nation's emergency departments: Complex causes and disturbing effects, Ann Emerg Med 2000; 35: 63–68
6. Glasl F (1999) Konfliktmanagement. Ein Handbuch für Führungskräfte, Beraterinnen und Berater. 6. Aufl. Huber, Bern, Stuttgart
7. James A, Madeley R, Dove A (2006) Violence and aggression in the emergency department. Emerg Med J; 23: 431–434
8. Landesamt für Arbeitsschutz (LAS), Dezernat Arbeitsmedizin und -psychologie (2008) „Schwere Gewaltereignisse bei der Arbeit- was tun?" Empfehlungen des Landesamtes für Arbeitsschutz für Arbeitgeberinnen und Arbeitgeber Bd. 6/2008.
9. Stewig-Nitschke A (2011) Gewalt und Delinquenz in der ZNA. In: Moecke H et al. (Hrsg.) Das ZNA-Buch. Konzepte, Methoden und Praxis der Zentralen Notaufnahme. 1. Aufl. S. 332. Medizinisch Wissenschaftliche Verlagsgesellschaft Berlin
10. Stewig-Nitschke, Niebuhr P (2017) Gewalt und Delinquenz in der ZNA. In: Moecke HP et al. (Hrsg.) Das ZNA-Buch. Aufbau, Organisation und Management der Zentralen Notaufnahme. 2. Aufl. S. 504. Medizinisch Wissenschaftliche Verlagsgesellschaft Berlin
11. Eichhorn M (2009) Gewaltprävention in der Arztpraxis, Der richtige Umgang mit schwierigen und gefährlichen Patienten. Deutscher Ärzteverlag Köln
12. Peller A (2009/10) ProDeMa Evaluationsstudie2009/2010. URL: https://prodema-online.de/fileadmin/Downloads/Evaluationen/peller-prodema-evaluationsstudie.pdf (abgerufen am 07.08.2020)
13. Deutsche Gesetzliche Unfallversicherung – DGUV (2019) 207–017, Neu- und Umbauplanung im Krankenhaus unter Gesichts- punkten des Arbeitsschutzes, Anforderungen an Funktionsbereiche, Februar

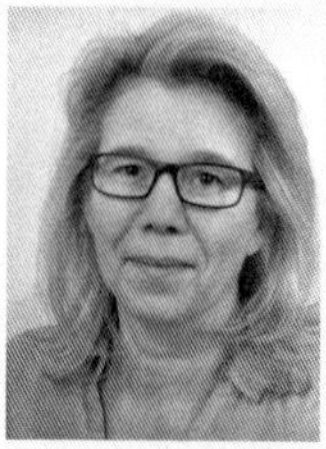

Andrea Stewig-Nitschke MBA, BBA

Andrea Stewig Nitschke ist Pflegedirektorin am Carl-Thiem-Klinikum in Cottbus. Daneben ist sie seit 2002 in unterschiedlichen, auch berufsgruppenübergreifenden Gremien zum Thema Notaufnahme sehr präsent. Maßgeblich gestaltete sie nationale Vorhaben um die professionelle Notfallpflege mit. Als Dozentin und Autorin gibt sie Erfahrungen und Wissen umfassend weiter und ist ein wichtiger Bestandteil der stetigen Weiterentwicklung.

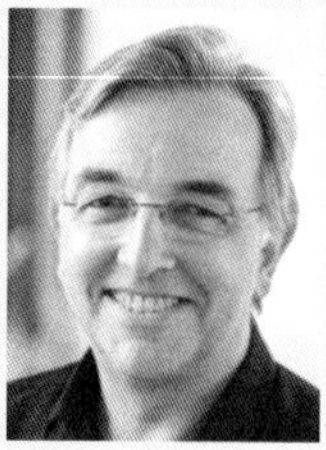

Peter Niebuhr

Peter Niebuhr ist langjährige Abteilungsleitung Pflege in der Asklepios Klinik Nord in Hamburg. Für das Manchester Triage System (MTS) ist er seit 2003 Trainer. Ab 2005 Mitglied der MTS German Triage Group und im Verlauf auch der International Referenz Group in Manchester/England. Vorträge, Veröffentlichungen und Workshops zur Notfallpflege, Ersteinschätzung, Gewalt und anderen Themen auf Kongressen in Europa und Brasilien runden das Bild ab.

III

Abdominelle Probleme

1 Volumentherapie bei erhöhtem intraabdominellen Druck – wonach soll man sich richten?

Robert Schiewe und Berthold Bein

Die intraabdominelle Hypertonie (IAH) und das abdominelle Kompartmentsyndrom (ACS) sind Krankheitsbilder, die häufig unterschätzt und übersehen werden. Durch ihren seit langem bekannten und nicht unerheblichen Einfluss auf die Letalität von Patienten sollten diese Symptomkomplexe jedoch weitaus mehr Beachtung finden.

Das Monitoring der Volumentherapie hat sich in den letzten Jahren weiterentwickelt und Empfehlungen zum Nutzen von dynamischen Verfahren wie der Pulsdruckvariation (PPV) und der Schlagvolumenvariation (SVV) sind im klinischen Alltag mittlerweile fest verankert.

Die Aussagekraft verschiedener Monitoringverfahren ist jedoch abhängig von bestimmten Voraussetzungen. Auch ein erhöhter intraabdomineller Druck kann eine Limitation für die Aussagekraft einiger Verfahren darstellen. Erst durch das Erkennen der Symptome IAH und ACS und schlussendlich durch das Vermeiden einer Fehlinterpretation der verwendeten Variablen zum Monitoring der Volumentherapie können therapeutische Fehlentscheidungen vermieden werden.

1.1 Intraabdomineller Druck und intraabdominelle Hypertension

Als Goldstandard der diskontinuierlichen Messung gilt nach wie vor die Messung des Drucks in der Harnblase. Am Ende der Exspiration und in Flachlagerung lässt sich nach Instillation von 25 ml NaCl 0,9% in die zuvor vollständig entleerte Harnblase über einen Blasenkatheter mit einem Druckabnehmer in Höhe der mittleren Axillarlinie ein atemabhängiger physiologischer intraabdomineller Druck (IAP) von 0–5 mmHg messen (1). Dieser Wert liegt bei kritisch Kranken häufig um 5–7 mmHg. Eine intraabdominelle Hypertonie liegt ab Werten > 12 mmHg vor (s. Tab. 1). Es gibt

Tab. 1 Schweregrade der IAH sowie ACS (2, 3)

Schweregrad IAH	Intraabdomineller Druck
IAH Grad I	12–15 mmHg
IAH Grad II	16–20 mmHg
IAH Grad III	21–25 mmHg
IAH Grad IV	> 25 mmHg
ACS	> 20 mmHg + neue Organdysfunktion

eine Vielzahl von Risikofaktoren für die Entstehung einer IAH. So lässt sich eine IAH häufig nach intraabdominellen Eingriffen, intraabdominellen Infekten, bei Bauchlagerung, Capillary Leak und Sepsis oder vor allem auch bei Traumapatienten nachweisen (2).

Entscheidend ist zudem der resultierende, intraabdominelle Perfusionsdruck (APP). Dieser lässt sich aus mittlerem arteriellen Blutdruck (MAP) und intraabdominellem Druck berechnen: APP = MAP – IAP. Der APP kann als Marker der Organperfusion betrachtet werden und sollte mindestens 50–60 mmHg betragen. So wird deutlich, dass insbesondere bei niedrigem MAP und vorliegender IAH das Risiko einer Organminderperfusion besteht.

Ein abdominelles Kompartmentsyndrom liegt vor bei einem anhaltend hohem IAP > 20 mmHg, begleitet von einer neu aufgetretenen Organdysfunktion (3). Bei einem Risiko für die Entwicklung eines abdominellen Kompartmentsyndroms sollte der IAP engmaschig bestimmt werden.

1.2 Monitoring der Volumentherapie

Ziel der Volumentherapie ist der Erhalt einer ausreichenden Vorlast, ohne den Patienten durch eine Hypervolämie zu gefährden. Zur Aufrechterhaltung eines ausreichenden Sauerstoffangebotes ist neben dem Hämoglobingehalt (Hb) und dem arteriellen Sauerstoffgehalt (SaO_2) das Herzzeitvolumens (HZV) von entscheidender Bedeutung. Hierbei gilt es, durch geeignete Messverfahren eine Hypo- und auch Hypervolämie zu vermeiden, schlussendlich wo immer möglich eine Normovolämie anzustreben.

Sauerstoffangebot DO_2

DO_2 = HZV x Hb x SaO_2 x 1,34 (Hüfner-Zahl)

Verschiedene Messverfahren können hilfreich sein, den Volumenbedarf eines Patienten zu bestimmen und eine Volumentherapie zu steuern. Hierbei haben sich in den letzten Jahren zunehmend weniger invasive Verfahren durchgesetzt. Das gewählte Verfahren sollte verlässliche und reproduzierbare Werte liefern, einfach anwendbar und am Patientenbett verfügbar sein und komplikationslos durchgeführt werden können.

Der **zentrale Venendruck**, als statische Messvariable, ist kein verlässlicher Parameter des Volumenmanagements (4). Der Verlauf des ZVD in individuellen Patienten kann Hinweise auf eine Hypervolämie liefern. Von Interesse ist insbesondere dann, wenn der IAP nicht gemessen werden kann, die Differenz zwischen MAP und ZVD als sog. abdomineller Perfusionsdruck, da z.B. die Nierendurchblutung bei erhöhtem ZVD (abhängig vom MAP: renaler Perfusionsdruck = MAP – ZVD) reduziert ist. Ein wesentliches Kriterium für die Steuerung der Volumentherapie, die Flüssigkeitsreagibilität, wird vom ZVD jedoch nicht abgebildet. Im Gegensatz dazu haben sich dynamische Verfahren als verlässlicher erwiesen, eine Volumentherapie zu steuern (5). Die Implementierung einer zielorientierten Volumentherapie, die u.a. dynamische Parameter der Flüssigkeitsreagibilität berücksichtigt, kann das Outcome von Patienten nach großen chirurgischen Eingriffen verbessern (6).

Ein verbreitetes und recht pragmatisches Verfahren zur Abschätzung des Volumenstatus ist der Passive Leg Raise Test (PLR). Hierbei kann, ohne das Risiko einer Volumenüberladung durch ggf. wiederholte Volumengaben wie bei einer „fluid challenge", durch Autotransfusion von ca. 300 ml Blut aus den unteren Extremitäten „without infusing a drop of fluid" evaluiert werden, ob ein Volumenangebot das HZV zu steigern vermag (7). Das PLR Verfahren setzt eine kontinuierliche Messung des HZV (oder mindestens des MAP) voraus, und wurde in vielen Studien auch bei Einsatz von nicht-invasiven und weniger invasiven Verfahren untersucht (8, 9). Als Schwellenwert für ein positives Ansprechen auf Volumen wird ein Anstieg von 10–15% des HZV (des MAP) bzw. ein vergleichbarer Anstieg des Schlagvolumens (SV) in der Echokardiografie während des PLR angesehen.

Dynamische Parameter (Schlagvolumenvariabilität, SVV und arterielle Pulsdruckvariabilität, PPV), die aus der Pulswellenanalyse (kalibriert oder unkalibriert) über eine konventionelle arterielle Blutdruckmessung abgeleitet werden, können auch bei Intensivpatienten – unter Beachtung der Limitationen des Verfahrens (s.u.) – als verlässlicher Prädiktor einer Volumenreagibilität eingesetzt werden. Limitationen der Parameter sind die Spontanatmung und Herzrhythmusstörungen, die zu falsch hohen Werten führen können. Zudem gibt es weitere Limitationen wie geringe Tidalvolumina (die intrathorakale Druckerhöhung muss groß genug sein, um Änderungen des SV zu induzieren), eine reduzierte Lungencompliance wie beim ARDS sowie auch die IAH, auf die unten noch näher eingegangen wird. Valide Messwerte liefern die dynamischen Variablen der Pulswellenanalyse nur bei Patienten im Sinusrhythmus, wenn diese mit einem relativ hohen Tidalvolumen von ≥ 8 ml/kg/KG kontrolliert beatmet werden. Als Schwellenwerte, die Volumenreagibilität anzeigen, gelten eine SVV ≥ 10% und eine PPV ≥ 13% (10).

Die Sonografie der Vena cava und die Echokardiografie sind Verfahren, die in den letzten Jahren an Bedeutung gewonnen haben. Eine sehr niedrige Komplikationsrate (TTE, Sonografie) und die schnelle bettseitige Verfügbarkeit machen die Sonografie besonders attraktiv. Der Durchmesser der Vena cava inferior (VCI) direkt unterhalb des Diaphragmas lässt Rückschlüsse auf den Volumenstatus zu. Hierbei deuten Werte < 10 mm auf eine wahrscheinliche Volumenreagibilität hin, während eine Volumenreagibilität bei Werten > 22 mm unwahrscheinlich ist. Die atemabhängige Variation des VCI-Durchmessers unterscheidet ebenfalls zwischen wahrscheinlicher und unwahrscheinlicher Volumenreagibilität. Unter Spontanatmung und Inspiration deutet eine Verringerung des Durchmessers der VCI um > 40% auf einen Volumenmangel hin, wohingegen sich der Diameter der VCI unter kontrollierter Beatmung bei Inspiration im Gegensatz zur Spontanatmung vergrößert und der Schwellenwert einer Volumenreagibilität > 12% beträgt, mit einem positiven und negativen prädiktiven Wert von 92% bzw. 93% (11). Die Sonografie bedarf, wo auch immer eingesetzt und trotz steiler Lernkurve, eines Trainings für eine verlässliche Beurteilung. So ist es von großer Wichtigkeit, dass die Sonografie auf der Intensivstation von allen Behandlern regelmäßig genutzt wird, um z.B. täglich den Volumenstatus der Patienten zu überprüfen. Nur durch konsequentes Training ist das Verfahren von jedem Untersucher verlässlich anwendbar, sodass klinische Entscheidungen auf solider Basis getroffen werden.

Eine HZV-Messung ist sinnvoll bei allen kritisch kranken Patienten, bei denen die Beurteilung der Hämodynamik eine Rolle spielt und bei denen eine differenzierte Volumentherapie erforderlich ist. Die Anwendung eines erweiterten hämodynamischen Monitorings wird bei Patienten im septischen Schock empfohlen und als geeignetes und etabliertes Verfahren steht die transpulmonale Thermodilution (TPTD) zur Verfügung (12). Aktuell ist für die HZV-Messung die Pulskonturanalyse das führende Verfahren. Derzeit kommen z.B. das $PiCCO_2$-System der Firma Pulsion-Maquet oder das VolumeView-Gerät der Firma Edwards in Betracht. Hierbei wird, ähnlich wie bei der Messung des HZV mithilfe eines Pumonalarterienkatheters, ein löslicher Indikator (Kälte) zentralvenös als Bolus injiziert und der Indikatorkonzentrationsverlauf transpulmonal aufgezeichnet. Gemessene (HZV) und auf Basis von Algorithmen errechnete Variablen (GEDV = Global enddiastolisches Volumen, EVLW = Extravaskuläres Lungenwasser) werden normalerweise indiziert, sodass Größe und Gewicht des Patienten berücksichtigt werden. Basierend auf publizierten Normwerten lassen sich Abweichungen differenziert interpretieren.

Das EVLW ist (13, 14) insbesondere als STOP-Signal zur Steuerung der Volumentherapie geeignet, da erhöhte Werte mit erhöhter Letalität assoziiert sind. Sind EVLW-Werte erhöht, sollten weitere Volumengaben unterlassen werden. Wenn möglich ist eine negative Flüssigkeitsbilanz anzustreben. Weitere Volumengaben stehen in einem potenziell ungünstigen Risiko-Nutzen-Verhältnis, auch wenn durch eine weitere Erhöhung der Vorlast das HZV kurzfristig erhöht werden kann.

Das GEDV ist ein statischer Volumenparameter und stellt vereinfacht das enddiastolische Volumen in allen 4 Herzhöhlen dar. Als Parameter für die Herzvorspannung, sprich die Vorlast, korreliert das GEDV besser mit dem HZV als der ZVD (15), kann jedoch allein genommen auch keine valide Aussage zum Volumenstatus des Patienten liefern (16) und ist insofern nur zur orientierenden Beurteilung und zur Analyse eines Trendverlaufs nützlich.

Weiterhin liefert die TPTD als Quotient aus EVLW und PBV (pulmonales Blutvolumen, hergeleitet aus dem GEDV) den pulmonalvaskulären Permeabilitätsindex (PVPI), welcher bei erhöhtem EVLW die Unterscheidung zwischen einem hydrostatisch bedingten Lungenödem und einem Lungenödem aufgrund einer Störung der vaskulären Barrierefunktion (Capillary Leak) ermöglicht. Folge eines hydrostatischen Lungenödems im Rahmen einer Überwässerung ist eine konsensuelle Erhöhung von EVLW und GEDV, folglich ist der Quotient nicht wesentlich erhöht und sollte unter 3 liegen. Ist das EVLW relativ stärker erhöht als das GEDV, so ist bei einem PVPI > 3 von einem Lungenödem aufgrund einer gestörten vaskulären Barrierefunktion auszugehen (17).

1.3 Limitation der Messverfahren bei IAH

Bei intraabdomineller Hypertonie und abdominellem Kompartmentsyndrom kommt es zu vielen pathophysiologischen Effekten (18). Hierzu zählt eine Reduktion des HZV bzw. des Schlagvolumens (SV) durch eine Reduktion der Vorlast und eine Erhöhung der Nachlast. Zudem kommt es durch die IAH zu einer Erhöhung des intrathorakalen Drucks, des zentralen Venendrucks und zu einer Erhöhung des pulmonalarteriellen Drucks. Auch eine Erhöhung des intrakraniellen Drucks ist möglich.

Durch unkontrollierte Volumenzufuhr und ein konsekutiv zunehmendes Weichteilödem steigt wiederum auch der intraabdominelle Druck. Eine Volumenüberladung ist ein wichtiger Risikofaktor für die Entstehung einer IAH (2) und hat einen negativen Einfluss auf das Outcome. Somit gilt es, unnütze Volumengaben durch ein geeignetes Therapiemonitoring zu vermeiden. Bei vorliegender IAH kann das Therapiemonitoring jedoch erschwert sein. Durch IAH-induzierte Veränderungen in der Hämodynamik verlieren sonst verlässliche hämodynamische Monitoringverfahren ihre Reliabilität, oder es bedarf einer angepassten Interpretation der Messwerte.

Insbesondere bei IAH können die zur Beurteilung des Volumenstatus ohnehin ungeeigneten statischen Parameter wie der ZVD, aber auch der pulmonalarterielle Verschlussdruck erheblich erhöht sein, sodass diese Parameter für die Abschätzung des Volumenstatus unbrauchbar sind.

1.3.1 PLR bei IAH

Studien haben gezeigt, dass bei IAH der PLR-Test zu falsch negativen Ergebnissen führt (19, 20). Unter anderem vermindert die IAH den durch das PLR-Manöver generierten, venösen Rückfluss. Somit wird ein bestehender Volumenmangel unter IAH durch den PLR-Test potenziell nicht erkannt. Ein negativer PLR-Test, der sonst eine hohe Spezifität zeigt, kann unter diesen Umständen nicht eindeutig als nicht vorhandene Flüssigkeitsreagibilität interpretiert werden. Dies trifft insbesondere bei IAH-Werten ≥ 16 mmHg zu (20). Bei IAH Grad I mit Werten bis 15 mmHg könnte der PLR-Test noch zuverlässig genug sein, zwischen Volumenrespondern und Non-Respondern zu unterscheiden.

Zudem bleibt jedoch die Frage, wie ein positives Ansprechen auf Volumen im PLR-Test bei bestehender IAH zu werten ist. Da die eingeschränkte Beurteilbarkeit des PLR-Test unter IAH durch falsch negative Ergebnisse begründet ist, sollte ein positiver PLR-Test auch unter IAH auf Volumenreagibilität hindeuten.

Durch die relativ einfache und schnelle Durchführbarkeit des PLR-Tests, kann ein positiv ausfallender Test auch bei IAH hilfreich sein, während ein negatives Testergebnis bei IAH nicht verwertbar ist.

1.3.2 Pulswellenanalyse

Die Messvariablen SVV und PPV sind bei IAH gegenüber einem Patientenkollektiv ohne IAH verändert (21). Experimentelle Studien haben gezeigt, dass sie bei IAH erhöht sind (21), vermutlich durch Verringerung der Compliance des respiratorischen Systems. Ein Viertel der Patienten mit IAH reagiert nicht auf Volumen, trotz einem gemessenen PPV-Wert, der in einem Patientenkollektiv ohne IAH Volumenreagibilität nahelegt (20). Eine weitere Studie am Schweinemodell zeigte, dass die PPV jedoch auch bei vorliegender IAH ein verlässlicher Parameter zur Aussage über einen Volumenmangel sein kann, jedoch bei IAH die Schwellenwerte signifikant höher waren als bei normalem intraabdominellen Druck. Somit besteht bei Verwendung der üblichen Schwellenwerte die Gefahr einer Volumenüberladung und im Verlauf ggf. konsekutiven Verschlechterung der intraabdominellen Druckerhöhung mit entsprechenden Organdysfunktionen.

Noch besteht in der Literatur kein Konsens über geeignete Schwellenwerte der Pulswellenanalyse bei Vorliegen einer IAH. Als Schwellenwert zur Anzeige einer Volumenreagibilität könnte eine PPV ≥ 20% sinnvoll sein (22, 23). Die SVV scheint im Vergleich zur PPV als Parameter zur Beurteilung der Volumenreagibilität unter IAH weniger gut geeignet (22).

1.3.3 Transpulmonale Thermodilution

Transpumonale Thermodilutionsverfahren zeigten in einer Studie eine gute Validität der HZV-Messungen auch bei Vorliegen einer IAH oder eines ACS (24). Nach jeder therapeutischen Volumengabe und vor jeder geplanten therapeutischen Änderung sollte jedoch eine neue Kalibrierung des Systems erfolgen (25). Entscheidend ist auch die Positionierung des venösen Katheters für die TPTD-Kalibrierung. Bei Positionierung in der Vena femoralis kann es insbesondere bei vorliegender IAH durch den verminderten venösen Rückfluss zu einer verlängerten Transitzeit des Indikators kommen. Bei Injektion des Kältebolus zur Kalibrierung möglichst herznah in die Vena cava superior liefert die TPTD valide Messwerte, sodass sie auch während IAH ein geeignetes Messverfahren darstellt.

1.3.4 Sonografie und Echokardiografie

Bei vorliegender IAH ist der Diameter der VCI verringert. Bei IAH lassen sich keine reliablen Messwerte zur Beurteilung einer Volumenreagibilität erheben, sodass von einer alleinigen Beurteilung des Volumenstatus mittels Sonografie der VCI abgeraten werden muss (26). Als zusätzliches Verfahren und zur Verlaufsbeurteilung kann die Sonografie der VCI jedoch ergänzend hilfreich sein. Zu beachten ist hier jedoch auch, dass veränderte IAP-Werte die Vergleichbarkeit von Werten im Rahmen einer Verlaufsbeurteilung erschweren können.

Durch die Kardiosonografie kann auch bei IAH eine gute Aussage über den Volumenstatus getroffen werden (27). Dies ist orientierend und nicht invasiv durch die transthorakale Echokardiografie (TTE) möglich. Zwar ermöglicht die TEE bei vielen Patienten eine bessere Beurteilbarkeit im Vergleich zur TTE), geht jedoch aufgrund relativer Invasivität des Verfahrens auch mit einer erhöhten Inzidenz von Risiken und Komplikationen einher. Hier sollte je nach transthorakaler Beurteilbarkeit des Patienten die Indikation zu einer transösophagealen Untersuchung genau abgewogen werden. Durch den trainierten Anwender lassen sich transthorakal zumeist alle zur Beurteilung des Volumenstatus und der -reagibilität notwendigen Aussagen treffen, da z.B. eine genauste Darstellung von Klappenstrukturen, welche nur mittels TEE möglich wäre, für diese Fragestellung nicht erforderlich ist.

1.4 Fazit

Jedes hier vorgestellte Verfahren ist als diagnostische Maßnahme anzusehen, welche eine Hilfestellung zu ärztlichen Entscheidungen liefern kann. Die Entscheidung zu einer Therapie setzt jedoch den ärztlichen Verstand voraus. Eine genaue Kenntnis von Möglichkeiten und vor allem auch Grenzen der verwendeten Monitoringverfahren ist Basis jeder Therapieentscheidung und sollte bei jedem Anwender vorausgesetzt werden.

So sollte bei Intensivpatienten mit Hinweis auf eine mögliche IAH regelmäßig der intraabdominelle Druck gemessen werden. Bei Vorliegen einer IAH sind vornehmlich Monitoringverfahren wie die dynamischen Variablen der Pulswellenanalyse und die Kardiosonografie anwendbar, hier ist jedoch gerade bei den dynamischen Variablen SVV und PPV die Beachtung angepasster Schwellenwerte die Basis einer korrekten Interpretation.

Bei Indikation für ein erweitertes hämodynamisches Monitoring zur Beurteilung der Hämodynamik, wie z.B. bei Sepsis oder Polytraumatisierung, sind die zusätzlich gewonnenen Werte der TPTD nicht nur eine sinnvolle Ergänzung, sondern insbesondere als STOP-Signal einer Volumentherapie von großer Bedeutung. Durch die rechtzeitige Wahrnehmung einer (drohenden) Volumenüberladung und Anpassung der Therapie können deletäre Folgeschäden und eine weitere Verschlechterung der IAH und des ACS ggf. verhindert werden.

Ein vereinfachtes Schema (s. Abb. 1) dient zusammenfassend als Entscheidungshilfe zum Volumenmonitoring bei IAH und ACS.

Ergänzend kann der einfache und schnell durchführbare PLR-Test bei positivem Testergebnis einen zusätzlichen Hinweis auf den Volumenstatus des Patienten liefern, während ein negatives Testergebnis bei IAH nicht verwertbar ist.

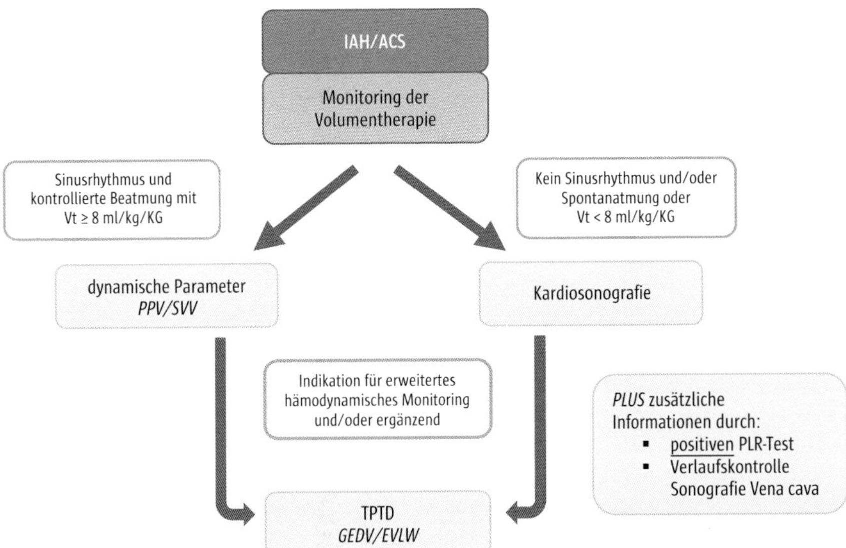

Abb. 1 Monitoring der Volumentherapie bei IAH und ACS

Die Sonografie der Vena cava kann im Rahmen der Kardiosonografie mit zum Einsatz kommen und ggf. im Rahmen einer Verlaufsbeurteilung zusätzliche Informationen liefern. Zu berücksichtigen ist hier jedoch, dass unterschiedlich hohe IAP-Werte im Verlauf auch einen unterschiedlich starken Einfluss auf die sonografischen Messungen haben können und die Beurteilung somit weiter erschwert ist.

Take home messages:

- *Die IAH und das ACS sind häufig vorkommende Symptomkomplexe mit multiplen hämodynamischen Auswirkungen.*
- *Nicht alle gängigen Verfahren sind bei Vorliegen einer IAH zum Volumenmonitoring geeignet.*
- *Bei Vorliegen einer IAH sollten Monitoringverfahren wie die Pulswellenanalyse und die Kardiosonografie bevorzugt werden.*
- *Voraussetzungen einer validen Messung der dynamischen Variablen sollten bekannt sein und veränderte (erhöhte) Schwellenwerte bei der Interpretation der dynamischen Variablen berücksichtigt werden.*
- *Transpulmonale Thermodilutionsverfahren zeigten eine gute Validität der HZV-Messungen auch bei Vorliegen einer IAH oder eines ACS. Dies gilt auch für die aus der TPTD abgeleiteten Messwerte GEDV und EVLW.*
- *EVLW ist ein wertvoller Parameter für die Beendigung einer Volumentherapie bei Überwässerung. Dies ist insbesondere auch bei IAH und ACS von Bedeutung.*
- *Ein positiver PLR-Test kann auch bei IAH hilfreiche Informationen liefern, ein negatives Testergebnis ist hingegen nicht verwertbar.*
- *Jeder Behandler sollte sich im häufig stressigen Alltag die Zeit nehmen, die (Kardio-)Sonografie konsequent zu trainieren. Übung macht den Meister!*

Literatur

1. Hong JJ, Cohn SM, Perez JM, Dolich MO, Brown M, McKenney MG (2002) Prospective study of the incidence and outcome of intra-abdominal hypertension and the abdominal compartment syndrome. Br J Surg 89(5):591–6.
2. Kirkpatrick AW, Roberts DJ, De Waele J, Jaeschke R, Malbrain MLNG, De Keulenaer B et al. (2013) Intra-abdominal hypertension and the abdominal compartment syndrome: updated consensus definitions and clinical practice guidelines from the World Society of the Abdominal Compartment Syndrome. Intensive Care Med 39(7):1190–206.
3. Malbrain MLNG, Cheatham ML, Kirkpatrick A, Sugrue M, Parr M, De Waele J et al. (2006) Results from the International Conference of Experts on Intra-abdominal Hypertension and Abdominal Compartment Syndrome. I. Definitions. Intensive Care Med 32(11):1722–32.
4. Marik PE, Cavallazzi R (2013) Does the central venous pressure predict fluid responsiveness? An updated meta-analysis and a plea for some common sense. Crit Care Med 41(7):1774–81.
5. Monnet X, Marik PE, Teboul J-L (2016) Prediction of fluid responsiveness: an update. Ann Intensive Care 6(1):111.
6. Benes J, Giglio M, Brienza N, Michard F (2014) The effects of goal-directed fluid therapy based on dynamic parameters on post-surgical outcome: a meta-analysis of randomized controlled trials. Crit Care 18(5):584.
7. Monnet X, Teboul J-L (2015) Passive leg raising: five rules, not a drop of fluid! Crit Care 19(1):18.

8. Cherpanath TGV, Hirsch A, Geerts BF, Lagrand WK, Leeflang MM, Schultz MJ et al. (2016) Predicting Fluid Responsiveness by Passive Leg Raising: A Systematic Review and Meta-Analysis of 23 Clinical Trials. Crit Care Med 44(5):981–91.
9. Monnet X, Marik P, Teboul J-L (2016) Passive leg raising for predicting fluid responsiveness: a systematic review and meta-analysis. Intensive Care Med 42(12):1935–47.
10. Janssens U, Kluge S (2015) Indication and control of volume therapy. First things first. Med Klin Intensivmed Notfmed 110(2):110–7.
11. Feissel M, Michard F, Faller J-P, Teboul J-L (2004) The respiratory variation in inferior vena cava diameter as a guide to fluid therapy. Intensive Care Med 30(9):1834–7.
12. Cecconi M, De Backer D, Antonelli M, Beale R, Bakker J, Hofer C et al. (2014) Consensus on circulatory shock and hemodynamic monitoring. Task force of the European Society of Intensive Care Medicine. Intensive Care Med 40(12):1795–815.
13. Craig TR, Duffy MJ, Shyamsundar M, McDowell C, McLaughlin B, Elborn JS et al. (2010) Extravascular lung water indexed to predicted body weight is a novel predictor of intensive care unit mortality in patients with acute lung injury. Crit Care Med 38(1):114–20.
14. Jozwiak M, Silva S, Persichini R, Anguel N, Osman D, Richard C et al. (2013) Extravascular lung water is an independent prognostic factor in patients with acute respiratory distress syndrome. Crit Care Med 41(2):472–80.
15. Malbrain MLNG, De Waele JJ, De Keulenaer BL (2015) What every ICU clinician needs to know about the cardiovascular effects caused by abdominal hypertension. Anaesthesiol Intensive Ther 47(4):388–99.
16. Marik PE, Cavallazzi R, Vasu T, Hirani A (2009) Dynamic changes in arterial waveform derived variables and fluid responsiveness in mechanically ventilated patients: a systematic review of the literature. Crit Care Med 37(9):2642–7.
17. Monnet X, Anguel N, Osman D, Hamzaoui O, Richard C, Teboul J-L (2007) Assessing pulmonary permeability by transpulmonary thermodilution allows differentiation of hydrostatic pulmonary edema from ALI/ARDS. Intensive Care Med 33(3):448–53.
18. Nathens AB, Brenneman FD, Boulanger BR (1997) The abdominal compartment syndrome. Can J Surg 40(4):254–8.
19. Beurton A, Teboul J-L, Girotto V, Galarza L, Anguel N, Richard C et al. (2019) Intra-Abdominal Hypertension Is Responsible for False Negatives to the Passive Leg Raising Test. Crit Care Med 47(8):e639–47.
20. Mahjoub Y, Touzeau J, Airapetian N, Lorne E, Hijazi M, Zogheib E et al. (2010) The passive leg-raising maneuver cannot accurately predict fluid responsiveness in patients with intra-abdominal hypertension. Crit Care Med 38(9):1824–9.
21. Malbrain MLNG, de Laet I (2009) Functional hemodynamics and increased intra-abdominal pressure: same thresholds for different conditions …? Crit Care Med 37(2):781–3.
22. Renner J, Gruenewald M, Quaden R, Hanss R, Meybohm P, Steinfath M et al. (2009) Influence of increased intra-abdominal pressure on fluid responsiveness predicted by pulse pressure variation and stroke volume variation in a porcine model. Crit Care Med 37(2):650–8.
23. Jacques D, Bendjelid K, Duperret S, Colling J, Piriou V, Viale J-P (2011) Pulse pressure variation and stroke volume variation during increased intra-abdominal pressure: an experimental study. Crit Care 15(1):R33.
24. Gruenewald M, Renner J, Meybohm P, Höcker J, Scholz J, Bein B (2008) Reliability of continuous cardiac output measurement during intra-abdominal hypertension relies on repeated calibrations: an experimental animal study. Crit Care 12(5):R132.
25. Cecconi M, Malbrain MLNG (2013) Cardiac output obtained by pulse pressure analysis: to calibrate or not to calibrate may not be the only question when used properly. Intensive Care Med 39(4):787–9.
26. Vieillard-Baron A, Evrard B, Repessé X, Maizel J, Jacob C, Goudelin M et al. (2018) Limited value of end-expiratory inferior vena cava diameter to predict fluid responsiveness impact of intra-abdominal pressure. Intensive Care Med 44(2):197–203.
27. Mahjoub Y, Plantefeve G (2007) Cardiac ultrasound and abdominal compartment syndrome. Acta Clin Belg 62 Suppl 1:183–9.

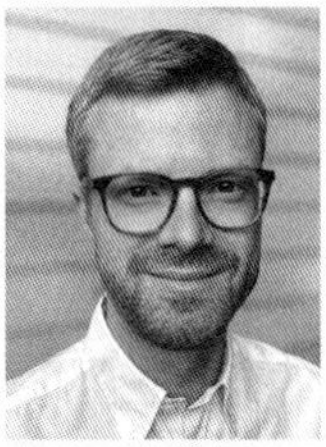

Dr. med. Robert Schiewe

Studium der Medizin an der Johannes Gutenberg-Universität Mainz, Approbation und Dissertation 2011. Zunächst Weiterbildung in der Chirurgie, anschließend anästhesiologische Weiterbildung. Seit 2013 in der Klinik für Anästhesiologie, Intensivmedizin, Notfallmedizin und Schmerztherapie an der Asklepios Klinik St. Georg in Hamburg. 2018 Facharzt für Anästhesiologie. Zusatzweiterbildungen Notfallmedizin und Spezielle Intensivmedizin.

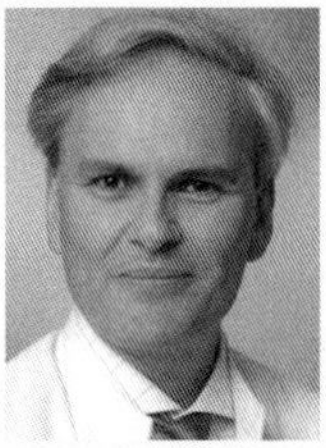

Prof. Dr. med. Berthold Bein, M.A., DEAA

Nach dem Studium der Humanmedizin an der Ludwig-Maximilians-Universität in München machte Prof. Dr. Bein seine Facharztausbildung in Anästhesiologie und Intensivmedizin am Universitätsklinikum Eppendorf in Hamburg. Von 2000 bis 2014 war er als Oberarzt in der Klinik für Anästhesiologie und Operative Intensivmedizin am Universitätsklinikum Schleswig-Holstein, Campus Kiel, tätig. Dort war er seit 2006 leitender Oberarzt und wurde 2009 zum stellvertretenden Klinikdirektor ernannt. Der wissenschaftliche Schwerpunkt von Prof. Dr. Bein liegt im Bereich der Organprotektion durch Anästhetika und dem erweiterten, hämodynamischen Monitoring. Er ist Autor, Co- Autor und Herausgeber zahlreicher hochrangig publizierter Originalarbeiten, Zeitschriften und Fachbücher, sowie Mitautor der S3-Leitlinie „Vermeidung von perioperativer Hypothermie“ und der S2k-Leitlinie „Perioperatives hämodynamisches Monitoring und Behandlungskonzepte“.

Von 2009 bis 2015 war Prof. Dr. Bein Landesvorsitzender der Deutschen Gesellschaft für Anästhesiologie und Intensivmedizin (DGAI) in Schleswig-Holstein. Im August 2014 übernahm er die Leitung der Klinik für Anästhesiologie, Intensivmedizin, Notfallmedizin und Schmerztherapie an der Asklepios Klinik St. Georg. Seit 2018 ist er stellv. Landesvorsitzender des DGAI Landesverbands Hamburg.

2 Gibt es noch Indikationen für die explorative Laparotomie?

Elke Muhl

2.1 Einleitung und epidemiologische Daten

Die explorative Laparotomie ist ein seltener Eingriff mit 0,48% aller Operationen 2018 in Deutschland (s. Tab. 1). Der folgende Beitrag soll dazu dienen, die noch vorhandenen Indikationen der explorativen Laparotomie darzustellen und auch Indikationen zur explorativen Laparoskopie als konkurrierendes Verfahren.

Die mögliche hohe Auflösung bildgebender Verfahren (1 mm bei CT und MRT, in Studien noch weniger) und die Zunahme von technischen Möglichkeiten und Expertise in der Laparoskopie könnten dazu geführt haben, dass von 2007 bis 2018 kein nennenswerter Anstieg der explorativen Laparotomien trotz Anstieg der Gesamt-Operationszahlen von 27,7% zu verzeichnen ist (s. Tab. 1). Im Dänischen Nationalen Patientenregister wurden für die Jahre 2003 bis 2014 13.795 Patienten mit explorativen Notfalllaparotomien erfasst (1), was einer Inzidenz von 27 pro 100.000 Patienten und Jahr entspricht.

Tab. 1 Operationen in deutschen Krankenhäusern, vollstationär, 2005, 2007, 2012, 2017, 2018 nach ICD 4-stellig (Gesundheitsberichterstattung des Bundes) (2). Die Zahlen beinhalten elektive und Notfall-Eingriffe.

	OPS-Code	2007	2012	2017	2018	2005–2018
Operationen gesamt	5.-	13.288.291	15.714.665	16.866.846	16.974.415	+27,7%
Expl. Laparotomie	5-541	77.480	82.724	80.882	81.745	+5,5%
Diagn. Laparoskopie	1-694	61.678	60.908	60.766	60.500	-2%

2.2 Explorative Laparotomie und diagnostische Laparoskopie

Eine explorative Laparotomie kann ein Notfalleingriff oder ein elektiver Eingriff sein. Letztere haben in den Leitlinienempfehlungen der letzten Jahre für die Diagnostik bei onkologischen Patienten zugunsten der Laparoskopie an Bedeutung verloren durch die zunehmend guten Ergebnisse der Laparoskopie, mit geringer Zahl nicht erkannter Befunde, niedrigen Konversionsraten und geringerer Morbidität (3–5).

Indikationen zur elektiven explorativen Laparotomie und Laparoskopie

Staging Operationen bei Malignomen zur Feststellung einer Peritonealkarzinose, z.B. vor ablativen/operativen Therapien oder vor Chemotherapien sind mittlerweile eine Domäne der Laparoskopie (4).

Beim Magenkarzinom, insbesondere bei lokal fortgeschrittenem Befund, wird eine explorative Laparoskopie als ein wichtiger Schritt in der Diagnostik vor der perioperativen Therapie in der S3-LL Magenkarzinom vom 2019 (3) empfohlen. Beim lokal fortgeschrittenen Pankreaskarzinom kann die diagnostische Laparoskopie klären, ob eine occulte Peritonealkarzinose vorhanden ist. Diese wird in 20–30% der Fälle gefunden, in denen dann eine lokal ablative/radikal resezierende operative Therapie oft nicht zum Nutzen des Patienten sein wird (4). Lediglich in der S3-LL „Diagnostik, Therapie und Nachsorge maligner Ovarialtumoren" vom März 2020 (5) findet sich noch die Empfehlung, dass außerhalb von Studien kein laparoskopisches Staging durchgeführt werden soll. Die Evidenz hierfür ist allerdings gering.

> *Bei rezidivierenden oder anhaltenden abdominalen Beschwerden kann nach negativer Bildgebung und gastroenterologischer/gynäkologischer Diagnostik die Laparoskopie in Erwägung gezogen werden.*

Eine geplante „second-look" Operation bei z.B. Z.n. operativer oder interventioneller Behandlung wegen mesenterialer Ischämie und möglicherweise verbliebenen ischämischen Arealen am Gastrointestinaltrakt ist eine der wenigen Indikationen für eine elektive explorative Laparotomie bei Intensivpatienten.

2.3 Indikationen für die explorative Notfall-Laparotomie

Eine explorative Notfall-Laparotomie ist klassischerweise indiziert bei (6, 7):

- abdomineller Schussverletzung (jede!)
- schwerem Abdominaltrauma (7) mit:
  - prolabierten Bauchorganen
  - fortgesetzter intraabdominaler Blutung und Kreislaufinstabilität/persistierendem hämorrhagischem Schockzustand (freie abd. Flüssigkeit in der obligaten Notfallsonografie FAST)
  - schwerer Pankreasverletzung mit Verdacht auf Pankreasgangruptur
  - posttraumatischem Peritonismus
  - posttraumatisch freier abdominaler Luft/Hinweis auf Hohlorgan- oder Mesenterialverletzung

- Rupturiertem Bauchaortenaneurysma mit therapierefraktärem hämorrhagischem Schock (8), wenn keine aufgrund der anatomischen Verhältnisse radiologisch-interventionelle Versorgung im OP infrage kommt oder technische und logistische Voraussetzungen hierfür nicht vorhanden sind.
- Postoperativer Peritonismus mit therapierefraktärem septischem Schock.
- Mögliche Ursachen beim Notfall-/Intensivpatienten sind z.B.
  - Hohlorganperforationen, Nahtinsuffizienz am Gastrointestinaltrakt, die in der Bildgebung nicht immer genau lokalisierbar sind.
  - V.a. mesenteriale/intestinale Ischämie, die sich der Bildgebung in der Angio-CT manchmal entzieht (non-occlusive mesenterial ischemia NOMI)
  - Durchwanderungsperitonitis z.B. bei nekrotisierender Enteritis

Die aktuell bis 2021 gültige Leitlinie „Polytrauma/Schwerverletztenbehandlung“ (9) gibt für den Patienten mit Abdominaltrauma die Empfehlung:

> *„Bei hämodynamisch aufgrund einer intraabd. Läsion (freie Flüssigkeit) nicht stabilisierbaren Patienten sollte unverzüglich eine Notfall-Laparotomie eingeleitet werden. Die Möglichkeit eines Schocks nicht abdomineller Ursache sollte hierbei berücksichtigt werden.“ (Empfehlungsgrad B)*

Die aktuelle S3-Leitlinie „Screening, Diagnostik, Therapie und Nachsorge des Bauchaortenaneurysmas“ (AAA) (8) empfiehlt die sofortige invasive Versorgung eines Patienten mit rupturiertem Bauchaortenaneurysma (Evidenzgrad IIb, Empfehlungsgrad A). Hämodynamisch instabile Patienten (RR < 80 mmHg) mit bekanntem AAA, Schock und klinischen Zeichen der Ruptur sollten ohne weitere Diagnostik in den OP gebracht werden (8) und dann ggfs. nach DSA im OP interventionell oder offen via Laparotomie versorgt werden.

2.4 Bildgebende Diagnostik beim abdominellen Trauma und Indikation zu explorativer Laparoskopie oder Laparotomie

Eine kontrastmittelverstärkte Multislice-CT (mit arterieller und portalvenöser Phase) ist für Patienten mit abdominalem Trauma (stumpf oder penetrierend) ein „Muss“, da es mit hoher Sensitivität (97,2%) und höchster Spezifität (94,7%) intra-abdominelle Verletzungen aufdecken kann. Sie ist der diagnostische Goldstandard beim Abdominaltrauma (7). Zwerchfellverletzungen können dieser Diagnostik entgehen und auch Hohlorganperforationen, wenn keine freie Luft nachweisbar ist (10).

Bei abdomineller Stichverletzung und kreislaufstabilem Patienten liegt in 50–70% eine Verletzung des Peritoneums vor (11, 12). Selbst wenn das Peritoneum durchstochen ist, brauchen nur in 50–70% der Patienten eine operative Therapie wegen intraabdomineller Verletzungen. Liegen Organverletzungen vor, zeigen nur 2% der CT-Untersuchungen einen Normalbefund (12). Zeigt die CT freie abd. Luft, Darmverletzungen, oder freie abd. Blutung mit Kreislaufinstabilität ist in jedem Fall eine Laparotomie indiziert. Bei freier Flüssigkeit im Abdomen unbekannter Herkunft, kreislaufstabilem Patienten und nicht sicherer Blutung kann laparoskopiert werden. Kreislaufstabile Patienten mit abgegrenztem Hämatom in Leber, Milz oder Niere nach Abdominaltrauma bedürfen der stationären Beobachtung.

Die lokale Revision des Stichkanals kann aufgrund eines Kulissenphänomens eine Verletzung des Peritoneums nicht sicher klären und ist daher zugunsten der diagnostischen Laparoskopie verlassen worden.

Wenn bildgebende Verfahren zu keiner zeitgerechten Klärung der Diagnose führen, stellt sich die Frage, ob eine explorative Laparotomie erforderlich ist oder ob eine explorative Laparoskopie indiziert ist. Die Laparoskopie ist der kleinere Eingriff und kann nichttherapeutische Laparotomien bzw. negative Laparotomien in 45,5–100% vermeiden (7).

Es gibt Kontraindikationen für die Laparoskopie, die zu beachten sind.

Kontraindikationen für eine Laparoskopie (7) sind

- ***Kreislaufinstabilität***
- ***Hirntrauma****, da das Pneumoperitoneum den intracraniellen Druck erhöhen kann (13).*
- ***Hoher Beatmungsdruck****, da das Pneumoperitoneum zu Beatmungsproblemen/-Komplikationen führen kann.*
- ***Die evtl. nicht vorhandene laparoskopische Expertise des Operateurs.***
- ***Distendierte Darmschlingen oder bekannter Verwachsungsbauch****, die laparoskopisch eine Übersicht über das gesamte Abdomen nicht erwarten lassen.*
- ***Technische Grenzen*** *gibt es in Entwicklungsländern mit begrenzten Ressourcen im Gesundheitswesen und limitierter Infrastruktur (Strom, Zugang zu Krankenhäusern, Geräteausstattung), aber auch in Kriegssituationen wie derzeit in Syrien (14) oder in Afghanistan (15).*

Gründe für eine Konversion von der Laparoskopie zur Laparotomie (16, 17) sind

- *extensive intraabdominelle Blutung*
- *laparoskopisch nicht sanierbare pathologische Befunde*
- *hämodynamische Instabilität*
- *multiple und komplexe Verletzungen im Abdomen*
- *eingeschränkte Explorationsmöglichkeit*

2.5 Laparotomie und Laparoskopie beim abdominellen Trauma

In einem Vergleich von Laparoskopie und Laparotomie bei 9.058 kreislaufstabilen Patienten mit Abdominaltrauma aus 64 Studien ergaben sich in einer Meta-Analyse aus 2015 für die Laparoskopie Vorteile durch eine geringere Komplikationsrate, eine sehr geringere Anzahl übersehener pathologischer Befunde, kaum Konversionen zur Laparotomie. Die Sanierung der laparoskopisch gefundenen pathologischen Befunde gelang in 46–95% auch laparoskopisch (17).

Allerdings ist die Qualität der eingeschlossenen Studien gering (Fallkontrollstudien, Case-Reports, keine Randomisiert kontrollierten Studien), sodass die Verwendung gepoolter Daten in diesem Review kritisch zu betrachten ist.

Die Rate an Laparoskopien in Deutschland beim Abdominaltrauma ist nach aktuellen Daten mit 0,7% der Patienten gering, während 48,8% der Patienten konservativ behandelt werden konnten und 50,6% der Patienten laparotomiert wurden (18).

In einem aktuellen systematischen Review zum Wert der Laparoskopie beim stumpfen und beim penetrierenden Bauchtrauma wurde in 15 Studien mit 5.869 Patienten mit einer Rate von nur 1,4% laparoskopisch pathologische Befunde nicht gefunden (7). In 60,5% der Fälle war die Laparoskopie auch therapeutisch. Nur in 29,3% wurde zur Laparotomie konvertiert. Beim stumpfen Bauchtrauma führen 14,1% und bei penetrierendem Bauchtrauma 30,1% der Laparoskopien zur Konversion (7). Die Komplikationsraten der Laparoskopie vs. Laparotomie lassen sich nicht kausal dem Verfahren zuordnen und sind für die Laparoskopie eher geringer (7).

Wegen der sehr geringen Rate übersehener Befunde bei der explorativen Laparoskopie und der hohen Anzahl an dann erfolgreichen laparoskopischen Therapien scheinen Bedenken gegenüber der Laparoskopie beim Abdominaltrauma nicht mehr gerechtfertigt.

Take home messages:

- *Elektive explorative Laparotomien z.B. in der onkologischen Diagnostik sind weitgehend durch die Laparoskopie ersetzt und selten indiziert.*
- *Die explorative Notfall-Laparotomie ist indiziert bei abdomineller Schussverletzung, bei postoperativem Peritonitis mit therapierefraktärem septischen Schock und negativer Bildgebung, beim schweren stumpfen oder penetrierendem abdominellen Trauma mit hämodynamischer Instabilität/hämorrhagischem Schock, bei prolabierten Bauchorganen, bei Nachweis freier Luft, posttraumatischem Peritonismus, Verdacht auf Mesenterialgefäßverletzung und beim V.a. auf schwere Pankreasverletzung mit V.a. Pankreasgangruptur.*
- *Beim kreislaufstabilen Traumapatienten mit Abdominalverletzung werden laparoskopisch nur 1,4% der vorhandenen Befunde nicht gesehen. In 60,5% der Fälle gelingt laparoskopisch auch die definitive Therapie*
- *Die Allgemeinen Kontraindikationen für die Laparoskopie sind zu beachten.*

Literatur und Weblinks

1. Toftlund SA, Gögenur I, Thygesen LC (2020) Descriptive study of all danish patient untergoing emergency exploratory laparotomies in the period 2003–2014. Scand J public Health May; 48, 3 243–249
2. Gesundheitsberichterstattung des Bundes. URL: www.gbe-bund.de (abgerufen 03.08.2020)
3. S3-Leitlinie Magenkarzinom – Diagnostik und Therapie der Adenokarzinome des Magens und des ösophagogastralen Übergangs August 2019. Gültig bis 2023. AWMF-Registernummer: 032/009OL. Gastroenterol 2019 Dec; 57 (12):1517–1632. doi: 10.1055/a-1018-2516. URL: www.awmf.org (abgerufen 01.07.2020)
4. van Veldhuisen E, van den Oord C, Brada LJ, Walma MS, Vogel JA,. Wilmink JW, del Chiaro M, van Lienden KP, Meijerink MR, van Tienhoven G, Hackert T, Wolfgang CL, van Santvoort H, Groot Koerkamp B, Busch OR, Molenaar IQ, van Eijck CH, Besselink MG, the Dutch Pancreatic Cancer Group and International Collaborative Group on Locally Advanced Pancreatic Cancer (2019) Locally advanced pancreas cancers: Work-up, Staging and local intervention strategies. Cancers (Basel) Jul 11 (7): 976. doi: 10.3390/cancers11070976
5. S3 LL Diagnostik, Therapie und Nachsorge maligner Ovarialtumoren. Stand 1. März 2020, gültig bis 28.2.2025 AWMF-Registernummer: 032/035OL, AWMF-Registernummer: 032/035. URL: www.awmf.org (abgerufen 08.07.2020)

6. Lang M, Hierholzer C, Woltmann A (2015) Abdominalverletzungen. In: Marx G, Muhl E, Zacharowski K, Zeuzem S (Hrsg.) Die Intensivmedizin, Springer-Verlag Heidelberg
7. Beltzer C, Bachmann R, Strohäker J, Axt St, Schmidt R, Küper M, Königsrainer A (2020) Wertigkeit der Laparoskopie beim stumpfen und penetrierenden Abdominaltrauma – ein systematisches Review. Der Chirurg 91: 567–75
8. S3-Leitlinie „Screening, Diagnostik, Therapie und Nachsorge des Bauchaortenaneurysmas". Deutsche Gesellschaft für Gefäßchirurgie. Nr 004–014. Stand 7.7.2018, Gültig bis 2023. URL: www.awmf.org (abgerufen 08.07.2020)
9. S3 guideline on treatment of patients with severe/multiple trauma (2018) Polytrauma Guideline update group. German Trauma Society DGU. European J Trauma Emerg Surg, 44 Suppl 1: S. 3–271. AWMF-Register Nr 012/019 URL: www.awmf.org (abgerufen 08.07.2020)
10. Sprunt JM, Brown CVR, Reifsnyder AC, Shestopalov AV, Ali S, Fielder WD (2014) Computed tomography to diagnose blunt diaphragm injuries: Not ready for prime time. Am Surg Nov;80(11):1124–7
11. Biffl WL, Lappaniemi A (2015) Management guidelines for penetrating abdominal trauma. World J Surg, 39, 1373–80
12. Kevric J, Aguirre V, Martin K, Varma D, Fitzgerald M, Pilgrim C (2015) Peritoneal Breach as an Indication for exploratory laparotomy in penetrating abdominal stab injury: Operative findings in haemodynamically stable patients. Emerg Med Int 2015 doi: 10.1155/2015/407173
13. Justin V, Fingerhut A, Uranues S (2017) Laparoscopy in blunt abdominal trauma: For whom, when and why?. Curr Trauma Rep, 3: 43–50
14. Alsaid B, Alhimyar M, Alnweilaty A, Alhasan E, Shalhoum ZAA, Bathich M, Ahmad AM, Ahmad T, Turkmani K, Sara S (2020) Laparotomy due to war – related penetrating abdominal trauma in civilians: Experience from Syria 2011–2017. Disaster Med Public Health Prep, June 3, 1–9 doi: 10.1017/dmp.2020.77
15. Cardi M, Inbrahim K, Alizai SW, Mohammad H, Garatti M, Rainone A, Marzo FD, La Torre G, Paschetto M, Carbonari L, Mingarelli V, Mingoli A, Sica GS, Sibio S (2019) Injury patterns and causes of death in 953 patient with penetrating abdominal war wounds in a civilian independent non-governmental organization hospital in Lashkargah, Afghanistan. World J of Emergency Surgery, 14: 51. doi: https://doi.org/10.1186/s13017-019-0272-z
16. Matsevych O, Koto M, Balabyeki M Aldous C (2018) Trauma Laparoscopy – When to start and When to convert.? Surg Endosc, Mar, 32,2: 1344:1352
17. Li Y, Xiang Y, Wu N., Wu L, Yu Z, Zhang M, Wang M, Jiang J, Li J (2015) A comparison of laparoscopy and laparotomy for the management of abdominal trauma: A systematic review and Meta-analysis. World J Surg, 39, 2862–71
18. Debus F, Lefering R, Lechler P, Ruchholz S, Frink M (2019) Traumaregister der DGU. Frühe klinische Versorgungsstrategien für schwerverletzte Patienten mit Abdominaltrauma. Chirurg 90: 752–757

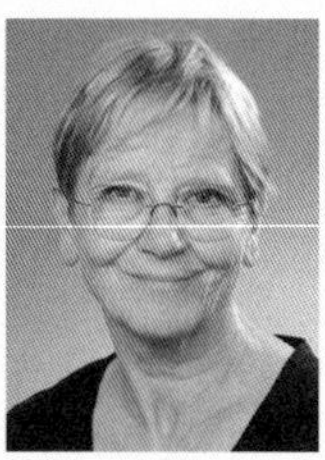

Prof. Dr. med. Elke Muhl

Studium der Humanmedizin in Kiel. Weiterbildung zum Facharzt für Chirurgie im Westküstenklinikum Heide und am Universitätsklinikum Schleswig-Holstein UKSH, Campus Lübeck. Erwerb der Teilgebietbezeichnungen Unfallchirurgie und Gefäßchirurgie und der Fakultativen Weiterbildung Intensivmedizin. Habilitation 1995 und Ernennung zur apl. Professorin an der Universität Lübeck. Am UKSH Campus Lübeck als Oberärztin von 1994–2018 mit der Leitung der chir. Intensivstation betraut. Präsidentin der DIVI 2013/2014, Kongresspräsidentin der DIVI 2018. Seit 2018 im Ruhestand. 2020 Erwerb der Zusatzweiterbildung Palliativmedizin.

3 Management des akuten Abdomens in der Unfallchirurgie

Alexander Woltmann, Martin Hornberger, Anna Philine Düssel und Michael Lang

Das „akute Abdomen“ in der Unfallchirurgie ist ein Symptomenkomplex, welcher durch ein potenziell lebensbedrohliches, initial unklares Verletzungsmuster gekennzeichnet ist und mit Schmerzen, Peritonismus sowie häufig einer Kreislaufdekompensation einhergeht. Die Prävalenz des Abdominaltraumas liegt bei etwa 20% der lebensbedrohlich Mehrfachverletzten. Das Monotrauma ist seltener. Die Symptomatik bestimmt die Dynamik der apparativen Diagnostik mit Labor, Sonografie und CT. Die Strategie sieht vor, eine Blutung zu stillen und eine Sepsis zu vermeiden. Die Schwere der Verletzung diktiert das therapeutische Vorgehen. Hier ist zu unterscheiden, ob nach dem Damage-Control Prinzip oder nach dem Prinzip des Early Total Care zu handeln ist. Um diese Entscheidung zu treffen, können Scores und klinische Parameter herangezogen werden. Die Herausforderung in der Behandlung von Patienten mit traumatisch bedingtem Akutem Abdomen liegt darin, primär Verletzungen vollständig zu erkennen, eine situationsgerechte Therapie einzuleiten und auf auftretende Komplikationen adäquat zu reagieren. Diese Behandlung sollte nach Möglichkeit in Traumazentren mit der entsprechenden Übungshaltung und apparativen Ausstattung durchgeführt werden.

3.1 Epidemiologie

Beim Polytrauma liegt die Häufigkeit einer begleitenden Abdominalverletzung laut Traumaregister bei 15–20%. Es handelt sich in unseren Breiten in der Regel um Verkehrsunfälle. Am häufigsten sind Patienten in der 4. Lebensdekade betroffen. Im eigenen Untersuchungsgut beträgt die Verletzungsschwere beim Polytrauma im Durchschnitt 26 Punkte des Injury Severity Scores (ISS), mit abdomineller Beteiligung etwa 40 Punkte. Die Letalität beim Polytrauma mit Abdominaltrauma steigt von etwa

10–15% auf 20–25% durch das Abdominaltrauma an, wobei zwischen stumpfem und penetrierendem Trauma unterschieden wird.

3.2 Untersuchung

Im Schockraum wird auf Prell- und Gurtmarken geachtet, bei der Palpation muss eine Abwehrspannung geprüft werden. Zudem sollte digital-rektal eine peranale Blutung ausgeschlossen werden. Ein wichtiges Kennzeichen ist auch eine Hämaturie oder gar eine Eventeration der Bauchorgane. Die apparative Diagnostik richtet sich nach der Dynamik der Symptomatik. Grundsätzlich ist das Labor mit Blutgasanalyse abzunehmen und eine FAST (Focused Assessment with Sonography for Trauma) Ultraschalluntersuchung durchzuführen zum Ausschluss freier abdomineller Flüssigkeit sowie eines Perikardergusses. Der Goldstandard ist eine triphasische Kontrast MultiSliceCT-Untersuchung des Abdomens im Rahmen des Polytraumascans (1).

3.3 Strategie

Beim Monotrauma erfolgt die definitive Behandlung entsprechend des Prinzips des Early Total Care (ETC) einzeitig. Beim Polytrauma liegt der Fokus auf dem Überleben des Patienten. Die Behandlung verläuft in der Regel in Etappen entsprechend dem Damage-Control Prinzip (2) mehrzeitig. Die definitive Rekonstruktion erfolgt nach initialer Stabilisierung des Patienten zu einem späteren Zeitpunkt. Oberste Maßgabe sind zunächst die Kontrolle der Blutung, die Verhinderung einer septischen Komplikation und der Erhalt der Organfunktionen (s. Abb. 1).

Zu bemerken ist, dass zwischenzeitlich Scores zur Bemessung des Schweregrades von polytraumatisierten Patienten herangezogen werden, welche mehr auf physiologi-

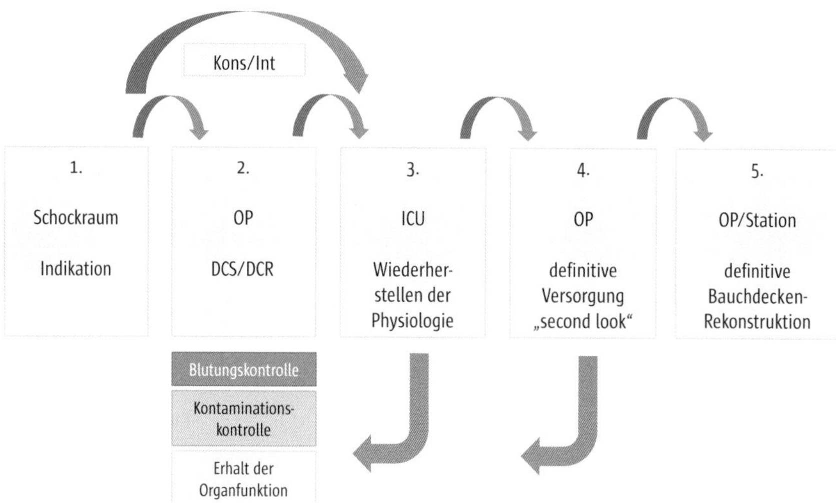

Abb. 1 Algorithmus beim Abdominaltrauma in der Unfallchirurgie

schen Werten als auf Verletzungsscores basieren, welche nur anatomische Kriterien heranziehen. So bezieht die „Berliner Polytrauma Definition“ neben den anatomischen Verletzungen auch physiologische Parameter wie Alter, Hypotension, Bewusstlosigkeit, Acidose und Koagulopathie mit in die Berechnung ein (3).

3.4 Häufigkeit

Die Milz ist mit etwa 35% am häufigsten betroffen, gefolgt von Leber, Niere, Darm und Harnblasenverletzungen. Diese Häufigkeit wird dadurch bestimmt, dass in unserem Umfeld das stumpfe Bauchtrauma häufiger ist als das penetrierende Bauchtrauma (4).

3.5 Zwerchfell

Zwerchfellverletzungen haben eine Inzidenz von 4–6%, sie treten links fünfmal häufiger als rechts auf und stellen wegen möglicher Inkarzeration, Strangulation oder Blutung eine absolute Operationsindikation dar. Linksseitige Verletzungen werden in der Regel von abdominal, rechtsseitige von thorakal her angegangen. Bei einer notwendigen Laparotomie ist jedoch nach Mobilisierung der Leber eine Zwerchfellnaht rechts auch von abdominal durchführbar. Häufig gelingt eine Primärnaht, selten (bei Einbeziehung des Hiatus in das Verletzungsmuster) ist eine Netzaugmentation erforderlich.

3.6 Milz

Wie alle folgenden Verletzungen der parenchymatösen Organe werden die Milzverletzungen in fünf Grade (Klassifikation nach Moore oder der AAST American Assosiation for the Surgery of Trauma) eingeteilt, vom subkapsulären Hämatom bis zur Totalruptur. Konservativ sollen insbesondere Kinder mit Monotrauma bei Kreislaufstabilität behandelt werden. Eine zunehmende Rolle nimmt im Rahmen des „Non Operative Managements (NOM)“ die Möglichkeit einer radiologischen Intervention ein. Hierdurch ist ein hoher Grad des Organerhaltes möglich. Operativ ist die Behandlung bei Kreislaufinstabilität und hohem Blutverlust. Organerhaltend soll bei vorhandener Expertise vorgegangen werden, wenn keine weitere Verletzung vorliegt, ansonsten ist eine Splenektomie erforderlich (s. Abb. 2–4).

3.7 Leber

Auch bei Verletzungen der Leber erfolgt die Klassifizierung des Schweregrades nach der Klassifikation nach Moore bzw. nach AAST. Konservativ kann in der Regel bei Kreislaufkompensation vorgegangen werden. Erfahrungen aus der Kinderchirurgie sowie mit konservativ behandelten Milzrupturen wurden auf die Leber übertragen und evaluiert. In > 80% der Fälle ist das Selektive Nichtoperative Management das Standardverfahren bei hämodynamisch stabilen Patienten. Sollte eine explorative Laparotomie nach Abdominaltrauma mit Leberbeteiligung erforderlich werden,

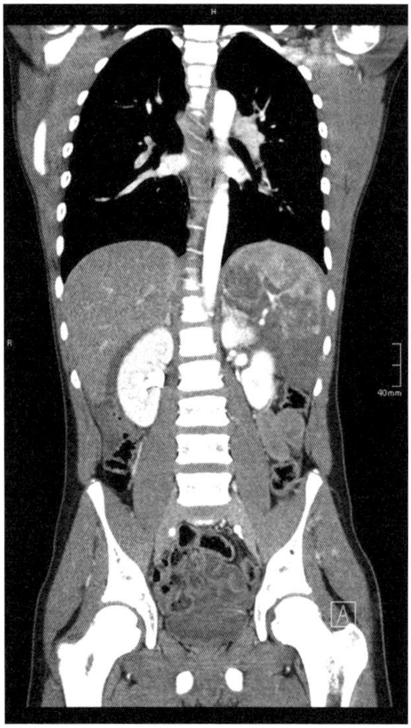

Abb. 2 4° Milzruptur bei einem 14 Jahre alten Kind

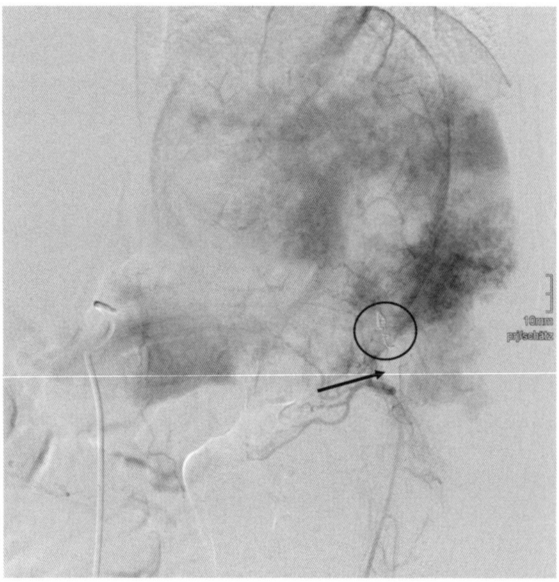

Abb. 3 Konservative Behandlung mit Embolisation (schwarzer Kreis) und resultierendem segmentalen Perfusionsausfall der Milz (schwarzer Pfeil). Mit freundlicher Genehmigung von Prof. Dr. M. Treitl, BG-Unfallklinik Murnau

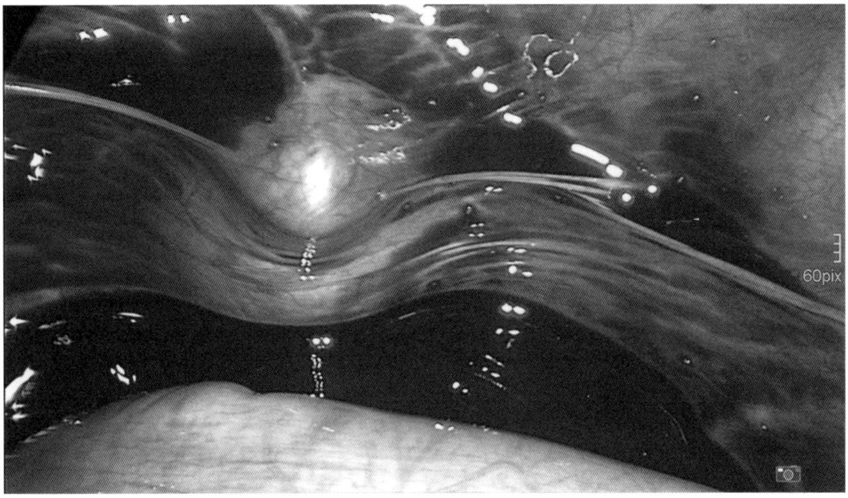

Abb. 4 OP-Situs beim laparoskopischen Ausspülen des Hämaskos

erfolgt diese primär zur Blutungskontrolle. In der Regel ist hier eine Bauchtuchtamponade am erfolgreichsten. Resezierende Verfahren in der Traumasituation sind auch in spezialisierten Zentren mit einer hohen Letalität von > 50% vergesellschaftet.

3.8 Niere

Hier können 95% konservativ oder interventionell behandelt werden. Die operative Behandlung ist bei höhergradigem Volumenmangelschock, bei progredientem Hämatom oder einer Urinextravasation indiziert.

3.9 Pankreas

Aufgrund der relativ geschützten retroperitonealen Lage des Pankreas treten Verletzungen des Pankreas insgesamt eher selten auf. Nur in 5–7% der schweren abdominellen Verletzungen ist die Bauchspeicheldrüse mitbetroffen. Nichts desto trotz stellen Verletzungen des Pankreas eine besondere diagnostische Herausforderung dar, häufig werden sie verzögert detektiert. Grad I und II nach Moore mit Kontusion und subkapsulärer Ruptur können konservativ behandelt werden. Operativ muss in der Regel bei Verletzung des Ductus pancreaticus vorgegangen werden. Wichtig ist, ob ein Paravasat festgestellt werden kann und die Fascia Gerota respektiert ist oder nicht. Höhergradige Pankreasschwanzverletzungen können reseziert werden, Eine praktikable Damage-Control Maßnahme bei Pankreaskopfverletzungen ist die offene Drainageneinlage unter antibiotischer Abschirmung. So kann der Patient stabilisiert und gegebenenfalls in eine spezialisierte viszeralchirurgische Einrichtung verlegt werden.

3.10 Intraabdominelle Hohlorgane

Hohlorganverletzungen werden nach dem Penetrating Abdominal Trauma Index von Moore 1981 in fünf Grade eingeteilt (5). Bei Verletzungen der intraabdominellen Hohlorgane zielt die chirurgische Therapie auf die effektive Kontrolle der abdominellen Kontamination zur Verhinderung einer sekundären Peritonitis mit nachfolgender Sepsis ab. Dabei geht es bei kritisch Verletzten primär um einen schnellen und effektiven Verschluss gastrointestinaler Perforationen. Bei ausgedehnteren Verletzungen erfolgt eine Diskontinuitätsresektion mit Blindverschluss der Darmenden. Die Rekonstruktion der Magen-Darm-Passage wird erst nach intensivmedizinischer Stabilisierung des Patienten in einer Revisionsoperation ausgeführt (siehe Strategie: mehrzeitiges Vorgehen).

Liegt eine isolierte Hohlorganperforation vor, kann diese primär offen rekonstruiert werden. Insbesondere bei Vorliegen einer Kombination von Wirbelsäulenverletzung (typisch Chance-Verletzung!), Gurtmarke und freier Flüssigkeit ist eine bilanzierende Laparotomie angezeigt, da in dieser Konstellation in > 80% der Fälle eine operationspflichtige Verletzung der Abdominalorgane vorliegt.

3.11 Magen

Magenverletzungen sind insbesondere bei stumpfem Bauchtrauma selten, bei penetrierendem Verletzungsmuster häufiger. Um eine Verletzung auszuschließen, ist eine Inspektion des gesamten Organes einschließlich der Exploration der Magenhinterwand nach Eröffnung der Bursa omentalis erforderlich. Die Behandlung erfolgt meist durch Exzision und Naht.

3.12 Duodenum

Das Duodenum liegt retroperitoneal. Durch seine enge Lagebeziehung zu Pankreas und Hauptgallengang stellen Duodenalverletzungen immer diagnostische und therapeutische Herausforderungen dar. Das Duodenum ist insbesondere gefährdet durch Schertraumen in Kombination mit einer Wirbelsäulenverletzung auf Höhe LWK 1 und 2. Oftmals muss zur Diagnosesicherung eine Gastroduodenoskopie durchgeführt werden. Operativ ist zur Bilanzierung des Organs die Mobilisation nach Kocher erforderlich. Die Rekonstruktion erfolgt durch quere Naht oder in extremis durch eine Rekonstruktion nach Y-Roux.

3.13 Dünndarm

Dünndarmverletzungen haben eine Inzidenz von 2–4% und können leicht übersehen werden, vor allem wenn die Verletzung am mesenterialen Übergang lokalisiert ist. Kleinere Läsionen werden längs exzidiert und quer vernäht, bei größeren Läsionen erfolgt eine Segmentresektion mit Anastomose. In einer Damage-Control Situation ist ein oraler- und aboraler Blindverschluss für 48–72 h bei liegender Magensonde legitim.

3.14 Dickdarm

Kleinere Dickdarmverletzungen können lokal übernäht werden, sollten jedoch in einem „second look“ reevaluiert werden. In der Regel ist die sparsame Resektion erforderlich. Je nach Begleitverletzungen kann hier auch zeitsparend der beidseitige Blindverschluss erfolgen. Die Rekonstruktion erfolgt dann nach Stabilisierung des Patienten sekundär. Primäre Anastomosen können mit einem Schutzstoma protegiert werden. Im Zweifel ist eine Diskontinuitätsresektion mit Anlage eines endständigen Stomas vor der Verletzung durchzuführen. Rektumverletzungen brauchen meist ein Schutzstoma.

3.15 Abdominelles Kompartmentsyndrom

Das abdominelle Kompartmentsyndrom stellt eine weitere Entität des akuten Abdomens in der Unfallchirurgie dar und ist gekennzeichnet durch eine progrediente Erhöhung des intraabdominellen Druckes mit Dysfunktion lebenswichtiger Organe und venöser Perfusionsstörung (6). In der Unfallchirurgie tritt es nach Schädelhirntrauma, Wirbelsäulenverletzungen, retroperitonealen Blutungen oder auch im Rahmen einer Darmschwellung als Ganzkörperischämie-Reperfusions-Syndrom nach hämorrhagischem Schock auf. Auch hier ist wie beim akuten Abdomen die Dynamik des Erkrankungsbildes entscheidend. Entsprechend den Empfehlungen der World Society of the Abdominal Compartment Syndrom zur Einteilung des Schweregrades des Abdominellen Kompartments sollte der abdominelle Druck gemessen werden. Steigt der Druck über 25 mmHg und droht das Organversagen, ist die chirurgische Therapie erforderlich. Diese besteht in einer Entlastungslaparotomie, gegebenenfalls Anlage eines Ileostomas. Das Ileostoma lässt bettseitig eine Kontrolle der Darmdurchblutung zu und gewährleistet eine Darmpassage. Die Relaparotomie ist nach zwei bis sieben Tagen zu planen, der Verschluss des Abdomens nach sechs bis sieben Tagen. Sollte dieser nicht möglich sein, kann ein Etappenverschluss des Abdomens erforderlich sein. In extremen Fällen muss eine „geplante Hernie“ in Kauf genommen werden und eine sekundäre Rekonstruktion der Bauchdecke durchgeführt werden.

3.16 Spezielle Konstellationen

3.16.1 Laparoskopie

Die Laparoskopie ist bei Stichverletzungen ein gutes diagnostisches Mittel, um die Integrität der Bauchwand zu beurteilen und diaphragmale oder peritoneale Verletzungen zu bilanzieren. Kleinere Verletzungen von Leber und Milz können so auch behandelt werden. Im Zweifel ist insbesondere bei Hohlorganverletzungen die Laparotomie anzuschließen. Die Maßnahme ist insbesondere geeignet, sekundär ein Hämaskos auszuspülen, wenn die Ursache dessen bekannt ist.

3.16.2 Aortenblockade (REBOA: Resuscitative Endovascular Balloon Occlusion of the Aorta)

Diese Maßnahme ist bei mehrfachverletzten Patienten „in extremis" indiziert (RR syst < 60 mmHg unter maximalen Maßnahmen der Resuscitation), wenn die Blutstillung anders nicht zu erzielen ist. Hierzu wird ein blockbarer Aortenkatheter von der Leiste aus platziert und oberhalb der blutenden Gefäße intraaortal positioniert und geblockt. So kann für die definitive Blutstillung Zeit gewonnen werden (7).

3.16.3 Übersehene Diagnosen

Meistens handelt es sich um Darmperforationen oder Verletzungen des Zwerchfelles. Die verspätete Behandlung derartiger Verletzungen bedeutet eine Erhöhung der Intensivbehandlungs- und Beatmungstage, eine erhebliche Verlängerung der Krankenhausverweildauer sowie eine erhöhte Morbidität und Mortalität.

3.16.4 Algorithmus

Beim stumpfen Bauchtrauma ist nach der körperlichen Untersuchung die FAST-Sonografie indiziert. Liegt ein Volumenmangelschock mit freier abdomineller Flüssigkeit vor, ist die sofortige Laparotomie indiziert. Bei Kreislaufstabilität sollte eine CT-Untersuchung angeschlossen werden. Danach erfolgt befundabhängig eine Kontrollsonografie oder Laparoskopie bzw. Laparotomie. Bei penetrierenden Verletzungen ist bei Volumenmangelschock ebenfalls die sofortige Laparotomie indiziert. Bei Kreislaufstabilität und Stichverletzungen kann über die CT-Untersuchung und Laparoskopie die Notwendigkeit der Laparotomie geklärt werden. Bei Schussverletzungen ist nach der CT-Untersuchung die Laparotomie angezeigt.

Literatur

1. Blum SFU, Schultheis K-H, Mödder U, Lanlado M, Held H-C, Krieg A, Knoefel WT, Zastrow S (2000) Chirurgie und Bildgebung bei Abdominaltrauma. Allgemein- undViszeralchirurgie up2date 14, 83–132
2. Stübig T, Mommsen P, Krettek C, Probst C, Frink M, Zeckey H (2013) Early Total Care (ETC) im Vergleich zu Damage Control Orthopedics (DCO) bei der Behandlung polytraumatisierter Patienten mit Femurschaftfrakturen. Der Unfallchirurg 113(11), 923–930
3. Pape HCh, Lefering R, Butcher N, Peitzman A, Leenen L, Marzi I, Lichte P, Joosten C, Bouillion B, Schmucker U, Stahel PT, Giannoudis P, Balogh ZJ (2014) The definition polytrauma revisited: An international consensus process and proposal of the new „Berlin definition". J Trauma Acute Care Surg 77, 780–786
4. Hierholzer C, Woltmann A (2011) Abdominalverletzungen. In: Burchardi H, Larsen R, Marx G, Muhl E, Schölmerich J (Hrsg.) Die Intensivmedizin. 11. Aufl. 893–909. Springer Berlin Heidelberg
5. Moore EE, Dunn EL, Moore JB, Thompson JS (1981) Penetrating abdominal trauma index. J Trauma 21, 439–445
6. Woltmann A (2017) Abdominelles Kompartmentsyndrom. Trauma Berufskrankh [Suppl 1] 19, S98-S100
7. Bühren V, Trentz O (1989) Intraluminäre Ballonhlockade der Aorta bei traumatischer Massivblutung. Unfallchirurg 92, 309–313

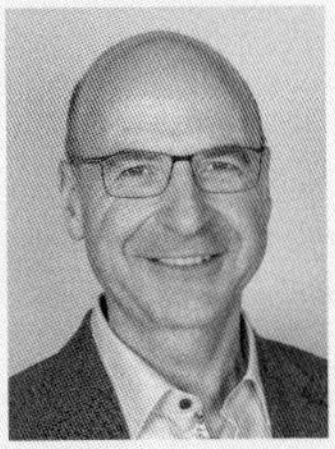

Prof. Dr. med. Alexander Woltmann

1989 Arzt im Praktikum in der Pathologie des Klinikums Nürnberg, 1991 Weiterbildung zum Facharzt für Chirurgie und Teilgebiet Spezielle Unfallchirurgie am Universitätsklinikum in Lübeck, 1998 Habilitation, 1999 einjährige Rotation Unispital in Zürich, Oberarzt zunächst 1999 am Universitätsklinikum Lübeck, ab 2002 an der BG Unfallklinik in Murnau, 2004 Ernennung zum außerplanmäßigen Professor, Leitender Arzt für Allgemein- und Traumachirurgie seit 2008 und Stellvertreter des Ärztlichen Direktors an der BG Unfallklinik seit 2016.

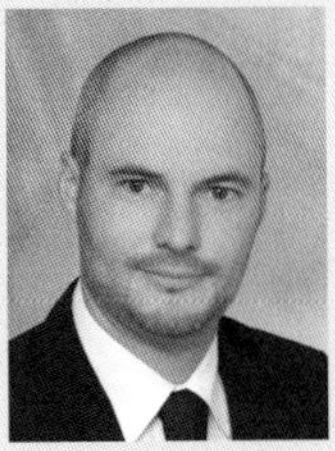

Dr. med. Martin Hornberger

Facharztweiterbildung in der Viszeralchirurgie an der Maria-Theresia-Klinik München (T.F. Hoffmann, 2010–2012) und am Städtischen Klinikum München Bogenhausen mit thoraxchirurgischer Rotation (W. Heitland/ A. Agha, 2012–2016), Promotion 2010, Facharzt für Viszeralchirurgie 2016, Städtisches Klinikum München Harlaching 2016–2019, seit 2019 BG Unfallklinik Murnau.

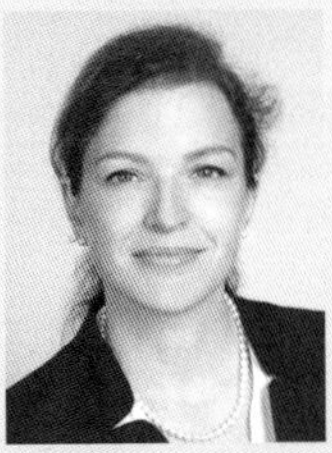

Anna Philine Düssel

2005 Approbation, Weiterbildung zur Fachärztin für Viszeralchirurgie im Klinikum Dachau 2005–2010 und im Klinikum der Ludwig-Maximilians-Universität München, Campus Großhadern 2011, 2012 Fachärztin für Viszeralchirurgie, 2012–2016 Fachärztin in der Abteilung für Allgemein-, Viszeral- und Thoraxchirurgie im Klinikum Dachau, ab 2016 an der BG Unfallklinik in Murnau.

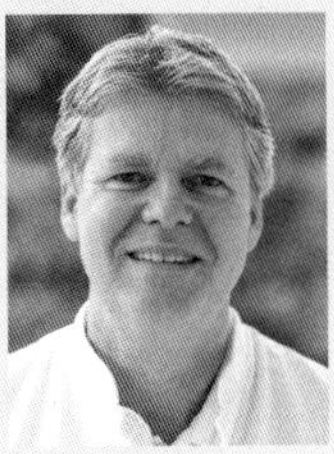

Dr. med. Michael Lang

1996 AiP BGU Murnau, ab 1999 Städt. KH Bad Tölz, FA für Chirurgie, bis 2004 Katharinenhospital Stuttgart, Schwerpunkt spezielle Viszeralchirurgie, bis 2009 OA Asklepios Stadtklinik Bad Tölz, seit 2010 BGU Murnau, spezielle Unfallchirurgie, seit 2015 leitender OA für Allgemein- und Traumachirurgie.

4 Sekundär sklerosierende Cholangitis des kritisch kranken Patienten nach Intensivstationsaufenthalt

Guntje Kneiseler und Alexander Dechêne

4.1 Einleitung

Unter dem Begriff „sklerosierenden Cholangitis" wird eine Gruppe cholestatischer Erkrankungen zusammengefasst, die das intra- und/oder extrahepatische Gallengangsystem betreffen (1). Das klinische Bild der sekundär sklerosierenden Cholangitis (SSC) ähnelt dem Bild der primär sklerosierenden Cholangitis (PSC) (2). Es treten multiple irreguläre Gallengangstrikturen sowie -dilatationen und infolge der chronischen Cholestase eine fortschreitende hepatische Fibrosierung auf. Im Gegensatz zur PSC, bei der die Genese wahrscheinlich immunologische Mechanismen umfasst, kann die Ätiologie der SSC üblicherweise identifiziert werden, auch wenn der genaue Pathomechanismus unklar bleibt (2). Das Auftreten einer sklerosierenden Cholangitis kann durch chronische Gallengangobstruktionen, infektiöse, toxische, immunologische und ischämische Ursachen ausgelöst werden (2, 3). Eine Übersicht über mögliche Ätiologien der SSC gibt Tabelle 1.

In den letzten Jahren rückt das Krankheitsbild der sekundär sklerosierenden Cholangitis des kritisch kranken Patienten (SSC-CIP) nach protrahierter intensivmedizinischer Therapie zunehmend ins Zentrum des Interesses. Aufgrund der Fortschritte in der modernen Intensivmedizin werden mehr Patienten erfolgreich behandelt und überleben die Behandlung auf der Intensivstation (5). Aus diesem Grund mehren sich Berichte über Erkrankungen, die mit der intensivmedizinischen Therapie assoziiert sind, wie auch die SSC-CIP.

Tab. 1 Übersicht möglicher Ursachen der sekundären Cholangitis modifiziert nach Ruemmele et al. (2) und Engler et al. (4)

Ätiologie	Ursache	Pathogenese
Chronische Obstruktion	Gallenganstrikturen	Rekurrente Cholangitis
	Neoplasien	
	Choledocholithiasis	
Immunologisch	Autoimmunpankreatitis	Inflammation
	Mastzell-Cholangiopathie	
	Primär sklerosierende Cholangitis	
	Primär biliäre Cholangitis	
	Sarkoidose	
Infektion	Cytomegalievirus	Inflammation
	Cryptosporidiosis bei AIDS-Patienten	
	Aszendierende Infektionen (bakteriell)	
Ischämie	A. hepatica Thrombose	
	Intraarterielle Chemotherapie	
	Embolisationstherapie	
	Systemische Vaskulitis	
Toxisch	Alkohol- oder Formaldehydinstallationen in die Gallengänge	Schädigung des Epithels
	Medikamente	

4.2 Epidemiologie

Die SSC-CIP wurde vor allem bei Patienten mit einer lebensbedrohlichen Erkrankung und protrahierter intensivmedizinscher Therapie beschrieben (3).

Das Erkrankungsbild scheint insgesamt eher selten zu sein (3). In einer retrospektiven Datenanalyse von 8.625 herzchirurgischen Patienten zeigte sich eine Inzidenz von 0,14% (6). In einem deutschen Lebertransplantationszentrum war bei lediglich 0,61% der Transplantationen die SSC-CIP ursächlich für die Lebererkrankung. Ähnliche Zahlen wurden für die Hämochromatose (0,7%) beobachtet, wohingegen die Rate der Transplantation für eine PSC bei 6,2% lag, was auch am unterschiedlichen Patiententypus liegen kann (7).

Den Patienten mit einer SSC-CIP ist gemeinsam, dass vor dem Intensivstationsaufenthalt keine Leber- oder Gallenwegerkrankungen bestanden (1, 3, 5). Zur Aufnahme auf die Intensivstation führten häufig herz-/thoraxchirurgische Eingriffe (17,6–49%), Polytraumen (17,6–28%) oder Verbrennungen (6, 8–11). Aber auch Intensivstationsaufenthalte aufgrund von Sepsis (43%), relevanten postoperativen Blutungskomplikationen, Myokardinfarkten, Pneumonien oder Subarachnoidalblutungen wurden im Zusammenhang mit dem Auftreten einer SSC-CIP beschrieben (8–11).

Das Alter bei Diagnosestellung beträgt im Mittel 38–58,8 Jahre (7, 12–14). Die berichtete Alterspanne reicht von 18–80 Jahren (7, 10). Die Dauer der intensivmedizinischen Behandlung variiert in der Literatur von 9–167 Tagen (9, 10, 15). Eine maschinelle Beatmung war zwischen 4 und 147 Tagen notwendig (10). Aufgrund der Vielzahl der Differenzialdiagnosen und Veränderungen, die bei Patienten auf der Intensivstation zu erhöhten Leberwerten führen können, wird die Diagnose einer SSC-CIP im Mittel erst 25–58,8 Tage nach dem Initialereignis gestellt (6, 16). Hierzu passend weist auch die Zeitspanne zwischen Auftreten des klinisch manifesten Ikterus und der Diagnosestellung mit 2–27 Monaten eine erhebliche Spannbreite auf (15). In Hinblick auf die Geschlechterverteilung fällt auf, dass Männer häufiger als Frauen betroffen zu sein scheinen (1, 3).

Die Diagnose einer SSC-CIP sollte als Differenzialdiagnose einer Cholestase bei einem Intensivpatienten spätestens dann in Betracht gezogen werden, wenn letztere trotz erfolgreicher Therapie der Grunderkrankung persistiert (1, 2).

4.3 Pathophysiologie

Die der SSC-CIP zugrunde liegenden Pathomechanismen sowie mögliche individuelle Risikofaktoren sind noch weitestgehend unklar (1, 3). Obwohl ein schweres Trauma einen direkten Effekt haben kann, ist die Genese der SSC-CIP jedoch wahrscheinlich multifaktoriell (3).

Die am weitesten verbreitete Theorie ist, dass Ischämie („Konzept der ischämischen Cholangiopathie“) in Kombination mit einer Veränderung der Gallezusammensetzung („Konzept der toxischen Galle“) zu einer Nekrose der Cholangiozyten und zur Bildung von Casts führt (1). Unter biliären Casts wird die Gallenwege ausfüllendes schwarz pigmentiertes Material verstanden, das u.a. nekrotisch gewordenes cholangiozelluläres Epithel enthält, den Galleabfluss behindert und das Risiko biliärer Infektionen erhöht (5). Hieraus resultierende Obstruktionen der Gallenwege sowie dann häufige bakterielle Cholangitiden führen zu einer fortschreitenden und irreversiblen Schädigung und Obliteration der intrahepatischen Gallenwege (1). Diese Veränderungen münden letztlich in einer sekundär biliären Zirrhose (1).

Das Konzept der ischämischen Cholangiopathie trägt der Tatsache Rechnung, dass das Gallenwegsystem – und zwar vor allem das perihiläre extrahepatische sowie das intrahepatische Gallenwegsystem – seine Sauerstoffversorgung ausschließlich über Äste der A. hepatica und dem sogenannten peribiliären Plexus erhält (3). Der Ductus hepatocholedochus wird ebenfalls über die A. hepatica sowie jedoch auch über Äste der A. gastroduodenalis versorgt (1). Das Leberparenchym hingegen weist eine duale Blutversorgung zum einen über die V. portae und zum anderen über die A. hepatica auf (3). Als Folge dieser exklusiven Versorgung der Gallenwege lediglich über die A. hepatica ist das Gallengangepithel sehr viel empfindlicher gegenüber Ischämien (11). Ischämisch bedingte Nekrosen des Gallengangepithels können auftreten, wenn es entweder zu einer Störung auf Ebene der Makrozirkulation (also der Äste der A. hepatica) oder der Mikrozirkulation (also des peribiliären Plexus) kommt (11).

Zusätzlich wird diskutiert, dass die Bildung einer „toxischen Galle“ zur Gallenwegschädigung im Rahmen der SSC-CIP beiträgt (10). Ein fein abgestimmtes Gleichgewicht zwischen (toxischen) Gallensäuren und protektiven Faktoren ist Voraussetzung für die Integrität des Gallengangepithels. Eine Störung dieses Gleichgewichts kann zu einer Schädigung des Epithels führen und zur Pathogenese der SSC-CIP beitragen. Solch ein Ungleichgewicht kann beispielsweise durch Veränderungen hepatobiliärer Transportersysteme hervorgerufen werden (11).

Neben diesen beiden Mechanismen werden weitere Triggerfaktoren diskutiert. Hierzu zählen länger andauernde Hypotonieepisoden, Therapie mit Vasopressoren und bestimmte Formen der mechanischen Beatmung (5, 11).

Schockzustände mit einem erniedrigten arteriellen Blutdruck finden sich bei bis zu 58% der Intensivpatienten. In einer Studie wiesen alle untersuchten SSC-CIP-Patienten eine Phase der schweren Hypotonie mit einem mittleren arteriellen Blutdruck < 65 mmHg über mindestens 60 Minuten auf (5, 11). In einem anderen Patientenkollektiv wurde ebenfalls bei allen SSC-CIP-Patienten eine Phase der schweren Hypotonie mit systolischen Blutdruckwerten < 70 mmHg beschrieben (16). Das Auftreten der Cholestase scheint in zeitlich engem Zusammenhang zu der Episode der schweren Hypotension zu stehen (11).

Eine Therapie mit Vasopressoren ist bei Intensivpatienten häufig notwendig, bevor diese eine SSC-CIP entwickeln (5, 11, 17). Epinephrin, Noradrenalin und Dobutamin erhöhen den systemischen Blutdruck, scheinen aber unterschiedliche Effekte auf den hepatosplanchnischen Blutfluss zu haben (5): Epinephrin und Norepinephrin scheinen zu einer Reduktion des splanchnischen Blutfluss zu führen (1, 5). Demgegenüber unterstützen aktuelle Daten die Annahme nicht, dass hochdosierte Katecholamine (> 0,2 µg/kg/min) eine entscheidende Rolle bei der Entstehung der SSC spielen (1, 5, 11, 14).

Ein systemisches inflammatorisches Response-Syndrom (SIRS) kann bei 68% der Intensivpatienten beobachtet werden und ist im klinischen Alltag Ausdruck einer Zytokinfreisetzung. In einem SSC-CIP-Kollektiv trat ein SIRS bei allen Patienten vor Beginn der Cholestase auf und scheint daher ein weiterer Trigger für die Entwicklung einer SSC-CIP zu sein (11).

Bei allen Patienten, die eine SSC-CIP entwickelten, war eine maschinelle Beatmung notwendig (1). Es wird insbesondere vermutet, dass ein hoher positiver endexspiratorischer Druck (PEEP) zur ischämischen Schädigung der Gallengänge beiträgt und dass ferner Patienten mit einem niedrigen Oxygenierungsindex ein Risiko für die Entwicklung einer SSC-CIP aufweisen (5, 11, 17, 18). Es gibt auch Hinweise, dass die Entwicklung einer SSC-CIP nicht ausschließlich mit einem PEEP > 10 cm H_2O oder einem p_aO_2/F_iO_2-Verhältnis < 150 mmHg assoziiert ist. Da jedoch bei allen bislang beschriebenen Patienten mit SSC-CIP eine maschinelle Beatmung erfolgen musste, kann eine Bedeutung für die Entstehung nicht ausgeschlossen werden (11). Zusätzlich wurde insbesondere eine längere kumulative Zeit in Bauchlagerung als Risikofaktor für die Entwicklung einer SSC-CIP identifiziert. Zudem scheinen Übergewicht und das intraperitoneale Fettvolumen eine Rolle zu spielen (14).

4.4 Diagnose

Zu Erkrankungsbeginn bestehen kaum klinische Symptome und lediglich erhöhte Leberwerte weisen auf eine Cholestase hin (2, 5). Bei Krankheitsprogress können klinisch Ikterus, Pruritus sowie eine Beschwerdesymptomatik im rechten Oberbauch auftreten (5).

Ein Anstieg der Cholestaseparameter ist das erste Kennzeichen der SSC-CIP (3), beginnend im Median 7 Tage nach dem – die Behandlung auf der Intensivstation auslösenden – lebensbedrohlichen Ereignis (1, 7). Typischerweise kommt es zunächst zu einem Anstieg der Gamma-Glutamyltransferase (GGT), im Median bereits nach 7 Tagen, wenig später gefolgt von einem Anstieg der Alkalischen Phosphatase (AP) (7, 15). Meist als letztes tritt eine Hyperbilirubinämie nach rund 15,5 Tagen auf (7). Die Cholestasewerte erreichen ihr Maximum im Mittel nach 31 Tagen (7). Die GGT erreicht maximal das 20- bis 50-Fache des oberen Normwerts (ULN) und die AP kann bis auf ca. das 20-Fache der ULN erhöht sein (1, 7). Die Aminotransaminasen sind hingegen nur moderat erhöht (1, 7, 18).

Differenzialdiagnostisch kommen bei erhöhten Cholestasewerten auf der Intensivstation unter anderem eine sepsisinduzierte Cholestase, eine Cholestaseparametererhöhung hervorgerufen durch eine totale parenterale Ernährung, eine Choledocholithiasis oder eine „drug-induced liver injury“ (DILI) infrage (1, 5). Die SSC-CIP unterscheidet sich hiervon dadurch, dass sie trotz Behandlung bzw. Ausheilung der Grunderkrankung persistiert (1, 3).

Der Goldstandard für die Diagnostik der SSC-CIP ist die endoskopische retrograde Cholangiopankreatikografie (ERCP) (3, 5).

Bei der SSC-CIP sind vor allem die intrahepatischen Gallenwege betroffen. So finden sich bei 67% der Patienten multiple diffuse Strikturen der intrahepatischen Gallenwege, nur bei 7% bestehen unilobäre Veränderungen (19). Bei 20% der Patienten treten sowohl intra- als auch extrahepatische Strikturen auf, ein ausschließlich extrahepatischer Befall ohne Veränderungen der intrahepatischen Gallenwege finden sich lediglich bei 7% der Fälle. Biliäre Casts (s. Abb. 1) finden sich bei 93% der Patienten (19).

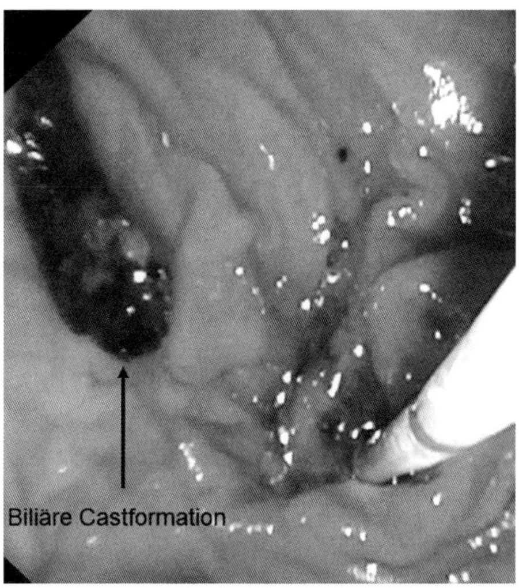

Abb. 1 Beispiel für eine biliäre Castformation

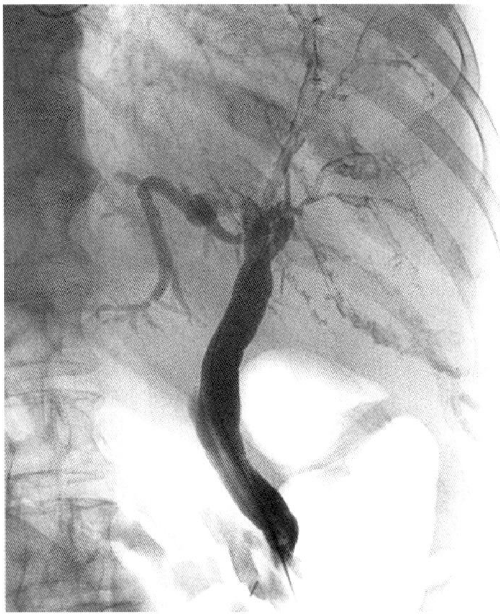

Abb. 2 Beispiel der in der ERCP sichtbaren Gallengangsveränderungen im Rahmen der SSC-CIP (hier insbesondere im rechtslobären Gallenwegssystem)

Charakteristische frühe ERCP-Befunde der Gallengänge umfassen bandförmige Füllungsdefekte, die den Castformationen entsprechen (s. Abb. 2) (7, 18). Im Verlauf zeigen sich multiple irreguläre Strikturen und Dilatationen, perlschnurartige Veränderungen, Wandverdickungen und eine fortschreitende Rarefizierung der kleinen intrahepatischen Gallenwege sowie eine progrediente Sklerosierung (5, 7, 16, 18).

Als zusätzliches nicht-invasives Diagnostikum steht die Magnetresonanz-Cholangiopankreatikografie (MRCP) zur Verfügung, die ebenfalls häufig die Diagnosestellung und den Nachweis charakteristischer Gallengangveränderungen erlaubt (1, 3, 20).

Der abdominelle Ultraschall scheint nicht besonders gut zur Diagnosestellung einer SSC-CIP geeignet zu sein (3). Verglichen mit der ERCP beträgt die Diagnoserate des Ultraschalls lediglich 30% (19). Die abdominelle Sonografie kann jedoch dazu dienen, Differenzialdiagnosen wie z.B. eine Choledocholithiasis auszuschließen (1).

In der frühen Erkrankungsphase können histologisch sehr variable Veränderungen nachgewiesen werden, die von milden unspezifischen Veränderungen bis hin zu Veränderungen passend zu einer chronischen Gallenwegsobstruktion reichen. In Biopsien, die vier bis zwölf Monate nach Erkrankungsbeginn gewonnen werden, zeigen sich meist bereits schwere histologische Veränderungen wie Gallengangsproliferationen, entzündliche portale Infiltrate und eine portale sowie periduktuläre Fibrose. Bereits 14–17 Monate nach Diagnose kann histologisch eine inkomplette Leberzirrhose bei Patienten mit SSC-CIP nachgewiesen werden (18). Verglichen mit der ERCP beträgt die Diagnoserate der histologischen Beurteilung jedoch lediglich 36% (19).

Bei jeder endoskopischen Intervention an den Gallenwegen sollten Galleaspirate für die mikrobiologische Erregerdiagnostik gewonnen werden.

In 94% der Gallekulturen bei Patienten mit SSC-CIP gelingt ein Erregernachweis, es handelt es sich in 54% der Fälle um monomikrobielle Nachweise. Grampositive Erreger (65%) überwiegen, so findet man in 36% der Fälle Enterococcus spp., bei den gramnegativen Erregern in 13% Escherichia coli, in 9% Klebsiella spp. und in 6% Pseudomonas spp. In 11% der Fälle ist Candida albicans nachweisbar (8).

Im Vergleich zu Gallekulturen von PSC-Patienten lassen sich bei den SSC-CIP-Patienten häufiger multiresistente Erreger nachweisen (8). Bislang ist unklar, ob diese Mikroorganismen eine Rolle in der Pathogenese der SSC-CIP spielen oder sekundär kolonisieren (3, 5).

4.5 Therapie

Die Behandlungsoptionen für Patienten mit SSC-CIP sind begrenzt, u.a. weil bei Diagnosestellung die Schädigungskaskade meist bereits weit fortgeschritten ist.

Endoskopische Therapieoptionen umfassen die endoskopische Sphinkterotomie, die Extraktion von Castformationen sowie die endoskopische Ballondilatation dominanter Stenosen zur biliären Abflussoptimierung (4, 17–19, 21). Zusätzlich kann bei endoskopisch nicht mobilisierbarem Material in den kleineren Gallengängen eine Gallenwegsspülung über eine nasobiliäre Sonde über einige Tage erfolgen (18). Vereinzelt wurde auch über biliäres Stenting berichtet (4). Die Maßnahmen führen zu einer zumindest vorübergehenden klinischen und laborchemischen Besserung der Cholestase (1, 3, 18, 19, 21). Häufig sind wiederholte Interventionen notwendig (1).

Rekurrente Cholangitisepisoden machen eine endoskopische Therapie zur Verbesserung des biliären Abfluss und eine konsequente resistogrammgerechte antimikrobielle Therapie notwendig (1).

Zusätzlich zur endoskopischen Therapie erhält ein Großteil der Patienten eine medikamentöse Therapie mit Ursodesoxycholsäure mit dem Ziel einer Reduktion der Gallensäuretoxizität (17, 21). Auch hier wird eine Verbesserung der Leberfunktion nach einer Therapie mit Dosen von 10–15 mg/kg/Tag bei einem Teil der Patienten beschrieben (17).

Diese kombinierte endoskopisch-pharmakologische Therapie schützt jedoch den Großteil der Patienten nicht vor einer weiteren Zerstörung der Gallenwege sowie einem Fortschreiten der Erkrankung (5).

Für SSC-CIP-Patienten mit Entwicklung einer sekundär biliären Leberzirrhose ist die Lebertransplantation die einzig kurative Therapieoption (1, 3).

4.6 Verlauf und Prognose

SSC-CIP ist eine fortschreitende cholestatische Lebererkrankung, die durch eine Nekrose des Gallengangepithels mit schneller Destruktion der intrahepatischen Gallengänge gekennzeichnet ist. Sie verläuft in der Regel chronisch-irreversibel und der einzige kurative Therapieansatz ist die Lebertransplantation (5).

Biliäre Komplikationen treten bei bis zu 87,5% der Patienten mit einer SSC-CIP auf (7). Sonographische Zeichen einer zumeist akalkulösen Cholezystitis werden bei der Hälfte der SSC-CIP-Patienten unmittelbar nach Auftreten der Cholestase beschrieben. Innerhalb des ersten Jahres tritt bei 69% der SSC-CIP-Patienten eine klinisch symptomatische akute Cholezystitis auf, in 45% der Fälle ist eine notfallmäßige Cholezystektomie nötig. In 18% tritt eine Gallenblasenperforation auf (7).

Klinisch noch relevanter sind wiederkehrende Episoden einer bakteriellen Cholangitis, sie treten bei 86% der SSC-CIP-Patienten auf. 19% der Patienten erleiden eine Cholangiosepsis, Leberabszesse treten bei 19% auf (7).

Als weitere Komplikation wird ein schwerer Gewichtsverlust von im Median 18,5 kg innerhalb eines Jahres nach der lebensbedrohlichen Erkrankung beschrieben. Das Ausmaß des Gewichtsverlusts ist unabhängig von der Dauer der intensivmedizinischen Therapie (7).

Etwa die Hälfte der Patienten mit SSC-CIP verstirbt während des Intensivaufenthaltes (19, 22). Wird das initiale Ereignis überlebt, können bereits innerhalb einiger Monate Symptome einer Leberzirrhose auftreten (7). Innerhalb des ersten Jahres nach Erkrankungsbeginn ist bei 75% der dafür geeigneten Patienten eine Listung zur Lebertransplantation nötig. Die mediane Zeit von Cholestasebeginn bis zum Zeitpunkt der Transplantation beträgt in Deutschland mehrere Monate bis Jahre, diese Wartezeit überleben nicht alle Patienten (7). Das mediane transplantationsfreie Überleben beträgt 44 Monate, was deutlich kürzer ist als 89–112 Monate bei der PSC oder als 72 Monate bei klassischen „infektiösen" Formen der SSC (7). Die 1-Jahres-Überlebensrate nach Lebertransplantation beträgt bei SSC-CIP-Patienten 85–100%, die 3-Jahres-Überlebensrate 83–86% und die 5-Jahres-Überlebensrate 76%, was vergleichbar den Überlebensraten nach Lebertransplantation bei Patienten mit alkoholischer Leberzirrhose ist (7, 22).

Ohne Lebertransplantation beträgt das 1-Jahresüberleben 55% und nur noch 14% nach sechs Jahren (23). Die häufigste Todesursache von Patienten mit SSC-CIP ist die (biliäre) Sepsis (13, 22), in 36% ist ein Leberversagen die Todesursache (17). Sowohl der „Model for End-Stage Liver Disease Score" (MELD-Score) als auch eine Nierenersatztherapie sind unabhängige Prädiktoren für die Mortalitätswahrscheinlichkeit von SSC-CIP-Patienten (19).

Take home messages:

- *SSC-CIP, eine fortschreitende Gallengangerkrankung mit Progress zur sekundär biliären Zirrhose, wird vor allem bei Patienten mit lebensbedrohlichen Erkrankungen und protrahierter intensivmedizinischen Therapie beschrieben.*
- *Die exakte Pathophysiologie ist nicht geklärt, wahrscheinlich ist die Genese multifaktoriell, jedoch kommen insbesondere dem „Konzept der ischämischen Cholangiopathie" und dem „Konzept der toxischen Galle" Bedeutung zu.*
- *Mögliche Triggerfaktoren sind: Phasen länger andauernder schwerer Hypotonie, SIRS, maschinelle Beatmung, Bauchlagerung, Übergewicht und intraperitoneales Fettvolumen.*
- *Laborchemisches Kennzeichen ist ein Anstieg vor allem der Cholestaseparameter: GGT, AP und Bilirubin.*

- *Typischerweise keine Besserung der erhöhten Cholestaswerte nach Behandlung/Ausheilung der lebensbedrohlichen Erkrankung, die die intensivmedizinische Therapie notwendig gemacht hat.*
- *ERCP ist Goldstandard der Diagnostik.*
- *Die Therapie besteht aus*
  - *endoskopischen Interventionen zur Verbesserung des Galleabflusses,*
  - *medikamentöser Therapie mit Ursodesoxycholsäure,*
  - *einer Lebertransplantation als einzigem kurativen Ansatz.*
- *Häufige Komplikationen sind Cholezystitis, Cholangitis und Gewichtsverlust.*
- *Hohe Mortalität ohne Lebertransplantation.*

Literatur

1. Martins P, Verdelho Machado M. Secondary Sclerosing Cholangitis in Critically Ill Patients: An Underdiagnosed Entity. GE Port J Gastroenterol 2020; 27 (2): 103–114
2. Ruemmele P, Hofstaedter F, Gelbmann CM. Secondary sclerosing cholangitis. Nat Rev Gastroenterol Hepatol 2009; 6 (5): 287–295
3. Kirchner GI, Rummele P. Update on Sclerosing Cholangitis in Critically Ill Patients. Viszeralmedizin 2015; 31 (3): 178–184
4. Engler S, Elsing C, Flechtenmacher C, Theilmann L, Stremmel W, Stiehl A. Progressive sclerosing cholangitis after septic shock: a new variant of vanishing bile duct disorders. Gut 2003; 52 (5): 688–693
5. Gudnason HO, Bjornsson ES. Secondary sclerosing cholangitis in critically ill patients: current perspectives. Clin Exp Gastroenterol 2017; 10: 105–111
6. Schade I, Radakovic D, Hoffmann J, Sommer SP, Stefenelli U, Schimmer C, Leyh RG, Aleksic I. Secondary sclerosing cholangitis in cardiac surgical patients: A complication with a dismal prognosis. J Thorac Cardiovasc Surg 2017; 154 (3): 906–912
7. Leonhardt S, Veltzke-Schlieker W, Adler A, Schott E, Eurich D, Faber W, Neuhaus P, Seehofer D. Secondary sclerosing cholangitis in critically ill patients: clinical presentation, cholangiographic features, natural history, and outcome: a series of 16 cases. Medicine (Baltimore) 2015; 94 (49): e2188
8. Voigtlander T, Leuchs E, Vonberg RP, Solbach P, Manns MP, Suerbaum S, Lankisch TO. Microbiological analysis of bile and its impact in critically ill patients with secondary sclerosing cholangitis. J Infect 2015; 70 (5): 483–490
9. Kirstein MM, Book T, Manns MP, von Hahn T, Voigtlander T. Secondary sclerosing cholangitis in critically ill patients has a poor outcome but lower tumour incidence than primary sclerosing cholangitis. United Eur Gastroenterol J 2020; 8 (6): 716–724
10. Jungst C, Stadlbauer V, Reichert MC, Zimmer V, Weber SN, Ofner-Ziegenfuss L, Voigtlander T, Spindelbock W, Fickert P, Kirchner GI, Lammert F, Lankisch TO, Krawczyk M. NOD2 gene variants confer risk for secondary sclerosing cholangitis in critically ill patients. Sci Rep 2017; 7 (1): 7026
11. Leonhardt S, Veltzke-Schlieker W, Adler A, Schott E, Hetzer R, Schaffartzik W, Tryba M, Neuhaus P, Seehofer D. Trigger mechanisms of secondary sclerosing cholangitis in critically ill patients. Crit Care 2015; 19: 131
12. Kim HJ, Park MS, Son JW, Han K, Lee JH, Kim JK, Paik HC. Radiological patterns of secondary sclerosing cholangitis in patients after lung transplantation. Abdom Radiol (NY) 2019; 44 (4): 1361–1366
13. Kirchner GI, Scherer MN, Obed A, Ruemmele P, Wiest R, Froh M, Loss M, Schlitt HJ, Scholmerich J, Gelbmann CM. Outcome of patients with ischemic-like cholangiopathy with secondary sclerosing cholangitis after liver transplantation. Scand J Gastroenterol 2011; 46 (4): 471–478
14. Weig T, Schubert MI, Gruener N, Dolch ME, Frey L, Miller J, Johnson T, Irlbeck M. Abdominal obesity and prolonged prone positioning increase risk of developing sclerosing cholangitis in critically ill patients with influenza A-associated ARDS. Eur J Med Res 2012; 17: 30

15. Benninger J, Grobholz R, Oeztuerk Y, Antoni CH, Hahn EG, Singer MV, Strauss R. Sclerosing cholangitis following severe trauma: description of a remarkable disease entity with emphasis on possible pathophysiologic mechanisms. World J Gastroenterol 2005; 11 (27): 4199–4205
16. Ben-Ari Z, Levingston D, Weitzman E, Haviv-Yadid Y, Cohen-Ezra O, Weiss P, Zuckerman E, Inbar Y, Amitai M, Rimon U, Goder M, Haik J. Secondary sclerosing cholangitis following major burn. Ann Hepatol 2015; 14 (5): 695–701
17. Lin T, Qu K, Xu X, Tian M, Gao J, Zhang C, Di Y, Zhang Y, Liu C. Sclerosing cholangitis in critically ill patients: an important and easily ignored problem based on a German experience. Front Med 2014; 8 (1): 118–126
18. Gelbmann CM, Rummele P, Wimmer M, Hofstadter F, Gohlmann B, Endlicher E, Kullmann F, Langgartner J, Scholmerich J. Ischemic-like cholangiopathy with secondary sclerosing cholangitis in critically ill patients. Am J Gastroenterol 2007; 102 (6): 1221–1229
19. Voigtlander T, Negm AA, Schneider AS, Strassburg CP, Manns MP, Wedemeyer J, Lankisch TO. Secondary sclerosing cholangitis in critically ill patients: model of end-stage liver disease score and renal function predict outcome. Endoscopy 2012; 44 (11): 1055–1058
20. Laurent L, Lemaitre C, Minello A, Plessier A, Lamblin G, Poujol-Robert A, Gervais-Hasenknopf A, Pariente EA, Belenotti P, Mostefa-Kara N, Sogni P, Legrand M, Cournac JM, Tamion F, Savoye G, Bedossa P, Valla DC, Vilgrain V, Goria O. Cholangiopathy in critically ill patients surviving beyond the intensive care period: a multicentre survey in liver units. Aliment Pharmacol Ther 2017; 46 (11–12): 1070–1076
21. Jaeger C, Mayer G, Henrich R, Gossner L, Rabenstein T, May A, Guenter E, Ell C. Secondary sclerosing cholangitis after long-term treatment in an intensive care unit: clinical presentation, endoscopic findings, treatment, and follow-up. Endoscopy 2006; 38 (7): 730–734
22. Voigtlander T, Jaeckel E, Lehner F, Manns MP, Lankisch TO. Liver transplantation for critically Ill patients with secondary sclerosing cholangitis: Outcome and complications. Liver Transplant 2015; 21 (10): 1295–1299
23. Kulaksiz H, Heuberger D, Engler S, Stiehl A. Poor outcome in progressive sclerosing cholangitis after septic shock. Endoscopy 2008; 40 (3): 214–218

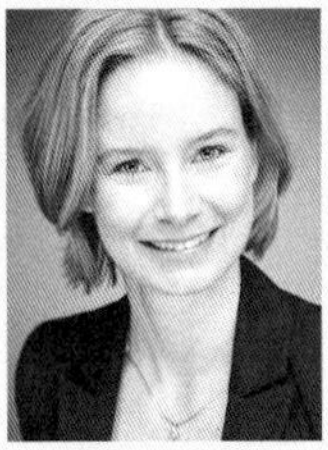

Dr. med. Guntje Kneiseler

Studium der Humanmedizin an der Rheinischen Friedrich-Wilhelms-Universität Bonn. Ausbildung zur Fachärztin für Innere Medizin sowie Erwerb der Zusatzbezeichnung Intensivmedizin während ihrer Tätigkeit in der Klinik für Gastroenterologie und Hepatologie des Universitätsklinikums Essen. Seit März 2018 Oberärztin an der Medizinischen Klinik 6 (Schwerpunkte Gastroenterologie, Hepatologie, Endokrinologie und Ernährungsmedizin), Universitätsklinik der Paracelsus Medizinischen Privatuniversität, am Klinikum Nürnberg.

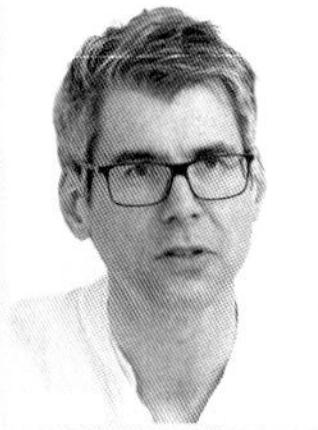

Prof. Dr. med. Alexander Dechêne

Studium der Humanmedizin in Aachen. Ausbildung zum Facharzt für Innere Medizin und Gastroenterologie am Universitätsklinikum Essen. Leitung der Zentralen Endoskopieeinheit am UK Essen. Habilitation 2015. Wissenschaftliche Schwerpunkte in der biliopankreatischen Endoskopie und der interventionellen viszeralen Onkologie. Seit 2018 Chefarzt der Medizinischen Klinik 6 für Gastroenterologie, Hepatologie und Endokrinologie am Klinikum Nürnberg.

IV

Blutungstherapie und Hämotherapie

1 Eisen und/oder Erythropoetin – Prä-OP? Post-OP? Beim Langlieger?

Christian von Heymann, Lutz Kaufner und Christoph Rosenthal

1.1 Hintergrund

Eisen und Erythropoetin sind zugelassene Therapeutika für Anämien unterschiedlicher Genese. Die Auswahl oder die Kombination dieser Behandlungsansätze sollten sich nach der Ursache der Anämie richten.

Laut Weltgesundheitsorganisation wird eine Anämie abhängig von Alter, Geschlecht und Schwangerschaft bei Unterschreiten eines Hämoglobin-Wertes von 12 g/dl für erwachsene Frauen und 13 g/dl für Männer definiert. Diese Definition ist die am weitesten verbreitete Definition der Anämie, auch wenn sich die Schwellensetzung damals auf ernährungsbedingte Anämien bezog (1) und Frauen durch den niedrigeren Hb-Normwert bei der präoperativen Anämieoptimierung wahrscheinlich benachteiligt werden (2).

Alle Erkrankungen, die zu einer verminderten Hämoglobin-Synthese oder Bildung von Erythrozyten (Erythrozytenmasse) führen, können eine Anämie verursachen. Die Genese der Anämien ist unterschiedlich (genetische Störungen der Hämoglobinsynthese, Ernährungs- und Substratmängel, vor allem Eisenmangel, Veränderungen der Erythrozytenmorphologie, akute und chronische Blutverluste, akute und chronische Entzündungen) (3).

Im Jahr 2013 litten einer WHO-Erhebung zufolge weltweit ca. 1,9 Milliarden Menschen an einer Anämie, sodass ungefähr ein Viertel der Weltbevölkerung betroffen ist (3). Der Eisenmangel ist mit 62,6% und unabhängig vom Geschlecht die häufigste Ursache der Anämie.

Die Symptome der Anämie sind vielfältig und wenig spezifisch. Sie reichen von körperlicher Schwäche (4), Konzentrationsstörungen, Einschränkung der körperlichen Leistungsfähigkeit bis zur geistigen und motorischen Entwicklungsverzögerung (5). Präoperativ sind je nach Grunderkrankung zwischen 14 und 40% (6, 7) an einer Anämie erkrankt. Hauptrisikogruppen sind ältere (> 60 Jahre) (8) Patient*innen, vor allem solche mit Hüftfrakturen (9), herzchirurgische (10) und an malignen Erkrankungen leidende Patienten.

Der deutschen S3-Leitlinie „Präoperative Anämie" zufolge ist nicht nur die perioperative Morbidität (11), sondern schweregradabhängig auch die Mortalität anämer Patienten um das 2–4-fache erhöht (12).

Die unbehandelte präoperative Anämie ist ein wichtiger Risikofaktor für das perioperative Outcome, sodass der Gegenstand dieses Beitrags ist, die aktuellen Ergebnisse und Leitlinienempfehlungen zur Behandlung der prä- und postoperativen Anämie mit Eisen und/oder Erythropoetin bei unterschiedlichen Patientengruppen darzustellen.

1.2 Diagnostik

Die Diagnostik der Anämieursache ist essenziell für eine erfolgreiche Therapie und sollte, wenn immer möglich, präoperativ, am besten mit einem Zeitintervall von 2–4 Wochen vor der Operation erfolgen. Als Ursachen präoperativer Anämien vor großen chirurgischen Eingriffen wurden in einer australischen Untersuchung (13) bei 27% der Patient*innen eine Eisenmangelanämie, bei 18% eine maligne Grunderkrankung, bei 11% eine renale Anämie und bei 7% andere chronische Erkrankungen identifiziert. Immerhin wurde bei 25% der Patienten keine definierte Ursache der Anämie nachgewiesen, 6% der Patienten zeigten einen absoluten Eisenmangel ohne Anämie. Diese Daten stimmen mit anderen Untersuchungen überein, die in industrialisierten Ländern den Eisenmangel als führende Ursache der präoperativen Anämie bestätigen (11).

Aus ökonomischen und blutsparenden Gesichtspunkten sollte die Anämiediagnostik zielgerichtet mit der Bestimmung des Hämoglobin-Werts (Hb) beginnen, um überhaupt das Vorliegen einer Anämie nachzuweisen. Hier steht die Messung der Retikulozytenzahl und des kleinen Blutbildes im Vordergrund, da es neben dem Hb-Wert weitere wichtige Messwerte (z.B. MCV, MCH) liefert, die bereits relevante Hinweise auf die mögliche Genese einer Anämie geben können (s. Abb. 1).

Anämien nach Retikulozytenzahl, Erythrozytengröße und -färbung:

Für die schnelle Orientierung über eine Anämieursache (s. Abb. 1) ist bei erniedrigten Retikulozyten

- *die mikrozytär (MCV ↓) und hypochrome (MCH ↓), sog. hyporegenerative Anämie am häufigsten durch einen absoluten Eisenmangel oder einen funktionellen Eisenmangel bei chronischer Erkrankung (z.B. Niereninsuffizienz) und*
- *die normozytär und normochrome Anämie durch einen chronische Erkrankung und einen funktionelle Eisenmangel verursacht.*

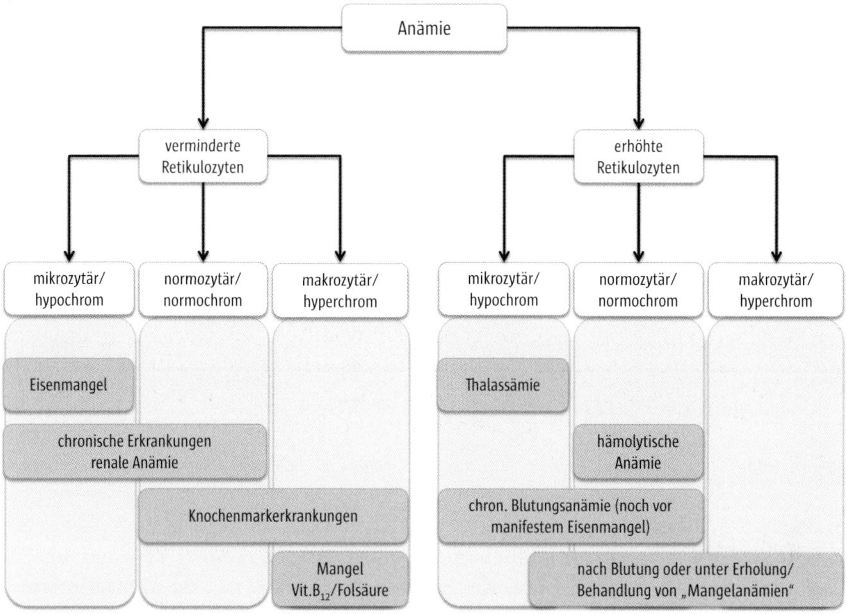

Abb. 1 Erste Differenzierung von Anämien nach Retikulozytenzahl und kleinem Blutbild. Das kleine Blutbild in Kombination mit der Retikulozytenzahl ermöglicht eine frühe Orientierung über die mögliche Ursache der Anämie (modifiziert nach [14, 15]).

Bei erhöhten Retikulozyten (hyperregenerativ) können

- *kleine Erythrozyten (mikrozytär, MCV ↓) auf eine Blutungsanämie oder eine Thalassämie hinweisen.*

1.2.1 Erweitere Diagnostik der Anämie

Anämie bei Eisenmangel

Erythrozyten bei Eisenmangel sind charakteristisch hypochrom (MCH erniedrigt), oftmals auch mikrozytär (MCV erniedrigt) mit einer erhöhten RDW. Das MCV kann auch erst spät abfallen bzw. durch einen begleitend bestehenden Vit.-B_{12}- oder Folsäuremangel maskiert sein.

Neben den Parametern des kleinen Blutbildes ist das Ferritin (zeigt das gespeicherte Eisen an) der führende Marker des Eisenmangels. Limitierend muss beachtet werden, dass Ferritin als Akut-Phase-Protein bei einer akuten oder chronischen Infektion/Inflammation erhöht ist, sodass der Eisenmangel anhand des Ferritins nur bei fehlender Inflammation (z.B. normales CRP) diagnostiziert werden kann. Ergänzend zeigt in dieser Situation die Transferrinsättigung das Eisenangebot für die Erythropoese im Knochenmark an, sodass ein Ferritin-Wert < 100 ng/ml mit einer Transferrinsättigung < 20% einen absoluten Eisenmangel definiert.

Eisenmangel bei chronischen Erkrankungen/Inflammationen

Die Anämie der chronischen Erkrankung/Inflammation ist häufig normozytär und normochrom, kann aber mit einem funktionellen Eisenmangel (unzureichende Verfügbarkeit von Eisen durch Transportstörung von Eisen in die Vorläuferzellen der Erythropoese) einhergehen.

Der lösliche Transferrinrezeptor (sTfR, Marker Eisenbedarf des Knochenmarks) kann zusätzliche Informationen über einen gleichzeitig bestehenden Eisenmangel bei Anämien chronischer Erkrankungen liefern. Der sTfR ist bei absolutem Eisenmangel erhöht und erlaubt zusammen mit dem Ferritin-Index (sTfR/log Ferritin) ähnlich dem Hb-Gehalt des Retikulozyten (RET-Hb) einen absoluten von einem funktionellen Eisenmangel zu unterscheiden (16). Für diese Fragestellung ist auch der sog. Thomasplot als grafische Auswertung der zuvor genannten Parameter mit direkter Möglichkeit der Ableitung von Therapieoptionen sehr hilfreich (17).

Makrozytäre Anämien

Makrozytäre Anämien beruhen auf einer gestörten DNA Synthese hämatopoetischer Vorläuferzellen. Ursächlich können ein Vitamin-B_{12} (Cobalamin)- oder ein Folsäure-Mangel sowie ein myelodysplastisches Syndrom (MDS) mit refraktärer Anämie sein. Während die Anämien bei B_{12}- und Folsäure-Mangel meist auf die Substitution des erniedrigten Koenzyms ansprechen, zeigt die Anämie bei MDS keinen Therapieerfolg. Ferritin und Transferrinsättigung sind bei letzterer Anämieform meist erhöht, die Eisengabe ist wegen fehlender Utilisation kontraindiziert und die Konsultation hämatoonkologischer Expertise notwendig.

1.3 Therapie der perioperativen Anämie: wann und womit?

Die Therapie der perioperativen Anämie sollte grundsätzlich frühestmöglich und ursachengerecht nach den Ergebnissen der durchgeführten Anämiediagnostik erfolgen.

Dies ist im Besonderen für die präoperative Anämie von Bedeutung, da durch eine rechtzeitige und erfolgreiche Therapie vor der Operation eine Transfusion während oder nach der Operation vermieden werden kann (um einen effektiven Anstieg der Erythropoese und des Hb-Wertes zu erreichen, sind je nach Therapie ca. 2–4 Wochen zu veranschlagen). Demgegenüber kann eine Anämiebehandlung, die erst kurz vor der Operation oder postoperativ initiiert wird, eine intraoperative Transfusion in der Regel nicht vermeiden, dafür aber die Regeneration der intraoperativ, z.B. durch Blutung noch aggravierten Anämie beschleunigen.

Für die Behandlung der Anämie auf der Intensivstation, die mit zunehmender Liegedauer annähernd jeden Patienten betrifft, gelten die gleichen Grundsätze wie für die perioperative Anämie. Zusätzlich zur Erythropoese-steigernden, medikamentösen Behandlung ist hier auch die Reduktion des „diagnostischen" Blutverlusts durch zu häufige, nicht notwendige und mit einem zu hohen Volumen erfolgende Blutentnahmen ein relevanter Punkt zur Reduktion der Anämisierung des Patienten.

1.3.1 Präoperative Anämie

Eine präoperative Anämie erfordert (wenn möglich) die frühe Vorstellung der Patienten in der Anästhesie- oder Anämieambulanz (s. PBM-Konzepte im klinischen Alltag), um die zielgerichtete Therapie in den chirurgischen Behandlungspfad zu integrieren und so bis zum OP-Tag eine erfolgreiche Anämiebehandlung zu erreichen.

Eisen

Die internationalen Leitlinien zur Behandlung der präoperativen Anämie sind eindeutig in der Behandlung der präoperativen Eisenmangelanämie:

- die „**American Society of Anesthesiologists (ASA)**" empfiehlt eine präoperative Therapie mit Eisen, sofern eine Eisenmangelanämie nachgewiesen wurde (18),
- die „**British Committee for Standards in Haematology Guidelines**" empfehlen eine präoperative orale Eisentherapie, wenn ein absoluter oder funktionaler Eisenmangel nachgewiesen wurde (19).
- die **Leitlinie der „European Society of Anaesthesiology (ESA)**" zur präoperativen Evaluation von Patienten vor nicht kardio-chirurgischen Operationen (20) und
- die **ESA-Leitlinie zum „Management of severe perioperative bleeding**" (21) empfehlen eine Therapie mit intravenösem Eisen bei einer präoperativen Eisenmangelanämie (1B Empfehlung für i.v. Eisen und 1C Empfehlung für i.v. Eisen gegenüber oralem Eisen [20]). Eisen soll dann intravenös verabreicht werden, wenn das präoperative Zeitintervall für eine orale Therapie zu kurz ist oder eine Unverträglichkeit bzw. Resorptionsstörung für orales Eisen vorliegt (19, 22).

Demgegenüber gibt die deutsche S3-Leitlinie „Präoperative Anämie" keine Empfehlung für oder gegen eine Therapie der präoperativen Anämie mit Eisen (oral/i.v.) vor elektiven Operationen (11). Die Erklärung liegt unter anderem darin, dass nur 2 prospektiv-randomisierte Studien (23, 24) an präoperativ anämen Patienten vorlagen, die keinen Anstieg des Hb-Werts oder eine Reduktion des Transfusionsbedarfs zeigten. Mögliche Erklärungen für diese Ergebnisse sind, dass präoperativ keine Diagnostik der Eisenmangelanämie durchgeführt worden war und damit unklar ist, wie viele Patienten eine Eisenmangelanämie aufwiesen, und die verabreichten Eisendosierungen verhältnismäßig niedrig waren.

Auch ein erst kürzlich veröffentlichter Cochrane-Review zur Eisentherapie präoperativer anämer Patienten, der auch prospektiv-randomisierte Studien nach Veröffentlichung der genannten Leitlinien einschloss, zeigte keine signifikanten Effekte einer Eisentherapie hinsichtlich der Reduktion allogener Bluttransfusion. In den untersuchten Studien zeigte sich ein stärkerer Anstieg des Hb-Wertes und von Ferritin mit intravenöser versus oraler Eisengabe, welcher von den Autoren aufgrund der Anzahl und Qualität der Studien als nicht verlässliche Evidenz angesehen wird (25).

Für den klinischen Alltag heißt dies, dass eine diagnostizierte präoperative Eisenmangelanämie je nach Schweregrad und verfügbarer Zeit mit oralem oder, wenn indiziert, intravenösem Eisen behandelt werden sollte (26). Empfohlene Dosierungen der Eisentherapie finden sich in den entsprechenden deutschen und internationalen Leitlinien.

Erythropoetin bzw. Erythropoetin und Eisen

Die S3-Leitlinie „Präoperative Anämie" empfiehlt vorbehaltlich der Diagnostik einer präoperativen chronischen/renalen Anämie eine Behandlung mit Erythropoetin (11). Wenn zusätzlich ein Eisenmangel vorliegt, wird die Therapie mit Erythropoetin und oralem/i.v. Eisen empfohlen (11). Internationale Leitlinien empfehlen den Einsatz von Erythropoetin zur Behandlung einer chronischen renalen Anämie unabhängig vom Zeitpunkt des Auftretens der Anämie (27, 28). Dabei sind die Effekte des Erythropoetins auf den Hb-Wert als Marker für die gesteigerte Erythropoese bei einer chronisch-renalen Anämie unstrittig. Zudem zeigten die der S3-Leitlinienempfehlung zugrundeliegenden randomisierten Studien auch eine signifikante Senkung des Transfusionsbedarfs (11). Kritisch ist zu den untersuchten Studien jedoch anzumerken, dass in fast keiner der Untersuchungen Erythropoetin ursachengerecht (z.B. renale Anämie oder Anämie der chronischen Erkrankung) eingesetzt wurde (11).

Die Bedeutung einer Anämiediagnostik vor Therapie zeigen die Ergebnisse einer neueren prospektiv-randomisierten, doppelblinden, placebokontrollierten Studie zum Vergleich von 1 g Eisen-Carboxymaltose mit oder ohne 40.000 IU Erythropoetin bei 306 Patienten mit Hüftfraktur (29). Der primäre Endpunkt „Transfusion" wies keinen signifikanten Unterschied zwischen den Gruppen auf, welches möglicherweise durch die fehlende Anämiediagnostik (unklar, welche Patienten ursachengerecht mit Eisen oder in Kombination mit Erythropoetin behandelt wurden) und die im Kontext der Hüftfraktur nur einmalige präoperative Therapie begründet ist (29). Trotz fehlenden Effektes auf den Transfusionsbedarf zeigte die Kombinationsbehandlung einen signifikant höheren postoperativen Anstieg des Hb-Wertes verglichen mit der Behandlung mit nur Eisen bzw. Placebo (29).

Im klinischen Alltag sollten die renale Anämie oder die Anämie der chronischen Erkrankung vor Operationen mit hoher Transfusionswahrscheinlichkeit mit Erythropoetin und ggfs. auch mit Eisen behandelt werden. Dosierungen der Erythropoetin- und Eisenmedikation finden sich in differenzierter Form in der aktuellen S3-Leitlinie (11).

1.3.2 Postoperative Anämie

Liegt postoperativ eine Anämie, z.B. durch eine intraoperative Blutung oder eine vorbestehende chronische Erkrankung, vor, so ist vor Beginn der Therapie – analog zur Behandlung der präoperativen Anämie – eine Ursachendiagnostik zu empfehlen. Die Ergebnisse der Diagnostik bestimmen die Wahl und ggf. Kombination der Therapeutika.

Die Anämiebehandlung sollte in dieser Situation durchgeführt werden, um eine ausreichende Sauerstoffversorgung des Organismus in der Phase der postoperativen Rehabilitation sicherzustellen. Das Ziel der Vermeidung unnötiger postoperativer Bluttransfusionen ist nach Auffassung der Autoren ebenfalls eine wichtige Indikation. Allerdings sollte auch in dieser Situation mit einem Zeitintervall von 7–14 Tagen gerechnet werden, bis ein effektiver Anstieg des Hb-Wertes gemessen werden kann.

Eisen

Daten einer prospektiv-randomisierten australischen Studie an Patienten mit einer diagnostizierten postoperativen Eisenmangelanämie zeigten einen signifikanten Anstieg des Hb-Wertes nach 4 Wochen in der Studiengruppe, die mit 1.000 mg intravenösem Eisen behandelt worden war (30). Parallel waren Serum-Eisen, Transferrinsättigung, Serum-Ferritin, aber nicht die Transferrin-Konzentration signifikant höher in der Studiengruppe. Der Transfusionsbedarf unterschied sich signifikant zugunsten der mit i.v.-Eisen behandelten Studiengruppe (1% vs. 5% der Patienten, $p = 0{,}035$).

Erythropoetin bzw. Erythropoetin und Eisen

Für die Behandlung der postoperativen Anämie mit Erythropoetin gelten dieselben Indikationen und Empfehlungen wie für die präoperative Anämie, auch wenn für dieses spezielle Szenario keine neueren kontrollierten Daten vorliegen. Liegt demnach eine postoperative Anämie der chronischen Erkrankung mit klinischer Anämiesymptomatik vor sollte eine Therapie mit Erythropoetin und ggfs. auch Eisen in Kombination begonnen bzw. bei vorbestehender Erythropoetin Therapie diese fortgeführt ggfs. intensiviert und wenn indiziert um Eisen erweitert werden.

1.3.3 Anämie beim Langlieger auf der Intensivstation

Eine Anämie ist im Verlauf der Behandlung auf der Intensivstation fast bei jedem Patienten zu beobachten und die Transfusion von Erythrozytenkonzentraten fast unausweichlich die Folge. Anämie und Transfusion sind aber auch gleichzeitig Risikofaktoren für Morbidität und Mortalität von Patienten auf der Intensivstation (31, 32). Daher erscheint es einleuchtend, die Anämie des Intensivpatienten ursachengerecht zu behandeln, um die Risiken von Anämie und Transfusion zu vermeiden oder zumindest zu reduzieren. Demgegenüber steht das schon lange bekannte Risiko (33), akute oder chronische Entzündungen des Intensivpatienten z.B. durch die Gabe von Eisen zu verschlechtern, sodass der Intensivmediziner häufig in einem therapeutischen Dilemma steht.

Eisen

Kontrollierte Daten zur Therapie der Anämie des Intensivpatienten liegen mit der IRONMAN-Studie vor, die die Gabe von intravenösem Eisen (Median 500 mg, Max. 1.500 mg) gegen Placebo untersucht hat, aber keinen Effekt auf die Transfusionsrate (primäres Studienziel), Mortalität oder Liegezeit auf der Intensivstation zeigte (34). Allerdings war der Entlass-Hb-Wert der mit Eisen behandelten Patienten gering, aber signifikant höher. Interessanterweise zeigte diese Untersuchung keine erhöhte Infektionsrate in der mit i.v.-Eisen behandelten Patientengruppe, welches hinsichtlich der Sicherheit der Therapie als positives Begleitergebnis gewertet werden sollte. Patienten mit schwerer Sepsis waren von der Teilnahme an der Studie allerdings ausgeschlossen. Trotzdem bestätigt dies Ergebnisse einer früheren Untersuchung (35), die für chirurgische Intensivpatienten gegenüber Placebo ebenfalls keine höhere Inzidenz an Infektionen beschrieben hatte, wenn die Patienten 3-mal täglich 325 mg enterales Eisen erhalten hatten. Für Patienten mit nachgewiesener Eisenmangelanämie zeigte sich auch eine signifikant niedrigere Transfusionsinzidenz, welches die Bedeutung der Diagnostik der Anämieursache auch beim Intensivpatienten betont.

Trägt man die Daten der unterschiedlichen prospektiv-randomisierten Studien zur Eisengabe bei unterschiedlichen Patientengruppen auf der Intensivstation zusammen, dann zeigte sich einer kürzlich erschienen Leitlinie (36) zufolge keine reduzierte Sterblichkeit der Patienten und ein heterogener Effekt auf den Transfusionsbedarf (weniger transfundierte Patienten, aber nicht unterschiedliche Transfusionszahlen), sodass Eisen nicht generell zur Vermeidung von Transfusionen beim Intensivpatienten eingesetzt werden sollte. Diese Empfehlung erstreckt sich allerdings **nicht** auf Patienten mit einer bekannten und bereits anbehandelten Eisenmangelanämie.

Erythropoetin bzw. Erythropoetin und Eisen

Die Gabe von Erythropoetin auf der Intensivstation sollte analog zur prä- und postoperativen Phase nur nach durchgeführter Diagnostik bzw. bekannter Anamnese der Anämie bei chronischer Erkrankung erfolgen. Ein eventuell parallel bestehender Eisenmangel stellt die Indikation für die zusätzliche Gabe von Eisen dar. Kontrollierte Daten zur Effektivität von Erythropoetin bei medizinischen, chirurgischen und traumatologischen Intensivpatienten zeigten trotz signifikant erhöhtem Hb-Wert an Tag 29 nach einer (maximal) dreimaligen Erythropoetin-Gabe von 40.000 IE s.c. keine reduzierte Transfusionrate (32). Hingegen war die Thromboembolierate der mit Erythropoetin behandelten Patienten signifikant erhöht, sodass die Autoren schlussfolgerten, dass mit einer Erythropoetin-Therapie auf der Intensivstation auch eine medikamentöse Thromboseprophylaxe verabreicht werden sollte. Weitere prospektiv-randomisierte Studien an unterschiedlichen Patientengruppen haben lediglich kleine Vorteile (36) hinsichtlich eines verbesserten Überlebens oder einer reduzierten Transfusionsrate gezeigt, sodass die aktuelle Leitlinie der „European Society of Intensive Care Medicine (ESICM)" keine routinemäßige Gabe von Erythropoetin als Alternative zur Transfusion beim Intensivpatienten empfiehlt (bedingte Empfehlung, niedrige Sicherheit) (36).

1.4 Fazit für die Praxis

Für die erfolgreiche Therapie der perioperativen Anämie (inkl. Langlieger auf der Intensivstation) sind die Diagnostik der Anämieursache und die darauf basierende Auswahl der Therapeutika entscheidend. Liegt ein Eisenmangel vor, dann sollte mit Eisen (effektiver intravenös als oral) behandelt werden, bei einer Anämie der chronischen Erkrankung (z.B. chronischer Niereninsuffizienz) ist die Therapie mit Erythropoetin (ggfs. ergänzend mit Eisen) indiziert. Die klinische Effektivität dieser Therapie konnte in den vorliegenden Studien am deutlichsten für die Gabe von Erythropoetin mit oder ohne Eisen bei der präoperativen Anämie gezeigt werden, während – von Ausnahmen abgesehen – postoperativ und auf der Intensivstation die vorliegenden Daten derzeit gegen eine generelle Anwendung einer Erythropoese-stimulierenden Therapie zur Vermeidung von Erythrozytenkonzentraten sprechen.

Literatur

1. Blanc BFC, Hallberg L et al. (1968) Nutritional anaemias. Report of a WHO Scientific Group. WHO Tech Rep Ser 405: 1–40
2. Blaudszun G, Munting KE, Butchart A, Gerrard C, Klein AA (2018) The association between borderline pre-operative anaemia in women and outcomes after cardiac surgery: a cohort study. Anaesthesia 73(5): 572–8
3. Kassebaum NJ, GBD 2013 Anemia Collaborators (2016) The Global Burden of Anemia. Hematol Oncol Clin North Am 30(2): 247–308
4. Haas JD, Fairchild MW (1989) Summary and conclusions of the International Conference on Iron Deficiency and Behavioral Development. Am J Clin Nutr 50(3): 703–5
5. Sachdev H, Gera T, Nestel P (2005) Effect of iron supplementation on mental and motor development in children: systematic review of randomised controlled trials. Public Health Nutr 8(2): 117–32
6. Baron DM, Hochrieser H, Posch M et al. (2014) European Surgical Outcomes Study (EuSOS) group for Trials Groups of European Society of Intensive Care Medicine; European Society of Anaesthesiology. Preoperative anaemia is associated with poor clinical outcome in non-cardiac surgery patients. Br J Anaesth 113(3): 416–23
7. Beattie WS, Karkouti K, Wijeysundera DN et al. (2009) Risk associated with preoperative anemia in noncardiac surgery: a single-center cohort study. Anesthesiology 110(3): 574–81
8. Guralnik JM, Eisenstaedt RS, Ferrucci L et al. (2004) Prevalence of anemia in persons 65 years and older in the United States: evidence for a high rate of unexplained anemia. Blood 104(8): 2263–8
9. Praetorius K, Madsen CM, Abrahamsen B et al. (2016) Low Levels of Hemoglobin at Admission Are Associated With Increased 30-Day Mortality in Patients With Hip Fracture. Geriatr Orthop Surg Rehabil 7(3): 115–20
10. Ranucci M, Di Dedda U, Castelvecchio S et al. (2012) Surgical and Clinical Outcome Research (SCORE) Group. Impact of preoperative anemia on outcome in adult cardiac surgery: a propensity-matched analysis. Ann Thorac Surg 94(4): 1134–41
11. Kaufner L, von Heymann C (Hrsg) (2018) S3 Leitlinie „Präoperative Anämie". AWMF Registernummer 001–0024
12. von Heymann C, Kaufner L, Sander M, Spies C, Schmidt K, Gombotz H et al. (2016) Does the severity of preoperative anemia or blood transfusion have a stronger impact on long-term survival after cardiac surgery? The Journal of Thoracic and Cardiovascular Surgery 152(5): 1412–20
13. Hong FS, Sieradzki N, Pollock C et al. (2017) Prevalence and causes of preoperative anaemia in elective major surgery patients. Intern Med J 47(12): 1400–1404
14. Halwachs-Baumann G (2012) Diagnosis of anaemia: old things rearranged. Wien Med Wochenschr 162: 478–488
15. Rosenthal C, von Heymann C, Kaufner L (2019) Diagnostics and treatment of preoperative anemia. Anaesthesist 68(8): 555–67
16. Thomas L, Thomas C, Heimpel H (2005) Neue Parameter zur Diagnostik von Eisenmangelzuständen. Deutsches Ärzteblatt 102: A580–6
17. Thomas C, Thomas L (2002) Biochemical markers and hematologic indices in the diagnosis of functional iron deficiency. Clin Chem 48: 1066–1076
18. American Society of Anesthesiologists (2015) Practice Guideline for Perioperative Blood Management: An Updated Report by the American Society of Anesthesiologists Task Force on Perioperative Blood Management. Anesthesiology 122: 241–00
19. Kotze A, Harris A, Baker C et al. (2015) British Committee for Standards in Hematology Guidelines on the Identification and Management of Pre-Operative Anaemia. British Journal of Haematology 171: 322–331
20. De Hert S, Staender S, Fritsch G et al. (2018) Pre-operative evaluation of adults undergoing elective noncardiac surgery. Eur J Anaesthesiol 35: 407–465
21. Kozek-Langenecker SA, Ahmed AB, Afshari A et al. (2017) Management of severe perioperative bleeding. Guidelines from the European Society of Anaesthesiology. Eur J Anaesthesiol 34: 332–395
22. Muñoz M, Acheson AG, Auerbach M et al. (2017) International consensus statement on the peri-operative management of anemia and iron deficiency. Anaesthesia 72: 233–247
23. Lidder PG, Sanders G, Whitehead E et al (2007) Preoperative oral iron supplementation reduces blood transfusion in colorectal surgery. Ann R Coll Surg Engl 89: 418–421

24. Edwards TJ, Noble EJ, Durran A et al. (2009) Randomized clinical trial of preoperative intravenous iron sucrose to reduce blood transfusion in anaemic patients after colorectal cancer surgery. British Journal of Surgery 96: 1122–1128
25. Ng O, Keeler BD, Mishra A, Simpson JA, Neal K, Al-Hassi HO et al. (2019) Iron therapy for preoperative anaemia. Cochrane Database Syst Rev Dec 7;12: CD011588
26. Behnisch W, Muckenthaler M, Kulozik K (2016) S1-Leitlinie „Eisenmangelanämie", AWMF Registernummer 025/021
27. Kidney Disease: Improving Global Outcomes (KDIGO) Anemia Work Group (2012) KDIGO Clinical Practice Guideline for Anemia in Chronic Kidney Disease. Kidney Int Suppl. 2: 279–335
28. Padhi S, Glen J, Pordes BAJ et al. (2015) Management of anaemia in chronic kidney disease: summary of updated NICE guidance. BMJ 350: h2258
29. Bernabeu-Wittel M, Romero M, Ollero-Baturone M et al. (2016) Ferric carboxymaltose with or without erythropoietin in anemic patients with hip fracture: a randomized clinical trial. Transfusion 56: 2199–2211
30. Khalafallah AA, Yan C, Al-Badri R, Robinson E, Kirkby BE, Ingram E et al. (2016) Intravenous ferric carboxymaltose versus standard care in the management of postoperative anaemia: a prospective, open-label, randomised controlled trial. The Lancet Haematology. 3(9): e415–25.
31. Vincent JL, Baron JF, Reinhart K, Gattinoni L, Thijs L, Webb A, Meier-Hellmann A, Nollet G, Peres-Bota D, ABC (Anemia and Blood Transfusion in Critical Care) Investigators (2002) Anemia and blood transfusion in critically ill patients. JAMA 288: 1499–1507
32. Corwin HL, Gettinger A, Pearl RG, Fink MP, Levy MM, Abraham E et al. (2004) The CRIT Study: Anemia and blood transfusion in the critically ill—Current clinical practice in the United States*. Critical Care Medicine 32:9–52
33. Oppenheimer SJ (2001) Iron and its relation to immunity and infectious disease. J Nutr 131: 616S–633S (discussion 633S–635S)
34. IRONMAN Investigators, Litton E, Baker S, Erber WN, Farmer S, Ferrier J et al. (2016) Intravenous iron or placebo for anaemia in intensive care: the IRONMAN multicentre randomized blinded trial: A randomized trial of IV iron in critical illness. Intensive Care Med. Springer Berlin Heidelberg, 42: 1715–22
35. Pieracci FM, Henderson P, Rodney JRM, Holena DN, Genisca A, Ip I et al. (2009) Randomized, double-blind, placebo-controlled trial of effects of enteral iron supplementation on anemia and risk of infection during surgical critical illness. Surgical Infections 10: 9–19
36. Vlaar AP, Oczkowski S, de Bruin S, Wijnberge M, Antonelli M, Aubron C et al. (2020) Transfusion strategies in non-bleeding critically ill adults: a clinical practice guideline from the European Society of Intensive Care Medicine. Intensive Care Med 46: 673–96

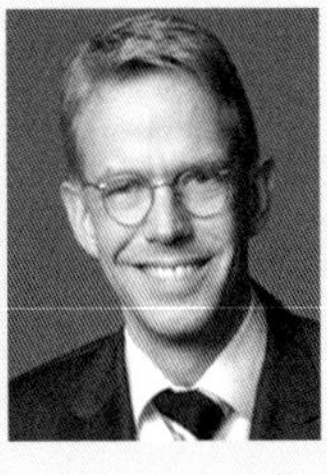

Prof. Dr. med. Christian von Heymann, DEAA

Christian von Heymann ist Professor für Anästhesiologie und Intensivmedizin an der Charité – Universitätsmedizin Berlin, Medizinische Fakultät der Humboldt-Universität zu Berlin und arbeitet als Chefarzt der Klinik für Anästhesie, Intensivmedizin, Notfallmedizin und Schmerztherapie am Vivantes Klinikum im Friedrichshain, Akademisches Lehrkrankenhaus der Charité in Berlin. Die Forschungsschwerpunkte von Christian von Heymann liegen im Bereich der perioperativen Hämotherapie, Hämostaseologie, der Anämie und Gerinnungsstörungen auf der Intensivstation.

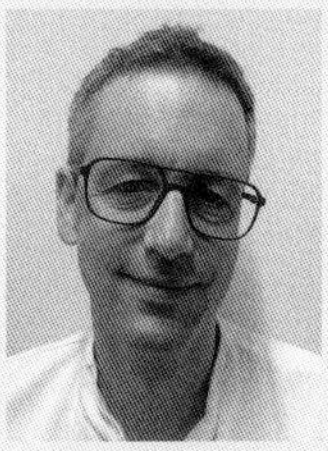

Dr. med. Lutz Kaufner, MSc.

Lutz Kaufner ist Oberarzt in der Klinik für Anästhesiologie mit Schwerpunkt operative Intensivmedizin am Campus Virchow-Klinikum der Charité – Universitätsmedizin Berlin.

Neben der geburtsmedizinischen Anästhesiologie und der Implementierung von Notfallkonzepten (Peripartale Blutung, Notsectio etc.) liegen die Schwerpunkte seiner wissenschaftlichen Arbeit im Bereich der postpartalen Schmerztherapie und des perioperativen Wärmemanagements, in der hämostaseologischen Therapie der peripartalen Blutung bzw. der Diagnostik und Therapie perioperativer hämostaseologischer Störungen sowie in der Reduktion von perioperativen Fremdblutgaben bzw. der Risikostratifizierung, Diagnostik und Behandlung der präoperativen Anämie. Als Leitlinienkoordinator der Deutschen Gesellschaft für Anästhesiologie und Intensivmedizin (DGAI) war Lutz Kaufner gemeinsam mit Christian von Heymann maßgeblich an der Erstellung der interdisziplinären S3-Leitlinie „Präoperative Anämie“ beteiligt. Er ist Mitglied des Arbeitskreises Geburtshilfliche Anästhesie der DGAI und der Arbeitsgruppe Perioperative Hämostase der Deutschen Gesellschaft für Thrombose- und Hämostaseforschung (GTH), Qualitätsbeauftragter Hämotherapie und Mitglied des Gerinnungsdienstes der Charité. Im Rahmen des jährlichen interdisziplinären „Haemostasis in Critical Care“ Workshops (HICC) referiert er regelmäßig auf dem Gebiet der perioperativen Hämostaseologie.

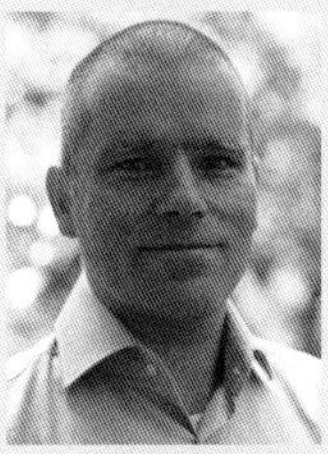

Dr. Christoph Rosenthal

Christoph Rosenthal arbeitet als Oberarzt der Klinik für Anästhesie, Intensivmedizin, Notfallmedizin und Schmerztherapie am Vivantes Klinikum im Friedrichshain. Zuvor klinische Tätigkeit an der Klinik für Hämatologie am Universitätsklinikum Essen sowie an der Klinik für Anästhesiologie m.S. operative Intensivmedizin der Charité. Die klinischen und wissenschaftlichen Schwerpunkte liegen im Bereich der präoperativen Evaluation und Optimierung, Anämiediagnostik und Therapie sowie Hämostaseologie.

2 Management von perioperativen Blutungen unter DOAK

Heiko Lier und Oliver Grottke

Etwa zwei Prozent der Bevölkerung Westeuropas erhalten dauerhaft Antikoagulantien, wobei der Anteil bei den über 80-Jährigen auf ca. 20% steigt. Aufgrund der veränderten Demografie sind diese Zahlen steigend. Da die direkten, oralen Antikoagulantien inzwischen nicht mehr neu sind (Ersteinführung Dabigatran 2008), wurde international die Abkürzung DOAK (bzw. im Engl. DOAC für „direct oral anticoagulants") eingeführt. Unter dem Begriff DOAK werden der direkte Thrombin (Faktor [F] IIa)-Inhibitor Dabigatran (Pradaxa®) sowie die direkten FXa-Inhibitoren Rivaroxaban (Xarelto®), Apixaban (Eliquis®), Edoxaban (Lixiana®) und Betrixaban (Bevyxxa®, bisher keine Zulassung in Deutschland) zusammengefasst.

Aktuell werden Patienten, für die eine Antikoagulation mit der Indikation „nicht-valvuläres Vorhofflimmern" oder „venöse Thromboembolie (VTE)" geplant ist, vornehmlich mit einem DOAK eingestellt. Entsprechend ist die Anzahl der Verschreibungen im Vergleich zu den Vitamin K-abhängigen Antikoagulantien (VKA) in den letzten Jahren deutlich angestiegen. Aufgrund neuer Zulassungsstudien werden die Indikationen zur Anwendung der DOAK weiter gestellt. Somit ist mit einer bereits hohen und weiter steigenden Anzahl an Patienten zu rechnen, die zur dauerhaften Antikoagulation ein DOAK einnehmen. Der vorliegende Artikel befasst sich mit den Möglichkeiten der Wirkaufhebung von DOAK bei blutenden Patienten.

2.1 Pharmakologische Daten

Die Wirkungsweise der DOAK kann man am generischen (nicht am Handels-)Namen erkennen:

„... **tran**" bedeutet **Thrombin-Antagonist**, also Faktor-II-Antagonist: Dabigatran

„... **xa** ..." bedeutet **Faktor-X-Antagonist**: Apixaban, Edoxaban, Rivaroxaban

Abbildung 1 zeigt den Wirkort der DOAK.

Tabelle 1 zeigt die pharmakologischen Daten der DOAK.

Im Vergleich zu den VKA haben DOAK einen schnelleren Wirkbeginn, eine kürzere Halbwertzeit, weniger Wechselwirkungen mit anderen Medikamenten oder Lebensmitteln, eine besser vorhersehbare Pharmakokinetik und eine größere therapeutische Breite (1, 2).

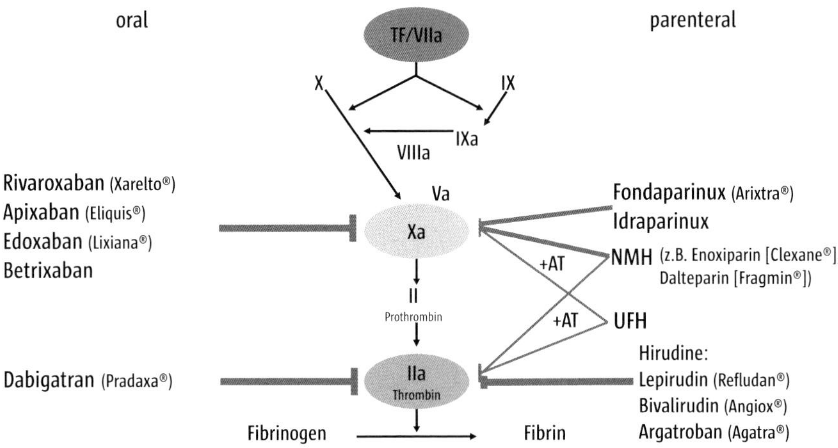

Abb. 1 Wirkort der DOAK

Tab. 1 Pharmakologische Daten der DOAK

	Dabigatran (Pradaxa®)	Rivaroxaban (Xarelto®)	Apixaban (Eliquis®)	Edoxaban (Lixiana®)
Wirkmechanismus	direkter oraler Thrombin (FIIa)-Inhibitor (Prodrug)	direkter oraler Faktor-Xa-Inhibitor		
absolute Verfügbarkeit	~ 6,5%	80–100%	~ 50%	~ 62%
Prodrug	ja	nein	nein	nein
Einfluss von Nahrung	nein	ja (~ 40% bessere Resorption)	nein	nein
renale Clearance	85%	~ 35% (33% metabolisiert + 33% direkt renal)	~ 27%	50%
hepatische Clearance	15%	64%	~ 73%	50%
Proteinbindung	~ 35%	92–95%	87%	40–59%*
Kontraindikation (Krea-Clearance)	< 30 ml/min	< 15 ml/min	< 15 ml/min	< 15 ml/min
mittlere Halbwertszeit (t1/2)	~ 12–14 h	7–11 h	~ 12 h	10–14 h
Zeit bis zum max. Plasmaspiegel	0,5–2 h	2–4 h	3–4 h	1–2 h
Zeit bis zum Talspiegel	12 h	24 h	12 h	24 h

* unterschiedliche Angaben in der Literatur: 40 ≥ 80%

2.2 Blutungsrisiko

2.2.1 Allgemein

Knapp 90% aller Blutungskomplikationen unter einer oralen Antikoagulation entwickeln sich nach einem Sturz (3). Zur Abschätzung des perioperativen Blutungsrisikos sind vor allem drei Faktoren zu bedenken:

Das Blutungsrisiko beeinflussende Faktoren sind das Alter (v.a. > 75 a), weibliches Geschlecht, Begleiterkrankungen (z. B. Niereninsuffizienz [CrCl <50 ml/min], Ösophagitis, Gastritis, Thrombozytopenie und Thrombozytenfunktionsstörungen, angeborene oder erworbene Gerinnungsstörungen) und die Co-Medikation (z.B. Thrombozytenhemmer [z.B. ASS, Clopidogrel] oder NSAR). Zu beachten sind weiterhin die ausgeprägten Wechselwirkungen mit anderen Medikamenten: Starke Inhibitoren von P-Glykoprotein führen zu einem Anstieg der DOAK-Plasmaspiegel (z.B. Amiodaron, Diltiazem, Dronedaron, Chinidin, Verapamil, Clarithro- und Erythromycin, Azol-Fungizide wie Fluconazol, Cyclosporin, Tacrolismus, Naproxen, HIV-Protease-Inhibitoren wie Ritonavir). Eine Abnahme der Plasmaspiegel wird durch starke Induktoren von CYP 3A4 u./o. P-Glykoprotein (z.B. Rifampicin, Carbamazepin, Phenobarbital, Phenytoin) und eine reduzierte gastrointestinale Absorption von Dabigatran (z.B. H2-Blocker, Protonen-Pumpen-Inhibitoren) bewirkt (2).

Zweitens muss das operations-spezifische Risiko beachtet werden: Ein hohes Blutungsrisiko haben Neuro-, Kardio-, große abdominale und Schrittmacherchirurgie; ein intermediäres Risiko haben größere intraabdominelle, thorakale, orthopädische oder gefäßchirurgische Eingriffe. Niedrig ist das Risiko bei laparoskopischer kleiner Chirurgie, Koronarangiografie oder Gastro-/Coloskopie; sehr niedrig bei Zahnextraktion, Hautbiopsien oder Katarakt-OP.

Als drittes sollte die Intensität der Blutung berücksichtigt werden. Eine schwere Blutung definiert sich als symptomatische Blutung in kritischen Bereichen oder Organen, wie intrakranielle, intraspinale, gastrointestinale, intraokulare, retroperitoneale, intraartikuläre, perikardiale Blutungen, intramuskuläre Blutungen mit Kompartmentsyndrom und/oder ein akuter lebensbedrohlicher Blutverlust, der zu hämodynamischer Instabilität führt und/oder eine Blutung, die zu einem Hb-Abfall ≥ 2 g/dl (1,24, mmol/l) führt bzw. eine akute Transfusion von ≥ 2 EK erforderlich macht (3). Diese ISTH-Definition bezieht sich ursprünglich auf nicht-chirurgische Patienten. Für operative Patienten kann die Intensität der Blutung u.a. anhand des persistierendem Transfusionsbedarf, hämodynamischer Instabilität sowie der Blutungslokalisationen (s.o.) angepasst werden (4).

2.2.2 DOAK-spezifisch

Mehrere internationale Meta-Analysen haben für DOAK, im Vergleich zu VKA, ein signifikant niedrigeres Risiko für schwere Blutungen, tödliche Blutungen, intrakranielle Blutungen (ICB), klinisch relevante nicht-schwere Blutungen und gesamte Blutungen gezeigt. Eine schwere Blutung betrifft etwa 3–4% der Patienten unter DOAK pro Jahr (bei VKA etwa das Doppelte), bei einer „case fatality rate (CFR)" von knapp 8%. Dieses Risiko ist insbesondere bei ICB ausgeprägt; hier liegt die CFR bei 60% innerhalb eines Jahres; nur 40% der Überlebenden sind nach einem Jahr wieder funktionell unabhängig (1, 5).

Das deutsche prospektive, multizentrische RADOA-Register („reversal agent use in patients treated with direct oral anticoagulants or vitamin K antagonists registry") untersuchte 194 konsekutive Patienten an 10 Standorten in Deutschland mit schwerer Blutung unter oraler Antikoagulation bis einschließlich Tag 30 nach stationärer Aufnahme (3): unter Alltagsbedingungen war das Mortalitätsrisiko im Krankenhaus bei mit VKA behandelten Patienten mit schweren Blutungen nominell höher als bei mit DOAK behandelten Patienten (keine statistische Signifikanz). ICB traten häufiger bei VKA (66,0% vs. 46,9%, p = 0,009), gastrointestinale Blutungen (GIB) häufiger bei DOAK (32,3% vs. 19,6%, p = 0,05) auf. Ein Blutungsstopp trat nach einem Median von 19,8 Stunden (4,9–69,9) in der VKA-Gruppe auf, verglichen mit 27,8 Stunden (7,6–63,4) in der DOAK-Gruppe. Die blutungsbedingten Mortalitätsraten im Krankenhaus waren in der VKA-Gruppe höher als in der DOAK-Gruppe (15,5% im Vergleich zu 4,2% [1,1; 10,3]; p = 0,014).

Bisher gibt es keine Studie, die das therapeutische Intervall für die einzelnen DOAK validiert hat. Auch sind die genauen Plasmaspiegel der einzelnen DOAK, bei denen das Risiko für Thromboembolie oder Blutung steigt, weiterhin nicht bekannt (2).

2.3 Diagnostik

Im akuten Fall sind der Zeitpunkt und die Dosis der Einnahme sowie die Nierenfunktion bedeutsam. Es ist von entscheidender Bedeutung zu wissen, ob eine Blutung allein durch ein DOAK bedingt ist, durch dieses verstärkt wird oder ob keine erhöhten plasmatischen DOAK-Konzentrationen vorliegen.

Die Aussage, bei Einnahme von DOAK sei keine regelmäßige Therapiekontrolle nötig, ist nur solange zutreffend, wie keine Komplikation, sei es Blutung oder Thromboembolie, Über- oder Unterdosierung, vorliegt (2).

Spezifische Konzentrationsbestimmungen sind in vielen Krankenhäusern (immer noch) nicht 24/7 verfügbar. Auch sind die relevanten Plasmakonzentrationen (meist im Bereich zwischen 30 und 50 ng/ml) nicht eindeutig definiert (2).

2.3.1 Urintest

DOAK werden 1–2 Stunden nach oraler Einnahme zu 25% bis 80% über die Niere in den Urin ausgeschieden, eine qualitative Bestimmung im Urin ist somit möglich. Der sog. **„DOAC Dipstick"** erlaubt, 10 Minuten nachdem er in Urin getaucht wurde, einen visuellen Vergleich des Testfeldes mit den korrespondierenden Farben auf dem Etikett des Behälters. Auf dem Teststreifen sind vier Felder, die Thrombin-Inhibitor, FXa-Inhibitor, Urinfarbe und Kreatinin abbilden. Die Sensitivität und Spezifität des Sticks liegen bei > 0,99 für den IIa-Inhibitor und bei 0,96 bzw. 0,98 für die Xa-Inhibitoren. Die Genauigkeit („accuracy") des Tests liegt bei 99% bzw. 97% (6). Bei Hämaturie, Billirubinämie o.ä. ist der Teststreifen nicht verwendbar. Funktionstüchtige Nieren sind eine Voraussetzung für die Interpretation des Tests. Auch Kunstlicht kann die Ablesung beeinträchtigen (gilt nicht bei Nutzung des Readers). Ein positives visuelles oder Reader-Ergebnis kann mit in die Entscheidung für die Verabreichung von Antidota einbezogen werden. Ein negatives visuelles oder Reader-Ergebnis ist für die Durchführung chirurgischer oder anästhesiologischer und Lysebehandlungen von Bedeutung.

2.3.2 Standardlabor

Grundsätzlich werden die plasmatischen Globaltests (Quick/PT, aPTT, TT) durch die DOAK (u.a. abhängig vom Tal- und Spitzenspiegel und mit sehr niedriger Spezifität und Sensitivität) beeinflusst. Eine prolongierte Prothrombinzeit (**Quick**) kann auf die Anwesenheit von Xa-Inhibitoren hinweisen (v.a. bei Rivaroxaban, weniger bei Apixaban und Edoxaban). Allerdings sind keine zuverlässigen Rückschlüsse über den Grad der Antikoagulation möglich. Eine verlängerte **PTT** kann auf relevante Dabigatrankonzentrationen im Plasma hinweisen. Eine normwertige **TT** (nicht dTT) schließt klinisch relevante Dabigatranspiegel aus (2, 5).

Normwertige Standardlabortest schließen jedoch selbst eine hohe Plasmakonzentration an DOAK nicht aus (7, 8).

2.3.3 Spezifisches Labor

Wird bei der Thrombinzeit das Patientenplasma mit Normalplasma verdünnt, um die Gerinnungshemmung abzuschwächen, nennt sich der Test **„verdünnte (diluted)" Thrombinzeit**. Die dTT ermöglicht einen quantitativen Nachweis des IIa-Inhibitors Dabigatran mit linearer Korrelation zur Plasmakonzentration. Bei der **„ecarin clotting time (ECT)"** spaltet das Schlangengift Ecarin Prothrombin in Meizothrombin, welches dann Fibrinogen in Fibrin spaltet. Therapeutische Dabigatrankonzentrationen haben eine lineare Beziehung zur Verlängerung der gemessenen Zeit. Eine Weiterentwicklung ist das **„Ecarin Chromgenic Assay (ECA)"** bei der nicht die Zeit, sondern eine Farbentwicklung eines chromogenen Substartes gemessen wird.

Die Anti-Xa-Aktivität wird durch mehrere Medikamente beeinflusst (NMH, Danaparoid, Fondaparinux, unfraktioniertes Heparin, DOAK). Die normwertige **NMH-kalibrierte Anti-FXa-Aktivität** schließt klinisch wirksame Spiegel von FXa-Inhibitoren aus (8). Die **spezifischen Anti-Xa-Aktivitäts-Tests** nutzen einen photometrischen Farbumschlag, der jedoch mit substanzspezifischen Reagenzien kalibriert wurde, um Spiegelbestimmungen zu ermöglichen.

Normwerte der dTT bzw. ECT bei Dabigatran und der Anti-Xa-Aktivität (mit oder ohne Spezifität) bei den Xa-Inhibitoren schließen relevante Plasmakonzentrationen der DOAK aus (8, 9).

Tabelle 2 zeigt Entscheidungshilfen für die Auswahl von Laborverfahren bei der Diagnostik.

Tab. 2 Entscheidungshilfen für die Auswahl von Laborverfahren bei der Diagnostik

	Dabigatran (Pradaxa®)	Rivaroxaban (Xarelto®)	Apixaban (Eliquis®)	Edoxaban (Lixiana®)
aPTT	+	–	–	?
TT, dTT	+	–	–	–
ECT	+	–	–	–
Anti-FXa assays	–	+	+	+
PT/Quick	–	+	–	+
INR	–	–	–	–

2.3.4 Point of Care (POC)

Die patienten- und zeitnahe POC-Diagnostik mittels viskoelastischer Testverfahren (VET) misst u.a. auch die Initiation der Gerinnung, die sog. Gerinnungszeit. Die DOAK können zu einer Verlängerung der Initiierung der Gerinnung (TEG: r-Zeit; ROTEM: CT-Zeit) führen. Allerdings ist eine Verlängerung dieser Zeiten nicht spezifisch und erlaubt auch keine Differenzierung zwischen den IIa- und Xa-Inhibitoren (7).

Auch wenn die VET initial nicht zur Detektion von DOAK entwickelt wurden, so ist aufgrund des deutlichen Zeitvorteils bei der Diagnostik von Blutungsstörungen von den verschiedenen Firmen der Bedarf an einer solchen Bestimmung frühzeitig erkannt worden. Sowohl TEG als auch ROTEM entwickeln spezifische DOAK-Kartuschen (DTI und AFXa [10] bzw. ECATEM und TFTEM [7]), deren kommerzielle Verfügbarkeit abzuwarten bleibt. Das neuste Modell der VET, das ClotPro, hat mit dem ECA-Test und dem RVV-Test bereits von Zulassung an eine Möglichkeit zur DOAK-Messung.

2.4 Therapie

Die Grundlagen der Therapie von Blutungen unter DOAK entsprechen denen der regulären Therapie (starker) Blutungen (4, 8). Zu einem solchen multimodalen Konzept gehören u.a. die Optimierung der Rahmenbedingungen (Normothermie, Normokalzämie, leichte Azidose), eine adäquate Volumentherapie; adjunktive Tranexamsäure bei v.a. Fibrinolyse u./o. Desmopressin bei v.a. Thrombozytopathie sowie die Transfusion von Blutprodukten. Ebenso muss geklärt werden, ob die Blutung durch Anlage eines lokalen Druckverbandes oder durch eine lokale (endoskopische, radiologische oder operative) Intervention gestillt werden kann (8, 9).

Es gibt einen Grund, warum diese Patienten antikoaguliert wurden. Bei jeder Pause der Antikoagulation ist bei der Entscheidung zur Dauer dieser Unterbrechung das Risiko einer Thromboembolie zu berücksichtigen.

2.4.1 Nicht zeitkritische OP

In Abhängigkeit von der Zeit seit der letzten Einnahme des DOAK, der Nieren- bzw. Leberfunktion, der Begleitmedikation und dem Blutungsrisiko kann ggf. der operative Eingriff verschoben werden. Jede Stunde Zeitgewinn seit der letzten Einnahme senkt den DOAK-Spiegel und somit das Blutungsrisiko.

2.4.2 Zeitkritische OP, nicht lebensbedrohliche Blutung

Bei dringlicher Indikation u./o. erhöhtem Blutungsrisiko kann ggf. die Ergebnisse der dTT bzw. ECT bei Dabigatran und der Anti-Xa-Aktivität (mit oder ohne Spezifität) bei den Xa-Inhibitoren zur Evaluierung des Blutungsrisikos in die OP-Planung mit einbezogen werden.

2.4.3 Lebensbedrohliche Blutung

Daten aus RCT zur Anwendung der unspezifischen Therapie mit PPSB liegen nicht vor. Auch wurde die Wirksamkeit von PPSB im Vergleich zur Therapie mit einem spezifischen Antidot bis dato nicht untersucht.

Unspezifische Therapie

Das Prinzip einer unspezifischen Therapie mit PPSB beruht auf einem Überangebot mit Gerinnungsfaktoren, die zu einer Wiederherstellung der Hämostase führen soll („Überflutung" des Antikoagulationseffektes). Aufgrund der niedrigen enthaltenen Konzentration ist dieser Therapieansatz mit therapeutischem Plasma (z.B. GFP) nicht möglich. Wegen des Wirkmechanismus ist der rekombinanter FVIIa für die Antagonisierung der DOAK nicht geeignet.

Prothrombinkomplexpräparate (PPSB) enthalten in Deutschland die vier Vitamin K-abhängigen Gerinnungsfaktoren II, VII, IX und X sowie Protein C, Protein S und Protein Z (in anderen Ländern, z.B. USA, sind auch 3-Faktor-Präparate ohne FVII erhältlich). PPSB-Konzentrate sind nur hinsichtlich ihres Faktor-IX-Gehaltes standardisiert. Daher weisen die Präparate verschiedener Hersteller unterschiedliche Konzentrationen der anderen enthaltenen Faktoren auf. Die Konzentration der Faktoren ist etwa 25-mal höher als im Plasma. Die Faktoren sind nicht aktiviert. PPSB erhöht für mehrere Tage das endogene Thrombinpotenzial; ein mögliches Risiko prothrombotischer Komplikationen kann somit nicht ausgeschlossen werden. Bisher gibt es keine randomisierten Studien; die Anwendung beruht auf gesunden Probanden bzw. Fallserien und ergab uneinheitliche Ergebnisse. Die Wirksamkeit von PPSB scheint von der Plasmakonzentration des DOAK abhängig zu sein. Die empfohlenen Dosierungen sind z.T. sehr uneinheitlich. Von der EHRA-Guideline werden initial 50 IE/kg empfohlen und bei persistierenden klinischen Blutungen eine mögliche zweite Dosis von 25 IE/kg (5, 9). Unter Alltagsbedingungen zeigte sich in Deutschland durch die Therapie mit PPSB eine kürzere mediane Blutungsdauer (11 h) im Vergleich zu unbehandelten Patienten (33,1 h). Dies entspricht einer Verringerung der Blutungsdauer um relativ 66% (3).

Durch eine kontrollierte Aktivierung der Faktoren II, VII, IX und X entsteht **FEIBA** (Factor-Eight-Inhibitor-Bypassing-Activity), also aktiviertes PPSB. Es ist standardisiert bezüglich der Faktor-VIII-Inhibitor-Bypassing-Aktivität. Das theoretische thrombogene Risiko ist durch die Aktivierung der Faktoren noch höher als bei PPSB. Außerdem ist die Therapie mit FEIBA im Vergleich zu PPSB deutlich kostenintensiver. Auch hier gibt es keine RCT bei blutenden Patienten unter DOAK. Die empfohlene Dosis liegt bei 50 IE/kg und maximal 200 IE/kg/Tag (5, 8, 9).

Spezifische Antidota

Tabelle 3 gibt eine Übersicht über die Eigenschaften der beiden Antidota.

Tab. 3 Übersicht über die Eigenschaften der beiden Antidota

	Idarucizumab (Praxbind®)	Andexanet alfa (Ondexxya®)
Ursprung	humanisiertes monoklonales Antikörperfragment (Fab) von Ovarialzellen des chinesischen Hamsters	katalytisch inaktiver, rekombinanter FXa von Ovarialzellen des chinesischen Hamsters
Wirkmechanismus	hoch affine, nicht kompetitive Bindung von freiem und Thrombin-gebundenem Dabigatran zu irreversiblem Komplex	hoch affine Bindung an direkte (Edoxaban, Apixaban, Rivaroxaban, Betrixaban) und indirekte (UFH, NMH, Fondaparinux) FXa-Inhibitoren
aktuelle Zulassung	■ Antagonist für Dabigatran ■ Erwachsene ■ bei Notfalloperationen/dringenden Eingriffen ■ bei lebensbedrohlichen bzw. nicht beherrschbaren Blutungen	■ Antagonist für Apixaban und Rivaroxaban ■ Erwachsene ■ bei lebensbedrohlichen bzw. nicht beherrschbaren Blutungen
Zulassungsstudien	REVERSE-AD	■ ANNEXA-A ■ ANNEXA-R ■ ANNEXA-4
prokoagulatorische Aktivität	nein	unklar (Komplex mit TFPI)
terminale HWZ	10 h	5–7 h
Dosierung	5 g (2 × 2,5 g/50 ml)	■ Bolus 400 mg (30 mg/min) + 2 h Infusion 480 mg (4 mg/min): Rivaroxaban mit Einnahme > 7 h vor Bolusgabe; Apixaban mit Einnahme ≤ 5 mg und > 5 mg wenn ≥ 8 h ■ Bolus 800 mg (30 mg/min) + 2 h Infusion 960 mg (8 mg/min): Rivaroxaban-Einnahme ≤ 7 h vor Bolusgabe; Apixaban mit Einnahme > 10 mg wenn < 8 h
Anpassung an Nieren-, Leberfunktion oder Alter > 65 a	nein (temporäre Proteinurie)	nein

Ein Plasmaspiegel < 30 ng/ml erfordert vermutlich keinerlei hämostatische Intervention vor OP-Beginn (8). Bei starker Blutung wird i.d.R. ein Plasmaspiegel > 50 ng/ml als Indikation für die Gabe spezifischer Antidota angesehen (2, 8).

FIIa-Antidot: Idarucizumab

Anfang 2016 wurde das spezifische Antidot **Idarucizumab** unter dem Handelsnamen Praxbind® in Deutschland zugelassen. Ein Normwert von dTT, TT, aPTT oder ECT nach Anwendung von Idarucizumab zeigt an, dass keine relevanten plasmatischen Konzentrationen von Dabigatran vorliegen. Ein pathologischer Wert kann ein Zeichen von restlichem aktivem Dabigatran oder anderer klinischer Situationen sein, wie z.B. der Präsenz anderer Arzneimittel. Bei sehr hohen Dabigatranspiegeln (z.B. Niereninsuffizienz) kann die repetitive Gabe von Idarucizumab notwendig sein (11). Die Wirkung von Idarucizumab kann mittels dTT verifiziert werden (8). Die Antikoagulation mit Dabigatran kann 24 Stunden nach Verabreichen des Antidots wieder aufgenommen werden oder alternativ mit einem anderen Antikoagulanz erfolgen.

Die Zulassungsstudie REVERSE-AD (12) untersuchte Dabigatran-Patienten mit unkontrollierter Blutung oder dringlicher OP-Indikation und bildet annähernd die klinische Realität ab. Dabei betrug die mittlere Zeit bis zum Ende der Blutung 2,5 h; nur 68% der Patienten hatten ein Blutungsende innerhalb von 24 h. Bis zu einem Viertel der Patienten hatten 12–24 h nach Antagonisierung wiederauftretende Dabigatranspiegel, die durch eine Umverteilung aus dem Gewebe in das Blut erklärt werden kann (1).

FXa-Antidot: Andexanet alfa

Ende 2019 wurde das spezifische Antidot **Andexanet alfa** unter dem Handelsnamen Ondexxya® in Deutschland bedingt sowie nur für Apixaban und Rivaroxaban zugelassen. Die Anti-FXa-Aktivität zeigt eine schlechte Korrelation mit der klinischen Wirksamkeit und ist daher zur Festlegung der Dosierung ungeeignet (8). Die Zulassung beinhaltet keine Notfalloperationen/dringende Eingriffe. Die Kosten für Bolus + Infusion betragen € 16.000 (niedrige Dosis) bis € 28.000 (hohe Dosis).

Die Zulassungsstudien ANNEXA-A und -R untersuchten gesunde Freiwillige. In der ANNEXA-4 Studie (13) wurden überwiegend Patienten mit GIB und ICB eingeschlossen; mit Traumata assoziierte Blutungen wurden nicht untersucht. Aufgrund der sehr engen Ein- und Ausschlusskriterien in der ANEXXA-4 Studie wird die klinische Realität nur bedingt abgebildet. Der co-primäre Endpunkt der Studie (Verringerung der FXa-Spiegel, hämostatische Wirksamkeit nach 12 Stunden) zeigte eine effektive Antagonisierung von Rivaroxaban und Apixaban. Allerdings war die nachgewiesene Verringerung der Anti-Faktor-Xa-Aktivität insgesamt nicht prädiktiv für die hämostatische Wirksamkeit bei den Patienten mit ICB. 10% der Patienten erlitten innerhalb von 30 Tagen eine thromboembolische Komplikation. Inwiefern die Rate an thromboembolischen Komplikationen auf eine Wechselwirkung mit TFPI zurückzuführen ist oder auf die fehlende Wiederaufnahmen der Antikoagulation, kann nicht beurteilt werden. Zu beachten ist bei der Anwendung von Andexanet alfa, dass nach der Antagonisierung die kalibrierten FXa-Tests zum Monitoring nicht geeignet sind und falsch hohe Werte anzeigen. Somit kann die Therapie mit Andexanet alfa bei z.B. persistierenden Blutungen nicht laborchemisch mit Hinblick auf die FXa-Therapie überwacht werden.

Abbildung 2 zeigt ein therapeutisches Schema zur Blutungskontrolle.

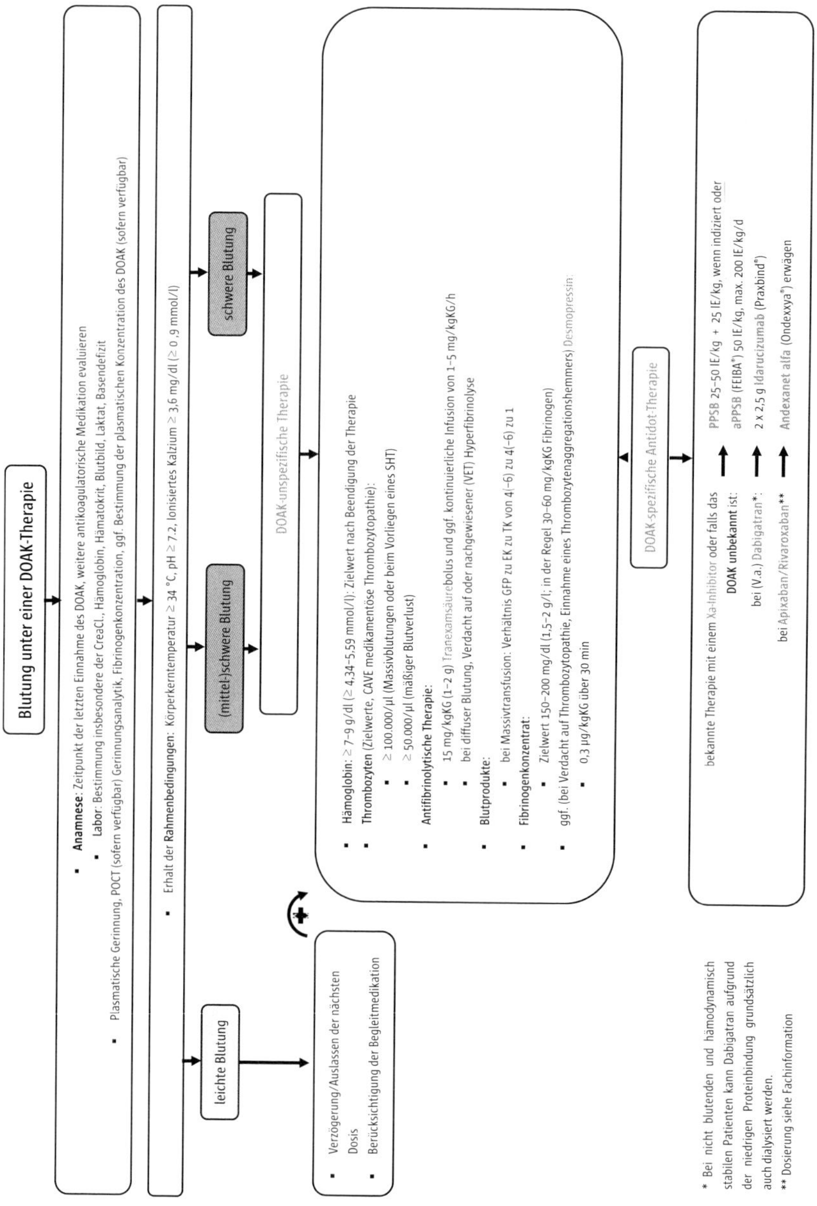

Abb. 2 Therapeutisches Schema zur Blutungskontrolle (modifiziert nach [14])

Take home messages:
- *Besteht der Verdacht, dass eine Blutung durch DOAK (mit-)verursacht wird, sollte i.d.R. als Erstes das DOAK im Blut des Patienten nachgewiesen werden.*
- *Die initiale Therapie entspricht der regulären Therapie starker Blutungen.*
- *Neben einer unspezifischen Therapie mit PPSB gibt es mit Idarucizumab ein spezifisches Antidot für Dabigatran und mit Andexanet alfa (mit Einschränkungen) eines für die FXa-Inhibitoren.*

Abkürzungsverzeichnis

aPTT	aktivierte partielle Thromboplastinzeit
CrCl	Kreatinin-Clearance
CYP	Cytochrom P450
dTT	verdünnte Thrombinzeit (diluted thrombin time)
DOAK	direkte, orale Antikoagulantien
ECA	Ecarin Chromgenic Assay
ECT	ecarin clotting time
EHRA	European Heart Rhythm Association
EK	Erythrozytenkonzentrat
F	(Gerinnungs-)Faktor
FEIBA	Factor-Eight-Inhibitor-Bypassing-Activity
GIB	gastrointestinale Blutung
ISTH	International Society on Thrombosis and Haemostasis
NSAR	nichtsteroidales Antirheumatikum
POC	point of care
PPSB	Prothrombinkomplexpräparate
PT	prothrombin time (Quick-Wert)
TFPI	Gewebefaktor-Pathway-Inhibitors (tissue factor pathway inhibitor)
TT	Thrombinzeit
VET	viskoelastische Testverfahren
VKA	Vitamin K-abhängige Antikoagulantien
VTE	venöse Thromboembolie

Literatur

1. Chaudhary R, Sharma T, Garg J, Sukhi A, Bliden K, Tantry U, Turagam M, Lakkireddy D, Gurbel P. Direct oral anticoagulants: a review on the current role and scope of reversal agents. J Thromb Thrombolysis 2020; 49: 271–286. doi: 10.1007/s11239-019-01954-2
2. Moner-Banet T, Alberio L, Bart PA. Does One Dose Really Fit All? On the Monitoring of Direct Oral Anticoagulants: A Review of the Literature. Hamostaseologie 2020; 40: 184–200. doi: 10.1055/a-1113-0655
3. Lindhoff-Last E, Herrmann E, Lindau S, Konstantinides S, Grottke O, Nowak-Goettl U, Lucks J, Zydek B, von Heymann C, Birschmann I, Sümnig A, Beyer-Westendorf J, Schellong S, Meybohm P, Greinacher A. Severe hemorrhage associated with oral anticoagulants – a prospective observational study of the clinical course during treatment with vitamin K antagonists or direct oral anticoagulants. Deutsches Aerzteblatt Online 2020; 117: 312–319. doi: 10.3238/arztebl.2020.0312

4. Lier H, Bernhard M, Hossfeld B. Hypovolämisch-hämorrhagischer Schock. Anaesthesist 2018; 67: 225–244. doi: 10.1007/s00101-018-0411-z
5. Kaide CG, Gulseth MP. Current Strategies for the Management of Bleeding Associated with Direct Oral Anticoagulants and a Review of Investigational Reversal Agents. J Emerg Med 2020; 58: 217–233. doi: 10.1016/j.jemermed.2019.10.011
6. Harenberg J, Beyer-Westendorf J, Crowther M, Douxfils J, Elalamy I, Verhamme P, Bauersachs R, Hetjens S, Weiss C, Working Group M. Accuracy of a Rapid Diagnostic Test for the Presence of Direct Oral Factor Xa or Thrombin Inhibitors in Urine-A Multicenter Trial. Thromb Haemost 2020; 120: 132–140. doi: 10.1055/s-0039-1700545
7. Schafer ST, Wiederkehr T, Kammerer T, Acevedo AC, Feil K, Kellert L, Gorlinger K, Hinske LC, Groene P. Real-time detection and differentiation of direct oral anticoagulants (rivaroxaban and dabigatran) using modified thromboelastometric reagents. Thromb Res 2020; 190: 103–111. doi: 10.1016/j.thromres.2020.04.019
8. Koscielny J, Rutkauskaite E, Sucker C,von Heymann C. How Do I Reverse Oral and Parenteral Anticoagulants? Hamostaseologie 2020; 40: 201–213. doi: 10.1055/a-1113-0557
9. Moia M, Squizzato A. Reversal agents for oral anticoagulant-associated major or life-threatening bleeding. Intern Emerg Med 2019; 14: 1233–1239. doi: 10.1007/s11739-019-02177-2
10. Dias JD, Lopez-Espina CG, Ippolito J, Hsiao LH, Zaman F, Muresan AA, Thomas SG, Walsh M, Jones AJ, Grisoli A, Thurston BC, Artang R, Bilden KP, Hartmann J, Achneck HE. Rapid point-of-care detection and classification of direct-acting oral anticoagulants with the TEG 6 s: Implications for trauma and acute care surgery. J Trauma Acute Care Surg 2019; 87: 364–370. doi: 10.1097/TA.0000000000002357
11. Hegemann I, Ganter C, Widmer CC, Becker M, Muller D, Spahn DR. Ongoing redistribution of dabigatran necessitates repetitive application of idarucizumab. Br J Anaesth 2018; 121: 505–508. doi: 10.1016/j.bja.2018.04.025
12. Pollack CV, Jr., Reilly PA, van Ryn J, Eikelboom JW, Glund S, Bernstein RA, Dubiel R, Huisman MV, Hylek EM, Kam CW, Kamphuisen PW, Kreuzer J, Levy JH, Royle G, Sellke FW, Stangier J, Steiner T, Verhamme P, Wang B, Young L, Weitz JI. Idarucizumab for Dabigatran Reversal – Full Cohort Analysis. N Engl J Med 2017; 377: 431–441. doi: 10.1056/NEJMoa1707278
13. Connolly SJ, Crowther M, Eikelboom JW, Gibson CM, Curnutte JT, Lawrence JH, Yue P, Bronson MD, Lu G, Conley PB, Verhamme P, Schmidt J, Middeldorp S, Cohen AT, Beyer-Westendorf J, Albaladejo P, Lopez-Sendon J, Demchuk AM, Pallin DJ, Concha M, Goodman S, Leeds J, Souza S, Siegal DM, Zotova E, Meeks B, Ahmad S, Nakamya J, Milling TJ, Jr., Investigators A. Full Study Report of Andexanet Alfa for Bleeding Associated with Factor Xa Inhibitors. N Engl J Med 2019; 380: 1326–1335. doi: 10.1056/NEJMoa1814051
14. Grottke O, Lier H, Hofer S. Management von Blutungen unter Therapie mit direkten oralen Antikoagulanzien. Anaesthesist 2017; 66: 679–689. doi: 10.1007/s00101-017-0313-5

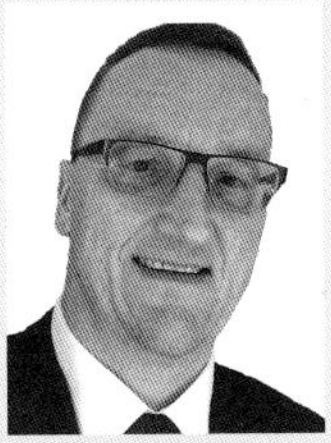

Dr. med. Heiko Lier

1993–1994 Klinik für Anästhesiologie, Paracelsus-Klinik Bad Ems. 1994–2006 Klinik für Anästhesiologie und operative Intensivmedizin, Universitätsklinik Bonn. Seit 2006 Klinik für Anästhesiologie und operative Intensivmedizin, Universitätsklinikum Köln. Seit 2000 Oberarzt. Schwerpunkte: Gerinnungstherapie perioperativer Blutungen. DGAI-Vertreter und Schriftführer der Gerinnungskapitel für die AWMF-Leitlinien „015-063 Peripartale Blutungen, Diagnostik und Therapie" und „012-019 Polytrauma/Schwerverletzten-Behandlung".

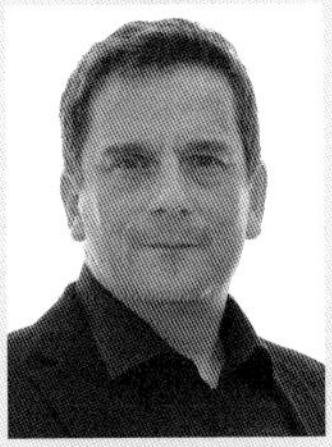

PD Dr. Dr. med. Oliver Grottke, MScPH

1999–2001 Klinik für Anästhesiologie des Universitätsklinikums Hamburg-Eppendorf. 2001 Klinik für Anästhesiologie der Friedrich-Schiller-Universität, Jena, 2003. Senior House Officer, London, GB. Weiterbildung zum Hämostaseologen 2016 Institut für Experimentelle Hämatologie und Transfusionsmedizin (IHT) Universitätsklinikum Bonn. Seit 2004 Klinik für Anästhesiologie und Intensivmedizin, Universitätsklinikum der RWTH-Aachen. Seit 2013 Oberarzt. Schwerpunkte: Experimentelle und klinische Untersuchungen im Bereich der Hämostaseologie (u.a. Antagonisierung der DOAK in experimentellen Modellen, Anwendung von FXIIa-Inhibitoren, Antikoagulation im Rahmen von ECMOs, Entwicklung neuer Beschichtungen für künstliche Membranen, Pathophysiologie der TIC, Thrombingenerierung bei herzchirurgischen Patienten, Veränderungen der Hämostase bei MPN).

V

Sepsis und septischer Schock

1 Kalkulierte antimikrobielle Therapie: Was ist die adäquate Dosis?

Daniel C. Richter, Alexander Brinkmann, Anka Röhr, Otto R. Frey, Markus A. Weigand und Thorsten Brenner

1.1 Einleitung

1.1.1 Definition und Ziele der kalkulierten antimikrobiellen Therapie

Unter einer kalkulierten antimikrobiellen Therapie verstehen wir den Einsatz antimikrobieller Substanzen bei schweren Infektionen in Unkenntnis des auslösenden Erregers. Zwar ist durch die Detektion eines möglichen/wahrscheinlichen Infektionsfokus und der Kenntnis der lokalen Resistenzlage eine Eingrenzung des wahrscheinlichen Erregerspektrums möglich, allerdings bleibt die kalkulierte Therapie bis zum definitiven Erregernachweis (kulturell oder auch durch molekularbiologische Methoden) mit der Unsicherheit behaftet, das kausale Pathogen nicht zu erfassen oder aufgrund einer Resistenz ineffektiv zu sein. Die kalkulierte antimikrobielle Therapie hat folgende Ziele:

- Zeitnahe Gabe des Antibiotikums
- Abdeckung der häufigsten Erreger des vermuteten Infektionsfokus
- Adäquate Antibiotika-Spiegel am Infektionsort (Therapieeffizienz, effektive Exposition)
- Ständige Re-Evaluation der ergriffenen Maßnahmen (nach 24–48 [72] Stunden)

1.1.2 Stellenwert der kalkulierten antimikrobiellen Therapie bei Patienten mit Sepsis und septischem Schock

Patienten mit Sepsis und septischem Schock haben eine hohe Sterblichkeit. Die deutsche INSEP-Studie (Inzidenz der schweren Sepsis und des septischen Schocks auf Intensivstationen in Deutschland) (1) aus dem Jahre 2016 ermittelte bei den untersuchten Patienten (n = 1.503) mit Sepsis und septischem Schock eine Sterblichkeit von 34,3% auf der Intensivstation (verglichen mit 6% ohne Sepsis und Schock) und 40,4% während des Krankenhausaufenthaltes. Dass die adäquate, kalkulierte antimikrobielle Therapie septischer Patienten einen signifikanten Einfluss auf das Patienten-Outcome hat, konnte bereits 2004 in der MONARCS-Studie (Monoclonal Anti-TNF: A Randomized Controlled Sepsis Trial) (2) an 2.634 Patienten gezeigt werden (Krankenhaus-Sterblichkeit bei adäquater, kalkulierter Therapie 33% vs. 43% bei inadäquater Therapie; p < 0,001). Neben der adäquaten Substanz (= Erfassen des wahrscheinlichen Erregerspektrums) spielt der Faktor „Zeit“ eine wichtige Rolle. Jede Verzögerung der ersten Gabe der kalkulierten Antibiotikatherapie führt zu einem Anstieg der Patientensterblichkeit (3).

Während die **Surviving Sepsis Campaign** (SSC) (4) die Gabe der kalkulierten Antibiotikatherapie binnen der ersten Stunde nach Beginn der Sepsis/des septischen Schocks propagiert, kritisieren andere Autoren die undifferenzierte Fixierung auf die „erste Stunde“ der Sepsis als nicht gerechtfertigt (5–7). So konnten im Jahr 2014 Ferrer und Kollegen (8) einen signifikanten Anstieg der Patientensterblichkeit erst nach 2–3 Stunden Verzögerung der kalkulierten Therapie feststellen (OR: 1,14; 95%-KI: 1,02–1,26; p = 0,021). Auch Bloos et al. (9) konnten den Zeiteffekt auf die 28-Tage-Sterblichkeit konsistent nachweisen (OR: 1,44; 95%-KI: 1,05–1,99; p = 0,026). Eine Subgruppenanalyse dieser Studie unter Einschluss von 234 Patienten mit chirurgisch sanierbarem Fokus zeigte aber auch, dass die Verzögerung der Fokussanierung in dieser Patientengruppe einen signifikanten Einfluss auf das Outcome nahm, während die kalkulierte antimikrobielle Therapie in dieser Subgruppe keinen signifikanten Einfluss auf das Überleben hatte. Man darf damit konstatieren, dass die effektive Sepsis-Therapie auf zwei wesentlichen Maßnahmen beruht:

- der zeitnahen/schnellstmöglichen Gabe einer kalkulierten und adäquaten antimikrobiellen Therapie nach Sicherstellung der mikrobiologischen Diagnostik (10) und
- der Sanierung des infektiologischen Fokus, so schnell dies medizinisch möglich ist (4) (idealerweise binnen der ersten 6 h nach Symptombeginn).

Grundlage der Sepsistherapie ist der frühe Beginn einer adäquaten, kalkulierten, antimikrobiellen Therapie und die schnelle Detektion und Sanierung (wenn möglich) des Infektionsfokus. Dabei sollte die Antibiotikagabe in den ersten Stunden der Sepsis erfolgen. Die Fokussanierung spielt eine wichtige Rolle und muss binnen 6 Stunden erfolgt sein. Beide Maßnahmen beeinflussen das Behandlungsergebnis und das Überleben septischer Patienten signifikant.

1.2 Einfluss der Sepsis auf die Pharmakokinetik (PK) antimikrobieller Substanzen

Das Problem der antimikrobiellen Therapie bei Patienten mit Sepsis und septischem Schock besteht darin, dass die in den Fachinformationen vorgegebenen Standarddosierungen der Zulassungsstudien (ausschließlich junge, gesunde Männer und/ oder Nicht-Intensivstationspatienten) in dieser Situation auf die veränderte Physiologie des kritisch kranken Patienten trifft. Die Folge sind gravierende Veränderungen der Pharmakokinetik mit weitreichender, klinischer Relevanz auf den Therapieerfolg. Abbildung 1 fasst grundlegende Veränderungen der PK und deren Folge für die Plasmakonzentrationen zusammen.

Die in Abbildung 1 als „frühe“ und „späte“ Phase bezeichneten Intervalle haben unterschiedliche Konsequenzen für die Verteilung und Elimination antiinfektiver Arzneistoffe und sind daher wichtig, um potenzielle Dosierungsprobleme septischer Patienten besser verstehen zu können. Man muss allerdings kritisch bemerken, dass die in Abbildung 1 beschriebenen Veränderungen in dieser strikten Abfolge sicher nicht die Versorgungsrealität der Intensivmedizin im Jahre 2020 abbilden. Bestenfalls bei jungen, nicht relevant vorerkrankten Patienten (z.B. Polytrauma) wird man diese pathophysiologische Abfolge so beobachten können. Der „klassische“ Intensivpatient rekrutiert sich aus der Gruppe älterer, kardiovaskulär, renal und metabolisch vorerkrankter Patienten; jener Kohorte also, bei der relevante Organdysfunktionen bei Beginn der Sepsis bereits bestehen. So zeigen z.B. viele Patienten bereits bei Beginn der Sepsis eine eingeschränkte Nierenfunktion, die dann schnell in ein akutes Nierenversagen mündet, sodass renal eliminierte Substanzen (z.B. β-Laktame) bereits in der Frühphase der Sepsis akkumulieren können (11). Ebenso kann es im Rahmen der Sepsis zu einer Veränderung des Verhältnisses von renaler und extra-renaler Elimination kommen. Eine weniger strikte, dafür aber eingängigere Übersicht gibt Abbildung 2. Sie beschreibt den Zusammenhang zwischen Pharmakokinetik (PK) und Pharmakodynamik (PD) und adressiert deren Zusammenspiel und Interaktion im Kontext der Intensivtherapie. Im Einzelnen sind dies:

- Störung der Resorption (bei intravenöser Gabe nicht relevant, Bioverfügbarkeit 100%),
- Verteilung der Substanz (Verteilungsvolumen, Vd),
- Metabolisierung,
- Ausscheidung.

Wie in Abbildung 2 dargestellt, ist das eigentliche Ziel der adäquaten Dosierung eine ausreichend hohe Konzentration der antimikrobiellen Substanz am Wirkort, die allerdings nur selten gemessen werden kann. Als Surrogat dient die Konzentration im primären Kompartiment Blut, die zwar nicht zwangsläufig der Konzentration am Wirkort entspricht, aber dafür relativ leicht gemessen werden kann (außerdem kann die Konzentration am Wirkort bei insuffizient niedriger Plasmakonzentration kaum adäquat sein). Genau an diesem Punkt (Konzentration Blut – Konzentration Wirkort) wirken sich die pathophysiologischen Veränderungen der Sepsis durch Alterationen des Verteilungsvolumens (Vd) und veränderter Clearance (CL) besonders aus und führen so zu teils erheblichen Schwankungen der Konzentrationen. Damit steht die

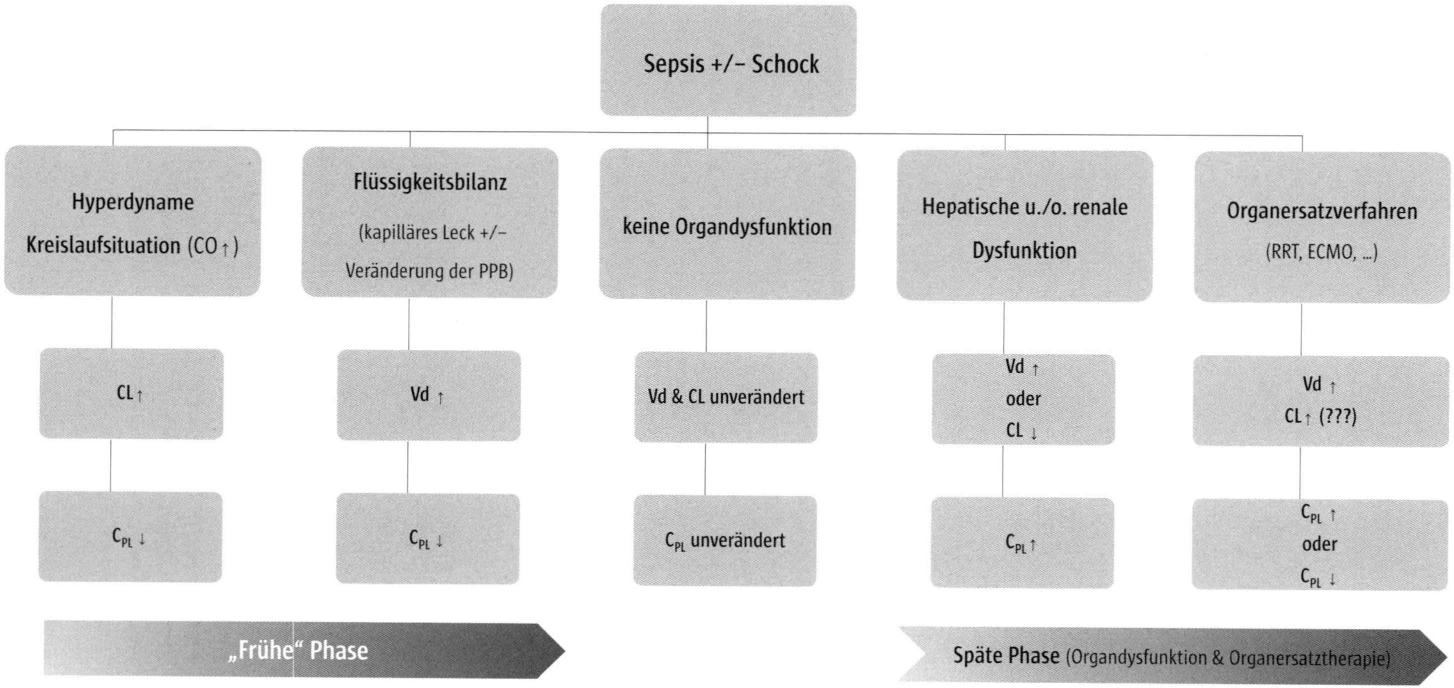

Abb. 1 Veränderungen der Pharmakokinetik (PK) bei Sepsis und septischem Schock und deren unterschiedliche Auswirkungen auf die PK von antimikrobiellen Substanzen. Häufig dominieren initial („frühe Phase“) die Folgen des septischen Schocks (niedrige Konzentrationen im Plasma, C_{PL}), später v.a. die Organdysfunktion und der Organersatz mit tendenziell höheren Plasmakonzentrationen. Allerdings ist die zeitliche Abfolge so häufig nicht nachvollziehbar, da gerade bei multimorbiden Patienten auch in der Schockphase die (vorbestehenden) Organdysfunktionen dominieren können (CO: Cardiac Output; CL: Clearance; C_{PL}: Plasmakonzentration; Vd: Verteilungsvolumen; RRT: „renal replacement therapy“ [Nierenersatzverfahren]; ECMO: extrakorporale Membranoxygenierung; PPB: Plasmaproteinbindung).

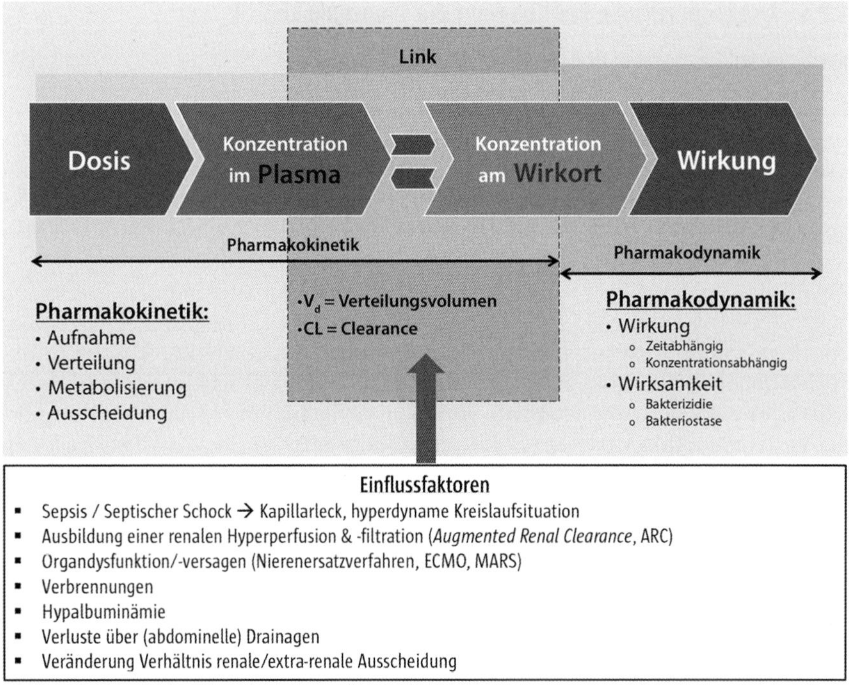

Abb. 2 Schematische Darstellung der Interaktion von Pharmakokinetik (PK) und -dynamik (PD) im Kontext der Intensivmedizin. Die Einflüsse auf die PK und PD während der Intensivtherapie sind vielfältig und alterieren die messbaren Plasmaspiegel des Antibiotikums mitunter erheblich. Der „Link" zwischen PK und PD ist das Ziel von Dosisoptimierungsstrategien (mod. nach [12]).

pharmkokinetische Schnittstelle („Link") im Brennpunkt der nachfolgenden Betrachtungen und ist Ziel pharmakokinetischer Optimierungsstrategien und der Dosisfindung.

Fallbeispiel

Eine 85-jährige Patientin mit dislozierter Luxationsfraktur des oberen Sprunggelenks entwickelt eine postoperative (nosokomiale) Pneumonie mit erhöhter Temperatur und Dyspnoe. Die multimorbide Dame (insbesondere: Lungenemphysem, arterielle Hypertonie, Diabetes mellitus Typ 2, Adipositas, koronare Herzerkrankung) zeigt bereits bei Aufnahme eine chronische Niereninsuffizienz KDIGO Stadium 3a mit einem Serumkreatinin-Wert von > 2 mg/l als mikroangiopathische Komplikation des Diabetes mellitus. Aufgrund der ausgeprägten klinischen Symptomatik bei vorbestehender, struktureller Lungenerkrankung und der nosokomialen Genese, erhält die Patienten kalkuliert Piperacillin/Tazobactam (TZB) in einer Tagesdosis von 12 g (3×4,5 g als intermittierende Bolusgaben über 30 Minuten).

1.2.1 Organspezifische Einflüsse auf die Pharmakokinetik

Kardiovaskuläres System in der Sepsis

Ein viel diskutiertes Problem im septischen Schock ist die hyperdyname Kreislaufsituation mit Verlust der endothelialen Integrität, die über ein sogenanntes Kapillarleck (*„capillary-leakage"*) zu einer Extravasation des intravasalen Volumens führt. Verstärkt wird dies durch eine initial hohe Flüssigkeitssubstitution (Fluid Resuscitation). Die Folge ist ein Anstieg des **Verteilungsvolumens (Vd)** für hydrophile Antibiotika (β-Laktame, aber auch Aminoglykoside und Glykopeptide) (13, 14) und der mögliche Abfall der Antibiotikakonzentrationen im primären Kompartiment Blut. Dies kann zwar zu niedrigen Spiegeln im primären Kompartiment führen, andererseits kann eine Extravasation des Antibiotikums zur Therapie interstitieller Infektionen (interstitiell höhere Konzentrationen) vorteilhaft sein. Insgesamt scheint der Effekt einer Expansion des Vd für Antibiotika mit geringem Vd (hydrophile Antibiotika) bezüglich der Dosierung weniger relevant zu sein. Das Maß der Expansion des Vd hängt neben der Erkrankungsschwere von vielen Faktoren ab (15). Insbesondere kann das Problem der Expansion des Vd z.B. durch eine schnelle Aggravation präexistenter Organdysfunktionen (akutes Nierenversagen) bei multimorbiden Patienten coupiert werden, sodass insgesamt sogar ein Anstieg der Blutspiegel resultieren kann (11). Dass ein erhöhtes Vd (und damit Abfall der Konzentration im primären Kompartiment „Blut") zumindest bei einem erheblichen Teil der Patienten mit Sepsis und septischem Schock überschätzt wird, konnte in einer rezenten retrospektiven Datenanalyse an 484 Patienten gezeigt werden (11).

Dysproteinämien werden beim kritisch Kranken regelhaft beobachtet. Im Kontext der Antibiotika-Therapie spielt das Albumin als Bindungspartner für antiinfektive Substanzen die Hauptrolle. **Hypalbuminämien** (< 25 g/l) werden bei bis zu 50% der Intensivpatienten beobachtet (16). Die Auswirkungen auf die PK sind dabei teils komplex (17). Für Substanzen mit hoher Proteinbindung (= niedriger freier, aktiver Anteil) kann zu Beginn des Dosierungsintervalls die freie Konzentration deutlich höher sein. Ebenso steht der anfänglich höhere freie Anteil nicht nur als antimikrobiell aktiver Teil, sondern auch zur Elimination bereit (renale Hyperperfusion mit erhöhter Exkretion). Veränderungen des Vd betreffen hydrophile Substanzen wie z.B. Flucloxacillin, Cefotaxim, Piperacillin, Meropenem und auch Daptomycin, jedoch ist das Vd dieser Substanzgruppen eher niedrig. Für Spitzenspiegel- bzw. konzentrationsabhängige Antibiotika wie z.B. die Aminoglykoside führen die genannten Effekte zu einer deutlichen Reduktion des Spitzenspiegels mit Gefahr des Therapieversagens. Abbildung 3 differenziert klinisch häufig verwendete Antibiotika nach ihren physikochemischen Eigenschaften (oberer Teil) und ihrer Abtötungskinetik (unterer Teil).

Renales System

Der Einfluss der Nierenfunktion ist gut untersucht und spielt für renal eliminierte, hydrophile Substanzen eine maßgebliche Rolle. Udy et al. haben die PK-Veränderungen der β-Laktame bereits 2012 beschrieben (18) und hier insbesondere eine erhöhte renale Filtrationsleistung (*„augmented renal clearance"*, ARC) mit einer Kreatinin-Clearance (CrCL) > 130 ml/min als signifikanten Prädiktor subtherapeutischer Talspiegel identifiziert (82% der Patienten mit ARC). Die Pathophysiologie der ARC ist multifaktoriell (19); eine einheitliche Definition existiert bislang nicht. Allgemein spielen ein

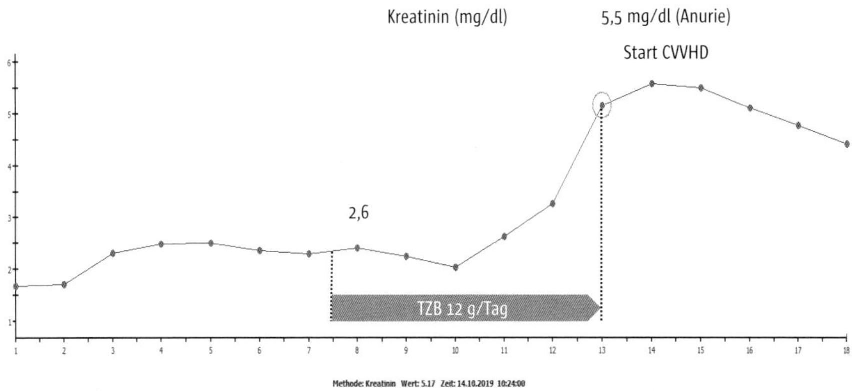

Verlauf: Kreatinin

Auftragsdatum	Wert	Einheit	Referenzwerte
20.10.2019 05:00 (19-422179)	3.71	mg/dl	0.55 - 1.02
19.10.2019 07:00 (19-421677)	4.41	mg/dl	0.55 - 1.02
18.10.2019 05:00 (19-420958)	4.78	mg/dl	0.55 - 1.02
17.10.2019 07:00 (19-420247)	5.12	mg/dl	0.55 - 1.02
16.10.2019 07:00 (19-419567)	5.51	mg/dl	0.55 - 1.02
15.10.2019 07:00 (19-418834)	5.58	mg/dl	0.55 - 1.02
14.10.2019 07:00 (19-418075)	5.17	mg/dl	0.55 - 1.02
11.10.2019 07:00 (19-416675)	3.26	mg/dl	0.55 - 1.02
09.10.2019 10:08 (19-415680)	2.63	mg/dl	0.55 - 1.02
08.10.2019 07:00 (19-414584)	2.04	mg/dl	0.55 - 1.02
02.10.2019 07:00 (19-411476)	2.24	mg/dl	0.55 - 1.02

Abb. 3 Serumkreatininverlauf. Dargestellt ist der Verlauf der Serumkreatininkonzentration einer 85 Jahre alten Patientin mit vorbestehender Niereninsuffizienz unter antimikrobieller Therapie mit 12 g TZB/d aufgrund einer nosokomialen Pneumonie (TZB: Piperacillin/Tazobactam; CVVHD: kontinuierliche veno-venöse Hämo[dia]filtration).

erhöhter *Cardiac Index* (CI), die vermehrte renale Perfusion und das Alter (Männer < 55 Jahre) eine wichtige Rolle (20). Das Vorliegen eines Traumas, Patienten mit Sepsis/septischem Schock, Verbrennungsopfer und das Vorliegen einer Pankreatitis sind ebenfalls Risikofaktoren einer ARC.

Häufig werden Intensivpatienten jedoch mit bereits eingeschränkter Nierenfunktion aufgenommen. Wir beobachten bei diesen Patienten praktisch keine ARC, sondern im Gegenteil eher eine relevante Beeinträchtigung der Nierenfunktion bereits in der frühen, hyperdynamen Phase der Sepsis. Im Vordergrund stehen hier die deutlich verringerte Eliminationsleistung und die oftmals unumgängliche Anwendung von Nierenersatzverfahren („*renal replacement therapy*", RRT). Da RRTs kein standardisiertes Verfahren darstellen und sowohl die Modalität (kontinuierliche [CRRT] versus intermittierende Dialyse [IRRT]), als auch die verwendeten Dialysefilter variieren, möchten wir hier einige grundlegende Hinweise zur Veränderung der PK unter RRT geben (21–23).

Lipophile Antibiotika mit einem hohen Verteilungsvolumen (Vd; > 1 L/kg) und Substanzen mit hoher Plasmaporteinbindung (> 80%) werden durch RRTs kaum in relevanter Menge filtriert. Hier bedarf es sogar eher einer Dosisreduktion (21). Untersuchungen zu Konzentrationen verschiedener β-Laktame unter kontinuierlichen RRTs kommen zu teils differenten Ergebnissen, was sicher auch von den in der Studie definierten PK-Zielen und dem jeweiligen Applikationsregime abhängt (11).

Neben der renalen Exkretion spielt die extrarenale Clearance (Qo) für einige Substanzen (Ceftriaxon, Flucloxacillin und Ciprofloxacin) eine sehr wichtige Rolle, da sie bei Nierenversagen deutlich erhöht sein kann. Die Komplexität und Interaktion des Krankheitsbildes „Sepsis" mit Nierenersatzverfahren und deren Effekt auf die Therapie zeigt u.a. eine Studie von Bagshaw et al. (25). Hier zeigte sich eine um 50% höhere Sterblichkeit bei der Anwendung einer RRT in der Sepsis verglichen mit RRT allein. Im Rahmen der SMARRT (Sampling Antibiotics in Renal Replacement Therapy Study) (26) konnten Roberts et al. nachweisen, dass die Clearance und Dosierungsregime vieler Antibiotika unter RRT nicht nur höchst unterschiedlich waren, sondern effektive Zielspiegel im primären Kompartiment Blut meist nicht erreicht werden konnten.

Fortsetzung Fallbeispiel

5 Tage nach Beginn der kalkulierten Therapie mit TZB wird die Patienten auf die Intensivstation übernommen, da sich ein akutes Nierenversagen entwickelt hat und bei Anurie, positiver Flüssigkeitsbilanz und weiter steigenden Retentionsparametern ein Nierenersatzverfahren unumgänglich geworden war. Den Verlauf des Serum-Kreatinins zeigt Tabelle 1.

Tab. 1 Eigenschaften häufig verwendeter Antibiotika. Oberer Teil: Einteilung nach physikochemischen Eigenschaften; unterer Teil: Einteilung nach der Abtötungskinetik ($fT_{>MHK}$: Zeit [T] der freien Konzentration [f] des Antibiotikums über der erregerspezifischen, minimalen Hemmkonzentration [MHK]; AUC: „area under the curve"; C_{max}: Spitzenspiegelkonzentration; Vd: Verteilungsvolumen).

	Hydrophile Antibiotika	Lipophile Antibiotika
Verteilungsvolumen (Vd)	⇓	⇑⇑
Intrazelluläre Penetration	⇓	⇑
Clearance	v.a. renal	v.a. hepatisch
Beispiele	■ Aminoglykoside ■ β-Laktame ■ Glykopeptide ■ (Vancomycin) ■ Colistin ■ Daptomycin	■ Fluorchinolone ■ Makrolide ■ Lincosamide (Clindamycin) ■ Tigecyclin ■ Linezolid
Substanzspezifische Abtötungskinetik		
Zeitabhängig ($fT_{>xMHK}$)	Konzentrationsabhängig (c_{max}/MHK)	Zeit- und Konzentrationsabhängig (AUC/MHK)
■ Penicilline ■ Cephalosporine ■ Carbapeneme ■ Makrolide	■ Aminoglykoside ■ Daptomycin	■ Tigecyclin ■ Vancomycin ■ Linezolid ■ Fluorchinolone

1.2.2 Erregerspezifische Faktoren

Eine „adäquate Dosierung" setzt voraus, dass PK/PD-Ziele definiert werden, die den Zielkorridor der antimikrobiellen Therapie darstellen. Damit ist die adäquate Dosis jene Menge einer antimikrobiellen Substanz, die notwendig ist, um diesen Zielkorridor zu erreichen. Der Kern des PK/PD-Konzeptes liegt darin, ausreichend hohe Konzentrationen des Antibiotikums im primären Kompartiment Blut sicherzustellen. Durch TDM können nicht nur Antibiotikakonzentrationen im Blut gemessen, sondern basierend auf diesen Messungen auch gezielte Anpassungen der Dosierung des Antibiotikums vorgenommen werden, sodass das definierte PK-Ziel erreicht wird.

Um rationale PK/PD-Ziele im klinischen Kontext definieren zu können, bedarf es einer Betrachtung der sogenannten *minimalen Hemmkonzentration* (MHK). Die (erregerspezifische) MHK ist die Konzentration eines Antibiotikums, bei der das Wachstum des Erregers gerade gehemmt wird. Dabei ist die MHK kein fixer Wert; vielmehr existiert eine Verteilung der MHKs. Dies bedeutet, dass auch bei sensiblen Isolaten die MHK beträchtlich schwanken kann, ohne dass damit per se ein resistenter Phänotyp vorliegt (s. Abb. 4).

Verteilung der MHK für *Pseudomonas aeruginosa* nach *European Committee on Antimicrobial Susceptibility Testing* (EUCAST) 08/2019

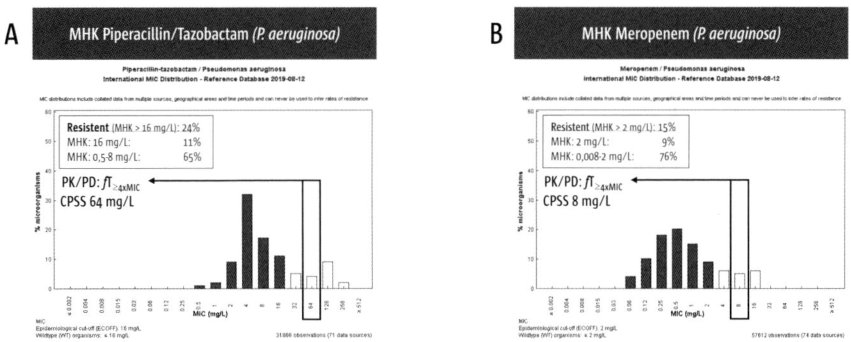

Abb. 4 Beispiel des Spektrums minimaler Hemmkonzentrationen (MHK) von Piperacillin/Tazobactam und Meropenem gegenüber eines Pseudomonas aeruginosa. Dargestellt sind die MHK-Spektren für Piperacillin/Tazobactam (TZB) und Meropenem für den Wildtyp (WT, graue Balken) und resistente Phänotypen (RT, weiße Balken). Das Beispiel zeigt, dass auch unter den nicht-resistenten (= Wildtyp) P. aeruginosa höhere MHKs auftreten können. Dies muss bei der Definition des Zielspiegels berücksichtigt werden. Links: MHK-Verteilung von TZB für P. aeruginosa. Die MHKs des WT schwanken zwischen 0,5–16 mg/l (76% der Isolate). Der Epidemiologische Cut-off (ECOFF) zum RT liegt bei > 16 mg/l (24% der Isolate). Als kalkuliertes Therapieziel ist z.B. eine Konzentration (ungebundene Fraktion) über der 4-fachen MHK (= $fT_{>4 \times MHK}$, also ≥ 64 mg/l) sinnvoll, um resistente Spezies abzudecken. Rechts: Analoge Verteilung der MHKs für Meropenem bei P. aeruginosa. Der ECOFF liegt bei > 2 mg/l. Eine $fT_{>4 \times MHK}$ mit Zielspiegeln ≥ 8 mg/l würde auch resistente Spezies in der kalkulierten Therapie abdecken. Anmerkung: Nur 24% der P.-aeruginosa-Isolate zeigen eine TZB-MHK > 16 mg/l und nur 15% eine Meropenem-MHK > 2 mg/l.

Der *epidemiologische Cut-off-Wert* (ECOFF) beschreibt die obere MHK-Grenze des sensiblen Wildtyps eines Bakteriums. Daraus ergibt sich, dass eine adäquate, empirische Dosierung (in Unkenntnis der Suszeptibilität, bzw. MHK) über dem ECOFF eines Erregers liegen sollte, um auch resistente Spezies abzudecken (z.B. für *P. aeruginosa* ≥ 16 mg/l für TZB und ≥ 2 mg/l für Meropenem). Aktuell werden die MHKs aus den mikrobiologischen Labors noch nicht routinemäßig an die behandelnden Ärzte der Intensivstation übermittelt. Warum ist die Kenntnis der MHK für Intensivmediziner dennoch enorm wichtig, wenn sie nach PK/PD-Zielen dosieren? Die bereits 2012 publizierte deutsche COMPACT-Studie (Comparative Activity of Carbapenem Testing Study) (27) verglich die MHKs von Carbapenemen gegenüber gramnegativen Isolaten (v.a. *Pseudomonas aeruginosa*, Enterobacterales spp.) auf Intensivstationen und Normalstationen. Identische Erreger zeigten im intensivmedizinischen Bereich deutlich höhere MHKs (4- bis 8-fach). Zu ähnlichen Ergebnissen kommen auch andere internationale Studien (28). Damit muss man in der Intensivmedizin auch bei nicht-resistenten Spezies zumindest an die Möglichkeit höherer MHKs denken.

Die antimikrobielle Therapie kritisch kranker Intensivpatienten ist eine komplexe Herausforderung. Erregerseitig muss mit erhöhten MHKs gerechnet werden (auch wenn das Resistogramm den Erreger als „sensibel" klassifiziert). Auf Seite des Patienten konvergieren eine Vielzahl pathophysiologischer Veränderungen, welche die PK antimikrobieller Substanzen gravierend alterieren und ein Therapieversagen nach sich ziehen können. Insbesondere die Nierenfunktion und RRT, sowie Verteilungsvolumina distinkter Substanzgruppen spielen hier eine Rolle. Die Definition von PK/PD-Zielen unter Würdigung der genannten Probleme ist bereits in der kalkulierten Therapie zu fordern und in der modernen antiinfektiven Therapie nicht mehr zu umgehen. Diesen Vorgang bezeichnen wir als individualisierte Dosierung.

1.3 Dosis, Dosisintervall, Applikation und individuelle Dosisberechnung

Das bereits Gesagte umreißt lediglich Grundsätze des großen Feldes der adäquaten Dosierung. Dennoch zeigen die Betrachtungen, dass eine fixe Dosierung für schwerkranke Patienten mit Sepsis bzw. septischem Schock nicht zielführend sein kann. Gemäß dem Motto *„one size doesn't fit all"* ist damit die adäquate Dosis patientenspezifisch, ja sogar zeitabhängig intraindividuell verschieden. So kann sich die Dosis eines Antibiotikums beim gleichen Patienten drastisch unterscheiden, z.B. wenn eine RRT durchgeführt wird, oder das Vd regredient ist.

Als praktisches Beispiel sei an dieser Stelle die DALI-Studie (Defining Antibiotic Levels in Intensive Care Unit Patients) genannt (29). In dieser prospektiven Punkt-Prävalenz-Studie mit 8 β-Laktamen untersuchte man die Häufigkeit, mit der definierte PK/PD-Ziele (50 und 100% der Zeit über der 1-fachen und 4-fachen MHK) bei kritisch kranken Patienten mit intermittierenden Gaben von Standarddosierungen erreicht werden konnten. Während noch 79% der Spiegel für 50% der Zeit über der einfachen MHK lagen (50% $fT_{>1MHK}$), erreichten gerade 50% der Patienten 50% $fT_{>4MHK}$, und gerade noch 35% der Probanden 100% $fT_{>4MHK}$. Die Aussage dieser Studie wurde mittlerweile mehrfach repliziert (z.B. [30]) und illustriert eindrucksvoll, dass effektive PK/PD-Ziele in der Intensivmedizin (50–100% $fT_{>2\text{-}4MHK}$) mit der intermittierenden Bolusgabe von Standarddosierungen bestenfalls nach den Regeln des Zufalls erreicht werden können.

1.3.1 Veränderung der Applikationsdauer

Elegante Verfahren der optimierten Antibiotikadosierung sind verkürzte Dosierungsintervalle (längere Applikationsdauer der antimikrobiellen Substanz); dies gilt v.a. für hydrophile Antibiotika wie z.B. die β-Laktame, Vancomycin oder auch Linezolid. Als sogenannte zeitabhängige Antibiotika determiniert die Zeit, die der Antibiotikaspiegel über der erregerspezifischen MHK bleibt (= t[%] $fT_{>MHK}$), den klinisch-mikrobiologischen Erfolg. Durch eine längere Applikationsdauer (prolongiert über 2–4 h oder kontinuierlich über 24 h) und *nicht* durch primär höhere Dosen kann die Zeit über der erregerspezifischen MHK verlängert werden.

Prolongierte Applikation/Infusion („prolonged infusion"; PI)

Bei der PI erfolgt nach Gabe eines initialen Bolus die weitere Applikation als Infusion über 2–4 Stunden. Durch den initialen Bolus soll dabei ein schneller und ausreichend hoher Spiegel des Antibiotikums erzielt werden; die weiteren prolongierten Infusionen haben den Sinn, mindestens 50% des Dosierungsintervalls in einem therapeutisch sinnvollen Bereich zu bleiben (≥ 2–4-fache MHK). Aus pharmakologischen Überlegungen würde man auf diese Weise die oben erwähnten PK-Alterationen des kritisch kranken Patienten abmildern können, was auch der Fall zu sein scheint (s. Abb. 5).

In einer Post-hoc-Analyse (31) der erwähnten DALI-Studie (29) wurde die prolongierte Infusion (PI) von Piperacillin/Tazobactam (TZB, n = 67) mit der intermittierenden Bolusgabe (IB, n = 115) hinsichtlich des Überlebens (30-Tage) und der klinischen Ausheilungsrate verglichen. Hier zeigten die Subgruppen mit einem SOFA-Score ≥ 9 (n = 35) und Patienten mit Pneumonie (n = 59) signifikant höhere Überlebensraten (Subgruppe SOFA-Score ≥ 9: 73,3 vs. 35,0%/Subgruppe Pneumonie: 86,2 vs. 56,7%) bei PI von TZB. Gleichermaßen war die Krankheitsschwere (SOFA-Score ≥ 9) ein Risikofaktor für ein Therapieversagen (*clinical cure* SOFA < 9 80% und SOFA ≥ 9 51,4%; p = 0,004). Zusammenfassend profitierten vor allem die schwerer erkrankten Intensivpatienten von einer PI.

Spiegelmessungen (TDM) sind bei der PI nicht zwingend erforderlich, da eine Kinetik im Sinne eines Abfalls der Antibiotikakonzentration über die Zeit gegeben ist. Dennoch kann TDM natürlich als Kontrolle eingesetzt werden.

Kontinuierliche Applikation („continuous infusion"; CI)

Die CI beschreibt den Vorgang der Applikation einer individuellen Dosis eines Antibiotikums über einen Zeitraum von jeweils 24 h (auch hier nach initialer Gabe eines Bolus). Die Idee ist, durch diese Form der Applikation einen Steady-state-Spiegel dauerhaft zu erreichen, also 100% des Dosierungsintervalls über der 2–4-fachen MHK

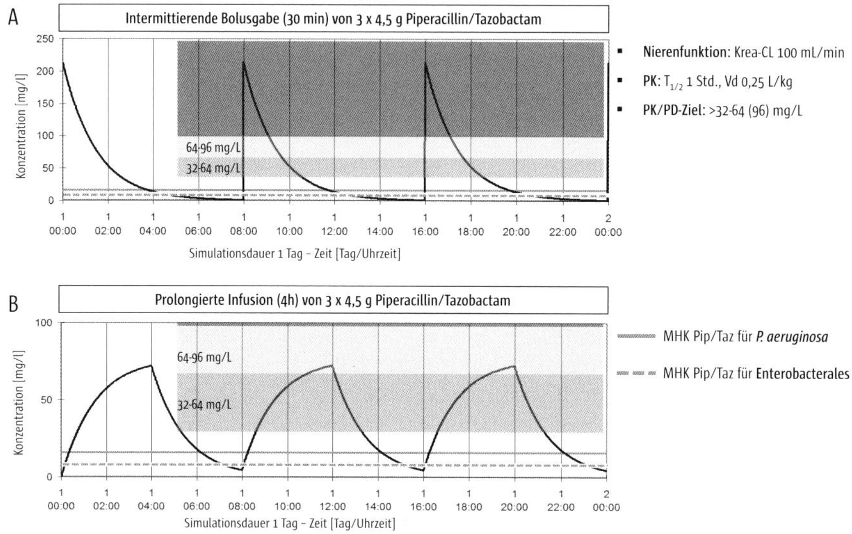

Abb. 5 PK-Simulation für Piperacillin/Tazobactam als prolongierte Infusion (PI) und intermittierende Bolusgabe (IB). Simulation für einen nierengesunden Patienten mit einer Kreatinin-Clearance von 100 ml/min. Dosierungsintervall 8 Stunden. PK/PD-Ziel 32–64 (96) mg/l TZB. Dies entspräche der 2–3 (4)-fachen MHK (mittelgrauer und hellgrauer Bereich) von P. aeruginosa oder Enterobacterales nach EUCAST und würde auch resistente Spezies beider Gruppen adressieren. A: Bei der IB kommt es nach einem steilen Anstieg zu toxischen Spitzenspiegeln im primären Kompartiment „Blut". Gleichzeitig ist die Zeit im Zielbereich (hellgrau/mittelgrau) im 8-stündigen Dosierungsintervall relativ kurz (ca. 2 h). B: Gleiche Dosierung von TZB (3×4,5 g) als PI über 4 h (initialer TZB-Bolus zum Therapiestart nicht gezeigt). Toxische Spiegel treten praktisch nicht auf (vgl. A). Die Verlängerung des Intervalls mit Spiegeln im angestrebten Zielbereich (ca. 5–6 h) optimiert die Exposition des Erregers gegenüber TZB erheblich. hellgraue, gestrichelte Linie: MHK von TZB für Enterobacterales; graue, durchgezogene Linie: MHK von TZB für P. aeruginosa ($fT_{>MHK}$: Zeit [T] der freien Konzentration [f] des Antibiotikums oberhalb der erregerspezifischen, minimalen Hemmkonzentration [MHK]; Vd: Verteilungsvolumen; PK: Pharmakokinetik; PD: Pharmakodynamik; CL: Clearance).

zu bleiben und damit eine optimale Exposition zwischen Erreger und Antibiotikum zu erzielen. Die Vorteile der kontinuierlichen Applikation sind mittlerweile gut untersucht. So konnten im Rahmen der BLISS-Studie (Beta-Lactam Infusion in Severe Sepsis) (32) an 140 Patienten mit schwerer Sepsis signifikant höhere (und suffiziente) Zielspiegel und ein höherer Therapieerfolg („clinical cure rate", CI 56 versus IB 34%, p = 0,011) durch CI gezeigt werden. Allerdings zeigte sich kein Effekt auf die Patientensterblichkeit. Auch die prospektiv-multizentrischen BLING-Studien (Continuous infusion of beta-lactam antibiotics in severe sepsis: a multicenter double-blind, randomized controlled trial & A multicenter randomized trial of continuous versus intermittent β-lactam infusion in severe sepsis) (33, 34) reproduzierten zwar suffizientere Zielspiegel und eine geringere Schwankungsbreite der Konzentrationen von β-Laktamen unter CI. Allerdings konnten auch diese Studien keinen Effekt auf die Sterblichkeit nachweisen. Eine Vielzahl an Metaanalysen (35–37) hat seither versucht, den Vorteil der CI bei kritisch kranken Patienten nachzuweisen. Aus den homogenen Kohorten der BLISS und BLING-Studien publizierten Roberts et al. (38) 2016 eine bemerkenswerte Metaanalyse mit einem Heterogenitätsindex (I^2) für Intensiv- und Krankenhaussterblichkeit von 0%. Hier zeigte sich eine signifikant niedrigere Versterbe-Wahrscheinlichkeit auf der Intensivstation (55,4% versus 46,3%; relatives Risiko 1.20, 95%-KI: 1,03–1,40; p = 0,021) und im Krankenhaus (19,6% versus 26,3%; relatives Risiko 0,74, 95%-KI: 0,56–1,00; p = 0,045) bei CI. Auf Basis dieser Metaanalyse rekrutiert die BLING 3-Studie (NCT03213990) aktuell Patienten. Gleichermaßen versucht die prospektiv-randomisierte TARGET-Studie (Therapeutic drug monitoring-based dose optimisation of piperacillin in patients with severe sepsis or septic shock to investigate effects on organ functions and survival: a prospective, multicenter, randomized controlled trial, DRKS00011159) der Kollegen Hagel et al. aus Jena, den Effekt einer TDM-gesteuerten Dosierung von TZB auf den Behandlungserfolg septischer Patienten nachzuweisen.

Gerade bei der CI ist die Definition eines PK/PD-Zieles unerlässlich. Hier sollte auch eine regelmäßige Kontrolle der Serumkonzentration („therapeutic drug-monitoring", TDM) erfolgen, da man sich durch das Erreichen eines Steady-state-Spiegels theoretisch konstant unter (insuffizient) oder weit über (toxisch) dem Zielkorridor befinden kann. Eine monozentrische, retrospektive Analyse von 484 kritisch kranken Patienten, die mit CI von TZB behandelt wurden (11) fand heraus, dass durch CI fast keine Zielunterschreitung auftrat (10,1%, n = 49/484), aber ein relevanter Teil der Patienten sehr hohe Spiegel erreichte. Ebenso zeigte die Studie eine signifikant niedrigere Krankenhaus- (33–64 mg/l: 13,9% [n = 23/166], vs. 16–32 mg/l: 20,8% [n = 10/49] vs. > 64 mg/l: 29,4% [n = 79/269]) und Intensivsterblichkeit der Patienten (33–64 mg/l: 12,9% [n = 20/166], vs. 16–32 mg/l: 14,6% [n = 7/49], vs. 24,5% [n = 66/269]), die binnen der ersten 24 Stunden das PK/PD-Ziel erreichten.

1.3.2 Therapeutische Spiegelmessungen (TDM) und pharmakokinetische Simulation

TDM ist, wie oben beschrieben, eine wertvolle Ergänzung (39). Dabei wird TDM nicht mehr ausschließlich zum Monitoring toxischer Konzentrationen genutzt, sondern zunehmend auch um die Therapieeffizienz bzw. das Erreichen von suffizienten Spiegeln im primären Kompartiment Blut zu überwachen (11, 40–43). Zwar spiegeln die im Blut gemessenen Konzentrationen nicht zwingend jene im betroffenen Kompartiment wider, wenn allerdings im Plasma keine suffizienten Spiegel vorliegen, dann wird dies in der Lunge, dem Gehirn oder anderen Kompartimenten höchstwahrscheinlich erst recht nicht der Fall sein. Bezüglich der Toxizität der antiinfektiven Substanzen muss jedoch dem Anwender klar sein, dass die Konzentration, die im primären Kompartiment Blut gemessen wird, auch erfolgreich in den zentralen Eliminationsorganen Leber und Niere vorliegt und dort schädigenden Einfluss nehmen kann. Zudem sollte TDM obligat bei CI erfolgen, um auf der anderen Seite ein kontinuierliches Unterschreiten der MHK zu verhindern (44). Insgesamt existiert eine solide Datenlage, die TDM bei Intensivpatienten propagiert; dies betrifft nicht nur die β-Laktame, sondern auch Aminoglykoside, Glykopeptide, Chinolone und Linezolid. Die Anwendung von TDM bei Intensivpatienten wird mittlerweile von einer Vielzahl von Fachgesellschaften favorisiert und empfohlen (4, 44–46). Aktuelle SOPs zum

Thema individuelle Dosierung und Applikation von antiinfektiven Substanzen finden sich in der Literatur (47) und erleichtern die Implementierung in der klinischen Routine. Neben den Kosten besteht allerdings nach wie vor ein Problem in der Verfügbarkeit entsprechender Labors zur zeitnahen Bestimmung der Antibiotikakonzentrationen.

Die adäquate, kalkulierte Dosierung hängt neben dem verwendeten Antibiotikum v.a. von präexistenten Organdysfunktionen und der klinischen Situation des Patienten ab. Wie oben beschrieben, sind Standarddosierungen für dieses Patientenklientel ineffektiv. Eine PK/PD-orientierte Dosisfindung in der Phase der kalkulierten Therapie binnen einer Stunde ist problemlos möglich. Pharmakokinetische Approximationsprogramme integrieren relevante Informationen des Patienten sowie des Antibiotikums und kalkulieren eine Dosierung für den individuellen Patienten. Da eine Vielzahl der PK-Simulationsprogramme Internet-basierte, nicht-kommerzielle Programme sind, gelingt ein Zugriff praktisch von jedem Rechner und ohne Zeitverzug. Ein System ist z.B. die CADDy-Plattform (Calculator to Approximate Dosing in Dialysis, *www.thecaddy.de*), die konkrete Dosierungsempfehlungen unter Berücksichtigung der Nierenfunktion oder des durchgeführten RRT gibt. Die Adsorption von antimikrobiellen Substanzen an den Dialysefilter (z.B. bei Rifampicin an Polysulfonfilter) stellt eine Einschränkung von CADDy dar. Da es sich wahrscheinlich um einen Sättigungsmechanismus handelt, kann eine einmalige Zusatzgabe diesen Effekt ausgleichen (48). Andere PK-Programme sind ausführlicher und berücksichtigen neben der Nierenfunktion und Dialysemodalität auch andere relevante Mechanismen (Gewicht, Proteinbindung, Dosierungsintervall, u.v.a.m.). Beispiele webbasierter Tools sind z.B. *www.dosing.de, www.tdmx.eu* und *www.clincalc.com*. Natürlich existieren viel komplexere Möglichkeiten, die in der Regel eher Pharmakologen und Pharmazeuten vorbehalten sind; ein weiterer Grund für eine enge und konstruktive Zusammenarbeit der klinisch tätigen Mediziner mit der klinischen Pharmakologie.

Da sich die klinische Situation des Patienten ändern kann (z.B. Resolution des Schocks, Verbesserung der Nierenfunktion), sollte immer ein flankierendes TDM durchgeführt werden, um sicherzustellen, dass die PK/PD-Zielkorridore weiter erreicht werden oder um anzuzeigen, dass eine neue Dosiskalkulation notwendig ist.

Fortsetzung Fallbeispiel

Unter kontinuierlicher veno-venöser Hämodialyse kam es bei der Dame zu einem Abfall der Retentionsparameter mit beginnender Eigendiurese. Abbildung 6 zeigt eine PK-Simulation von intermittierenden Bolusgaben (4,5 g TZB) und die zu erwartenden Serumspiegel bei der Patientin. Eine Intoxikation mit 12 g TZB (Spitzenspiegel 250 und Talspiegel 128 [!] mg/l) ist mit einer ausgeprägten Nephrotoxizität assoziiert und dürfte bei dieser individuellen Patientin das Auftreten des akuten Nierenversagens begünstigt, wenn nicht sogar hervorgerufen haben. Abbildung 7 gibt die durch PK-Approximation (nach CADDy) für diese Patientin errechnete maximale Tagesdosis wieder. Diese läge bei etwa einem Drittel (ca. 5 g) der tatsächlich applizierten Menge (12 g).

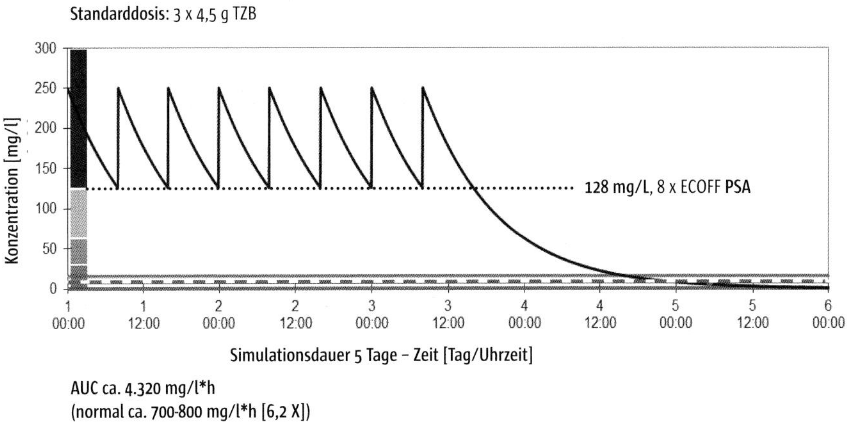

Abb. 6 Pharmakokinetische Simulation (Fallbeispiel). Eine intermittierende Bolusapplikation von 3 × 4,5 g Piperacillin/Tazobactam (TZB) führte in diesem Fallbeispiel bei der Patientin mit eingeschränkter Nierenfunktion zu toxischen Spitzenspiegeln. Selbst am Ende des Dosierungsintervalls (Talspiegel) waren Spiegel von 128 mg/l zu erwarten. Dies entspricht dem Äquivalent des 8-fachen epidemiologischen Cut-off-Wertes von TZB für einen Pseudomonas aeruginosa. gestrichelte Linie: MHK von TZB für Enterobacterales; gepunktete Linie: MHK von TZB für P. aeruginosa (TZB: Piperacillin/Tazobactam; ECOFF: „epidemiological cut-off value"; PSA: Pseudomonas aeruginosa; AUC: „area under the curve").

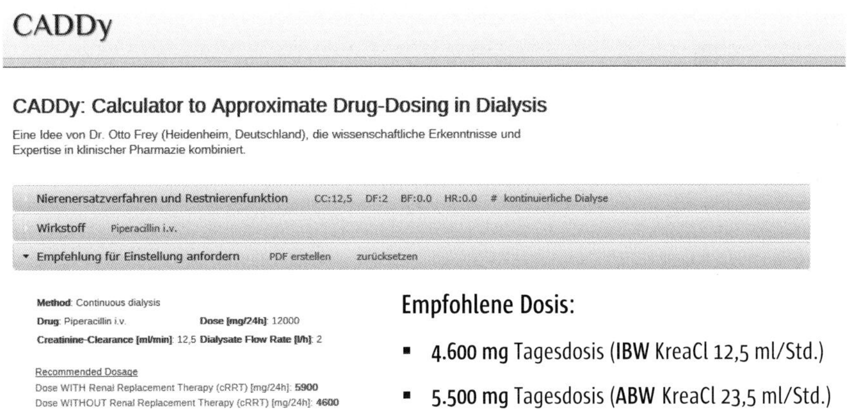

Abb. 7 Dosisapproximation für die Patientin unter Berücksichtigung der Nierenfunktion (nach CADDy). Ein PK-Simulationsprogramm errechnet unter Verwendung der aktuellen Kreatinin-Clearance (CrCL) eine individuelle Dosierung. Für die Patientin unseres Fallbeispiels wären deutlich geringere Dosierungen von TZB ausreichend (und weniger toxisch) gewesen (IBW: „ideal body weight"; ABW: „actual body weight").

Take home messages:

- *Die adäquate Dosierung zur (kalkulierten) antimikrobiellen Behandlung von Patienten mit Sepsis oder septischem Schock ist individuell verschieden und variiert inter- bzw. intraindividuell.*
- *Die Bolusgaben von Standarddosierungen ist für Patienten mit Sepsis oder septischem Schock nicht adäquat und mit einem hohen Risiko des Therapieversagens oder der Organtoxizität verbunden. Dies liegt einerseits in komplexen Veränderungen der Pharmakokinetik (PK) durch die Sepsis selbst, andererseits aber auch an bereits vorbestehenden Organdysfunktionen (z.B. Niereninsuffizienz).*
- *Moderne Dosisfindungsstrategien berücksichtigen PK-Veränderungen in der Sepsis sowie Organdysfunktionen (einschließlich unterschiedlicher Organersatzverfahren) und orientieren sich an definierten PK/PD-Zielkorridoren.*
- *In der klinisch-praktischen Umsetzung bedeutet dies, dass die Therapie aus individuell berechneten Dosen besteht, die (im Falle von zeitabhängigen Antibiotika, wie z.B. ß-Laktamen) in prolongierten oder kontinuierlichen Applikationsregimen infundiert werden sollten (hier darf der initiale Bolus nicht fehlen!).*
- *Im Gegensatz hierzu existieren allerdings auch rein Spitzenspiegel- bzw. konzentrationsabhängige Antibiotika (wie z.B. Aminoglykoside), bei denen sich prolongierte oder kontinuierliche Infusionen verbieten.*
- *Durch ein therapeutisches Drug-Monitoring (TDM) können nicht nur toxische Konzentrationen vermieden werden, sondern auch das Erreichen sinnvoller PK/PD-Ziele überwacht werden (Effizienzkontrolle).*
- *Zu beachten ist, dass eine veränderte klinische Situation (z.B. Start eines Organersatzverfahrens) beim gleichen Patienten in relativ kurzer Zeit eine Veränderung der individuellen Dosis nach sich ziehen kann. Dies erfordert eine regelmäßige Reevaluation.*
- *Klinische Vigilanz und die Organisation von Antibiotic (ABS) und Infectious Disease Stewardships (IDS) als interdisziplinäre Behandlungsteams sollten im klinischen Alltag zunehmend etabliert werden.*
- *Der Aufwand der erwähnten Maßnahmen in der klinischen Realität ist aus Autorensicht bei Patienten mit einer Sterblichkeit zwischen 30–50% und einem rasanten Anstieg resistenter Erreger nicht nur rational, sondern geboten.*

Literatur

1. Group, S.C.C.T., Incidence of severe sepsis and septic shock in German intensive care units: the prospective, multicentre INSEP study. Intensive care medicine, 2016. 42(12): p. 1980-1989.
2. MacArthur, R.D., et al., Adequacy of early empiric antibiotic treatment and survival in severe sepsis: experience from the MONARCS trial. Clinical infectious diseases, 2004. 38(2): p. 284-288.
3. Kumar, A., et al., Duration of hypotension before initiation of effective antimicrobial therapy is the critical determinant of survival in human septic shock. Crit Care Med, 2006. 34(6): p. 1589-96.

4. Rhodes, A., et al., Surviving Sepsis Campaign: International Guidelines for Management of Sepsis and Septic Shock: 2016. Intensive Care Medicine, 2017: p. 1-74.
5. Singer, M., Antibiotics for Sepsis–Does Each Hour Really Count? Or is it Incestuous Amplification? American Journal of Respiratory And Critical Care Medicine, 2017(ja).
6. Gilbert, D.N., et al., IDSA Position Statement: Why IDSA did not endorse the surviving sepsis campaign guidelines. Clinical Infectious Diseases, 2017.
7. Klompas, M., T. Calandra, and M. Singer, Antibiotics for sepsis—finding the equilibrium. Jama, 2018. 320(14): p. 1433-1434.
8. Ferrer, R., et al., Empiric antibiotic treatment reduces mortality in severe sepsis and septic shock from the first hour: results from a guideline-based performance improvement program. Crit Care Med, 2014. 42(8): p. 1749-55.
9. Bloos, F., et al., Impact of compliance with infection management guidelines on outcome in patients with severe sepsis: a prospective observational multi-center study. Critical Care, 2014. 18(2): p. 1.
10. Seymour, C.W., et al., Time to Treatment and Mortality during Mandated Emergency Care for Sepsis. New England Journal of Medicine, 2017.
11. Richter, D.C., et al., Therapeutic drug monitoring-guided continuous infusion of piperacillin/tazobactam significantly improves pharmacokinetic target attainment in critically ill patients: a retrospective analysis of four years of clinical experience. Infection, 2019. 47(6): p. 1001-1011.
12. Brinkmann, A., et al., Adäquate Antiinfektivatherapie. Der Anaesthesist, 2018: p. 1-15.
13. Sime, F.B., et al., Does beta-lactam pharmacokinetic variability in critically ill patients justify therapeutic drug monitoring? A systematic review. Annals of intensive care, 2012. 2(1): p. 1.
14. Gonçalves-Pereira, J. and P. Póvoa, Antibiotics in critically ill patients: a systematic review of the pharmacokinetics of β-lactams. Critical care, 2011. 15(5): p. 1.
15. Marik, P., Aminoglycoside volume of distribution and illness severity in critically ill septic patients. Anaesthesia and intensive care, 1993. 21(2): p. 172-173.
16. Wong, G., et al., Protein binding of β-lactam antibiotics in critically ill patients: can we successfully predict unbound concentrations? Antimicrobial agents and chemotherapy, 2013. 57(12): p. 6165-6170.
17. Ulldemolins, M., et al., The effects of hypoalbuminaemia on optimizing antibacterial dosing in critically ill patients. Clinical pharmacokinetics, 2011. 50(2): p. 99-110.
18. Udy, A.A., et al., Subtherapeutic initial beta-lactam concentrations in select critically ill patients: association between augmented renal clearance and low trough drug concentrations. Chest, 2012. 142(1): p. 30-9.
19. Sime, F.B., A.A. Udy, and J.A. Roberts, Augmented renal clearance in critically ill patients: etiology, definition and implications for beta-lactam dose optimization. Curr Opin Pharmacol, 2015. 24: p. 1-6.
20. Di Giantomasso, D., C.N. May, and R. Bellomo, Vital organ blood flow during hyperdynamic sepsis. Chest, 2003. 124(3): p. 1053-1059.
21. Choi, G., et al., Principles of antibacterial dosing in continuous renal replacement therapy. Critical care medicine, 2009. 37(7): p. 2268-2282.
22. Jamal, J.-A., et al., CURRENT OPINION Improving antibiotic dosing in special situations in the ICU: burns, renal replacement therapy and extracorporeal membrane oxygenation. Curr Opin Crit Care, 2012. 18: p. 000-000.
23. Bagshaw, S.M., et al., Septic acute kidney injury in critically ill patients: clinical characteristics and outcomes. Clinical Journal of the American Society of Nephrology, 2007. 2(3): p. 431-439.
24. Roberts, J.A., et al., SaMpling Antibiotics in Renal Replacement Therapy (SMARRT): an observational pharmacokinetic study in critically ill patients. BMC infectious diseases, 2016. 16(1): p. 103.
25. Roberts, J.A., et al., The effect of renal replacement therapy and antibiotic dose on antibiotic concentrations in critically ill patients: Data from the multinational SMARRT Study. Clinical Infectious Diseases, 2020.
26. Valenza, G., et al., Comparative activity of carbapenem testing (COMPACT) study in Germany. International journal of antimicrobial agents, 2012. 39(3): p. 255-258.
27. Rhomberg, P.R., et al., Antimicrobial susceptibility pattern comparisons among intensive care unit and general ward Gram-negative isolates from the Meropenem Yearly Susceptibility Test Information Collection Program (USA). Diagnostic microbiology and infectious disease, 2006. 56(1): p. 57-62.
28. Roberts, J.A., et al., DALI: defining antibiotic levels in intensive care unit patients: are current beta-lactam antibiotic doses sufficient for critically ill patients? Clin Infect Dis, 2014. 58(8): p. 1072-83.

29. Petersson, J., C. Giske, and E. Eliasson, Standard dosing of piperacillin and meropenem fail to achieve adequate plasma concentrations in ICU patients. Acta Anaesthesiologica Scandinavica, 2016. 60(10): p. 1425-1436.
30. Abdul-Aziz, M.H., et al., Is prolonged infusion of piperacillin/tazobactam and meropenem in critically ill patients associated with improved pharmacokinetic/pharmacodynamic and patient outcomes? An observation from the Defining Antibiotic Levels in Intensive care unit patients (DALI) cohort. Journal of Antimicrobial Chemotherapy, 2016. 71(1): p. 196-207.
31. Abdul-Aziz, M.H., et al., Beta-Lactam Infusion in Severe Sepsis (BLISS): a prospective, two-centre, open-labelled randomised controlled trial of continuous versus intermittent beta-lactam infusion in critically ill patients with severe sepsis. Intensive Care Med, 2016. 42(10): p. 1535-1545.
32. Dulhunty, J.M., et al., Continuous infusion of beta-lactam antibiotics in severe sepsis: a multicenter double-blind, randomized controlled trial. Clinical infectious diseases, 2012. 56(2): p. 236-244.
33. Dulhunty, J.M., et al., A multicenter randomized trial of continuous versus intermittent β-lactam infusion in severe sepsis. American journal of respiratory and critical care medicine, 2015. 192(11): p. 1298-1305.
34. Vardakas, K.Z., et al., Prolonged versus short-term intravenous infusion of antipseudomonal β-lactams for patients with sepsis: a systematic review and meta-analysis of randomised trials. The Lancet Infectious Diseases, 2018. 18(1): p. 108-120.
35. Lee, Y.R., et al., Continuous Infusion Versus Intermittent Bolus of Beta-Lactams in Critically Ill Patients with Respiratory Infections: A Systematic Review and Meta-analysis. European journal of drug metabolism and pharmacokinetics, 2017: p. 1-16.
36. Rhodes, N.J., et al., Prolonged Infusion Piperacillin-Tazobactam Decreases Mortality and Improves Outcomes in Severely Ill Patients: Results of a Systematic Review and Meta-Analysis. Critical care medicine, 2018. 46(2): p. 236-243.
37. Roberts, J.A., et al., Continuous versus Intermittent Beta-lactam Infusion in Severe Sepsis: A Meta-analysis of Individual Patient Data From Randomized Trials. American journal of respiratory and critical care medicine, 2016(ja).
38. Brinkmann, A., et al., Therapeutisches Drug Monitoring und individualisierte Dosierung von Antibiotika bei der Sepsis. Medizinische Klinik-Intensivmedizin und Notfallmedizin: p. 1-12.
39. De Waele, J.J., et al., Therapeutic drug monitoring-based dose optimisation of piperacillin and meropenem: a randomised controlled trial. Intensive Care Med, 2014. 40(3): p. 380-7.
40. Huttner, A., et al., Therapeutic drug monitoring of the beta-lactam antibiotics: what is the evidence and which patients should we be using it for? J Antimicrob Chemother, 2015.
41. Roberts, J.A., A. Kumar, and J. Lipman, Right Dose, Right Now: Customized Drug Dosing in the Critically Ill. Crit Care Med, 2017. 45(2): p. 331-336.
42. Wong, G., et al., How do we use therapeutic drug monitoring to improve outcomes from severe infections in critically ill patients? BMC infectious diseases, 2014. 14(1): p. 1.
43. Brinkmann, A., et al., S2k-Leitlinie der PEG zur kalkulierten parenteralen Initialtherapie bakterieller Erkrankungen bei Erwachsenen. Der Anaesthesist, 2018. 67(12): p. 936-949.
44. Abdul-Aziz, M.H., et al., Antimicrobial therapeutic drug monitoring in critically ill adult patients: a Position Paper. Intensive Care Medicine, 2020.
45. Wilke, K. and W. Kern, S3-Leitlinie Strategien zur Sicherung rationaler Antibiotika-Anwendung im Krankenhaus. AWMF-Registernummer 092–001, update 2018. 2018.
46. Röhr, A.C., et al., SOP Individuelle Dosierung und Applikation von Antiinfektiva auf der Intensivstation. Intensivmedizin up2date, 2018. 14(03): p. 238-243.
47. Roehr, A.C., et al., Anti-infective drugs during continuous hemodialysis–using the bench to learn what to do at the bedside. The International journal of artificial organs, 2015. 38(1): p. 17-22.

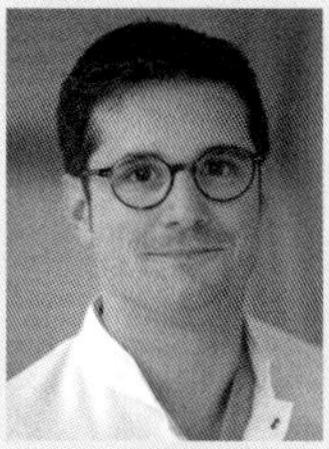

Dr. med. Daniel C. Richter

Von 2004 bis 2011 Studium der Humanmedizin und Promotion an der Universitätsmedizin der Johannes Gutenberg-Universität Mainz. 2009 Forschungsaufenthalt an der Stanford University, CA, USA. Daniel C. Richter ist Facharzt der Klinik für Anästhesiologie am Universitätsklinikum Heidelberg. Arbeitsschwerpunkte: Infektiologie, individualisierte Antibiotikatherapie, Sepsis-/Intensivtherapie.

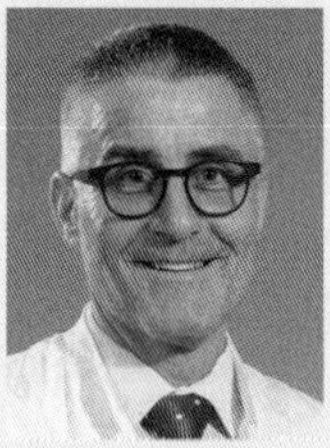

Prof. Dr. med. Alexander Brinkmann, MBA

Alexander Brinkmann ist seit 2007 Chefarzt der Klinik für Anästhesiologie, operative Intensivmedizin und spezielle Schmerztherapie am Klinikum Heidenheim. Aktueller wissenschaftlicher Schwerpunkt ist die Pharmakokinetik, Pharmakodynamik und die Dosierung von antiinfektiven Substanzen bei kritisch kranken Patienten. Von Juli 2010 bis Juli 2020 Vorsitzender der Arbeitsgruppe Qualitätssicherung in der Intensivmedizin, Landesärztekammer Baden-Württemberg.

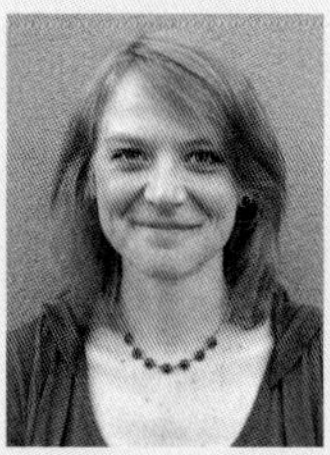

Dr. Anka Röhr

Anka Röhr ist Krankenhausapothekerin am Klinikum Heidenheim. Schwerpunkt ihrer Arbeit ist die Beratung zum Einsatz von Arzneimitteln, besonders Antiinfektiva, bei onkologischen, gastroenterologischen und intensivmedizinischen Patienten sowie die Betreuung des therapeutischen Drug Monitorings.

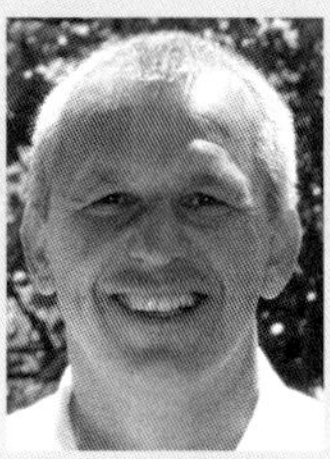

Dr. Otto R. Frey

Otto Frey ist Fachapotheker für Klinische Pharmazie und Arzneimittelinformation am Klinikum Heidenheim. Arbeitsschwerpunkte sind die klinisch pharmazeutische Betreuung am Zentrum für Intensivmedizin, das Therapeutische Drug Monitoring (TDM) und die individuelle Dosisoptimierung. Unter anderem war er an der Entwicklung der Software Pharkin® zur Simulation von Serumspiegelverläufen (www.pharkin.de), der elektronischen Arzneimittelliste AMeLI® (www.ameli-info.de) und der Software CADDy® zur Dosierung von Arzneimitteln bei Niereninsuffizienz und Nierenersatzverfahren (www.thecaddy.de) maßgeblich beteiligt.

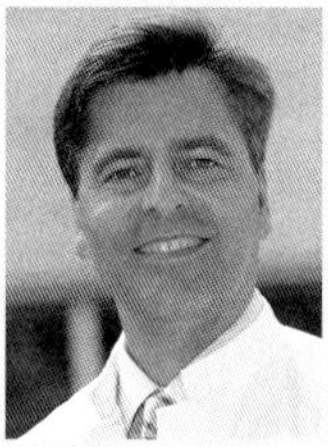

Univ.-Prof. Dr. med. Markus A. Weigand

Markus A. Weigand ist Direktor der Klinik für Anästhesiologie am Universitätsklinikum Heidelberg. Forschungsschwerpunkt: Sepsis mit Fokus auf Rezeptoren und Reaktionsmuster des angeborenen Immunsystems.

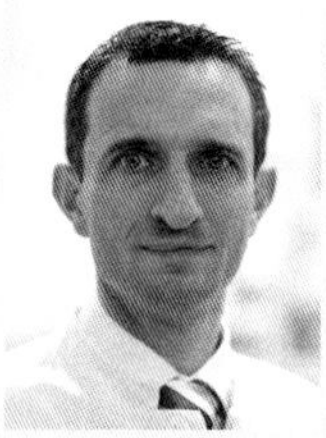

Univ.-Prof. Dr. med. Thorsten Brenner, MHBA

Thorsten Brenner ist seit 02/2020 Klinikdirektor der Klinik für Anästhesiologie und Intensivmedizin am Universitätsklinikum Essen. Seine wissenschaftlichen Schwerpunkte liegen im Bereich der innovativen Erregerdiagnostik sowie der angeborenen Immunantwort bei Sepsis.

2 Sepsis und septischer Schock: Individualisierte Volumentherapie – was ist das beste Ziel?

Josef Briegel, Agnes S. Meidert und Markus Rehm

Erhöhte Gefäßpermeabilität und Flüssigkeitsverlust in das Gewebe sind zentrale Pathomechanismen der Sepsis. Hypotension und Oxygenierungsstörungen sind die Folgen. Muss der Patient beatmet werden, wird durch verminderten venösen Rückfluss die Vorlast und Füllung des rechten Herzens zusätzlich kompromittiert. Aus all diesen Gründen ist eine initiale Volumentherapie mit hohen Flüssigkeitsvolumina bei Sepsis nahezu unbestritten. Ein Beispiel hierfür ist das im Jahre 2018 überarbeitete 1-Stunden-Bündel der Surviving Sepsis Campaign, das neben anderen Maßnahmen für alle Patienten die Gabe von Kristalloiden mit 30 ml/kg Körpergewicht über 3 Stunden empfiehlt, sollte der Patient hypotensiv sein oder einen erhöhten Laktatwert aufweisen (1). Die Studienlage für diese Empfehlung ist, wie die Autoren selbst feststellen, schwach und beruht vorwiegend auf Observationsstudien.

In den letzten Jahren mehren sich Stimmen, die diese einheitlich konfektionierte initiale Volumentherapie bei Sepsis infrage stellen. Große Diskussion löste die mit britischer Unterstützung in Afrika durchgeführte FEAST-Studie aus, die klar nachwies, dass bei kritisch kranken Kindern mit eingeschränkter Perfusion ein Flüssigkeitsbolus die 48-Stunden-Sterblichkeit erhöht (2). In einer Notaufnahme in Sambia erhöhte ein 6-stündiges Sepsisprotokoll, das die frühe Gabe von isotonen Kristalloiden, Vasopressoren und Bluttransfusionen vorgab, bei Erwachsenen mit septischem Schock die Mortalität im Krankenhaus im Vergleich zur Standardtherapie (48,1% gegenüber 33,0%, p = 0,02) (3). Die durchschnittliche Flüssigkeitsmenge, die Patienten mit schwerer Sepsis und septischem Schock in den USA am ersten Tag auf der Intensivstation erhalten, liegt deutlich unter den Empfehlungen der Surviving Sepsis Campaign (4). Wird mehr als 5 l Flüssigkeit am ersten Tag auf der Intensivstation verabreicht, ist dies mit einem signifikant erhöhten Sterberisiko und signifikant höheren Krankenhauskosten verbunden (4). In einer vielzitierten Observationsstudie zur initialen Sepsistherapie war zudem ein Zeiteffekt einer frühen Volumentherapie bei Sepsis überhaupt nicht nachweisbar, im Gegensatz zu anderen Maßnahmen (5).

In einer weiteren Studie fand man, dass eine Flüssigkeitsüberladung am ersten Tag der Sepsis bei bis zu zwei Drittel der Patienten beobachtet werden kann, wenn die Volumentherapie nach den klassischen Zielen einer „early goal directed therapy" (EGDT) durchgeführt wird (3, 6, 7).

Diese und ähnliche Beiträge haben in den vergangenen Jahren eine rege Debatte über ein eher restriktives versus einem liberales Flüssigkeitsmanagement bei der Volumentherapie der Sepsis bzw. des septischen Schocks zur Folge gehabt (8, 9). Zwar konnte eine kürzlich veröffentlichte Metaanalyse keinen Unterschied zwischen einem restriktiven und einem liberalen Flüssigkeitsmanagement finden, die Autoren weisen jedoch ausdrücklich auf eine noch unzureichende Datenlage hin (10).

Im Folgenden soll unter Berücksichtigung der internationalen und deutschen Leitlinien zur Sepsistherapie die Volumentherapie bei Sepsis sowohl zur initialen Stabilisierung des Patienten als auch zur weiteren Schocktherapie im Sinne einer individualisierten Volumentherapie diskutiert werden (11, 12).

2.1 Pathophysiologische Grundlagen

Im Rahmen des inflammatorischen Prozesses bei Sepsis wird die Integrität und Funktion des Endothels tiefgreifend verletzt. Da das Endothel die wesentliche Barriere für osmotisches Gleichgewicht und Stoffaustausch mit dem Gewebe bildet, führen Störungen der Barrierefunktion nicht nur zum Gewebeödem, sondern fördern auch die Bildung von Mikrothromben und damit Mikrozirkulationsstörungen (13, 14). Ein zentraler Pathomechanismus ist das „shedding" der endothelialen Glycocalyx, ein Abbau bzw. Verlust der Glycocalyx als physiologische Barriere (15, 16). Das Ausmaß des Glycocalyx-Shedding korreliert mit der Schwere der Sepsis (17, 18).

Nun gibt es experimentelle Hinweise, dass eine Volumentherapie dieses Glycocalyx-Shedding durchaus verstärken kann (16, 18). Dies scheint vor allem dann der Fall zu sein, wenn durch eine liberale Volumentherapie eine Hypervolämie induziert wird. Dies legt eine klinische Studie bei herzchirurgischen Patienten nahe, die zeigt, dass vermittelt über das atriale natriuretische Peptid (ANP) eine Volumenüberladung zu einer verstärkten Degradation der Glycocalyx führt, eine Normovolämie hingegen nicht (19). Zuvor hatte die Gruppe experimentell nachgewiesen, dass in Gegenwart von erhöhtem ANP der Abbau einer Glycocalyx verstärkt wird (20). Allerdings ließ sich bislang bei septischem Schock ein Zusammenhang zwischen Hypervolämie und verstärktem Glycocalyxabbau nicht klar belegen (21). Aufgrund fehlender Power schließt diese Studie allerdings nicht eine Glycocalix-schädigende Wirkung einer Hypervolämie auch beim septischen Schock aus.

Neben schädigenden Effekten auf die Glycocalyx erscheint es auch möglich, im Rahmen der Volumentherapie protektive Effekte auszulösen. So konnte Jacob et al. am Herzmodell zeigen, dass Albumin den Glycocalyxabbau effektiver verhindern kann als 0,9% Kochsalzlösung (22). Klinische Studien, die diesen Effekt am Patienten mit Sepsis nachweisen, fehlen bis heute.

2.2 Infusionslösungen zur Volumentherapie

Die deutsche S3-Leitlinie zur Sepsis empfiehlt – in Modifikation zu den SSC-Leitlinien – balancierte kristalloide Lösungen zur Volumentherapie bei Sepsis und septischem Schock. Kochsalzlösung 0,9% soll nicht zum Einsatz kommen (11, 12).

Diese Empfehlung beruht auf Arbeiten von Yunos et al., die bei Verwendung eines chloridrestriktiven Infusionsregimes nachweisen konnten, das seltener ein „acute kidney injury" (AKI) im Stadium 2 und 3 auftritt und weniger häufig Nierenersatzverfahren eingesetzt werden müssen (23, 24). Dies konnte zwar in einer prospektiven RCT derselben Gruppe nicht reproduziert werden, allerdings wiesen in dieser Studie nur 3,7% der rekrutierten Patienten eine Sepsis auf (25). In einer größeren cluster-randomisierten Studie hingegen war ein positiver Effekt balancierter Lösungen nachgewiesen worden, insbesondere bei Patienten mit Sepsis (etwa 15% der untersuchten Patienten) (26).

Bei der Frage zum zusätzlichen Einsatz kolloidaler Lösungen in der Sepsis weichen die deutschen S3-Leitlinien in einigen Punkten wiederum von den SSC-Leitlinien ab. Einhellig abgelehnt wird der Einsatz von Hydroxyäthylstärke (HES) in der Sepsis aufgrund negativer Effekte auf Nierenfunktion und Outcome. Die Sepsis stellt heute eine Kontraindikation für HES dar (27–30). Gelatine-Lösungen wird von der SSC ebenfalls nicht empfohlen, hingegen wird in den deutschen Leitlinien deren Einsatz bei erfolgloser Volumentherapie mit Kristalloiden durchaus als alternative Möglichkeit erwähnt. Das ist erstaunlich, denn eine Observationsstudie aus Jena gibt Hinweise darauf, dass Gelatine ähnlich nachteilige Effekte auf Nierenfunktion und Outcome hat wie HES (31, 32). Gelatine ist zudem bei Sepsis kaum untersucht, ganz im Gegensatz zu Albumin (32, 33). Zwar fehlt bis heute der Nachweis, dass eine additive Volumentherapie mit Albumin das Outcome in der Sepsis verbessert, aber sowohl die australische SAFE-Studie als auch der italienische ALBIOS-Trial gaben Hinweise für einen vorteilhaften Effekt von Albumin bei Sepsis bzw. septischen Schock (34–37). Auch ist die Sicherheit von Albumin in der Sepsis unbestritten (37, 38). Wohl aus diesem Grund spricht die SSC eine schwache Empfehlung für Albumin aus (11). Glücklicherweise werden gegenwärtig in Deutschland zwei randomisierte Studien durchgeführt, die zum Einsatz von Gelatine (GENIUS-Studie, NCT02715466) bzw. Albumin (ARISS-Studie, NCT03869385) bei septischem Schock weiteren Aufschluss geben werden.

2.3 Indikation und Steuerung der Volumentherapie

Eine individualisierte Volumentherapie zielt grundsätzlich darauf ab, Herzzeitvolumen und Sauerstofftransport zum Gewebe zu erhöhen. Gleichzeitig soll verhindert werden, dass durch Flüssigkeitsüberladung die Herzleistung reduziert und Gewebeödeme, insbesondere in der Lunge, verstärkt werden. Man benötigt also Methoden, die zuverlässig und reproduzierbar am Krankenbett einsetzbar sind, um Effekte einer Volumentherapie vorherzusagen und beurteilen zu können. Dies ist besonders herausfordernd bei Sepsis, einem Krankheitsbild, das Kontraktilität, Morphologie und Pumpfunktion des Herzens tiefgreifend verändert bei variablen Nachlastbedingungen. Im Folgenden soll versucht werden, den gegenwärtigen Stand der Diskussion darzustellen:

2.3.1 Indikation zur initialen Volumentherapie

Grundsätzlich stellt eine Hypoperfusion der Gewebe eine Indikation zur Volumentherapie bei Sepsis dar. Klinische Parameter, die eine Hypoperfusion anzeigen, sind neben einer arteriellen Hypotension (MAP < 65 mmHg) erhöhte Laktatspiegel (> 2,0 mmol/l), eine Oligurie (< 0,5 ml/kgKG/h), eine verzögerte Rekapillarisierungszeit („capillary refill time", CRT > 3 s) sowie eine marmorierte Haut und oder Flecken im Bereich der Knie- und Ellbogengelenke (39). Der Stellenwert klassischer statischer Vorlastparameter wie zentraler Venendruck (< 8 mmHg) und pulmonaler Verschlussdruck (< 12 mmHg) wurde in den letzten Jahren sehr relativiert und können allenfalls in den ersten 12 Stunden nach Schockbeginn zur Indikationsstellung hinzugezogen werden (40, 41). Eine erhöhte Herzfrequenz (> 90/min) kann einen Hinweis auf einen Volumenmangel darstellen, wobei speziell in der Sepsis inflammatorische Prozesse positiv chronotrop wirken und daher die Wertigkeit dieses Kriteriums stark einschränken.

2.3.2 Point-of-Care-Echokardiografie

Die Point-of-Care-Echokardiografie bietet zum einen die Möglichkeit, am Bett schnell Füllungszustand und Pumpfunktion des Herzens zu erfassen, zum anderen nach Befunden zu suchen, die für eine Schocksymptomatik ursächlich sein können. Dazu zählen Perikarderguss, akute Rechtsherzbelastung als Hinweis auf eine Lungenarterienembolie, eine eingeschränkte Pumpfunktion oder Klappenvitien (12). Gleichzeitig bietet die Echokardiografie die Möglichkeit, die kardiovaskuläre Reaktion eines Patienten auf eine Flüssigkeitsgabe zu quantifizieren (42). Änderungen des Schlagvolumens als Reaktion auf eine Flüssigkeitsgabe oder auf das passive Anheben der Beine bietet gute Informationen zur Volumentherapie. So zeigt eine Zunahme des aortalen Blutflusses um 10% oder die Abnahme des Hohlvenendurchmessers unter kontrollierter Beatmung Effekte einer Volumengabe an (43). Darüber hinaus kann mit einer direkten Ultraschalluntersuchung der Lunge überschüssiges extravaskuläres Lungenwasser (EVLW) erkannt werden („Kometenschwanz" oder „B-Line Monitoring") (44). Somit erscheint ein ultraschallgesteuertes Flüssigkeitsmanagement der Lunge und damit eine individualisierte Volumentherapie möglich (45).

2.3.3 Dynamische Vorlastparameter

Physiologische Grundlage dynamischer Vorlastparameter sind Herz-Lungen-Interaktionen unter kontrollierter maschineller Beatmung. Änderungen des Schlagvolumens des linken Ventrikels hängen hauptsächlich mit der exspiratorischen Abnahme der linksventrikulären Vorlast zusammen, die der inspiratorischen Abnahme der rechtsventrikulären Vorlast und Füllung folgt. Nach dem Frank-Starling-Prinzip nimmt das Schlagvolumen mit zunehmender Vorlast des linken Ventrikels zu, bis die optimale Vorspannung erreicht ist. Ab diesem Punkt bleibt das Schlagvolumen relativ konstant. Sobald der linke Ventrikel im Bereich des „flachen“ Teils der Frank-Starling-Kurve arbeitet, hat eine weiter Flüssigkeitsgabe keinen Einfluss mehr auf das Schlagvolumen.

Dynamische Vorlastparameter wie die „pulse pressure variation“ (PPV) oder die „stroke volume variation“ (SVV) nutzen dieses physiologische Phänomen. Mithilfe einer invasiven arterieller Druckmessung kann man atemfrequenzabhängige Veränderungen des Pulsdruckes und des Schlagvolumens (korreliert mit Fläche unter der arteriellen Druckkurve) quantifizieren (46). Bei Patienten mit Sepsis beschrieben Michard et al. bereits vor 20 Jahren, dass eine PPV > 13% diejenigen Patienten identifiziert, die auf Volumengabe mit einem Anstieg des Herzindex ≥ 15% reagieren. Je höher die PPV vor Volumengabe war, desto größer war der Anstieg des Herzindex. Umgekehrt zeigt eine Abnahme der PPV in Bereiche < 8% an, dass eine weitere Volumengabe den Herzindex nicht mehr steigern wird (47).

Der Vorteil der PPV bzw. SVV zur Steuerung der Volumentherapie hat sich in zahlreichen nachfolgenden Studien bewährt. Allerdings gibt es bei kritisch Kranken eine Reihe von gut untersuchten Einschränkungen, die den Einsatz von PPV und SVV relativieren. Diese sind (48, 49):

- Spontanatmung bzw. assistierte Beatmungsformen,
- Rhythmusstörungen (v.a. Vorhofflimmern),
- Rechtsherzversagen,
- abdominelle Hypertension sowie
- lungenprotektive Beatmung mit Atemhubvolumina von 6 ml/kgKG bei gleichzeitig erniedrigter Lungencompliance (ARDS).

Eine lungenprotektive Beatmung mit Atemhubvolumina von 6 ml/kgKG allein ohne Abnahme der Compliance schränken die Wertigkeit der PPV weniger ein, im septischen Schock liegt der positiv prädiktive Werte einer PPV > 10% bei immerhin 87,5% (50). Eine prospektive Studie aus Frankreich zeigt, dass lediglich bei 17% der Intensivpatienten keine Limitationen zur Messung der PPV vorlag (51).

2.3.4 Volumenbelastungstests

Volumenbelastungsteste gehen davon aus, dass eine Flüssigkeitszufuhr zu einer Erhöhung des Herzzeitvolumens (HZV) um ca. 10 bis 15% führt. Dies kann über eine Gabe einer definierten Flüssigkeitsmenge („fluid challenge“) oder über den „passive leg raising“ (PLR) Test erfolgen.

In zahlreichen Leitlinien wird das Prinzip der „fluid challenge“ (FC), also die Gabe eines Flüssigkeitsbolus über einen kurzen Zeitraum (20–30 Minuten) und der Beobachtung der folgenden Effekte auf Kreislauffunktion, empfohlen. Interessanterweise ist wenig beschrieben, wie man eine FC genau durchführen soll. In der FENICE-Studie gingen Cecconi et al. dieser Frage nach (52). Sie fanden, dass unterschiedliche Lösungen und hochvariable Flüssigkeitsmengen für eine FC eingesetzt werden. Meist werden kristalloide Lösungen eingesetzt, die mittlere Flüssigkeitsmenge während eines FC beträgt 500 ml, die mittlere Zeitdauer für eine FC 24 Minuten, und die mittlere FC-Infusionsrate 1.000 ml/h. Die Hauptindikation für eine FC war eine Hypotonie (59%), die klinische Einschätzung des Patientenzustandes (43%), der zentralen Venendruck (36%) und/oder verschiedene dynamische Vorlastparameter wie PPV oder SVV (22%). Dies zeigt, wie wenig standardisiert dieser empfohlene Test einer FC ist.

Besser objektivierbar scheint der „passive leg raising test" (PLR) zu sein, eine Art intrinsische FC. Der PLR wird durchgeführt, indem die Beine des Patienten um 45° angehoben werden, was eine Zunahme des zentralvenösen Rückflusses um ca. 300 ml bewirkt und bei Volumenmangel zu einem Anstieg des mittleren arteriellen Drucks (MAP) und des HZV führt. Beurteilt man den PLR allein an der Zunahme des Pulsdruckes, bleibt zwar die Spezifität des PLR-Tests gut, aber die Sensitivität für dieses Kriterium ist unzureichend (41).

Idealerweise führt man beide Volumenbelastungstests (PLR oder FC) unter einem kontinuierlichen HZV-Monitoring mittels Pulskonturanalyse oder Dopplersonografie durch, da man hämodynamische Effekte auf den Blutfluss sicher erkennen kann (41, 53). In einer prospektiven Studie konnte der PLR in 90% aller Fälle ohne Limitationen durchgeführt werden (51).

2.3.5 Zielgrößen der Volumentherapie

Viele Jahre bildeten die von Rivers im Jahre 2001 formulierten Zielgrößen der EGDT die Grundlage für die supportive Behandlung von Patienten mit septischem Schock (6). Definierte Zielgrößen der EGDT waren ein mittlerer arterieller Blutdruck ≥ 65 mmHg, einen zentralvenösen Druck zwischen 8 und 12 mmHg, eine zentralvenöse Sättigung > 65% und eine ausreichende Diurese > 0,5 ml/kgKG/h. Obwohl von der SSC über viele Jahre empfohlen, gibt die zentralvenöse Sauerstoff-Sättigung wenig Aufschluss darüber, ob ein Patient Volumen benötigt. Velissaris et al. konnten zeigen, dass eine hohe S_vO_2 nicht ausschließt, dass weitere Volumengaben notwendig sind. Die S_vO_2 ist ein schlechter Indikator für den Volumenbedarf septischer Patienten (54).

Erst die Veröffentlichung von drei großen randomisierten Studien konnte belegen, dass eine EGDT das Outcome kritisch kranker Patienten nicht verbessert (55–57). Vielmehr führte die EGDT zu einem gesteigerten Einsatz von Vasopressoren und Blutprodukten. Eine andere Studie ergab Hinweise auf eine anhaltende Flüssigkeitsüberladung verbunden mit vermehrten invasiven Maßnahmen und Sterblichkeit (58). Aus diesem Grunde wurde die EGDT zur supportiven Sepsistherapie verlassen (11).

Vor nunmehr 10 Jahren stellten Jansen et al. das Konzept der Laktat-Clearance zur Therapiesteuerung bei Sepsis vor (59). Ziel der initialen Therapiemaßnahmen ist es, das Laktat innerhalb von 2 Stunden um 20% oder mehr zu senken. Die gewählte 2-Stunden-Frequenz basiert auf der Laktat-Clearance-Kinetik. Mithilfe eines Behandlungsalgorithmus ähnlich der EGDT konnte er in einer kontrollierten Studie zeigen, dass mittels 2-stündigem Laktat-Monitoring die Liegedauer sowie die Sterblichkeit auf der Intensivstation und im Krankenhaus signifikant reduziert werden kann, adjustiert nach allgemein akzeptierten Risikofaktoren. Zwar ließ sich der Vorteil dieses Konzeptes der Laktat-Clearance in einer weiteren Studie nicht nachweisen, dennoch wurde dieses Vorgehen über Jahre von der SSC als Goldstandard empfohlen (11, 60). Ein möglicher Nachteil des Laktat-Clearance-Konzeptes ist, dass Laktat nicht nur bei anaerober Stoffwechsellage gebildet werden kann und somit nicht zwangsläufig eine Hypoxie der Gewebe abbildet.

Deshalb gab es Überlegungen, die Volumentherapie mittels der peripheren Perfusion zu beurteilen. Die Rekapillarisierungszeit (capillary refill time, CRT) ist eine einfache und objektivierbare Methode, um die periphere Perfusion zu beurteilen. Eine verlängerte CRT (> 3 sec) deutet darauf hin, dass der kritische Kapillardruck im Verhältnis zum aktuellen Blutdruck und/oder Herzzeitvolumen zu hoch ist. Eine Steigerung des kapillaren Durchflusses durch höheren Blutdruck (Vasopressoren) bzw. höherem HZV (Volumentherapie und/oder positive Inotropie) kann sehr rasch beurteilt werden, was das Risiko einer möglichen Hypervolämie senken kann.

In der ANDROMEDA-SHOCK-Studie wurde untersucht, ob eine auf CRT ausgerichtete Volumentherapie mit einer geringeren 28-Tage-Sterblichkeit einhergeht im Vergleich zum Konzept der Laktat-Clearance bei Patienten mit septischem Schock. Beide Gruppen wurden in den ersten acht Stunden nach Beginn des septischen Schocks mit einem Protokoll behandelt, das eine „fluid challenge" mit 500 ml kristalloider Lösung über 30 Minuten einschloss, gefolgt von einem Vasopressor-Test und – bei fehlender Verbesserung – von einem Inodilatator-Test. Zwar ergab sich am Tag 28 kein Unterschied in der Sterblichkeit (34,9% in der CRT-Gruppe vs. 43,4% in der Laktatgruppe, Hazard Ratio, 0,75 [95% CI, 0,55 bis 1,02]; p = 0,06), jedoch war nach 72 Stunden der mittlere SOFA-Score in der CRT-Gruppe signifikant geringer (SOFA-CRT 5,6 versus SOFA-LAKTAT 6,6, mittlere Differenz –1,00 [95% CI, –1,97 bis –0,02]; p = 0,045). Bemerkenswert ist, dass in der CRT-Gruppe weniger Flüssigkeitsvolumina infundiert wurden als in der Laktatgruppe (61). Festzuhalten bleibt, dass die RCT mittels eines gläsernen Objektträgers standardisiert durchgeführt werden kann, und so eine zentrale Rolle bei der Titration von Flüssigkeitsvolumina und Vasopressoren gerade während der initialen Therapie von Patienten mit septischem Schock spielen kann.

2.4 Behandlungsalgorithmen einer individualisierten Volumentherapie

Um das Ziel einer individualisierten Volumentherapie bei Sepsis und septischem Schock zu erreichen, muss man abhängig von Komorbiditäten des Patienten verschiedene Untersuchungsverfahren sowie hämodynamische Kriterien und Teste kombinieren. Solange keine zuverlässigen nicht-invasive Verfahren zum hämodynamischen Monitoring zur Verfügung stehen, ist eine invasive arterielle Druckmessung unverzichtbar. Im Idealfall wird die kontinuierliche arterielle Druckmessung durch ein kontinuierliches Verfahren zur Herzzeitvolumen-Messung ergänzt. Dabei ist es nicht entscheidend, ob die HZV-Messung mithilfe eines Referenzverfahrens wie der pulmonalen oder transpulmonalen Thermodilution kalibriert worden ist. Viel wichtiger ist es, Veränderungen des HZV rasch und zuverlässig zu erkennen, um eine Differenzialtherapie mit Volumengabe, Vasopressoren und Inotropika und ggf. Blutprodukten zu ermöglichen.

In der initialen Phase der Stabilisierung macht es Sinn, die Volumentherapie im Sinne einer Vorlastoptimierung zu steuern. Dynamische Vorlastparameter und Volumenbelastung sind geeignete Steuergrößen, vorausgesetzt es bestehen nicht die oben diskutierten Einschränkungen. Richard konnte mit einer an der Vorlast orientierenden Behandlungsalgorithmus (Kombination von PLR, FC und PPV) zeigen, dass im Vergleich zu einer Standardgruppe der individuelle Volumenbedarf sehr abweichen kann. Etwa die Hälfte der Patienten mit septischem Schock benötigten zum Teil deutlich weniger Volumen, andere hingegen deutlich mehr als in der Standardbehandlungsgruppe (62).

Der Algorithmus der ANDROMEDA-SHOCK Studie kombiniert schrittweise einen Volumenbelastungstest mit einem „Vasopressortest" und einem „Inodilator-Test". Nach jedem Behandlungsschritt wird das Ergebnis mithilfe der Rekapillarisierungszeit (Ziel: CRT ≤ 3 Sekunden) überprüft (61, 63).

2.5 Flüssigkeitshaushalt bei Sepsis und septischen Schock – die Dynamik der 3 Phasen

Die Dynamik des Volumen- und Flüssigkeitshaushaltes bei Sepsis und septischem Schock ist klinisch charakterisiert durch drei Phasen: einer ersten Phase des relativen oder absoluten Volumendefizites, einer zweiten Phase der Stabilisierung und einer dritten Phase der Flüssigkeitsüberladung (64). Determiniert wird Ausmaß und Dauer dieser Phasen durch den inflammatorischen Prozess und der Kontrolle der auslösenden Infektion. Diese drei Phasen sind jedem Intensivmediziner wohlbekannt, wobei das Management von Phase 2 und 3 in Leitlinien zur Sepsisbehandlung kaum adressiert wird. Ein sinkender Vasopressorbedarf ist das erste klinische Anzeichen der stabilisierenden Phase 2 und sollte Anlass sein, ein restriktives Flüssigkeitsmanagement einzuleiten.

Die CLASSIC Studie aus Skandinavien hat dies sehr eindrücklich gezeigt, dass ein restriktives Flüssigkeitsmanagement möglich und sinnvoll ist (65). In dieser randomisierten Studie wurde in der Gruppe mit restriktiver Volumentherapie nur dann ein Flüssigkeitsbolus gegeben, wenn eine schwere Hypotonie (MAP < 50 mmHg) bestand trotz hoher Noradrenalin-Dosierungen, das Laktat über 4 mmol/l lag oder sich Flecken über den Rand der Kniescheibe bildeten oder eine Oligurie (< 0,1 ml/kg ideales Körpergewicht) bestand. Das erstaunliche Ergebnis war, dass im Vergleich zur Standardbehandlung deutlich geringere Volumina an Kristalloiden in den ersten 5 Tagen und auch während der gesamten Behandlungsdauer auf Intensivstation verabreicht wurden. Dies hatte keinen Einfluss auf die Häufigkeit schwerwiegender Nebenwirkungen, Beatmungsdauer, Dauer der Nierenersatztherapie oder Sterblichkeit. In der restriktiven Behandlungsgruppe wurde weniger akutes Nierenversagen beobachtet als in der Standardbehandlungsgruppe (65). Sowohl die Lungen- als auch die Nierenfunktion verbesserten sich unter einem restriktiven Flüssigkeitsmanagement rascher.

Studien zur dritten Phase der relativen Flüssigkeitsüberladung sind wenig durchgeführt worden. Der Stellenwert des EVLW zur Steuerung der Flüssigkeitstherapie gerade in dieser Phase wird seit vielen Jahren diskutiert (66). Die Möglichkeit, bettseitig per Ultraschall schnelle Information über kritisch vermehrtes EVLW zu bekommen, wird sicherlich die Möglichkeiten des Flüssigkeitsmanagements erweitern (45). Bekannt ist die Fluids and Catheters Treatment (FACTT)-Studie (67). In dieser Studie wurden 1.000 Patienten mit akutem Lungenversagen (ARDS) randomisiert zu zwei Gruppen mit restriktiven bzw. liberalen Flüssigkeitsmanagement. Sepsis war nur in etwa ¼ der Fälle Ursache des ARDS. Der Behandlungsalgorithmus war komplex und orientierte sich an ZVD bzw. PCWP, MAP und Diurese. In der restriktiven Behandlungsgruppe wurde häufiger Furosemid eingesetzt, was im 7-Tage-Flüssigkeitshaushalt eine negative Bilanz von knapp 7 Litern bewirkte. Obwohl diese Studie keinen Unterschied in der primären Studienendpunkte zeigte, blieb bemerkenswert, dass eine restriktive Flüssigkeitstherapie zu kürzeren Intensivbehandlungsdauer und Beatmungsdauer führte.

Take home messages:

- *Sepsis und septischer Schock sind charakterisiert durch ein komplexes Zusammenspiel zwischen den Flüssigkeitskompartimenten im Körper, der Integrität der Endothelbarriere und des inflammatorischen Prozesses. Ausmaß und Dynamik dieser Störungen im Flüssigkeitshaushalt variieren erheblich über den Behandlungsverlauf und zwischen den Patienten. Aus diesen Gründen muss eine Volumentherapie bei Sepsis immer an die aktuellen und individuellen Bedürfnisse des Patienten angepasst werden.*
- *Art und Menge der eingesetzten Infusionslösungen können erheblichen Schaden anrichten. Aus heutiger Sicht sind balancierte kristalloide Infusionslösungen zu bevorzugen, der Stellenwert kolliodaler Infusionslösungen wie Albumin und Gelatine wird gegenwärtig untersucht. Hydroxyäthylstärke ist in der Sepsis kontraindiziert.*
- *Die Steuerung der Volumentherapie kann initial an einer Vorlastoptimierung ausgerichtet werden, unter Einsatz von Volumenbelastungstesten und dynamischen Vorlastparametern.*
- *Die Echokardiografie ist idealerweise ebenso Bestandteil einer individualisierten Volumentherapie wie ein kontinuierliches Monitoring von arteriellem Druck und Herzzeitvolumen.*
- *Ein restriktives Flüssigkeitsmanagement unmittelbar nach einer initialen Stabilisierungsphase (sinkender Vasopressorbedarf!) scheint mit einer geringeren Morbidität und Liegedauer auf der Intensivstation einherzugehen. Das Management der 3. Phase der relativen Flüssigkeitsüberladung bei Sepsis ist bislang wenig untersucht.*

Literatur

1. Levy MM, Rhodes A, Evans LE, Steering, executive committee of the surviving sepsis Campaign. Rebuttal from Drs Levy, Rhodes, and Evans. Chest 2019; 155 (1): 19–20
2. Maitland K, Kiguli S, Opoka RO, Engoru C, Olupot-Olupot P, Akech SO et al. Mortality after fluid bolus in African children with severe infection. New Engl J Med 2011; 364 (26): 2483–2495
3. Andrews B, Semler MW, Muchemwa L, Kelly P, Lakhi S, Heimburger DC et al. of an early resuscitation protocol on in-hospital mortality among adults with sepsis and hypotension: a randomized clinical trial. JAMA 2017; 318 (13): 1233–1240
4. Marik PE, Linde-Zwirble WT, Bittner EA, Sahatjian J, Hansell D. Fluid administration in severe sepsis and septic shock, patterns and outcomes: an analysis of a large national database. Intensive Care Med 2017; 43 (5): 625–632
5. Seymour CW, Gesten F, Prescott HC, Friedrich ME, Iwashyna TJ, Phillips GS et al. Time to treatment and mortality during mandated emergency care for sepsis. New Engl J Med 2017; 376 (23): 2235–44

6. Rivers E, Nguyen B, Havstad S, Ressler J, Muzzin A, Knoblich B et al. Early goal-directed therapy in the treatment of severe sepsis and septic shock. New Engl J Med 2001; 345 (19): 1368–1277
7. Kelm DJ, Perrin JT, Cartin-Ceba R, Gajic O, Schenck L, Kennedy CC. Fluid overload in patients with severe sepsis and septic shock treated with early goal-directed therapy is associated with increased acute need for fluid-related medical interventions and hospital death. Shock 2015; 43 (1): 68–73
8. Macdonald SPJ, Keijzers G, Taylor DM, Kinnear F, Arendts G, Fatovich DM et al. Restricted fluid resuscitation in suspected sepsis associated hypotension (REFRESH): a pilot randomised controlled trial. Intensive Care Med 2018; 44 (12): 2070–2078
9. Semler MW, Janz DR, Casey JD, Self WH, Rice TW. Conservative fluid management after sepsis resuscitation: a pilot randomized trial. J Intensive Care Med 2019: 885066618823183
10. Meyhoff TS, Moller MH, Hjortrup PB, Cronhjort M, Perner A, Wetterslev J. Lower vs higher fluid volumes during initial management of sepsis: a systematic review with meta-analysis and trial sequential analysis. Chest 2020; 157 (6): 1478–1496
11. Rhodes A, Evans LE, Alhazzani W, Levy MM, Antonelli M, Ferrer R et al. Surviving Sepsis Campaign: International Guidelines for Management of Sepsis and Septic Shock: 2016. Crit Care Med 2017; 45 (3): 486–552
12. Brunkhorst FM, Weigand MA, Pletz M, Gastmeier P, Lemmen SW, Meier-Hellmann A et al. [S3 Guideline Sepsis-prevention, diagnosis, therapy, and aftercare; Long version]. Med Klin Intensivmed Notfmed 2020; 115 (Suppl 2): 37–109
13. Ince C, Mayeux PR, Nguyen T, Gomez H, Kellum JA, Ospina-Tascon GA et al. The endothelium in sepsis. Shock 2016; 45 (3): 259–70
14. Rehm M, Hulde N, Kammerer T, Meidert AS, Hofmann-Kiefer K. State of the art in fluid and volume therapy: A user-friendly staged concept. English version. Anaesthesist 2019; 68 (Suppl 1): 1–14
15. Rehm M, Bruegger D, Christ F, Conzen P, Thiel M, Jacob M et al. Shedding of the endothelial glycocalyx in patients undergoing major vascular surgery with global and regional ischemia. Circulation 2007; 116 (17): 1896–906
16. Uchimido R, Schmidt EP, Shapiro NI. The glycocalyx: a novel diagnostic and therapeutic target in sepsis. Crit Care 2019; 23 (1): 16
17. Köhler M, Kaufmann I, Briegel J, Jacob M, Goeschl J, Rachinger W et al. The endothelial glycocalyx degenerates with increasing sepsis severity. Critical Care 2011; 15 (Suppl 3): P22
18. Hippensteel JA, Uchimido R, Tyler PD, Burke RC, Han X, Zhang F et al. Intravenous fluid resuscitation is associated with septic endothelial glycocalyx degradation. Critical Care 2019; 23 (1): 259
19. Chappell D, Bruegger D, Potzel J, Jacob M, Brettner F, Vogeser M et al. Hypervolemia increases release of atrial natriuretic peptide and shedding of the endothelial glycocalyx. Crit Care 2014; 18 (5): 538
20. Bruegger D, Jacob M, Rehm M, Loetsch M, Welsch U, Conzen P et al. Atrial natriuretic peptide induces shedding of endothelial glycocalyx in coronary vascular bed of guinea pig hearts. Am J Physiol Heart Circ Physiol 2005; 289 (5):H1993–9
21. Puskarich MA, Cornelius DC, Tharp J, Nandi U, Jones AE. Plasma syndecan-1 levels identify a cohort of patients with severe sepsis at high risk for intubation after large-volume intravenous fluid resuscitation. J Crit Care 2016; 36: 125–129
22. Jacob M, Bruegger D, Rehm M, Welsch U, Conzen P, Becker BF. Contrasting effects of colloid and crystalloid resuscitation fluids on cardiac vascular permeability. Anesthesiology 2006; 104 (6): 1223–1231
23. Yunos NaM, Bellomo R, Hegarty C, Story D, Ho L, Bailey M. Association between a chloride-liberal vs chloride-restrictive intravenous fluid administration strategy and kidney injury in critically ill adultsintravenous strategy for kidney injury in adults. JAMA: The Journal of the American Medical Association 2012; 308 (15): 1566–1572
24. Yunos NM, Bellomo R, Glassford N, Sutcliffe H, Lam Q, Bailey M. Chloride-liberal vs. chloride-restrictive intravenous fluid administration and acute kidney injury: an extended analysis. Intensive Care Med 2015; 41 (2): 257–64
25. Young P, Bailey M, Beasley R, Henderson S, Mackle D, McArthur C et al. Effect of a buffered crystalloid solution vs saline on acute kidney injury among patients in the intensive care unit: The SPLIT Randomized Clinical Trial. JAMA 2015; 314 (16): 1701–10

26. Semler MW, Self WH, Wanderer JP, Ehrenfeld JM, Wang L, Byrne DW et al. Balanced crystalloids versus saline in critically ill adults. New Engl J Med 2018; 378 (9): 829–39
27. Brunkhorst FM, Engel C, Bloos F, Meier-Hellmann A, Ragaller M, Weiler N et al. Intensive insulin therapy and pentastarch resuscitation in severe sepsis. New Engl J Med 2008; 358 (2): 125–39
28. Myburgh JA, Finfer S, Bellomo R, Billot L, Cass A, Gattas D et al. Hydroxyethyl starch or saline for fluid resuscitation in intensive care. New Engl J Med 2012; 367 (20): 1901–11
29. Rochwerg B, Alhazzani W, Sindi A, Heels-Ansdell D, Thabane L, Fox-Robichaud A et al. Fluid resuscitation in sepsis: a systematic review and network meta-analysis. Ann Intern Med 2014; 161 (5): 347–55
30. Bellomo R, Kellum JA, Ronco C, Wald R, Martensson J, Maiden M et al. Acute kidney injury in sepsis. Intensive Care Med 2017; 43 (6): 816–28
31. Bayer O, Reinhart K, Sakr Y, Kabisch B, Kohl M, Riedemann NC et al. Renal effects of synthetic colloids and crystalloids in patients with severe sepsis: A prospective sequential comparison. Crit Care Med 2011; 39 (6): 1335–42
32. Moeller C, Fleischmann C, Thomas-Rueddel D, Vlasakov V, Rochwerg B, Theurer P et al. How safe is gelatin? A systematic review and meta-analysis of gelatin-containing plasma expanders vs crystalloids and albumin. J Crit Care 2016; 35: 75–83
33. Saw MM, Chandler B, Ho KM. Benefits and risks of using gelatin solution as a plasma expander for perioperative and critically ill patients: a meta-analysis. Anaesth Intensive Care 2012; 40 (1): 17–32
34. Finfer S, Norton R, Bellomo R, Boyce N, French J, Myburgh J. The SAFE study: saline vs. albumin for fluid resuscitation in the critically ill. Vox Sang 2004; 87 Suppl 2: 123–131
35. Gattinoni L. Volume replacement with albumin in severe sepsis (ALBIOS). 2014
36. Delaney AP, Dan A, McCaffrey J, Finfer S. The role of albumin as a resuscitation fluid for patients with sepsis: a systematic review and meta-analysis. Crit Care Med 2011; 39 (2): 386–391
37. Impact of albumin compared to saline on organ function and mortality of patients with severe sepsis, (2010)
38. Caironi P, Langer T, Gattinoni L. Albumin in critically ill patients: the ideal colloid? Curr Opin Crit Care 2015; 21 (4): 302–8
39. Dubin A, Loudet C, Kanoore Edul VS, Osatnik J, Rios F, Vasquez D et al. Characteristics of resuscitation, and association between use of dynamic tests of fluid responsiveness and outcomes in septic patients: results of a multicenter prospective cohort study in Argentina. Ann Intensive Care 2020; 10 (1): 40
40. Boyd JH, Forbes J, Nakada T-a, Walley KR, Russell JA. Fluid resuscitation in septic shock: A positive fluid balance and elevated central venous pressure are associated with increased mortality. Crit Care Med 2011; 39 (2): 259–265
41. Monnet X, Marik P, Teboul JL. Passive leg raising for predicting fluid responsiveness: a systematic review and meta-analysis. Intensive Care Med 2016; 42 (12): 1935–1947
42. Boyd JH, Sirounis D, Maizel J, Slama M. Echocardiography as a guide for fluid management. Crit Care 2016; 20: 274
43. Vignon P, Repesse X, Begot E, Leger J, Jacob C, Bouferrache K et al. Comparison of echocardiographic indices used to predict fluid responsiveness in ventilated patients. Am J Respir Crit Care Med 2017; 195 (8): 1022–1032
44. Lichtenstein D, Meziere G, Biderman P, Gepner A, Barre O. The comet-tail artifact. An ultrasound sign of alveolar-interstitial syndrome. Am J Respir Crit Care Med 1997; 156 (5): 1640–1646
45. Nair S, Sauthoff H. Assessing extravascular lung water with ultrasound: a tool to individualize fluid management? J Intensive Care Med 2019: 885066619855000
46. Michard F. Changes in arterial pressure during mechanical ventilation. Anesthesiology 2005; 103 (2): 419
47. Michard F, Boussat S, Chemla D, Anguel N, Mercat A, Lecarpentier Y et al. Relation between respiratory changes in arterial pulse pressure and fluid responsiveness in septic patients with acute circulatory failure. Am J Respir Crit Care Med 2000; 162 (1): 134–138
48. Marik PE, Cavallazzi R, Vasu T, Hirani A. Dynamic changes in arterial waveform derived variables and fluid responsiveness in mechanically ventilated patients: A systematic review of the literature. Crit Care Med 2009; 37 (9): 2642–7
49. Monnet X, Marik PE, Teboul JL. Prediction of fluid responsiveness: an update. Ann Intensive Care 2016; 6 (1): 111

50. Oliveira-Costa CD, Friedman G, Vieira SRR, Fialkow L. Pulse pressure variation and prediction of fluid responsiveness in patients ventilated with low tidal volumes. Clinics 2012; 67 (7): 773–778
51. Preau S, Dewavrin F, Demaeght V, Chiche A, Voisin B, Minacori F et al. The use of static and dynamic haemodynamic parameters before volume expansion: A prospective observational study in six French intensive care units. Anaesth Crit Care Pain Med 2016; 35 (2): 93–102
52. Cecconi M, Hofer C, Teboul JL, Pettila V, Wilkman E, Molnar Z et al. Fluid challenges in intensive care: the FENICE study: A global inception cohort study. Intensive Care Med 2015; 41 (9): 1529–1537
53. Teboul J-L, Monnet X. Prediction of volume responsiveness in critically ill patients with spontaneous breathing activity. Current Opinion in Critical Care 2008; 14 (3): 334–339
54. Velissaris D, Pierrakos C, Scolletta S, De Backer D, Vincent JL. High mixed venous oxygen saturation levels do not exclude fluid responsiveness in critically ill septic patients. Crit Care 2011; 15 (4): R177
55. Investigators TP, Yealy DM, Kellum JA, Huang DT, Barnato AE, Weissfeld LA et al. A randomized trial of protocol-based care for early septic shock. New Engl J Med 2014; 370 (18): 1683–1693
56. Investigators A, Group ACT, Peake SL, Delaney A, Bailey M, Bellomo R et al. Goal-directed resuscitation for patients with early septic shock. New Engl J Med 2014; 371 (16): 1496–1506
57. Mouncey PR, Osborn TM, Power GS, Harrison DA, Sadique MZ, Grieve RD et al. Trial of early, goal-directed resuscitation for septic shock. New Engl J Med 2015; 372 (14): 1301–1311
58. Kelm DJ, Perrin JT, Cartin-Ceba R, Gajic O, Schenck L, Kennedy CC. Fluid overload in patients with severe sepsis and septic shock treated with early goal-directed therapy is associated with increased acute need for fluid-related medical interventions and hospital death. Shock 2015; 43 (1): 68–73
59. Jansen TC, van Bommel J, Schoonderbeek FJ, Sleeswijk Visser SJ, van der Klooster JM, Lima AP et al. Early Lactate-Guided Therapy in Intensive Care Unit Patients: A Multicenter, Open-Label, Randomized Controlled Trial. Am J Respirat Crit Care Med 2010; 182 (6): 752–761
60. Jones AE, Shapiro NI, Trzeciak S, Arnold RC, Claremont HA, Kline JA et al. Lactate clearance vs central venous oxygen saturation as goals of early sepsis therapy: a randomized clinical trial. JAMA 2010; 303 (8): 739–746
61. Hernandez G, Ospina-Tascon GA, Damiani LP, Estenssoro E, Dubin A, Hurtado J et al. Effect of a Resuscitation strategy targeting peripheral perfusion status vs serum lactate levels on 28-day mortality among patients with septic shock: The ANDROMEDA-SHOCK Randomized Clinical Trial. JAMA 2019; 321 (7): 654–664
62. Richard JC, Bayle F, Bourdin G, Leray V, Debord S, Delannoy B et al. Preload dependence indices to titrate volume expansion during septic shock: a randomized controlled trial. Crit Care 2015; 19: 5
63. Hernandez G, Cavalcanti AB, Ospina-Tascon G, Zampieri FG, Dubin A, Hurtado FJ et al. Early goal-directed therapy using a physiological holistic view: the ANDROMEDA-SHOCK – a randomized controlled trial. Ann Intensive Care 2018; 8 (1): 52
64. Reynolds PM, Wells L, MacLaren R, Scoular SK. Establishing the therapeutic index of fluid resuscitation in the septic patient: A narrative review and meta-analysis. Pharmacotherapy 2020; 40 (3): 256–69
65. Hjortrup PB, Haase N, Bundgaard H, Thomsen SL, Winding R, Pettila V et al. Restricting volumes of resuscitation fluid in adults with septic shock after initial management: the CLASSIC randomised, parallel-group, multicentre feasibility trial. Intensive Care Med 2016; 42 (11): 1695–1705
66. Cordemans C, De Laet I, Van Regenmortel N, Schoonheydt K, Dits H, Huber W et al. Fluid management in critically ill patients: the role of extravascular lung water, abdominal hypertension, capillary leak, and fluid balance. Ann Intensive Care 2012; 2 Suppl 1: S1
67. National Heart L, Blood Institute Acute Respiratory Distress Syndrome Clinical Trials N, Wiedemann HP, Wheeler AP, Bernard GR, Thompson BT et al. Comparison of two fluid-management strategies in acute lung injury. New Engl J Med 2006; 354 (24): 2564–2575

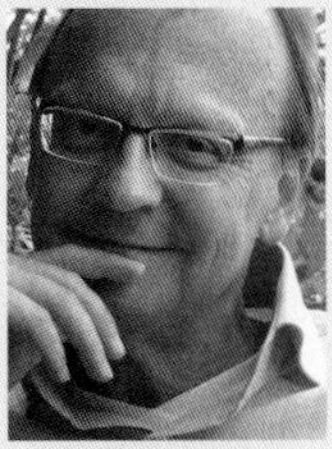

Univ.-Prof. Dr. Josef Briegel

Univ.-Prof. Dr. Josef Briegel, LMU Klinikum München, Anästhesist und Intensivmediziner, seit 1990 Forschungsarbeiten zu intensivmedizinischen Themen wie Sepsis, Infektionen, Immunantwort, Transplantationsmedizin und Hämodynamik; Sprecher der SepNet Studiengruppe.

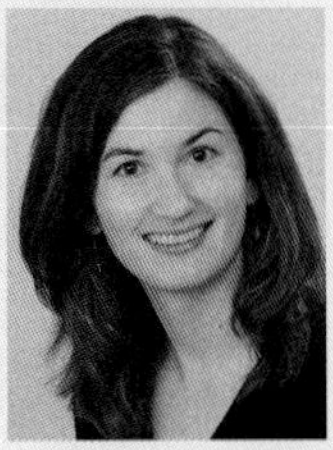

Dr. med. Agnes S. Meidert

Dr. Agnes Meidert studierte Humanmedizin an der LMU und TU München. Seither arbeitet sie in der Klinik für Anästhesiologie am Klinikum der Universität München. Sie forscht seit 2011 auf dem Gebiet des hämodynamischen Monitorings in der Anästhesie und Intensivmedizin.

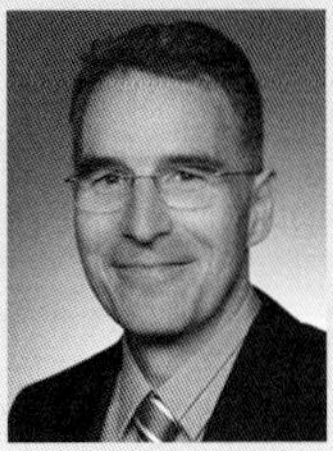

Prof. Dr. med. Markus Rehm

Anästhesiologe, Anerkennung Spezielle Anästhesiologische Intensivmedizin, Zusatzbezeichnung Notfallmedizin.

Seit 1998 wissenschaftliche Publikationen mit Schwerpunkt Flüssigkeits- und Volumentherapie, Säure-Basen-Haushalt, Vaskuläre Barrierefunktion und Endotheliale Glykokalyx.

VI

Der akute Nierenschaden

1 Prävention und Therapie der akuten Nierenschädigung – Mythen und Fakten

Stefan John

Das akute Nierenversagen (Acute Kidney Injury, AKI) ist eines der häufigsten Organversagen auf Intensivstationen mit signifikanten Folgen für Mortalität und Morbidität der Patienten. Einer Prävention dieses Organversagens kommt damit eine wichtige Bedeutung in der Behandlung schwer kranker Patienten zu. Zahlreiche nierenprotektive Strategien wurden in den letzten Jahrzehnten postuliert, die aber in vielen Fällen auf inzwischen widerlegten oder veränderten pathophysiologischen Vorstellungen beruhten. So konnte in den letzten Jahren vieles über das Organversagen AKI gelernt werden, was zu neuen, oft ganz gegensätzlichen Präventions- und Therapieansätzen geführt hat. Ziel der Übersicht ist es, einigen dieser „Mythen" die neuen, oft gegensätzlichen Fakten gegenüberzustellen.

1.1 Bedeutung des AKI

Weltweit entwickelt einer von fünf Erwachsenen (20%) während eines Krankenhausaufenthaltes ein AKI. Bein Intensivpatienten steigt dieser Anteil sogar auf bis zu 50% (1, 2). Die häufigsten Ursachen eines AKI bei kritisch Kranken sind Sepsis, Hypovolämie, Nephrotoxine und große chirurgische Eingriffe (3). Die Mortalität ist nach wie vor sehr hoch, zwischen 20% und 60% in Abhängigkeit von der Grunderkrankung (4). Auch Überlebende einer nur milden oder kurzen Episode eines AKI haben ein deutlich erhöhtes Risiko, eine chronische oder auch dialysepflichtige Niereninsuffizienz, aber auch schwere kardiovaskuläre Komplikationen im späteren Verlauf zu entwickeln. Diese Fakten unterstreichen die große Bedeutung eines AKI als eines der wichtigsten Organversagen während einer Sepsis oder anderen kritischen Erkrankung. Im Moment gibt es keine spezifische pharmakologische Therapie eines AKI. Umso mehr sind präventive Strategien von großer Bedeutung, um ein AKI wann immer möglich, zu vermeiden. Um solche Strategien zu entwickeln, ist ein möglichst frühzeitiges Erkennen, aber auch ein Verständnis der zugrunde liegenden Pathophysiologie wichtig.

1.2 Definition, frühe Diagnose und Identifikation von Hochrisikopatienten

Seit Jahrzehnten beruht die Diagnose eines AKI auf einem Anstieg des S-Kreatinins (S-Krea) und/oder einem Abfall des Urinflusses (UO). Allerdings wurden hier viele verschiedene Definitionen bzgl. dieser Parameter verwendet. Als großer Fortschritt muss daher die KDIGO Definition angesehen werden, die seit 2012 nun wenigstens eine einheitliche Definition darstellt (1). Allerdings ist auch diese durch die Verwendung von S-Krea und UO erheblich limitiert. Eine frühzeitige und akkurate Diagnose ist damit oft nur schwer möglich. Auch zeigen diese Parameter keine subklinischen Formen einer akuten Nierenschädigung an und können keine Hochrisikopatienten identifizieren. Automatisierte elektronische Alarmsysteme wurden entwickelt, um frühzeitig über jeden Anstieg des S-Krea zu alarmieren. Darüber hinaus wurde eine Vielzahl von renalen Biomarkern identifiziert, die bereits eine Nierenschädigung anzeigen können, noch bevor der eigentliche Funktionsverlust eintritt (5). Allerdings konnten bis heute für die Messung dieser Marker wie auch für die frühen Warnsysteme keine klareren Benefits für das Outcome der Patienten gezeigt werden. Daher werden sie in der klinischen Praxis nach wie vor nur wenig eingesetzt. In den letzten beiden Jahren gibt es vielversprechende Ansätze, mithilfe selbstlernender Algorithmen aus Daten elektronischer Krankenakten eine bessere Risikoprädiktion entwickeln zu können (6). Allerdings muss auch hierfür erst noch gezeigt werden, dass eine entsprechende Risikoprädiktion dann auch zu einem besseren Outcome führen kann. Hierfür ist auch die Entwicklung präventiver Strategien, die sich dann an die Prädiktion anschließen, entscheidend.

1.3 Präventionsstrategien

Das klinische Management von Patienten mit hohem Risiko für ein AKI oder bereits etabliertem AKI ist durch die sog. „KDIGO Care Bundles“ vereinheitlicht worden (1) (s. Abb. 1). Entsprechend sollten die meisten der Maßnahmen schon bei „Hochrisikopatienten“ eingesetzt werden. Nachdem es keine spezifische Therapie eines AKI gibt, besteht das Hauptaugenmerk in der Prävention einer weiteren Schädigung der Niere durch Sicherstellung eines ausreichenden Volumenstatus und ausreichender Organperfusion. Hierzu gehören v.a. eine Optimierung der Hämodynamik sowie die Vermeidung potenziell nephrotoxischer Substanzen. Allerdings sind die Ziele einer „optimalen“ Hämodynamik nicht gut definiert, und eine Reihe pathophysiologischer Vorstellungen (Mythen) gerade bei septischem AKI wurden durch Studien der letzten Jahre teilweise komplett verändert.

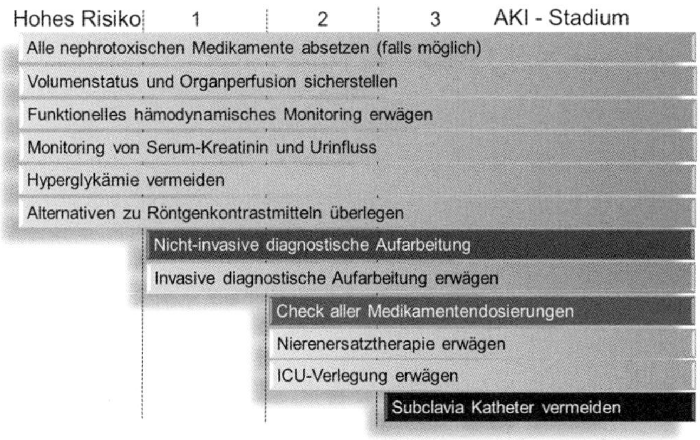

Abb. 1 Die KDIGO „AKI Bundles" für Prävention und Management eines AKI (1)

1.4 Septisches AKI ist nicht globale renale Ischämie

Vor Jahrzehnten hatten initiale Autopsie- und Biopsiebefunde den Mythos nahegelegt, dass eine „Akute Tubulusnekrose" (ATN) die prädominante Histopathologie bei AKI darstellt. So wurde in Analogie zu anderen Schockformen angenommen, dass ein septisches AKI die Konsequenz einer intrarenalen Vasokonstriktion mit globaler renaler Ischämie darstellt. Auch fanden frühere Studien einen entsprechenden Abfall renaler Blutflüsse (RBF) als Erklärung für eine solche Ischämie. Allerdings ist RBF bei Menschen sehr schwer zu messen und erst neuere Daten bei Patienten, aber auch in Tiermodellen, konnten zeigen, dass bei hyperdynamen Schockformen wie Sepsis der globale RBF erhalten oder sogar gesteigert ist (7). Entsprechend scheint die renale Zirkulation an der systemischen Vasodilatation, die bei septischen Schockformen vorliegt, genauso teilzunehmen. Trotz dieser erhaltenen renalen Durchblutung kann sich aber ein AKI entwickeln. Wichtig scheint hierbei, dass der „normale" mittlere Druckgradient, der die glomeruläre Filtration treibt, nur ca. 10 mmHg beträgt, was eine sehr enge renale Autoregulation des glomerulären Kapillardruckes erfordert. Dies geschieht normalerweise durch Modifikation der relativen „Resistance" in den afferenten und efferenten glomerulären Arteriolen (s. Abb. 2). Im hyperdynamen septischen Schock ist das Herzzeitvolumen im Kontext einer systemischen Vasodilatation und Hypotension erhöht. Da der basale Tonus der efferenten Arteriole höher ist als der afferenten Arteriole, wird eine systemische Vasodilatation vorwiegend zu einer Dilation der efferenten Arteriole führen. Dadurch kommt es zur Entwicklung eines hohen RBF mit gleichzeitig niedrigem Druck in der renalen Zirkulation und damit zu einer „Entkoppelung" der GFR von der Zunahme des RBF, da der glomeruläre Filtrationsdruck zu niedrig ist (s. Abb. 2).

In diesem Kontext zeigen neuere Arbeiten zu histologischen Befunden bei septischem AKI eine in vielen Fällen vorwiegend inflammatorische tubuläre und mikrovaskulä-

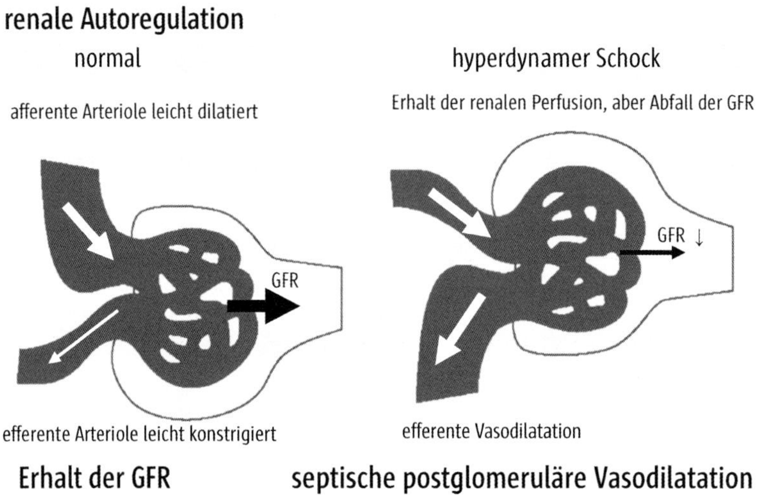

Abb. 2 Glomeruläre Hämodynamik unter Normalbedingungen (links): Glomerulärer Filtrationsdruck und GFR werden durch eine leichte afferente Vasodilatation und eine leichte efferente Vasokonstriktion unabhängig vom MAP kontrolliert (renale Autoregulation). Bei hyperdynamem septischem Schock (rechts) kann die renale Perfusion bei einer dann auch vorhandenen efferenten Vasodilatation sogar ansteigen. Dies resultiert aber in einem Abfall des glomerulären Filtrationsdruckes.

re Verletzung, aber keine schweren Tubulusnekrosen oder Zellapoptosen. Diese Befunde zeigen, dass ein septisches AKI häufig eher funktionell als strukturell zu erklären ist und damit auch potenziell reversibel sein kann. Auch erklärt sich dadurch, warum Vasopressoren und nicht Vasodilatatoren hilfreich sind, nicht nur den systemischen, sondern auch den intraglomerulären Druck und damit auch die GFR zu korrigieren. Aber auch eine Störung der Mikrozirkulation mit einer Umverteilung renaler Blutflüsse weg vom Nierenmark hin zur Nierenrinde kann einen vermehrten tubulären Stress erklären. Inflammation, aber auch eine mitochondriale Dysfunktion mit herabgesetztem Zellmetabolismus bis hin zu Zell-Zyklus-Arresten scheinen weitere Mechanismen darzustellen, die eine schwere funktionelle Störung der Nieren trotz erhaltener Organperfusion und normaler histologischer Befunde erklären können (8).

1.5 Vasopressor-Therapie – Eckpfeiler der AKI-Prävention und -Therapie

Aufgrund des Mythos, dass eine intrarenale Vasokonstriktion Ursache eines septischen AKI wäre, wurden über Jahrzehnte renale Vasodilatatoren als potenziell hilfreich eingestuft. Tatsächlich konnte in klinischen Studien aber nie ein Benefit für solche Substanzen (z.B. „renal-dose“ Dopamin, Fenoldapam, atrial natriuretisches Peptid, Levosimendan) gezeigt werden. Eine durch Vasodilatatoren ausgelöste Hypotension kann sogar zu einer weiteren Verschlechterung der Nierenfunktion führen. Im Gegensatz hierzu konnte inzwischen für Vasopressoren eine Verbesserung der Nierenfunktion bei septischem Schock gezeigt werden (9). Noradrenalin (NA) ist hier an erster Stelle zu nennen, Vasopressin kann derzeit als „Rescue"-Therapie bei Patienten, die nicht ausreichend auf NA ansprechen, und/oder um die Dosis von NA zu reduzieren empfohlen werden. Da Vasopressin, aber auch Angiotensin II möglicherweise einen stärkeren Effekt auf die postglomerulären Arteriolen haben als NA, wird ein möglicher Vorteil für diese beiden Substanzen vermutet. Eine aktuelle Metaanalyse findet eine signifikant niedrigere Notwendigkeit für Nierenersatz (RRT) für Vasopressin bei Patienten im septischen Schock im Vergleich zu NA (10). Für Angiotensin II konnten eine raschere Erholung der Nierenfunktion und auch eine niedrigere Mortalität in einer Subgruppe der ATHOS-3-Studie gezeigt werden (11). Weitere Ergebnisse bleiben aber abzuwarten.

1.6 Individuelle MAP-Ziele

In AKI-Leitlinien wird ein MAP Ziel ≥ 65 mmHg empfohlen (1). Allerdings sind genaue MAP- bzw. Perfusionsziele für den individuellen Patienten nicht gut definiert. Bei Patienten mit vorbestehender arterieller Hypertonie waren höhere MAP-Werte > 80 mmHg in einer Studie mit weniger AKI und Notwendigkeit für RRT assoziiert (12). Diese Befunde sind möglicherweise nicht nur für die AKI-Prävention, sondern auch für die Prävention anderer Organversagen von Bedeutung und unterstreichen die dringende Notwendigkeit besser definierter individueller Therapieziele.

1.7 Volumentherapie – nicht immer hilfreich

Eine frühe Volumentherapie stellt einen Eckpfeiler der Therapie nicht nur bei septischen Patienten dar, sondern ist auch eine effektive Maßnahme ein AKI zu vermeiden, indem das zirkulierende Volumen und damit die renale Perfusion wiederhergestellt werden (1, 9). Da gerade ein prärenales AKI rasch auf eine Volumentherapie anspricht, wurde zunächst davon ausgegangen, dass Volumen auch bei allen anderen Formen der AKI hilfreich sei. Volumen erscheint als eine logische Option, um das Schlagvolumen, Herzzeitvolumen und damit den RBF, die renale Sauerstoffversorgung und vielleicht auch die GFR zu verbessern. Allerdings zeigten eine ganze Reihe von Observationsstudien für das septische aber auch postoperative AKI eine unabhängige Assoziation zwischen einer positiven Flüssigkeitsbilanz und Mortalität (13). Wie schon dargestellt, ist der RBF bei septischem AKI bereits hoch, sodass eine Flüssigkeitsgabe nur zu einer erhöhten Belastung der Nieren aufgrund einer hohen Filtrationsleistung und damit erhöhten Reabsorption von NaCl und Wasser mit erhöhtem Energiebedarf führen kann. Auch führt eine aggressive Volumentherapie häufig zu starker Flüssigkeitsüberladung und ausgeprägten interstitiellen Ödemen. Ein dadurch in allen Organen ausgelöster erhöhter intraparenchymaler Druck kann gerade in der Niere die renale Perfusion verschlechtern und einen gegen den glomerulären Filtrationsdruck gerichteten Druck erzeugen. Auch ein erhöhter zentraler und renaler Venendruck reduziert den transrenalen Druckgradienten für den RBF. Konsequenz ist ein Abfall der renalen Perfusion, aber auch der GFR und damit der Nie-

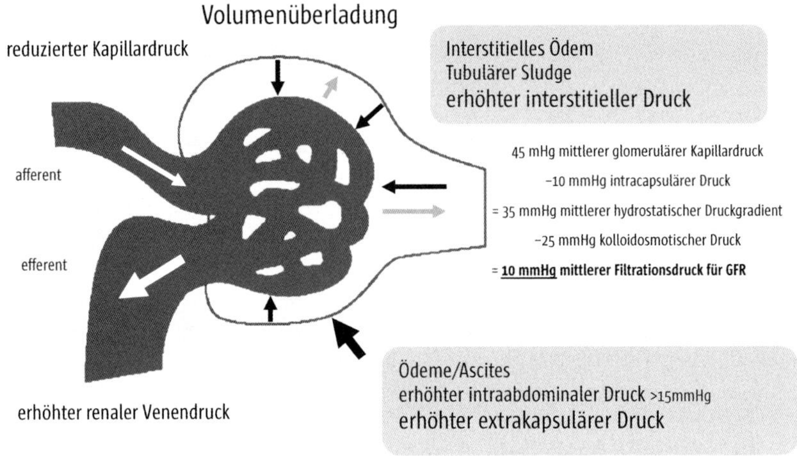

Abb. 3 Renale Konsequenzen einer Flüssigkeitsüberladung: Erhöhter renaler Venendruck und erhöhte Kapillarpermeabilität führen zu intrarenalen, interstitiellen Ödemen und damit erhöhtem intrakapsulären Druck. Dieser ist dem Filtrationsdruck, der nur ca. 10 mmHg beträgt, entgegengerichtet. Dadurch fallen der glomeruläre Filtrationsdruck und die GFR. In gleicher Weise wirkt ein erhöhter intraabdomineller Druck.

renfunktion. Ein erhöhter präglomerulärer Widerstand als Folge der tubulären Schädigung trägt hierzu weiter bei. Eine Hyperchlorämie, ausgelöst durch chloridreiche Infusionslösungen, kann ebenfalls eine präglomeruläre Vasokonstriktion durch Aktivierung tubulo-glomerulärer Feedback-Mechanismen bewirken. Bei schweren Formen einer Volumenüberladung kann sich auch intraabdominelle Hypertension entwickeln, die den venösen Abfluss weiter behindert und die Nieren zusätzlich auch von außen komprimiert (s. Abb. 3).

Entsprechend scheint eine Volumenüberladung mit „major adverse kideney events“ (MAKE) und Notwendigkeit für eine Nierenersatztherapie bei kritisch Kranken assoziiert zu sein (14). Auch gibt es tatsächlich kaum Studien, die zeigen konnten, dass außer bei erheblichen Flüssigkeitsverlusten eine aggressive Volumentherapie für die Nieren benefiziell wäre. Zwei aktuelle, allerdings kleinere Pilotstudien konnten im Gegenteil zeigen, dass eine restriktive Volumentherapie nicht zu mehr, sondern möglicherweise sogar zu weniger AKI führen kann (15, 16).

Aufgrund dieser Beobachtungen sollte eine Volumentherapie immer sehr vorsichtig durchgeführt und möglicherweise eher früh eine Therapie mit Vasopressoren begonnen werden. Allerdings muss die optimale Balance zwischen Vasopressoren und Volumentherapie noch besser definiert werden. In jedem Fall erscheint aber eine Minimierung der notwendigen Volumengabe in der initialen Therapiephase von großer Wichtigkeit, da ein späterer dann notwendig werdender Volumenentzug zu einer erneuten intravasalen Hypovolämie mit möglichem Abfall von HZV und Organperfusion und damit erneuter renaler Schädigung führen kann (Schock 2.0). Kürzlich konnte gezeigt werden, dass eine dann notwendige hohe Ultrafiltrationsintensität mittels CRRT bei Intensivpatienten mit einem schlechteren Überleben assoziiert war (17).

1.8 Balanzierte Kristalloide – erste Wahl für die Niere

Seit vielen Jahren wird diskutiert, welche i.v. Flüssigkeiten gerade bei septischem Schock und AKI gegeben werden sollten. Die meisten Antworten kamen nun aus inzwischen gut definierten Nebenwirkungen vieler Flüssigkeiten. Große Studien konnten für HES-Präparationen eine erhöhte AKI- und RRT- Rate und sogar erhöhte Mortalität bei kritisch Kranken und Sepsis dokumentieren (1, 9). Für Gelatine-Präparationen gilt wahrscheinlich ähnliches, jedoch ist die Datenlage hierzu dünner. Albumin scheint sicher in der Anwendung zu sein, allerdings konnte ein klarer Vorteil gegenüber kristalloiden Lösungen nicht gezeigt werden. Für Kristalloide konnte kürzlich gezeigt werden, dass hier ein klarer Vorteil für balanzierte Lösungen gegenüber NaCl 0,9% besteht (18). Neben der Induktion einer hyperchlorämen Azidose führt NaCl 0,9% zu einer progressiven, präglomerulären Vasokonstriktion mit Abfall der GFR und damit zu mehr AKI.

1.9 Inflammation und mitochondriale Dysfunktion

Da gerade ein septisches AKI mit signifikanter funktioneller Störung trotz erhaltener renaler Hämodynamik und Histologie auftreten kann, werden andere Mechanismen bei der Entstehung eines AKI postuliert. Als „unifying theory“ wird derzeit das Konzept diskutiert, dass ein AKI die frühe klinische und biochemische Manifestation adaptiver Prozesse der Tubuluszellen auf verschiedene entzündliche und schädigende Gefahrensignale darstellt. Inflammatorische Mediatoren und sog. „damage or pathogen asociated molecular patterns“ (DAMPS/PAMP's) können nicht nur das Immunsystem aktivieren, sondern gleichzeitig auch Zellverletzungen herbeiführen. Ein Zusammenspiel zwischen Inflammation und mikrovaskulärer Dysfunktion und oxidativem Stress führt möglicherweise zu einer mitochondrialen Dysfunktion tubulärer Zellen mit der Folge eines kompletten metabolischen Herunterfahrens des Zellstoffwechsels und einer Priorisierung des individuellen Zellüberlebens auf Kosten der Nierenfunktion (19). So könnten zukünftige Strategien auf einen besseren Schutz der Mikrozirkulation und des Endothels, eine Verbesserung der Energiebilanz der Zellen besonders durch eine Modulation inflammatorischer Prozesse abzielen.

Take home messages:

- *Eine frühe Diagnose bzw. Identifikation von Hochrisikopatienten ist entscheidend.*
- *Prävention besteht mehr in Allgemeinmaßnahmen wie einer Optimierung der Hämodynamik (KDIGO Care Bundles).*
- *Das Organversagen ist oft funktionell, trotz erhaltener Organperfusion und zellulärer Integrität.*
- *Vasopressoren und Erhalt eines ausreichenden MAP's ist organprotektiv. MAP-Ziele müssen besser definiert und individualisiert werden.*
- *Eine rasche Volumentherapie ist wichtig, aber eine Volumenüberladung kann zu einer Verschlechterung der Nierenfunktion führen.*
- *Es sollten nur balanzierte kristalloide Lösungen eingesetzt werden.*
- *Inflammatorische Prozesse und mitochondriale Dysfunktion stellen neue Angriffspunkte für die Entwicklung neuer therapeutischer Strategien dar.*

Literatur

1. Kidney Disease: Improving Global Outcomes (KDIGO) Acute Kidney Injury Work Group (2012) KDIGO Clinical Practice Guideline for Acute Kidney Injury. Kidney Intern, Suppl. 2: 1-138
2. Susantitaphong P, Cruz DN, Cerda J et al. (2013) World incidence of AKI: a metaanalysis. Clin J Am Soc Nephrol 8: 1482–93
3. Uchino S, Kellum JA, Bellomo R et al. (2005) Acute renal failure in critically ill patients: a multinational, multicenter study. JAMA 294: 813–818
4. Nisula S, Kaukonen K-M, Vaara ST et al. (2013) Incidence, risk factors and 90-day mortality of patients with acute kidney injury in Finnish intensive care units: the FINNAKI study. Intensive Care Med 39: 420–428
5. Joannidis M, Forni LG, Haase M et al. (2019) Use of cell cycle arrest biomarkers in conjunction with classical markers of acute kidney injury. Crit Care Med. 47: e820-e826
6. Tomasev N, Glorot X, Rae JW et al. (2019) A clinically applicable approach to continuous prediction of future acute kidney injury. Nature 572: 116–119
7. Prowle JR, Bellomo R (2015) Sepsis-associated acute kidney injury: macrohemodynamic and microhemodynamic alterations in the renal circulation. Semin Nephrol 35: 64–74
8. Arulkumaran N, Pollen S, Greco E et al. (2018) Renal tubular cell mitochondrial dysfunction occurs despite perserved renal oxygen delivery in experimental septic acute kidney injury. Crit Care Med 46: e318-e325
9. Joannidis M, Druml W, Forni LG et al. (2017) Prevention of acute kidney injury and protection of renal function in the intensive care unit: update 2017. Intensive Care Med 43: 730–749
10. Nagendran M, Russell JA, Walley KR et al. (2019) Vasopressin in septic shock: an individual patient data metaanalysis of randomised controlled trials. Intensive Care Med 45: 844–855
11. Tumlin JA, Murugan R, Deane AM et al. (2018) Outcomes in patients with vasodilatory shock and renal replacement therapy treated with intravenous angiotensin II. Crit Care Med 46: 949–957
12. Asfar P, Meziani F, Hamel J-F et al. (2014) High versus low blood-pressure target in patients with septic shock. N Engl J Med 370: 1583–93
13. Perner A, Prowle JR, Joannidis M et al. (2017) Fluid management in acute kidney injury. Intensive Care Med 43: 807–815
14. Woodward CW, Lambert J, Ortiz-Soriano V et al. (2019) Fluid overload is associated with major adverse kidney events in critically ill patients with acute kidney injury requiring continuous renal replacement therapy. Crit Care Med 47: e753-e760
15. Hjortrup PB, Haase N, Bundgaard H et al. (2016) Restricting volumes of resuscitation fluid in adults with septic shock after initial management: the CLASSIC randomized, parallel-group, multicenter feasibility trial. Intensive Care Med 42: 1695–1705
16. Corl KA, Prodromou M, Merchant RC et al. (2019) The restrictive iv fluid trial in severe sepsis and septic shock (RIFTS): A randomized pilot study. Crit Care Med 47: 951–959
17. Murugan R, Kerti SJ, Chang C-CH et al. (2019) Association of net ultrafiltration rate with mortality among critically ill adults with acute kidney injury receiving continuous venovenous hemodiafiltration – a secondary analysis of the randomized evaluation of normal vs augmented level (RENAL) of renal replacement therapy trial. JAMA Network Open 2: e195418
18. Semler MW, Self WH, Wanderer JP et al. for the SMART Investigators (2018). Balanced crystalloids versus saline in critically ill adults. N Engl J Med 378: 829–839
19. Gomez H, Ince C, De Backer D et al. (2014) A unified theory of sepsis-induced acute kidney injury: inflammation, microcirculatory dysfunction, bioenergetics, and the tubular cell adaptation to injury. Shock 41: 3–11

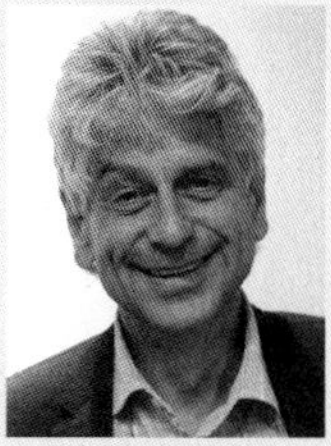

Prof. Dr. med. Stefan John

Studium der Humanmedizin an den Universitäten Berlin und Würzburg. Promotion über die diagnostische Wertigkeit der Fiberbronchoskopie an einem poliklinischen Krankengut. 1989–1995 Ausbildung Innere Medizin Universität Erlangen-Nürnberg, 1993–94 Ausbildung Intensive Care Medicine Guys & St. Thomas' Hospital London, 1994 Anästhesiologische Intensivmedizin Klinikum Nürnberg, 1995 Facharzt Innere Medizin. 1997 Zusatzbezeichnung Internistische Intensivmedizin sowie 2000 Teilgebietsbezeichnung Nephrologie. Im Jahr 2000 Habilitation über die Bedeutung der Endothelfunktion bei Hypercholesterinämie. Ernennung zum außerplanmäßigen Professor der Universität Erlangen-Nürnberg 2009. Ab 2000 Oberarzt der Medizinischen Klinik 4 der Universität Erlangen-Nürnberg, Schwerpunkt Nephrologie-Hypertensiologie und dort Leiter des Funktionsbereichs Intensivmedizin mit Intensivmedizin in Erlangen und Nürnberg sowie Leiter des interdisziplinären „Arbeitskreises Intensivmedizin" am Klinikum Nürnberg. Seit 2017 Leiter der Abteilung für Internistische Intensivmedizin in der Medizinischen Klinik 8, Klinikum Nürnberg-Süd. Weiterbildungsermächtigung für Intensivmedizin der BLÄK. Wissenschaftlich-klinische Schwerpunkte sind Endothelfunktion, Sepsis, Akutes Nierenversagen sowie Nierenersatzverfahren. Seit 2018 Präsident der Deutschen Gesellschaft für Internistische Intensiv- und Notfallmedizin (DGIIN).

2 Früherkennung der akuten Nierenschädigung – von Alert-Systemen über Biomarker bis zur künstlichen Intelligenz

Raphael Weiss und Melanie Meersch

Die akute Nierenschädigung ist eine häufige Komplikation bei kritisch kranken Patienten, die mit einer erhöhten Morbidität und Mortalität assoziiert ist. Die therapeutischen Optionen sind limitiert, sodass der frühzeitigen Identifizierung und präventiven Maßnahmen eine große Bedeutung zukommt, um das Überleben der Patienten zu verbessern. In den letzten Jahren wurden einige vielversprechende Biomarker evaluiert, die eine frühzeitige Identifizierung der akuten Nierenschädigung erlauben. Neue Informationstechnologien können zudem hilfreich sein, um das Bewusstsein der behandelnden Ärzte zu steigern und um präventive Maßnahmen frühzeitig ergreifen zu können.

2.1 Die akute Nierenschädigung

Die akute Nierenschädigung (AKI) ist definiert als eine plötzliche, prinzipiell reversible Verschlechterung der Nierenfunktion. Die Inzidenz beträgt bei kritisch kranken Patienten bis zu 57% (1). Die Mortalität steigt mit dem Grad der akuten Nierenschädigung und beträgt bei Patienten mit schwerer akuter Nierenschädigung bis zu 65%. Gemäß den aktuellen Kidney Disease: Improving Global Outcomes (KDIGO) Leitlinien wird die akute Nierenschädigung über Veränderungen des Serumkreatinins und/oder der Urinausscheidung diagnostiziert (2). Diese beiden Parameter dienen als funktionelle Biomarker – sie besitzen jedoch Limitationen in ihrer Aussagekraft. Die Serumkreatinin-Konzentration ist von vielen Faktoren, wie z.B. der Hyper- und Hypovolämie, Ernährung, Aktivität und Muskelmasse, abhängig. Zudem verhalten sich Serumkreatinin-Konzentration und die glomeruläre Filtrationsrate (GFR) exponentiell antiproportional zueinander – bei einem Anstieg des Serumkreatinins ist es bereits zu einem 50%-igen Verlust der GFR gekommen. Dementsprechend besitzt Serumkreatinin eine geringe Sensitivität. Auch die Urinproduktion unterliegt vielen Einflüssen (z.B. die Einnahme von Diuretika) und besitzt somit nur eine geringe Spezifität. Vorübergehende oder weniger gravierende Veränderungen bleiben unerkannt, oder werden fehlgedeutet.

Eine Veränderung der beiden funktionellen Marker Serumkreatinin und Urinausscheidung sind abhängig von vielen unterschiedlichen Faktoren und erlauben keine frühzeitige Identifizierung einer akuten Nierenschädigung.

2.2 Biomarker und Früherkennung

Aktuelle Untersuchungen zeigen, dass verschiedene neue renale Biomarker frühzeitig eine akute Nierenschädigung detektieren können. Diese renalen Biomarker werden im Rahmen eines tubulären Zellschadens, das pathophysiologische Primärereignis der akuten Nierenschädigung, vermehrt exprimiert. Zu diesen Markern zählen u.a. das neutrophile Gelatinase-assoziiertes Lipocalin (NGAL), „tissue inhibitor of metalloproteinases“ (TIMP)-2, und „insulin-like growth-factor binding protein“ (IGFBP)7 (s. Tab. 1). Über Point-of-Care-Tests, welche allerdings aktuell für die wenigsten renalen Biomarker verfügbar sind, kann schnell ein Ergebnis aufgezeigt werden. Insbesondere TIMP-2 und IGFBP7 – beide involviert in den G_1-Zellzyklusarrest – wurden in der Vergangenheit intensiv erforscht (3). Das Produkt der beiden Marker [TIMP-2]×[IGFBP7] zeigte in einem kritisch kranken Patientenkollektiv den höchsten prädiktiven Wert für eine akute Nierenschädigung unter insgesamt 30 analysierten renalen Biomarkern. Dies konnte auch in anderen klinischen Settings wie z.B. in der Herzchirurgie bestätigt werden (4, 5).

Renale Biomarker deuten frühzeitig auf eine Nierenfunktionseinschränkung hin, können jedoch auch „lediglich“ eine *subklinische* akute Nierenschädigung, einen Nierenstress mit ausbleibender Nierenfunktionseinschränkung, detektieren. Es konnte gezeigt werden, dass Patienten mit subklinischer akuter Nierenschädigung – positiven Biomarker-Werten ohne Veränderungen der funktionellen Parameter (Serumkreatinin) – bereits ein höheres Risiko für Komplikationen erfahren (Nierenersatztherapie OR: 16,4, 95%-KI: 3,6 vs. 76,9; p = 0,001, Krankenhaussterblichkeit OR: 2,8, 95%-KI: 1,9 vs. 4,1; p = 0,001) (6), sodass Biomarker in einer 2017 veröffentlichen Konsensusdefinition als Diagnoseoption für eine akute Nierenschädigung anerkannt wurden (7).

Da renale Biomarker zu einem sehr frühen Zeitpunkt erhöht sind noch bevor es zu einem signifikanten Funktionsverlust der Nieren gekommen ist, ergibt sich hier ein optimales Zeitfenster für den Einsatz von präventiven Maßnahmen. Die KDIGO-Leitlinien empfehlen zur Prävention der akuten Nierenschädigung den Einsatz eines präventiven Bündels bei Patienten mit hohem Risiko für die Entwicklung einer akuten Nierenschädigung.

Tab. 1 Übersicht über renale Biomarker

Nephronsegment	Kategorie	Biomarker	Biologische Herkunft	Mögliche Störfaktoren
Tubulär	Stress	TIMP-2 × IGFBP7	Zellzyklusarrest	Keine bekannt
		DKK3	Profibrotisches Glykoprotein (stressinduziert)	Keine bekannt (wenig erforscht)
	Schaden	NGAL	Epithelzellen des Körpers und distaler Tubulus	Freisetzung bei Inflammation/Infektion, bösartigen Tumoren, chronischer Niereninsuffizienz, Pankreatitis, COPD
		KIM-1	Transmembranäres Glycoprotein, Freisetzung über proximale Tubulusepithelzellen	Chronische Proteinurie, chronische Niereninsuffizienz, Nierenzellkarzinom
Glomerulär	Funktion	Kreatinin	Muskelzellen	Reduktion der Muskelmasse, erhöhte Proteinzufuhr, Substanzen, die mit der tubulären Sekretion interferieren
		Cystatin C	13-kDa-Cystein Protease-Inhibitor	Hochdosierte Kortikosteroide, Hyperthyreoidismus, systmeische Inflammation, bösatrige Tumore und Rauchen
		Urinausscheidung	Gefiltertes Blut aus den Nieren	Diuretika, antidiuretisches Hormon, Hypervolämie, Hypovolämie

Dieses Bündel besteht aus folgenden Punkten:

- Intensives Monitoring
  - Funktionelles hämodynamisches Monitoring
  - Nierenfunktion (Kreatinin, Urinausscheidung, Flüssigkeitsbilanz)
- Optimierung der
  - Hämodynamik (MAP > 65 mmHg, ZVD 8–12 mmHg)
- Vermeidung von
  - Hypotension und Hypovolämie
  - Kontrastmittel und anderen nephrotoxischen Medikamenten
  - Hyperglykämien (Blutzucker ≥ 150 mg/dl)

Erst kürzlich konnte in zwei randomisiert kontrollierten Studien gezeigt werden, dass eine Biomarker-gesteuerte Implementierung dieses KDIGO-Bündels bei Patienten mit hohem Risiko für die Entwicklung einer akuten Nierenschädigung die Inzidenz der akuten Nierenschädigung reduziert. In der sog. PrevAKI Studie wurden Patienten nach herzchirurgischen Eingriffen und erhöhten [TIMP-2]×[IGFBP7] Werten in die Kontrollgruppe (Standardtherapie oder in die Interventionsgruppe, strikte Implementierung des KDIGO Bündels) randomisiert (8). Die Inzidenz der akuten Nierenschädigung war signifikant niedriger in der Interventionsgruppe im Vergleich zur

Kontrollgruppe (55,1% vs. 71,1%; P = 0,004). Dies konnte in der BigpAK-Studie bestätigt werden, in die allgemeinchirurgische Patienten mit hohen [TIMP-2]×[IGFBP7] Werten eingeschlossen und randomisiert wurden. Auch hier zeigte sich eine reduzierte Inzidenz der akuten Nierenschädigung in der Interventionsgruppe im Vergleich zur Kontrollgruppe (27,1% vs. 48,0%; P = 0,03) (9). Dies verdeutlicht, dass renale Biomarker ein wichtiges Hilfsmittel zur Erkennung und individualisierten Therapieplanung der akuten Nierenschädigung darstellen können.

Trotzdem sollten sie nicht bei allen Patienten zur Anwendung kommen, sondern nur bei Patienten mit erhöhtem Risiko für eine akute Nierenschädigung um nicht die Sensitivität und Spezifität des Tests zu reduzieren. Hier können klinische Risikoscores (z.B. Renal Risk Index) oder klinische Risikofaktoren (z.B. Notwendigkeit einer Herz-Lungen-Maschine, Sepsis) helfen, um die Patienten auszuwählen, die von einer Biomarker-Messung profitieren.

Neue renale Biomarker deuten frühzeitig auf eine akute Nierenschädigung hin, sodass präventive Maßnahmen frühzeitig implementiert werden können, um so die Inzidenz der akuten Nierenschädigung zu reduzieren.

2.3 Alert Systeme

Eine weitere wichtige Funktion stellen Alarmsysteme dar. Diese geben ein Signal, wenn Parameter in vordefinierte Grenzbereiche eintreten. Warnsysteme sollen verhindern, dass Informationen übersehen und zu einem Problem werden. In wie weit ein vergleichbares Frühwarnsystems Einfluss auf den Verlauf einer akuten Nierenschädigung hat, haben verschiedene Studien untersucht.

Selby und Kollegen gehören zu den ersten, die sich dieser Thematik angenommen haben (10). Sie konnten 2012 mit ihrem Warnsystem eine gute Funktionalität mit hoher Trefferquote und geringer falsch-positiver/falsch-negativer Testung demonstrieren. Sie zeigten zudem, dass viele Patienten mit akuter Nierenschädigung länger im Krankenhaus verblieben. In einer nachfolgenden multizentrischen, clusterrandomisierten Studie untersuchten sie eine warnsystembasierte Intervention bestehend aus einem Fortbildungsprogramm für die akute Nierenschädigung, einem Frühwarnsystem und einem Maßnahmenkatalog, der sich in weiten Teilen mit den KDIGO-Empfehlungen deckte. Mit insgesamt 20.179 eingeschlossenen Patienten konnten sie zeigen, dass sich mithilfe einer Alertsystem-getriggerten Intervention eine akute Nierenschädigung um ca. 0,7 Tage (95%-KI: −1,2 bis −0,2; p = 0,01) und der Gesamtaufenthalt in der Klinik um ca. 1,5 Tage verkürzen lies (11). Zudem war die Inzidenz der akuten Nierenschädigung innerhalb der Interventionsgruppe erhöht („incidence rate ratio“: 1,12; 95%-KI: 1,03–1,22; p < 0,01), was auf eine verbesserte Erkennung einer akuten Nierenschädigung hinweisen lässt.

Zu vergleichbaren Ergebnissen kamen 2018 Park und Kollegen (12). Sie verglichen Patienten mit akuter Nierenschädigung vor (n = 1,884) und nach (n = 1,309) Einführung eines Alertsystems mit gleichzeitiger Konsultation eines Nephrologen. Durch den Nutzen eines solchen Systems konnte die Rate an unerkannter akuter Nierenschädigung (adjustierte OR: 0,40; 95%-KI: 0,30–0,52) sowie auch die Rate an schwerer akuter Nierenschädigung reduziert (adjustierte OR: 0,75; 95%-KI: 0,64–0,89) werden. Auch wenn in beiden Interventionsstudien die Mortalität nicht gesenkt werden konnte, sprechen die Ergebnisse dennoch für einen klinischen Nutzen. Nicht nur konnte eine höhere Qualität an klinischer Versorgung erreicht werden, sondern das tätige Behandlungsteam wurde in seiner Arbeit unterstützt und dem Dunkelfeld um die akute Nierenschädigung entgegenwirkt.

Demgegenüber stehen die Ergebnisse von Wilson und Kollegen (13). Sie konnten in ihrer einfach-verblindeten monozentrischen Studie keinen Nutzen eines Alarmsystems darlegen. Hier erhielt das Stationspersonal, das Patienten aus der Interventionsgruppe betreute, bei Auftreten einer akuten Nierenschädigung eine Alarm-Textnachricht auf das Diensttelefon. Diese beinhaltete u.a. die Aufforderung bei dem gemeldeten Patienten angemessene Maßnahmen einzuleiten sowie den Hinweis, dass nähere Informationen auf der Studienwebseite zu finden wären. Diese erfolgte nur einmalig auf dem Diensttelefon („minimalinvasiv“). Es war zudem notwendig, die Patientenakte eigenhändig separat aufzurufen oder die Handlungsanweisungen nach KDIGO zu recherchieren. Dies könnte zu einer geringen Umsetzung der gewünschten Maßnahmen geführt haben. Ebenfalls muss die Art der Alarmierung als eine Limitation der Studie angesehen werden.

Auch Wu und Kollegen kommen zu einem vergleichbaren Ergebnis mit ähnlicher Interpretation (14). Sie konnten in einer monozentrischen, randomisiert kontrollierten Studie zeigen, dass mithilfe eines isolierten Warnsystems eine akute Nierenschädigung zwar häufiger diagnostiziert und fachspezifische Kollegen häufiger konsultiert wurden, dies jedoch keine Auswirkungen auf das Outcome der Patienten hatte. Die Autoren führten dieses Ergebnis u.a. auf ein mangelndes Verständnis des Alarms (Pop-Up-Fenster) zurück und warnten vor einem extensiven Nutzen von Alarmsystemen für verschiedene Krankheitsbilder. Es könne eine „Ermüdung“ durch Überreizung einsetzen, sodass die Alarme durch Gewöhnung ihre Wirkung verfehlten. Ein wichtiger Effekt, der bei jeglicher Alarmform eintreten kann und jeder Kollegin, jedem Kollegen aus der operativen/Intensivmedizin bekannt ist („Erstmal alle Alarme aus!“).

Ein denkbares Konzept zur Etablierung eines AKI-Frühwarnsystems wäre z.B. ein visueller Hinweis während der elektronischen Visite bei einem relevanten Anstieg des Serumkreatinins oder einer medikamentösen Risikokonstellation. Eine vorhandene elektronische Patientenakte in Verbindung mit modernen Analysealgorithmen können auf Basis der weltweit anerkannten, dreistufigen KDIGO-Klassifizierung und dem KDIGO-Maßnahmenbündel schnell, einfach und verhältnismäßig kostengünstig Unterstützung bieten. Die beschriebenen Studien zeigen jedoch, dass ein implementierter Alarm als solches nicht ausreicht. Es erscheint sinnvoll, den Einsatz eines Frühwarnsystems mit weiteren bzw. anschließenden Maßnahmen zu verbinden. In der Literatur finden sich dazu verschiedene Beispiele, so z.B. die Kombination mit generellen, klinikübergreifenden Schulungsmaßnahmen sowie einem Maßnahmenkatalog, der vorgibt, welche Schritte nach der jeweiligen Alarmierung einzuleiten sind. Von besonderer Bedeutung ist in diesem Zusammenhang die Aufklärung und Schulung des beteiligten Personals. Nur die Kombination von Akzeptanz und weiterführendem Handeln über den Alarm hinaus lassen Frühwarnsysteme sinnvoll erscheinen. Eine stetige Überprüfung der Effektivität ist daher notwendig. Sind diese Aspekte ausgereift, bieten Alarmsysteme viel Potenzial für die Zukunft – das heißt jedoch auch, dass ihr aktueller Nutzen stetig neu bewertet werden muss. Zudem muss das Verständnis geschärft werden, dass unterstützende Maßnahmen eben *nur unterstützen*.

Alert-Systeme können helfen, eine AKI früher zu erkennen und Gegenmaßnahmen gezielt zu ergreifen. Ein rein elektronisches Warnsignal ist jedoch nicht ausreichend. Begleitende Fortbildungsmaßnahmen sind – ebenso wie eine stetige Effektivitätskontrolle – Pflicht, um Handlungsunsicherheit und „Alarm-Ermüdung" zu vermeiden.

2.4 Künstliche Intelligenz

Den Endpunkt technischer Unterstützung stellt die künstliche Intelligenz dar, die selbst handeln und lernen kann. Die Vorstufe, maschinelles Lernen, wird im Zusammenhang mit der akuten Nierenschädigung bereits heute im Alltag als ein *intelligentes* Alarmsystem erprobt. Hierzu werden selbstlernende mathematische und statistische Modelle genutzt, um in patientenbezogenen Datensätzen komplexe Zusammenhänge zu erkennen und diese anschließend zu verallgemeinern. Der Ansatz basiert auf dem Gedanken, dass eine Kombination von Algorithmen ein besseres Ergebnis erzeugt als ein einzelner. Ziel ist, Daten zu verbinden und belastbarere Ergebnisse über zuvor definierte Aussagen zu ermöglichen. Hierbei gibt es verschiedene Herangehensweisen, bei denen das „Gradient Boosting" die höchste Trefferquote zu erreichen scheint. Es folgt genau dem zuvor geschilderten Ansatz der „gezielten Verallgemeinerung", wobei jedoch die Entscheidungsbäume auf dem Vorhersagefehler des vorherigen aufbauen, um Abweichungen und Fehler zu minimieren. „Schwachstellen" werden so verbessert („geboostert"). Andere Analysemodelle (z.B. Neural Network, Decision Tree, Random Forest) zeigten weniger treffsichere Vorhersagewerte. Gleiches gilt für Scoring-Systeme.

Das „Gradient Boosting" wurde von Koyner und Kollegen in ihrer 2018 erschienen Studie zur Prädiktion einer akuten Nierenschädigung angewandt (15). Hierzu wurden 121.158 Patienten anhand eines komplexen Entscheidungsbaumes analysiert. Die Vorhersagekraft (area under the curve, AUC) für eine moderate akute Nierenschädigung (KDIGO-Stadium 2) 24 Stunden vor Eintritt lag bei 0,90 (95%-KI: 0,90–0,90), für 48 h bei 0,87 (0,87–0,87). Dies korreliert grob mit der angegebenen Sensitivität (84%) und Spezifität (85%) des Verfahrens. Es war möglich, den Einsatz eines Nierenersatzverfahrens vorherzusagen (AUC 0,96). Auch wenn die Studie methodische Schwächen beinhaltet, z.B. ein fehlender Ausgangswert von Serumkreatinin, so macht die Studie doch deutlich, welches Potenzial hinter den Berechnungen stecken kann. Auch wenn neue Biomarker nicht untersucht wurden, ist interessant zu erwähnen, dass die Autoren mit ihrem Algorithmus den Anstieg des Serumkreatinins als Einzelvariable mit Abstand den größten prädiktiven Wert zusprechen konnten (im Gegensatz zum 12-h-Urin). Aufmerksamkeit sollte daher auch geringen Erhöhungen von Serumkreatinin gewidmet werden.

Maschinelles Lernen kann im Hintergrund schneller und umfassender Daten durchsuchen und analysieren, als es ein Arzt je könnte. Zudem eröffnet eine frühzeitige Vorhersage ein Zeitfenster zur Optimierung und möglicherweise Minimierung eines auftretenden Schadens. Die abschließende Hoffnung ist, komplexe ärztliche Entscheidungen, wie z.B. den Beginn eines Nierenersatzverfahrens objektivierbar und begründet zu unterstützen. Andere Studien zeigen jedoch, dass sich nicht jede Herangehensweise eignet oder sie bieten eine zu geringe Trefferchance, um als Grundlage für eine invasive Maßnahme herangezogen zu werden. Auch weil eine Übertragbarkeit der Ergebnisse zwischen den Fachdisziplinen/Krankenhäusern eine Herausforderung darstellt.

Lassen sich die Algorithmen weiter optimieren und die Treffsicherheit verbessern, so stellt die künstliche Intelligenz zukünftig ein Werkzeug dar, das die ärztlichen Fähigkeiten *ergänzen* könnte.

In Zukunft bietet künstliche Intelligenz wirksames Potenzial für eine zeitlich effiziente und effektive Entscheidungsfindung der verantwortlichen Medizinerinnen und Mediziner. Prospektiv könnte so eine entscheidende Therapieoptimierung erreicht werden. Dabei muss weiterhin jedem klar sein, dass der Mensch die Entscheidungen trifft und die Therapie verantwortet – nicht die Maschine.

Take home messages:

- *Die akute Nierenschädigung ist eine häufige Komplikation bei kritisch kranken Patienten mit erheblichen Auswirkungen auf das Kurz- und Langzeitüberleben.*
- *Neue renale Biomarker sind in der Lage, frühzeitig eine akute Nierenschädigung zu detektieren.*
- *Alert-Systeme können hierbei eine Unterstützung bieten. Wichtig ist, einer Ermüdung durch stetige Alarme vorzubeugen.*
- *Die Implementierung neuer Systeme bietet Unterstützungschancen, die als solche genauestens verstanden und nicht als „Autopilot" fehlinterpretiert werden müssen.*
- *Künstliche Intelligenz kann unterstützen, ersetzt jedoch zu keiner Zeit die Verantwortung und Expertise des Intensivmediziners.*

Literatur

1. Hoste EA, Bagshaw SM, Bellomo R et al. Epidemiology of acute kidney injury in critically ill patients: the multinational AKI-EPI study. Intensive Care Med 2015; 41 (8): 1411–1423
2. Kellum J A LN, Aspelin P, Barsoum RS, Burdmann EA, Goldstein SL, Herzog CA, Joannidis M, Kribben A, MacLeod AM, Mehta RL, Murray PT, Naicker S, Opal SM, Schaefer F, Schetz M, Uchino S KDIGO Clinical Practice Guideline for Acte Kidney Injury 2012. Kidney Int Suppl 2012; 2: 1–138
3. Kashani K, Al-Khafaji A, Ardiles T et al. Discovery and validation of cell cycle arrest biomarkers in human acute kidney injury. Critical Care 2013; 17 (1): R25
4. Meersch M, Schmidt C, Van Aken H et al. Urinary TIMP-2 and IGFBP7 as Early Biomarkers of Acute Kidney Injury and Renal Recovery following Cardiac Surgery. PloS one 2014; 9 (3): e93460
5. Cummings JJ, Shaw AD, Shi J, Lopez MG, O'Neal JB, Billings FT. Intraoperative prediction of cardiac surgery-associated acute kidney injury using urinary biomarkers of cell cycle arrest. J Thorac Cardiov Surg 2019; 157 (4): 1545-1553

6. Haase M, Devarajan P, Haase-Fielitz A et al. The outcome of neutrophil gelatinase-associated lipocalin-positive subclinical acute kidney injury: a multicenter pooled analysis of prospective studies. J Am Coll Cardiol 2011; 57 (17): 1752–1761
7. Chawla LS, Bellomo R, Bihorac A et al. Acute kidney disease and renal recovery: consensus report of the Acute Disease Quality Initiative (ADQI) 16 Workgroup. Nat Rev Nephrol 2017; 13 (4): 241–257
8. Meersch M, Zarbock A. Prevention of cardiac surgery-associated acute kidney injury. Curr Opinion Anaesthesiol 2017; 30 (1): 76–83
9. Gocze I, Jauch D, Gotz M et al. Biomarker-guided Intervention to Prevent Acute Kidney Injury After Major Surgery: The Prospective Randomized BigpAK Study. Ann Surg 2018; 267 (6): 1013–1020
10. Selby NM, Crowley L, Fluck RJ et al. Use of electronic results reporting to diagnose and monitor AKI in hospitalized patients. Clin J Am Soc Nephrol 2012; 7 (4): 533–540
11. Selby NM, Casula A, Lamming L et al. An Organizational-Level Program of Intervention for AKI: A Pragmatic Stepped Wedge Cluster Randomized Trial. J Am Soc Nephrol 2019; 30 (3): 505–515
12. Park S, Baek SH, Ahn S et al. Impact of Electronic Acute Kidney Injury (AKI) Alerts With Automated Nephrologist Consultation on Detection and Severity of AKI: A Quality Improvement Study. Am J Kidney Dis 2018; 71 (1): 9–19
13. Wilson FP, Shashaty M, Testani J et al. Automated, electronic alerts for acute kidney injury: a single-blind, parallel-group, randomised controlled trial. Lancet 2015; 385 (9981): 1966–1974
14. Wu Y, Chen Y, Li S et al. Value of electronic alerts for acute kidney injury in high-risk wards: a pilot randomized controlled trial. Int Urol Nephrol 2018; 50 (8): 1483–1488
15. Koyner JL, Carey KA, Edelson DP, Churpek MM. The Development of a Machine Learning Inpatient Acute Kidney Injury Prediction Model. Critical Care Med 2018; 46 (7): 1070–1077

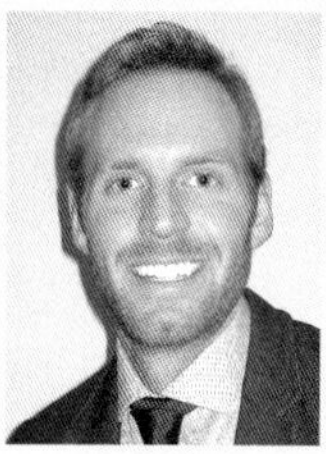

Dr. med. Raphael Weiss

Studium der Humanmedizin und Promotion an der Westfälischen-Wilhelms-Universität Münster. Seit 2016 in ärztlicher Weiterbildung in der Klinik für Anästhesiologie, operative Intensivmedizin und Schmerztherapie des Universitätsklinikums Münster. Ab 2018 Ausrichtung des Forschungsschwerpunktes auf die akute Nierenschädigung. Zudem nebenberufliche Tätigkeit als Notarzt seit 2018.

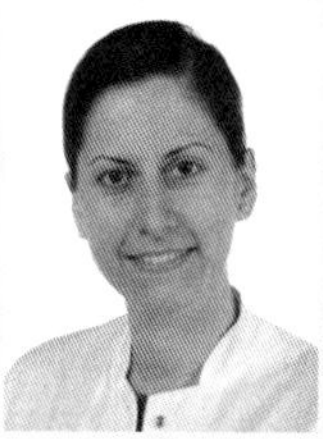

PD Dr. med. Melanie Meersch

Studium der Humanmedizin in Aachen. Ausbildung zum Facharzt für Anästhesiologie an der Klinik für Anästhesiologie, operative Intensivmedizin und Schmerztherapie des Universitätsklinikums Münster. 2018 Habilitation. Seit 2018 Oberärztin an der Klinik für Anästhesiologie, operative Intensivmedizin und Schmerztherapie des Universitätsklinikums Münster. Forschungsschwerpunkt: akute Nierenschädigung bei kritisch kranken Patienten.

3 Volumentherapie – alles nephrotoxisch?

Carsten Willam und Larissa Herbst

Das Thema der Volumentherapie ist sicherlich eines der ganz zentralen und grundlegenden Themen in der Intensivmedizin, welches direkt mit Morbidität und Mortalität kritisch kranker Patienten korreliert. Im Wesentlichen werden kristalloide und kolloidale Volumenersatzstoffe unterschieden. Die Gruppe der Kristalloide enthält einerseits die isotone Kochsalzlösung (NaCl 0.9%) und andererseits die balancierten Kristalloide. Bei den Kolloiden kann man synthetische Kolloide (HES, Gelatine, Dextrane) und natürliche Kolloide (Albumin) unterscheiden. Die Frage nach der Nephrotoxizität ist einer der zentralen Punkte, die in der Vergangenheit dazu beigetragen hat, unsere bestehenden Strategien des Volumenersatzes immer wieder zu überdenken.

3.1 Synthetische Kolloide: HES und Gelatine

Nur wenige Themen wurden in der Intensivmedizin so erbittert diskutiert wie das Thema, ob synthetische Kolloide gut oder schlecht in der Intensivtherapie sind. Dass der Einsatz der verschiedenen Volumenersatzstoffe in der aktuellen weltweiten Praxis nicht immer unbedingt evidenzbasiert erfolgt, demonstrierte die Tatsache, dass ihr Einsatz starken nationalen Präferenzen folgt. Beispielsweise wurden 2010 in den USA präferenziell Albumin, im UK Gelatine und in Deutschland HES eingesetzt (1).

Zu den synthetischen Kolloiden gehören die **Hydroxyethylstärke (HES)**, die Gelatine und die Dextrane. In Deutschland wurde hauptsächlich HES eingesetzt, da es in verschiedenen Molekülgrößen und Substitutionsgraden (450/0.7, 200/0.62, 130/0.4, 70/0.5 kDa) verfügbar ist. HES ist ein Glucosepolymer, das chemisch so modifiziert wurde, dass es sich einer raschen Degradation entzieht. Der hohe kolloidosmotische

Druck des Polymers führt zur Wasserretention in den Gefäßen und damit zu einem höheren Blutvolumen. Dieser Volumeneffekt prädisponiert HES daher zur Verwendung im akuten Volumenmangelschock, wie Trauma, Blutungen und der operativen Intensivmedizin.

HES Moleküle können bis zu einem Molekulargewicht von ca. 46–60 kDa frei glomerulär in der Niere filtriert werden. Kleinere HES Moleküle können daher mutmaßlich auch mehr tubulär reabsorbiert werden als größere Moleküle; dennoch scheint die Nephrotoxizität mit höherem Substitutionsgrad von HES zu steigen. Die Nephrotoxizität ist im Wesentlich dadurch begründet, dass sich das Molekül im Tubulus intrazellulär ablagert und nur unzureichend wieder lysosomal abgebaut wird. Die intrazelluläre HES Akkumulation induziert einen relativen osmotischen Gradienten, der dann zu einer lysosomalen Vakuolisierung und einem zytoplasmatischen Anschwellen führen kann, ein Phänomen, dass als *osmotische Nephrose* beschrieben wird. Histologisch imponieren Vakuolen mit einem HES Saum, dessen Zentrum wässrig erscheinen. HES kann zwar durch Amylase wieder abgebaut werden, diese ist jedoch in den intrazellulären Lysosomen nicht hinreichend verfügbar. Das hat zur Folge, dass die Vakuolen in der Immunhistochemie z.B. in der Haut monatelang, sogar jahrelang nach Gabe noch nachweisbar sind (2).

In den Tubuli der Niere können zwar die höchsten Konzentrationen nachgewiesen werden, andere Organe, wie die Leber, das Gehirn, das Knochenmark, die Haut und weitere Organe sind jedoch auch betroffen. In Immunzellen wird HES rasch durch Phago- oder Pinozytose aufgenommen. Schätzungsweise werden 26–42% des infundierten HES in den verschiedenen Geweben innerhalb der ersten 24 h gespeichert (3).

Die Assoziation von HES und Nephrotoxizität wurde in der VISEP Studie aus Deutschland, in der 6S und der CHEST Studie nachgewiesen. In diesen Studien zeigte sich eine höhere Inzidenz von AKIN 1–3, Nierenersatzverfahren und eine höhere Mortalität in den HES behandelten Gruppen. Im Einzelnen benötigten in der VISEP Studie 41% (vs. 33,9%) und in der 6S Studie 51% (vs. 43%) einen Nierenersatz unter Kolloiden im Vergleich zu Kristalloiden.

Letztlich hat die Summe der Studienergebnisse dazu geführt, dass das BfARM einen Warnbrief veröffentlicht hat und eine eigens eingerichtete Unterweisung zur Anwendung von HES vorschreibt. HES sollte im septischen Schock nicht verabreicht und im Volumenmangelschock im perioperativen Bereich möglichst vermieden werden. Wenn HES dennoch eingesetzt werden soll, dann sollten die niedrig substituierten HES Präparationen (6%, 130/0.4 kDa) eingesetzt werden, da hier eine geringere zelluläre Toxizität vermutet wird.

Ein weiterer wichtiger Punkt ist, ob der Einsatz von HES und seiner Nephrotoxizität im perioperativen Bereich sich von seinem Einsatz in der Sepsis Therapie unterscheidet. Im FLASH Trial aus Frankreich, der den intraoperativen und folgenden 24-stündigen Einsatz von HES im Vergleich zu NaCl bei 775 perioperativen Patienten untersuchte (4), bestand zwar ein Trend, den Composite Endpunkt mit 14 d-Mortalität und schweren Organdysfunktionen (36% vs. 32%) zu erreichen, das Relative Risiko betrug damit 10% mehr, erreichte aber nicht statistische Signifikanz ($p = 0.33$). Die Kristalloid Gruppe erhielt in der Summe 250 ml Boli mehr (1.500 ml Kristalloide vs. 1.250 ml HES). Übersetzt waren 20% mehr Volumen in der Kristalloid Gruppe notwendig, um die hämodynamischen Zielvorgaben zu erreichen, wenn Kristalloide und nicht HES eingesetzt wurden.

Hämodynamische Parameter wurden auch in einer Metaanalyse aus dem Jahr 2019 (5), die 55 RCTs mit 27.036 Patienten, auswertete. Die Gabe von Kristalloiden war mit einer höheren Volumengabe (+ 1.775 ml im Vergleich zu HES, p = 0.006, und 1.985 ml im Vergleich zu Albumin, jedoch nicht signifikant) verbunden. Albumin führte insbesondere in den ersten 24 h zu einem signifikant höherem Cardiac Index (+ 0.6 L/min/m^2, p = 0.001); der Vergleich mit HES und Gelatine wurde jedoch nicht signifikant. Trotz dieser hämodynamischen Vorteile war die Mortalität der HES Gruppen um 9% höher im Vergleich zu den Kristalloid Gruppen (p = 0.09). Für **Gelatine**, dem zweiten synthetischen Volumenersatzstoff, der in Deutschland Verwendung findet, gibt es deutlich weniger wissenschaftliche Evidenzen als für HES. Auch hier scheint der volumenexpandierende Vorteil gegenüber den Kristalloiden deutlich kleiner zu sein als früher angenommen. Anstelle eines vermuteten 1:4 Effektes kommen zwei deutsche Studien von Bayer et al., die den Effekt von Kolloiden in der Kardiochirurgie und der Sepsis untersuchten nur auf eine Ratio Kolloid zu Kristalloid von 1,1 für Gelatine (1,4 für HES) (6, 7). Genauso wie HES führt Gelatine zu einer beeinträchtigten Blutgerinnung, ein Umstand, der 1978 in den USA zum Entzug der Lizenz für Gelatine als Volumenersatzstoff führte.

Die Nephrotoxizität ist im Vergleich zu HES für Gelatine deutlich weniger untersucht. Tierexperimentell zeigt sich unter Gelatine eine vergleichbare osmotische Nephrose in den renalen Tubuli wie unter HES (8). In einer kleinen Studie mit 36 Lebendleberspendern war die AKI Rate unter Gelatine höher als unter HES (9). In den oben erwähnten Studien von Bayer et al. war die AKI Rate unter Gelatine ebenfalls erhöht im Vergleich zu Kristalloiden (9, 10).

Zwei Metaanalysen aus den Jahren 2012 und 2016 können trotz der jahrelangen Anwendung von Gelatine keine wirklich konklusiven Aussagen hinsichtlich des Schadens oder Nutzten machen. Beide Metaanalysen erfassen eine risk ratio von 1.35 zugunsten der Kristalloide, ein AKI zu erleiden oder eine Nierenersatztherapie zu benötigen, erreichten jedoch keine statistische Signifikanz (10, 11).

3.2 Albumin als natürliches Kolloid

Albumin ist ein ca. 66 kDa großes in der Leber gebildetes Protein, welches unter Anderem den kolloidosmotischen Druck maßgeblich mit beeinflusst. Es wird in der Intensivmedizin als 4%, 5% oder 20% Lösung verabreicht und kann durch seine onkotische Aktivität den Blutdruck kurzfristig stabilisieren. Bekanntermaßen ist das Serumalbumin aufgrund verminderter Lebersyntheseleistung und Katabolie bei ungefähr der Hälfte der Intensivpatienten vermindert und ist mit einem schlechten Outcome assoziiert. In der *SAFE* Studie wurde die Frage untersucht, ob die Gabe von Albumin zu einem verbesserten Überleben bei septischen Patienten führt, es konnte jedoch kein protektiver Effekt festgestellt werden. Die Frage eines protektiven Effektes wurde 2014 erneut in der *Albumin Italian Outcome Sepsis open-label randomized trial* (ALBIOS) Studie aufgegriffen. Auf 100 ICUs wurden 1.818 Patienten eingeschlossen. Ziel war es, einen Albuminplasmaspiegel von mindestens 30 g/l durch Gabe einer 20% Albumin Lösung zu erhalten. Auch wenn die Albumingruppe einen höheren arteriellen Druck und eine niedrigere Flüssigkeitsbilanz aufwies, so war ein 28-Tage-Überlebensvorteil für das Gesamtkollektiv nicht festzustellen. In einer Subgruppenanalyse der 1.121 Patienten mit septischen Schock hatten die mit Albumin behandelten

Patienten jedoch einen Vorteil im 90-Tage-Überleben (relatives Risiko zu Versterben 0.87; 95% CI: 0.77–0.99) (12). Bei der Behandlung von Patienten im septischen Schock ist daher ein Überlebensvorteil schwer kranker Patienten durch die Gabe von Kristalloiden plus Albumin im Vergleich zu Kristalloiden allein möglich.

Die Gefäßpermeabilität wird durch die Integrität des Endothels und der Glykocalix bestimmt. Das negativ geladene Albumin ist zwar kein unmittelbarer Bestandteil der Glykocalix, es lagert sich jedoch an seinen Layern an und ist dadurch protektiv für die Glykocalix. Das an der Glykocalix gebundene Albumin scheint auch unter physiologischen Bedingungen die entscheidende Rolle bei der Aufrechthaltung des intravaskulären onkotischen Drucks zu spielen, weniger jedoch die im Interstitium reichhaltig vorhandenen Proteine, wie ursprünglich von Starling angenommen.

Die Entdeckung der Glycokalyx und seiner zentralen Rolle bei der Kontrolle der Gefäßpermeabilität hat zur Revision des klassischen Starling Prinzips (revised Starling principle) geführt und dazu, dass die volumenregulatorischen Effekte dieser Membran neu einbezogen wurden. Im Schock und in der Sepsis entwickelt sich eine rasche Schädigung der Glykocalix mit proteolytischem Abscheren der Proteoglycane (shedding) und einer konsekutiv erhöhten Permeabilität des Endothels, welches zu einer Extravasation sowohl der kristalloiden als auch der kolloidalen Volumenersatzstoffe führt. Kolloide können dann paradoxerweise eine interstitielle Ödembildung verstärken. Das erklärt auch, dass die Gabe von Kolloiden beispielsweise im CHEST und SAFE trial nicht zur theoretischen drei- bis fünffachen Volumenexpansion führte, sondern nur zu einer 1,3- bis 1,4-fachen Zunahme im Vergleich mit Kristalloiden (6, 15).

Experimentelle Befunde deuten darauf hin, dass Albumin im Gegensatz z.B. zu NaCl die Glykocalix schützen und partiell wiederherstellen kann. In einer kleinen Pilotstudie wurde der Effekt von 500 ml NaCl Lösung versus 100 ml 20% Albuminlösung bei 35 Patienten im septischen Schock verglichen. Albumin, aber nicht Kochsalz, führte zu einer verbesserten endothelialen Funktion (13).

Im Gegensatz zu den synthetischen Kolloiden konnte kein nephrotoxischer Effekt für Albumin gefunden werden. Ein interessanter Befund in diesem Zusammenhang ist, dass Albumin die Aminoglykosid Toxizität reduzieren konnte (14). Im großen Kollektiv der ALBIOS Studie konnten jedoch klinisch keine Vorteile für Albumin für die Inzidenzen an AKI oder RRT festgestellt werden.

3.3 Kristalloide

Die physiologische Kochsalzlösung ist vermutlich der älteste Volumenersatzstoff, der erstmals in London im Rahmen einer Cholera Epidemie verwendet wurde (Thomas Latta, Lancet 1832). „*Physiologisch*" bezieht sich auf seine Isotonizität von 284 mosmol/kg, die Hamburger 1896 experimentell als 0,9% Lösung mit 154 mmol/L Natrium und Chlorid ermittelte. Diese hohe Chloridkonzentration, die mitnichten als physiologisch zu bezeichnen ist, führt zu einer hyperchlorämischen Azidose. In einem interessanten Experiment mit gesunden Probanden infundierte Chowdhury (15) 2 Liter NaCl 0,9%. Innerhalb von 60 min stieg das Serum-Chlorid von ca. 103 auf 108–109 mmol/l, welches von einem raschen Abfall des Bikarbonats begleitet wurde. In einer Studie, in welcher die Gabe von Kochsalz und balancierten Kristalloiden verglichen wurde, bestand bei 28% eine Hyperchlorämie in der NaCl Gruppe im Vergleich zu 13% in der balancierten Gruppe (16). Infolge des hohen Chlorids kommt es in der Niere vermutlich zu einer Aktivierung des tubuloglomerulären feedbacks und zu einer renalen Vasokonstriktion (22). Eine Hyperchlorämie (ca. > 108 mmol/l) ist epidemiologisch mit einem schlechteren Outcome korreliert, wie eine große retrospektive Auswertung von über 76.000 Patienten in der Mayo Klinik, Rochester, USA, zeigte (17).

Das Konzept eines balancierten Kristalloids wurde erstmals durch Sydney Ringer 1883 beschrieben, nachdem er bemerkt hatte, dass das akzidentell verwendete Londoner Themsewasser mehr Bikarbonat enthielt und damit die Myokardkontraktion seines experimentellen Modells verbessert wurde. Um den Effekt einer alkalisierenden, kristalloiden Lösung zu verstehen, eignet sich der in den USA oft verwendete Stewart Approach (Peter Stewart 1983). Der Stewart Approach berücksichtigt neben dem pCO_2 und den schwachen, nicht-dissoziierten Säuren (z.B. Proteine) die Differenz der Kationen und Anionen. Um Elektroneutralität zu erreichen sind in der Kochsalzlösung 154 mmol Natrium, 154 mmol Chlorid zugefügt. Bei einer balancierten Lösung wird nur ein Teil mit Chlorid substituiert, womit eine rechnerische Lücke zur Natrium/Kationen Menge verbleibt. Diese Differenz definiert die **Strong Ion Difference** *(SID)*. Bei Volumenersatzstoffen werden die fehlenden Chloridanionen durch negativ geladene Präkursoren des Bikarbonats ersetzt, wie Lactat, Acetat oder durch Gluconat, welche dann metabolisiert und im Blut durch Bicarbonat ersetzt werden. Je niedriger der Chloridgehalt und entsprechend höher die SID, desto mehr Bikarbonatbildung und Azidoseausgleich findet statt.

Lösungen wie Ringer-Lactat (112 mmol Chlorid + 28 mmol Lactat/l) und Ringer-Acetat (127 mmol + 24 mmol Acetat/l) enthalten im Gegensatz zu NaCl (154 mmol Chlorid/l) weniger Chlorid. Balancierte Lösungen sind jedoch hypoton (Ringer-Laktat 258, Ringer-Acetat 269 mosmoll/kg). Um eine bessere Säure-/Basenkontrolle zu erreichen, wurden neuere balancierte Kristalloide entwickelt, die eine noch höhere SID besitzen (PlasmaLyte®). Sie enthält 98 mmol Chlorid, 27 mmol Acetat und 23 mmol Glukonat und damit eine SID von 50 (SID: Plasma 40, Ringer-Acetat 29, Ringer Lactat 28).

Die zugefügten Bikarbonatpräkursoren weisen jedoch Nachteile auf. Acetat wurde mit einer verminderten myokardialen Kontraktilität assoziiert – dieses hat z.B. dazu geführt, dass die Acetat- zugunsten der Bikarbonatdialyse aufgegeben wurde. Lactat kann bei einem gestörten Lebermetabolismus im Schock theoretisch eine Laktatakkumulation verstärken.

In einer zweijährigen crossover Studie, in welcher im ersten Jahr chloridarme Lösungen (Ringer Lactat, PlasmaLyte, 20% Albumin) und im Folgejahr chloridreiche Lösungen (NaCl, Gelatine, 4% Albumin) gegeben wurden, traten in der chloridreichen Gruppe eine signifikant erhöhte Zahl an AKI und Nierenersatzverfahren auf (18). In der Folge untersuchten große multizentrische Studien, wie SPLIT 2015, SALT 2017, LICRA 2017, SMART 2018 und SALT-ED 2018 den Effekt chloridreicher Lösungen im Vergleich zu anderen Kristalloiden und Kolloiden. SMART (16.000 ICU Patienten) und SALT-ED (16.000 Notaufnahme Patienten) sehen unter NaCl vermehrt renale Komplikationen. Die anderen Studien sind insgesamt jedoch nicht unbedingt kohärent. Jedoch unterscheiden sich die Studien auch deutlich hinsichtlich des untersuchten Patientenkollektivs und der verwendeten Flüssigkeitsprotokolle voneinander. In der SALT Studie zeigte sich bei durchschnittlich 2–3 l NaCl kein Unterschied für Mortalität und renale

Endpunkte. Wenn jedoch höhere Mengen Kochsalz (ca. > 5–6 l) verwendet wurden, war das mit erhöhter Mortalität und AKI-Häufigkeit assoziiert.

Zusammenfassend ist die Gabe von Kochsalz mit zunehmenden Dosen mit einer hyperchlorämische Azidose assoziiert, die mit renalen Nebenwirkungen einhergeht. Diese Effekte sind vermutlich bis zu einem gewissen Grad und bei sonst normaler Nierenfunktion meist reversibel. Insgesamt kann man davon ausgehen, dass es sich hier um Veränderungen der renalen Salzexkretion, des Säure- Basenhandlings und um renale hämodynamische Aspekte handelt, jedoch nicht um direkte zellulär toxische Effekte, wie bei den synthetischen Kolloiden. Dennoch sind diese Effekte vermutlich nicht in Bezug auf Mortalität und AKI zu unterschätzen, wie eine aktuelle Metaanalyse mit 13 Studien und 30.950 Patienten aufzeigte (19).

Problematisch für die Interpretation vieler vorhandener Studien ist, dass sowohl zytotoxische, synthetische Kolloide, nicht nephrotoxische Albumine als auch Kochsalz und balancierte Kristalloide in einer Gruppe jeweils untereinander vermengt appliziert wurden. Ebenso ist der direkte Vergleich von HES und Kochsalz nicht unproblematisch, da beide die Nierenfunktion beeinträchtigen können. Neue Erkenntnisse könnte die australisch/neuseeländische *PLUS Studie* (PlasmaLyte vs. saline NCT02721654, 2020 Rekrutierungsende) erbringen, die 8.800 Patienten entweder mit PlasmaLyte oder mit Kochsalz in der akuten und Stabilisierungsphase behandeln möchte.

Kochsalzlösungen haben Effekte auf die renale Hämodynamik und bieten keine sichtlichen Vorteile gegenüber den balancierten Kristalloiden. Ihre Anwendung kann jedoch bei einer Hyponatriämie sinnvoll sein und wird empfohlen bei Patienten mit Hirndruck, um den osmotischen Gradienten besser aufrecht zu halten und einer zerebralen Ödembildung entgegenzuwirken. Vice versa ist Albumin bei dieser speziellen Patientengruppe nicht empfohlen, da eine Verstärkung des Hirndrucks hier vermutet wird.

Aufgrund der aktuellen Datenlage sollten primär balancierte Kristalloide eingesetzt werden, da sie am wenigsten mit renalen Nebenwirkungen assoziiert sind. Korrespondierend werden balancierte Kristalloide in aktuellen Leitlinien, wie der KDIGO AKI-Leitlinie von 2012 oder der S3-Leitlinie Volumentherapie von 2014 empfohlen.

Take home messages:

- *Balancierte Kristalloide erscheinen aktuell als beste Option in der allgemeinen Flüssigkeitstherapie. Sie sind nicht als nephrotoxisch einzuschätzen und sie wirken der metabolischen Azidose im Schockzustand entgegen.*
- *Im Vergleich zu den Kolloiden handelt es sich bei den balancierten Kristalloiden jedoch eher um hypotone Flüssigkeiten und haben einen um den Faktor 1.1 bis 1.4 niedrigeren volumenexpansiven Effekt, was in den einzelnen Schockphasen zu beachten ist und ein individualisiertes Bilanzmanagement erfordert.*
- *Albumin scheint gewisse protektive Effekte für die endotheliale Glycocalix und ist das einzige Kolloid, dass im septischen Schock möglicherweise gewisse Vorteilebietet.*

- *Synthetische Kolloide werden über einen langen Zeitraum intrazellulär gespeichert, haben einen zellulär toxischen Effekt, bilden in der Niere osmotische Nephrose Läsionen und sind daher zu vermeiden. Ist dieses in der Sepsistherapie mittlerweile Konsensus, so sind im perioperativen/ perinterventionellen Bereich die Effekte der Toxizität mit denen des volumenexpansiven Effektes (um den Faktor 1.4 verbessert) gegeneinander abzuwägen.*

Literatur

1. Finfer S, Liu B, Taylor C, Bellomo R, Billot L, Cook D, Du B, McArthur C, Myburgh J, Investigators ST: Resuscitation fluid use in critically ill adults: an international cross-sectional study in 391 intensive care units. Crit Care 2010, 14(5):R185.
2. Wiedermann CJ, Joannidis M: Accumulation of hydroxyethyl starch in human and animal tissues: a systematic review. Intensive Care Med 2014, 40(2):160–170.
3. Bellmann R, Feistritzer C, Wiedermann CJ: Effect of molecular weight and substitution on tissue uptake of hydroxyethyl starch: a meta-analysis of clinical studies. Clin Pharmacokinet 2012, 51(4):225–236.
4. Futier E, Garot M, Godet T, Biais M, Verzilli D, Ouattara A, Huet O, Lescot T, Lebuffe G, Dewitte A et al: Effect of Hydroxyethyl Starch vs Saline for Volume Replacement Therapy on Death or Postoperative Complications Among High-Risk Patients Undergoing Major Abdominal Surgery: The FLASH Randomized Clinical Trial. JAMA 2020, 323(3):225–236.
5. Martin GS, Bassett P: Crystalloids vs. colloids for fluid resuscitation in the Intensive Care Unit: A systematic review and meta-analysis. J Crit Care 2019, 50:144–154.
6. Bayer O, Schwarzkopf D, Doenst T, Cook D, Kabisch B, Schelenz C, Bauer M, Riedemann NC, Sakr Y, Kohl M et al: Perioperative fluid therapy with tetrastarch and gelatin in cardiac surgery–a prospective sequential analysis*. Crit Care Med 2013, 41(11):2532–2542.
7. Bayer O, Reinhart K, Kohl M, Kabisch B, Marshall J, Sakr Y, Bauer M, Hartog C, Schwarzkopf D, Riedemann N: Effects of fluid resuscitation with synthetic colloids or crystalloids alone on shock reversal, fluid balance, and patient outcomes in patients with severe sepsis: a prospective sequential analysis. Crit Care Med 2012, 40(9):2543–2551.
8. Simon TP, Schuerholz T, Huter L, Sasse M, Heyder F, Pfister W, Marx G: Impairment of renal function using hyperoncotic colloids in a two hit model of shock: a prospective randomized study. Crit Care 2012, 16(1):R16.
9. Demir A, Aydinli B, Toprak HI, Karadeniz U, Yilmaz FM, Zungun C, Ucar P, Guclu CY, Bostanci EB, Yilmaz S: Impact of 6% Starch 130/0.4 and 4% Gelatin Infusion on Kidney Function in Living-Donor Liver Transplantation. Transplant Proc 2015, 47(6):1883–1889.
10. Thomas-Rueddel DO, Vlasakov V, Reinhart K, Jaeschke R, Rueddel H, Hutagalung R, Stacke A, Hartog CS: Safety of gelatin for volume resuscitation–a systematic review and meta-analysis. Intensive Care Med 2012, 38(7):1134–1142.
11. Moeller C, Fleischmann C, Thomas-Rueddel D, Vlasakov V, Rochwerg B, Theurer P, Gattinoni L, Reinhart K, Hartog CS: How safe is gelatin? A systematic review and meta-analysis of gelatin-containing plasma expanders vs crystalloids and albumin. J Crit Care 2016, 35:75–83.
12. Caironi P, Tognoni G, Masson S, Fumagalli R, Pesenti A, Romero M, Fanizza C, Caspani L, Faenza S, Grasselli G et al: Albumin replacement in patients with severe sepsis or septic shock. N Engl J Med 2014, 370(15):1412–1421.
13. Hariri G, Joffre J, Deryckere S, Bige N, Dumas G, Baudel JL, Maury E, Guidet B, Ait-Oufella H: Albumin infusion improves endothelial function in septic shock patients: a pilot study. Intensive Care Med 2018, 44(5):669–671.
14. Contreras AM, Ramirez M, Cueva L, Alvarez S, de Loza R, Gamba G: Low serum albumin and the increased risk of amikacin nephrotoxicity. Rev Invest Clin 1994, 46(1):37–43.
15. Chowdhury AH, Cox EF, Francis ST, Lobo DN: A randomized, controlled, double-blind crossover study on the effects of 2-L infusions of 0.9% saline and plasma-lyte(R) 148 on renal blood flow velocity and renal cortical tissue perfusion in healthy volunteers. Ann Surg 2012, 256(1):18–24.

16. Duffy RA, Foroozesh MB, Loflin RD, le SR, Icard BL, Tegge AN, Nogueira JR, Kuehl DR, Smith DC, Loschner AL: Normal saline versus Normosol-R in sepsis resuscitation: A retrospective cohort study. J Intensive Care Soc 2019, 20(3):223–230.
17. Thongprayoon C, Cheungpasitporn W, Cheng Z, Qian Q: Chloride alterations in hospitalized patients: Prevalence and outcome significance. PLoS One 2017, 12(3):e0174430.
18. Yunos NM, Bellomo R, Hegarty C, Story D, Ho L, Bailey M: Association between a chloride-liberal vs chloride-restrictive intravenous fluid administration strategy and kidney injury in critically ill adults. JAMA 2012, 308(15):1566–1572.
19. Hammond DA, Lam SW, Rech MA, Smith MN, Westrick J, Trivedi AP, Balk RA: Balanced Crystalloids Versus Saline in Critically Ill Adults: A Systematic Review and Meta-analysis. Ann Pharmacother 2020, 54(1):5–13.

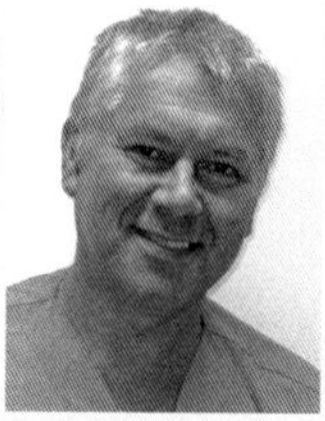

Prof. Dr. Carsten Willam

Nach dem Medizinstudium in Marburg und Berlin Promotion und Facharztausbildung zum Internisten an der Freien Universität Berlin. 2000 bis 2003 Forschungsstipendium an der Oxford University, UK. Es folgten die Zusatzbezeichnungen Rettungsmedizin, Nephrologie und Spezielle Internistische Intensivmedizin. Seit 2004 in der Abteilung für Nephrologie der Medizinischen Klinik 4 in Erlangen und Nürnberg. Habilitation 2004 über das Thema des zellulären Sauerstoffsensings. Aktuell Leitender Oberarzt der Abteilung für Nephrologie im Universitätsklinikum Erlangen und der Nephrologischen Intensivstation.

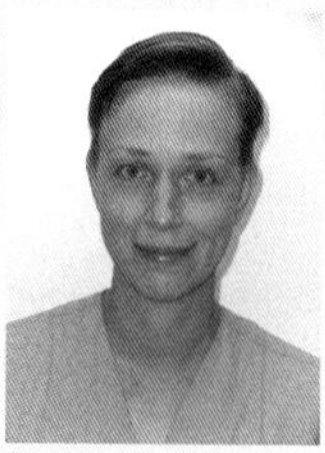

Dr. med. Larissa Herbst

Medizinstudium, Promotion und Facharztausbildung Innere Medizin an der Universität Erlangen. Facharztanerkennung Innere Medizin 2014 und Anerkennung der Zusatzbezeichnung „Internistische Intensivmedizin“ 2016. Von 2008 bis 2016 sowie seit 2018 Tätigkeit in der Medizinischen Klinik 4, Abteilung für Nephrologie. Aktuell Oberärztin der Nephrologischen Intensivstation der Medizinischen Klinik 4 am Universitätsklinikum Erlangen.

VII

Kardiologische Akut- und Intensivmedizin

1 Ablauf bei Diagnose, Monitoring und Therapie des infarktbedingten kardiogenen Schocks

Priyanka Böttger, Henning Lemm und Michael Buerke

1.1 Einleitung

Der kardiogene Schock ist die häufigste Todesursache beim akuten Myokardinfarkt. Die Sterblichkeit des kardiogenen Schocks liegt bei 50–80%. Einen kardiogenen Schock erleiden 5–10% aller Patienten mit einem Herzinfarkt (8), akut oder innerhalb der nächsten Tage (11). Der kardiogene Schock ist durch eine kritische Verminderung der kardialen Pumpleistung mit Hypoperfusion und inadäquater Sauerstoffversorgung der peripheren Organe gekennzeichnet. Die Diagnose „infarktbedingter kardiogener Schock" wird anhand klinischer und hämodynamischer Kriterien gestellt. Die aktuellen Empfehlungen finden sich in der überarbeiteten Version der Leitlinie (16).

1.2 Klinik und Diagnostik des infarktbedingten kardiogenen Schocks

Die Diagnose infarktbedingter kardiogener Schock (IKS) beinhaltet einerseits die Feststellung eines Myokardinfarktes (STEMI, NSTEMI) und andererseits das Erkennen eines Schockzustandes (16).

Am besten wird die Verdachtsdiagnose Herzinfarkt und Schock = kardiogener Schock bereits vom Notarzt in der Prähospitalphase gestellt. Klinik und das Infarkt-typische 12-Kanal-EKG sind für den Notarzt wegweisend. Schwieriger gestaltet sich die Diagnose eines kardiogenen Schocks beim NSTEMI-ACS, da das Troponin initial nur gering oder noch gar nicht erhöht ist und Infarkt typische ST-Streckenhebungen fehlen. Auch im späteren Verlauf muss bei Infarktpatienten mit dem Auftreten eines IKS gerechnet werden.

Eine fokussierte Echokardiografie zeigt frühzeitig die reduzierte Pumpfunktion.

Weitere Zeichen des kardiogenen Schocks sind eine Hypotonie mit einem anhaltenden (> 30 min) $RR_{syst.}$ < 90 mmHg. Ein Abfall der systolischen RR-Werte um mind. 30 mmHg ist ebenfalls schockverdächtig. Kalte Extremitäten und Oligurie sind ebenfalls ein Hinweis auf den Schock. Bei IKS-Patienten findet sich gelegentlich ein relativer/absoluter Volumenmangel. Aus diesem Grund ist eine Volumengabe von geringen Mengen (max. 500–1.000 ml) einer balancierten kristalloiden Lösung nötig, um eine Hypovolämie aus zuschließen. Im Gegensatz dazu ist beim Rückwärtsversagen/Lungenödem mit pulmonalen Rasselgeräuschen eine Volumenrestriktion notwendig. Agitation oder Verwirrtheit kann in der Frühphase des Myokardinfarktes Zeichen einer schockbedingten Hypoperfusion des ZNS sein (4) (s. Abb. 1 zur Diagnostik des kardiogenen Schocks).

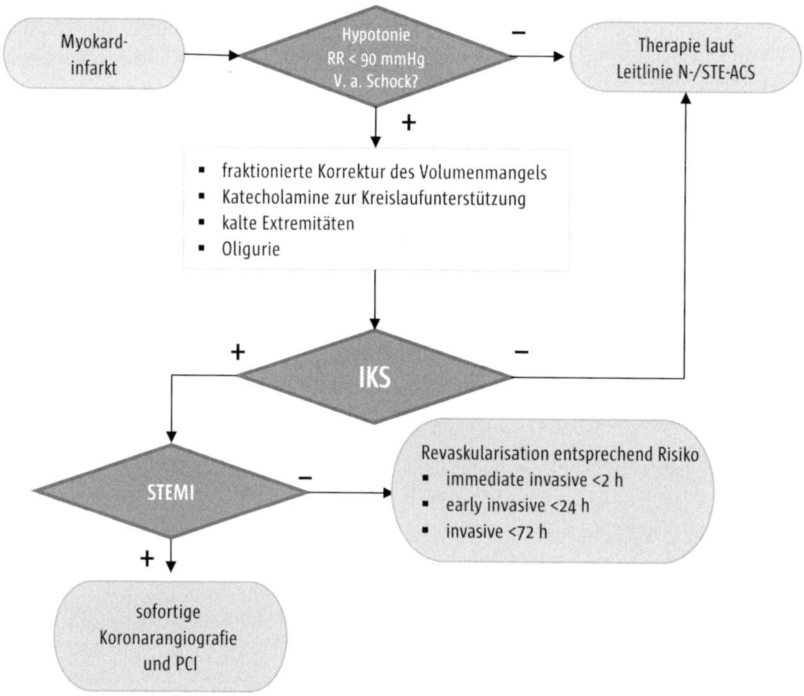

Kriterien des kardiogenen Schocks:
RRsys ≤ 90 mmHg und HF > 90/min
RRmean ≤ 65 mmHg
Zeichen der Organinsuffizienz: Oligurie, kalte Extremitäten
CI < 2,2 l/min/m²
PCPW > 15 mmHg

Abb. 1 Diagnostik des infarktbedingten kardiogenen Schocks

1.3 Kardiogener Schock – Stabilisierung vor Herzkatheterung

Die Gabe von Noradrenalin als Vasopressor der ersten Wahl sollte zur Stabilisierung des Blutdruckes erfolgen. Die Gabe von Dobutamin sollte zur Steigerung der Pumpleistung verabreicht werden (16). Bei Dyspnoe und bei respiratorischer Insuffizienz erfolgt die Einleitung einer maschinellen Beatmung. Bei Infarzierung des rechten Ventrikels sollte auf eine ausreichende Volumengabe geachtet werden. Ist der Patient mit Noradrenalin nicht ausreichend hämodynamisch stabilisierbar, muss Dobutamin zur inotropen Unterstützung verabreicht werden. Bei progredienter Instabilität trotz Katecholamin-Einsatzes und/oder Flüssigkeitsgabe kann bei sinnvollem Therapieziel die Option eines temporären mechanischen Unterstützungssystems in Erwägung gezogen werden. Das Einbringen des Unterstützungssystems sollte möglichst im Herzkatheter parallel zu den Vorbereitungen und zur Durchführung der Revaskularisation erfolgen.

Die Perkutane Intervention sollte auch bei instabilen Patienten durchgeführt werden da sich die Koronar-Revaskularisation als einzige lebensrettende Maßnahme erwiesen hat (s. Abb. 2 zur initialen Therapie des kardiogen Schocks).

1.4 Revaskularisation bei infarktbedingtem kardiogenen Schock

Die möglichst rasche Wiedereröffnung des verschlossenen Infarktgefäßes bei IKS erfolgt mittels Rescue-PCI (10, 11, 12) und nur wenn Herzkatheterlabor zeitnah nicht zu erreichen ist, mittels systemischer Fibrinolyse. Danach sollte der Patient in ein Zentrum mit der Möglichkeit zur Akut-PCI gebracht werden (15).

Die PCI der „Infarktarterie“ erfolgt in aller Regel mit Stentimplantation unter doppelter Thrombozytenaggregationshemmung und in seltenen Fällen auch unter Einsatz eine GPIIb/IIIa-Antagonisten (9). Wenn eine Revaskularisation nicht gelingt, eine 3 Gefäßerkrankung ohne verschlossenes Gefäß oder Infarktkomplikationen wie VSD oder Papillarmuskelabriss vorliegt, sollte der Herzchirurg hinzugezogen werden.

Im Herzteam sollen diejenigen komplexen Koronarbefunde mit wenig Aussicht auf ein gutes Resultat hinsichtlich eines möglichen operativen Vorgehens besprochen werden (s. Abb. 3 zur Revaskularisation beim kardiogenen Schock).

1.5 Persistierender Schock nach Revaskularisation

Die aufgeführten Kriterien erlauben es, die Besserung oder die Persistenz des IKS zu belegen. Bei unklaren Befunden wie z.B. bei zwar normotensiven Blutdruckwerten, aber nur geringer Diurese und kühlen Extremitäten persistiert häufig der Schock mit eingeschränkter Mikrozirkulation (16). Ein normotensiver Blutdruckwert wird reflektorisch auf Kosten des HZV relativ erhöhten systemischen Gefäßwiderstand aufrechterhalten. In diesen Fällen gibt die Bestimmung der erweiterten hämodynamischen Parameter – HZV/HI, PAOP, CP(O)/CPI Aufschluss über die Persistenz des Schockgeschehens bzw. kann eine Steuerung der Katecholamine erfolgen. Bei unzureichender Stabilisierung kann zusätzlich zum Noradrenalin und Dobutamin auch der Calciumsensitizer Levosimendan eingesetzt werden (14). Nach der Revaskularisation sollten Blutgasanalysen (Säure-Basen-Status) und Serum-Laktat-Messungen erfolgen.

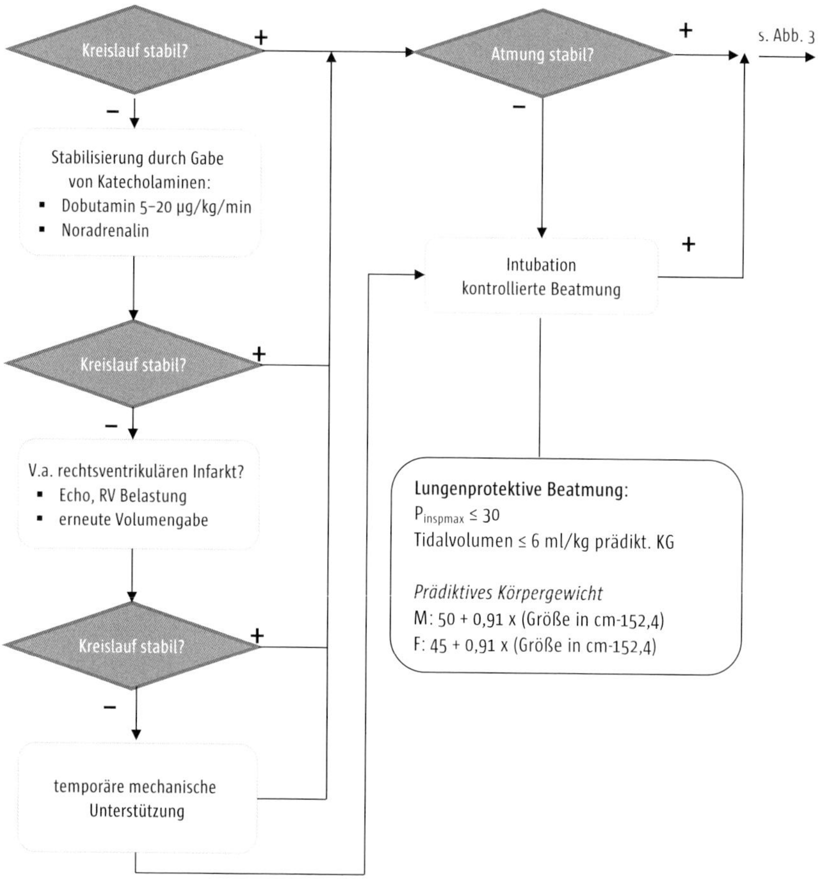

Abb. 2 Stabilisierung des infarktbedingten kardiogenen Schocks

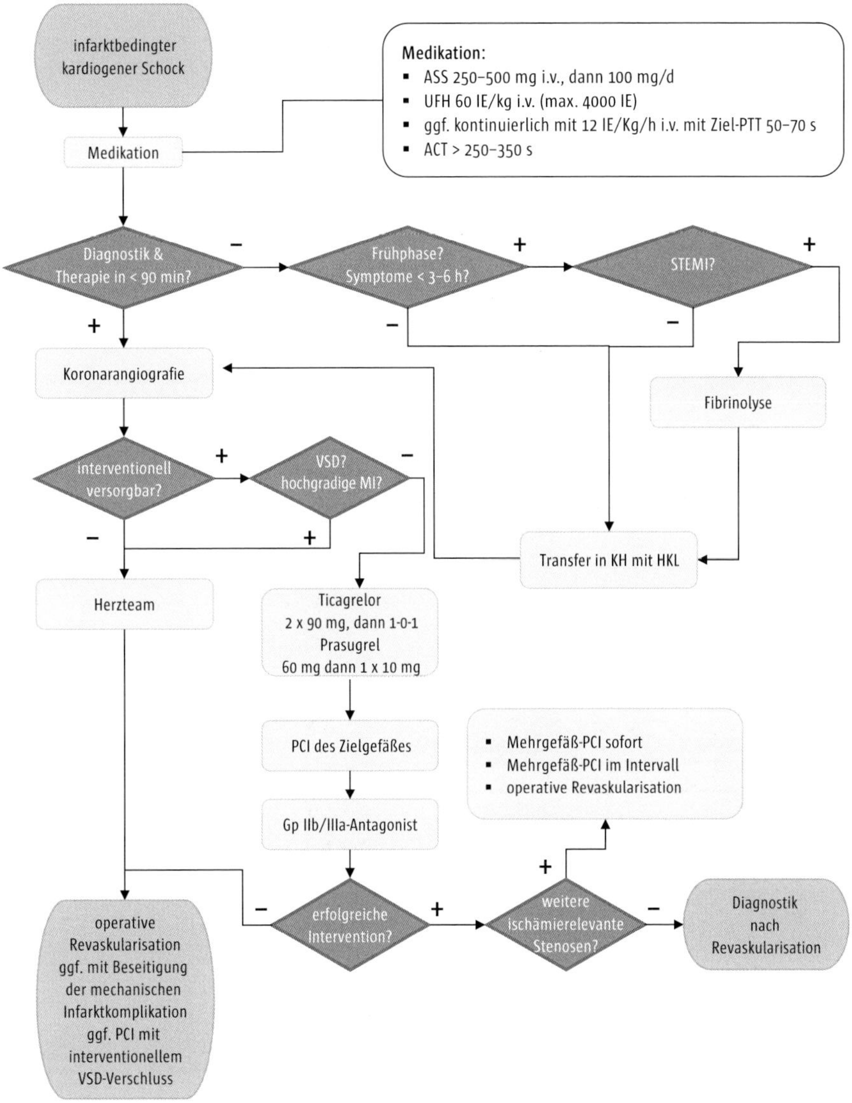

Abb. 3 Revaskularisation beim infarktbedingten kardiogenen Schock

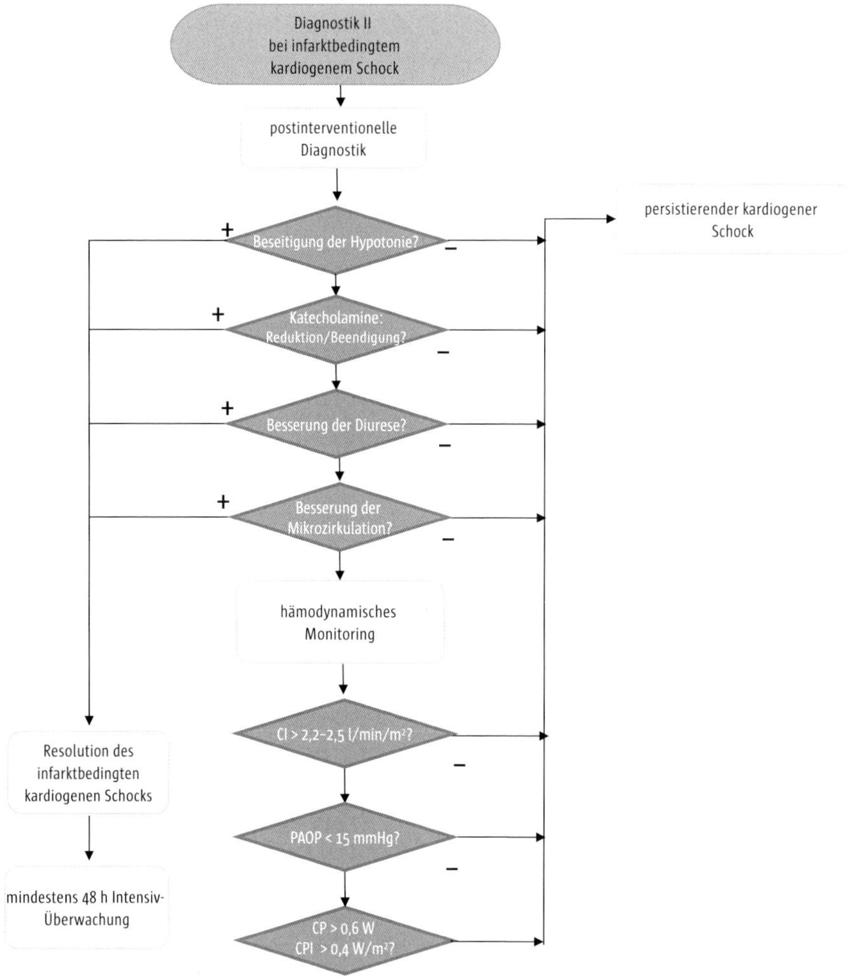

- Cardiac Power (CP) = Arterieller Mitteldruck (MAP) x Herzzeitvolumen (CO) x 0,0022
- Cardiac Power Index (CPI) = Arterieller Mitteldruck (MAP) x Herzindex (CI) x 0,0022
- MAP 65–75 mmHg bei $ScvO_2$ > 65% oder
- CPO > 0,6 W (CPI > 0,4 W/m²)

Abb. 4 Erweiterte Diagnostik nach Revaskularisation

Der Cardiac Power (Index) hat sich als prognostischer Parameter für die Krankenhausmortalität beim kardiogenen Schock herausgestellt und dient der hämodynamischen Steuerung (5, 7) (s. Abb. 4 zum hämodynamischen Monitoring nach Revaskularisation).

1.6 Hämodynamische Steuerung der Schocktherapie

Ziel der engmaschigen hämodynamischen Steuerung bei persistierender Schocksymptomatik ist eine ausreichender Perfusionsdruck und verbesserte Durchblutung der vitalen Organe (16).

So lange der Kreislauf „grenzwertig stabil" ist, sollte keine hämodynamische Intervention/keine Katecholamingabe erfolgen. Ein erniedrigtes HZV sollte in dieser Konstellation unter engmaschigen Kontrollen toleriert werden.

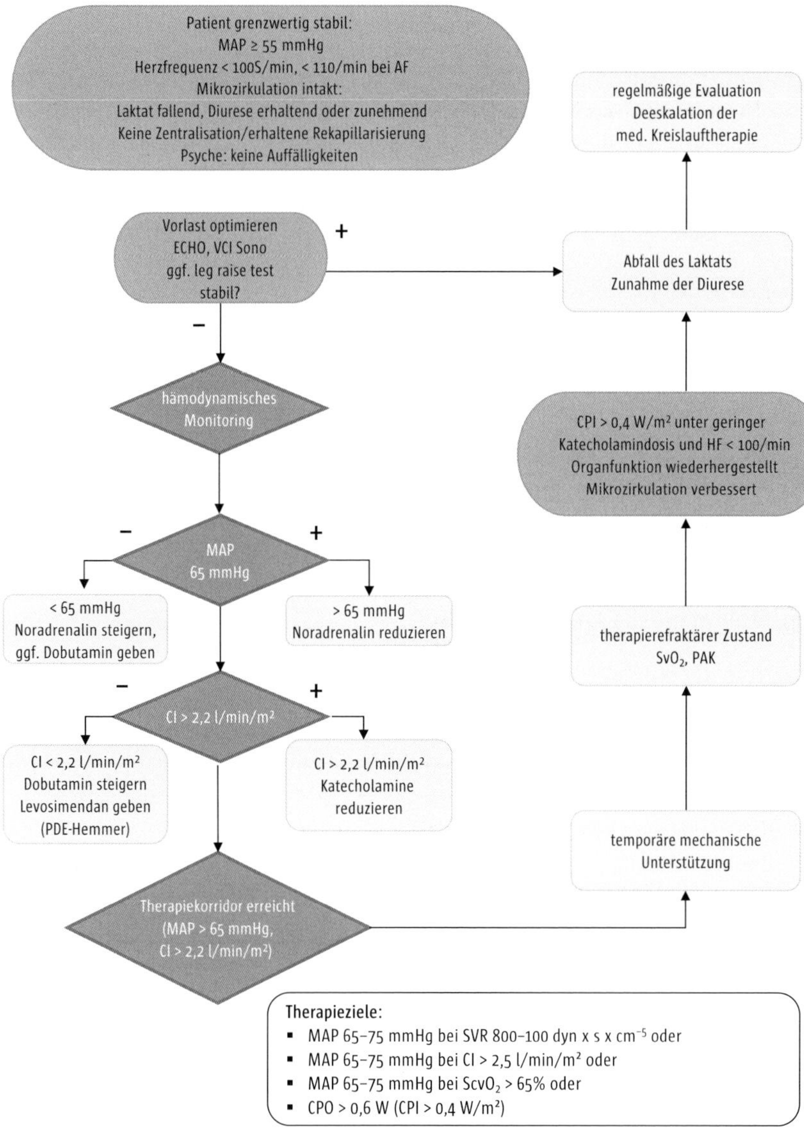

Abb. 5 Hämodynamische Steuerung der Schocktherapie

Die fokussierte Echokardiografie zur Beurteilung der LV- und Klappen-Funktion soll initial sowie bei jeder Verschlechterung erfolgen (13). Bei unklaren Zuständen muss ggf. das erweiterte Monitoring mittels Swan-Ganz-Katheter erfolgen (17). Der MAP sollte auf einen Wert um 65 mmHg mit Noradrenalin angehoben werden, da in diesem Bereich meist ein ausreichender Perfusionsdruck erzielt wird. Bei MAP-Werten oberhalb von 75 mmHg sollte die Katecholamin (Noradrenalins)-Dosis erfolgen. Ein MAP von 55 mmHg sollte toleriert werden, solange eine „gewisse klinische Stabilität" vorliegt bzw. tendenziell sogar eine Verbesserung des klinischen Gesamtzustands zu beobachten ist. Auch wenn die Diurese bei diesen niedrigen RR-Werten funktioniert können sie toleriert werden.

Liegt bei einem MAP zwischen 65–75 mmHg der Cardiac Index bei etwa 2,5 l x min^{-1} x m^{-2}, so ist von einer ausreichenden Herzleistung auszugehen. Problematisch ist jedoch die Konstellation, wenn trotz eines MAP von 65 mmHg ein niedriger Herzindex vorliegt und sich somit ein hoher systemischer Gefäßwiderstand errechnet. In dieser Konstellation ist die Steigerung der Dobutamindosierung und/oder die additive Gabe von Inodilatatoren wie Levosimendan zu erwägen. Levosimendan führt zu einer Steigerung der Pumpleistung mit einer moderaten Vasodilatation (6, 14) (s. Abb. 5 zur differenzierten hämodynamischen Steuerung mittels medikamentöser Therapie).

1.7 Intensivmedizinische Therapien: Atemunterstützung, MODS-Therapie und Weaning

Von Beginn an sollte eine lungenschonende Beatmung erfolgen (3, 16). Eine adäquate Einstellung des Blutzuckers gehört ebenso zur Prophylaxe/Therapie des MODS wie eine Nierenersatztherapie im Falle eines akuten Nierenversagens. Generell sollte auch beim IKS-Patienten das Weaning nach einem standardisierten und etablierten Weaningprotokoll erfolgen.

1.7.1 Experimentelle Ansätze

In experimentellen Untersuchungen konnte gezeigt werden, dass durch die myokardiale Ischämie und Reperfusion (Reperfusion der verschlossenen Infarktarterie) als auch Hypotension und Normotension eine entzündungsähnliche Situation im Gefäßsystem und im Myokard vermittelt werden kann (Reperfusionsschaden). Im Rahmen der Ischämie und Reperfusion kommt es zur Aktivierung unterschiedlicher inflammatorischer Kaskaden wie z.B. Radikalbildung, Leukozytenaktivierung, Komplementaktivierung oder Zytokinfreisetzung (1, 2). Diese proinflammatorischen Mediatoren können direkt vaskulär schädigende Effekte bzw. zur einer myokardialen Schädigung/Depression führen. Auf der anderen Seite kann durch diese inflammatorischen Mediatoren die Entzündungsreaktion in der Gefäßwand bzw. im Myokard weiter unterhalten bzw. ausgedehnt werden. Durch die Entzündungsmediatoren kann auf dem vaskulären Endothel die Expression von Adhäsionsmolekülen wie z.B. ICAM-1 und P-Selektin induziert werden. Dadurch wird das Rolling-Phänomen bzw. die Akkumulation von Leukozyten in der Gefäßwand bzw. im ischämisch reperfundierten Myokard vermittelt. Diese Leukozyten können lokal destruierende Effekte an Myokardzellen vermitteln und so zur Ausdehnung des Myokardschadens beitragen. Klinisch zeigt sich der Reperfusionsschaden als sog. „Slow Flow Phänomen" (langsamer Kontrastmittelfluss durch die Koronargefäße infolge einer Mikrozirkulationsstörung). Im EKG lassen sich häufig Reperfusionsarrythmien beobachten. Durch Radikalfreisetzung kann es zum sogenannten „Myocardial Stunning" kommen – mit einem zusätzlichen Kontraktilitätsverlust der sich echokardiographisch bzw. im Cardio-MRT nachweisen lässt. Die Ausdehnung der Myokardnekrose durch den Reperfusionsschaden lässt sich im MRT mittels „Late Enhancement" nachweisen.

Beim kardiogenen Schock tritt der Reperfusionsschaden nicht nur bei Wiedereröffnung der verschlossenen Koronararterie auf sondern auch bei nach Anhebung des niedrigen Blutdruckes im Rahmen des Schocks.

In experimentellen Untersuchungen werden anti-inflammatorische Ansätze in Tiermodellen getestet, um Radikalbildung, Leukozytenadhäsion, Akkumulation bzw. Aktivierung inflammatorischer Kaskaden wie z.B. Zytokine, Proteasen, Komplementsystem oder Leukozytenadhäsion zu hemmen. Durch Cooling kann experimentell ebenfalls die Myokardnekrose, die Entzündung und die Pumpfunktion verbessert werden.

Langfristiges Ziel ist es, durch die pharmakologische Intervention die vaskuläre Schädigung bzw. die myokardiale Schädigung zu reduzieren und so langfristig einen Mortalitätsvorteil zu erreichen.

Take home messages:

Die Behandlungsziele beim infarktbedingten Kardiogenen Schock sind:

- *rasche Diagnostik des infarktbedingten kardiogenen Schocks*
- *frühestmögliche Koronar-Reperfusion*
- *Aufrechterhaltung bzw. Wiederherstellung einer adäquaten Perfusion und Oxygenierung der vitalen Organe mittels Pharmaka und/oder mechanischer Herz-Kreislauf-Unterstützung*
- *Erkennung und Behandlung einer rechtsventrikulären Infarktbeteiligung sowie von Infarktkomplikationen (z.B. Rhythmusstörungen, CPR, mechanischen Infarktkomplikationen und MODS/SIRS/Sepsis/septischer Schock).*
- *Umsetzung Intensivmedizinischer Maßnahmen (Beatmung, MODS-Therapie und Weaning)*

Literatur

1. Buerke, M., Murohara, T., Skurk, C., Nuss, C., Tomaselli, K., and Lefer, A.M. (1995): Cardioprotective effect of insulin-like growth factor I in myocardial ischemia followed by reperfusion. Proc Natl Acad Sci U S A 92, 8031–5.
2. Buerke, M., Schwertz, H., Seitz, W., Meyer, J., and Darius, H. (2001): Novel Small Molecule Inhibitor of C1s Exerts Cardioprotective Effects in Ischemia-Reperfusion Injury in Rabbits. J Immunol 167, 5375–5380.
3. Cassidy, S.S., and Mitchell, J.H. (1981): Effects of positive pressure breathing on right and left ventricular preload and afterload. Fed Proc 40, 2178–81.
4. Chanques, G., Jaber, S., Barbotte, E., Violet, S., Sebbane, M., Perrigault, P.F., Mann, C., Lefrant, J.Y., and Eledjam, J.J. (2006): Impact of systematic evaluation of pain and agitation in an intensive care unit. Crit Care Med 34, 1691–9.
5. Cotter, G., Williams, S.G., Vered, Z., and Tan, L.B. (2003b): Role of cardiac power in heart failure. Curr Opin Cardiol 18, 215–22.
6. Delle Karth, G., Buberl, A., Geppert, A., Neunteufl, T., Huelsmann, M., Kopp, C., Nikfardjam, M., Berger, R., and Heinz, G. (2003): Hemodynamic effects of a continuous infusion of levosimendan in critically ill patients with cardiogenic shock requiring catecholamines. Acta Anaesthesiol Scand 47, 1251–1256.

7. Fincke, R., Hochman, J.S., Lowe, A.M., Menon, V., Slater, J.N., Webb, J.G., LeJemtel, T.H., and Cotter, G. (2004): Cardiac power is the strongest hemodynamic correlate of mortality in cardiogenic shock: A report from the SHOCK trial registry. Journal of the American College of Cardiology 44, 340–348.
8. Goldberg RJ, Makam RC, Yarzebski J et al. Decade Long Trends (2001–2011) in the Incidence and Hospital Death Rates Associated with the In-Hospital Development of Cardiogenic Shock after Acute Myocardial Infarction. Circ Cardiovasc Qual Outcomes. 2016;9:117–125.
9. Heer, T., Zeymer, U., Juenger, C., Gitt, A.K., Wienbergen, H., Zahn, R., Gottwik, M., and Senges, J. (2006): Beneficial effects of abciximab in patients with primary percutaneous intervention for acute st segment elevation myocardial infarction in clinical practice. Heart, hrt.2005.085456.
10. Hochman, J.S., Sleeper, L.A., Webb, J.G., Dzavik, V., Buller, C.E., Aylward, P., Col, J., White, H.D., and for the, S.I. (2006): Early Revascularization and Long-term Survival in Cardiogenic Shock Complicating Acute Myocardial Infarction. JAMA 295, 2511–2515.
11. Hochman, J.S., Sleeper, L.A., Webb, J.G., Sanborn, T.A., White, H.D., Talley, J.D., Buller, C.E., Jacobs, A.K., Slater, J.N., Col, J., McKinlay, S.M., and LeJemtel, T.H. (1999): Early revascularization in acute myocardial infarction complicated by cardiogenic shock. SHOCK Investigators. Should We Emergently Revascularize Occluded Coronaries for Cardiogenic Shock. N Engl J Med 341, 625–34.
12. Hochman, J.S., Sleeper, L.A., White, H.D., Dzavik, V., Wong, S.C., Menon, V., Webb, J.G., Steingart, R., Picard, M.H., Menegus, M.A., Boland, J., Sanborn, T., Buller, C.E., Modur, S., Forman, R., Desvigne-Nickens, P., Jacobs, A.K., Slater, J.N., LeJemtel, T.H., and for the, S.I. (2001): One-Year Survival Following Early Revascularization for Cardiogenic Shock. JAMA 285, 190–192.
13. Picard, M.H., Davidoff, R., Sleeper, L.A., Mendes, L.A., Thompson, C.R., Dzavik, V., Steingart, R., Gin, K., White, H.D., and Hochman, J.S. (2003): Echocardiographic predictors of survival and response to early revascularization in cardiogenic shock. Circulation 107, 279–84.
14. Ruß, M., Prondzinsky, R., Arnd, C., Schlitt, A., Buerke, U., Söfker G., Lemm, H., Swyter, M., Wegener, N., Winkler, M., Carter J., Reith S, Werdan, K., and Buerke, M. (2005): Profound Hemodynamic Improvement Following Levosimendan in Patients with Acute Myocardial Infarction and Severe Cardiogenic Shock. Crit Care Med. 2007 Dec;35(12):2732–9.
15. White, H.D., Assmann, S.F., Sanborn, T.A., Jacobs, A.K., Webb, J.G., Sleeper, L.A., Wong, C.-K., Stewart, J.T., Aylward, P.E.G., Wong, S.-C., and Hochman, J.S. (2005): Comparison of Percutaneous Coronary Intervention and Coronary Artery Bypass Grafting After Acute Myocardial Infarction Complicated by Cardiogenic Shock: Results From the Should We Emergently Revascularize Occluded Coronaries for Cardiogenic Shock (SHOCK) Trial. Circulation 112, 1992–2001.
16. Werdan K., Ruß M., Boeken U., Buerke M., Briegel J., Delle-Karth G., et al. Deutsch-österreichische S3 Leitlinie „Infarktbedingter kardiogener Schock – Diagnose, Monitoring und Therapie“, AWMF online: https://www.awmf.org/leitlinien/detail/ll/019-013.html
17. Zion, M.M., Balkin, J., Rosenmann, D., Goldbourt, U., Reicher-Reiss, H., Kaplinsky, E., and Behar, S. (1990): Use of pulmonary artery catheters in patients with acute myocardial infarction. Analysis of experience in 5,841 patients in the SPRINT Registry. SPRINT Study Group. Chest 98, 1331–5.

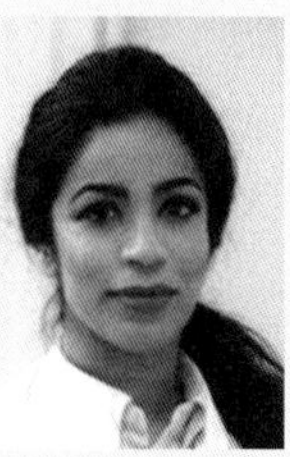

Priyanka Böttger

Duales Studium der Wirtschaftsinformatik Frankfurt School of Finance and Management und Deutsche Bank. Medizinstudium Harvard Medical School, Boston, USA und Justus-Liebig-Universität Gießen. Nach dem Medizinstudium derzeit Ausbildung zur Internistin, Kardiologin und Intensivmedizinerin in der Medizinischen Klinik II, Kardiologie, Angiologie und Internistische Intensivmedizin, St. Marien-Krankenhaus Siegen. Verantwortlich für kardiovaskuläre Prävention, Nutrition, Herz und Hirn. Forschungsschwerpunkte: Sepsis, anti-inflammatorische Strategien, ADHF, Vorhofflimmern, ESUS.

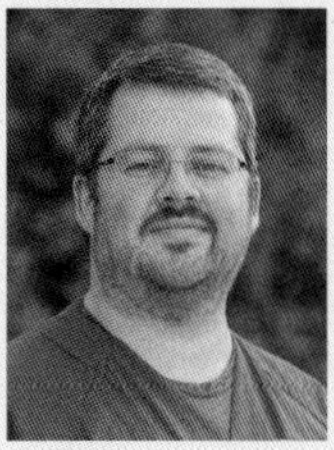

Dr. med. Henning Lemm

Nach dem Medizinstudium Ausbildung zum Internisten und Kardiologen an der Martin-Luther-Universität Halle-Wittenberg. Seit 2013 Oberarzt an der Medizinischen Klinik II, Kardiologie, Angiologie und Internistische Intensivmedizin am St. Marien-Krankenhaus Siegen. Verantwortlich für die Bereiche Intensivmedizin, Notfallmedizin und invasive Kardiologie. Durchführung von Studien zum kardiogenen Schock. Verfasser einer Reihe von Originalarbeiten und Buchartikeln. Forschungsschwerpunkte: Sepsis, kardiogener Schock, ADHF, akutes Links- und Rechtsherzversagen sowie MODS.

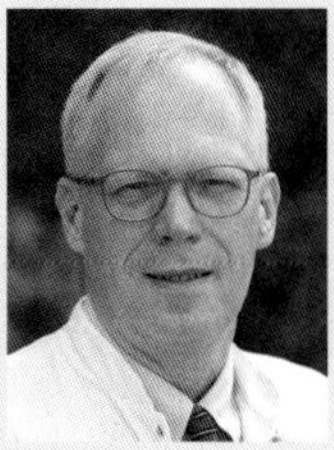

Prof. Dr. med. Michael Buerke

Nach dem Medizinstudium an der Justus-Liebig-Universität in Gießen Facharztausbildung an der Johannes Gutenberg-Universität Mainz (Prof. Dr. J. Meyer) zum Internisten und Kardiologen. Forschungsaufenthalte in Philadelphia (1992–1994) und Salt Lake City (1997–1998). 2002 Wechsel als Leitender Oberarzt an die Universitätsklinik und Poliklinik III der Martin-Luther-Universität Halle-Wittenberg (Prof. Dr. med. K. Werdan). Durchführung von Studien zum kardiogenen Schock und experimentellen Untersuchungen zum hämorrhagischen Schock, septischen Schock und Mechanismen bei Ischämie und Reperfusion. Verfasser einer Vielzahl von Originalarbeiten, Übersichten und Buchartikeln.

Aktiv im Kompetenzteam zur Erstellung der Leitlinie zum kardiogenen Schock. Präsident der Deutschen Gesellschaft für Internistische Intensiv- und Notfallmedizin (DGIIN) (2010–2012). Seit 2008 Herausgeber der Zeitschrift Medizinische Klinik – Intensivmedizin und Notfallmedizin. Schatzmeister und Vorstandsmitglied der ALKK. Seit 2011 Chefarzt in der Medizinischen Klinik II, Kardiologie, Angiologie und Internistische Intensivmedizin am St. Marien-Krankenhaus in Siegen. Tagungspräsident der 50. Jahrestagung der Deutschen Gesellschaft für Internistische Intensiv- und Notfallmedizin (DGIIN) (2018).

Forschungsschwerpunkte: Herzinsuffizienz, kardiogener Schock, ADHF, Inflammation durch Ischämie und Reperfusion, Mikrozirkulation, Zell-Zell-Interaktion, antithrombotische Therapien, ACS, inflammatorische Kaskaden, Anti-inflammatorische Effekte, Prävention kardiovaskulärer Erkrankungen

2 Kardiogener Schock – medikamentöses Management

Uwe Janssens

Der kardiogene Schock bleibt trotz vieler Fortschritte in der Diagnostik, aber auch Therapie ein akut lebensbedrohliches Krankheitsbild mit einer unverändert hohen Sterblichkeit. Eine der Hauptursachen bleibt der infarktbedingte kardiogene Schock. Hier steht im Vordergrund die unverzügliche Reperfusion des verschlossenen infarktbezogenen Gefäßes. Mechanische Ursachen wie akute Mitralklappeninsuffizienz, Ventrikelseptumdefekt oder Perikardtamponade gehören ebenfalls unverzüglich chirurgisch oder interventionell therapiert. Neben einer Optimierung des Volumenstatus und der differenzierten antithrombotischen und antithrombozytären Therapie sind Dobutamin und Noradrenalin die positiv inotropen Substanzen der Wahl zur Stabilisierung des Herzzeitvolumens und des Blutdrucks und werden differenziert durch Levosimendan, Phosphodiesterasehemmer sowie Adrenalin im Einzelfall ergänzt.

2.1 Einleitung

Der kardiogene Schock (kS) als Ausdruck der schweren Verlaufsform der akuten Herzinsuffizienz ist ein Krankheitsbild mit einer unverändert hohen Sterblichkeit, die jedoch aufgrund der Fortschritte in der interventionellen Behandlung des infarktbedingten kardiogenen Schocks (ikS) in den letzten Jahren nachweislich abgenommen hat. Es findet ein großes Spektrum unterschiedlicher Phänotypen eines kS als Ausdruck der Interaktion der kardialen Schädigung und der zugrunde liegenden kardialen, aber auch allgemeinen Komorbiditäten des Patienten (1).

Während die initiale Präsentation des Patienten mit kS als Folge der systemischen Effekte einer akuten Reduktion des Herzzeitvolumens (HZV) in der Regel keine großen Unterschiede aufweist, kommt es regelhaft zu einer deutlichen Verschlechterung des klinischen Zustands. Hier bilden sich dann verschiedene klinische Phänotypen aus, die durch die zugrunde liegende Ätiologie und Schweregrad der primären kardialen Schädigung bedingt sind (1). Dabei kann der kardiale Schaden, der zu einer schweren Einschränkung der myokardialen Pumpleistung führt, akut infolge des Verlusts myokardialen Gewebes (akuter Myokardinfarkt, Myokarditis) auftreten oder sich (langsam) progredient bei Patienten mit chronisch dekompensierte Herzinsuffizienz entwickeln. Hier spielen verschiedene Faktoren eine Rolle, wie z.B. eine unzureichende Compliance mit der medikamentösen Therapie oder klinische Ereignisse, die zu einer Verschlechterung der chronischen Erkrankung führen (Sepsis, Herzrhythmusstörungen etc.).

Alle Maßnahmen (medikamentös, nicht-medikamentös) richten sich zunächst an der zugrunde liegenden Ursache des kS aus. Sie erfordern daher fundierte pathophysiologische Kenntnisse und eine rasche sowie zielgerichtete Diagnostik und Monitoring um (1) die Ursachen des kS zu beseitigen oder mindestens zu verbessern und (2) die hämodynamischen und konsekutiven systemischen Folgeschäden abzuschwächen und damit die Prognose zu verbessern.

Pathophysiologisch führt der in der Regel ischämisch bedingte Verlust der myokardialen Kontraktilität zu einer schweren Hypoperfusion der Gewebe mit nachfolgendem Multiorganversagen (2).

Im Jahr 2019 wurde eine gründlich überarbeitete Leitlinie zum ikS veröffentlicht, die unter der Leitung der Arbeitsgemeinschaft der medizinisch-wissenschaftlichen Fachgesellschaften (AWMF) entwickelt wurde (3). Hieraus leiten sich die Empfehlungen des vorliegenden Beitrags ab (s. Tab. 1).

Tab. 1 Empfehlungsgrade und Evidenzniveaus (nach [3]).

Empfehlungsgrade	
⇑⇑	starke Empfehlung: „soll" (i.d.R. begründet auf Studien mit Evidenzgrad 1++ oder 1+ oder EK)
⇑	Empfehlung: „sollte" (i.d.R. begründet auf Studien mit Evidenzgrad 2++ oder 2+ oder EK)
⇔	Empfehlung offen: „kann" (es liegen keine sicheren Studienergebnisse vor, die eine günstige oder schädigende Wirkung belegen, EK)
⇓	Ablehnung: „sollte nicht" (negative Empfehlung, i.d.R. begründet auf Studien mit Evidenzgrad 2++ oder 2+ oder EK)
⇓⇓	starke Ablehnung: „soll nicht" (starke negative Empfehlung, i.d.R. begründet auf Studien mit Evidenzgrad 1++ oder 1+ oder EK)
Evidenzniveaus	
1++	qualitativ hochstehende systematische Übersichtsarbeiten von randomisierten kontrollierten Studien (RCTs) oder RCTs mit sehr geringem Bias-Risiko
1+	gut durchgeführte systematische Übersichtsarbeiten von RCTs oder RCTs mit geringem Bias-Risiko
2++	qualitativ hochstehende systematische Übersichtsarbeiten über Fall-Kontroll- oder Kohortenstudien mit sehr niedrigem Störgrößen (Confounder)- oder Bias-Risiko und hoher Wahrscheinlichkeit für ursächliche Zusammenhänge
2+	gut durchgeführte systematische Übersichtsarbeiten über Fall-Kontroll- oder Kohortenstudien mit niedrigem Störgrößen (Confounder)- oder Bias-Risiko und mäßigem Risiko nicht ursächlicher Zusammenhänge
EK	Konsensusmeinung von Experten basierend auf Studien und klinischer Erfahrung oder im Interesse der Patientensicherheit (z.B. Monitoring)

2.2 Definition

Der kardiogene Schock entsteht durch eine kritische Verminderung der kardialen Pumpleistung mit konsekutiver Hypoperfusion und inadäquater Sauerstoff-Versorgung der Organe. Die Diagnose wird anhand klinischer und hämodynamischer Kriterien gestellt. Andere korrigierbare Faktoren wie Hypovolämie, arterielle Hypoxie oder vasovagale Reaktion müssen ausgeschlossen werden. Mit Protrahierung des kS können eine Organdysfunktion und schließlich ein multiples Organversagen als Ausdruck des zirkulatorischen Schocks eintreten (3).

Eine kardiale Dysfunktion muss immer nachgewiesen werden.

Als (ikS) wird das Auftreten eines kardiogenen Schocks im Zusammenhang mit einem akuten ST-Strecken-Elevations-Myokardinfarkts (STEMI) oder eines Non-ST-Strecken-Elevations-Myokardinfarkts (NSTEMI) bezeichnet. Entsprechend der universellen Definition des Myokardinfarkts wird jeder kS mit Troponinerhöhung aufgrund einer ischämischen Genese als ikS eingeordnet.

Die Diagnose eines kS beruht in erster Linie auf klinischen Kriterien. Die Parameter des erweiterten hämodynamischen Monitorings wie Herzindex und pulmonalarterieller Okklusionsdruck (PAOP) sind zur Diagnosestellung des kS nicht erforderlich.

Klinisch finden sich Zeichen der Kreislaufzentralisation und Organdysfunktion wie

- Volumenüberladung (klinisch meist Lungenödem)
- Zeichen der Endorgan-Hypoperfusion mit mindestens einem der folgenden Kriterien
  - veränderter Bewusstseinszustand
  - kalte, blasse Haut und Extremitäten
  - Oligurie mit Urinproduktion < 30 ml/h
  - Serumlaktat > 2,0 mmol/l (> 18 mg/dl).

Hämodynamisch werden, nach Ausschluss einer Hypovolämie, folgende Kriterien zugrunde gelegt:

- systolischer Blutdruck < 90 mmHg für mindestens 30 Minuten oder
- Blutdruckabfall um mindestens 30 mmHg vom Ausgangswert für mindestens 30 Minuten
- Bei Patienten mit einem systolischen Blutdruck über 90 mmHg, die zur Stabilisierung des Blutdrucks Vasopressoren und/oder ein linksventrikuläres Unterstützungssystem (LVAD)/eine extrakorporale Membranoxygenierung (ECMO) benötigen, liegt bei entsprechenden klinischen Zeichen ebenfalls ein kS vor.

Achtung: Hypoperfusion wird nicht immer von einer arteriellen Hypotonie begleitet. Im Schock können kompensatorische Mechanismen den arteriellen Blutdruck durch Vasokonstriktion vorübergehend aufrechterhalten, obwohl gleichzeitig die Gewebeperfusion und Gewebeoxygenierung relevant verringert ist.

2.3 Monitoring zur Steuerung der Therapie und Zielparameter

Neben dem Basismonitoring (kontinuierlich EKG-Monitoring, **invasive Blutdruckmessung** [**obligatorisch**], Pulsoxymetrie, Urinzeitvolumina/Diurese [⇑⇑/EK]) ist natürlich die Echokardiografie unverzichtbar und sollte baldmöglichst nach Aufnahme des Patienten durchgeführt werden, ohne natürlich eine dringliche Herzkatheteruntersuchung zu verzögern (⇑⇑/EK). Zur indirekten Beurteilung der Gewebeperfusion ist die Laktatmessung **zwingend** erforderlich und sollte wiederholt zur Abschätzung der Laktat-Clearance durchgeführt werden (⇑⇑/EK). Zum jetzigen Zeitpunkt kann allerdings kein konkreter Laktat-Clearance-Wert zur Therapiesteuerung empfohlen werden (3).

Der zentralvenöse Druck soll für die Diagnose eines Volumenmangels bei spontan atmenden sowie bei beatmeten Patienten nicht verwendet werden.

Die Größe der V. cava inferior (VCI) – bestimmt direkt unterhalb des Diaphragmas – kann grundsätzlich auf eine Hyper- oder Hypovolämie hinweisen. Für eine Volumenreagibilität spricht ein VCI Durchmesser < 10 mm. Eine Volumenreagibilität ist eher unwahrscheinlich bei einem VCI Durchmesser > 22 mm. Die respiratorische Variation des VCI-Durchmessers > 12% bei beatmeten Patienten eignet sich ebenfalls exzellent zur Beurteilung der Volumenreagibilität.

Bei jedem Patienten mit persistierendem ikS soll baldmöglichst das Herzzeitvolumen (HZV, Herzindex [HI]) zur Therapiesteuerung im weiteren Verlauf gemessen werden (⇑⇑/EK).

Eine invasive HZV-Messung ist immer dann sinnvoll, wenn Patienten im Schock nicht adäquat auf die Initialtherapie mit Volumen und Inotropika/Vasopressoren ansprechen (4).

Bei Notwendigkeit einer HZV-Messung ist die Pulskonturanalyse aktuell das führende System (4). Der Pulmonaliskatheter mit abgeleiteten Messverfahren ist aufgrund seiner größeren Invasivität Reserveindikationen (unklare Schocksituationen, Vitien, unklare pulmonale Hypertonie) vorbehalten.

2.3.1 Zielgröße der Hämodynamik

Zielgröße der Hämodynamik ist die suffiziente Perfusion von Zielorganen, messbar in (niedrigem) Laktatwert, Urinausscheidung, Hautperfusion und kognitiver Funktion (4). Die Angabe verbindlicher hämodynamischer Zielwerte ist nicht zwingend sinnvoll (4).

Die aktuelle Leitlinie schlägt unabhängig von dieser Einschätzung folgender Richtwerte vor (3):

- HI > 2,2–2,5 l x min x m^{-2}
- Cardiac Power Index (CPI) > 0,4 W/m^2

Darüber hinaus wird folgender Therapiekorridor empfohlen:

- mittlerer arterieller Druck (MAD) zwischen 65 und 75 mmHg und ein HI > 2,2 l x min x m^{-2}
  - der CPI berechnet sich wie folgt: HI x MAD x 0,0022

2.4 Therapie

2.4.1 Allgemeine Maßnahmen

Alle primär bestehenden Organkomplikationen (Atemversagen, Nierenversagen etc.) werden entsprechend der üblichen Vorgaben durch intensivmedizinische Maßnahmen (Beatmung, Nierenersatztherapie) therapiert. Das gilt auch für alle sich sekundär einstellenden Komplikationen, wie z.B. pneumogene Sepsis, Blutstrominfektion, neurologische Komplikationen oder akute Komplikationen des Gastrointestinaltrakts.

! Alle Maßnahmen dienen dem Ziel einer Aufrechterhaltung einer adäquaten Organperfusion. Gelingt dieses nicht, ist mit dem Auftreten eines Multiorgandysfunktionssyndroms bis hin zum Multiorganversagen zu rechnen.

2.4.2 Kausale Behandlung

Die kausale Behandlung des kardiogenen Schocks richtet sich nach der zu Grunde liegenden Ursache und ist nicht Gegenstand dieses Beitrags. Beim infarktbedingten kardiogenen Schock stehen die Revaskularisation und darauf abgestimmte Maßnahmen ganz im Vordergrund. Die Therapie der übrigen Ursachen des kardiogenen Schocks richtet sich danach, ob ein operativ zu korrigierender Befund (z.B. Ventrikelseptumdefekt), ein interventionell anzugehender Befund (z.B. Perikardtamponade) oder eine spezifische medikamentöse Therapie (Thrombolyse bei der Lungenembolie) primär zielführend ist.

! Bei Persistenz der Schocksymptomatik nach erfolgreiche Revaskularisation soll ein erweitertes hämodynamisches Monitoring etabliert (HZV) und die kreislaufunterstützende Pharmakotherapie entsprechend der klinischen Evaluation und den erhobenen Parametern reevaluiert und angepasst werden (3).

2.4.3 Oxygenierung

Es sollte beim kS eine suffiziente Oxygenierung mit einer arteriellen Sauerstoffsättigung von 94% bis 98% sichergestellt werden (⇑⇑/EK) (3).

2.4.4 Volumentherapie

Es muss immer überprüft werden, ob bei dem Patienten ein absoluter bzw. relativer Volumenmangel vorliegt. Zur Überprüfung der Volumenreagibilität können verschiedene Verfahren eingesetzt werden. Neben der klinischen Einschätzung, der bettseitigen Sonografie (VCI-Diameter, siehe oben) eignet sich insbesondere auch der Beinhebeversuch. Bei Fehlen klinisch/radiologischer Zeichen einer Stauung kann eine Flüssigkeitsgabe von > 200 ml über 15–30 Minuten unter engmaschiger Beobachtung des Patienten und der Hämodynamik erfolgen. In Abhängigkeit vom weiteren Verlauf der Zielparameter des hämodynamischen Monitorings kann die Volumengabe wiederholt werden.

Bei Patienten, die zunächst durch Katecholamingabe stabilisiert werden konnten, ist immer zu prüfen, ob sich nicht durch eine vorsichtige Flüssigkeitsgabe eine Verringerung der Katecholamindosierung bzw. ein Absetzen erreichen lässt (3).

2.4.5 Vormedikation

Viele Patienten mit kS werden schon vor Eintreten des lebensbedrohlichen Ereignisses aufgrund chronischer Begleiterkrankungen mit diversen Medikamenten behandelt. Hier sind vor allen Dingen die kardiovaskuläre wirksamen Substanzen zu bedenken wie Betablocker, Calciumantagonisten, ACE-Hemmer, Angiotensin-Rezeptor-Blocker oder andere vasoaktiv wirksamen Substanzen wie der Neprilysin-Inhibitor Sacubitril. Neben den blutdrucksenkenden Eigenschaften dieser Substanzen haben vor allem auch Betablocker negativ inotrope Wirkung. Daher sollten die Medikamente im manifesten kS zunächst pausiert werden.

2.4.6 Katecholamine

Die wichtigsten in der Intensivmedizin genutzten pharmakologischen Effekte der Katecholamine sind die über α1-Rezeptoren vermittelte arterielle und venöse Vasokonstriktion und die über β1-Rezeptoren vermittelten positiv inotropen und chronotropen Effekte am Herzen (s. Tab. 2) (2, 5). Dobutamin ist dabei die zentrale inotrope Substanz und wirkt ausschließlich an den β-Rezeptoren. Bei Noradrenalin überwiegt der vasokonstriktorische Effekt an den α1-Rezeptoren. Adrenalin wirkt sowohl an α- wie auch β-Rezeptoren. Phosphodiesterase (PDE)-Hemmer wirken intrazellulär ähnlich wie Dobutamin, allerdings unter Umgehung der β-Rezeptoren (2).

Tab. 2 Dosisbereich, hämodynamische Effekte und die vorwiegend beteiligten adrenergen Rezeptoren der eingesetzten Katecholamine (nach [5]). HZV = Herzzeitvolumen

Substanz (Dosis in µg/kg/min)	HZV	Positive Inotropie	beteiligte kardiale Rezeptoren	Blutdruck	Vasokonstriktion	beteiligte vaskuläre Rezeptoren	sonstige Rezeptoren
Noradrenalin (0,05–1)	⇑	+	β1+, β2+	⇑	+++	α1+++	α2+++
Adrenalin (0,05–2)	⇑	+++	β1+++, β2+	⇑	++	α1++	α2+++
Dobutamin (2,5–20)	⇑	+++	β1+++, β2+				α2–

Möglicher Schaden

Beim akuten Myokardinfarkt führt ein Mangel an Sauerstoff bzw. ATP im Myokard zunächst zu einem Verlust der Kontraktilität („Hibernation"), der bei anhaltender Ischämie in eine Myokardnekrose übergehen kann. In dieser Phase ist das Herz zudem besonders gefährdet, Kammerflimmern zu entwickeln. Nach einer erfolgreichen Revaskularisation kann sich ein zusätzlicher Reperfusionsschaden am Herzen entwickeln, der durch eine fortbestehende, aber potenziell reversible Kontraktionsstörung („Stunning") gekennzeichnet ist.

Werden in diesen Phasen inotrop wirksame Katecholamine oder intrazellulär ähnlich wirkende Phosphodiesterase-Hemmer (Milrinon, Enoximon) verabreicht, so kann dies folgende schädliche Effekte haben (6):

- Die intrazelluläre Kalziumkonzentration wird gesteigert.
- Die Herzfrequenz wird erhöht.
- Der Sauerstoffbedarf der Zelle nimmt zu.
- Ischämien werden verstärkt.
- Die myokardiale Relaxation wird eingeschränkt.
- Supraventrikuläre und ventrikuläre Arrhythmien werden vermehrt ausgelöst.
- Kardiodepressiv und kardiotoxisch wirkende proinflammatorischer Zytokine – wie Interleukin-6 – werden induziert.

Die Indikation für Inotropika sollte bei akuter Myokardischämie sehr streng gestellt werden. Bei Hinweisen für eine Funktionsverschlechterung des Myokards sollte die Therapie wenn möglich rasch wieder beendet werden (2).

2.4.7 Alternative Levosimendan

Levosimendan erhöht die Kalziumsensitivität der kontraktilen Proteine durch die kalziumabhängige Bindung an kardiales Troponin C. Gleichzeitig kommt es durch die Öffnung ATP-sensitiver Kaliumkanäle zur Vasodilatation der systemischen und der koronaren arteriellen Strombahn sowie der venösen Kapazitätsgefäße. Die diastolische Funktion wird nicht beeinträchtigt, die Vor- und Nachlast reduziert und die myokardiale Kontraktilität verstärkt, ohne gleichzeitig den myokardialen Sauerstoffverbrauch wesentlich zu steigern. Wegen des positiv inotropen und gleichzeitig vasodilatierenden Effektes wird die Substanz auch als „Inodilatator" bezeichnet. Zusätzlich besitzt Levosimendan antiinflammatorische, antioxidative und antiapoptotische Eigenschaften (2).

2.4.8 Aktuelle Leitlinien

Die aktuell gültigen deutsch-österreichischen Leitlinien zum infarktbedingten kardiogenen Schock aus dem Jahr 2019 empfehlen folgende Substanzen (s. Tab. 3) (3):

- Für den inotropen Support sollte Dobutamin eingesetzt werden (⇑/EK).
- Als Vasopressor sollte Noradrenalin eingesetzt werden, da es im Vergleich zu Dopamin prognostische und im Vergleich zu Adrenalin klinische Vorteile bietet (⇑/1+).
- Levosimendan sowie PDE-III-Inhibitoren wie Enoximon oder Milrinon können bei nicht ausreichendem hämodynamischem Ansprechen auf Katecholamine versucht werden (⇔/EK).
- Im Katecholamin-refraktären ikS sollte initial Levosimendan gegenüber PDE-III-Inhibitoren bevorzugt werden (⇑/1+).
- Adrenalin kann zum Einsatz kommen, wenn unter Dobutamin und Noradrenalin keine ausreichende hämodynamische Stabilisierung zu erreichen ist (⇔/EK).
- Dopamin soll zur Therapie des kardiogenen Schocks nicht angewendet werden (⇓⇓/1+).
- Aufgrund der der derzeitigen Datenlage gibt es für den Einsatz von Vasopressin bei ikS keine ausreichende Evidenz.
- Aufgrund des ungünstigen Nebenwirkungsprofils und der nur geringen, erst langsam einsetzenden, die Kontraktionskraft steigernden Wirkung der Herzglykoside gibt es für diese keine Indikation.
- Beim ikS gibt es keine Indikation zum Einsatz von Vasodilatatoren.

Tab. 3 Einsatz hämodynamisch wirksamer Medikamente beim kardiogenen Schock. MAD = mittlerer arterieller Druck; HZV = Herzzeitvolumen; PDE = Phosphodiesterase

1. Wahl	**Vasopressor:** Noradrenalin i.v.-Infusionen von 0,1–1 µg/kg/min: meist effektive Anhebung des MAD (Ausnahme: unkorrigierte Azidose) **Inotropikum:** Dobutamin: Beginn mit 2–3 µg/kg/min; Dosis-Wirkungs-Beziehung im Bereich 2,5–10 µg/kg; zusätzliche Wirksteigerung von Dosen > 20 µg/kg erscheint fraglich
Zusätzlich	**Inodilatator:** Levosimendan: 24 h dauernde Infusion mit Dosierungen von 0,05–0,2 µg/kg/min *Cave:* bei Bolusgabe Hypotoniegefahr („Loading"-Dosis 12–24 µg/kg über 10 min), ggf. mit Volumengabe oder Vasopressorsteigerung auffangen
Ultima Ratio	**Adrenalin:** ▪ 0,005–0,02 µg/kg/min: überwiegend β-mimetische Wirkung mit Steigerung des HZV ▪ 0,03–0,15–0,3–0,5 µg/kg/min: mit steigender Konzentration zunehmende Dominanz der α-adrenergen vasokonstriktorischen Effekte **PDE-Hemmer:** ▪ Milrinon: kontinuierliche Infusion in einer Dosierung von 0,375–0,75 µg/kg/min ▪ Enoximon: kontinuierliche Infusion in einer Dosierung von 1,25–7,5 µg/kg/min *Cave:* keine Bolusgabe PDE-Hemmer wegen der ausgeprägten Hypotoniegefahr

- Diuretika sollten bei Zeichen der Flüssigkeitsüberladung im Rahmen der symptomatischen Therapie eingesetzt werden (⇑/EK).
- Eine vorbestehende Betablockertherapie sollte in der initialen Schockphase pausiert werden.

2.4.9 Adrenalin

Die multinationale CardShock Studie untersuchte 219 Patienten mit kardiogenem Schock (7). In einer multivariaten Analyse war nur Adrenalin mit der 90-Tages-Sterblichkeit unabhängig assoziiert (Risiko Ratio 5,6 [1,88–14,7]). In einer großen kollaborativen Metaanalyse unter Verwendung individueller Patientendaten wurde gezeigt, dass Adrenalin das Risiko der Kurzzeitsterblichkeit bei Patienten mit kardiogenem Schock um das 3-fache erhöht (8).

Adrenalin ist bei Patienten im kardiogenem Schock mit einer erhöhten Sterblichkeit assoziiert und sollte deshalb, wenn überhaupt, nur mit äußerster Vorsicht und als Ultima Ratio eingesetzt werden.

2.4.10 Hämodynamische Steuerung der Schocktherapie

Ziel der hämodynamischen Steuerung bei persistierender Schocksymptomatik ist die Blutdruckstabilisierung zur Sicherstellung einer ausreichenden Perfusion der vitalen Organe. Um dieses Ziel bei ausreichender Vorlast und mit möglichst geringem Katecholamineinsatz zu erreichen, ist meist ein engmaschiges invasives hämodynamisches Monitoring notwendig (s. Abb. 1).

Bei einem „grenzwertig stabilen Kreislauf" (z.B. erhaltene oder wiedereinsetzende Nierenfunktion, Abfall Laktat etc.) sollte keine hämodynamische Intervention, insbesondere keine Gabe von Katecholaminen erfolgen.

Take home messages:

- *Der (infarktbedingte) kardiogene Schock erfordert neben einem raschen Erkennen eine zügige Diagnostik und Therapie.*
- *Das invasiv gemessene Herzzeitvolumen und der arterielle Druck sind im hämodynamischen Monitoring zur Überwachung und Steuerung der Therapie zwingend erforderlich.*
- *Dobutamin und Noradrenalin sind die inotropen/vasoaktiven Substanzen der Wahl in der medikamentösen Stabilisierung.*
- *Dopamin spielt keine Rolle und Adrenalin sollte nur mit äußerster Zurückhaltung eingesetzt werden.*
- *Levosimendan sollte bei nicht ausreichendem hämodynamischem Ansprechen auf Katecholamine versucht werden.*

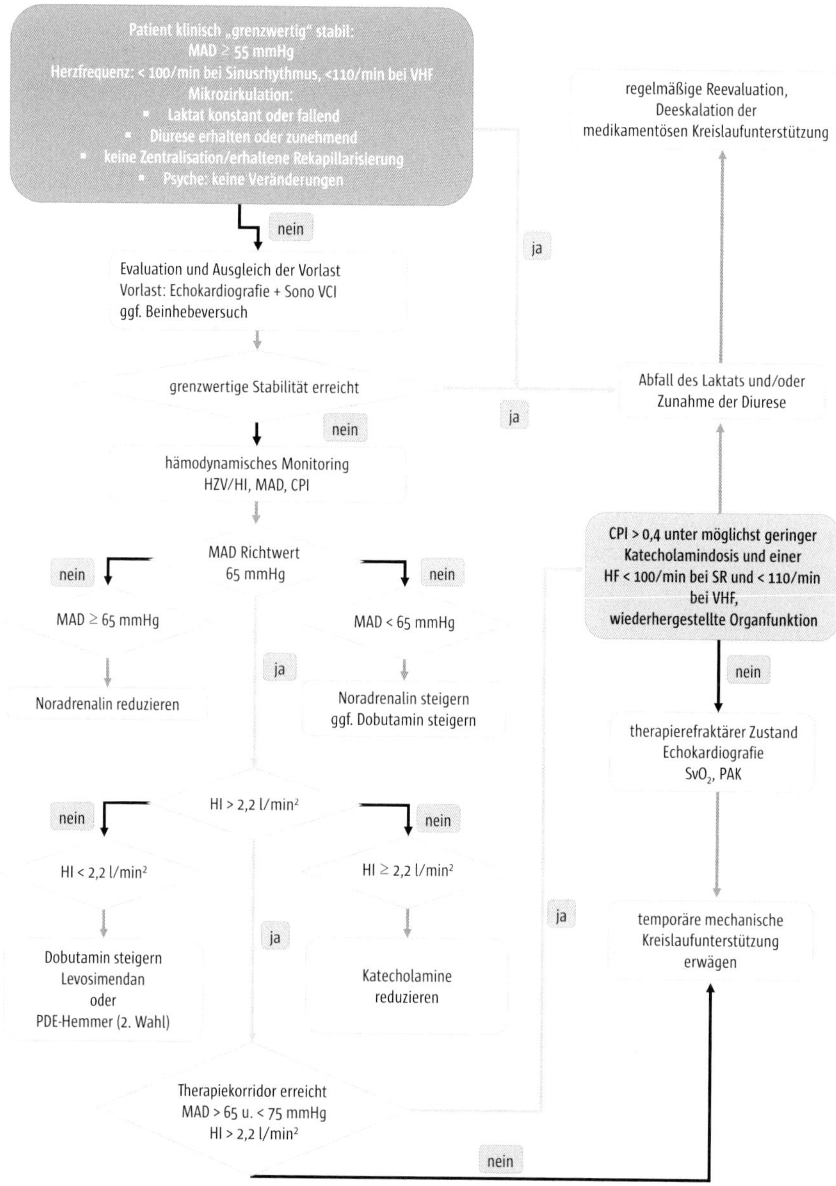

Abb. 1 Therapie des kardiogenen Schocks unter hämodynamischen Gesichtspunkten (nach [3]). MAD = mittlerer arterieller Druck; VHF = Vorhofflimmern; VCI = Vena cava inferior; HZV = Herzzeitvolumen; HI = Herzindex; CPI = Cardiac power index; SvO_2 = gemischtvenöse Sauerstoffsättigung; PDE-Hemmer = Phosphodiesterase-Hemmer

Literatur

1. Chioncel O, Parissis J, Mebazaa A et al. (2020) Epidemiology, Pathophysiology and Contemporary Management of Cardiogenic Shock – A position statement from the Heart Failure Association (HFA) of the European Society of Cardiology (ESC). Eur J Heart Fail. URL: DOI: 10.1002/ejhf.1922
2. Janssens U, Riessen R (2017) Inotrope Substanzen beim infarktbedingten kardiogenen Schock. Dtsch Med Wochenschr 142: 811–815
3. Werdan K, Ruß M, Boeken U et al. (2019) Deutsch-österreichische S3 Leitlinie „Infarktbedingter kardiogener Schock – Diagnose, Monitoring und Therapie". URL: https://www.awmf.org/leitlinien/detail/ll/019-013.html (abgerufen am 02.07.2020)
4. Janssens U, Jung C, Hennersdorf M et al. (2016) Empfehlungen zum hämodynamischen Monitoring in der internistischen Intensivmedizin. Kardiologe 10: 149–169
5. Riessen R, Tschritter O, Janssens U et al. (2016) Katecholamine: Pro und Kontra. Med Klin Intensivmed Notfmed 111: 37–46
6. Bangash MN, Kong ML, Pearse RM (2012) Use of inotropes and vasopressor agents in critically ill patients. Br J Pharmacol 165: 2015–2033
7. Tarvasmaki T, Lassus J, Varpula M et al. (2016) Current real-life use of vasopressors and inotropes in cardiogenic shock – adrenaline use is associated with excess organ injury and mortality. Crit Care 20: 208
8. Leopold V, Gayat E, Pirracchio R et al. (2018) Epinephrine and short-term survival in cardiogenic shock: an individual data meta-analysis of 2,583 patients. Intensive Care Med 44: 847–856

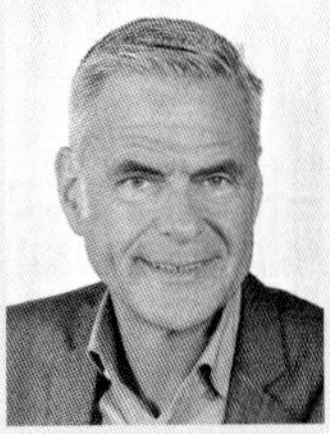

Prof. Dr. med. Uwe Janssens

Studium der Humanmedizin in Düsseldorf. Ausbildung zum Facharzt Innere Medizin am Bethesda Krankenhaus Mönchengladbach und Universitätsklinikum Aachen. Dort Erwerb der Schwerpunktbezeichnung Kardiologie und Zusatz-Weiterbildung „Internistische Intensivmedizin". Im Jahr 2000 Habilitation. Seit 2005 Chefarzt der Klinik für Innere Medizin und Intensivmedizin St. Antonius Hospital Eschweiler. 2006–2008 Präsident der Deutschen Gesellschaft für Internistische Intensivmedizin und Notfallmedizin (DGIIN). 2012 Tagungspräsident der Jahrestagung der DGIIN in Köln. Seit 2009 Sprecher der Sektion Ethik der Deutschen Interdisziplinären Vereinigung für Intensiv- und Notfallmedizin (DIVI). Seit 2014 Generalsekretär der DGIIN. Seit 2019 Präsident der DIVI.

3 Mechanische Herz-Kreislauf-Unterstützung beim infarktbedingten kardiogenen Schock

Guido Michels, Danilo Obradovic und Holger Thiele

3.1 Einleitung

Der kardiogene Schock stellt eine Unterform der akuten Herzinsuffizienz (2–4%) dar. Da 75–80% der Fälle durch einen akuten Myokardinfarkt verursacht werden (1), spricht man entsprechend von einem infarktbedingten-kardiogenen Schock (ikS). Der infarktbedingte kardiogene Schock tritt im Median 6 Stunden nach Beginn des Infarktereignisses auf, sodass eine zeitnahe Myokardrevaskularisation und hämodynamische Stabilisierung unabdingbar sind. Ca. 10% der Patienten mit akutem Myokardinfarkt entwickeln einen ikS (2). Nachdem randomisierte Studien eine deutliche Verbesserung der Überlebenswahrscheinlichkeit im Fall einer frühzeitigen Revaskularisierung belegten, bildet diese die Basistherapie des ikS. In den meisten Fällen erfolgt die Revaskularisierung durch eine perkutane Koronarintervention (PCI). Bei einer komplexen Koronaranatomie oder dem Auftreten mechanischer Komplikationen im Rahmen des Infarktgeschehens sollte zeitnah das Heart-Team konsultiert werden (3). In der randomisierten CULPRIT-SHOCK-Multicenterstudie zeigte sich im Fall einer koronaren Mehrgefäßerkrankung ein signifikanter Überlebensvorteil für Patienten mit alleiniger Versorgung des infarktverursachenden Koronargefäßes (Culprit-lesion-Strategie) im Vergleich zur sofortigen Mehrgefäß-PCI (4).

Neben der linksventrikulären Dysfunktion sind infarktbedingte Komplikationen, wie ein Ventrikelseptumdefekt (sog. Infarkt-VSD), eine Ventrikelwandruptur, ein Papillarmuskelabriss mit resultierender akuter Mitralklappeninsuffizienz, eine Perikardtamponade oder ein zusätzliches Rechtsherzversagen mögliche Ursachen für die Entwicklung eines kardiogenen Schocks. Da oftmals die persistierende hämodynamische Instabilität während des Akutgeschehens auf die linksventrikuläre Dysfunktion zurückgeführt wird, sollte gerade bei Persistenz und insbesondere bei Verschlechterung der hämodynamischen Situation auf mechanische Infarktkomplikationen (niedrige Inzidenz mit hoher Mortalität) gezielt echokardiografisch gefahndet werden.

Trotz rasanter Entwicklungen in der Diagnostik und Versorgung des infarktbedingten kardiogenen Schocks ist die Mortalität mit ca. 50% weiterhin hoch.

Der kardiogene Schock ist definiert als persistente Hypotonie (systolischer Blutdruck < 90 mmHg) trotz adäquatem Füllstatus mit klinischen Zeichen einer Hypoperfusion (5). Bei Patienten mit einem systolischen Blutdruck > 90 mmHg, die zur Stabilisierung des Blutdrucks Vasopressoren/Inotropika oder mechanische Herz-Kreislauf-Unterstützung benötigen, liegt bei entsprechenden klinischen Zeichen ebenfalls ein kardiogener Schock vor (5–7).

3.2 Pathophysiologie

Die kritische Verminderung der systolischen und diastolischen Pumpfunktion führt zur Reduktion des Herzindex (Abnahme der Inotropie). Kompensatorisch resultieren primär ein Anstieg des systemischen Widerstands (Nachlasterhöhung) und im späteren Verlauf ein Abfall (Entwicklung einer metabolischen Azidose mit verminderter Ansprechbarkeit auf Katecholamine) mit venösem Pooling und Zunahme des venösen Rückstroms (Anstieg der Vorlast). Da bei ca. 25% der Patienten im ikS basierend auf der initialen peripheren Vasokonstriktion der Blutdruck im normotensiven Bereich liegen kann, wird die Diagnose des ikS nicht selten zu spät gestellt. Die Abnahme der Koronarperfusion und der kontraktilen Masse führen zur Aggravierung der Abnahme des Herzzeitvolumens. Des Weiteren kommt es bei persistierendem Schock zu einer systemischen Entzündungsreaktion (*systemic inflammatory response syndrome*) via Ischämie/Reperfusion (Reperfusionsschaden) und/oder via Endotoxintranslokation aus dem hypoperfundiertem Darm. Dies führt wiederum im Verlauf zu einem Abfall der peripheren Widerstände sowie zur endothelialen Produktion von Stickstoffmonoxid (NO) und Peroxynitrit, die eine ausgeprägte negative inotrope Wirkung ausüben und die kardiale Situation weiterhin verschlechtern (7–9).

Diese Schockspirale führt unbehandelt meist zum Tod des Patienten.

3.3 Risikostratifizierung und Prognose

Bis dato wurden mehrere klinische und biologische Parameter und Scores erfolgreich für die Risikostratifizierung von Patienten mit ikS etabliert. All diese Parameter zusammengefasst in klinischen Scores ermöglichen eine Evaluation der Prognose sowie Identifizierung der Schockpatienten mit hohem Mortalitätsrisiko, welche von einer intensivierten Diagnostik und der eventuellen Anwendung einer mechanischen

Herz-Kreislauf-Unterstützung profitieren könnten (3). Die jüngst eingeführte SCAI-(Society for Cardiovascular Angiography and Interventions) Klassifikation teilt die Patienten klinisch bis hämodynamisch nach dem Schweregrad des kardiogenen Schocks ein:

- A (*at risk*) – Risiko für Entwicklung eines kardiogenen Schocks
- B (*beginning*) – beginnender kardiogener Schock (Hypotension)
- C (*classic*) – klassischer kardiogener Schock (Hypoperfusion)
- D (*deteriorating*) – sich verschlechternder kardiogener Schock
- E (*extremis*) – Herzkreislaufstillstand unter kardiopulmonaler Reanimation und/ oder extrakorporalem Life Support bzw. ECLS (10)

Dieser Score wurde zudem in Bezug auf eine Prognoseeinschätzung validiert. Im Spektrum von Score A bis D zeigten die Patienten unabhängig von den angewendeten therapeutischen Maßnahmen eine signifikant unterschiedliche Krankenhausmortalität von 3,0% (A), 7,1% (B), 12,4% (C), 40,4% (D) bzw. 67,0% (E) (11).

3.4 Kreislaufunterstützende Therapie des kardiogenen Schocks

Basierend auf der obigen A–E-Klassifikation ist eine pharmakologische und/oder mechanische Kreislaufunterstützung ab dem Schockstadium C indiziert. Die medikamentöse Kreislaufunterstützung erfolgt durch kontrollierte Volumensubstitution und durch Gabe von Vasopressoren und Inotropika (6). Als Vasopressor sollte Noradrenalin eingesetzt werden, da es im Vergleich zu Dopamin prognostische und im Vergleich zu Adrenalin klinische Vorteile bietet (6). Als Inotropikum der Wahl sollte Dobutamin eingesetzt werden (6). Die internationale Empfehlung bezüglich der Gabe von Katecholaminen im kardiogenen Schock lautet dennoch „May be considered (Class IIb)“. Da die Katecholamintherapie mit einer Reihe von unerwünschten Nebeneffekten (Arrhythmien, Induktion von kardiodepressiv und kardiotoxisch wirkenden proinflammatorischen Zytokinen und mitochondriale Dysfunktion) und mit einer erhöhten Sterblichkeit assoziiert ist (12, 13), sollte stets eine strenge Indikation für Katecholamine bei akuter Herzschwäche gestellt werden.

Bei einigen Patienten mit kardiogenem Schock kann trotz einer optimalen leitlinienkonformen medikamentösen Therapie und zeitnaher Revaskularisierung keine suffiziente Kreislaufsituation und adäquate Organperfusion hergestellt werden, sodass in diesen Fällen über eine mechanische Herz-Kreislauf-Unterstützung (MCS, *mechanical circulatory support*) nachgedacht werden sollte (6). Diese Option setzt jedoch einen hohen Versorgungsstandard (meist Krankenhäuser der Maximalversorgung) voraus (s. Abb. 1).

Die Qualität der personellen Versorgung spielt hier unter anderem eine bedeutende Rolle. In zwei Beobachtungsstudien konnte gezeigt werden, dass die Etablierung eines Schock-Teams zu einer Reduktion der Mortalität bei kardiogenem Schock führen kann (15; 16). In Anlehnung an das traumatologische Schockraummanagement sollte auch das nicht-traumatologische Schockraumteam multiprofessionell und interdisziplinär aufgestellt sein (s. Abb. 2).

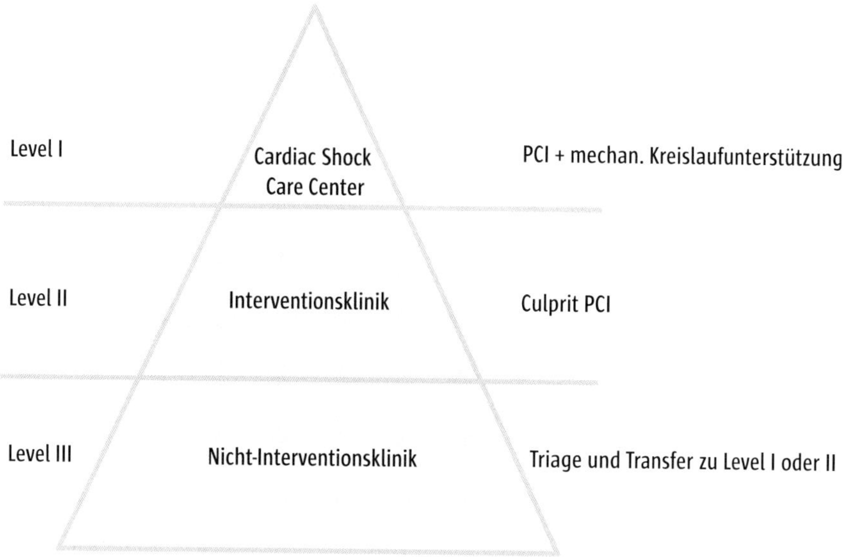

Abb. 1 Amerikanische Empfehlungen für Level von Zentren zur Behandlung des kardiogenen Schocks (modifiziert nach 14). Abkürzung: PCI = perkutane Koronarintervention

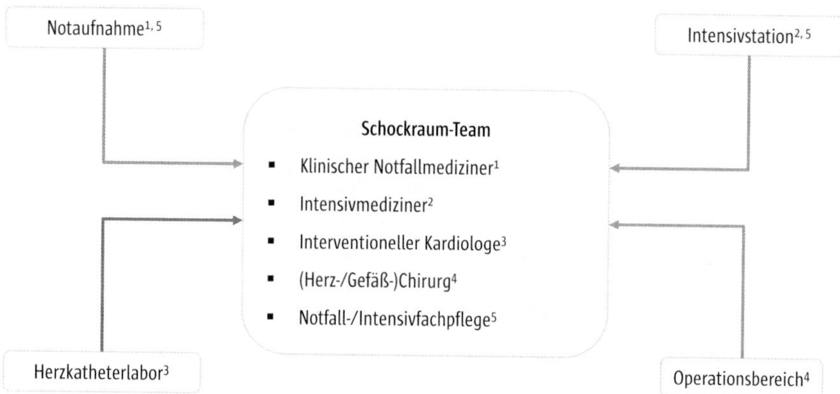

Abb. 2 Zusammensetzung eines idealen nicht-traumatologischen Schockraum-Teams

Bezüglich der MCS-Indikation beim ikS (s. Abb. 3), so liegen bis Dato keine einheitlichen Kriterien vor. In der S3-Leitlinie zum infarktbedingten kardiogenen Schock wurde sich zum Einsatz wie temporärer mechanische Unterstützungssysteme (TMU) wie folgt geäußert (6):

> *„Bei Patienten im Infarkt-bedingtem kardiogenen Schock, die sich mittelbar nicht stabilisieren lassen, kann ein temporäres mechanisches Unterstützungssystem (TMU) implantiert werden, falls ein realistisches Therapieziel besteht. Die Auswahl des TMU richtet sich nach spezifischen Charakteristika des Kreislaufversagens (links/rechts/biventrikulär) und der Expertise des jeweiligen Herz-Teams. Weiterhin sind folgende Voraussetzungen für die TMU-Implantation zwingend erforderlich:*

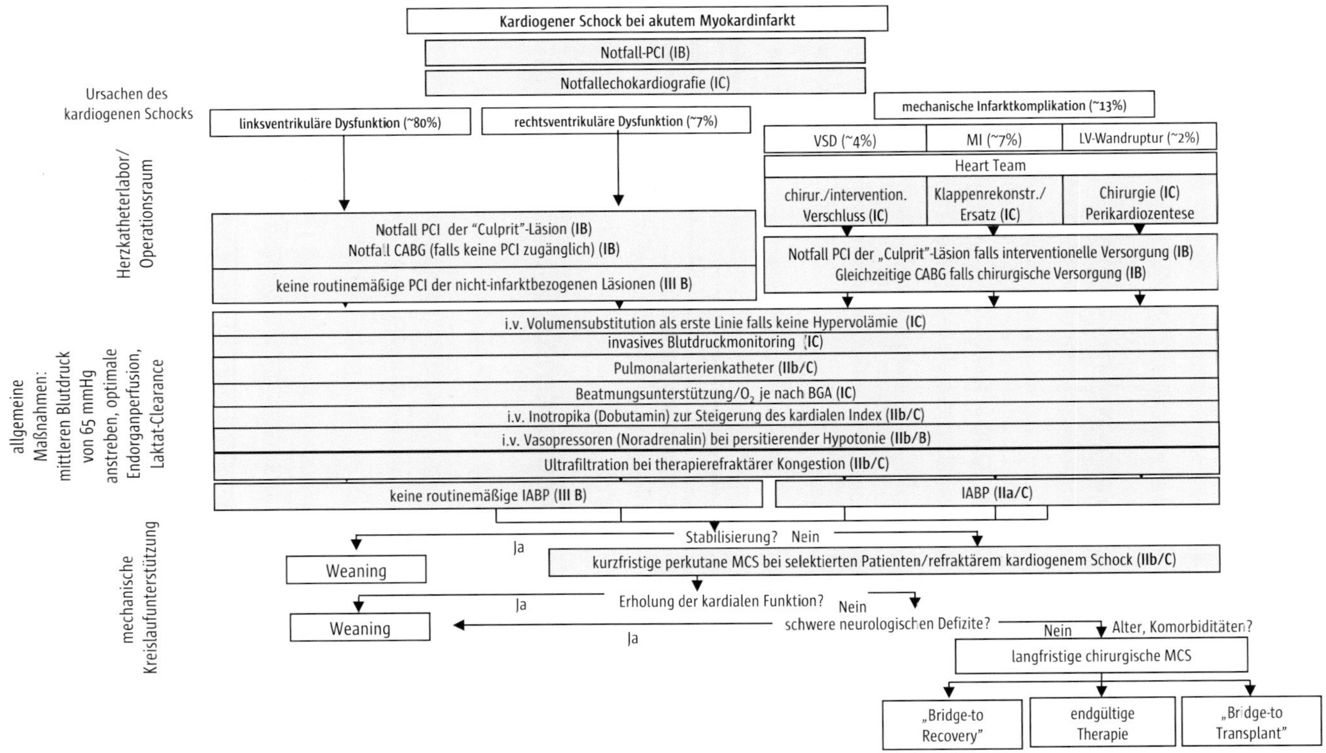

Abb. 3 Behandlungsalgorithmus kardiogener Schock mit Empfehlungsgrad (Klasse I bis Klasse III) und jeweiliger Evidenzgrad der Empfehlungen der ESC. Abkürzungen: BGA, Blutgasanalyse; CABG, koronare Bypassoperation; IABP, intraaortale Ballongegenpulsation; MCS, mechanischer zirkulatorischer Support; LV, linker Ventrikel; MI, Mitralklappeninsuffizienz; VSD, Ventrikelseptumdefekt; O_2, Sauerstoff; PCI, perkutane Koronarintervention (modifiziert nach 3; 7).

- *Implantation des TMU ohne Verzögerung der Revaskularisation, idealerweise im Katheterlabor (im Rahmen der Koronarangiografie bzw. PCI);*
- *dokumentiertes realistisches Therapieziel, evaluiert im Herz-Team;*
- *Anbindung an bzw. Kooperation mit einem Herz-Kreislauf-Zentrum zur Gewährleistung der Option einer frühzeitigen Destinationstherapie;*
- *Implantation vor Eintreten irreversibler Organschädigungen;*
- *Aufnahme in ein TMU-Register, das von den o.g. Fach-Gesellschaften betrieben wird (DGK, DGTHG, DGIIN, ÖKG, ÖGIAIM, DGAI, DIVI). Bei der IABP hat der pathophysiologisch basierte Expertenkonsens der nachfolgenden Evidenz (randomisiert kontrollierte Studien) nicht standgehalten.*
- *Demzufolge sprechen sich die Delegierten dafür aus, dass trotz der gegebenen „Kann-Empfehlung – basierend auf einem Expertenkonsens (EK) – weitere entsprechende randomisierte Studien notwendig sind, um die Evidenz zu klären."*

Bei Patienten im infarktbedingten kardiogenen Schock, die sich mittelbar nicht stabilisieren lassen, kann ein temporäres mechanisches Herz-Kreislauf-Unterstützungssystem implantiert werden, falls ein realistisches Therapieziel besteht.

Die vor kurzem verabschiedete aber noch nicht publizierte S3-Leitlinie zum Einsatz der extrakorporalen Zirkulation (ECLS [*extracorporeal life support*]/ECMO [*extracorporeal membrane oxygenation*]) bei Herz- und Kreislaufversagen empfiehlt basierend auf den fehlenden randomisiert kontrollierten Studien, dass im kardiogenen Schock eine ECLS (extracorporeal life support) in Erwägung gezogen werden kann (17).

Eine Übersicht über die häufig angewendeten Kreislaufunterstützungssysteme und ihre technischen und hämodynamischen Eigenschaften zeigt Abbildung 4.

3.5 Studienlage zu mechanischen Herz-Kreislauf-Unterstützungssystemen

Bezüglich Empfehlungen zum Einsatz von MCS ist die aktuelle Datenlage sehr schwach. Derzeit existieren keine Direktvergleiche zwischen den einzelnen MCS-Systemen. Im Rahmen einer Metaanalyse wurden vier kleine randomisierte Studien mit Fragestellung der Effizienz von MCS-Systemen im Vergleich zur IABP eingeschlossen (2 Studien mit TandemHeart™ und 2 mit Mikroaxialpumpe, insgesamt 148 Patienten). Die Anwendung von MCS-Systemen zeigte eine Verbesserung des mittleren arteriellen Druckes und einen Abfall des arteriellen Laktats, jedoch ohne Auswirkung auf den Herzindex und den pulmonalkapillären Verschlussdruck. Bei häufigeren Blutungskomplikationen in der MCS-Gruppe ließ sich kein Unterschied im relativen Mortalitätsrisiko zwischen der MCS-Gruppe und der IABP-Gruppe nachweisen (1,01; 95% KI 0,70–1,44; p = 0,98) (18).

Eine weitere Analyse aus dem PREMIER-Register in den USA (n = 48.306) demonstrierte eine Erhöhung der Mortalität seit der Einführung der Mikroaxialpumpe bei Patienten, die eine PCI mit MCS erhalten haben (19, 20).

	RV-Unterstützung		LV-Unterstützung				
	a) Impella RP	b) TandemHeart RA-PA	c) VA-ECMO	d) IABP	e) Impella 2.5 / 3.5 / 5.0	f) TandemHeart	g) iVAC 2L

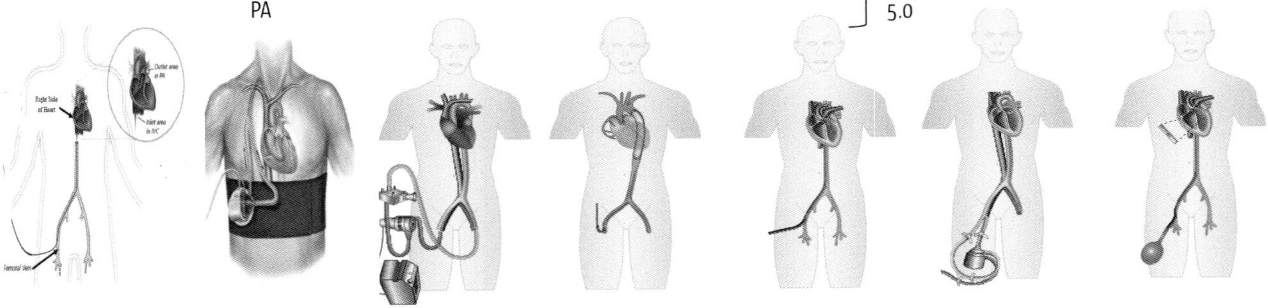

	a) Impella RP	b) TandemHeart RA-PA	c) VA-ECMO	d) IABP	e) Impella	f) TandemHeart	g) iVAC 2L
Fluss:	max. 4.0 l	max. 4.0 l	max. 7.0 l	-	2.5-5.5 l	max. 4.0 l	max. 2.8 l
Pumpendrehzahl:	33.000 UpM	max. 7.500 UpM	max. 5.000 UpM	-	max. 51.000 UpM	max. 7.500 UpM	40 ml/Schlag
Kanülengröße:	22 F	29 F	14-19 F arteriell 17-21 F venös	7-8 F	12-14 F	12-19 F arteriell 21 F venös	17 F
Insertionsstelle/ Platzierung	Vena femoralis	Vena jugu. interna	Art. femoralis Vena femoralis	Art. femoralis	Art. femoralis	Art. femoralis Vena femoralis für LA-Zugang	Art.femoralis
LV-Entladung:	-	-	-	(+)	+ - ++	++	+
RV-Entladung:	+	+	++	-	-	-	-

Abb. 4 Technische und hämodynamische Eigenschaften aktueller mechanischer Herz-Kreislauf-Unterstützungssysteme (modifiziert nach[7]). Abkürzungen: Art., Arterie; F, French; LA, linkes Atrium; LV, linker Ventrikel; RV rechter Ventrikel; UpM, Umdrehungen pro Minute

Die ECLS-Systeme finden derzeit zunehmend Anwendung in der Behandlung des Herzkreislaufstillstandes und des kardiogenen Schocks (21). Größere randomisiert kontrollierte Studien zur ECLS-Behandlung fehlen bis heute. Einige Beobachtungsstudien zeigen eine Mortalitätssenkung bis zu 33% durch ECLS-Anwendung. In der jüngst publizierten ECLS-SHOCK-1 monozentrischen Studie (n = 42) zeigte sich bei Verwendung eines ECLS-Systems kein Vorteil auf die linksventrikuläre Pumpfunktion als primären Endpunkt. Der sekundäre Endpunkt, die 30-Tage-Überlebensrate nach Randomisierung, war nicht signifikant unterschiedlich (22).

Für den Erfolg einer mechanischen Herz-Kreislauf-Unterstützung im infarktbedingten Schock scheinen die kritische Patientenselektion und der richtige Zeitpunkt entscheidend, wobei diese Aspekte einer Evaluation im Rahmen größerer randomisierter Studien bedürfen.

Vor einer möglichen ECLS-Implantation soll geklärt werden, ob bei dem Patienten ein isoliertes linksventrikuläres Pumpversagen oder eine globale Herzinsuffizienz bzw. ein pulmonales Problem vorliegt (7). Im Fall eines isolierten linksventrikulären Pumpversagens ist die Implantation einer linkventrikulären Mikroaxialpumpe möglicher Weise die zu bevorzugende Therapiemodalität. Trotz der deutlich zunehmenden Verwendung von MCS bei fehlender Datenlage spricht sich die europäische Gesellschaft für Kardiologie (ESC) für eine „Kann-Empfehlung" (IIb-C) aus. Die aktuell durchgeführten randomisierten Studien DanGerShock (Mikroaxialpumpe [Impella CP] versus konventionelle Therapie), die EURO-SHOCK (ECLS versus konventionelle Therapie) und ECLS-SHOCK (ECLS versus konventionelle Therapie) werden hoffentlich den Stellenwert der MCS im kardiogenen Schock klarer definieren.

Take home messages:

- *Trotz rasanter Entwicklungen in der Diagnostik und Versorgung des infarktbedingten kardiogenen Schocks ist die Mortalität mit ca. 50% weiterhin hoch.*
- *Diese Schockspirale führt unbehandelt meist zum Tod des Patienten.*
- *Bei Patienten im infarktbedingten kardiogenen Schock, die sich mittelbar nicht stabilisieren lassen, kann ein temporäres mechanisches Herz-Kreislauf-Unterstützungssystem (MCS) implantiert werden, falls ein realistisches Therapieziel besteht.*
- *Für den Erfolg einer MCS im infarktbedingten Schock scheinen die kritische Patientenselektion und der richtige Zeitpunkt entscheidend.*
- *Trotz der deutlich zunehmenden Verwendung von MCS bei fehlender Datenlage spricht sich die europäische Gesellschaft für Kardiologie für eine „Kann-Empfehlung" (IIb-C) aus.*

Literatur

1. van Diepen S, Katz JN, Albert NM et al. (2017) Contemporary management of cardiogenic shock—a scientific statement. Circulation 136: e232–e268
2. Rathod KS, Koganti S, Iqbal MB et al. (2018) Contemporary trends in cardiogenic shock: Incidence, intra-aortic balloon pump utilisation and outcomes from the London Heart Attack Group. Eur Heart J Acute Cardiovasc Care 7(1): 16–27
3. Thiele H, Ohman EM, de Waha-Thiele S et al. (2019) Management of cardiogenic shock complicating myocardial infarction: an update 2019. Eur Heart J 40(32): 2671–2683
4. Thiele H, Akin I, Sandri M et al. (2017) PCI Strategies in Patients with Acute Myocardial Infarction and Cardiogenic Shock. N Engl J Med 377(25): 2419–2432
5. Ibanez B, James S, Agewall S et al. (2018) ESC Scientific Document Group. 2017 ESC Guidelines for the management of acute myocardial infarction in patients presenting with ST-segment elevation: The Task Force for the management of acute myocardial infarction in patients presenting with ST-segment elevation of the European Society of Cardiology (ESC) Eur Heart J 39(2): 119–177
6. Werdan K et al. (2019) S3 Leitlinie„Infarktbedingter kardiogener Schock – Diagnose, Monitoring Therapie". URL: https://www.awmf.org/uploads/tx_szleitlinien/019-013k_S3_Infarktbedingter_kardiogener_Schock_2019-11.pdf (abgerufen am 09.07.2020)
7. Obradovic D, Freund A, Desch S, Thiele H (2020) Cardiogenic Shock Complicating Myocardial Infarction. Dtsch Med Wochenschr. 145(9): 624–632
8. Mebazaa A, Combes A, van Diepen S et al. (2018) Management of cardiogenic shock complicating myocardial infarction. Intensive Care Med 44: 760–773
9. Hochman JS (2003). Cardiogenic shock complicating acute myocardial infarction: expanding the paradigm. Circulation 107: 2998–3002
10. Baran DA, Grines CL, Bailey S, Burkhoff D, Hall SA, Henry TD, Hollenberg SM, Kapur NK, O'Neill W, Ornato JP, Stelling K, Thiele H, van Diepen S, Naidu SS (2019) SCAI clinical expert consensus statement on the classification of cardiogenic shock: This document was endorsed by the American College of Cardiology (ACC), the American Heart Association (AHA), the Society of Critical Care Medicine (SCCM), and the Society of Thoracic Surgeons (STS) in April 2019. Catheter Cardiovasc Interv. 94(1): 29–37
11. Jentzer JC, van Diepen S, Barsness GW et al. (2019) Cardiogenic Shock Classification to Predict Mortality in the Cardiac Intensive Care Unit. J Am Coll Cardiol 74(17). 2117–2128
12. Levy B, Clere-Jehl R, Legras A, Morichau-Beauchant T, Leone M, Frederique G, Quenot JP, Kimmoun A, Cariou A, Lassus J, Harjola VP, Meziani F, Louis G, Rossignol P, Duarte K, Girerd N, Mebazaa A, Vignon P, Collaborators (2018) Epinephrine Versus Norepinephrine for Cardiogenic Shock After Acute Myocardial Infarction. J Am Coll Cardiol. 72(2): 173–182
13. Wang XC, Zhu DM, Shan YX (2015) Dobutamine Therapy is Associated with Worse Clinical Outcomes Compared with Nesiritide Therapy for Acute Decompensated Heart Failure: A Systematic Review and Meta-Analysis. Am J Cardiovasc Drugs. Dec;15(6):429–37
14. Rab T, Ratanapo S, Kern KB, Basir MB, McDaniel M, Meraj P, King SB 3rd, O'Neill W (2018) Cardiac Shock Care Centers: JACC Review Topic of the Week. J Am Coll Cardiol. 72(16): 1972–1980
15. Tehrani BN, Truesdell AG, Sherwood MW, Desai S, Tran HA, Epps KC et al. (2019) Standardized team-based care for cardiogenic shock. J Am Coll Card. 73(13): 1659–69
16. Taleb I, Koliopoulou AG, Tandar A, McKellar SH, Tonna JE, Nativi-Nicolau J et al. (2019) Shock team approach in refractory cardiogenic shock requiring short-term mechanical circulatory support. Circulation. 140(1): 98–100
17. Boeken U et al., Einsatz der extrakorporalen Zirkulation (ECLS/ECMO) bei Herz- und Kreislaufversagen (Registernummer 011–021). URL: https://www.awmf.org/leitlinien/detail/anmeldung/1/ll/011-021.html (abgerufen am 21.09.20)
18. Thiele H, Jobs A, Ouweneel DM et al. (2017) Percutaneous short-term active mechanical support devices in cardiogenic shock: a systematic review and collaborative meta-analysis of randomized trials. Eur Heart J 38(47): 3523–3531
19. Schrage B, Ibrahim K, Loehn T et al. (2019) Impella Support for Acute Myocardial Infarction Complicated by Cardiogenic Shock. Circulation 139(10): 1249–1258

20. Amin AP, Spertus JA, Curtis JP et al. (2019) The Evolving Landscape of Impella® Use in the United States Among Patients Undergoing Percutaneous Coronary Intervention with Mechanical Circulatory Support. Circulation 141(4): 273–284
21. Ouweneel DM, Schotborgh J, Limpens J et al. (2016) Extracorporeal life support during cardiac arrest and cardiogenic shock: a systematic review and meta-analysis. Intensive Care Med 42(12): 1922–1934
22. Brunner S, Guenther SPW, Lackermair K et al. (2019) Extracorporeal Life Support in Cardiogenic Shock Complicating Acute Myocardial Infarction. J Am Coll Cardiol 73(18). 2355–2357

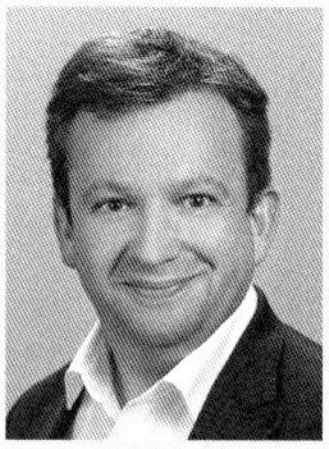

Prof. Dr. med. Guido Michels

Nach dem Studium für Humanmedizin in Köln und Zürich erfolgte ab 2002 die Ausbildung zum Facharzt für Innere Medizin, Kardiologie, Pneumologie, Notfallmedizin, internistische Intensivmedizin und Palliativmedizin an der Universitätsklinik Köln. Von 2012 bis 2019 kardiologischer Oberarzt der Klinik III für Innere Medizin am Herzzentrum der Universitätsklinik Köln mit Leitung der kardiologisch-pneumologischen Intensivmedizin. Seit 2020 Chefarzt der Klinik für Akut- und Notfallmedizin am St.-Antonius-Hospital in Eschweiler. Wissenschaftliche Schwerpunkte sind die Akutmedizin; Forschungsaufenthalt an der Universität von Pennsylvania in Philadelphia (2005–2007). Autor und Herausgeber zahlreicher medizinischer Publikationen.

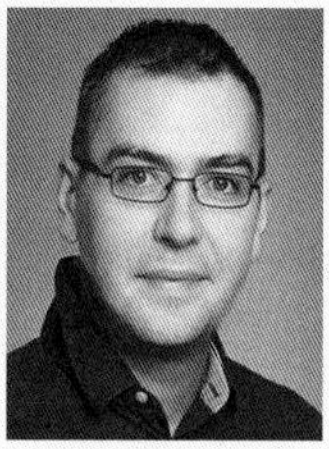

Dr. med. Danilo Obradovic

Nach dem Studium für Humanmedizin in Belgrad, Serbien, erfolgte ab 2011 die Ausbildung zum Facharzt für Innere Medizin und Kardiologie an der medizinischen Klinik mit Schwerpunkt Kardiologie, Campus Virchow Klinikum, Charité – Universitätsmedizin Berlin und im Herzzentrum Brandenburg. Seit 2014 als Assistenzarzt in der Universitätsklinik für Kardiologie, HELIOS Stiftungsprofessur-Herzzentrum Leipzig tätig.

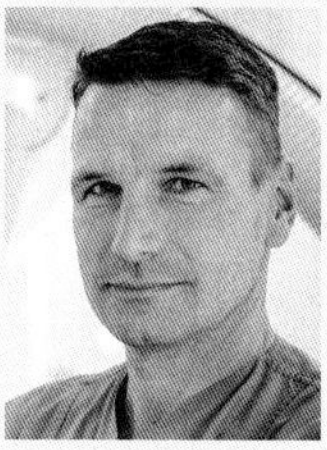

Prof. Dr. med. Holger Thiele

Nach dem Studium für Humanmedizin in Berlin erfolgte ab 1996 die Ausbildung zum Facharzt für Innere Medizin, Kardiologie, Angiologie, Notfallmedizin, internistische Intensivmedizin am Herzzentrum Leipzig der Universität Leipzig. Von 2013 bis 2017 Klinikdirektor und W3-Professor am Universitären Herzzentrum Lübeck des Universitätsklinikums Schleswig-Holstein. Seit 2017 Rückkehr an das Herzzentrum Leipzig als Klinikdirektor mit W3-Professor Status an der Universität Leipzig. Wissenschaftliche Schwerpunkte sind die Akutmedizin und Notfallmedizin, akutes Koronarsyndrom, kardiovaskuläre Bildgebung. Autor und Herausgeber zahlreicher medizinischer Publikationen: > 600 Publikationen mit kumulativem Impact Factor > 4.800.

4 Brady-/Tachyarrhythmia absoluta

Christoph Stellbrink

4.1 Häufigkeit und Ursachen von Vorhofflimmern auf der Intensivstation

Vorhofflimmern (VHF) ist eine der häufigsten Arrhythmien bei intensivmedizinischen Patienten; die Häufigkeit bei akut Erkrankten liegt, in Abhängigkeit vom untersuchten Kollektiv, bei 4–29% (1–4). Das Auftreten von VHF ist mit einer längeren Dauer des Intensiv- und Krankenhausaufenthalts sowie einer höheren Mortalität assoziiert (2). Während chronisches VHF bei Intensivpatienten typischerweise bei kardiovaskulären Erkrankungen wie Herzinsuffizienz, Hypertonus oder Hyperlipidämie beobachtet wird, ist neu auftretendes VHF eher mit höherem Alter, Hypotension, einem auftretenden (Multi-)Organversagen oder der Gabe von Vasopressoren assoziiert, was für eine unterschiedliche Ätiologie im Vergleich zu chronischem VHF spricht (5). Daher ist auch unklar, ob VHF lediglich ein Marker für eine schlechte Prognose darstellt oder kausal für die erhöhte Mortalität verantwortlich ist. Vermutlich spielt die systemische Inflammation z.B. im Rahmen der Sepsis, eine wichtige Rolle in der Neuentstehung von VHF bei Intensivpatienten. Daneben werden auch bei septischen Infektionen eine direkte bakterielle Besiedlung des Myokards (6) und eine veränderte Expression von Kalziumkanälen mit resultierender Verkürzung der atrialen Refraktärzeit durch Bakterientoxine diskutiert (7). Für Patienten mit Sepsis wurde ein Risikoscore zur Abschätzung des Risikos für das Auftreten von VHF entwickelt (https://safescore.shinyapps.io/safe/) (8).

Aufgrund der unterschiedlichen Ätiologie sind die Therapieempfehlungen, die in erster Linie für nicht kritisch Kranke existieren, nicht ohne Weiteres auf die Situation auf der Intensivstation übertragbar. Kontrollierte Studien zu VHF bei Intensivpatienten sind selten, sodass die meisten Daten auf großen Intensivregistern beruhen.

4.2 Grundsätzliche Therapieprinzipien bei VHF auf der Intensivstation

Die aktuellen Therapieleitlinien der Europäischen Gesellschaft für Kardiologie (9) enthalten überwiegend Empfehlungen zu Patienten mit chronischem VHF, aber bis auf Empfehlungen für Patienten mit akutem Koronarsyndrom, akut dekompensierter Herzinsuffizienz und zur akuten Kardioversion bei hämodynamisch instabilen Patienten kaum Empfehlungen zu neu aufgetretenem VHF bei Notfall- und Intensivpatienten. Generell gilt in dieser Situation, dass prädisponierende Faktoren, die zu VHF führen können, möglichst vermieden werden sollten.

Zu den wichtigen Maßnahmen gehören z.B. ein Ausgleich von Elektrolytstörungen, die Vermeidung einer Volumenüberlastung und eine Reduktion des Einsatzes von Vasopressoren auf das Notwendige. Daneben spielen die Beseitigung von Ischämien durch revaskularisierende Maßnahmen, der adäquate Einsatz von Antibiotika bei Sepsis und die Behandlung einer etwaigen Hyperthyreose eine zentrale Rolle. Ist VHF erst einmal aufgetreten, gilt es zunächst einzuschätzen, ob es zu einer hämodynamischen Instabilität führt. Davon abhängig ist das Ziel der antiarrhythmischen Therapie festzulegen (Rhythmisierung oder Frequenzkontrolle) und gleichzeitig das Thrombembolierisiko abzuschätzen und durch eine der intensivmedizinischen Situation angepasste Antikoagulation zu minimieren. Die hämodynamische Stabilität wird in besonderer Weise durch die Kammerfrequenz bei VHF determiniert. Während normfrequentes VHF zumindest bei gut erhaltener Pumpfunktion des Herzens in den meisten Fällen nicht zu einer akuten, hämodynamischen Verschlechterung führt, kann es sowohl bei Brady- als auch bei Tachyarrhythmia absoluta u.U. rasch zu einer hämodynamischen Beeinträchtigung kommen. Im Folgenden sollen Empfehlungen für das akute Vorgehen in diesen beiden Situationen gegeben werden. Eine Übersicht über das prinzipielle, therapeutische Vorgehen bei Vorhofflimmern auf der Intensivstation ist in Abbildung 1 dargestellt. Generell gilt, dass die Behandlung der zugrundeliegenden Grunderkrankung an erster Stelle der Therapie des VHF bei Intensivpatienten steht. Bei normfrequentem VHF (nicht in der Abbildung dargestellt) ist oft ein zuwartendes Prozedere gerechtfertigt. Prinzipiell entspricht sonst das Vorgehen dem wie bei TAA, außer der fehlenden Erfordernis für eine Frequenzkontrolle.

4.3 Vorgehen bei Bradyarrhythmia absoluta

4.3.1 Indikation zur Therapie und Akutversorgung bis zur Schrittmacherimplantation

Von einer Bradyarrhythmia absoluta (BAA) spricht man üblicherweise bei einer langsamen Kammerantwort mit einer resultierenden Herzfrequenz von im Mittel < 60/Minute. Beim kritisch kranken Patienten ist die BAA seltener als eine Tachyarrhythmia absoluta (TAA). Ursächlich sind sowohl extrakardiale Ursachen (z.B. Hypothyreose) als auch intrinsische kardiale Erkrankungen (z.B. Syndrom des kranken Sinus-

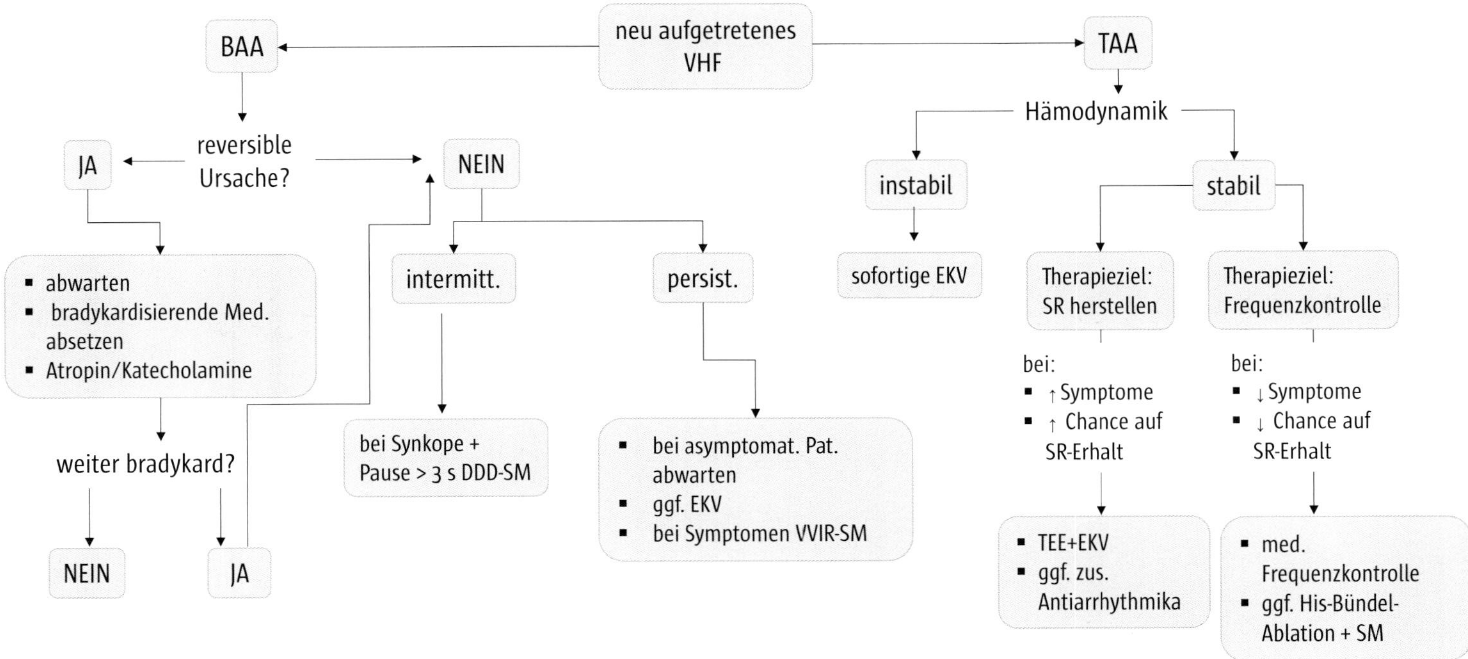

Abb. 1 Therapeutisches Vorgehen bei Brady- und Tachyarrhythmia absoluta. Abkürzungen: BAA = Bradyarrhythmia absoluta; CRT = kardiale Resynchronisationstherapie; EKV = elektrische Kardioversion; SM = Schrittmacher; SR = Sinusrhythmus; TAA = Tachyarrhythmia absoluta; TEE = transösophageale Echokardiografie; VHF = Vorhofflimmern

knotens) möglich. Besonders oft tritt eine BAA gerade in der Intensivmedizin iatrogen auf, d.h. durch leitungsverzögernde Substanzen (s. Infobox), wenn bei initialer TAA eine zu starke medikamentöse Frequenzsenkung erfolgt. Da eine BAA bei kritisch kranken Patienten häufig durch bradykardisierende Medikamente verursacht wird, ist es wichtig, zunächst den Effekt eines Absetzens der Medikamente abzuwarten, bevor eine definitive Schrittmachertherapie in Betracht gezogen wird.

Leitungsverzögernde Substanzen, die zu einer Bradyarrhythmia absoluta führen können

- *Betablocker*
- *Digitalis*
- *Kalziumantagonisten vom Verapamil-Typ*
- *Klasse-I-Antiarrhythmika (z.B. Flecainid, Propafenon)*
- *Klasse-III-Antiarrhythmika (Dronedaron, Amiodaron)*

Bei BAA vor Schrittmacherversorgung reversible Ursachen (v.a. bradykardisierende Medikamente!) ausschließen! Die Indikation für einen passageren Schrittmacher bis zur Abklärung der Reversibilität ist streng zu stellen!

Oft wird eine BAA gut toleriert und erfordert keine therapeutischen Maßnahmen. Tritt jedoch persistierend eine sehr langsame Kammerantwort auf (z.B. < 40/Minute), kann es zu Hypotonie, Schwindel und Symptomen einer Herzinsuffizienz kommen, die therapeutische Interventionen erforderlich machen können. Differenzialdiagnostisch schwierig ist das gleichzeitige Auftreten von VHF und einem höhergradigen AV-Block; beim AV-Block III finden sich dann keine P-Wellen (bzw. Flimmerwellen) mit regelmäßigem Kammerrhythmus. Häufiger ist allerdings eine intermittierende BAA, z.B. im Rahmen eines Bradykardie-Tachykardie-Syndroms, das dem Syndrom des kranken Sinusknoten zugeordnet wird. In diesen Fällen kommt es häufig zu Pausen, die zwar Synkopen verursachen können, aber prognostisch weniger bedeutsam sind als Asystolien bei höhergradigem AV-Block, da sich praktisch immer ein ausreichender Ersatzrhythmus ausbildet. Aus diesem Grund sollte die Indikation zur passageren Schrittmacherversorgung bei Pausen und VHF zurückhaltend gestellt werden, wenn z.B. bis zu einer definitiven Schrittmacherversorgung zunächst reversible Ursachen (z.B. Absetzen bradykardisierender Medikamente) abgewartet werden sollen. Es gibt keine sicheren Daten, ab welcher Pausendauer ein Schrittmacher indiziert ist. Nach den Empfehlungen der ESC besteht eine mögliche Indikation für einen Herzschrittmacher nach Synkope bei Nachweis einer asymptomatischen Pause > 3 s (9), allerdings gilt dieser Wert nicht für einen bisher asymptomatischen Patienten.

Eine Schrittmacherimplantation ist bei BAA nur bei persistierender, symptomatischer Bradykardie oder bei Pausendauer > 3 s nach stattgehabter Synkope gerechtfertigt. Einzelne, asymptomatische Pausen stellen keine Schrittmacherindikation dar!

Bei persistierender, symptomatischer Bradyarrhythmie ist in der Regel ein Herzschrittmacher indiziert. Bis zur definitiven Versorgung kann ggf. mit Atropin oder Katecholaminen (z.B. Orciprenalin) eine Stabilisierung der Herzfrequenz versucht werden; bei Ineffektivität kann ein passagerer Schrittmacher beim hochsymptomatischen Patienten erforderlich sein. Die Frequenz der ventrikulären Stimulation sollte so gewählt werden, dass bei noch intermittierend vorhandener, intrinsischer Überleitung die rechtsventrikuläre Stimulation inhibiert ist. Die Vorstellung, dass man mit möglichst hochfrequenter, ventrikulärer Stimulation die Hämodynamik verbessert, ist oft falsch, da die rechtsventrikuläre Stimulation durch eine Desynchronisierung der ventrikulären Kontraktion die Hämodynamik eher negativ beeinflusst. Wenn die BAA neu aufgetreten ist, kann ggf. auch eine elektrische Kardioversion zur Wiederherstellung des Sinusrhythmus versucht werden. Dabei ist aber ein erhöhtes Risiko für Bradykardien nach Kardioversion zu beachten. Häufig liegt eine Sinusknotendysfunktion vor, sodass vor allem direkt nach Kardioversion extreme Sinusbradykardien und Sinusarreste keine Seltenheit sind.

4.3.2 Wahl des Schrittmachersystems

Bei permanenter BAA ist ein Einkammerschrittmacher mit Frequenzadaption (VVIR) zu implantieren, bei intermittierender BAA sollte zumeist ein Zweikammersystem (DDD) implantiert werden. Bei Patienten mit reduzierter, linksventrikulärer Pumpfunktion und überwiegender Notwendigkeit der ventrikulären Stimulation sollte ein biventrikuläres System in Betracht gezogen werden, wenn eine langfristige Genesung des Patienten von der zugrundeliegenden, intensivmedizinischen Erkrankung erwartet wird. In diesem Fall ist auch die Indikation zur ICD-Implantation zu prüfen, besonders bei Patienten mit ischämischer Kardiomyopathie.

4.4 Vorgehen bei Tachyarrhythmia absoluta

4.4.1 Bei hämodynamischer Instabilität

Beim hämodynamisch instabilen Patienten muss zunächst eingeschätzt werden, ob die Instabilität in erster Linie durch die Grunderkrankung oder durch die TAA bedingt ist. Nur wenn das VHF als primäre Ursache der Instabilität angesehen wird, ist eine rasche, elektrische Kardioversion sinnvoll und trägt zur Stabilisierung des Patienten bei. Dabei kann die Rhythmisierung im Einzelfall auch ohne den Ausschluss eines linksatrialen Thrombus mittels transösophagealer Echokardiografie (TEE) durchgeführt werden, wenn es die klinische Situation erfordert. Liegt keine unmittelbare, hämodynamische Instabilität vor, sollte jedoch vor Rhythmisierung immer eine TEE durchgeführt werden. In der Regel erfolgt eine R-Zacken-getriggerte, elektrische Kardioversion unter Kurznarkose (z.B. mit Disoprivan), da diese die höchste Erfolgsrate hat.

4.4.2 Bei hämodynamischer Stabilität

Bei hämodynamischer Stabilität ist zunächst das Therapieziel zu definieren: soll primär eine Wiederherstellung des Sinusrhythmus angestrebt werden oder eine primär auf eine Frequenzkontrolle ausgerichtete Therapie erfolgen? Vergleichende Daten zu beiden Strategien gibt es bisher nur für elektive Patienten, bei denen zwischen Rhythmisierung und Frequenzkontrolle im Hinblick auf Mortalität, Embolie- oder Blutungsrate kein signifikanter Unterschied festgestellt werden konnte (10). Allerdings kann eine rhythmuserhaltende Therapie für bestimmte Patienten (Alter < 65 Jahre, stark symptomatisches VHF, schwierige Frequenzkontrolle, Verschlechterung der Herzinsuffizienzsymptomatik unter VHF bzw. Entstehung einer Tachykardiomyopathie) weiterhin sinnvoll sein.

Für die Situation auf der Intensivstation gibt es jedoch zu dieser Frage keine ausreichenden Daten. Häufig ist hier nicht die erwartete Langzeitprognose das wichtigste Kriterium für die Wahl der Therapie, sondern die Frage, ob durch Wiederherstellung des Sinusrhythmus die hämodynamische Situation akut verbessert werden kann und ob ein Erhalt des Sinusrhythmus wahrscheinlich ist. Bei einem jüngeren, postoperativen Patienten auf einer chirurgischen Intensivstation, der VHF mit hämodynamischer Beeinträchtigung entwickelt, ist ein anhaltende Rhythmisierung eher zu erwarten als bei einem alten Patienten mit fortgeschrittener Herzinsuffizienz und normofrequentem VHF auf einer internistischen Intensivstation. Da VHF beim Intensivpatienten häufig die Folge und nicht die Ursache einer hämodynamischen Verschlechterung ist, ist es oft sinnvoll, zur Stabilisierung der Hämodynamik zunächst eine frequenzkontrollierende Therapie einzuleiten und erst nach Besserung der Grunderkrankung eine Rhythmisierung durchzuführen, wenn dann VHF besteht.

4.4.3 Frequenzkontrolle

Zur Frequenzkontrolle werden bevorzugt Betablocker, Verapamil oder Diltiazem eingesetzt, da diese gegenüber Digitalis den Vorteil eines schnelleren Wirkeintritts und einer besseren Wirkung bei hohem Sympathikotonus haben. Sollte eine intravenöse Gabe erforderlich sein, stehen als Betablocker Metoprolol oder Esmolol zur Verfügung. Die Wahl des Medikaments ist abhängig von der Grunderkrankung des Patienten, der Symptomatik, der linksventrikulären Funktion und der aktuellen Hämodynamik. Bei Patienten mit reduzierter, linksventrikulärer Funktion kommen in erster Linie Betablocker oder Digitalispräparate zum Einsatz. Bei schwer eingeschränkter Pumpfunktion und/oder hämodynamischer Instabilität, oder wenn eine adäquate Frequenzkontrolle anders nicht erzielt werden kann, ist häufig auch Amiodaron zur Frequenzkontrolle sinnvoll. Nicht selten sind zur ausreichenden Frequenzkontrolle auch Kombinationen erforderlich, z.B. Betablocker und Digitalis.

Generell wird nur eine moderate Frequenzkontrolle angestrebt (mittlere Herzfrequenz < 110/min). Diese ist in der Regel zur Verbesserung der Hämodynamik ausreichend. Bei dem Versuch, die Herzfrequenz stärker zu senken, können vermehrt Bradykardien auftreten.

Gelingt eine medikamentöse Frequenzkontrolle nicht, kann als Ultima Ratio eine His-Bündel-Ablation mit Schrittmacherimplantation durchgeführt werden. Eine Vorhofflimmerablation ist prinzipiell eine Alternative, kommt aber für intensivmedizinische Patienten selten in Betracht.

4.4.4 Rhythmisierung

Zur Rhythmisierung wird beim Intensivpatienten meistens die elektrische Kardioversion bevorzugt, da sie schneller zur Wiederherstellung des Sinusrhythmus führt und eine höhere Konversionsrate hat. Zudem sind viele der möglichen Nebenwirkungen der Antiarrhythmika (negative Inotropie, Proarrhythmie, mögliche Interaktionen mit anderen Medikamenten) besonders beim Intensivpatienten ein Problem. Der wesentliche Vorteil der medikamentösen Kardioversion besteht in der fehlenden Notwendigkeit einer Vollnarkose. Der Vorteil des fehlenden Schädigungspotenzials beim Herzschrittmacherpatienten ist eher theoretischer Natur; in der Regel ist eine elektrische Kardioversion heutzutage auch beim Schrittmacherpatienten sicher möglich, wenn das Aggregat möglichst aus dem Hauptstrompfad gehalten wird (z.B. anterior-posteriore Elektrodenlage bei rechtsseitig implantiertem Schrittmacher). Die zur medikamentösen Kardioversion eingesetzten Medikamente sind in Tabelle 1 gelistet. Bei Patienten ohne oder mit minimaler struktureller Herzerkrankung kommen in erster Linie Klasse-I-Antiarrhythmika, bei Patienten mit Herzinsuffizienz eher Amiodaron zum Einsatz. Nach Stabilisierung des Patienten kann auf eine dauerhafte Amiodaron-Gabe oft verzichtet werden, um mögliche Langzeitkomplikationen der Therapie zu vermeiden.

Betablocker (auch Sotalol), Kalziumantagonisten und Digitalis sind für die Kardioversion nicht geeignet. Klasse-I-Antiarrhythmika sollten nicht bei Patienten mit struktureller Herzerkrankung zum Einsatz kommen. Auch bei der elektrischen Kardioversion kann eine begleitende, medikamentöse Antiarrhythmikagabe sinnvoll sein, da die Erfolgsrate der elektrischen Kardioversion bei Intensivpatienten niedriger ist als bei elektiven Patienten und zudem so frühe Rezidive in den ersten 48 h verhindert werden können.

Tab. 1 Antiarrhythmika zur medikamentösen Kardioversion von VHF (modifiziert nach (9)

Medikament	Gabe	Initialdosis	weitere Dosierung	Nebenwirkungen/ Kontraindikationen
Flecainid	oral	200–300 mg	NA	Hypotension, Vorhofflattern mit 1:1-Überleitung, Proarrhythmie besonders bei struktureller Herzerkrankung
	i.v.	1,5–2 mg/kg über 10 min		
Propafenon	oral	450–600 mg	NA	Hypotension, Vorhofflattern mit 1:1-Überleitung, Proarrhythmie bes. bei struktureller Herzerkrankung
	i.v.	1,5–2 mg/kg über 10 min		
Amiodaron	i.v.	5–7 mg/kg über 1–2 h	50 mg/h bis zu einem Maximum von 1 g/24 h	Hypotension, Phlebitis, AV-Block/ Bradykardie, Konversion in SR erst nach 8–12 h
Vernakalant	i.v.	3 mg/kg über 10 min	nach 15 min erneut 2 mg/kg über 10 min	QT-/QRS-Verlängerung, ventrikuläre Arrhythmien, nicht bei Hypotonie, akutem Koronarsyndrom, schwerer Herzinsuffizienz, Aortenstenose

Take home messages:
- *VHF ist beim Intensivpatienten oft ein Symptom der Verschlechterung der Grunderkrankung. Daher steht die Behandlung der Grunderkrankung im Vordergrund.*
- *Bei Bradyarrhythmia absoluta zunächst nach reversibler Ursache suchen, ein passagerer Schrittmacher ist nur selten erforderlich.*
- *Bei Tachyarrhythmia absoluta frühzeitige Definition des Therapieziels: Wiederherstellung des Sinusrhythmus oder Frequenzkontrolle? Dazu ist die Einschätzung der aktuellen Hämodynamik und der Chance auf dauerhaften Sinusrhythmus-Erhalt wichtig.*

Literatur

1. Meierhenrich R, Steinhilber E, Eggermann C, Weiss M, Voglic S, Bögelein D et al. Incidence and prognostic impact of new-onset atrial fibrillation in patients with septic shock: a prospective observational study. Crit Care 2010; 14 (3): R108
2. Kuipers S, Klein Klouwenberg PMC, Cremer OL. Incidence, risk factors and outcomes of new-onset atrial fibrillation in patients with sepsis: a systematic review. Crit Care 2014; 18 (6): 688
3. Guenancia C, Binquet C, Laurent G, Vinault S, Bruyère R, Prin S et al. Incidence and predictors of new-onset atrial fibrillation in septic shock patients in a medical ICU: data from 7-day holter ECG monitoring. PLoS ONE 2015; 10 (5): e0127168
4. Yoshida T, Fujii T, Uchino S, Takinami M. Epidemiology, prevention, and treatment of new-onset atrial fibrillation in critically ill: a systematic review. J Intensive Care 2015; 3 (1): 19
5. Bosch NA, Cimini J, Walkey AJ. Atrial fibrillation in the ICU. Chest 2018; 154 (6): 1424–1434
6. Brown AO, Singh KV, Cruz MR, Kaval KG, Francisco LE, Murray BE et al. Cardiac microlesions form during severe bacteremic enterococcus faecalis infection. J Infect Dis 2020. doi: 10.1093/infdis/jiaa371
7. Reyes LF, Restrepo MI, Hinojosa CA, Soni NJ, Anzueto A, Babu BL et al. Severe pneumococcal pneumonia causes acute cardiac toxicity and subsequent cardiac remodeling. Am J Respir Crit Care Med 2017; 196 (5): 609–620
8. Klein Klouwenberg PMC, Frencken JF, Kuipers S, Ong DSY, Peelen LM, van Vught LA et al. Incidence, predictors, and outcomes of new-onset atrial fibrillation in critically ill patients with sepsis. A cohort study. Am J Respir Crit Care Med. 15 2017; 195 (2): 205–211
9. Kirchhof P, Benussi S, Kotecha D, Ahlsson A, Atar D, Casadei B et al 2016 ESC Guidelines for the management of atrial fibrillation developed in collaboration with EACTS. Eur Heart J. 07 2016; 37 (38): 2893–2962
10. Wyse DG, Waldo AL, DiMarco JP, Domanski MJ, Rosenberg Y, Schron EB et al. A comparison of rate control and rhythm control in patients with atrial fibrillation. N Engl J Med. 5. Dezember 2002; 347 (23): 1825–1833

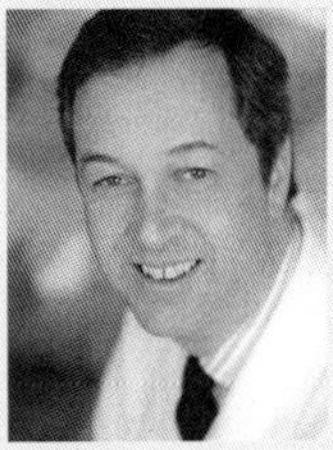

Prof. Dr. med. Christoph Stellbrink

Nach Medizinstudium an der Universität Hamburg Ausbildung zum Facharzt für Innere Medizin und Kardiologie am Universitätsklinikum der RWTH Aachen. Anerkennung als Facharzt für Innere Medizin 1995, der Zusatzbezeichnung Kardiologie 1996 und der Zusatzweiterbildung „Spezielle Internistische Intensivmedizin" 2001. 1989 Promotion, 1999 Habilitation für das Fach Innere Medizin. 1995–2005 Oberarzt in der Medizinischen Klinik I der RWTH Aachen, seit 2005 Chefarzt der Klinik für Kardiologie und Internistische Intensivmedizin am Klinikum Bielefeld. Seit 2000 Fellow der European Society of Cardiology. 2003–2004 Sprecher der Arbeitsgruppe „Arrhythmie" der Deutschen Gesellschaft für Kardiologie. Mitglied im Editorial Board mehrerer nationaler und internationaler Fachzeitschriften. Von 2017 bis 2019 Mitglied der Kommission für Klinische Kardiologie der Deutschen Gesellschaft für Kardiologie, von 2018 bis 2019 als stellvertretender Vorsitzender. Seit April 2019 Vorsitzender der Arbeitsgemeinschaft Leitender Kardiologischer Krankenhausärzte (ALKK).

5 Indikation zur elektrophysiologischen Untersuchung und Therapie auf der Intensivstation

Christian Wolpert

5.1 Indikation zur elektrophysiologischen Untersuchung in Ablationsbereitschaft

Eine Indikation zu einer elektrophysiologischen Untersuchung im klassischen Sinne, d.h. aus diagnostischen Gründen, liegt im Regelfall nicht vor. Erweitert man die Fragestellung zur elektrophysiologischen Untersuchung in Ablationsbereitschaft, dann ist dies auf der Intensivstation die Domäne der Behandlung des sogenannten elektrischen Sturms, d.h. einer klinischen Situation, in der immer wieder hochsymptomatische Episoden von supraventrikulären oder ventrikulären Tachykardien auftreten. Klinisch ist diese Situation erfreulicherweise relativ selten, aber eine rasche Intervention kann hier lebensrettend sein. Die Behandlung in erfahrenen Zentren ist dringend erforderlich. Der Aufbau von z.B. VT-Ablations-Netzwerken hat sich in einigen Regionen als sehr hilfreich erweisen, um gefährdete Patienten schnell einer kurativen Therapie zuzuführen. Im Folgenden seien die verschiedenen Szenarien bzw. Rhythmusprobleme dargestellt, die eine sofortige elektrophysiologische Untersuchung in Ablationsbereitschaft erfordern.

5.2 Paroxysmale supraventrikuläre Tachykardien

Zu den paroxysmalen supraventrikulären Tachykardien zählen

- die orthodromen AV-Reentrytachykardien,
- antidrome AV-Reentrytachykardien,

- die atrioventrikulonodale Reentrytachykardie
- sowie die ektopen atrialen Tachykardien.

Eine Indikation zur sofortigen Intervention d.h. Ablation vor Verlassen einer Überwachungs- oder Intensivstation besteht immer dann, wenn der Patient hämodynamisch sehr unter den Tachykardien leidet oder unter der Tachykardie synkopiert (1).

Dies ist selten der Fall, kann aber bei Patienten mit Vitien oder eingeschränkter linksventrikulärer Funktion vorkommen. Besonders wenn die Tachykardiefrequenz über 200 Schläge/Minute beträgt, kommt es bei diesen Patienten zu potenziell bedrohlichen Situationen. Der Vorteil einer schnellen kurativen Ablationstherapie ist die Möglichkeit, auf negativ inotrope oder stark bradykardisierende Antiarrhythmika verzichten zu können.

Ein Sonderfall der supraventrikulären Tachykardien ist das Auftreten von Vorhofflimmern bei einem sog. offenen WPW-Syndrom mit antegrad hoher Leitfähigkeit der akzessorischen Bahn, die dann zu Kammerflimmern führen kann. In diesem Fall ist die sofortige Ablation obligat. Das Beispiel in Abbildung 1 zeigt eine spontane Degeneration von Vorhofflimmern in Kammerflimmern bei einer antegrad leitfähigen linksseitig gelegenen akzessorischen Leitungsbahn bei einem 13-jährigen Jungen nach Handballsport.

Nachdem der Junge zunächst akut erfolgreich defibrilliert worden war, konnte man dann noch von der Intensivstation aus die Leitungsbahn abladieren. Auch diese Fälle sind statistisch sehr selten, erfordern aber schnelles Handeln.

Die weitere Gruppe sind diejenigen Patienten, die rezidivierende Episoden von hochfrequenten atrialen Tachykardien oder Vorhofflimmern/-flattern mit hohen Frequenzen oder präautomatische Pausen mit Synkopen aufweisen. Auch hier ist die Ablation eine wichtige Option, damit gerade bei Patienten mit präautomatischen Pausen die Gabe von bradykardisierenden Substanzen zur Begrenzung der AV-Leitung während der tachyarrhythmischen Phasen vermieden werden kann, da diese dann bei Sistieren der Tachykardie die präautomatischen Pausen verlängern.

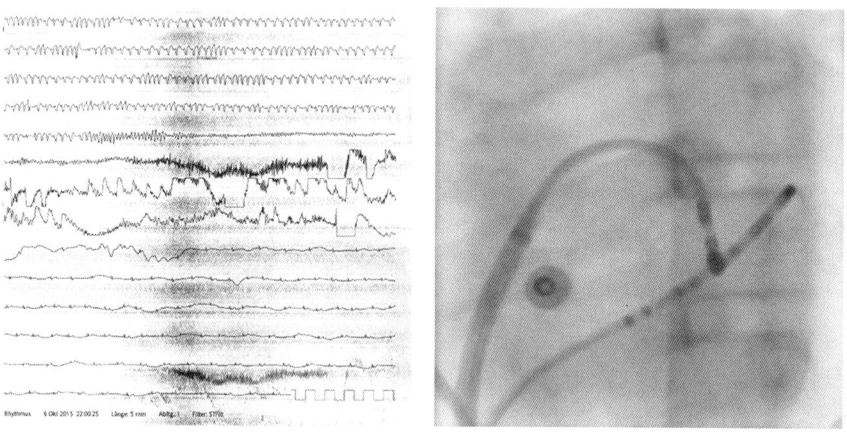

Abb. 1 Die Abbildung zeigt das EKG eines 13-jährigen Jungen, der spontan, wie man im Monitorstreifen sieht, aus Vorhofflimmern in Kammerflimmern übergeht und dann erfolgreich defibrilliert wurde. Das Durchleuchtungsbild zeigt den Ort der erfolgreichen Ablation links lateral.

5.3 Behandlung des elektrischen Sturms

Der Begriff „elektrischer Sturm" bezeichnet das Wiederkehren von ventrikulären Arrhythmien innerhalb weniger Minuten oder mehrfach innerhalb eines oder weniger Tage. Im Regelfall sind die Arrhythmien maligne. Selten kommt es zu hochsymptomatischen nicht-malignen VT-Rezidiven bei Idiopathen.

Zumeist sind es monomorphe ventrikuläre Tachykardien, die rezidivieren. Seltener ist es rezidivierendes Kammerflimmern oder aber eine sogenannte incessant VT, auch unaufhörliche VT genannt. Im Falle der incessant VT ist die Katheterablation Mittel der Wahl nach Versagen von Antiarrhythmika, da sonst häufige, klinisch erfolglose Kardioversionen oder Defibrillationen notwendig werden. Eine schnelle Sedierung und Verlegung in ein erfahrenes Zentrum sind hier entscheidend.

Die Kunst bei der Behandlung der incessant VT, die noch grenzwertig toleriert wird, ist es, den richtigen Zeitpunkt für die Therapie bzw. Verlegung zu finden. Manche Patienten halten eine VT für längere Zeit aus, vor allem, wenn sie niederfrequent ist, brechen dann aber plötzlich hämodynamisch zusammen. Sie bedürfen daher eines permanenten invasiven Druckmonitorings. Solange der Patient allerdings noch hämodynamisch stabil ist, sollte hektischer Aktionismus oder häufige Cardioversionen mit immer wieder rekurrenten VT-Onsets vermieden werden, um die Situation nicht zu aggravieren. In den letzten Jahren hat es mehrere Untersuchungen zur Bedeutung der Katheterablation beim elektrischen Sturm gegeben, die zu einer Änderung der Leitlinie geführt haben. Für die Katheterablation gilt jetzt eine Klasse I Empfehlung als Alternative oder Ergänzung zur Gabe von Amiodaron oder Lidocain in den Leitlinien der ESC (2).

Carbucicchio et al. haben bereits 2007 an einem Kollektiv von 95 Patienten nachweisen können, dass Patienten mit einem elektrischen Sturm nach primär erfolgreicher Katheterablation mit Elimination jeglicher VT eine deutlich geringere Mortalität aufweisen als Patienten ohne vollständige VT-Elimination (3). Auch nur teilerfolgreich abladierte Patienten wiesen grundsätzlich auch bei nicht-vollständiger Elimination aller VT-Morphologien eine deutlich geringere Mortalität gegenüber gar nicht abladierten, nur medikamentös behandelten Patienten auf.

Sapp et al. untersuchten die Katheterablation bei Patienten mit rezidivierenden VT gegenüber einer Eskalation von Antiarrhythmika von Amiodaron oder Mexiletin (4). Der primäre Endpunkt Tod, elektrischer Sturm oder Schock für VT war deutlich seltener erreicht in der Ablationsgruppe gegenüber der mit Antiarrhythmika therapierten Patientengruppe.

Komplizierter ist die Elimination von rezidivierendem Kammerflimmern oder polymorphen Tachykardien. Hier hat man in den letzten Jahren viel über die Entstehung von Kammerflimmern vor allem aus dem Gebiet der Purkinje-Fasern gelernt.

Zunächst hatte die Arbeitsgruppe von Haissaguerre aus Bordeaux eine erste kleine Serie von Patienten vorgestellt, bei denen durch Ablation unter anderem im Purkinjesystem Patienten mit teilweise mehr als 50 Schocks von Kammerflimmern akut befreit werden konnten (5). Diese Ergebnisse haben wir selbst und auch andere Gruppen reproduzieren können. Häufig handelt es sich um eine unvollständige Vernarbung mit überlebenden, aber stark verlangsamt leitenden Purkinjefasern, die dann zu früh angekoppelten Extrasystolen führen, die Kammerflimmern auslösen.

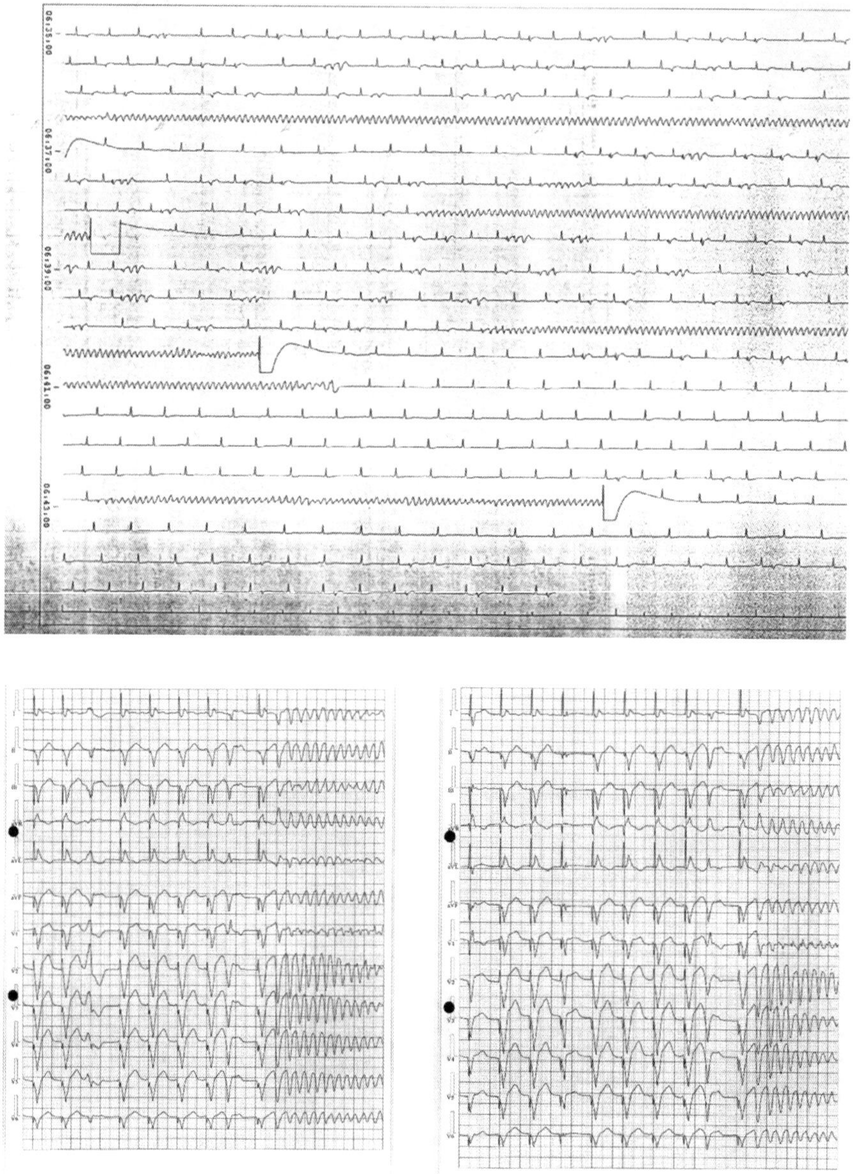

Abb. 2 Der obige Teil der Abbildung zeigt die mehrfachen Defibrillationen in wenigen Minuten für immer wieder auftretendes Kammerflimmern. Das 12-Kanal-Langzeit-EKG rechts und links in der unteren Bildhälfte zeigt jeweils den Beginn des Kammerflimmerns mit einer Extrasystole mit identischer Morphologie. Diese Information kann man nur durch die Anlage eines 12-Kanal-Langzeit-EKGs zusätzlich zum Monitor-EKG der Intensivstation erlangen.

Die Abbildung 2 zeigt die VES-Morphologie und Ankopplung im Monitor-EKG und im 12-Kanal EKG. Man stellt bei diesen Patienten mittels 12-Kanal-Holter-Monitoring fest, dass die Morphologie der VES immer dieselbe ist und auch die Kopplung relativ konstant ist. Durch Mapping im Endokard an der Stelle, die die Morphologie in der Oberfläche vermuten lässt, wird dann mittels Vorzeitigkeitsmapping die Stelle oder die Stellen gefunden, die dann nach Ablation keine VES mehr generieren können. Entscheidend ist hier, einen Ventrikelthrombus vorher auszuschließen und die Patienten, wenn notwendig, unter Assistdevice-Einsatz zu abladieren.

Sowohl unter linksventrikulären Assistdevices als auch z.B. unter Impellaschutz können diese Eingriffe durchgeführt werden.

Eine weitere Gruppe von Patienten mit rezidivierenden Kammerflimmern stellen die Patienten mit Syndrom der frühen Repolarisation oder mit Brugada-Syndrom dar (6–8). Auch wenn diese Erkrankungen sehr selten sind, kommt es bei einigen Patienten zu häufigen Episoden in kurzer Zeit, sodass, wenn andere Maßnahmen wie z.B. Isoproterenolgabe bei Brugada-Syndrom oder Chinidingabe versagen, eine Ablation notwendig wird. Hier konnten Erfolge fast ausschließlich für die epikardiale Ablation von Brugada, Nademanee und Haissaguerre et al gezeigt werden. Der epikardiale Zugang zum rechtsventrikulären Ausflusstrakt ist notwendig, da das Substrat für die EKG-Veränderungen und der Ort der langsamen Erregungsleitung epi- und nicht endokardial liegen. Das epikardiale Mapping zeigt dann größere Areale von fragmentierten und niederamplitudigen elektrischen Signalen.

Die typischen schulterförmigen ST-Strecken-Veränderungen im EKG verschwinden nicht selten unter Ablation und die Episoden sistieren. Diese Ablation wird in Deutschland allerdings nur in wenigen Zentren durchgeführt, während VT-Ablationen ansonsten in immer mehr größeren Zentren angeboten werden.

Take home messages:

Die elektrophysiologische Untersuchung in Ablationsbereitschaft ist eine wichtige Ergänzung zu Antiarrhythmika bei Patienten mit lebensgefährlichen Ereignissen oder hämodynamisch relevanten Ereignissen bei supraventrikulären, aber noch viel häufiger bei rezidivierenden ventrikulären Tachykardien. Das schnelle Eingreifen und Kooperation in Netzwerken kann in diesem Fall lebensrettend sein.

Literatur

1. Brugada J, Katritsis DG, Arbelo E, Arribas F, Bax JJ, Blomström-Lundqvist C, Calkins H, Corrado D, Deftereos SD, Diller GP, Gomez-Doblas JJ, Gorenek B, Grace A, Ho SY, Kaski JC, Kuck KH, Lambiase PD, Sacher F, Sarquella-Brugada G, Suwalski P, Zaza A ESC Scientific Document Group (2020) 2019 ESC Guidelines for the management of patients with supraventricular tachycardi:a The Task Force for the management of the European Society of Cardiology (ESC): Developed in collaboration with the Association for European Paediatric and Congenital Cardiology (AEPC). EHJ 41: 655–720
2. Priori SG, Blomström-Lundqvist C, Mazzanti A, Blom N, Borggrefe M, Camm J, Elliott PM, Fitzsimons D, Hatala R, Hindricks G, Kirchhof P, Kjeldsen K, Kuck KH, Hernandez-Madrid A, Nikolaou N, Norekval TM, Spaulding C, Van Veldhuisen DJ, ESC Scientific Document Group (2015) 2015 ESC Guidelines for the management of patients with ventricular arrhythmias and the prevention of sudden cardiac death: The Task Force for the Management

of patients with ventricular arrhythmias and the prevention of sudden cardiac death of the European Society of Cardiology (ESC). Endorsed by: Association for European Paediatric and Congenital Cardiology (AEPC). EHJ 36: 2793–2867

3. Carbucicchio C, Santamaria M, Trevisi N, Maccabelli G, Giraldi F, Fassini G, Riva S, Motrasio M, Cireddu M, Veglia F, Della Bella P (2008) Catheter ablation for the treatment of electrical storm in patients with implantable cardioverter-defibrillators: short- and long-term outcomes in a prospective single-center study. Circulation 117: 462–469
4. Sapp JL, Wells GA, Parkash R, Stevenson WG, Blier L, Sarrazin JF, Thibault B, Rivard L, Gula L, Leong-Sit P, Essebag V, Nery PB, Tung SK, Rymond JM, Sterns LD, Veenhuyzen GD, Healy JS, Redfearn D, Roux JF, Tang ASL (2016) Ventricular tachycardia ablation versus escalation of antiarrhythmic drugs. NEJM 375: 111–121
5. Bänsch D, Oyang F, Antz M, Arentz T, Weber R, Val-Mejias JE, Ernst S, Kuck KH (2003) Successsful catheter ablation of electrical storm after myocardial infarction. Circulation 108: 3011–3016
6. Cheniti G, Vlachos K, Meo M, Puyo S, Thompson N, Denis A, Duchateau J, Takigawa M, Martin C, Frontera A, Kitamura T, Lam A, Bourier F, Klotz N, Derval N, Sacher F, Jais P, Dubois R, Hocini M, Haissaguerre M (2018) Mapping and ablation of idiopathic ventricular fibrillation. Front Cardiovasc Med 5: 123
7. Talib AK, Takagi M, Shimane A, Nakano M, Hayashi T, Okajima K, Kentaro M, Fukada K, Kowase S, Kurosaki K, Nitta J, Nishizaki M, Yui Y, Talib A, Sato N, Kawamura Y, Hasebe N, Aita S, Sai E, Komatsu Y, Kuroki K, Kaneshiro T, Dongzu X, Tajiri K, Igarashi M, Yamasaki H, Murakoshi N, Kumagai K, Sekiguchi Y, Nogami A, Aonuma K (2018) Efficacy of endocardial ablation of drug-resistant ventricular fibrillation in Brugada Syndrome. Circ Arrhythm Electrophysiol 8: e005631
8. Masuda K, Nogami A, Kuroki K, Igarashi M, Sekiguchi Y, Komatsu Y, Kowase S, Kurosaki K, Nishihara S, Niwa K, Tsuchiya T, Igawa M, Aonuma K (2016) Conversion to Purkinje-related monomorphic ventricular tachycardia after ablation of ventricular fibrillation in ischemic heart disease. Circ Arrhythm Electrophysiol 9: e004224

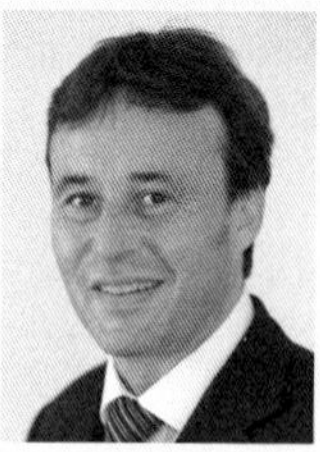

Prof. Dr. med. Christian Wolpert

Christian Wolpert war zunächst an der Universitätsklinik in Bonn (Prof. B. Lüderitz) von 1995–2001 tätig. Hier hat er seine Forschungstätigkeit zu verschiedenen Aspekten der Entstehung und Therapie des plötzlichen Herztodes begonnen. Er wechselte dann 2001 als Oberarzt und Leiter der Elektrophysiologie zu Prof. M. Borggrefe an das Universitätsklinikum Mannheim. Seit 2009 ist er Direktor der Klinik für Innere Medizin, Kardiologie, Nephrologie und internistische Intensivmedizin des Klinikums Ludwigsburg.

6 Assist Devices zum Bridging im kardiogenen Schock und bei Kreislaufstillstand

Markus W. Ferrari

Die hämodynamische Stabilisierung im kardiogenen Schock und beim Kreislaufstillstand erfordert positiv inotrope und vasoaktive Substanzen. Dobutamin und Noradrenalin sind entsprechend den aktuellen Leitlinien zum infarktbedingten kardiogenen Schock dafür empfohlen. Wenn trotz ausreichender Volumenzufuhr keine Stabilisierung zu erzielen ist, kann die Option von mechanischen Unterstützungssystemen in Betracht gezogen werden. Die sogenannten Assist Devices können in der Notfallsituation vorübergehend den Kreislauf unterstützen oder die Herzfunktion vollständig übernehmen. Dadurch wird Zeit gewonnen und der Patient akut hämodynamisch stabilisiert, um weitere diagnostische und therapeutische Maßnahmen einleiten zu können.

6.1 Kardiogener Schock – die Herausforderung für Notfall- und Intensivmedizin

Die akute Herzinsuffizienz stellt ein Krankheitsbild mit unterschiedlicher Ätiologie dar. Die häufigste Ursache hierfür ist das akute Koronarsyndrom, bei dem infolge einer Myokardischämie eine systolische Funktionsstörung resultiert. An zweiter Stelle kommen Herzrhythmusstörungen bei der differenzialdiagnostischen Betrachtung infrage, wobei zwischen supraventrikulären (meist Tachyarrhythmia absoluta) und ventrikulären Herzrhythmusstörungen unterschieden werden kann. Auch Überleitungsblockierungen können zu einer akuten Herzinsuffizienz infolge von pathologisch niedrigen Pulsfrequenzen führen. Seltener sind die akute Myokarditis, Lungenarterienembolie, hypertensive Krisen sowie die akute Dekompensation einer vorbestehenden chronischen Herzinsuffizienz. Auch Intoxikationen, der septische

Schock mit einer relativen akuten Herzinsuffizienz sowie akute Anämien und Gasaustauschstörungen sind differenzialdiagnostisch zu bedenken. Allen Ätiologien gemeinsam ist die unzureichende Organperfusion aufgrund einer absoluten bzw. relativen Pumpinsuffizienz des Herzmuskels. Es resultieren Organfunktionsstörungen mit Somnolenz, Oligurie oder Anurie, sowie im weiteren Verlauf unzureichender Leberfunktion mit zirrhotischem Umbau bei Rechtsherzversagen, Ausbildung von Ödemen in der Lunge mit entsprechender Aggravation der Gasaustauschstörung sowie Aszites und periphere Ödeme. Die Patienten erscheinen mit dem Leitsymptom Dyspnoe und geben Palpitationen und Angina pectoris zum Teil als Folge der myokardialen Hypoxie an. Die schwerste Form der akuten Herzinsuffizienz ist der kardiogene Schock. Trotz optimaler medizinischer Versorgung der zugrunde liegenden Erkrankungen ist die 30-Tage-Mortalität auch heutzutage noch immer mit 40% erschreckend hoch. Pathophysiologisch steht neben der akuten Herzinsuffizienz eine Reaktion des gesamten Organismus mit Ausbildung eines sogenannten Multiorgan-Dysfunktion-Syndroms (MODS) im Vordergrund.

Im kardiogenen Schock ist auch heute mit einer Mortalität von rund 40% zu rechnen. Die sofortige hämodynamische Stabilisierung und eine rasche Versorgung der Grunderkrankung sind die wesentlichen Prinzipien in der Notfallversorgung.

Im Falle eines präklinischen Schockgeschehens oder Kreislaufstillstandes können externe Reanimationshilfen, welche als Thoraxkompressionssysteme um den Brustkorb des Patienten geschnallt werden, eine ununterbrochene Herzdruckmassage auch bei schwierigen Transportbedingungen leisten. In der klinischen Intensiv- und Notfallmedizin helfen diese Systeme bei der initialen hämodynamischen Stabilisierung und reduzieren auch, z.B. während Koronarangiografien, die Strahlenbelastung für das medizinische Personal (1). Während externe Thoraxkompressionssysteme keinen direkten Blutkontakt haben, werden Assist Devices meist über Kanülierung der Femoralarterie mit dem Patientenkreislauf mittelbar verbunden und können so eine effektive hämodynamische Stabilisierung bewirken. Sie stellen eine Überbrückung (sogenanntes Bridging) bis zur Weiterbehandlung, vollständigen Erholung, aber auch in Einzelfällen zur Zeitgewinnung zwecks Entscheidungsfindung dar.

6.2 Indikationen für die mechanische Kreislaufunterstützung

Im akuten kardiogenen Schock sollte zunächst eine hämodynamische Stabilisierung mit Ausgleich des Volumenstatus und gegebenenfalls positiv inotropen Substanzen erfolgen. Entsprechend den deutschen Leitlinien zum infarktbedingten kardiogenen Schock hat sich die Gabe von Dobutamin beim kardiogenen Schock bewährt (2), bei fehlendem Ansprechen ist der Kalzium-Sensitizer Levosimendan als Infusion in Betracht zu ziehen. Ergänzend kann als Vasopressor Noradrenalin appliziert werden. Wie in Abbildung 1 zusammengefasst, sind auch Maßnahmen zur Behandlung der Grunderkrankung wie die möglichst rasche Revaskularisation beim Myokardinfarkt bei der Akutbehandlung essenziell.

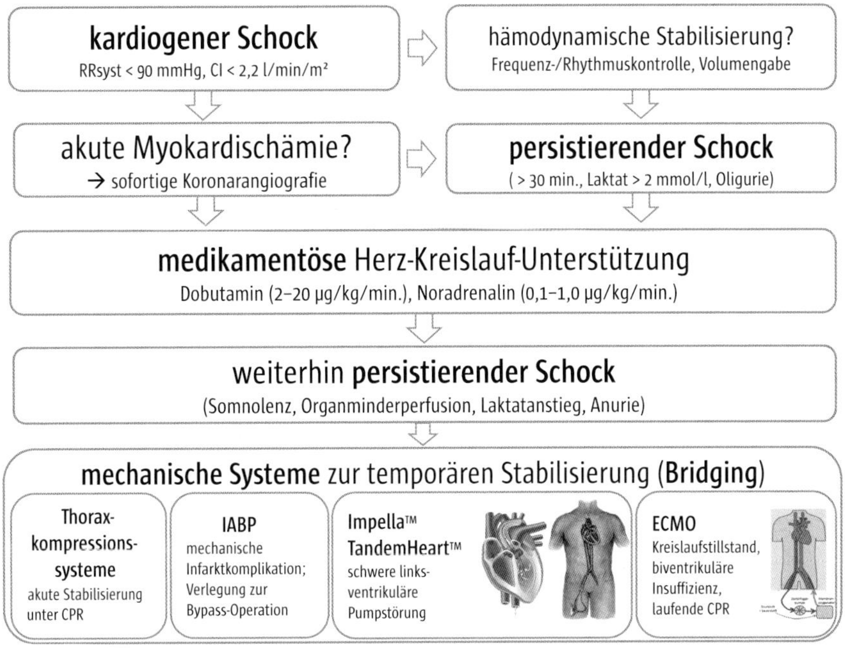

Abb. 1 Vorgehen im akuten kardiogenen Schock

Wenn diese konventionellen Maßnahmen jedoch nicht zum Erfolg führen und ein profunder kardiogener Schock vorliegt, sollte im Einzelfall der Einsatz von mechanischen Kreislaufunterstützungs-Systemen zur hämodynamischen Stabilisierung in Betracht gezogen werden (s. Liste der Indikationen).

Indikationen für mechanische Kreislaufunterstützungssysteme:

- Cardiac Index < 1,8 $l/min/m^2$
- zentralvenöser Druck > 20 mmHg
- arterieller Mitteldruck < 60 mmHg trotz Gabe von Katecholaminen und Vasopressoren
- Zeichen der peripheren oder Organ-Minderperfusion
- Kreislaufstillstand
- Postkardiotomie-Syndrom
- mechanische Komplikationen eines Myokardinfarktes
- akute Myokarditis mit eingeschränkter Pumpfunktion
- akute oder akut dekompensierte chronische Herzinsuffizienz
- akute Abstoßung bei Herztransplantation mit hämodynamischem Kollaps
- prophylaktischer Einsatz bei Hochrisikointerventionen
- refraktäre Arrhythmien mit hämodynamischer Relevanz
- Bridging zur Erholung, zur weiteren Entscheidungsfindung oder zur langfristigen Versorgung mittels Kunstherz-System oder Herztransplantation

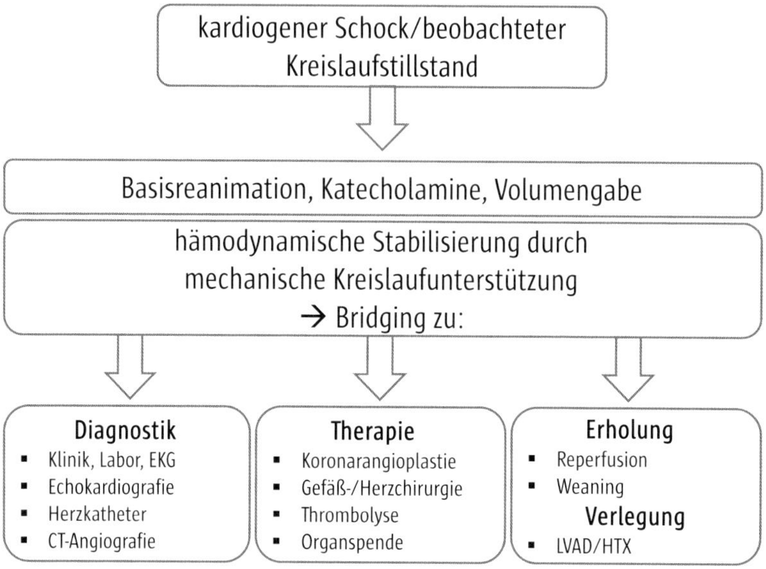

Abb. 2 Ziele bei der Überbrückung (Bridging) im kardiogenen Schock und Kreislaufstillstand

Beim sogenannten Bridging gelten folgende therapeutische Ziele: Bridging zur weiteren Behandlung (z.B. Revaskularisation im Herzkatheterlabor), Bridging zur Erholung (Entlastung des Herzens und Erholung über mehrere Tage auf der Intensivstation z.B. bei akuter Myokarditis), Bridging zur weiteren Therapie mit linksventrikulären Assistenzsystemen (LVAD) oder gar zur Herztransplantation (HTX) (3). Oft fokussiert sich das Bridging in dieser Phase auf mehrere der oben genannten therapeutischen Ziele (s. Abb. 2).

Als Kontraindikationen der mechanischen Kreislaufunterstützungssysteme werden allgemein infauste Krankheitsbilder (z.B. nicht behandelbare metastasierte Malignome oder schwerwiegende neurologische Einschränkungen), höheres Lebensalter (> 70 Jahre) sowie schwerste Störungen des Gerinnungssystems mit der Unmöglichkeit einer dauerhaften Antikoagulation angesehen. Als relative Kontraindikation gilt eine periphere arterielle Verschlusskrankheit, wodurch die Kanülierung und Einbringung der Systeme erschwert wird bzw. nur über alternative Zugänge möglich ist.

Eine besondere Situation stellt das akute Rechtsherzversagen dar, bei dem eine Pharmakotherapie mit Katecholaminen z.T. kontraindiziert ist und auch die Gabe eines Vasopressors oft keine Stabilisierung erwirken kann. Hier können geeignete mechanische Systeme durch Senkung des zentralvenösen Drucks die Organperfusion verbessern und den Circulus vitiosus des kardiogenen Schocks durchbrechen.

6.3 Externe Thoraxkompressionsysteme zum Bridging beim akuten präklinischen Kreislaufstillstand

Die externen Thoraxkompressionssysteme ermöglichen eine maschinelle Herzdruckmassage mit Frequenzen zwischen 80 und 100/min. Sie werden elektromechanisch oder hydraulisch betrieben und können im Notfall präklinisch unabhängig von einer zentralen Versorgung eingesetzt werden. In Deutschland sind drei Systeme etabliert (Lucas, Autopuls und Corpulus). Die Tiefe der Thoraxkompression variiert nach anatomischen Gegebenheiten bei 4–5 cm. In der präklinischen Versorgung können sie während Transportsituationen in Gebäuden oder auch im Rettungswagen sowie innerklinisch bei diagnostischen Maßnahmen wie CT oder Herzkatheter eine ununterbrochene Thoraxkompression bei akutem Herzstillstand gewährleisten und so in der Akutphase ein Bridging bis hin zur Therapieentscheidung bzw. der Implantation eines Kreislaufunterstützungssystems ermöglichen (4).

Externe Thoraxkompressionssysteme ermöglichen eine standardisierte Herzdruckmassage nach Leitlinien. Sie stabilisieren den Patienten beim akuten Herzstillstand und dienen auch dem Schutz des Personals in kritischen Transportsituationen oder bei Anwendung von Röntgenstrahlen.

6.4 Temporäre Kreislaufunterstützungssysteme in der Intensiv- und Notfallmedizin

Zur temporären mechanischen Stabilisierung stehen uns in der Intensiv- und Notfallmedizin folgende Systeme zur Verfügung:

Die intraaortale Ballonpumpe (IABP) ist das weltweit mit Abstand am häufigsten eingesetzte System. Dabei wird ein 6–9 F messender Katheter arteriell in Seldinger-Technik eingebracht, an dessen distalem Ende sich ein 30–54 ml umfassender flexibler Ballon befindet. Mittels Trigger von EKG oder arteriellem Blutdrucks erfolgt in der Diastole gegenläufig zur Aktion der linken Kammer eine Inflation des in der thorakalen Aorta descendens befindlichen Ballons mit Heliumgas sowie dessen Evakuierung in der Systole. Durch das abrupte Leersaugen in der Systole entsteht ein Sogeffekt, welcher die Nachlast für den linken Ventrikel relevant senkt. Das diastolische Aufblasen wiederum verdrängt entsprechend Blutvolumen und erhöht den Blutdruck und damit auch den diastolischen Organperfusionsdruck für die inneren Organe. Bei stenosierten Herzkranzgefäßen kann dadurch die koronare Perfusion verbessert werden. Wenn beim akuten Myokardinfarkt jedoch durch Stentimplantation die Stenosen beseitigt wurden, ändert die diastolische Blutdrucksteigerung an der Koronarperfusion und letztlich auch der Gesamtprognose des Patienten nichts (5). Der Vorteil der IABP besteht in der Einfachheit und dem geringen Preis bei relativ dünnem Katheterschaft. Nachteilig ist die nur geringe Unterstützung des Kreislaufs mit einer Steigerung von maximal 0,5 l/min.

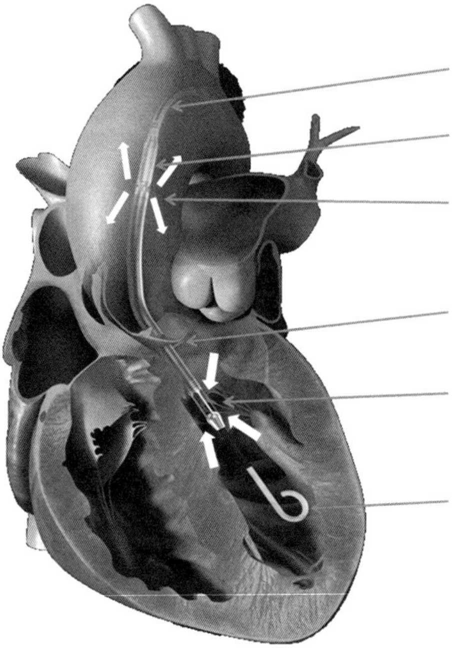

Abb. 3 Funktionsweise und Aufbau einer axialen Turbinenpumpe am Beispiel der Impella® (mit freundlicher Genehmigung der Firma Abiomed, Aachen)

Beim Bridging mit intravaskulären Assist Devices muss auf eine kontinuierliche Antikoagulation sowie ausreichende Durchblutung der Peripherie geachtete werden.

Axiale Turbinenpumpen wie z.B. die Impella arbeiten unabhängig vom Herzrhythmus, indem sie - angetrieben von einem Mikromotor - kontinuierlich Blut über eine 12–24 F dicke Kanüle mit Flussraten zwischen 2 und 4 l/min aus der linken Herzkammer in die Aortenwurzel pumpen (s. Abb. 3). Es gibt auch axiale Turbinenpumpen, welche für die rechte Herzkammer entwickelt wurden und in umgekehrter Weise aus dem rechten Vorhof das Blut kontinuierlich mit Flussraten von bis zu 2,5 l/min in den Stamm der Arteria pulmonalis fördern. Die Einführschleusen können aufgrund ihres Durchmessers zu peripheren Ischämien führen. Ferner ist eine ununterbrochene Antikoagulation mit einer aktivierten Gerinnungszeit von 250 sec (ACT) für die Implantation bzw. von 150–180 sec während des Betriebes notwendig (6). Neben dem relativ hohen Preis und der Gefahr der distalen Extremitätenischämie ist auch das Risiko einer Hämolyse als möglicher Nachteil anzuführen.

Zentrifugalpumpen basierte Systeme saugen über eine lange venöse Kanüle das Blut an und geben es über eine kurze arterielle Kanüle meist peripher in die Arteria iliaca communis und distale Aorta abdominalis. Beim sogenannten *TandemHeart* wird die venöse Kanüle mittels transseptaler Punktion bis in den linken Vorhof vorgeschoben,

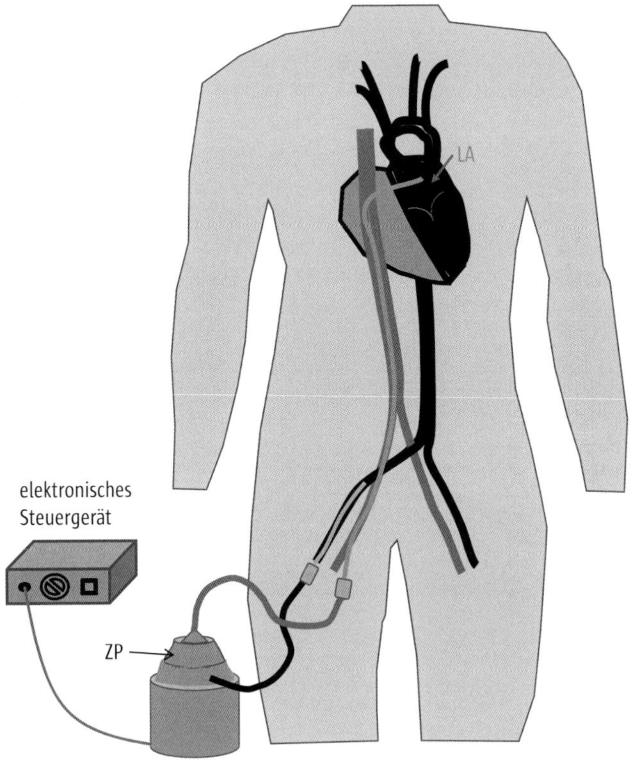

Abb. 4 Schema des sog. TandemHeart, welches über eine transseptal eingebrachte Kanüle das Blut aus dem linken Vorhof (LA) mittels Zentrifugalpumpe (ZP) ansaugt und direkt retrograd in die A. iliaca fördert.

von wo das arterialisierte Blut angesogen und dann mit Flussraten von 4 l/min mittelbar zurück in den Kreislauf gepumpt wird (s. Abb. 4).

Dabei ist es jedoch notwendig, dass beim Patient keine signifikanten Einschränkungen des pulmonalen Gasaustausches vorliegen. Bei den sogenannten *ECMO*-Systemen (extrakorporale Membranoxygenation mit Zentrifugalpumpe) wird das Blut über eine venöse Kanüle aus dem rechten Vorhof und der Vena cava angesaugt und von der Zentrifugalpumpe durch einen Membran-Oxygenator über eine arterielle Kanüle in die Aorta zurückgegeben. Als Zugang dienen hier zumeist die Leistengefäße. Mit einer ECMO kann bei Flussraten von 5 l/min auch unter laufender Reanimation der Kreislauf vollständig übernommen und stabilisiert werden. Auch Zentrifugalpumpensysteme erfordern eine ununterbrochene Antikoagulation mit einer ACT von mindestens 180 sec. Da die arteriellen Kanülen mit Durchmessern von bis zu 21 F oft den Blutfluss in arteriosklerotisch veränderten Leistengefäßen erheblich behindern, hat sich eine zusätzliche antegrade Kanülierung der Arteria femoralis superficialis bewährt. Dabei wird eine 7–9 F Kanüle an den arteriellen Auslass zur Perfusion des Beines angeschlossen (s. Abb. 5). Portable ECMO-Systeme ermöglichen das Bridging auch in schwierigen Transportsituationen. In der Kardiochirurgie kommt neben den peripheren Kanülierungstechniken auch eine zentrale Kanülierung in die Aorta in Betracht.

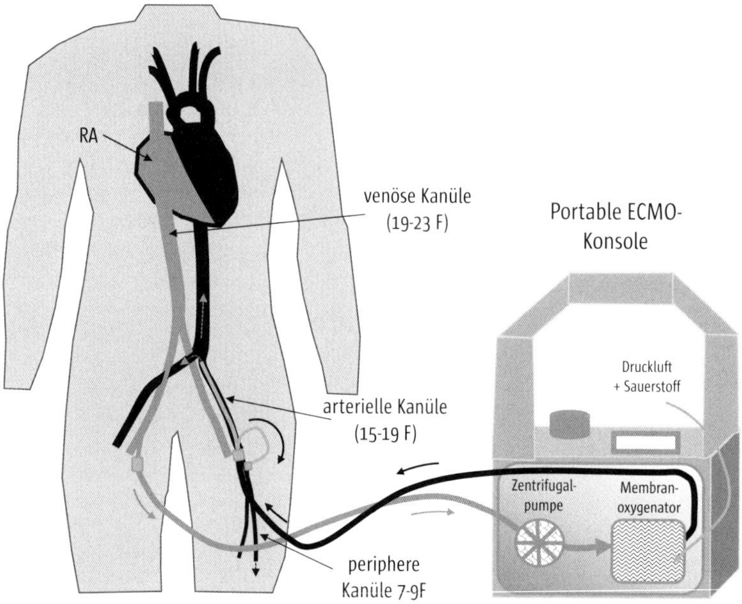

Abb. 5 Bei der Extra-Corporalen Membran-Oxygenation (ECMO) wird über eine lange Kanüle das Blut aus der Vena cava und dem rechten Vorhof von einer Zentrifugalpumpe angesogen und nach Gasaustausch im Membranoxygenator durch eine arterielle Kanüle retrograd in die A. iliaca und A. abdominalis gepumpt. Eine antegrade Kanüle kann optional in die A. femoralis superficialis zur Verhinderung einer distalen Extremitätenischämie gelegt werden.

6.5 Konzepte zum Bridging im kardiogenen Schock

Da die Indikation zum Einsatz dieser Systeme immer eine Einzelfallentscheidung darstellt, kann derzeit keine generelle Empfehlung für ein System ausgesprochen werden. Der mutmaßliche Patientenwille und auch die allgemeine Prognose stellen Notfall- und Intensivmediziner beim Bridging immer wieder vor Herausforderungen, wenn es um therapeutische Entscheidungen bezüglich Eskalation oder auch Limitation geht.

Bei der Indikationsstellung zur mechanischen Kreislaufunterstützung ist neben den pathophysiologischen Parametern immer auch der mutmaßliche Patientenwille ausschlaggebend. Bei infauster Prognose sollte gegebenenfalls unter Hinzuziehung einer Ethikkommission über Therapiebegrenzungen entschieden werden.

Die zunehmende Zentralisierung und Spezialisierung in der Versorgung von Patienten im kardiogenen Schock erfordert einen sicheren Transport mit hämodynamisch stabilen Bedingungen zwischen primär und sekundär versorgenden Zentren. Während externe Thoraxkompressionssysteme in der Akutversorgung auf den Weg in das erstversorgende Herzkatheterlabor zur Anwendung kommen können, werden

Zentrifugalpumpensysteme oder axiale Turbinenpumpen zum Bridging zwecks Erholung bzw. zur Weiterbehandlung eingesetzt. Die ECMO kommt zu allen Zeitpunkten bei geeigneten Patienten als Notfallsystem in Betracht. Die Versorgung mit LVAD oder eine HTX kommen nur bei Einzelfällen in tertiären Herzzentren infrage (3). Aktuell werden mehrere multizentrische Studien durchgeführt, die das Konzept einer mechanischen Kreislaufunterstützung im kardiogenen Schock und im Kreislaufstillstand evaluieren. Diese sollen zukünftig bei derzeit fehlender Evidenz Klarheit in den Leitlinien schaffen. Bei der Auswahl des geeigneten Systems zum Bridging ist die schnellstmögliche Stabilisierung und damit Vermeidung der Entstehung eines Multiorgan Dysfunktionssyndroms von größter Bedeutung.

Take home messages:

- *Im kardiogenen Schock und beim Kreislaufstillstand sollten schnellstmöglich konventionelle Maßnahmen zur hämodynamischen Stabilisierung eingeleitet werden.*
- *Wenn diese nicht ausreichen, eine kritische Organminderperfusion zu verhindern, können im Einzelfall mechanische Kreislaufunterstützungssysteme zum Bridging eingesetzt werden.*
- *Der Einsatz von mechanischen Kreislaufunterstützungssystemen sollte beim akuten Myokardinfarkt die schnellstmögliche Revaskularisation nicht behindern.*
- *Derzeit gibt es keine Evidenz aus prospektiven randomisierten Studien, die den Einsatz von mechanischen Kreislaufunterstützungssystemen begründen.*
- *Entsprechend bleiben diese Systeme derzeit Einzelfallentscheidungen vorbehalten. Laufende Studien und technische Weiterentwicklungen werden zukünftig eine bessere Datenbasis für begründete Empfehlungen in den Leitlinien schaffen.*

Literatur

1. Ferrari MW (2016) Welche Bedeutung haben mechanische Assist-Systeme beim Herz-Kreislauf-Stillstand? Herzschrittmacherther Elektrophysiol 27(1), 25–30
2. Werdan K, Deutsche Gesellschaft für Kardiologie e.V. (DGK) (2019) Deutsch-österreichische S3-Leitlinie „Infarktbedingter kardiogener Schock – Diagnose, Monitoring und Therapie“. URL: https://www.awmf.org/leitlinien/detail/ll/019-013.html (abgerufen am 12.08.2020)
3. Ferrari M, Kruzliak P, Spiliopoulos K (2015) An insight into short- and long-term mechanical circulatory support systems. Clin Res Cardiol 104(2), 95–111
4. Ferrari MW (2019) Mechanische Kreislaufunterstutzung beim kardiogenen Schock. Med Klin Intensivmed Notfmed 114(1), 77–90
5. Thiele H, Zeymer U, Neumann FJ, Ferenc M, Olbrich HG, Hausleiter J, Richardt G, Hennersdorf M, Empen K, Fuernau G, Desch S, Eitel I, Hambrecht R, Fuhrmann J, Bohm M, Ebelt H, Schneider S, Schuler G and Werdan K (2012) Intraaortic balloon support for myocardial infarction with cardiogenic shock. N Engl J Med 367(14), 1287–96
6. Ferrari MW (2017) Kreislaufunterstützungssysteme in der internistischen Intensivmedizin. Intensivmedizin up2date 13(04), 403–420

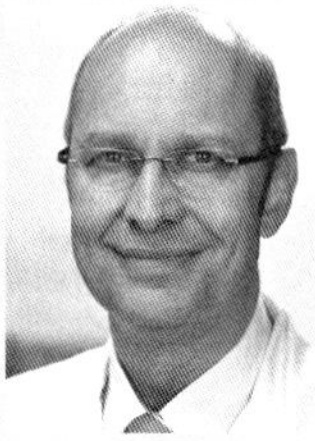

Prof. Dr. med. Dr. disc. pol. Markus W. Ferrari

Markus W. Ferrari studierte von 1986 bis 1993 Humanmedizin, Pädagogik und Sportwissenschaften an der Georg-August-Universität in Göttingen und promovierte in beiden Fächern. Er absolvierte seine Weiterbildung in der Inneren Medizin am Universitätsklinikum Göttingen und wechselte 1997 an das Klinikum der Friedrich-Schiller-Universität nach Jena. Ein Forschungssemester führte ihn 2001 an das Texas-Heart-Institute nach Houston, USA. Bevor er 2013 zum Direktor der Klinik für Innere Medizin 1 an den HELIOS Dr. Horst Schmidt Kliniken Wiesbaden berufen wurde, war er 7 Jahre leitender Oberarzt an der Klinik für Innere Medizin 1 am Universitätsklinikum Jena.

Zu den klinischen Schwerpunkten und Forschungsgebieten von Markus W. Ferrari gehören die minimalinvasive Therapie von strukturellen Herzerkrankungen, die Behandlung des Myokardinfarktes und des kardiogenen Schocks, die kardiovaskuläre Bildgebung, die Messung und Optimierung der Mikrozirkulation sowie mechanische Kreislaufunterstützungssysteme.

7 Die Rolle des interventionellen Kardiologen bei akuter Herzinsuffizienz

Roman Pfister

Die akute Herzinsuffizienz ist ein heterogenes Syndrom mit verschiedenen Grunderkrankungen und sehr unterschiedlicher Schwereausbildung, die von Überwässerung bis hin zum kardiogenen Schock oder Kreislaufstillstand reicht. Die Entwicklungen der interventionellen Kardiologie bieten heute die Möglichkeit, ursächlich die Grunderkrankungen im Bereich der akuten Herzinsuffizienz zu behandeln. Dazu gehört am häufigsten die Revaskularisation mit perkutaner Koronarintervention als Erstlinientherapie des akuten Myokardinfarktes mit Herzinsuffizienz oder Schock. Darüber hinaus bietet die interventionelle Kardiologie eine Alternative zur herzchirurgischen Therapie bei Patienten in Hochrisikosituationen, wie zum Beispiel der akuten Mitralinsuffizienz, der dekompensierten Aortenklappenstenose oder dem Infarkt bedingten Ventrikelseptumdefekt. Des Weiteren kann der interventionelle Kardiologe durch Implantation mechanischer Unterstützungssysteme die Kreislauffunktion teilweise oder komplett ersetzen, und so Zeit schaffen bis die Grunderkrankung behandelt ist oder anderweitig eine Erholung oder Stabilisierung eingetreten ist. Essenzielle Voraussetzung für den effektiven Einsatz der interventionellen Kardiologie ist eine kardiologische Diagnostik, die Ursache und Schwere der akuten Herzinsuffizienz darstellt.

7.1 Einleitung

Herzinsuffizienz ist das häufigste Erkrankungsbild, das bei Erwachsenen zur Krankenhausaufnahme führt. Damit ist Herzinsuffizienz auch auf Intensivstationen und in Notaufnahmen sehr häufig zu finden. Die akute Herzinsuffizienz ist nur unscharf definiert über eine rasche Entwicklung oder Verschlechterung der Symptomatik mit der Notwendigkeit einer Krankenhausaufnahme. Der Schweregrad der akuten Herzinsuffizienz reicht von leichter Überwässerung und Belastungsdyspnoe bis hin zum Hypoperfusionssyndrom mit Organdysfunktion, dem kardiogenen Schock sowie ventilatorischer und Kreislauf-Instabilität. Die meisten Patienten weisen eine akute Dekompensation einer schon vorbestehenden chronischen Herzinsuffizienz auf. In großen Registern zu akuter Herzinsuffizienz liegt die Häufigkeit eines kardiogenen Schocks bei 3–8%, und zwischen 12 und 70% der Patienten mit akuter Herzinsuffizienz werden auf Intensivstationen behandelt (1). Die Rolle des interventionellen Kardiologen kann zum einen in der Ursachenbehandlung der akuten Herzinsuffizienz liegen oder in der hämodynamischen Stabilisierung der Herzinsuffizienz über temporäre mechanische Unterstützungssysteme (MCS).

Eine Differenzierung der Grunderkrankung der akuten Herzinsuffizienz ist klinisch nicht immer möglich, und auch in der Literatur oft nicht differenziert beschrieben. Am häufigsten findet sich der akute Myokardinfarkt als Ursache einer vor allem schweren akuten Herzinsuffizienz. Der kardiogene Schock ist in bis zu 70% der Fälle durch einen akuten Myokardinfarkt bedingt (2, 1). Im Folgenden wird die Rolle des interventionellen Kardiologen bei verschiedenen Krankheitsbildern beschrieben.

7.2 Kausaltherapie durch den interventionellen Kardiologen

7.2.1 Akuter Myokardinfarkt

Mittel der ersten Wahl zur Behandlung des akuten ST-Strecken Elevations Myokardinfarktes (STEMI) mit Beschwerdebeginn in den letzten 12 Stunden ist die Reperfusion, wobei die katheterinterventionelle Therapie nach aktueller Evidenz und den Leitlinienempfehlungen der europäischen Gesellschaft für Kardiologie der Reperfusionstherapie mit Lysetherapie vorzuziehen ist ((3) Klasse IA Empfehlung). Deswegen sollten nach regionalen Protokollen Patienten vom Rettungsdienst direkt in das Herzkatheterlabor zur umgehenden Behandlung verbracht werden. In 6–10% der STEMI tritt als Komplikation des STEMI ein kardiogener Schock auf. Der besondere Nutzen der direkten Revaskularisation bei diesen Patienten konnte in der SHOCK-Studie und mehreren Registern gezeigt werden, wo die Mortalität von 70–80% auf 40–50% reduziert werden konnte. Dies führte zu einer Klasse IB Empfehlung für die primäre perkutane Koronartherapie bei diesen Patienten. Entscheidend ist die zeitlich umgehende Therapie, da jede 10 Minuten Verzögerung mit einer 3% Mortalitätssteigerung verbunden ist. Prozedural wird heute die Implantation von modernen Medikamenten beschichteten Stents (DES) empfohlen, und wenn entsprechende Erfahrung des Operateurs besteht wird der Zugang transradial empfohlen (beides Klasse IA). In wieweit neben dem Infarktgefäß noch weitere hämodynamisch relevante Gefäßstenosen direkt mitbehandelt werden sollen, wird anhaltend diskutiert. Basierend auf der CULPRIT-SHOCK-Studie, wo für die Mehrgefäßintervention im Vergleich zur alleinigen Infarktgefäßbehandlung eine erhöhte Mortalität gefunden wurde, wird aktuell auch bei Patienten mit STEMI und Schock nur die Behandlung des Infarktgefäßes empfohlen.

Beim Myokardinfarkt ohne ST-Strecken Elevation (NSTEMI) richtet sich die Indikation zur invasiven Diagnostik grundsätzlich nach dem Risikoprofil. Der Nachweis einer linksventrikulären Dysfunktion mit einer Ejektionsfraktion unter 40% oder aber klinische Herzinsuffizienzzeichen sollten zu einer Koronarangiografie innerhalb von

72 Stunden veranlassen ((4) Klasse IA). Eine Indikation zur sofortigen invasiven Diagnostik und Therapie besteht bei hämodynamischer Instabilität und kardiogenem Schock (Klasse IC). Ein Schock tritt beim NSTEMI mit 3% seltener auf als beim STEMI und ist meist auf eine schon vorbestehende Funktionsstörung oder aber schwere Mehrgefäßerkrankung mit subtotalen Stenosen zurückzuführen.

Bei Myokardinfarkten mit Herzinsuffizienz wird in vielen Fällen schon vom Rettungsdienst bzw. in der Notaufnahme eine direkte Koronarangiografie triagiert und der Patient kommt dann schon revaskularisiert auf die Intensivstation. Grundsätzlich können aber Myokardinfarkte auch bei Patienten auftreten, die aus anderen Gründen auf der Intensivstation behandelt werden. Insofern sollte hier, gerade bei nicht kommunikationsfähigen Patienten, auf Veränderungen im Monitor-EKG geachtet werden. Außerdem sollte bei klinischem Verdacht auf einen Myokardinfarkt die Leitliniengerechte Diagnostik mit 12-Kanal-EKG und Ischämiemarkern wie Troponin T oder I erhoben werden.

7.2.2 Takotsubo-Syndrom

Das Takotsubo-Syndrom oder auch Stresskardiomyopathie ist eine nach wie vor ungenügend verstandene Erkrankung, die charakterisiert ist durch ein physisches oder psychisches Stressereignis, eine Herzinsuffizienz- oder Koronarsyndrom ähnliche Klinik, unauffällige Koronararterien und temporär regionale Wandbewegungsstörungen des linken Ventrikels. Wenngleich verschiedene Verteilungsmuster in der Literatur beschrieben sind, ist die häufigste Form das sogenannte apikale Ballooning, d.h. eine Akinesie der apikalen Areale des linken Ventrikels mit einer Hyperkontraktion der basalen Abschnitte des linken Ventrikels. Das Takotsubo-Syndrom geht in 10–15% der Fälle mit einem kardiogenen Schock einher, was zu einer Krankenhaussterblichkeit von 23% führt. Neben der oft ausgeprägten Einschränkung der linksventrikulären Ejektionsfraktion spielt ursächlich oft eine hämodynamisch relevante Obstruktion des linksventrikulären Ausflusstraktes eine Rolle, die funktionell ist durch die Hyperkontraktion der basalen Herzabschnitte. Ursächlich für das Takotsubo-Syndrom werden überschießende Katecholaminausschüttungen angenommen, die unter anderem die Hyperkontraktion und Ausbildung der Ausflusstraktobstruktion erklären. Um diesen Circulus vitiosus zwischen Katechoalminen, Ausflusstraktobstruktion und kardiogenem Schock zu durchbrechen, wird gerade bei nachgewiesener Ausflusstraktobstruktion der frühzeitige Einsatz eines temporären mechanischen Unterstützungssystems empfohlen, um medikamentöse Katecholaminunterstützung einzusparen. Wenngleich kontrollierte Studien fehlen, zeigen aktuelle Untersuchungen bei Takotsubo-Syndrom Patienten mit Einsatz von mechanischen Unterstützungssystemen eine hohe Überlebensrate und Erholung der kardialen Funktion (5). Das MCS sollte grundsätzlich die linksventrikuläre Nachlast nicht weiter erhöhen, sodass hier vor allem die Impella-Geräte eingesetzt werden sollten. Oft werden Patienten nach Ausschluss eines Infarktes schon mit der Diagnose Takotsubo-Syndrom auf die Intensivstation verlegt. Eine große Herausforderung auf der Intensivstation ist es aber, dort Patienten mit neuem Takotsubo-Syndrom zu erkennen. Dies kann unter anderem ausgelöst werden durch Trigger wie Stress beim Weaning, perioperativ, durch Anästhesieeinleitung oder Katecholamingabe.

7.2.3 Akute Mitralklappeninsuffizienz

Die akute Mitralklappeninsuffizienz ist eine schwerwiegende Erkrankung, die schnell zu einem Lungenödem und kardiogenen Schock führen kann. Ursächlich kommt ein akuter Myokardinfarkt infrage, der entweder zu einem Papillarmuskelabriss führen kann oder aber zu einem Tenting eines Mitralsegels bei ausgeprägtem ischämischen Myokardareal basal inferior. Daneben kann bei degenerativen Veränderungen der Mitralklappen ein akuter Sehnenfadenabriss entstehen, der zu unterschiedlich stark ausgeprägter Mitralinsuffizienz führen kann. Neben der sofortigen hämodynamischen Stabilisierung ist ein primäres Behandlungsziel die Reparatur oder der Ersatz der Mitralklappe, ohne die eine dauerhafte Stabilisierung nicht möglich ist. In vielen Fällen ist das operative Risiko in dieser Situation entweder aufgrund der schweren, durch einen Infarkt bedingten Myokardschädigung, des fortgeschrittenen Schockgeschehens mit Multiorganversagen oder aber des Patientenalters und assoziierter Komorbidität inakzeptabel hoch. Alternativ zur operativen Klappenreparatur können heute perkutane Mitralklappenreparaturverfahren eingesetzt werden wie z.B. der MitraClip oder das PASCAL-Verfahren. Beide Verfahren basieren auf einer Segel-basierten Reparaturtechnik, wo korrespondierende Anteile des anterioren und posterioren Mitralsegels über Greifarme zusammengeführt werden. Kleinere Fallserien zeigen, dass diese Techniken auch in Notfallsituation wie der akuten Mitralinsuffizienz mit kardiogenem Schock möglich und effektiv sind, und damit zu einer Verbesserung der Hämodynamik beitragen können (6).

7.2.4 Dekompensierte Aortenklappenstenose

Die Dekompensation einer relevanten Aortenklappenstenose kann zu einer progredienten Schockentwicklung führen, die aufgrund der mechanischen Nachlasterhöhung konservativ praktisch nicht durchbrochen werden kann. Einzige kausale Therapie ist hier eine dingliche Behandlung der Aortenklappenstenose. Aufgrund der meist instabilen klinischen Situation mit Schock und des oft Alters bedingten Risikoprofils ist ein akuter operativer Aortenklappenersatz nicht möglich, bzw. mit exzessivem Mortalitätsrisiko verbunden. Historisch war dies ein Indikationsgebiet für die Ballonvalvuloplastie der Aortenklappe. Obwohl diese akut zu einer hämodynamischen Verbesserung führen kann (7), ist der Erfolg eingeschränkt wegen noch residuell bedeutsamer Stenose, besteht in selteneren Fällen das Risiko für eine relevante Aortenklappeninsuffizienz durch die Sprengung und es besteht eine hohe und schnelle Rezidiv- bzw. Progressrate. Damit kann eine Ballonvalvuloplastie im besten Fall als Bridging zu einer definitiven Behandlung wie Operation oder transkatheter Aortenklappenimplantation (TAVI) angesehen werden. Alternativ kommt deshalb seit einigen Jahren die direkte, notfallmäßige Implantation einer TAVI infrage. Aufgrund des guten Zugangsprofils der modernen TAVI-Prothesen ist das prozedurale Risiko einer TAVI nicht wesentlich anders als bei einer Ballonvalvuloplastie. Problematisch ist allerdings, dass aufgrund der kritischen hämodynamischen Situation ein Planungs-CT oft nicht durchgeführt werden kann und damit ein erhöhtes Risiko für suboptimale Ergebnisse besteht.

7.2.5 Ventrikelseptumdefekt (VSD) nach Myokardinfarkt

Der Ventrikelseptumdefekt ist heute bei schneller und effektiver Infarktbehandlung eine seltene Komplikation, die ca. 0,2% der Myokardinfarkte betrifft, aber mit erheblicher Morbidität und einer Mortalität von 70–80% verbunden ist. Die Ruptur des Ventrikelseptums, die klassischerweise 3–5 Tage nach Infarkt auftritt, führt zur pulmonaler Hyperzirkulation und Volumenbelastung des linken Ventrikels, was letztlich zu akuter Herzinsuffizienz bis zum kardiogenen Schock führt. Unbehandelt ist der postinfarkt VSD mit einer Mortalität bis 94% verbunden. Therapie der Wahl ist der chirurgische Verschluss. Aufgrund operationstechnischer Einschränkungen durch liquide Defektränder in der akuten Phase des Myokardinfarktes und einer sehr hohen operativen Mortalität kommt eine akute Operation bei vielen Patienten nicht infrage. Als Alternative kommt bei diesen Patienten ein kathetergestützter Verschluss des VSD mit einem Occluder-System infrage. Die selbstexpandierenden Doppelscheiben Occluder aus Nitinol werden nach Sondierung des VSD und Vorführen einer Schleuse zunächst auf einer Seite, und dann nach Rückzug an das Ventrikelseptum auf der anderen Seite entfaltet. Kleinere Fallserien zeigen einen technischen Erfolg zwischen 60 und 80% (8). Dennoch liegt die Mortalität vor allem bei früher Interventionsnotwendigkeit innerhalb der ersten Woche nach Infarkt bei bis zu 65%.

7.3 Hämodynamische Unterstützung durch den interventionellen Kardiologen

7.3.1 Anhaltender Kreislaufstillstand

Der trotz professioneller Reanimationsmaßnahmen anhaltende Kreislaufstillstand kann als schwerste Form der akuten Herzinsuffizienz interpretiert werden. Der Einsatz einer veno-arteriellen extrakorporalen Membranoxygenierung (va-ECMO) in dieser Situation kann temporär die kardiopulmonale Funktion ersetzen und so die Perfusion von Hirn und anderen Organen sicherstellen, bis gegebenenfalls die Grunderkrankung ursächlich behandelt wird und sich ein Spontankreislauf einstellt. Dieser Einsatz der va-ECMO wird auch als extrakorporaler Lebens-Support (ECLS) bezeichnet. Der Kreislaufstillstand allgemein hat mit einer Überlebensrate von ca. 10% bereits eine äußerst schlechte Prognose, die sich bei anhaltender Dauer des Kreislaufstillstandes weiter verschlechtert.

Die technische Erfolgsrate einer ECLS Implantation liegt in eingeübten Notfallversorgungssystemen bei ca. 90% (9). In einem aktuellen großen Reanimationsregister aus Paris war bei Patienten mit vermuteter kardialer Grunderkrankung das Überleben bis zur Entlassung und auch die Rate an Entlassungen mit gutem neurologischen Ergebnis nicht signifikant unterschiedlich zwischen reanimierten Patienten mit ECLS und ohne ECLS, wobei das Überleben bei Entlassung bei ca. 8% lag. Die häufigsten Ursachen einer anhaltenden Reanimation mit ECLS waren dabei Myokardinfarkt (68%) und Lungenembolie (6%). Die wesentlichen Faktoren, die mit dem Überleben assoziiert waren, sind ein initial schockbarer Rhythmus, ein zwischenzeitlicher Spontankreislauf und der prähospitale ECLS Einsatz im Vergleich zum hospitalen Einsatz.

In einer landesweiten Registeranalyse aus den USA zeigte sich in den Jahren 2005 bis 2014 ein Anstieg der ECLS Raten um den Faktor 8–10 (10). Parallel stieg die Überlebensrate von 34% auf 54% bei Patienten mit Kreislaufstillstand außerhalb des Krankenhauses. Auch in dieser Analyse war neben dem Alter der schockbare Initialrhythmus ein wichtiger Prädiktor für das Überleben. Die große Bedeutung eines standardisierten ECLS Ablaufs mit definierten Einschlusskriterien und schnellen Transportzeiten wird in aktuellen Studien bestätigt (11).

Bislang fehlen randomisierte Studien, die den Nutzen einer ECLS zeigen. Deshalb empfehlen die amerikanischen und europäischen Leitlinien den routinemäßigen Einsatz nicht, sondern nur in Einzelfällen bei Patienten mit reversibler bzw. behandelbarer Grunderkrankung (12).

Ein aktuelles Positionspapier fasst erstmals Standards für die Durchführung einer ECLS zusammen (13). Die Abläufe können sich je nach Institution deutlich unterscheiden, sodass die Anlage der ECMO von Anästhesisten, Herzchirurgen oder interventionellen Kardiologen erfolgen kann. Die hohe Rate an ursächlichen Myokardinfarkten lässt aber eine Anlage direkt im Herzkatheterlabor als sehr sinnvoll erscheinen.

7.3.2 Kardiogener Schock

Knapp ein Viertel der Patienten, die auf eine kardiologische Intensivstation aufgenommen werden, haben einen Schock, wobei zwei Drittel kardiogen bedingt sind (2). Ursächlich ist der Myokardinfarkt mit 30% am häufigsten, wobei Dekompensationen einer ischämischen (18%) oder nicht-ischämischen Kardiomyopathie (28%) ebenfalls häufig sind. Mechanische Unterstützungssysteme (MCS) werden bei kardiogenem Schock bei Myokardinfarkt deutlich häufiger eingesetzt (61%) als bei Patienten ohne Infarkt (26%), was durch die potenziell gut behandelbare Grunderkrankung bei Infarkt erklärt werden kann. Die Mortalität bei kardiogenem Schock mit Einsatz eines mechanischen Unterstützungssystems lag bei 40%. Der Einsatz von MCS variiert aktuell noch sehr stark nach Institution und wird in großen US-Zentren im Durschnitt bei 34% der Patienten mit rein kardiogenem oder gemischt kardiogen-nicht kardiogenem Schock eingesetzt (14). Vor allem in USA wird immer noch führend die intra-aortale Ballongegenpulsation (IABP) eingesetzt (71%), vor allem bei leichteren Formen des Schocks. Entscheidend für die Mortalität dieser Patienten sind die Schwere der Kreislaufinstabilität, das Multiorganversagen sowie die Schwere der metabolischen Entgleisung.

Die Studienlage zur MCS fokussiert sich vor allem auf den Infarkt bedingten kardiogenen Schock. In der randomisiert-kontrollierten IABP-SHOCK-II-Studie fand sich kein Unterschied im klinischen Verlauf bei Patienten mit Infarkt bedingtem kardiogenen Schock durch die IABP-Therapie und diese wird aktuell auch nicht empfohlen. Eine aktuelle Metaanalyse zu den beiden MCS Impella und Tandem Heart bei kardiogenem Schock zeigten bei insgesamt nur 162 behandelten Patienten keinen relevanten Vorteil im Vergleich zur konservativ behandelten Vergleichsgruppe. Der Einsatz von MCS wird deshalb aktuell bei Infarkt bedingtem Schock nicht generell, sondern nur auf Einzelfall Entscheidung empfohlen (Klasse IIb C). Der gleiche Empfehlungsgrad besteht für den Einsatz von MCS bei nicht Infarkt bedingter akuter Herzinsuffizienz mit Schock (15).

Take home messages:

- *Die akute Herzinsuffizienz stellt ein heterogenes Syndrom mit unterschiedlichen Grunderkrankungen dar.*
- *Voraussetzung für eine effektive Behandlung durch den interventionellen Kardiologen ist eine differenzierte kardiologische Diagnostik, vor allem mit Echokardiografie, um die Ursache der akuten Herzinsuffizienz zu erkennen.*
- *Der häufigste Einsatz des interventionellen Kardiologen bei akuter Herzinsuffizienz bezieht sich auf die perkutane Koronarintervention bei akutem Myokardinfarkt und Herzinsuffizienz oder Schock.*
- *Seltener werden mechanische Komplikationen des Myokardinfarktes katheterinterventionell behandelt, wie die akute Mitralinsuffizienz oder der Ventrikelseptumdefekt, wenn das Risiko für eine herzchirurgische Operation zu hoch ist.*
- *Bei der dekompensierten Aortenklappenstenose mit gegebenenfalls Schock stellt die transkatheter Aortenklappenimplantation (TAVI) eine dauerhafte Alternative zur reinen Ballonvalvuloplastie dar und ein deutlich niedrigeres Risiko als ein chirurgischer Klappenersatz.*
- *Bei schweren Verlaufsformen des Takotsubo-Syndroms mit Schock bedingt durch eine funktionelle Obstruktion des linksventrikulären Ausflusstraktes kann die kathetergestützte Implantation einer Mikroaxialpumpe (Impella) helfen Katecholaminunterstützung zu reduzieren und so den Circulus vitiosus zwischen Katecholamingabe – basaler Hyperkontraktion – Ausflusstraktobstruktion und Schock zu unterbrechen.*
- *Mechanische Unterstützungssysteme können bei Kreislaufstillstand oder schweren Herzinsuffizienzverläufen mit Medikamenten refraktärem Schock temporär die Perfusion von Organen stabilisieren, bis eine Behandlung der Grunderkrankung mit Stabilisierung des Spontankreislaufes erzielt werden kann.*
- *Bei fehlender Evidenz für den Einsatz und klinisch bedeutsamen Komplikationen der mechanischen Unterstützungssysteme werden diese aktuell nicht routinemäßig empfohlen, sondern müssen im Einzelfall entschieden werden.*

Literatur

1. Dar O, Cowie MR. Acute heart failure in the intensive care unit: epidemiology. Crit Care Med 2008; 36:3–8
2. Berg DD, Bohula EA, van DS et al. Epidemiology of Shock in Contemporary Cardiac Intensive Care Units. Circ Cardiovasc Qual Outcomes 2019; 12:e005618-
3. Ibanez B, James S, Agewall S et al. 2017 ESC Guidelines for the management of acute myocardial infarction in patients presenting with ST-segment elevation: The Task Force for the management of acute myocardial infarction in patients presenting with ST-segment elevation of the European Society of Cardiology (ESC). Eur Heart J 2018; 39:119–177
4. Roffi M, Patrono C, Collet JP et al. 2015 ESC Guidelines for the management of acute coronary syndromes in patients presenting without persistent ST-segment elevation: Task Force for the Management of Acute Coronary Syndromes in Patients Presenting without Persistent ST-Segment Elevation of the European Society of Cardiology (ESC). Eur Heart J 2016; 37:267–315

5. Mariani S, Richter J, Pappalardo F et al. Mechanical circulatory support for takotsubo syndrome: a systematic review and meta-analysis. Int J Cardiol 2020; doi: 10.1016/j.ijcard.2020.05.033. Online ahead of print
6. Adamo M, Curello S, Chiari E et al. Percutaneous edge-to-edge mitral valve repair for the treatment of acute mitral regurgitation complicating myocardial infarction: A single centre experience. Int J Cardiol 2017; 234:53–57
7. Eugene M, Urena M, Abtan J et al. Effectiveness of Rescue Percutaneous Balloon Aortic Valvuloplasty in Patients With Severe Aortic Stenosis and Acute Heart Failure. Am J Cardiol 2018; 121:746–750
8. Shahreyar M, Akinseye O, Nayyar M et al. Post-myocardial infarction ventricular septal defect: A comprehensive review. Cardiovasc Revasc Med 2018; doi: 10.1016/j.carrev.2018.11.017. Online ahead of print
9. Bougouin W, Dumas F, Lamhaut L et al. Extracorporeal cardiopulmonary resuscitation in out-of-hospital cardiac arrest: a registry study. Eur Heart J 2020; 41:1961–1971
10. Hadaya J, Dobaria V, Aguayo E et al. National trends in utilization and outcomes of extracorporeal support for in- and out-of-hospital cardiac arrest. Resuscitation 2020; 151:181–188
11. Adler C, Paul C, Michels G et al. One year experience with fast track algorithm in patients with refractory out-of-hospital cardiac arrest. Resuscitation 2019; 144:157–165
12. Brooks SC, Anderson ML, Bruder E et al. Part 6: Alternative Techniques and Ancillary Devices for Cardiopulmonary Resuscitation: 2015 American Heart Association Guidelines Update for Cardiopulmonary Resuscitation and Emergency Cardiovascular Care. Circulation 2015; 132:S436-S443
13. Michels G, Wengenmayer T, Hagl C et al. Recommendations for extracorporeal cardiopulmonary resuscitation (eCPR): consensus statement of DGIIN, DGK, DGTHG, DGfK, DGNI, DGAI, DIVI and GRC. Clin Res Cardiol 2019; 108:455–464
14. Berg DD, Barnett CF, Kenigsberg BB et al. Clinical Practice Patterns in Temporary Mechanical Circulatory Support for Shock in the Critical Care Cardiology Trials Network (CCCTN) Registry. Circ Heart Fail 2019; 12:e006635-
15. Ponikowski P, Voors AA, Anker SD et al. 2016 ESC Guidelines for the diagnosis and treatment of acute and chronic heart failure: The Task Force for the diagnosis and treatment of acute and chronic heart failure of the European Society of Cardiology (ESC)Developed with the special contribution of the Heart Failure Association (HFA) of the ESC. Eur Heart J 2016; 37:2129–2200

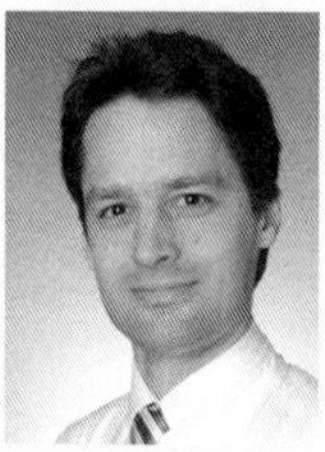

Prof. Dr. Roman Pfister

Nach dem Studium für Humanmedizin in Köln Ausbildung zum Facharzt für Innere Medizin, Kardiologie, Pneumologie und internistische Intensivmedizin an der Universitätsklinik Köln. Wissenschaftliche Schwerpunkte sind die kardiovaskuläre Epidemiologie und klinische Herzinsuffizienz mit einem Forschungsaufenthalt an der MRC Abteilung für Epidemiologie der Universität Cambridge 2009–2010. Seit 2014 Leitung des Bereichs Herzinsuffizienz und Transplantation der Med. Klinik III am Herzzentrum der Universitätsklinik Köln und seit 2018 leitender Oberarzt und Leiter des interventionellen AV-Klappen-Programmes. Autor zahlreicher wissenschaftlicher Publikationen und Referent auf nationalen und internationalen wissenschaftlichen Veranstaltungen.

VIII

Kardiochirurgische Intensivmedizin

1 Herzinsuffizienz und Herzrhythmusstörungen: intensivmedizinische Therapie beim herzchirurgischen Patienten

Jörg Albers und Kathrin Dohle

1.1 Akute postoperative Herzinsuffizienz

Die postoperativ akut auftretende Kreislaufdysfunktion ist eine häufige Aufgabe für die herzchirurgische Intensivmedizin. Die evidenzbasierten Ziele einer Herz-/Kreislauftherapie sind in Tabelle 1 beschrieben; sie gilt es im Monitoring adäquat zu erreichen und zu überwachen.

Ein hämodynamisch instabiler Patient ist zunächst einmal ein Patient, der im Basismonitoring die Zielwerte von arteriellem Mitteldruck, zentralvenöser Sättigung, zentralem Venendruck, Diurese und Laktatkonzentration nicht erreicht. Woher weiß man jetzt, dass diese häufige akute postoperative Kreislaufinsuffizienz der Ausdruck einer akuten Herzinsuffizienz ist? Denn schließlich können ja auch andere häufige Konstellationen die Ursache des o.g. Symptomkomplexes sein. Hierunter sind eine Reihe von hämodynamischen Situationen zu erwähnen: die häufige hämodynamisch relevante Hypovolämie inklusive Hämorrhagie, die Perikardtamponade, ein septisches oder SIRS-Krankheitsbild oder eben die hier zu besprechende akute Herzinsuffizienz, die in diesem Setting auch Low-cardiac-output-Syndrom (LCOS) genannt wird. Wichtig ist zu verstehen, dass bei dem Ausdruck LCOS nicht nur einfach der Befund eines zu niedrigen Herz-Zeit-Volumens (HZV) gemeint ist, sondern klar als Ursache das kardiale Funktionsversagen benannt wird. Hierzu müssen die Methoden des erweiterten hämodynamischen Monitorings zu Rate gezogen werden.

Tab. 1 Kreislaufziele bei drohender oder bereits manifester akuter postoperativer Herzinsuffizienz. Die Parameter sind nach *Basis*- und erweiterten Monitoringverfahren sortiert, modifiziert nach (1).

Kreislaufziel (Monitoring-Art)	Zielwert
MAD (Basismonitoring: invasive Blutdruckmessung)	≥ 65 mmHg
S_cO_2 (Basismonitoring: ZVK)	≥ 70 %
ZVD (Basismonitoring: ZVK)	< 15 mmHg
Diurese (Basismonitoring: Bilanz)	> 0,5 mL/kg KG*h
Laktat (Basismonitoring: BGA)	≤ 2 mmol/L
SVI (erw. Monitoring: Echo/PAK/Pulskontur)	> 35 mL/m²
PCWP (erw. Monitoring: PAK)	≤ 15–18 mmHg
SVV oder PPV (erw. Monitoring: Pulskontur)	< 10–13%
S_vO_2 (erw. Monitoring: PAK)	≥ 65 %
RV-LV-Index (erw. Monitoring: TEE)	< 1
LV-EDAI (erw. Monitoring: TEE)	6–9 cm²/m²
GEDVI (erw. Monitoring: Pulskontur/PiCCO®)	640–800 mL/m²

Es kann nicht genug betont werden, dass vor der Diagnosestellung „Low cardiac output syndrome (LCOS)“ das HZV auch gemessen werden muss.

Idealerweise wird vor der Entscheidung für oder gegen ein bestimmtes erweitertes kontinuierliches Monitoringverfahren eine Basisuntersuchung (2) oder eine erweiterte echokardiographische Untersuchung erfolgen, die wertvolle Zusatzinformationen liefert (3). Wie bei allen anderen Monitoringverfahren, ist ein entsprechendes Training erforderlich, um Fehlentscheidungen an wichtigen Entscheidungspunkten zu vermeiden (4). Dabei ist es in den meisten Fällen tatsächlich möglich, auch mittels der transthorakalen Echokardiografie bereits die erste Weiche zu stellen. In bestimmten Fällen ist aber die transösophageale Untersuchung vorzuziehen (5). Man wird sich einen Überblick über das Zusammenspiel aus Preload (intravasaler Volumenstatus), eigentlicher Herzfunktion (Inotropie) und ggf. auch die Nachlastsituation verschaffen. Die europäischen Herzinsuffizienz-Guidelines verwenden eine klinisch wertvolle Einteilung der Herzinsuffizienzen in gestaute vs. nicht-gestaute („wet“ vs. „dry“) sowie peripher gut perfundierte vs. schlecht perfundierte („warm“ vs. „cold“) Befunde (6). Direkt postoperativ lässt sich diese Einteilung aus Gründen der typischen perioperativen herzchirurgischen Besonderheiten nicht durchgängig einsetzen, sodass hier oft mit invasivem Monitoring gearbeitet werden muss. Dennoch ist an dieser Stelle der Hinweis auf eine entsprechende klinische Untersuchung angebracht. Eine sehr grobe erste Kategorisierung kann (ohne Anspruch auf Vollständigkeit) etwa nach Tabelle 2 erfolgen.

Kommt man nach der ersten Kategorisierung zum Schluss, dass es sich um ein LCOS handelt, muss die Einteilung in Links-, Rechtsherz- oder diastolische Dysfunktion

Tab. 2 Die häufigsten Differenzialdiagnosen der Kreislaufdysfunktion

Volumenstatus intravasal/-kardial	LVF	RVF	HRS	Marker z.B.	Ursache
niedrig	OK	OK	tachykard (symptomatisch)	PLR-Test, SVV, Echo	Hypovolämie/ Hämorrhagie
niedrig (funktionell)	meist OK	meist OK	tachykard (symptomatisch)	PCWP meist niedrig, SVR niedrig	Sepsis/SIRS
variabel	niedrig	OK	tachykard (sympt.) oder OK bei Betablo-ckade	Echo, PCWP erhöht	LCOS: Linksherzproblem systolisch
niedrig	OK	variabel	tachykard	Echo, PCWP hoch	LCOS: Linksherzproblem diastolisch (Diastolische Dysfunktion)
variabel	OK	niedrig	tachykard	Echo, ZVD erhöht	LCOS: Rechtsherz-problem
variabel	variabel	variabel	tachykard/variabel	Echo!, ZVD-Morphologie	Sonderform: Tamponade

erfolgen. Die Behandlung einer diastolischen Problematik unterscheidet sich dramatisch von der des systolischen LCOS (7). Natürlich gibt es auch Kombinationen, z.B. hypovoläm + schlechte LVF, hypovoläm + gute LVF usw. Besonders schwierig zu erkennen ist die Kombination hypovoläm + diastolische Dysfunktion oder normovoläm + diastolische Dysfunktion. Dabei ist es klinisch oft selbst für den Erfahrenen nicht banal, den intravasalen Volumenstatus zu bestimmen. Eine wichtige Anleitung ist in (8) zu finden. Hierbei ist vor allem zu berücksichtigen, dass periphere Ödeme keineswegs immer den intravasalen Flüssigkeitshaushalt widerspiegeln. So kann bei Patienten nach HLM durchaus ein Kapillarleck bestehen, sodass das Volumen sich in die Peripherie verschiebt und somit für das hämodynamisch wirksame preload nicht mehr zur Verfügung steht. Der Patient ist dann „intravasal leer“. Eine Sonderrolle nimmt immer die akute Perikardtamponade ein, die einerseits im engeren Sinne kein LCOS darstellt, da die Links- und Rechtsherzfunktion systolisch normal sein kann, andererseits aber die diastolische Funktion massiv eingeschränkt wird; hämodynamisch gesehen, verhält sie sich also wie eine Konstriktion, sodass sie hier als Sonderform einer diastolischen Dysfunktion behandelt wird.

Die akute Perikardtamponade ist ein hämodynamisches Chamäleon: sie kann alle Erscheinungsformen annehmen. Bei Verdacht immer frühzeitige Echokardiografie!

1.2 Rhythmustherapie bei LCOS

Bei der dringlichen Stabilisierung einer Kreislaufdysfunktion erfolgt die Rhythmustherapie, das bedeutet die elektrische Frühkardioversion bei relevanten Tachykardien

Tab. 3 Therapiesequenz der verschiedenen Formen des LCOS mit neu aufgetretener Herzrhythmusstörung. Zu Details der jeweils adäquaten Volumentherapie siehe (8), der jeweils adäquaten medikamentösen Therapie sowie rechtzeitiger Eskalation auf mechanischen Kreislaufsupport siehe (1).

Ursache	Volumenstatus	Therapiesequenz (Eskalation nur falls persist. LCOS)	Beachte
LCOS: Linksherzproblem systolisch	zu niedrig	1. Rhythmustherapie 2. Volumentherapie 3. medik. Therapie 4. mechan. Kreislaufsupport	▪ Es handelt sich hier nur um grob vereinfachende Therapieprinzipien. Es muss selbstverständlich eine individualisierte Therapie erfolgen. Insbesondere bei den Rechtsherzproblematiken kann die hämodynamische Situation deutlich komplexer sein. ▪ perioperatives ACS, Vitien und Shunts mit Heart Team abklären ▪ Perikardtamponade mit Echo ausschließen ▪ Bei den postoperativ seltenen Fällen mit einem hypervolämen Preload muss nach einer etwaigen Rhythmustherapie zunächst eine Volumenrestriktion erfolgen.
	adäquat	1. Rhythmustherapie 2. medik. Therapie 3. mech. Kreislaufsupport	
LCOS: Linksherzproblem diastolisch	zu niedrig	1. Rhythmustherapie 2. Vorsichtige Volumentherapie unter PCWP-Kontrolle 3. medik. Therapie 4. mechan. Kreislaufsupport	
	adäquat	1. Rhythmustherapie 2. keine Volumentherapie! 3. medik. Therapie 4. mechan. Kreislaufsupport	
LCOS: Rechtsherzproblem	zu niedrig	1. Rhythmustherapie 2. vorsichtige Volumentherapie unter ZVD-Kontrolle 3. medik. Therapie 4. mechan. Kreislaufsupport	
	adäquat	1. Rhythmustherapie 2. medik. Therapie 3. mechan. Kreislaufsupport	

bzw. die Schrittmachertherapie bei relevanten Bradykardien. Natürlich muss das Gesamtbild aus Volumenstatus und genauer Ausprägung des LCOS berücksichtigt werden; eine grobe Kategorisierung zeigt Tabelle 3.

> *Bei der Therapie der relevanten postoperativen Kreislaufdysfunktion steht die Therapie einer neu aufgetretenen Herzrhythmusstörung ganz am Anfang der Therapie.*

1.3 Therapie der Rhythmusstörungen

1.3.1 Vorhofflimmern

Die häufigste Herzrhythmusstörung ist das *Vorhofflimmern*, das in unserem Szenario des postoperativen LCOS neben seinem Potenzial zu thromboembolischen Komplikationen negative hämodynamische Wirkungen entfaltet: Verkürzung der Diastole und somit weniger Füllung und Auswurf des Ventrikels sowie unnötig hoher Sauerstoffverbrauch für ein trotzdem reduziertes HZV. Man geht davon aus, dass durch das Vorhofflimmern dem Patienten etwa 20% seines HZV verloren gehen. Insbesondere Patienten mit bereits vorbestehender Herzinsuffizienz haben daher durch das neu aufgetretene Vorhofflimmern eine schlechtere Prognose (6). Neben den intensivmedizinischen Basismaßnahmen (s. Tab. 4) bedeutet das in der herzchirurgisch-intensivmedizinischen Praxis die Indikation zur *elektrischen Frühkardioversion* von tachykardem, hämodynamisch relevantem Vorhofflimmern.

Gelingt es nicht, durch die elektrische Kardioversion einen Sinusrhythmus zu restituieren (häufigste Ursache: der Patient ist noch hypovoläm), muss wenigstens eine medikamentöse Frequenzkontrolle mit einem Zielwert von < 110 Schlägen pro Minute erreicht werden. Dies geschieht im LCOS mit Digoxin oder Amiodaron. Patienten ohne manifeste Kreislaufdysfunktion können Betablocker erhalten (bei Nichterfolg mit Digoxin ergänzen, im Langzeitverlauf ggf. AV-Knotenablation). Für das Langzeitmanagement außerhalb einer akuten postoperativen LCOS-Situation siehe (9). Das Amiodaronderivat Dronedaron (Multaq®) soll wegen zu hoher kardiovaskulärer Komplikationsrate nicht mehr verwendet werden. In allen Fällen muss eine adäquate Thromboembolieprophylaxe entsprechend der CHA_2DS_2-VASc und HAS-BLED Scores durchgeführt werden. Patienten mit mechanischen Herzklappenprothesen sollen dabei nicht mit NOAKs, sondern mit Vitamin-K-Antagonisten behandelt werden.

Eine häufige klinische Frage ist, ob und wie vor einer elektrischen Kardioversion antikoaguliert werden muss. Hier gilt:

- Vorhofflimmern von > 48 h Dauer: eigentlich therapeutische Antikoagulation über 3 Wochen erforderlich
- Falls diese Zeit nicht eingehalten werden kann (LCOS o.ä.): i.v. Heparin/LMWH plus TEE zum Thrombenausschluss

1.3.2 Ventrikuläre Tachykardien

Früher war man der Ansicht, vor allem Myokardischämien seien die Ursache lebensbedrohlicher ventrikulärer Tachykardien bei herzinsuffizienten Patienten; in der Folge sah man, dass die Revaskularisation solche Ereignisse und ihre Prognose nicht verminderte. Auch wenn die Evidenzlage in Einzelfällen nicht klar ist, sieht man doch heute von der Revaskularisation als Basismaßnahme zur reinen Prävention von ventrikulären Arrhythmien ab; die normale Indikation zur Revaskularisationstherapie nach Heart-Team-Beschluss ist davon natürlich unberührt.

Lebensbedrohliche ventrikuläre Tachykardien in Verbindung mit einem LCOS werden nach CPR-Standard des Hauses rasch kardiovertiert, bei Kammerflimmern defibrilliert. Die einzigen empfohlenen Antiarrhythmika zur medikamentösen Behandlung ventrikulärer Tachykardien sind Amiodaron, ggf. zusammen mit einem Betablocker, auch wenn betont werden muss, dass Amiodaron die Prognose insbesondere bei Patienten mit fortgeschrittener Herzinsuffizienz sogar noch verschlechtert. Das bedeutet für die herzchirurgisch-intensivmedizinische Praxis, dass Amiodaron nur in der LCOS-Episode angezeigt ist, streng mit EKG (QTc-Zeit-Messungen!) und Spiegelkontrollen überwacht und nach Stabilisierung des Patienten am besten wieder aus der Therapie entfernt werden sollte. Andere Antiarrhythmika außer den genannten werden nicht empfohlen.

Tab. 4 Therapieprinzipien der HRS; Einzelheiten s. Text

Maßnahme	Tachyarrhythmie	Ventrikuläre Tachykardien	Bradykardie
allgemein	Elektrolytkontrolle, Ausschluss Hormonstörung, Thromboembolieprophylaxe, Optimierung oder Fortführen einer chronischen Herzinsuffizienz-Therapie		Dosisanpassung von: Kalzium-Antagonisten, Amiodaron, Digoxin, Ivabradin
speziell im LCOS	elektrische Frühkardioversion; ggf. medikamentöse Frequenzkontrolle	Kardioversion, Defibrillation	Pacing
beachte	bei Vorhofflimmerdauer > 48 h therapeutische Antikoagulation (oder TEE) vor Kardioversion erforderlich	ggf. CPR-Standard	■ ggf. Demand Pacer als Prophylaxe ■ ggf. CPR-Standard

Für die Weiterbehandlung herzinsuffizienter Patienten mit eingeschränkter Herzfunktion stehen heute folgende medikamentöse Optionen zur Verringerung des plötzlichen Herztodrisikos zur Verfügung (10): Betablocker, Mineralokortikoid-Rezeptorantagonisten und Sacubitril/Valsartan (Entresto®). Zur Sekundärprophylaxe bei Herzinsuffizienzpatienten ist auch die AICD- bzw. CRTD-Implantation indiziert, allerdings nicht innerhalb eines 40-Tage-Intervalls nach stattgehabtem Myokardinfarkt. Eine Überlebensprognose von > 1 Jahr sollte ebenfalls bestehen.

Selten, dann aber besonders eindrücklich sind Patienten mit einem sogenannten arrhythmischen Sturm, d.h. mit besonders häufigen Episoden ventrikulärer Tachyarrhythmien. Hier kann man sich neben dem oben Gesagten überlegen, ob man dem Patienten nach der Stabilisierung eine Radiofrequenzablation der entsprechenden Foci anbietet.

1.4 Bradykardien

Nach den europäischen Guidelines gilt eine Rhythmuspause von > 6 s als interventionspflichtig (11). Man sollte diese Pause aber individuell nach Herzfunktion beurteilen, da herzinsuffiziente Patienten durch eine relevante Bradykardie stärker gefährdet sind als Herzgesunde. Die Behandlung von relevanten Bradykardien ist in der herzchirurgischen Intensivmedizin durch das Vorhandensein intraoperativ eingebrachter epikardialer Herzschrittmacherelektroden besonders elegant, da lediglich ein Herzschrittmacheraggregat angeschlossen werden muss, um die relevante Bradykardie zu überbrücken. Notfalls wird ein Schrittmacherkabel transvenös eingebracht oder, wo verfügbar, ein transkutanes Pacing über die Defibrillator Einheit durchgeführt. Es gelten die CPR-Standards des Hauses bei Reanimationspflichtigkeit, bis ein suffizientes Pacing möglich ist.

Bei symptomatischen Bradyarrhythmien sollte im weiteren Verlauf die Betablockerdosis so angepasst werden, dass eine Herzfrequenz um 70–90 Schlägen pro Minute erreicht wird. Sinusbradykardien werden nur dann mit Dosisreduktion des anderweitig indizierten Betablockers behandelt, wenn sie symptomatisch waren. Für die Weiterbehandlung von Herzinsuffizienten mit höhergradigem AV-Block ist im Langzeitverlauf eine CRT prognostisch günstiger als eine alleinige Schrittmachertherapie.

Take home messages:

- *Eine frühzeitige Zielwert-orientierte LCOS-Therapie bringt den meisten Erfolg.*
- *Bei Verdacht auf HZV-Problem: HZV messen*
- *Nicht die Rhythmusstörung als Einzelerkrankung, sondern das LCOS im Gesamtpaket behandeln*
- *Neu aufgetretene Tachyarrhythmien früh (< 48 h) elektrisch kardiovertieren*
- *Amiodaron ist böse; kurzzeitig kann es bei ventrikulären Tachykardien helfen.*
- *Vorgelegte Schrittmacherkabel sollten benutzt werden.*

Abkürzungsverzeichnis

ACS	Akutes Koronarsyndrom
BGA	Blutgasanalyse
CPR	Kardiopulmonale Reanimation
CRTD	Kardialer Resynchronisationsschrittmacher mit Defibrillator
EDAI	Enddiastolischer Flächenindex
GEDVI	Globaler enddiastolischer Volumenindex
HLM	Herz-Lungen-Maschine
HRS	Herzrhythmusstörung
HZV	Herzzeitvolumen
LCOS	Low-cardiac-output-Syndrom
LMWH	Niedrig molekulares Heparin
LV	Linker Ventrikel
LVF	Linksventrikuläre Funktion
MAD	Mittlerer arterieller Blutdruck
NOAC	Nicht-Vitamin-K-Antagonist-orales Antikoagulans
PCWP	Pulmonalkapillärer Wedgedruck
PAK	Pulmonalarterienkatheter
PLR	Passive leg raising
PPV	Pulsdruckvariation
RV	Rechter Ventrikel
RVF	Rechtsventrikuläre Funktion
scO_2	Zentralvenöse Sauerstoffsättigung
SIRS	Systemisches Inflammationsantwortsyndrom
SVI	Schlagvolumenindex
svO_2	Gemischtvenöse Sauerstoffsättigung
SVR	Systemvaskulärer Widerstand
SVV	Schlagvolumenvariation
TEE	Transösophageale Echokardiografie
ZVD	Zentralvenöser Druck
ZVK	Zentralvenöser Katheter

Literatur

1. Habicher M, Zajonz T, Heringlake M, Böning A, Treskatsch S, Schirmer U, Markewitz A, Sander M. S3 guidelines on intensive medical care of cardiac surgery patients: hemodynamic monitoring and cardiovascular system – an update. Anästhesist 2018; 67 (5):375–379. Doi: 10.1007/s00101-018-0433-6
2. Albers J, Taspinar H, Poetini AL. Echokardiographische Kompetenz in der herzchirurgischen Intensivmedizin. Z Herz Thorax Gefäßchir 2012; 26:113–122. Doi: 10.1007/s00398-011-0892-4
3. Heringlake M, Sander M, Treskatsch S, Brandt S, Schmidt C. Hemodynamic target variables in the intensive care unit. Anästhesist 2018; 67 (10): 797–808. doi: 10.1007/s00101-018-0489-3
4. Link D, Albers J, Vahl CF. Grundlagen der transthorakalen Echokardiographie beim herzchirurgischen Patienten. Z Herz Thorax Gefäßchir 2014; 28:107–118. DOI 10.1007/s00398-013-1066-3
5. Albers J, Link D, Vahl CF. TTE/TEE – wann sinnvoll? In: Kluge S, Markewitz A, Muhl E, Putensen C, Quintel M, Sybrecht GW (Hrsg.) DIVI Jahrbuch 2013/14 Fortbildung und Wissenschaft in der interdisziplinären Intensivmedizin und Notfallmedizin. Medizinisch Wissenschaftliche Verlagsgesellschaft, Berlin, 2014, S. 61–65. ISBN 978-3-95466-051-3
6. Ponikowski P, Voors AA, Anker SD, Bueno H, Cleland JGF, Coats JS, Falk V, Gonzalez-Juanatey JR, Harjola VP, Jankowska EA, Jessup M, Linde C, Nihoyannopoulos P, Parissis JT, Pieske B, Riley JP, Rosano GMC, Ruilope LM, Ruschitzka F, Rutten FH, van der Meer P; the task force for the diagnosis and treatment of acute and chronic heart failure of the European Society of Cardiology. 2016 ESC guidelines for the diagnosis and treatment of acute and chronic heart failure. Eur Heart J 2016; 37:2129–2200. Doi:10.1093/eurheartj/ehw128
7. Albers J. Diastolische Dysfunktion in der Intensivmedizin: Diagnostik und Therapie. Z Herz Thorax Gefäßchir 2016; 30 (5):325–332. DOI 10.1007/s00398-016-0104-3
8. Marx G, Schindler AW, Mosch C, Albers J, Bauer M, Gnass I, Hobohm C, Janssens U, Kluge S, Kranke P, Maurer T, Merz W, Neugebauer E, Quintel M, Senninger N, Trampisch HJ, Waydhas C, Wildenauer R, Zacharowski K, Eikermann M. Intravascular volume therapy in adults. Guidelines from the Association of the Scientific Medical Societies in Germany. Eur J Anaesthesiol 2016; 33:488–521. doi: 10.1097/EJA.0000000000000447
9. Kirchhof P. Integrated care of patients with atrial fibrillation: the 2016 ESC atrial fibrillation guidelines. Heart 2017; 103(10):729–731. doi:10.1136/heartjnl-2016-310843
10. Priori SG, Blomström-Lundquist C, Mazzanti A, Blom N, Borggrefe M, Camm J, Elliott PM; Fitzsimons D, Hatala R, Hindricks G, Kirchof P, Kjeldsen K, Kuck KH, Hernandez-Madrid A, Nikolaou N, Norekval TM, Spaulding C, van Veldhuisen DJ. ESC guidelines for the management of patients with ventricular arrhythmias and the prevention of sudden cardiac death: the task force for the management of patients with ventricular arrhythmias and the prevention of sudden cardiac death of the Europe. Eur Heart J 2015; 36:2793–2867. doi: 10.1093/eurheartj/ehv316
11. Brignole M, Auricchio A, Baron-Esquivias G, Bordachar P, Boriani G, Breithardt OA, Cleland J, Deharo JC, Delgado V, Elliott PM, Gorenek B, Israel CW, Leclercq C, Linde C, Mont L, Padeletti L, Sutton R, Vardas PE, Zamorano JL, Achenbach S, Baumgartner H, Bax JJ, Bueno H, Dean V, Deaton C, Erol C, Fagard R, Ferrari R, Hasdai D, Hoes AW, Kirchhof P, Knuuti J, Kolh P, Lancellotti P, Linhart A, Nihoyannopoulos P, Piepoli MF, Ponikowski P, Sirnes PA, Tamargo JL, Tendera M, Torbicki A, Wijns W, Windecker S, Document R, Kirchhof P, Blomstrom-Lundqvist C, Badano LP, Aliyev F, Bansch D, Baumgartner H, Bsata W, Buser P, Charron P, Daubert JC, Dobreanu D, Faerestrand S, Hasdai D, Hoes AW, Le Heuzey JY, Mavrakis H, McDonagh T, Merino JL, Nawar MM, Nielsen JC, Pieske B, Poposka L, Ruschitzka F, Tendera M, Van Gelder IC, Wilson CM. 2013 ESC Guidelines on cardiac pacing and cardiac resynchronization therapy: the Task Force on cardiac pacing and resynchronization therapy of the European Society of Cardiology (ESC). Developed in collaboration with the European Heart Rhythm Association (EHRA). Eur Heart J 2013; 34:2281–2329.

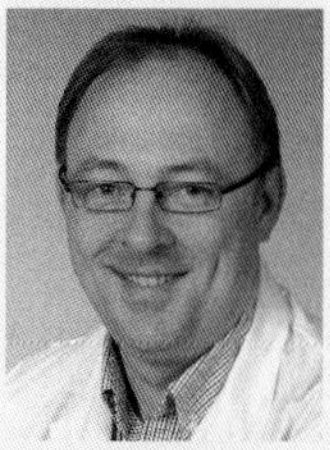

PD Dr. med. Jörg Albers, MHBA

Studium der Humanmedizin, Promotion und Weiterbildung zum Facharzt für Herzchirurgie an der Universitätsklinik Heidelberg. Erwerb des European Diploma in Intensive Care (EDIC). Seit 2005 Leitung der Sektion Intensivmedizin der Abteilung Herz-, Thorax- und Gefäßchirurgie, Universitätsmedizin Mainz. Leitung des Echolabors der Herz-, Thorax- und Gefäßchirurgie. Habilitation 2014. Leitung der Echokardiografiekurse der Deutschen Gesellschaft für Herz-, Thorax- und Gefäßchirurgie. Mitglied der Sektion Hämodynamik der DIVI.

Forschungsschwerpunkte: Herzchirurgische Intensivmedizin, Bildgebende Verfahren.

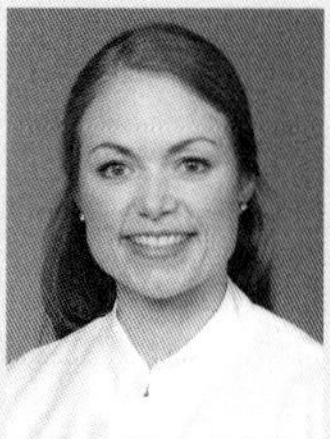

Dr. med. Kathrin Dohle

Studium der Humanmedizin und Promotion („Studie zur Anwendbarkeit eines neuen extrakorporalen Membranoxygenatorsystems [ILIAS] bei ARDS") an der Universität Duisburg-Essen. Weiterbildung zur Fachärztin für Herzchirurgie (2011–2016, Essen/2017–2020, Mainz) mit mehrjährigem Einsatz auf den herzchirurgischen Intensivstationen beider Häuser. Seit 2018 Funktionsoberärztin der Klinik und Tutorin der Echokardiografiekurse der Deutschen Gesellschaft für Herz-, Thorax- und Gefäßchirurgie.

Forschungsschwerpunkte: Herzchirurgische Intensivmedizin, Lungenembolie, ECMO.

2 „Up-to-date“ Antikoagulation und Thrombozytenaggregationshemmung bei herzchirurgischen Patienten

Marie Thomas und Michael Berchtold-Herz

Antithrombotische Medikamente gehören zur Standardtherapie bei kardiovaskulären Erkrankungen. Obwohl diese Medikamente seit Jahren etabliert und ihre Anwendung in Leitlinien empfohlen wird, stellen sie im perioperativen Setting eines herzchirurgischen Eingriffs doch eine häufig unterschätzte Herausforderung dar: Das thrombembolische Risiko steht der hohen intra- und postoperativen Blutungsgefahr gegenüber. Viele Patienten sind aufgrund ihres kardiovaskulären Risikoprofils besonders vulnerabel. Der vorliegende Beitrag bietet eine differenzierte Betrachtung dieses relevanten Themas und stellt neben Standardempfehlungen auch Fallstricke aus dem Klinikalltag dar.

2.1 Präoperatives Management

Patientenevaluation

Vor jedem Eingriff wird das individuelle Risiko für thrombembolische Ereignisse versus Blutungsgefahren abgeschätzt: Dies erfolgt auf Grundlage von Vormedikation, Vorerkrankungen, Patientenzustand und Art des geplanten Eingriffs (1). Dies ist von entscheidender Bedeutung für die Planung der perioperativen antithrombotischen Medikation. Im Folgenden werden grundsätzliche Vorgaben hierzu dargestellt und erläutert.

Antithrombotische Dauermedikation

Patienten unter ASS-Einnahme sollen diese perioperativ fortführen (1). In prophylaktischer Dosierung von 100 mg täglich ist die Erhöhung des Blutungsrisikos gering (3), das

Risiko für perioperative ischämische Ereignisse wird jedoch gesenkt (4). Dies wird primär in der Koronarchirurgie empfohlen. Bei anderen herzchirurgischen Eingriffen, der Verweigerung von Bluttransfusionen und hohem Blutungsrisiko durch Reoperationen, schwere Niereninsuffizienz oder hämatologische Erkrankungen des Gerinnungssystems sollte ein Pausieren erwogen werden (1).

- **Vorbestehende Therapie mit ASS:** Bei Koronarchirurgie perioperativ fortführen.
- **Keine Bypass-OP + hohes Blutungsrisiko:** ASS fünf Tage präoperativ pausieren.

Bei fortgeführter doppelter Plättchenhemmung (DAPT) gibt es klare Evidenz für eine Erhöhung des Blutungsrisikos (5). Daher sollte nur ASS fortgeführt werden, sofern das Risiko thrombembolischer Ereignisse geringer ist als das Blutungsrisiko. Aufgrund verschiedener Halbwertszeiten wird Ticagrelor 3 Tage, Clopidogrel 5 Tage und Prasugrel 7 Tage präoperativ pausiert (1, 6). Bei kürzlich erfolgter Stentimplantation ist abzuwägen, ob der Eingriff aufgeschoben werden kann oder der Stent ohnehin durch einen Bypass überbrückt wird. Ansonsten erfolgt ein Bridging der DAPT mit einem GPIIb/IIIa-oder Inhibitor oder Cangrelor, einem $P2Y_{12}$-Antagonisten mit sehr kurzer Halbwertszeit (2). GPIIb/IIIa-Inhibitoren (Eptifibatid, Tirofiban, Abciximab) werden 4 h präoperativ pausiert, Cangrelor spätestens 1 h (1).

- DAPT, wann immer möglich, perioperativ pausieren!
- Stentimplanation < 1 Monat/hohes Ischämierisiko: GPIIb/IIIa-Inhibitor- o. Cangrelor-Bridging.

Mit Vitamin-K-Antagonisten (VKA) oder direkten oralen Antikoagulantien (DOAK) behandelte Patienten müssen nicht immer mit unfraktioniertem Heparin (UFH) gebridged werden: Indikationen sind mechanische Klappenprothesen, valvuläres Vorhofflimmern (AF), AF mit $CHAD_2DS_2$-VASc > 4, ischämisches Ereignis innerhalb der letzten 4 Wochen (Schlaganfall, ACS, LAE), Apexthrombus im linken Ventrikel oder AT3-, Protein C- oder Protein S-Mangel (1).

VKA werden 5 Tage vor dem Eingriff pausiert, um einen Ziel-INR < 1,5 zu erreichen, und ab einem INR < 2 mit UFH gebridged. DOAK werden mindestens 48 h vorher pausiert, ein Bridging mit UFH ist präoperativ nicht notwendig.

- VKA 5 Tage, DOAK ≥ 2 Tage präoperativ pausieren.
- Bridging-Indikationen: Mechanische Klappen, valvuläres AF, AF + CHAD2DS2-VASc > 4, ischämisches Ereignis < 4 Wo., LV-Apexthrombus, AT-3-, Protein C- oder Protein S-Mangel.
- Bridging präoperativ nur bei VKA + INR < 2 notwendig.

Notfallpatienten

Besteht die Indikation zur Notoperation, muss das hohe Blutungsrisiko in Kauf genommen werden. Mit Kenntnis der Vormedikation erfolgt eine gezielte Gerinnungstherapie: ASS und $P2Y_{12}$-Inhibitoren werden effektiv durch die Gabe von Thrombozytenkonzentraten (TK) antagonisiert. Bei VKA-Einnahme sollten 25 I.E./kg PPSB sowie 5 mg Vitamin K verabreicht werden (8). Zur Aufhebung der DOAK-Wirkung kommen 20–50 I.E./kg PPSB und bei lebensbedrohlicher Blutung 30–50 I.E./kg aktiviertes PPSB in Betracht. Für Dabigatran steht mit Idarucizumab zudem ein direktes Antidot zur Verfügung.

Halbwertszeit PPSB (FVII): 3 h beachten.

2.2 Postoperatives Management

Einleitung einer antithrombotischen Therapie

Liegt keine Blutungssituation vor (Drainagenfördermenge < 400 ml), werden alle Patienten 6 h postoperativ mittels UFH (10.000 I.E./24 h) prophylaktisch heparinisiert Die weitere antithrombotische Therapie hängt vom erfolgten Eingriff und vorbestehenden Indikationen ab.

ASS erhalten alle Patienten nach Myokardrevaskularisation ab dem ersten postoperativen Tag (POD) bzw. sobald keine Blutung mehr besteht. Eine frühzeitige ASS-Therapie kann die Durchgängigkeit der Bypassgrafts nachweislich verbessern und ist mit einer Reduktion von Mortalität, Myokardinfarkten und Schlaganfällen assoziiert (9).

Unabhängig von der Methode der Revaskularisation wird nach ACS eine DAPT aus sekundärprophylaktischen Gesichtspunkten klar empfohlen (2). Dem gegenüber steht jedoch das hohe Blutungsrisiko. Bei Stentimplantation < 1 Monat soll der Restart innerhalb der ersten 48 h mit dem weniger potenten Clopidogrel erfolgen (1). Nach ACS und rein chirurgischer Revaskularisation wird die DAPT in unserer Klinik jedoch erst bis zum 10. POD eingeleitet (Risiko Spättamponaden).

- **ASS ab 1. POD nach Myokardrevaskularisation.**
- **DAPT-Restart (Clopidogrel) innerhalb 48 h bei ACS mit Stentimplantation < 1 Monat.**
- **ACS + rein chirurgische Revaskularisation: DAPT erst innerhalb von 10 Tagen einleiten.**

Bei der Klappenchirurgie ergeben sich weitere Indikationen zur antithrombotischen Therapie:

Nach mechanischem Klappenersatz besteht die Indikation zu einer lebenslangen oralen Antikoagulation mit VKA, DOAK sind nicht zugelassen. Diese wird immer mit UFH eingeleitet. Grundsätzlich kann die überlappende Einnahme des VKA bereits ab dem

1. POD erfolgen (1), die PTT muss jedoch zuvor unbedingt im therapeutischen Bereich von 60–80 sec. liegen. Der Grund liegt in der Pharmakodynamik der VKA: Die antikoagulatorischen Proteine S und C werden ebenfalls Vitamin-K-abhängig synthetisiert und damit durch VKA gehemmt. Weil Protein C mit 6 h eine kürzere Halbwertszeit hat als die prokoagulatorischen Faktoren II, IX und X, besteht bei Einleitung einer VKA-Therapie zunächst ein erhöhtes Thrombembolierisiko (10). Daher:

Keine VKA-Einnahme vor Erreichen einer therapeutischen PTT von 60–80 sec.!

Die UFH-Therapie wird fortgeführt bis ein Ziel-INR-Wert erreicht wird: Bei mechanischem Aortenklappenersatz (AKE) 2.0–3.0, bei weiteren Risikofaktoren wie AF, venösen Thrombembolien, Hyperkoagulabilität, LVEF < 35% und/oder mechanischem Mitral- oder Trikuspidalklappenersatz (MKE, TKE) 3.0–3.5(11).

Die Entfernung der Thoraxdrainagen einschließlich der Perikarddrainage sollte erst bei Erreichen der Ziel-PTT erfolgen, um eine Blutung frühzeitig zu erkennen.

Nach biologischem Aortenklappenersatz gibt es bisher keine klare Empfehlung für eine dreimonatige OAK gegenüber einer dreimonatigen ASS-Therapie. Die Einfachheit der Einnahme spricht für ASS. Für Bioprothesen in Mitral- oder Trikuspidalposition wird eine dreimonatige VKA-Therapie empfohlen (1).

Nach Herzklappenrekonstruktion und Chirurgie der Aortenwurzel (Ross-OP, David-OP) besteht ebenfalls keine eindeutige Empfehlung, sodass hier das individuelle Thrombembolie- gegen das Blutungsrisiko abgewogen wird und im Zweifel eine ASS-Therapie ausreichend ist.

Die Transcatheter aortic valve implantation (TAVI) stellt eine Sondersituation dar, da eine prothrombotische Umgebung nach Implantation einer älteren Patientenpopulation mit vielen Komorbiditäten und einem insgesamt erhöhten Blutungsrisiko gegenübersteht. Bisher wird eine DAPT für 3–6 Monate empfohlen, bei hohem Blutungsrisiko auch eine ASS-Monotherapie, obwohl subklinische Klappenthrombosen nicht selten sind. Weitere Evidenz bleibt abzuwarten (1).

- Mechanischer Klappenersatz: Lebenslange OAK mit VKA:
  - Ziel-INR 2.0–3.0 bei AKE
  - Ziel-INR 3.0–3.5 bei MKE, TKE oder AKE + Risikofaktoren (AF, LVEF < 35%)
  - Bridging mit UFH, am 1. POD überlappend VKA beginnen.
- Bioprothesen: Dreimonatige antithrombotische Therapie:
  - AKE: 3 Monate ASS
  - MKE, TKE: 3 Monate VKA
- Klappenrekonstruktion und Chirurgie der Aortenwurzel: 3 Monate ASS
- TAVI: DAPT für 3–6 Monate, ASS lebenslang

Vorbestehende OAK

Eine vorbestehende OAK mit VKA oder DOAK soll postoperativ nach gleichem Regime weitergeführt werden. Für VKA gilt das bereits erläuterte Vorgehen. DOAK haben nach der ersten Einnahme einen sofortigen antithrombotischen Effekt und damit ein hohes Blutungsrisiko, sodass diese erst am 3. POD wieder eingenommen werden sollten. Bis dahin erfolgt eine UFH-Therapie, die vor Einnahme der ersten DOAK-Dosis beendet wird (1).

Postoperatives AF (POAF) > 48 h bedarf einer OAK, die zunächst mittels UFH eingeleitet und im Verlauf auf VKA oder DOAK umgestellt wird. 6–12 Wochen postoperativ erfolgt eine Reevaluation des Herzrhythmus durch den Hausarzt, sodass die OAK ggf. beendet werden kann (12).

- **Vorbestehende VKA-Therapie: Parallel zu UFH-Bridging einleiten.**
- **NOAKs: Sofort sehr effektive Wirkung! Erst ab 3. POD! Vor erster Einnahme UFH beenden.**

Indikation zur dualen oder Triple-Therapie

Basierend auf den genannten Empfehlungen kann sich in Summe die **Indikation zur dualen oder Triple-Therapie** aus ASS/DAPT und OAK ergeben.

Bei OAK und stabiler KHK (kein ACS, keine PCI < 12 Monate) ist eine OAK-Monotherapie ausreichend (12).

Patienten mit OAK und stattgehabtem ACS mit Stentimplantation benötigen nach kardiologischen Guidelines für ≥ 1 Monat eine Tripletherapie, die bei hohem Blutungsrisiko auf eine duale Therapie mit OAK und ASS oder Clopidogrel reduziert wird (12). Aufgrund des hohen Risikos für **Spättamponaden nach herzchirurgischem Eingriff** empfehlen wir aus klinischer Erfahrung jedoch nur eine duale Therapie mit UFH/OAK und Clopidogrel. Nach rein chirurgischer Revaskularisation kann Clopidogrel bis zum 10. POD begonnen werden, bei frischer Stentimplantation wird die Thrombozytenaggregationshemmung priorisiert (ab 1. POD) und zunächst subtherapeutisch antikoaguliert (PTT 50 sec).

Echokardiographische Kontrollen zum Ausschluss eines Perikardergusses müssen unter OAK + Clopidogrel bis 10 Tage postoperativ erfolgen.

- **Indikation zur OAK + stabile KHK: OAK-Monotherapie.**
- **Herzchirurgische Patienten mit OAK + stattgehabtem ACS: KEINE Tripletherapie! Duale Therapie mit OAK + Clopidogrel.**

Heparin-induzierte Thrombozytopenie Typ II (HIT II)

Bei der HIT II kommt es durch Antikörperbildung gegen Heparin-Plättchenfaktor-4-Komplexe zu einer Aktivierung und Aggregation mit Thrombosebildung. Hier müssen alternative Antikoagulantien (aAK) eingesetzt werden. Zur Verfügung stehen Argatroban, das jedoch aufgrund seiner INR-verlängernden Wirkung in vitro bei der Umstellung auf VKA problematisch ist. Eine gute Alternative ist aufgrund seiner kurzen Halbwertszeit Bivalirudin. Die Wirkung der aAK wird meist über direkte Spiegelbestimmungen kontrolliert, die aPTT korreliert nicht zuverlässig.

Take home messages:

- *Herzchirurgische Patienten = Besonders hohes Blutungs- UND Thrombembolierisiko.*
- *Herzchirurgische Besonderheiten im antithrombotischen Management beachten:*
  - *VKA-Einnahme erst bei Erreichen der Ziel-PTT durch UFH.*
  - *ACS + chirurgische Myokardrevaskularisation ≥ DAPT erst bis 10. POD einleiten.*
  - *Indikation zur Triple-Therapie: nur AK + Clopidogrel (ASS weglassen).*
  - *Screening auf Spättamponaden mittels TTE bis zum 10. POD.*
  - *Bei HIT II alternative AK, Kontrolle über Spiegelbestimmungen.*

Literatur

1. Sousa-Uva M, Head SJ, Milojevic M, Collet J-P, Landoni G, Castella M et al. (2018) 2017 EACTS Guidelines on perioperative medication in adult cardiac surgery. Eur J Cardiothorac Surg. 1. Januar;53(1):5–33
2. Neumann F-J, Sousa-Uva M, Ahlsson A, Alfonso F, Banning AP, Benedetto U et al. (2019) 2018 ESC/EACTS Guidelines on myocardial revascularization. EuroIntervention. 20. Februar;14(14):1435–534
3. Sun JCJ, Whitlock R, Cheng J, Eikelboom JW, Thabane L, Crowther MA et al. (2008) The effect of pre-operative aspirin on bleeding, transfusion, myocardial infarction, and mortality in coronary artery bypass surgery: a systematic review of randomized and observational studies. Eur Heart J. April;29(8):1057–71
4. Hastings S, Myles P, McIlroy D (2015) Aspirin and coronary artery surgery: a systematic review and meta-analysis. Br J Anaesth. September;115(3):376–85
5. Hansson EC, Jidéus L, Åberg B, Bjursten H, Dreifaldt M, Holmgren A et al. (2016) Coronary artery bypass grafting-related bleeding complications in patients treated with ticagrelor or clopidogrel: a nationwide study. Eur Heart J. 7. Januar;37(2):189–97
6. Ferraris VA, Saha SP, Oestreich JH, Song HK, Rosengart T, Reece TB et al. (2012) 2012 update to the Society of Thoracic Surgeons guideline on use of antiplatelet drugs in patients having cardiac and noncardiac operations. Ann Thorac Surg. November;94(5):1761–81
7. Heidbuchel H, Verhamme P, Alings M, Antz M, Diener H-C, Hacke W et al. (2015) Updated European Heart Rhythm Association Practical Guide on the use of non-vitamin K antagonist anticoagulants in patients with non-valvular atrial fibrillation. Europace. Oktober;17(10):1467–507
8. Kozek-Langenecker SA, Ahmed AB, Afshari A, Albaladejo P, Aldecoa C, Barauskas G (2017) Management of severe perioperative bleeding: guidelines from the European Society of Anaesthesiology: First update 2016. Eur J Anaesthesiol. Juni;34(6):332–95
9. Deo SV, Dunlay SM, Shah IK, Altarabsheh SE, Erwin PJ, Boilson BA (2013) Dual anti-platelet therapy after coronary artery bypass grafting: is there any benefit? A systematic review and meta-analysis. J Card Surg. März;28(2):109–16
10. Aktories K, Förstermann U, Starke K, Hofmann FB (2017) Allgemeine und spezielle Pharmakologie und Toxikologie: Begründet von W. Forth, D. Henschler, W. Rummel. Elsevier Health Sciences; 1145 S
11. Baumgartner H, Falk V, Bax JJ, De Bonis M, Hamm C, Holm PJ et al- (2017) 2017 ESC/EACTS Guidelines for the management of valvular heart disease. Eur Heart J. 21;38(36):2739–91
12. Kirchhof P, Benussi S, Kotecha D, Ahlsson A, Atar D, Casadei B et al. (2016) 2016 ESC Guidelines for the management of atrial fibrillation developed in collaboration with EACTS. Europace. November;18(11):1609–78

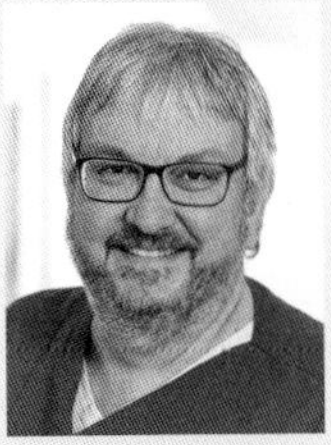

Dr. med. Michael Berchtold-Herz

Studium der Humanmedizin an der Universität Freiburg, Ausbildung zum Facharzt für Herzchirurgie und Weiterbildung chirurgische Intensivmedizin am Klinikum der Albert-Ludwigs-Universität Freiburg sowie am Universitäts-Herzzentrum Freiburg – Bad Krozingen. Oberarzt und Leitung der herz- und gefäßchirurgischen Intensivstation.

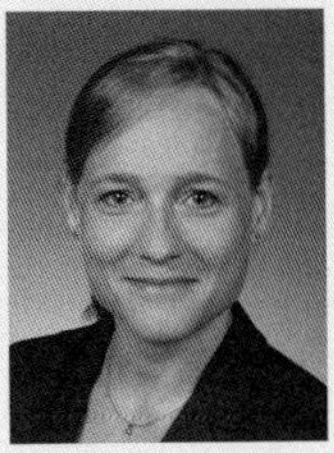

Dr. med. Marie Thomas

Studium der Humnanmedizin an der Albert-Ludwigs-Universität Freiburg. Nach ihrer Promotion über den Einsatz und das Management extrakorporaler Herzunterstützungssysteme begann sie ihre Weiterbildung zur Fachärztin für Herz- und Gefäßchirurgie am Universitäts-Herzzentrum Freiburg – Bad Krozingen.

3 „How-to-do“: Komorbidität und allgemeinmedizinische Aspekte in der herzchirurgischen Intensivmedizin

Georg Trummer und Christine Trummer

Für zahlreiche Patienten mit Erkrankungen des Herzens oder der Aorta werden heute moderne herzchirurgische Therapieverfahren angeboten. Häufig bedeuten diese operativen Eingriffe in akuten Situationen zunächst das individuelle Überleben (z.B. Aortendissektion) des Patienten, um nachfolgend die Basis für die Rückkehr in den zuvor gelebten Alltag des Patienten zu bilden. Diese mitunter sehr anspruchsvolle Aufgabenstellung fällt in die Kompetenz und Zuständigkeit des therapeutischen Teams der Intensivmedizin, dessen inhaltliche Ausrichtung die engmaschige Diagnostik und Therapie von Organversagen ist. Ein wesentlicher Baustein der Therapie sind jedoch auch die allgemeinmedizinischen Aspekte innerhalb der Intensivmedizin, die häufig nach Überwindung der Akutphase zunehmend präsent werden und im Therapiekonzept berücksichtig werden müssen.

Die Berührungspunkte zwischen Allgemeinmedizin und Intensivmedizin sind im klinischen Alltag eher wenig ausgeprägt. Dies gründet einerseits auf den in Deutschland stark getrennten Organisationsformen des ambulanten und stationären Gesundheitswesens. Andererseits lässt die überregionale Maximalversorgung von Patienten – beispielsweise in Universitätskliniken – mitunter neben der räumlichen auch eine fachliche Distanz zum grundversorgenden Hausarzt entstehen, sodass außer dem Patienten und der beiderseitig entstehenden Kommunikationslücken keine Gemeinsamkeiten erkennbar sind.

Der Beitrag soll als Anregung zu einer vertieften Kommunikation zwischen den beteiligten Fachbereichen im ärztlichen und pflegerischen Bereich dienen. Das dabei wachsende Verständnis füreinander sorgt automatisch für den Abbau von Schnittstellen und befördert die Versorgung der gemeinsam zu behandelnden Patienten.

3.1 Kommunikation zwischen Hausarzt und Intensivstation

Obwohl wir in einem Zeitalter der maximalen Kommunikation leben, ist im Erfahrungshorizont der Autoren die Kommunikation zwischen Hausarzt und Intensivstation über gemeinsame Patienten eher spärlich ausgeprägt. Die wenigen Berührungspunkte beschränken sich seitens der Intensivstation häufig darauf via Assistenzpersonal die aktuelle Medikation vor dem Krankenhausaufenthalt in Erfahrung zu bringen. Ein Arzt-zu-Arzt Kontakt ist eine seltene Ausnahme und findet häufig nur dann statt, wenn Angehörige sich hilfesuchend an den Hausarzt wenden, weil sie die Informationen der für sie wenig bekannten Klinikärzte nicht einordnen können oder das Gefühl haben zu wenig informiert zu sein. Aus dem Blickwinkel einer universitären Intensivstation, die in der ärztlichen Versorgung fast ausschließlich auf hausinterne Fachkollegen zurückgreift, ist in der gelebten Realität der Hausarzt nicht im Fokus der konsiliarisch hinzugezogenen Berater. Hierbei wird die Rolle des Hausarztes als teilweise über Jahre hinweg behandelnder Primärarzt übersehen, aus der heraus wichtige Informationen für die intensivmedizinische Behandlungsstrategie und den -verlauf zur Verfügung gestellt werden können. Beispiel hierfür sind die über größere Zeiträume geführten Begleiterkrankungen wie Diabetes, chronische Lungenerkrankungen, strukturelle sowie funktionale zerebrale Defizite aber auch Hinweise zu Compliance, individuellen Lebensumständen und dem familiären Umfeld. Vor diesem Hintergrund lassen sich intensivmedizinische Krankheitsbilder wie delirante Zustände, eine therapieresistente arterielle Hypertonie, ausgeprägte Hyperglykämien sowie ein schlechter pulmonaler Gasaustausch besser einordnen. Darüber hinaus kann der Hausarzt wertvolle Hinweise zur physischen und psychischen Leistungsfähigkeit der Patienten vor dem chirurgischen Eingriff geben, sodass gemeinsame Therapieziele definiert werden können und insbesondere das Rehabilitationspotenzial viel besser abgeschätzt werden kann. Dies gilt auch für die gemeinsame und damit fundierter angelegte Einschätzung bei kritisch kranken Patienten, in deren Behandlungsverlauf eine Palliativtherapie diskutiert werden muss.

Konkret würden die Autoren bei Patienten mit einer längeren Liegedauer eine telefonische Kommunikationsaufnahme seitens der Intensivstation mit dem Hausarzt innerhalb von 24 Stunden nach Aufnahme des Patienten auf die Intensivstation als sinnvoll erachten. Hierbei könnten die oben angeführten Punkte kurz abgestimmt und so ein gemeinsamer Informationsstand festgestellt werden. Die weitere Kommunikation sollte situationsbezogen und insbesondere bei deutlicher Verschlechterung des Gesundheitszustandes der Patienten oder angedachter Limitierung der Therapie erfolgen.

3.2 Zugang zu Ressourcen in ambulanten und stationären Bereichen

Im Allgemeinen ist in Deutschland im stationären Bereich der Zugang zu erweiterter Diagnostik wie beispielsweise CT, MRT, Echokardiografie oder Angiografie kurzfristig möglich. Dies gilt auch für die spezifische fachärztliche Betreuung, sodass stationäre (Intensiv-)Patienten in der Regel rasch und umfassend diagnostiziert und therapiert werden können. Im Gegensatz dazu steht die ambulante Versorgungsstruktur, die zunächst auf die Portalwirkung der hausärztlichen Versorgung setzt, in der die Entscheidung zur weiteren fachärztlichen und apparativen Diagnostik gestellt werden muss. Diese grundsätzlich verschiedene Herangehensweise stellt insbesondere den Hausarzt vor die Herausforderung, aus der Fülle der täglich in der Praxis gesehenen Patienten den einzelnen kritisch kranken Patienten zu identifizieren. Eine besondere Herausforderung stellt hierbei die Differenzialdiagnostik einer symptomatischen koronaren Herzerkrankung oder einer Endokarditis dar, die im hausärztlichen Bereich als Beschwerden des Bewegungsapparates oder die schwere Endokarditis als allgemeiner fiebriger Infekt eingeordnet wurden. So einfach, und teilweise diskreditierend, sich für den Intensivmediziner in der Rückschau das diagnostische Bild präsentiert, so komplex kann es für den Hausarzt ex ante sein, das Krankheitsbild zu erfassen. Erschwerend kommt hinzu, dass eine ambulante fachärztliche Diagnostik bei teils monatelangen Wartezeiten für elektive Patienten schwierig umzusetzen ist. Häufig bleibt in diesen Fällen daher nur die Klinikeinweisung, die auch für langjährig niedergelassene Hausärzte immer wieder herausfordernd bleibt und die teilweise unzureichend organisierten Schnittstellen zwischen ambulanter und stationärer Versorgung in Deutschland offenlegt. Insgesamt besteht an dieser Stelle klarer Handlungsbedarf und ein dringend notwendiges aufeinander zugehen der Institutionen und Partner.

In den gleichen Themenbereich fallen diagnostische Maßnahmen (z.B. CT, MRT, Gefäßdoppler, Angiografie, Echokardiografie), die im Behandlungsablauf während des Klinikaufenthaltes indiziert wurden, aber im Sinne einer optimierten Verweildauer in den Organisationsbereich des Hausarztes weiter delegiert werden. Aufgrund der beschriebenen wesentlich schlechteren Verfügbarkeit dieser Untersuchungen kann sich die Umsetzung dieser Diagnostik deutlich verzögern und möglicherweise nachteilig für den Patienten auswirken. In diesen Fällen wäre eine aktive persönliche Rücksprache seitens der klinischen Kollegen mit dem Hausarzt hilfreich und würde sich in einer besseren Führung von Diagnostik und Therapie der gemeinsamen Patienten auswirken.

3.3 Medikation

Im Fokus der Patientenbehandlung steht auch die medikamentöse Therapie. Im kardiovaskulären Umfeld zählen Antihypertonika, Thrombozytenaggregationshemmer und orale Antikoagulanzien, Antiarrhythmika sowie Statine zu den häufigen Medikationen der Patienten. Hierbei tauchen regelmäßig Fragen im perioperativen Umfeld auf, die eines gemeinsamen Verständnisses der Indikation und Dosierung bedürfen. Viele Patienten werden heute mit oralen Antikoagulantien oder Thrombozytenaggregationshemmern behandelt. Häufig stellt sich die Frage, wie im perioperativen Umfeld damit zu verfahren ist.

Symptomatisch für die differente Sicht der Dinge ist eine über die AWMF veröffentlichte und bis 2018 gültige Handlungsempfehlung der Deutschen Gesellschaft für Allgemeinmedizin und Familienmedizin e.V. (DEGAM) zu dieser Frage, in der beispielsweise für Patienten mit mechanischem Mitralklappenersatz ein Bridging mit subkutanem niedermolekularem Heparin empfohlen wird (1). Das Dokument verweist zwar auf den damit initiierten Off-label Gebrauch der implantierten mechanischen Herzklappe, stellt jedoch dieses Vorgehen trotzdem in den Vordergrund. Im Gegensatz dazu steht das Vorgehen des kardiochirurgischen Intensivmediziners, der im Laufe seines Berufslebens auch thrombosierte mechanische Herzklappen behandeln durfte. Von dieser Erfahrung geprägt, und im Hinblick auf die gültigen herzchirurgischen Leitlinien, wird ab dem ersten postoperativen Tag eine PTT wirksame Antikoagulation eingeleitet, die in eine dauerhafte orale Antikoagulation überführt wird (2). Patient und Angehörige werden auf die unbedingte Notwendigkeit einer intravenösen Heparinisierung oder einer wirksamen oralen Antikoagulation hingewiesen. Verwirrung entsteht spätestens dann, wenn ein Eingriff erforderlich wird, der ein Pausieren der Antikoagulation erfordert. Dann ist der Hausarzt aufgerufen die bestehenden Diskrepanzen aufzulösen und einen sicheren Weg für den Patienten zu organisieren.

Ein weiteres Beispiel ist die Medikation mit Statinen, die weitverbreitet in der Therapie von kardiovaskulären Erkrankungen sind. Im intensivmedizinischen Umfeld werden sie nach Abschluss von akuten Behandlungsphasen Bestandteil der Therapie, insbesondere nach Myokardinfarkten. Die korrespondierenden Leitlinien hierzu werden von vielen Klinikern mittlerweile konsequent umgesetzt (3). Aus hausärztlicher Sicht fällt bei diesen Patienten bei den ersten Kontakten nach dem Krankenhausaufenthalt jedoch häufig auf, dass die in der Regel im Krankenhaus angesetzte hoch- bis maximaldosierte Statintherapie von vielen Patienten nicht vertragen wird. Der Wechsel in das häusliche Umfeld und die damit im Vergleich zum Krankenhaus weniger gegebene Option einer analgetischen Medikation, lässt viele Patienten mit schweren Myalgien den Hausarzt aufsuchen. In der Regel muss dann zunächst das Statin pausiert werden gefolgt von einem möglichen Wechsel der Statinpräparats mit nachfolgender erneuter Aufdosierung. Die Myalgien werden von vielen Patienten als so unangenehm beschrieben, dass auch die Notwendigkeit bezüglich dieser wichtigen Medikamenteneinnahme teilweise nur noch schwer zu vermitteln ist. Aus Sicht des Hausarztes wäre daher eine in der Klinik initial niedriger dosierte und dann durch den Hausarzt zu führende Aufdosierung von Statinen wünschenswert und in der Gesamtbetrachtung möglicherweise die bessere Option für die betroffenen Patienten.

3.4 Patientenverfügung und Organtransplantation

In der universitären Intensivmedizin gibt es vielfältige Beziehungen zum Umfeld der Organtransplantation. Die Organtransplantation lässt sich dabei von zwei Seiten erfahren. Einerseits die teilweise jahrelange Betreuung und mitunter auch intensivmedizinische Behandlung von Patienten auf Wartelisten zur Organtransplantation sowie andererseits die Aspekte und Herausforderungen der auf der Intensivstation betreuten potenziellen Organspender. Bei Letzteren ist die sichere Kenntnis des erklärten oder mutmaßlichen Willens der Patienten zentraler Bestandteil einer möglichen Organspende. Zunehmend mehr, insbesondere ältere Patienten, haben Patientenverfügungen. Selbst wenn aus Sicht des Intensivmediziners viele dieser Verfügungen noch nicht zufriedenstellend formuliert sind, sind Patientenverfügungen als Ausdruck eines mutmaßlichen Willens ein zunehmend wichtiges Element der Entscheidungsfindung.

Die Patientenverfügung stellt daher ein weiteres Bindeglied zwischen Hausarzt und Intensivmediziner dar. Der Beratungsbedarf hauptsächlich intensivmedizinischer Fragestellungen wie Beatmung, Organersatzverfahren und Ernährung, wird von den Patienten in der Regel beim Hausarzt adressiert. Umgekehrt kommt dem therapeutischen Team der Intensivmedizin die Umsetzung der individuellen Festlegungen aus

Grundsätzlich gestatte ich die Verabreichung leidenslindernder Medikamente, insbesondere solcher die Schmerzen, Angst und Krankheitssymptomen entgegenwirken, selbst, wenn dies unter Umständen meine Lebenszeit verkürzen kann. Insbesondere gestatte ich auch die Verabreichung von bewusstseinstrübenden bzw. bewusstseinsdämpfenden Medikamenten.

5. Organspende **[Angaben bearbeiten]**

Ich möchte uneingeschränkt Organe empfangen.

Ich möchte keine Organe spenden.

Abb. 1 Auszug aus internetbasierter Patientenverfügung (https://afilio.de). Die einfach zu bedienende Vorlage ermöglicht die Erstellung einer individuellen Patientenverfügung. Der aus medizinisch-ethischer Sicht nicht auflösbare Gegensatz bei der Frage der Organspende ist kommentarlos möglich und unterläuft damit eine fachgerechte und verantwortliche Aufklärung – der von potenziellen Organspendern und -empfängern.

den Patientenverfügungen zu, die oftmals auch allgemeinmedizinische Fragestellungen wie zu erwartende Lebensqualität des Patienten, häusliche Versorgungstruktur und Umgang mit dauerhaften Behinderungen haben.

In der hausärztlichen Praxis ist eine zunehmende Auseinandersetzung der Patienten mit dem Thema Patientenverfügung zu beobachten. Diese resultieren in Beratungsgesprächen, zu denen Patienten teilweise bereits vorformulierte Verfügungen mitbringen. In Abhängigkeit von der verwendeten Vorlage kann in diesen vorformulierten Verfügungen beim Thema Organspende dann ausgeführt sein, dass der Patient im Bedarfsfall zwar gern Spenderorgane empfangen würde, jedoch sich selbst als Organspender ausschließt (s. Abb. 1). Bei näherer Betrachtung der vorformulierten und von einem Versicherungsvermittler im Internet frei abrufbaren Patientenverfügung fällt auf, dass in einem Drop-down Menü diese Auswahl getroffen werden kann, ohne dass ein entsprechender Hinweis hierzu erfolgt (4). Der Betreiber der Webseite weist zwar im Impressum darauf hin, grundsätzlich keine Rechtsberatung durchzuführen und schweigt sich im weiteren über medizinische Beratung aus, leistet jedoch mit diesem Vorgehen im sensiblen Umfeld von Patientenverfügung und Organtransplantation aus hausärztlicher wie intensivmedizinischer Sicht keinen guten Dienst. Ungeachtet dessen sind auch die vom Bundesjustizministerium abrufbaren Vorlagen für Patientenverfügungen hauptsächlich juristisch und weniger medizinisch geprägt, sodass auch hier einige spezifische Fragen im intensivmedizinischen Umfeld offen bleiben (5). Die Autoren sind sich einig, dass ein gemeinsam aus hausärztlicher wie intensivmedizinischer Sicht formuliertes Dokument diese Lücke schließen kann und haben dies bereits für die Anwendung in der Hausarztpraxis auf den Weg gebracht.

Take home messages:

Hausärztliche und intensivmedizinische Versorgung haben mehr Verbindendes als es im ersten Blick erkennbar ist. Die zunächst so unterschiedlichen Disziplinen stehen zwar verschiedene Strategien und Ressourcen zur Verfügung, einen tut sie jedoch der gemeinsame Patient, der im Mittelpunkt des Handelns steht. Eine aktive Kommunikation der Partner und der damit mögliche Abgleich von Diagnostik und Therapie können eine Win-win-Situation für alle Beteiligten schaffen und insbesondere Patienten und Angehörigen die wichtige Botschaft vermitteln, aus einem gemeinsamen Gesundheitsteam heraus behandelt worden zu sein.

Literatur

1. Mainz A, DEGAM S1-Handlungsempfehlung Bridging. URL: https://www.degam.de/files/Inhalte/Leitlinien-Inhalte/Dokumente/DEGAM-S1-Handlungsempfehlung/053-027%20Bridging/S1-HE_Bridging_Langfassung_2.pdf (abgerufen am 10.08.2020)
2. Sousa-Uva M et al. (2018) 2017 EACTS Guidelines on perioperative medication in adult cardiac surgery. Eur J Cardiothorac Surg. Jan 1; 53(1):5–33.
3. Arnett DK et al (2019) 2019 ACC/AHA Guideline on the Primary Prevention of Cardiovascular Disease: A Report of the American College of Cardiology/American Heart Association Task Force on Clinical Practice Guidelines. Circulation. Sep 10; 140(11):e596-e646.
4. Afilio – Gesellschaft für Vorsorge mbH (2020) URL: https://afilio.de (abgerufen am: 10.08.2020)
5. Bundesministerium der Justiz und für Verbraucherschutz. Die Textbausteine für eine schriftliche Patientenverfügung (2019) URL: https://www.bmjv.de/SharedDocs/Downloads/DE/Service/Formulare/Patientenverfuegung_Textbausteine_word.html (abgerufen am: 10.08.2020)

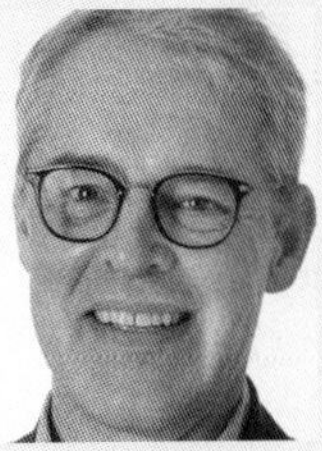

Prof. Dr. med. Georg Trummer

Georg Trummer ist Oberarzt und Bereichsleitung für herz- und gefäßchirurgische Intensivmedizin und Patientenmanagement des Universitäts-Herzzentrums Freiburg – Bad Krozingen. Schwerpunkte seiner Arbeit sind: Intensivmedizin und Patientenmanagement, Prozessoptimierung sowie der Forschungsbereich „Ganzkörperreperfusion“. Trummer ist Schriftführer der Kommission für Intensivmedizin sowie Mitglied der Sektion Hämodynamik der DIVI sowie der DIVI FB, Schriftführer im Vorstand des Deutschen Wiederbelebungsrates (GRC) und Leiter der AG ECMO/eCPR im GRC. Darüber hinaus ist er in einem aus der Universität Freiburg ausgegründeten Start-up Unternehmen (Resuscitec GmbH) in Teilzeit tätig.

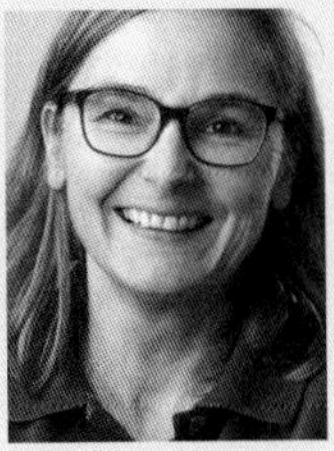

Dr. Christine Trummer

Christine Trummer ist niedergelassene Allgemeinärztin in der Praxis Kollnau, einer Hausarztpraxis in Waldkirch/Baden Württemberg. Die primäre Ausbildung zur Fachärztin für Chirurgie mit der Zusatzbezeichnung Proktologie erfolgte in der Uniklinik Freiburg. Im Jahr 2012 wechselte Christine Trummer in den niedergelassenen Bereich und begann die Weiterbildung zum Facharzt für Allgemeinmedizin, den sie im Jahr 2015 abschloss. Der Fokus ihrer allgemeinmedizinischen Tätigkeit liegt im Bereich Gesundheitsprävention und Impfungen, der Reisemedizin sowie der Palliativtherapie.

IX

Lunge und respiratorische Insuffizienz

1 Flüssigkeitstherapie oder wie viel ist zu viel?

Nora Jahn und Sebastian Stehr

Die erste dokumentierte Gabe von intravenösen Flüssigkeiten zur Therapie kritisch kranker Patienten mit Cholera durch Thomas Latta 1832 (1) liegt schon einige Jahre zurück. Inzwischen ist die intravenöse Applikation von Infusionen eine der häufigsten Interventionen bei stationären Patienten im Krankenhaus. Die dafür zugrunde gelegte Zusammensetzung der Infusionslösungen und die Regeln der Mengenkalkulation haben sich in der fast 190-jährigen Geschichte der intravenösen Therapie mit Flüssigkeiten erstaunlich zögerlich entwickelt.

Zweifelsohne gibt es viele kritisch kranke Patienten, die aufgrund ihrer Erkrankungsschwere und der damit einhergehend eingeschränkten oralen Flüssigkeitsaufnahme ihren Flüssigkeitshaushalt nicht mehr selbstständig steuern können. Zudem ist der Volumenbedarf bei bestimmten intensivmedizinischen Krankheitsbildern – klassisches Beispiel: der Patient mit ausgedehnten Verbrennungen – im Vergleich zum Gesunden um ein Vielfaches erhöht. Im Folgenden geben wir speziell einen Überblick über die Flüssigkeitstherapie bei Patienten mit akuter Lungenfunktionsstörung.

1.1 Pathophysiologie des Lungenödems beim ARDS

An einer Stelle der Transportkaskade von Sauerstoff aus der Raumluft bis zur Zelle ist der Übertritt von der Gasphase in das Blut mittels Diffusion erforderlich. Betrachtet man die Anatomie der alveolo-kapillären Einheit der Lunge in der Elektronenmikroskopie, werden die Dimensionen dieser physiologischen Leistung klar. Die ca. 300 Millionen Aveoli der menschlichen Lunge mit 0,3 mm Durchmesser schaffen einen Abstand zwischen Erythrozyt und alveolärem Gasgemisch von nur ca. 1 µm. Die Strecke zwischen alveolärem Gas und dem kapillären Blut an sich misst an manchen Stellen nur 0,3 µm. Kein Wunder, dass sich eine Veränderung dieser Diffusionsstrecke, z.B. durch eine Gewebsödem, empfindlich auf den Gasaustausch auswirkt.

Ein Ödem der Lunge kann durch zwei Mechanismen entstehen:

- Einerseits kann es durch eine Erhöhung des pulmonalvaskulären Druckes z.B. bei Linksherzinsuffizienz mit konsekutivem Rückstau in den kleinen Kreislauf kommen.
- Andererseits kann sowohl eine endotheliale und/oder epitheliale Schädigung zu einer lokalen Schrankenstörung führen.

In beiden pathophysiologischen Situationen bewirkt ein aktiver Ionentransport über einen osmotischen Gradienten das Entfernen des alveolären Ödems. Bei schneller Korrektur der Pathophysiologie der Linksherzinsuffizienz gelingt diese physiologische Kompensation auch in sehr kurzer Zeit. Bei Störung der endothelialen und epithelialen Permeabilität wie beim akuten Lungenversagen sind die Mechanismen der Rückresorption eines alveolären Ödems selbst gestört. Daher ist es auch nicht verwunderlich, dass einzelne Studien bei Patienten mit ARDS einen deutlich höheren Anteil an extravaskulärem Lungenwasser (ELWI) als bei Patienten mit akutem kardiogenem Lungenödem finden.

1.2 Ziele der Flüssigkeitstherapie bei ARDS

Vor 30 Jahren wurde schon in einer kleinen klinischen Studie dokumentiert, dass ARDS Patienten mit einer geringeren kumulativen Flüssigkeitsbilanz ein besseres Überleben gezeigt haben. Die Frage nach Henne und Ei in der Diskussion um Flüssigkeitsbilanz und Krankheitsschwere (ist die größere Positivbilanz ein Surrogat für eine größere Krankheitsschwere oder bewirkt die positive Bilanzierung einen kränkeren Patienten) ist seither ein Streitpunkt. In den vergangenen Jahren mehren sich die wissenschaftlichen Hinweise, dass eine eher restriktive Flüssigkeitstherapie das Überleben der Patienten positiv beeinflusst. Demnach hat die Volumenersatztherapie einen hohen Stellenwert in der Behandlung kritisch kranker Patienten. Hierbei gilt es jedoch, sowohl ein „zu viel" als auch ein „zu wenig" an Flüssigkeitsgaben zu vermeiden.

Vielleicht lassen sich die Ziele einer Flüssigkeitstherapie nicht pauschal auf den gesamten Verlauf einer intensivmedizinschen Behandlung beziehen. Finfer et al. (4) schlagen z.B. in Abhängigkeit von unterschiedlichen Krankheitsphasen die Aufteilung in vier Phasen der Flüssigkeitstherapie vor:

1. **Salvage (Rettung)**: Isotonische Kristalloide zur Stabilisierung der Hämodynamik in der ersten Akutphase
2. **Optimization (Optimierung)**: Weitere Volumengabe
3. **Stabilization (Stabilisierung)**: Restriktive Volumenzufuhr
4. **De-Escalation (Deeskalation)**: Negativbilanzierung anstreben

> *Der behandelnden Intensivmediziner muss mehrfach am Tag (oder gar pro Stunde) den Volumenstatus des kritisch kranken Patienten ermitteln, beurteilen und gegebenenfalls mit intravasaler Gabe von Volumenlösungen oder Restriktion und Entzug von Flüssigkeit ausgleichen, um eine optimale Therapie des kritisch kranken Patienten zu erreichen. („Box 2: Praxistipp")*

1.3 Geeignete Volumenersatzmittel für kritisch kranke Patienten

Für die intravasale Flüssigkeitstherapie stehen kristalloide und kolloidale Lösungen zur Verfügung. Kristalloide Lösungen bestehen aus Wasser mit darin gelösten Salzen, weshalb sie frei zwischen den Flüssigkeitskompartimenten des Körpers diffundieren können. Häufige verwendete kristalloide Flüssigkeiten sind beispielsweise die 0,9% Kochsalzlösung und balancierte Lösungen, wie Ringeracetat oder -laktat, die aufgrund ihres reduzierten Chloridanteils und Pufferung durch Anionen schwacher Säuren (Acetat, Laktat) die Elektrolytzusammensetzung des Plasmas besser widerspiegeln. Als kolloidale Lösungen bezeichnet man Flüssigkeiten, die neben Salzen und gegebenenfalls Puffern zusätzlich noch großmolekulare Kohlenhydrate oder Proteine enthalten, die aufgrund ihres höheren Molekulargewichts einen höheren intravasalen Volumeneffekt erreichen sollen und so die Ödembildung verringern sollen. In der Praxis stehen als kolloidale Lösungen Humanalbumin, Hydroxyethylstärke (HES), Dextranpärparate und Gelatinepräparate zur Verfügung, wobei Dextran- und Gelatinepräparate aufgrund ihrer Nebenwirkungen nur noch selten verwendet werden. Auch HES-Präparate sind mit einem erhöhten Risiko von Nierenversagen und mit einer höheren Sterblichkeit von Intensivpatienten assoziiert, sodass auch der Einsatz von HES auf der Intensivstation – insbesondere in der Sepsis – nicht empfohlen wird. Albuminlösungen (4%) scheinen nicht mit höheren Nebenwirkungen assoziiert, eine Überlegenheit von Albumin gegenüber Ringeracetat besteht nach aktueller Studienlage jedoch nicht. Die sogenannte physiologische Kochsalzlösung (0,9% NaCl) ist mit einer verminderten GFR und damit einer geringeren Urinproduktion, schlechterer Nierenfunktion sowie Entstehung einer hyperchlorämischen Azidose und einer Dilutionsazidose assoziiert und sollte im Normalfall ebenso vermieden werden.

! **Bei kritisch kranken Patienten – insbesondere bei Patienten mit akuten Lungenfunktionsstörungen – gilt es demnach, sowohl eine Hypovolämie mit reduziertem Herzzeitvolumen als auch eine Hypervolämie mit kardialem Rückwärtsstau und Entstehung von Gewebsödemen konsequent zu detektieren und zeitnah zu korrigieren. Als Volumenersatz eignen sich balancierte Vollelektrolytlösungen wie Ringeracetat am besten.**

1.4 Geeignete Maßnahmen zum Volumenentzug bei Patienten mit ARDS

Eine Reduktion der Flüssigkeitseinfuhr kann bei erhaltener Diurese bereits zu einer Negativbilanz führen, welche je nach vorbestehender Volumenüberladung zur Bilanzierung ausreichend sein kann. Eine Restriktion der Flüssigkeitsgaben auf notwendige Medikamente und konzentrierte Formeln von enteraler oder parenteraler Ernährung kann jedoch durch multiple Medikamentengaben und zusätzlich eingeschränkte Diurese dennoch zu einer zunehmenden Positivbilanz führen. Ist die Nierenfunktion erhalten, bietet sich neben dem restriktiven Volumenmanagement auch die Gabe von Diuretika unter Kontrolle der Nierenfunktion an. Besteht ein akutes Nierenversagen, sollten Diuretika jedoch aufgrund ihrer Nephrotoxizität nicht fortgeführt werden.

Bei Kontraindikation oder Unwirksamkeit von Diuretika besteht bei therapierefraktärer Hypervolämie mit Ausbildung eines Lungenödems die Indikation für ein Nierenersatzverfahren mit Entzug von Flüssigkeit. Für hämodynamisch instabile Patienten bieten sich zur Volumenkontrolle die kontinuierlichen Dialyseverfahren mit längeren Filterlaufzeiten und damit langsameren Volumenentzug an. Ist der Patient hämodynamisch stabil und kann er einen zur Negativbilanz ausreichenden Volumenentzug auch über einen kürzeren Zeitraum hämodynamisch kompensieren, bieten sich auch intermittierende Dialyseverfahren an.

1.5 Leitliniengerechte restriktive Volumentherapie bei Patienten mit akuter respiratorischer Insuffizienz und ARDS

Die S3-Leitlinie „Intravasale Volumentherapie beim Erwachsenen" (2014) ist seit 2017 abgelaufen und befindet sich aktuell in Überarbeitung. Gemäß der aktuellen S3-Leitlinie „Invasive Beatmung und Einsatz extrakorporaler Verfahren bei akuter respiratorischer Insuffizienz" wird eine restriktive Volumentherapie mit schwachem Empfehlungsgrad für Patienten mit akuter respiratorischer Insuffizienz und ARDS empfohlen.

Hintergrund hierfür ist, dass nach der ersten Akutphase und der sich anschließenden Phase der kritischen Erkrankung (Salvage und Optimization nach Finfer) mit indizierter Gabe von kristalloiden Lösungen zur Stabilisierung der Hämodynamik Patienten teils sehr positive Flüssigkeitsbilanzen aufweisen mit konsekutiver Ausbildung von Pleuraergüssen und Lungenödem, welche die pulmonale Gasaustauschfunktion weiter einschränken. Um diese negativen pulmonalen Auswirkungen im intensivmedizinischen Behandlungsverlauf zu minimieren, wird versucht, die tägliche Volumenzufuhr nach Stabilisierung des Patienten (Stabilization nach Finfer) auf das notwendige Minimum zu reduzieren und demnach eine restriktive Volumenzufuhr anzustreben. Hat der Patient die kritische Erkrankung überstanden und befindet er sich auf dem Weg der Genesung, erfolgt die Deeskalation mit angestrebter Negativbilanzierung.

Dieses Konzept sollte jedoch unter Abwägung der mit einer restriktiven Flüssigkeitstherapie assoziierten Risiken geschehen. Eine engmaschige Kontrolle der Nierenfunktion mit Messung von Diurese und Retentionswerten zur Detektion eines akuten prärenalen Nierenversagens ebenso wie Messungen von Serumlaktat und zentralvenöser Sättigung als Marker für Organperfusion sollten regelmäßig erfolgen. Zusätzlich ist ein erweitertes hämodynamisches Monitoring zur Evaluierung der kardialen Vorlast und zur Abschätzung eines adäquaten Herzminutenvolumens sinnvoll, um Nebenwirkung und erwünschte Effekte der restriktiven Volumentherapie gegeneinander abzuwägen.

Zu welchem Zeitpunkt Patienten von dem Beginn der restriktiven Flüssigkeitstherapie profitieren, lässt sich nach aktueller Datenlage nicht genau definieren. Nach der initialen Salvage Phase, in welcher eine Volumengabe zur Aufrechterhaltung der Hämodynamik unumgänglich ist, empfiehlt sich nach Stabilisierung des Patienten eine engmaschige Prüfung, ab wann eine Reduktion der Volumentherapie oder gar eine Negativbilanz vertragen wird.

Auch lässt sich evidenzbasiert keine generelle Aussage treffen, in wie weit die Nebenwirkungen der Volumenrestriktion in Kauf genommen werden sollten. Die muss der behandelnden Intensivmediziner von Fall zu Fall in Abhängigkeit von Schwere und

Dynamik der pulmonalen Dysfunktion und Ausprägung z.B. eines akuten Nierenversagens oder Zeichen der Organminderperfusion individuell und im Behandlungsverlauf wiederholt engmaschig abwägen.

Patienten, die von einer Flüssigkeitsrestriktion nicht profitieren sind Patienten in der initialen Phase einer Sepsis, Patienten mit septischem Schock mit Zeichen einer Hypovolämie sowie Patienten mit vorbestehender Hypovolämie anderer Ursache.

1.6 Monitoring des Volumenmanagements bei Patienten mit ARDS

Invasiv beatmetet Patienten mit akutem Lungenversagens zählen zur Hochrisikogruppe und profitieren von einem erweiterten intensivmedizinischen Monitoring. Hierzu gehört die engmaschige Überwachung der Oxygenierung und CO_2-Elimination zur Steuerung der Beatmungsparameter sowie das erweiterte hämodynamische Monitoring zur Steuerung von Volumen- und Katecholamintherapie.

Zum erweiterten hämodynamischen Monitoring zur Evaluation des Volumenstatus (und der kardialen Funktion) gehören wiederholte Untersuchungen mittels transthorakaler Echokardiografie (TTE) als bettseitiges bildgebendes Verfahren der Wahl und hämodynamische Messungen mittels Pulskonturanalyse und transkardiopulmonaler Thermodilution sowie – bei ausgewählten Patienten z.B. mit Rechtsherzdekompensation – mittels pulmonal-arteriellem Katheter.

Ziel des hämodynamischen Monitorings ist es, einen möglichst ausgeglichenen Volumenstatus zu erreichen und aufrecht zu erhalten mit Korrektur von sowohl hypo- als auch hypervolämischen Zuständen. Demnach sollte jede Messung eine gezielte Therapieentscheidung im Hinblick auf das Volumenmanagement nach sich ziehen.

Da die einzelnen Messverfahren in ihrer Aussagekraft limitiert und deren Ergebnisse nicht immer eindeutig zu interpretieren sind, bietet sich bei uneindeutigen Ergebnissen auch eine Verlaufsbeobachtung oder eine Messung vor und nach Volumengabe oder -entzug an. Zudem kann für keines der einzelnen Monitoringverfahren ein Überlebensvorteil von Intensivpatienten nachgewiesen werden, sodass die Steuerung der Volumentherapie auch immer in Zusammenschau mit den einzelnen Organ(dys)funktionen erfolgen sollte.

Mithilfe der gewonnenen Information aus klinischer Evaluation, erweitertem hämodynamischem Monitoring, Abschätzung der kardialen Füllung und Pumpfunktion mittels bettseitiger Echokardiografie, Evaluation der Organfunktionen und bildgebenden Verfahren gelingt schließlich eine adäquate Beurteilung und Korrektur des Volumenstatus bei Patienten mit akuter respiratorischer Insuffizienz und ARDS.

Der zentralvenöse Druck (ZVD) oder der pulmonalkapilläre Wedge-Druck als statische Parameter eignen sich NICHT zur Abschätzung der kardialen Vorlast oder zur Steuerung der Volumentherapie.

1.7 Interpretation des hämodynamischen Monitorings

Mithilfe der transkardiopulmonalen Thermodilution kann unter anderem das intrathorakale Blutvolumen (ITBV) sowie das extravaskuläre Lungenwasser (EVLW) abgeschätzt werden, welches wiederum mit der Ausprägung eines Lungenödems korreliert. Bezieht man das EVLW auf das Idealgewicht des Patienten, erhält man den sogenannten extravaskulären Lungenwasserindex (ELWI). Hierbei gelten Werte des ELWI von 3–7 ml/kg als normal, Werte > 10 ml/kg weisen auf ein mögliches Lungenödem hin.

Zudem kann man mithilfe des berechneten pulmonalvaskulären Permeabilitätsindex (PVPI) Hinweise auf die Genese des Lungenödems (durch kardiale Stauung bzw. Hypervolämie bedingt oder nicht) erhalten: ein PVPI zwischen 1,0 und 3,0 deutet eher auf ein durch kardiale Stauung oder Hypervolämie bedingtes Lungenödem hin, ein PVPI ≥ 3 auf ein durch erhöhte Permeabilität verursachtes Lungenödem z.B. im Rahmen von entzündlicher Genese wie beim ARDS.

Bei der Auswertung des Pulskonturanalyse weist eine Schlagvolumen-Variation (SVV) beziehungsweise eine Pulsdruck-Variation (PPV) von > 10% bei kontrolliert beatmeten Patienten mit erhaltenem Sinusrhythmus dahingegen auf einen intravasalen Volumenmangel hin. Ein weiterer zur Abschätzung der kardialen Vorlast einsetzbarer Parameter ist der globale enddiastolische Volumenindex (GEDI), wobei Werte zwischen 680–800 ml/m² als normal gelten, Werte < 680 ml/m² auf eine Hypovolämie und Werte > 800 ml/m² auf einer Hypervolämie hinweisen können.

Generell gilt zu beachten, dass dynamische Parameter wie die SVV oder PVV den statischen Parametern wie GEDI, ITBV und dem daraus berechneten ELWI in ihrer Aussagekraft zur Abschätzung des Volumenstatus und damit zur Steuerung der Volumentherapie deutlich überlegen sind. Aufgrund ihrer eingeschränkten Aussagekraft sollten alle mittels erweitertem hämodynamischem Monitoring gemessenen oder errechneten Parameter nur in Zusammenschau mit weiteren klinischen und bildgebenden Befunden interpretiert und zur Therapiesteuerung genutzt werden.

Auch die passive Beinhochlagerung (passive leg raise test, PLR; Trendelenburglagerung) mit einer Rekrutierung von intravasalem Volumen aus der Becken- und Beinregion ist ein einfaches und probates Mittel zur Detektion einer Hypovolämie beim Intensivpatienten. Reagiert der Patient auf diese Autotransfusion mit einer adäquaten Steigerung von Blutdruck, Schlagvolumen oder Herzzeitvolumen (> 10%), ist dies ein weiterer Hinweis auf einen Volumenmangel.

Ebenso darf die „swinging curve“, also die atemabhängige Druckvariation der arteriellen systolischen Blutdruckkurve genutzt werden: Schwankungen > 10% zwischen In- und Exspirationsphase weisen auf einen Volumenmangel hin.

1.8 Interpretation der transthorakalen Echokardiografie

Die fokussierte transthorakale Echokardiografie (TTE) ermöglicht als non-invasives, bettseitiges und einfach zu erlernendes bildgebendes Verfahren eine wiederholte und engmaschige Einschätzung der kardialen Pumpfunktion und der Vorlast. Besonders günstig erscheint die TTE für die Beurteilung des Volumenstatus von spontanatmenden Patienten und Patienten mit kardialen Arrhythmien, bei denen das erweiterte hämodynamische Monitoring nur ungenaue Ergebnisse liefern kann.

Mithilfe der Messung der Atemvariabilität der V. cava inferior direkt distal der Lebervenenmündung können Hinweis auf einen intravasalen Volumenmangel detektiert werden. Eine strak atemvariable V. cava mit einer Durchmesserabnahme von > 50% während des Atemzyklus sowie ein Durchmesser der V. cava inferior von < 10 mm und ein in der Systole kollabierender linker Ventrikel („kissig papillaris") sowie eine hyperdyname Kontraktion der Ventrikel geben Hinweise auf einen möglichen intravasalen Volumenmangel. Fehlen diese Anzeichen und zeigen sich zudem eine prall gefüllte V. cava inferior (> 21 mm Durchmesser) mit aufgehobener Atemvariabilität, ballonisierte Vorhöfe und ggf. ein erweiterter rechter Ventrikel sind dies Hinweise auf eine Volumenüberladung.

1.9 Abschätzung der Organperfusion und -(dys)funktion

Sowohl Hypo- als auch Hypervolämie können zu Dysfunktion diverser Organe bis hin zum Multiorganversagen führen.

Beim wachen und adäquaten Patienten ist Durstgefühl ein wichtiges Zeichen einer Hypovolämie. Auch sind Kreislaufparameter wie Tachykardie und Hypotonie, beginnende Verwirrtheit bei cerebraler Perfusionsstörung, eine trockene Zunge und stehende Hautfalten natürlich auch beim Intensivpatienten Indizien für einen intravasalen Volumenmangel, welche aber nicht zwangsläufig vorhanden sein müssen oder auch auf andere Ursachen zurückgeführt werden können. Durch einen intravasalen Volumenmangel kommt es im Rahmen der unzureichenden Nierenperfusion zu einem prärenalen Nierenversagen mit Oligo- oder Anurie und Anstieg der Retentionsparameter. Ein inadäquates Herzzeitvolumen führt zudem zu einer vermehrten Sauerstoffausschöpfung des venösen Blutes mit erniedrigter zentral- und gemischtvenöser Sättigung (< 70%). Ein Anstieg des Serumlaktatwertes ggf. in Kombination mit metabolischer Azidose kann als weiteres Anzeichen für unzureichende Organperfusion auf eine Hypovolämie hinweisen.

Eine Volumenüberladung verursacht jedoch durch den erhöhten hydrostatischen venösen Druck und die Entstehung interstitieller Gewebsödeme ebenfalls eine zunehmende Organdysfunktion. Entsteht durch die Volumenüberladung zusätzlich noch eine kardiale Dekompensation, aggraviert dies die Organdysfunktion durch eine Kombination aus verschlechterter arterieller Perfusion und venösem Abfluss.

Klassische Anzeichen für eine Hypervolämie mit kardialer Dekompensation sind das Lungenödem mit beidseitigen Rasselgeräuschen, Dyspnoe und schaumigem Auswurf, beidseitige Pleuraergüsse und hypertensive Blutdruckentgleisungen. Auch die Funktion von Niere, Leber und Darm verschlechtert sich nachweislich durch die Entstehung eines interstitiellen Ödems bei erhöhtem venösem hydrostatischem Druck, wobei das Vorhandensein einer Organkapsel (Leber, Niere) den Druckschaden im Sinne einer Tamponade zu verstärken scheint.

Das Vorhandensein von peripheren Ödemen und Wassereinlagerung in Haut und Weichteilen (Anasarka) spricht zwar für eine stattgehabte Positivbilanz, sagt jedoch wenig über den aktuellen intravasalen Volumenstatus und Flüssigkeitsbedarf des Intensivpatienten aus.

1.10 Sinnvoller Einsatz bildgebender Verfahren zur Abschätzung des Volumenmanagements

Als bettseitiges bildgebendes Verfahren bietet die Sonografie eine schnelle, ubiquitär verfügbare und sichere Diagnostik von pulmonalen Pathologien.

Beidseitige Pleuraergüsse lassen sich sonographisch sehr einfach nachweisen und können auf eine stattgehabte Volumenüberladung hinweisen. Bei Patienten mit schwerem ARDS kann eine Drainage der Ergüsse zu einer verbesserten Beatmungssituation beitragen und somit den Gasaustausch signifikant verbessern. Sonographisch gut detektierbare multiple Kerley-B-Linien bilateral können ein Hinweis auf ein Lungenödem im Rahmen einer Volumenüberladung sein und können z.B. in Kombination mit der Atemvariabilität der V. cava ebenfalls zur Abschätzung des Volumenstatus genutzt werden.

Bettseitige Röntgen-Thoraxaufnahmen ermöglichen ebenfalls die Diagnostik eines Lungenödems mit unscharfen, verbreiterten Hili, vermehrter pulmonaler Gefäßzeichnung bis hin zu flächigen, milchglasartigen Verschattungen und Kerley-B-Linien, jedoch ist die Abgrenzung zwischen den ARDS-typischen Veränderungen im Röntgenbild und einem durch Volumenüberladung bedingten Lungenödem nicht immer möglich.

Ist eine computertomographische Untersuchung des Thorax z.B. zur Beurteilung der pulmonalen Infiltrate indiziert, kann zwischen Infiltraten, Atelektasen, Lungenödem und Pleuraerguss ebenfalls exzellent differenziert werden und so ebenfalls der Volumenstatus beurteilt werden.

1.11 Exkurs: Flüssigkeitstherapie bei Patienten mit COVID-19

Trotz täglich wachsender Information und zahlreicher klinischer Studien ist wenig über das optimale Volumenmanagement bei Patienten mit ARDS bei COVID-19 bekannt.

Im Rahmen der viral bedingten Pneumonie entwickeln schwer betroffene Pateinten zunächst ein respiratorisches Versagen, welches im Verlauf häufig durch bakterielle Superinfektion aggraviert wird. Infolge des konsekutiven septischen Schocks mit Multiorganversagen sind auch hier zur Stabilisierung der Hämodynamik initial hohe Positivbilanzen in Kauf zu nehmen. Eine Volumenüberladung verschlechtert bei COVID-Patienten aber nicht nur den Gasaustausch, sondern auch die viral bedingte kardiale Dysfunktion mit infolge erhöhtem Risiko für inadäquate Organperfusion und Organversagen. Gerade weil die wissenschaftliche Evidenz bezüglich der optimalen Volumenstrategie bei COVID-19 noch sehr gering ist, muss die Volumentherapie an Hand von pathophysiologischen Überlegungen erfolgen. Auch hier gilt, dass nach initialer Salvage-Therapie und Stabilisierung der Hämodynamik COVID-19-Patienten im weiteren Verlauf wohl eher von einer restriktiven Flüssigkeitstherapie profitieren und gemäß der Empfehlungen der aktuellen S3-Leitlinie behandelt werden sollten.

Als Fazit für die tägliche Praxis gilt für die Volumentherapie bei Patienten mit akuter respiratorischer Insuffizienz und ARDS:

„So wenig wie möglich, aber so viel wie nötig".

Die Abschätzung des Volumenstatus bei Patienten mit ARDS ist keineswegs trivial und gelingt nur in Zusammenschau verschiedener diagnostischer Techniken und mit viel intensivmedizinischer Erfahrung.

1.12 Zusammenfassung

Die Steuerung der Volumentherapie bei Intensivpatienten – insbesondere bei akutem respiratorischem Versagen – stellt den Intensivmediziner vor diverse Herausforderungen. Sowohl Hypo- als auch Hypervolämie erhöhen Komplikationsrate und Sterblichkeit. Die Bestimmung des intravasalen Volumenstatus ist jedoch keineswegs trivial und erfordert die Zusammenschau aus Klinik, erweitertem hämodynamischem Monitoring, bettseitiger Echokardiografie und Evaluation der Organfunktionen sowie den Einsatz bildgebender Verfahren. Gemäß der aktuellen S3-Leitlinie wird für Patienten mit akuter respiratorischer Insuffizienz und ARDS nach initialer hämodynamischer Stabilisierung eine restriktive Volumentherapie empfohlen. Als Volumenersatzmittel eignen sich balancierte Vollelektrolytlösungen (z.B. Ringeracetat) am besten, neben einer Volumenrestriktion kann zur Negativbilanzierung je nach Indikation eine Diuretikatherapie sowie ein Volumenentzug mittels Dialyseverfahren eingesetzt werden.

Take home messages:

- *Die Steuerung der Volumentherapie gehört zu den Kernkompetenzen des Intensivmediziners*
- *Patienten mit akuter respiratorischer Insuffizienz profitieren nach initialer hämodynamischer Stabilisierung von einer restriktiven Volumentherapie*
- *Sowohl Hypo- als auch Hypervolämie sind mit erhöhter Sterblichkeit von Intensivpatienten assoziiert*
- *Die Einschätzung des intravasalen Volumenstatus gelingt in Zusammenschau von Klinik, Hämodynamik, Organfunktion und bildgebenden Verfahren*
- *Geeignete Volumenersatzmittel für Intensivpatienten sind balancierte Vollelektrolytlösungen*

- *Für eine Negativbilanz kommen Volumenrestriktion, Diuretikatherapie und Dialysetherapie infrage*
- *Für die Volumentherapie bei Patienten mit akuter respiratorischer Insuffizienz und ARDS gilt: „So wenig wie möglich, aber so viel wie nötig".*

Literatur

1. Latta T (1832) No. 3. Letter from DR. LATTA, of Leith, detailing Three Cases, of which one was successful. Lancet; 18 (460): 370–373)
2. Sibbald WJ, Driedger AA, Myers ML et al. (1983) Biventricular function in the adult respiratory distress syndrome. Chest; 84: 126–134
3. Simmons RS, Berdine GG, Seidenfeld JJ et al. (1987) Fluid balance and the adult respiratory distress syndrome. Am Rev Respir Dis; 135: 924–929
4. Finfer S, Myburgh J, Bellomo R (2018) Intravenous fluid therapy in critically ill adults. Nat Rev Nephrol; 14, 541–557
5. West JB (2005) Respiratory Physiology – The Essentials, seventh edition. S. 3. Lippincott Williams & Wilkins Philadelphia
6. Marik P (2015) Evidence-Based Critical Care, Springer Verlag Schweiz
7. S3-Leitlinie Invasive Beatmung und Einsatz extrakorporaler Verfahren bei akuter respiratorischer Insuffizienz, Arbeitsgemeinschaft der Wissenschaftlichen Medizinischen Fachgesellschaften (AWMF) – Ständige Kommission Leitlinien. AWMF-Regelwerk „Leitlinien". 1. Auflage 2017. URL: http://www.awmf.org/leitlinien/awmf-regelwerk.html (abgerufen am 20.06.20)
8. The SAFE-Study Investigators (2004) A comparison of albumin and saline for fluid resuscitation in the intensive care unit. N Engl J Med 350:2247–2256
9. Hunold P, Janssen I, Kinner S et al. (2015) Bildgebende Verfahren in der Intensivmedizin: Röntgen, Sonographie, CT, MRT, Nuklearmedizin und bildgesteuerte Interventionen. In: Marx G, Muhl E, Zacharowski K (Hrsg.) Die Intensivmedizin. Springer Reference Medizin. Springer, Berlin, Heidelberg
10. Kazory A, Ronco C, McCullough P (2020) SARS-CoV-2 (COVID-19) and intravascular volume management strategies in the critically ill. Baylor University Medical Center Proceedings

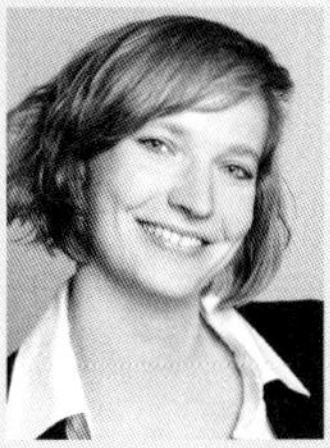

Dr. med. Nora Jahn

Nach Medizinstudium an der Berliner Charité und Forschungsaufenthalt in Amsterdam erfolgte die Ausbildung zur Fachärztin für Anästhesiologie am Universitätsklinikum Leipzig sowie der Erwerb der Zusatzbezeichnung Notfallmedizin 2014. Nach Anerkennung als Fachärztin für Anästhesiologie 2016 und Erwerb der Zusatzbezeichnungen Intensivmedizin 2018 und Palliativmedizin 2020 aktuell tätig auf der interdisziplinären operativen Intensivstation am Universitätsklinikum Leipzig, zudem Forschungstätigkeit im Rahmen des SMITH/Asic Projektes mit Forschungsschwerpunkt akutes Lungenversagen und Organtransplantation.

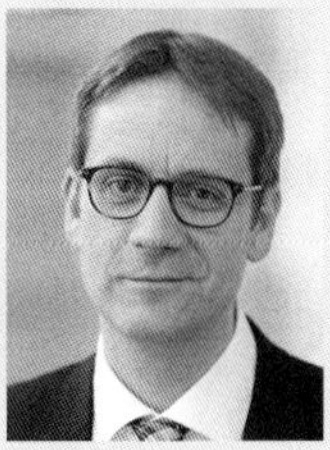

Univ.-Prof. Dr. Sebastian Stehr, D.E.S.A.

Studium der Humanmedizin und Promotion an der Universität des Saarlandes. Zunächst wissenschaftlicher Mitarbeiter an der Klinik und Poliklinik für Anästhesiologie und Intensivtherapie (Dir.: Prof. Dr. T. Koch) der TU Dresden und Habilitation 2010. 2011 Wechsel an die Klinik für Anästhesiologie und Intensivmedizin (Dir.: Prof. Dr. K. Reinhart) der Friedrich-Schiller Universität Jena mit dem Schwerpunkt Kardioanästhesie. 2013 stellvertretender Direktor der Klinik für Anästhesiologie und Intensivmedizin (Dir.: Prof. Dr. C. Nau) und W2-Professor für operative Intensivmedizin an der Universität zu Lübeck. Seit 2017 W3-Professor und Direktor der Klinik und Poliklinik für Anästhesiologie und Intensivtherapie an der Universität Leipzig.

2 NIV und High-flow-Sauerstofftherapie bei akuter respiratorischer Insuffizienz

Michael Westhoff

Der differenzialtherapeutische Einsatz von NIV und High-Flow-Sauerstoff (HFNC) bedarf einer Orientierung an der Pathophysiologie des respiratorischen Versagens, mit Unterscheidung von primär hyperkapnischem und primär hypoxämischem Atemversagen. Dabei ist zu beachten, dass sich im Rahmen eines primär hypoxämischen Atemversagens mit anhaltender Überlastung der Atempumpe eine sekundäre Hyperkapnie, und im Falle eines primär hyperkapnischen Atemversagens im Verlauf eine relevante hypoxämische, den weiteren Verlauf dominierende Komponente entwickeln kann.

2.1 NIV bei akuter respiratorischer Insuffizienz

Bezüglich des NIV-Einsatzes ergeben sich die in Tabelle 1 dargestellten absoluten Kontraindikationen (1).

2.1.1 NIV bei akuter hyperkapnischer Insuffizienz

Akute hyperkapnische Exazerbation bei COPD (AE-COPD)

Grundprinzip ist die Entlastung der Atemmuskulatur und Reduktion der Atemarbeit durch eine maschinelle Druckunterstützung. Die gleichzeitige Applikation eines extrinsischen PEEP antagonisiert den intrinsischen PEEP und kann die Triggerarbeit des Patienten reduzieren.

Eine leichtgradige AE-COPD mit pH-Werten > 7,35 stellt primär keine Indikation zur NIV (1) dar. Demgegenüber ist der Einsatz der NIV bei akut-exazerbierter COPD mit

Tab. 1 Indikationen und Kontraindikationen der NIV

Absolute Kontraindikationen	Relative Kontraindikationen
fehlende Spontanatmung, Schnappatmung	hyperkapnisch bedingtes Koma
fixierte oder funktionelle Atemwegsverlegung	massive Agitation
gastrointestinale Blutung oder Ileus	massiver Sekretverhalt trotz Bronchoskopie
nicht-hyperkapnisch bedingtes Koma	schwergradige Hypoxämie oder Azidose (pH < 7,1)
	hämodynamische Instabilität ■ kardiogener Schock, Myokardinfarkt
	anatomische u/o subjektive Interface-Inkompatibilität
	Z.n. oberer gastrointestinaler OP

pH-Werten unter 7,35 etabliert (1). Der Erfolg der NIV – immer kombiniert mit der Basistherapie der akuten COPD-Exazerbation – kann schon innerhalb der ersten Behandlungsstunde an einer Verbesserung der Blutgase, insbesondere des pH und einer Atemfrequenzsenkung erkennbar sein. Durch eine erfolgreiche NIV werden die Mortalität um 46% (NNT = 12) und die Intubationsrate um 65% (NNT = 5) reduziert, einhergehend mit einer Reduktion der KH-Aufenthaltsdauer (2).

Eine klinische und/oder BGA Verschlechterung deuten auf ein drohendes oder manifestes NIV-Versagen hin, das zu einer Intubation führen sollte. Wichtig ist die Zusammenschau von klinischem Befund, Sauerstoffsättigung und der BGA, um eine Entscheidung über die Fortführung der NIV zu treffen, da niedrig stabile pH-Werte bei klinischer Besserung für eine Fortführung der NIV sprechen können.

In erfahrenen Zentren können Patienten mit einem pH-Wert deutlich < 7,30 oder sogar einem hyper-kapnischen Koma effektiv und einem mit einer invasiven Beatmung vergleichbaren Risiko nicht-invasiv beatmet werden (1). Allerdings steigt mit zunehmender Azidose das Risiko eines NIV-Versagens. Dies ist bei unbeeinflussbarem pH < 7,25 um den Faktor 21 höher als bei einem pH von 7,35 (3). Auch bei erhöhtem SAPS II-Score und Tumorerkrankungen steigt das Risiko des NIV-Versagens; dann wird die KH-Mortalität im Vergleich zur invasiven Beatmung um absolut 6,4% höher beschrieben (4).

Akute hyperkapnische ARI bei anderen Erkrankungen

Patienten mit Obesitas-Hypoventilations-Syndrom, das als Overlap-Syndrom mit einer COPD und/oder obstruktiven Schlafapnoe assoziiert sein kann, profitieren bei akutem hyperkapnischen Atemversagen von der NIV (5). Die Indikationsstellung sollte sich an der Empfehlung zur akuten hyperkapnischen Insuffizienz bei AE-COPD orientieren (5). Bei Patienten mit einem BMI > 35 kg/m^2 ist mit einem verzögerten Eintreten der BGA-Normalisierung und längeren Beatmungsdauern zu rechnen; außerdem benötigen sie oft höhere PEEP-Einstellungen (ca. 8 cm H_2O) (5).

Die NIV kann ebenfalls zur Therapie der hyperkapnischen ARI bei neuromuskulärer oder thorakal restriktiver Erkrankung erfolgreich eingesetzt werden (6). Bei einer Vitalkapazität < 1 l und Atemfrequenz > 20/min wird die Einleitung einer NIV empfohlen, auch wenn noch keine Azidose vorliegt (5).

Somit finden bei neuromuskulären, thorakal-restriktiven und OHS-Patienten mit akuter hyperkapnischer Insuffizienz die auch für die chronisch ventilatorische Insuffizienz festgelegten Kriterien zur Einleitung einer NIV Anwendung.

Beim Asthma bronchiale mit Status asthmaticus steht primär die leitliniengerechte medikamentöse Therapie im Vordergrund. Aufgrund der begrenzten Datenlage wird auch weiterhin keine generelle Empfehlung für eine NIV ausgesprochen (6).

Wesentlich für den Erfolg der NIV ist die adäquate Druckeinstellung und Anwendungsdauer. Nach Steriade et al. (7) profitieren adipöse Patienten und Patienten mit deutlich eingeschränktem Tiffeneau-Index, sowie solche mit höheren pCO_2-Werten von höheren Therapiedrucken, Patienten mit einer Nierenerkrankung, Linksherzinsuffizienz und niedrigen pH-Werten von einer längeren NIV-Anwendung während 72 h. Andererseits zeigt sich eine inverse Dosis-Anwort-Beziehung zwischen kumulativer NIV-Nutzung (Zeit mit Maske) und Überleben (8).

Prädiktoren eines NIV-Versagens (niedrige pH-Werte [< 7,25]) sowohl vor als auch 1–2 Stunden nach Beginn der NIV, hohe APACHE II Scores (> 29) und der Glasgow Coma Scale (< 11), müssen sorgfältig beachtet werden. Auch nach primär erfolgreicher NIV kann sich in bis zu 23% ein „NIV-Spätversagen" einstellen, das mit einer hohen Letalität assoziiert ist (1).

2.1.2 Hypoxämisches Atemversagen

Lungenödem

Die häufigste Ursache der hypoxämischen ARI ist die akute pulmonale Stauung mit Lungenödem. Positivdruckverfahren wie CPAP (Zieldruck 10 mbar) und NIV sollten frühzeitig eingesetzt werden und führen im Vergleich zur Standardtherapie mit O_2-Gabe zu einer Reduktion der Letalität und Intubationsrate (1, 9), ohne dass es zu einer Zunahme von Myokardinfarkten kommt. Die NIV wird als der CPAP-Therapie gleichwertig und insbesondere bei Hyperkapnie vorteilhaft angesehen (9). Neben einer adäquaten Druckunterstützung ist auf die Einstellung eines effektiven endexpiratorischen Drucks zu achten (1). Die leitliniengerechten diagnostischen und therapeutischen Maßnahmen dürfen durch die NIV keine Verzögerung erfahren.

Nicht-kardiale akute hypoxämische respiratorische Insuffizienz

Die akute oder „Acute-on-Chronic"-Hypoxämie ist Leitsymptom verschiedenster Erkrankungen, z.B. der ambulant erworbenen Pneumonie, dem ARDS, eines Inhalations- oder eines Unfalltraumas. Da die längerfristige Aufrechterhaltung des oft erforderlichen hohen PEEP aufgrund möglicher Leckagen oder Maskenintoleranzen mit der Gefahr des Derecruitment und Gasaustauschverschlechterungen nur bedingt möglich ist, ist die Anwendung der NIV limitiert.

Die teils sehr heterogenen Studienkollektive und die daraus resultierende inhomogene Datenlage erschweren eine Erstellung klarer und allgemeingültiger Aussagen (1, 6).

Bei COPD-Patienten mit ambulant erworbener Pneumonie kann ein Therapieversuch mit NIV als gerechtfertigt angesehen werden (1).

Je schwerer die Gasaustauschstörung, desto geringer sind die Chancen einer alleinigen O_2-Therapie bzw. adjunktiven NIV und umso mehr verschiebt sich das Therapieverfahren in Richtung invasive Beatmung. Beim mittelschweren und schweren ARDS steigt die Versagerquote der NIV auf über 50%, mit weiter steigender Tendenz bei sich entwickelnder oder manifester Schocksituation (1). Dies erklärt die fast 50%igen Mortalitätsraten des NIV-Versagens bei schwerem ARDS (10). Deshalb stellen das mittelschwere und insbesondere schwere ARDS weiterhin keine geeignete NIV-Indikation (6) dar.

Auch die NIV hat nur dann einen positiven Einfluss auf den Outcome, wenn mit ihr bei einem ARDS eine lungenprotektive Beatmung mit entsprechend hohem PEEP gelingt (11). Ebenso sind hohe Tidalvolumina (> 9,0–9,5 ml/kg) unter NIV mit einer erhöhten Mortalität assoziiert (10). Der häufig gesteigerte Atemantrieb mit hohen Atemzugvolumina und potenziell schädlichen transpulmonalen Druckschwankungen (12) kann die Lungenschädigung aggravieren, sodass es mit der NIV nicht gelingt, lungenprotektiv geltende Tidalvolumina zu applizieren. Das Risiko dieser Self inflicted Lung Injury „SILI" (12) ist insbesondere Patienten mit mittelschwerem und schwerem ARDS ($PaO_2/FiO_2 < 200$) erhöht.

Die Nutzung eines Beatmungshelms kann die Applikation höherer PEEP-Werte begünstigen (13), mit entsprechend verbesserter Oxygenierung – auch im Vergleich zur High-Flow-Therapie (14).

Prädiktoren für das NIV-Versagen und Indikatoren für eine schlechtere Prognose sind eine Verschlechterung der Oxygenierung mit einem $paO_2/FiO_2 < 150$ nach einer 1-stündigen NIV, Atemfrequenzen > 30/min und die Schwere des zugrundeliegenden Krankheitsbildes (SAPS > 37; hoher APACHE-Score; HACOR-Score > 5) (1, 10, 13).

ARI bei Immunsuppression

Bei Patienten mit Immunsuppression und erhöhtem Infektionsrisiko stellt die Vermeidung einer tubus- oder ventilatorassoziierten Pneumonie ein wichtiges Ziel dar. Deshalb werden Patienten mit Immunsuppression hinsichtlich der NIV-Indikation häufig getrennt betrachtet.

Nachdem anfänglich Vorteile der NIV mit Senkung der Mortalität berichtet wurden (1), ist die aktuelle Datenlage nicht einheitlich. So fanden aktuellere Studien keinen Unterschied zwischen invasiver Beatmung, NIV und Standardtherapie mit Sauerstoff bezüglich Beatmungsdauer, Infektionen und Mortalität (15). In 50% der Fälle kommt es zu einem NIV-Versagen. Als Indikatoren erwiesen sich ein verzögerter Einsatz der NIV, eine hohe Atemfrequenz unter NIV, Katecholaminbedarf, Nierenersatztherapie und ARDS (1). In der Lung-Safe-Studie (16) wurde die NIV signifikant häufiger bei immunkompromittierten Patienten als first-line Behandlung angewandt. Damit war zwar trotz vergleichbarer ARDS-Schweregrade eine erhöhte KH-Mortalität (52,4% vs. 36,2%; $p < 0,0001$) verbunden, allerdings war die Mortalität der 48% intubierten Patienten nicht höher als bei primär Intubierten.

Intubation/Extubation/Weaning

Als Präoxygenierungsverfahren vor Intubation bei akuter hypoxämischer Insuffizienz erweist sich die NIV als effektivstes Verfahren (17), insbesondere im Vergleich zur HFNC.

Bei geplanter Extubation von Hochrisikopatienten wird empfohlen den Einsatz der NIV zu erwägen, da sie die Re-Intubationsrate reduzieren kann (18).

Die hypoxämische ARI nach Extubationsversagen ist keine NIV-Indikation, sodass Nicht-COPD-Patienten ohne Zeitverzögerung reintubiert werden sollten (1).

Bei bislang nicht geweanten hyperkapnischen Patienten mit erkennbarem Weaningpotenzial und NIV-Toleranz wird der Wechsel von invasiver Beatmung auf NIV empfohlen (18). Beim Weaning hypoxämischer Patienten kann der Einsatz der NIV erwogen werden.

Postoperative ARI

Vorwiegend stark übergewichtige Patienten profitieren von einer postoperativen Anwendung von CPAP/NIV mit Verbesserung der Oxygenierung und einer CO_2-Reduktion, speziell bei postoperativer hyperkapnischer Insuffizienz sowie bei postoperativem Lungenödem.

Dies gilt insbesondere nach Abdominalchirurgie, Kardiochirurgie und auch Thoraxchirurgie (19). Sofern die NIV frühzeitig eingesetzt wird und Prädiktoren, die auf ein NIV-Versagen [PaO_2/FiO_2 < 150 mmHg unter NIV; Alter, BMI, COPD, Herz- und Niereninsuffizienz, Notwendigkeit einer Nierenersatztherapie, pneumonische Infiltrate, hoher SOFA-Index bzw. SAPS II-Score > 35, häufige Bronchoskopien speziell nach thoraxchirurgischem Eingriff] (20) beachtet werden, führt sie verglichen mit einer konservativen Therapie zu verbesserter Oxygenierung, einer Reduktion der Intubationsraten und zur Mortalitätssenkung.

Prähospitaler Einsatz von NIV

Für den prähospitalen Einsatz gelten dieselben Indikationen wie für das klinische Setting. Bei Lungenödem führt die NIV zu einer rascheren Besserung von Herzfrequenz, Blutdruck, Sauerstoffsättigung und reduziert die Intubationsrate (1). Für das hyperkapnische Atemversagen zeigten sich ebenfalls positive Effekte, speziell bei akut exazerbierter COPD. Auch bei nur kurzem Weg zur Klinik wird die Anwendung empfohlen (21).

2.2 High-Flow-Sauerstoff (HFNC)

Die Effekte und Vorteile einer HFNC werden in der Erwärmung und Befeuchtung der Einatemluft, im Washout des oberen Atemwegs, dem hohen inspiratorischen Flow, dem positiven Atemwegsdruck und der Abnahme einer Beimischung von Raumluft gesehen, mit dem Effekt einer besseren Therapietoleranz, einer Abnahme der Atemarbeit und Reduktion des ventilatorinduzierten Lungenschadens bei gleichzeitig verbesserter Oxygenierung (22).

Die Höhe des Atemwegsdrucks zeigt eine Flowabhängigkeit bei Zunahme von 20 l/min auf 50 l/min, allerdings mit nur moderaten PEEP-Effekten (1 bis 4 mbar) (23, 24). PEEP-Werte, wie sie für eine NIV bei Patienten hyperkapnischer ARI bei Obesitas gefordert werden (5), werden letztlich damit nicht erreicht.

2.2.1 HFNC bei hypoxämischer ARI und Vergleich mit O_2 und NIV

Es gibt nur wenige prospektive im Gegensatz zu einer Vielzahl retrospektiver Untersuchungen. Letztere weisen aufgrund fehlender Randomisierungen ein Bias auf.

Erste Vergleichsstudien (25, 26) von HFCN, konventioneller O_2-Therapie und NIV fanden unter NIV höhere pO_2-Werte, während HFNC neben besserer Toleranz zu einer signifikanten Abnahme der Atemfrequenz und Dyspnoe führte. Allerdings erfolgte oftmals in den NIV-Pausen auch HFNC. Als Risikofaktor für eine Intubation erwies sich eine Atemfrequenz ≥ 30/min unter HFNC.

In der viel beachteten Vergleichsstudie von Frat et al. (27) [HFNC, Standard-O_2 und NIV bei hypoxämischer ARI mit paO_2/FiO_2 < 300 mmHg] unterschieden sich die Intubationsraten nicht signifikant und lagen zwischen 38% und 50%. Demgegenüber war die Zahl ventilatorfreier Tage, wie auch das Risiko innerhalb 90 d zu versterben, in der HFNC-Gruppe signifikant reduziert. Kritisch zu betrachten ist jedoch, dass insbesondere der PEEP eher moderat war und die NIV nur im Mittel 8 h an Tag 1 und 2 genutzt wurde, mit HFNC im Intervall. Außerdem betrugen die NIV-Tidalvolumina 9,2 ± 3,0 ml/kg und lagen damit über den für ARDS-Patienten empfohlenen Werten einer lungenprotektiven Beatmung.

Aktuelle Studien mit Vergleich von NIV und HFNC, bei z.T. gemischten Kollektiven, weisen methodische Mängel auf, sei es, dass sie weder gepowert noch geblindet waren und zu niedrige Druckeinstellungen aufwiesen, sei es, dass sie retrospektiv durchgeführt wurden. Bei Lungenödem und Hyperkapnie zeigte sich für HFNC ein signifikant höheres Therapieversagensrisiko, bei nicht unterschiedlicher 30-d-Mortalität, während es bei Pneumonie und Patienten ohne Hyperkapnie signifikant niedriger war (28); außerdem profitierten Patienten von einer Rescue-NIV bei HFNC-Versagen, sodass die Intubation vermieden wurde (29).

Die Cochrane-Analyse aus 2017 (30) erbrachte eine nur unzureichende Evidenz für eine sichere und effektive Atemunterstützung bei erwachsenen Intensivpatienten. Eine Vielzahl nachfolgender Metaanalysen berücksichtigte unterschiedliche Originalarbeiten, was ihren direkten Vergleich einschränkt. Im Wesentlichen kristallisiert sich jedoch heraus (31), dass HFNC gegenüber O_2, aber nicht gegenüber NIV die Intubationsraten reduziert, und dass keine relevanten Unterschiede bezüglich der ICU- oder KH-Aufenthaltsdauer und der Mortalität bestehen.

Eine HFNC-Therapie kann zu einer Intubationsverzögerung mit einer Verschlechterung des klinischen Outcomes führen (32). Kang et al. (32) sahen einen Anstieg der Mortalität von 39,2% bei Intubation innerhalb der ersten 48 h auf 66,7% bei Intubation nach 48 h, bei gleichzeitiger Abnahme der Extubationsrate (37,7% vs. 15,6% vs.) und des Weaningerfolgs (55,4% vs. 28,9%).

Der ROX (SpO_2/FiO_2/Atemfrequenz) kann hilfreich sein, das Intubationsrisiko und die Chance einer Beendigung der HFNC abzuschätzen.

2.2.2 HFNC bei Immunkompromittierung und Vergleich mit O_2 und NIV

Die HFNC bei ARI immunkompromittierter Patienten ergab unterschiedliche Studienergebnisse. Während Lemiale et al. (33, 34) keinen Unterschied in Intubationsraten und Mortalität zwischen den nicht-invasiven Verfahren fanden, berichteten Coudroy et al. (35) Vorteile der HFNC gegenüber NIV bezüglich der Intubationsraten und Mortalität. Allerdings ergeben sich mehrere Kritikpunkte: retrospektive Studie, individuelle Therapieauswahl, 13% Rescue-NIV, niedriger PEEP von 4–5 cm H_2O, nicht lungenprotektives Tidalvolumen von 9,0 ml/kg/PBW.

Aktuellere Studien (36) und Metaanalysen (37) zeigen für die HFNC gegenüber Standard-O_2, jedoch nicht der NIV, geringere Intubationsraten auf. Im Vergleich zu den anderen nicht-invasiven Therapieverfahren besteht kein signifikanter Vorteil der HFNC bezüglich ICU-Mortalität, KH-Mortalität und 90-d-Mortalität. Bei Hypoxämie nach Organtransplantation wird NIV empfohlen (19).

2.2.3 HFNC zur Intubation und nach Extubation (postoperativ)

Im Rahmen der Präoxygenierung vor Intubation erwies sich HFNC bezüglich der Vermeidung schwerer Hypoxämien der NIV unterlegen (17, 38). Bei Hypoxämie nach kardiochirurgischem Eingriff kann HFNC in Erwägung gezogen werden (19). Die Reintubationsrate bei Patienten mit niedrigem Risiko eines Extubationsversagens wurde als nicht unterschiedlich zwischen HFNC und NIV beschrieben (39).

2.2.4 HFNC versus NIV bei akuter hyperkapnischer ARI

Bislang vorliegende Studien zur HFNC bei hyperkapnischer ARI, z.T. im Vergleich mit NIV, schlossen z.T. auch Patienten ohne primäre NIV-Indikation ein. Patienten mit schwererer respiratorischer Azidose sind nicht in größerem Umfang untersucht worden. Es handelte sich vielmehr um „Proof-of-Principle“-Studien, die tendenziell leichte Senkungen des pCO_2 und Anstiege des pH zeigten. In den Vergleichsstudien mit NIV sind die Therapiedrucke – z.T. 10/5 mbar – (40, 41) als nicht ausreichend für eine effektive NIV bei akuter azidotischer Hyperkapnie anzusehen.

Eine Studie von Thille et al. (42) bestätigt die Vorteile der NIV gegenüber der HFNC, auch wenn sie die hyperkapnischen ARI nach Extubation betraf. So wurde die Reintubationsrate durch NIV – mit HFNC in NIV-Pausen – signifikant gesenkt, während bei non-hyperkapnischen Patienten zwar kein signifikanter Unterschied zwischen HFNC vs. NIV + HFNC bestand, aber dennoch ein positiver Trend für die Kombination erkennbar war. Und bei 20 Patienten mit HFNC wurde NIV als Rescue-Verfahren eingesetzt, wodurch in 50% die Reintubation vermieden wurde.

Bei Intoleranz oder Ablehnung einer NIV kann HFNC eine Alternative darstellen. Lee et al. (43) sahen in einer retrospektiven Analyse mit gematchtem Vergleich hyperkapnischer und nicht-hyperkapnischer Patienten mit DNI-Order keinen signifikanten Unterschied in der Mortalität (55,6 bzw. 61,1%).

Frat et al. (44) schlussfolgerten 2018, dass die seinerzeit vorliegenden Daten keine alleinige Anwendung von HFNC bei COPD-Exazerbationen oder akuter respiratorischer Azidose rechtfertigten. Allerdings sollte HFNC als Alternative zu Standard-O_2 evaluiert werden. Diese Aussage hat auch weiterhin Geltung.

Take home messages:

- *Das hyperkapnische Atemversagen und die ARI bei Lungenödem stellen eine klare Indikation für eine NIV dar. Auch wenn für HFNC eine Senkung der Atemfrequenz und ein gewisser PEEP-Effekt beschrieben werden, ist die Entlastung der Atemmuskulatur im Vergleich zur NIV bei einer akuten hyperkapnischen Insuffizienz nicht ausreichend, um insbesondere bei Vorliegen einer relevanten Azidose einen der NIV vergleichbaren Effekt zu erzielen.*
- *Bei hypoxämischer ARI ergeben sich für HFNC Vorteile gegenüber einer konventionellen Sauerstofftherapie im Hinblick auf die Intubationshäufigkeit, jedoch nicht der Mortalität. Ein Vorteil im Vergleich zur NIV bezüglich Intubationsraten und Mortalität ist nicht nachweisbar.*
- *Da über die Anwendung eines ausreichend hohen PEEP im Rahmen der NIV die Möglichkeit einer Gasaustauschverbesserung besteht, und mitunter eine begleitende kardiale Stauung vorliegen kann, würde dies bei leichtgradigem ARDS die NIV favorisieren – jedoch nicht mit derart niedrigen PEEP-Einstellungen wie in den HFNC-NIV-Vergleichsstudien. Deshalb kann bei leichten Formen des ARDS und entsprechender Erfahrung des Behandlerteams ein vorsichtiger Einsatz empfohlen werden. In den NIV-Pausen ist intermittierende HFNC möglich.*
- *Bei moderatem und insbesondere schwerem ARDS ist die Datenlage – für HFNC und auch für die NIV – nur schwach; in diesen Fällen sollte der Intubation der Vorzug gegeben werden, es sei denn es liegt eindeutig ein rasch behandelbares Lungenödem vor.*
- *Im Prähospital-Einsatz ist die NIV bei AE-COPD und Lungenödem – entsprechende Logistik und Expertise des Behandlerteams vorausgesetzt – effektiv einsetzbar und kann die Intubationsraten und Mortalität senken.*
- *Unter NIV wie unter HFNC ist auf die Anzeichen eines Therapieversagens zu achten, da es bei beiden Verfahren mit einer erhöhten Intubationsrate behaftet ist und zu einer Prognoseverschlechterung sowie einem Anstieg der Mortalitätsrate führen kann. Patienten mit initial schwerer respiratorischer Beeinträchtigung, mangelnder Besserung des klinischen Zustands und der Blutgasparameter, erhöhtem SOFA-, SAPS-II oder APACHE-Score und pneumonischen Infiltraten stellen diesbezüglich ein Risikokollektiv dar.*

Literatur

1. Westhoff M, Schönhofer B, Neumann P et al. S3-Leitlinie. Nichtinvasive Beatmung als Therapie der akuten respiratorischen Insuffizienz. Pneumologie. 2015; 69: 719–756.
2. Osadnik CR. Non-invasive ventilation for the management of acute hypercapnic respiratory failure due to exacerbation of chronic obstructive pulmonary disease. Cochrane Database Syst Rev. 13. Jul 2017: CD004104.
3. Plant PK, Owen JL, Elliott MW. Non-invasive ventilation in acute exacerbations of chronic obstructive pulmonary disease: long term survival and predictors of in-hospital outcome. 2001; 56: 708–712.
4. Stefan MS, Nathanson BH, Higgins TL et al. Comparative Effectiveness of Noninvasive and Invasive Ventilation in Critically Ill Patients with Exacerbation of Chronic Obstructive Pulmonary Disease. Crit Care Med. 2015; 43: 1386–1394.

5. Davidson AC, Banham S, Elliott M et al. British guideline for the management of acute hypercapnic respiratory failure in adults. Thorax. 2016; 71: 1–35.
6. Rochwerg B, Brochard L, Elliott MW et al. Official ERS/ATS clinical practice guidelines: noninvasive ventilation for acute respiratory failure. Eur Respir J. 2017; 50: 1602426.
7. Steriade AT, Johari S, Sargarovschi N et al. Predictors fo outcome of non-invasive ventilation in severe COPD exacerbation. BMC Pulmonary Medicine 2019, 19: 131. 2019; 19: 131.
8. Hukins C, Murphy M, Edwards T. Dose-response characteristics of noninvasive ventilation in acute respiratory failure. 2020; 6: 00041–2019.
9. Masip J, Peacock WF, Price S et al. Indications and practical approach to non-invasive ventilation in acute heart failure. Eur Heart J. 2018; 39: 17–25.
10. Bellani G, Laffey JG, Pham T et al. Non-invasive Ventilation of Patients with ARDS: Insights from the LUNG SAFE Study. Am J Respir Crit Care Med. 2017; 195.
11. Frat JP, Ragot S, Coudroy R et al. Predictors of Intubation in Patients with Acute Hypoxemic Respiratory Failure Treated with a Noninvasive Oxygenation Strategy. Crit Care Med. 2018; 46: 208–215.
12. Brochard L, Slutsky A, Pesenti A. Mechanical Ventilation to Minimize Progression of Lung Injury in Acute Respiratory Failure. Am J Respir Crit Care Med. 2017; 195: 438–442.
13. Bourke SE, Piraino T, Pisani et al. Beyond the guideline for NIV in ARI: implications for practice. Lancet Respir Med 2018; 6: 935–947.
14. Grieco DL, Menga LS, Raggi V et al. Physiological Comparison of High-Flow Nasal Cannula and Helmet Noninvasive Ventilation in Acute Hypoxemic Respiratory Failure. Am J Respir Crit Care Med. 2020; 201: 303–312.
15. Lemiale V, Mokart D, Resche-Rigon M et al. Effect of Noninvasive Ventilation vs Oxygen Therapy on Mortality Among Immunocompromised Patients with Acute Respiratory Failure: A Randomized Clinical Trial. JAMA. 2015; 314: 1711–1719.
16. Cortegiani A, Madotto F, Gregoretti C et al. Immunocompromised patients with acute respiratory distress syndrome: secondary analysis of the LUNG SAFE database. Crit Care 2018; 22: 157.
17. Fong KM, Au SY, Ng GWY. Preoxygenation before intubation in adult patients with acute hypoxemic respiratory failure: a network meta-analysis of randomized trials. Crit Care 2019; 23: 319.
18. Schönhofer B, Geiseler J, Dellweg D et al. Prolongiertes Weaning. S2k-Leitlinie herausgegeben von der Deutschen Gesellschaft für Pneumologie und Beatmungsmedizin e.V. Pneumologie. 2019; 73: 723–814.
19. Leone M, Einav S, Chiumello D et al. Noninvasive respiratory support in the hypoxaemic peri-operative/periprocedural patient: a joint ESA/ESICM guideline. Intensive Care Med. 2020; 46: 697–713.
20. Wallet F, Schoeffler M, Reynaud M et al. Factors associated with noninvasive ventilation failure in postoperative acute respiratory insufficiency: an observational study. Eur J Anaesthesiol. 2010; 27: 270–274.
21. Hensel M, Strunden MS, Tank S et al. Prehospital non-invasive ventilation in acute respiratory failure is justified even if the distance to hospital is short. Am J Emerg Med. 2019; 37: 651–656.
22. Goligher EC, Slutsky AS. Not Just Oxygen? Am J Respir Crit Care Med. 2017; 195: 1128–1131.
23. Bräunlich J, Mauersberger F, Wirtz F. Effectiveness of nasal highflow in hypercapnic COPD patients is flow and leakage dependent. BMC Pulm Med. 2018; 18: 14.
24. Luo JC, Lu MS, Zhao Z et al. Positive End-Expiratory Pressure Effect of 3 High-Flow Nasal Cannula Devices. Respir Care. 2017; 62: 888–895.
25. Schwabbauer N, Berg B, Blumenstock G et al. Nasal high-flow oxygen therapy in patients with hypoxic respiratory failure: effect on functional and subjective respiratory parameters compared to conventional oxygen therapy and non-invasive ventilation (NIV). BMC Anesthesiol. 2014; 14: 66.
26. Frat JP, Brugiere B, Ragot S et al. Sequential application of oxygen therapy via high-flow nasal cannula and noninvasive ventilation in acute respiratory failure: an observational pilot study. Respir Care. 2015; 60: 170–178.
27. Frat JP, Thille AW, Mercat A et al. High-flow oxygen through nasal cannula in acute hypoxemic respiratory failure. N Engl J Med. 2015; 372: 2185–2196.
28. Koga Y, Kaneda K, Fujii N et al. Comparison of high-flow nasal cannula oxygen therapy and non-invasive venti-lation as first-line therapy in respiratory failure: a multicenter retrospective study. Acute Med Surg. 2019; 7: e461.

29. Doshi P, Whittle JS, Bublewicz M et al. High-Velocity Nasal Insufflation in the Treatment of Respiratory Failure: A Randomized Clinical Trial. Ann Emerg Med. 2018; 72: 73–83.e5.
30. Corley A, Rickard CM, Aitken LM et al. High-flow nasal cannulae for respiratory support in adult intensive care patients. Cochrane Database Syst Rev. 2017; 5: CD010172.
31. Rochwerg B, Granton D, Wang DX et al. High flow nasal cannula compared with conventional oxygen therapy for acute hypoxemic respiratory failure: a systematic review and meta-analysis. Intensive Care Med. 2019; 45: 563–572.
32. Kang BJ, Koh Y, Lim CM et al. Failure of high-flow nasal cannula therapy may delay intubation and increase mortality. Intensive Care Med. 2015; 41: 623–632.
33. Lemiale V, Resche-Rigon M, Mokart D et al. High-Flow Nasal Cannula Oxygenation in Immunocompromised Patients with Acute Hypoxemic Respiratory Failure: A Groupe de Recherche Respiratoire en Réanimation Onco-Hématologique Study. Crit Care Med. 2017; 45. 2017; 45: e274-e280.
34. Lemiale V, Mokart D, Resche-Rigon M et al. Effect of Noninvasive Ventilation vs Oxygen Therapy on Mortality Among Immunocompromised Patients with Acute Respiratory Failure: A Randomized Clinical Trial. JAMA. 2015; 314: 1711–1719.
35. Coudroy R, Jamet A, Petua P et al. High-flow nasal cannula oxygen therapy versus noninvasive ventilation in immunocompromised patients with acute respiratory failure: an observational cohort study. Ann Intensive Care. 2016; 6: 45.
36. Azoulay E, Lemiale V, Mokart D, et al. Effect of High-Flow Nasal Oxygen vs Standard Oxygen on 28-Day Mortality in Immunocompromised Patients With Acute Respiratory Failure: The HIGH Randomized Clinical Trial. JAMA. 2018; 320: 2099–2107
37. Kang H, Zhao Z, Tong Z. Effect of High-Flow Nasal Cannula Oxygen Therapy in Immunocompromised Subjects with Acute Respiratory Failure. Respir Care. 2020; 65: 369–376.
38. Frat JP, Ricard JD, Quenot JP et al. Non-invasive ventilation versus high-flow nasal cannula oxygen therapy with apnoeic oxygenation for preoxygenation before intubation of patients with acute hypoxaemic respiratory failure: a randomised, multicentre open-label trial. Lancet Respir Med. 2019; 7: 303–312.
39. Hérnandez G, Vaquero C, González P et al. Effect of postextubation High-Flow Nasal Cannula vs conventional oxygen therapy on reintubation in low-risk patients. A randomized clinical trial. JAMA. 2016; 316: 1354–1361.
40. Pilcher J, Eastlake L, Richards M et al. Physiological effects of titrated oxygen via nasla high-flow cannulae in COPD exacerbations: A randomized controlled cross-over trial. Respirology. 2017; 22: 1149–1155.
41. Doshi PB, Whittle JS, Dungan G 2nd et al. The ventilatory effect of high velocity nasal insufflation compared to non-invasive positive-pressure ventilation in the treatment of hypercapneic respiratory failure: A subgroup analysis [published online ahead. Heart Lung 2020; S0147-9563(20)30095-9.]
42. Thille AW, Müller G, Gacouin A et al. Effect of Postextubation High-Flow Nasal Oxygen With Noninvasive Ventilation vs. High-Flow Nasal Oxygen Alone on Reintubation Among Patients at High Risk of Extubation Failure. JAMA. 2019; 322, S. 1465–1475. Correction JAMA 2020; 323: 793.
43. Lee HW, Choi SM, Lee J et al. Reduction of $PaCO_2$ by high-flow nasal cannula in acute hypercapnic respiratory failure patients receiving conventional oxygen therapy. Acute and Critical Care. 2019; 34: 202–2011.
44. Frat JP, Coudroy, Thille AW. Non-invasive ventilation or high-flow oxygen therapy: When to choose one over the other? Respirology. 2019; 24: 724–731.

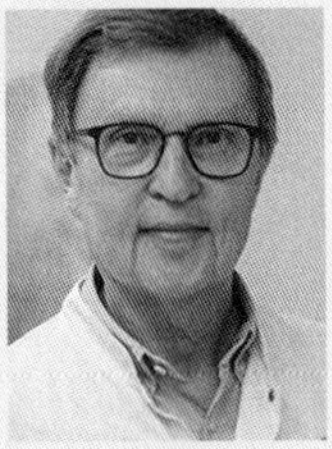

PD Dr. med. Michael Westhoff

Nach dem Studium der Humanmedizin Ausbildung zum Facharzt für Chirurgie und Innere Medizin. Erwerb der Teilgebietsbezeichnungen Kardiologie und Pneumologie, der Zusatzweiterbildungen Schlafmedizin, Intensivmedizin und Rehabilitationsmedizin sowie Ernährungsmedizin (DGE). Nach oberärztlichen Tätigkeiten in der Kardiologie/Pneumologie und leitender Position in der Pneumologie 2001 Wechsel an die Lungenklinik Hemer. Dort u.a. Weiterentwicklung der Intensivmedizin und Aufbau eines Weaningzentrums. 2008 Ernennung zum Chefarzt der Klinik für Pneumologie, Intensiv-Beatmungsmedizin und Schlafmedizin. Fellow des American College of Chest Physicians. Ehemals Sprecher der Sektion Intensivmedizin sowie aktuell Sprecher der AG Spiroergometrie und stellv. Sprecher der AG WeanNet der Deutschen Gesellschaft für Pneumologie und Beatmungsmedizin. Verantwortlicher Autor der „S3-LL NIV bei akuter respiratorischer Insuffizienz“ und Co-Autor der „S2k-LL prolongiertes Weaning“.

3 ECMO-Therapie in der täglichen Praxis: Beatmungs- und Gerinnungsmanagement, Weaning und „Pitfalls“

Falk Fichtner

Das Kapitel fasst zu drei wesentlichen Fragen im klinischen Alltag der Behandlung von Patienten mit extrakorporalem Lungenersatz (vvECMO) den aktuellen Wissensstand unter Bewertung der Evidenzqualität zusammen: Die Steuerung der Beatmungstherapie sowie die Durchführung der Entwöhnung von der vvECMO-Therapie und das Gerinnungsmanagement. Abschließend werden relevante Fehlermöglichkeiten in der täglichen Praxis dieses hoch-invasiven Therapieverfahrens diskutiert, welche für den vvECMO-Patienten mit erheblichen, eigens durch diese Therapie induzierten Risiken verbunden sind.

3.1 Beatmungsmanagement im Zusammenhang mit vvECMO-Therapie

3.1.1 Invasive Beatmung und adjuvante Maßnahmen vor vvECMO-Therapie

Entsprechend des aktuellen Wissens- und Empfehlungsstandes sollen Patienten mit schwerem ARDS protektiv mit höherem PEEP, begrenzten Tidalvolumen (< 6 ml/kg Standardkörpergewicht) und begrenzten Druckdifferenzen – und Spitzendrucken (p_d < 15 mbar, p_{peak} < 30 mbar) beatmet werden (1). Zur Frage, ob bei Patienten mit schwerem ARDS initial eine Muskelrelaxation eingesetzt oder aber frühzeitig Spontanatmungsaktivität zugelassen werden soll, lässt die aktuelle Studienlage bisher keine abschließend eindeutige Aussage zu (1). In der aktuellsten randomisiert-kontrollierten Studie (ROSE-Trial) (2) war die für das über viele Jahre in der ARDS-Therapie international verbreitete Konzept der Muskelrelaxation (Neuromuskuläre Blockade mit Cis-Atracurium) angenommene Reduktion der Sterblichkeit nicht mehr nachweisbar.

Neben der protektiven Beatmung stellt die konsequente Umsetzung einer frühzeitig begonnenen und ausreichend lang durchgeführten Bauchlagerung ein zentrales Element der Therapie des schweren ARDS dar, für die eine Verminderung der Sterblichkeit belegt ist. Erst wenn trotz protektiver Beatmung, Bauchlagerung, Fokussanierung bzw. Ursachenbehandlung des ARDS und restriktiver Flüssigkeitstherapie eine Hypoxämie auftritt bzw. persistiert, soll nach bisherigem Empfehlungsstand die Indikation zum Einsatz einer vvECMO als Rescue-Therapie gestellt werden (1). Auch in der aktuellsten randomisiert-kontrollierten Studie (EOLIA-Trial) (3), deren fehlender Nachweis eines Überlebensvorteils durch frühzeitige vvECMO-Therapie bei sehr schwerem ARDS anhaltend widersprüchlich interpretiert wird, war in beiden Gruppen der Einsatz einer protektiven Beatmung in Kombination mit Bauchlagerung der empfohlene und überwiegend umgesetzte Behandlungsstandard.

Der Einsatz einer protektiven Beatmungsstrategie in Kombination mit dem konsequenten frühzeitigen Einsatz von Bauchlagerung (unter Beachtung der Kontraindikationen) sollte aufgrund der bisher vorliegenden Studienergebnisse grundsätzlich bedingende Voraussetzung für den Einsatz einer vvECMO-Therapie bei therapierefraktärer Hypoxämie im schweren ARDS sein.

3.1.2 Invasive Beatmung und Bauchlagerung während der vvECMO-Therapie

Als grundlegender Pathomechanismus der Oxygenierungsstörung im ARDS wird eine schwere Ventilations-Perfusions-Verteilungsstörung angesehen. Geschädigte, minderbelüftete Lungenareale werden aufgrund der gestörten hypoxisch-pulmonalen Vasokonstriktion anhaltend oder durch die hydrostatischen Verhältnisse in längerer Rückenlage sogar vermehrt perfundiert – es resultiert eine Zunahme der pulmonal arterio-venösen Shuntfraktion. Auf das Ausmaß und die Verteilung des geschädigten und belüftungsgestörten Lungenparenchyms hat die Etablierung einer extrakorporalen Blutzirkulation mit Oxygenierungs- und CO_2-Eliminationsmöglichkeit (vvECMO) – im Gegensatz zu Art und Weise der eingesetzten Beatmungstherapie und der Anwendung von Bauchlagerung – keinen direkten Effekt.

Daher erscheint insbesondere aufgrund der für die Gesamtpopulation von Patienten mit schwerem ARDS nachgewiesenen Vorteile des Therapiekonzeptes aus protektiver Beatmung und Bauchlagerung hinsichtlich kritischer Outcome-Parameter dessen konsequente Fortführung unter laufender vvECMO-Therapie begründet, auch wenn es bisher keine prospektiv erhobenen, qualitativ hochwertigen Studiendaten dazu gibt.

Nachfolgend sollen drei einzelne Aspekte der Beatmungs- und Lagerungstherapie nochmals hinsichtlich Risiko und Nutzen betrachtet werden – der mögliche Einsatz einer „ultraprotektiven" Beatmung, die Anwendung frühzeitiger Spontanatmung und die Risiken einer Bauchlagerung unter laufender vvECMO-Therapie.

„Ultraprotektive" Beatmung unter vvECMO-Therapie

Der beatmungsinduzierte Lungenschaden, ausgelöst durch die Wirkung unphysiologischer, durch die maschinelle Beatmung oder die Interaktion mit dieser auf das

Lungengewebe wirkenden Kräfte (zyklische Einwirkung hoher Druckdifferenzen, zyklische Volumenverschiebungen, resultierende Scherkräfte) wird als wichtiges, die Krankheitsschwere und das Überleben negativ beeinflussendes Phänomen im ARDS angesehen. Zahlreiche Untersuchungen weisen auf den Zusammenhang zwischen einer hohen applizierten Beatmungsinvasivität und einem schlechteren beobachteten Outcome der ARDS-Patienten hin (4–6).

Durch eine vvECMO-Therapie ist je nach Einstellung der Blut- und Gasflussverhältnisse der extrakorporalen Zirkulation sowie in Abhängigkeit von der individuellen Hämodynamik und vom Sauerstoffverbrauch des einzelnen Patienten eine variable Unterstützung bis hin zum vollständigen Ersatz der Funktion des pulmonalen Gasaustausches möglich. Folglich lässt sich auch das Ausmaß der invasiven Beatmung teilweise bis hin zur Apnoe reduzieren. Es gibt jedoch bisher keine abgeschlossenen vergleichenden klinischen Studien zur Frage, ob und in welchem Ausmaß eine Reduktion der Beatmungsinvasivität über das bisher etablierte, oben beschriebene Konzept der protektiven Beatmung hinaus (sogen. „ultraprotektive" Beatmung) eine positive Nutzen/Risiko-Bilanz für den Patienten mit schwerem ARDS hat (7) und damit dann zu Recht als ultraprotektiv bezeichnet werden könnte.

Der Einstellung von Beatmungsparametern deutlich unterhalb der bisher etablierten Zielwerte protektiver Beatmung (Vt, Pd, Ppeak) nach Etablierung einer vvECMO-Therapie sollte bei aktuell noch ausstehendem Wirksamkeitsnachweis aus klinischen Studien eine individuellen Risiko-/Nutzenabwägung des Behandlungsteams vorausgehen.

Dies entspricht zum einen der aktuell international erfassten klinischen Praxis an ECMO/ARDS-Zentren (8), zum anderen findet sich dieses Vorgehen auch im Behandlungsregime der vvECMO-Therapiegruppe der EOLIA-Studie (3). In der Observationsstudie waren typischerweise Tidalvolumina um 4 ml/kg PBW, Driving Pressures um 14 mbar und Beatmungsfrequenzen um 14/min unter laufender vvECMO-Therapie registriert worden (8).

Der gezielte Einsatz von extrakorporalen Niedrigflussverfahren zur alleinigen CO_2-Elimination ($ECCO_2$-R) mit dem Ziel einer Ermöglichung protektiver bzw. „ultraprotektiver" Beatmungseinstellungen bei Patienten mit leichteren Formen des ARDS oder führend hyperkapnischer respiratorischer Insuffizienz ist Gegenstand mehrerer aktueller klinischer Studien. Bisher gibt es noch keine hochwertigen Daten zur Wirksamkeit hinsichtlich patientenrelevanter Endpunkte, sodass eine Anwendung dieser Verfahren nur innerhalb kontrollierter klinischer Studien empfohlen ist (1).

Frühzeitige Spontanatmung unter vvECMO-Therapie

Die Abwägung hinsichtlich der Ermöglichung und Unterstützung von Spontanatmungsaktivität in der frühen Phase der vvECMO-Therapie folgt den grundsätzlichen Überlegungen für Patienten mit schwerem ARDS. Einerseits erscheint eine frühzeitige Reduktion von Sedierungstiefe und der Erhalt der spontanen Aktivität der Atemmuskulatur im Hinblick auf eine Vermeidung von Folgekomplikationen invasiver Beatmung und eine möglichst frühzeitige Entwöhnung als sinnvoll begründet (1), andererseits wird das Risiko einer lungenschädigenden, unkontrolliert überschießenden Spontanatmungsbemühung des Patienten (z.B. über Erhöhung des inspiratorischen transpulmonalen Drucks) und einer muskulären Erschöpfung gesehen (9). Eine einfache Titration der Spontanatmungsintensität über das Ausmaß des extrakorporalen Gasaustausches ist in der klinischen Praxis aufgrund der großen Heterogenität des ARDS regelhaft bzw. vorhersehbar nicht möglich.

Folglich bedarf die Einleitung von frühzeitigen Spontanatmungsversuchen unter vvECMO-Therapie immer einer hohen Aufmerksamkeit hinsichtlich des Auftretens von kritisch gesteigerter Atemanstrengung bzw. Erschöpfung der Atemmuskulatur bedarf.

Auch hier bleiben letztlich vor der Formulierung jeglicher Empfehlung die Ergebnisse prospektiver klinischer Studien zur Nutzen/Risiko-Bilanz frühzeitiger Spontanatmung beim schweren ARDS abzuwarten.

Bauchlagerung unter vvECMO-Therapie

Da die Einstellung protektiver Beatmungsparameter allein insbesondere beim nicht spontanatmenden, auf dem Rücken lagernden Patienten die zunehmende Ausprägung einer Inhomogenität der regionalen Ventilations/Perfusions-Verhältnisse der Lunge im ARDS nicht verhindern kann, lässt sich die Fortsetzung der Bauchlagerungstherapie auch nach Beginn der vvECMO-Therapie zunächst pathophysiologisch begründen. Zudem waren die positiven Effekte der Therapie auf kritische klinische Outcome-Parameter in den prospektiven Studien insbesondere bei den schweren Formen des ARDS ausgeprägt (1). Demgegenüber stehen bei der Abwägung möglicher Risiken vor allem die potenziell letale Gefährdung des Patienten durch eine Kanülendislokation infolge der Lagerungsmanöver und Störungen der extrakorporalen Blutflussverhältnisse (z.B. Ansaugphänomene der venösen Hergabekanüle bei Kanülierung der V. cava inferior von femoral). In den Daten klinischer Studien sind diese unerwünschten Effekte von Bauchlagerung im Kontext mit vvECMO-Therapie zwar bisher nicht explizit beschrieben (3), trotzdem fällt eine anhaltend geringere Häufigkeit der Anwendung von Bauchlagerung unter vvECMO-Therapie auf (8).

Im Hinblick auf aktuelle Qualität evidenzbasierter klinischer Versorgung von Patienten mit schwerem ARDS ist es als kritisch anzusehen, dass entsprechend der Daten aktueller multizentrischen Observationsstudien zur ARDS-Behandlung (8, 10) die weniger invasive und ressourcenschonendere Maßnahme der Bauchlagerung anhaltend nur bei einer Minderheit der Patienten angewendet wird, und dieses im Falle der vvECMO-Therapie-Patienten möglicherweise aus der zusätzliche Anwendung dieser invasiveren und in ihrer Wirksamkeit hinsichtlich einer Sterblichkeitsverminderung vergleichsweise weniger sicher belegten Maßnahme resultiert (8).

Unter Berücksichtigung der klinisch erwiesenen positiven Effekte von Bauchlagerung im schweren ARDS, der grundsätzlichen pathophysiologischen Rationale diese Therapieverfahrens und der bisher im Rahmen der Observationsstudien nicht beobachteten zusätzlichen Risiken in der Kombination mit vvECMO-Therapie erscheint die Durchführung intermittierender Bauchlagerungstherapie unter vvECMO-Therapie im ARDS unter sorgfältiger Beachtung der etablierten Kontraindikationen und Abbruchkriterien sinnvoll.

3.1.3 Weaning im Zusammenhang mit vvECMO-Therapie

Grundsätzlich können zwei unterschiedliche Strategien der Entwöhnung von der maschinellen Unterstützung der natürlichen Atmung gewählt werden – die Entwöhnung von der vvECMO-Therapie vor der Entwöhnung von der maschinellen Beatmung und vice versa. Zur Entwöhnung des invasiv beatmeten ARDS-Patienten von der vvECMO-Therapie gibt es jedoch bisher keine prospektiv diese unterschiedlichen Behandlungsstrategien überprüfenden klinischen Studien. Es liegen wiederum nur observationale Daten vor, in welchen aktuell als mehrheitlich umgesetzte klinische Praxis an ECMO-Zentren die Entwöhnung von der extrakorporalen Membranoxygenierung vor der Entwöhnung von der invasiven Beatmung beschrieben wird (11). Gleichzeitig wird jedoch von vielen Zentren die Entwöhnung von der maschinellen Beatmung als mögliche Strategie anerkannt und für bestimmte Patientengruppen angestrebt.

So bleibt aufgrund fehlender Daten die Entscheidung bzgl. der Weaning-Strategie eine individuelle Risiko-Nutzen-Abwägung für den einzelnen Patienten – die primäre Entwöhnung von der vvECMO-Therapie vermindert das assoziierten Blutungsrisiko während die primäre Entwöhnung von der maschinellen Beatmung einer progredienten Schwächung der Atemmuskulatur entgegenwirken und die beatmungsinduzierte Lungenschädigung begrenzen kann.

Hierbei sind v.a. die zugrundeliegende kardiopulmonale Erkrankung (z.B. schweres ARDS mit Schock und Mehrorganversagen vs. chronische Lungenerkrankung in Bridging-to-transplant-Situation) und sowie weitere Begleiterkrankungen (z.B. hämatologische Grunderkrankung mit Thrombopenie, Hämorrhagie bei Polytrauma) zu berücksichtigen.

Hinsichtlich der praktischen Durchführung des Weanings von der vvECMO resultieren aus den Erfahrungen und Überlegungen an etablierte ARDS/ECMO-Zentren meist in den Grundsätzen ähnliche Abläufe – eine regelmäßige Beurteilung der Gasaustauschfunktion der Patientenlunge meist nach Überführung in die Spontanatmung, gefolgt von einer schrittweisen Reduktion von Gas- und Blutfluss der vvECMO unter Beachtung systemspezifischer minimaler Blutflüsse und abschließend vor Entfernung der Kanülen eine Testphase mit unterbrochenem Gasfluss an der vvECMO (12).

3.2 Gerinnungsmanagement unter ECMO-Therapie

Während sich zur Frage des Kontrolle und Beeinflussung der Hämostase in der Literatur zur ECMO-Therapie eine große und ständig wachsende Anzahl an Praxis-Beschreibungen und monozentrischen Fallserien findet, gibt es nur wenige kontrollierte prospektive Studien, welche unterschiedliche Antikoagulationsregime verglei-chen (13). Grundsätzlich wird in der Literatur die Antikoagulation während der ECMO-Therapie mittels unfraktioniertem und fraktionierten Heparin, mit direkten Thrombininhibitoren oder (unter Ausnutzung der Beschichtung der modernen Systeme) zumindest zeitweise ganz ohne therapeutische Antikoagulation als etabliert (Heparine) bzw. in einzelnen Fällen erfolgreich durchführbar (Thrombininhibitoren oder keine therapeutische Antikoagulation) beschrieben. In systematischen Übersichtsarbeiten aus dem Jahr 2016/2017 zur Antikoagulation in ECMO-Studien wurde in der Mehrheit der Studien eine Antikoagulation mit unfraktioniertem Heparin durchgeführt (14, 15), höhere resultierende aPTT-Werte korrelierten dabei erwartungsgemäß mit häufigeren Blutungsereignissen. In einer ersten vergleichenden Pilotstudie mit dem Ziel des Vergleichs unterschiedlicher Intensitäten der Antikoagulation mit Heparin (Ziel aPTT < 45 s vs. 50–70 s) wurden die erwarteten Unterschiede in den verabreichten Heparindosen und den erzielten aPTT-Werten und anti-Xa-Aktivitäten beobachtet und somit der Weg für eine große prospektive Studie aufgezeigt, deren Ergebnis abzuwarten ist (16).

In großen Fallserien zur ECMO-Therapie am Universitätsklinikum Regensburg wurde analysiert, wie sich aus der täglichen Routinediagnostik zur Gerinnungsfunktion indirekt Hinweise auf zunehmende Thrombosierungen von Pumpenkopf und/oder Membranoxygenator ableiten lassen. So waren Pumpenkopfthrombosen häufig mit zunehmender Hämolyse verknüpft und eine Thrombosierung des Membranoxygenators neben einer Verschlechterung der Oxygenierung vor allem mit dem Anstieg der D-Dimer- und Abfall der Fibrinogen-Konzentrationen und einem Abfall der Thrombozytenzahl verbunden. Mit einer engmaschigen und aufmerksamen Kontrolle von Hämolyse und Gerinnungsparametern ließen sich so thrombotisch bedingte Funktionseinschränkungen der extrakorporalen Zirkulation frühzeitig erkennen und die Häufigkeit notfallmäßiger ECMO-Systemwechsel (mit der entsprechend hohen Patientengefährdung) reduzieren (17).

> *Auch ohne einen prospektiven Wirksamkeitsnachweis erscheint mit dem Ziel der Risikovermeidung für den Patienten ein Konzept des engmaschigen Monitorings von Gerinnungsfunktion und Hämolyse während der ECMO-Therapie sinnvoll begründet.*

3.3 Pitfalls – vermeidbare Fehler

Bei der Durchführung der hochinvasiven Verfahren der ECMO-Therapie in ihren verschiedenen Kanülierungs- bzw. Systemvarianten ergibt sich eine Vielzahl kritischer Situationen in denen Fehler im Behandlungsablauf zu drastischen Komplikationen mit resultierenden schweren Schädigungen der Patienten führen können. Auch hier ist die Anzahl der Studien zum Thema allgemeiner Komplikationen der ECMO-Therapie groß, die Qualität der Evidenz jedoch gering (18).

Vermeidbare Fehler der ECMO-Therapie

Exemplarisch sind nachfolgend einige wichtige Beispiele vermeidbarer Fehler der ECMO-Therapie aufgeführt:

- **Gefäßverletzungen aufgrund von unerkannten Lageanomalien bei der Kanüleninsertion,**
- **akuter Funktionsausfall der ECMO bei zu spät erkannter Thrombosierung des Systems,**
- **Kanülendislokation bei unzureichender Kanülenfixierung oder ungenügender Patientenbeobachtung,**
- **verzögertes Weaning bei zu tiefer Sedierung aus Sorge vor Kanülendislokation,**
- **kardiale oder zerebrale Ischämie bei nicht-adäquatem Oxygenierungsmonitoring unter veno-arterieller ECMO-Therapie mit femoralarterieller Rückgabe.**

Als zentrales Problem dieser und anderer Fehler-Situationen im Rahmen der ECMO-Therapie erscheint eine vor allem auch in Notfallsituationen zunehmende Hinwendung der Behandler zum komplexen medizinisch-technischen System der ECMO (der Maschine) und gleichzeitig eine Abwendung von der klinischen Situation des individuellen Patienten (dem Menschen).

Aus Sicht des Autors sollten daher die aufgrund fehlender Evidenz häufig individuell an ECMO-Zentren entwickelten spezifischen Behandlungsalgorithmen zu ECMO-Therapie (von der Indikationsstellung bis zur Entwöhnung) insbesondere auch für zeitkritische Notfallsituationen primär und repetitiv die Beachtung der gesamten klinischen Situation und die Behandlung des Patienten und nicht das selektive „trouble-shooting“ für ein einzelnes maschinelles Organersatzverfahren in den Fokus des Behandlungsteams rücken.

Take home messages:

- *Konsequente Umsetzung protektiver Beatmungseinstellungen und Anwendung von Bauchlagerungstherapie vor dem möglichen Einsatz von vvECMO-Therapie im ARDS.*
- *Spontanatmungsversuche in der Frühphase der vvECMO-Therapie beim schweren ARDS nur unter strenger Überwachung der Atemmechanik des Patienten zur Vermeidung übersteigerter Atemanstrengung und Erschöpfung.*
- *Anwendung von Bauchlagerungstherapie und ultraprotektiver Beatmung unter vvECMO ist möglich und pathophysiologisch begründbar, der Nachweis eines klinischen Nutzens steht jedoch noch aus.*
- *Individuelle Nutzen/Risiko-Abwägung zur Entscheidung der Reihenfolge der Entwöhnung vvECMO vs. invasive Beatmung.*
- *Engmaschige klinische und laborchemische Kontrolle von Gerinnungsfunktion und Hämolyseausmaß während der gesamten vvECMO-Therapiephase.*
- *Fokus der ECMO-Therapie ist der individuelle komplex kritisch kranke Patient, nicht die komplexe Maschine am Patientenbett.*

Literatur

1. Deutsche Gesellschaft für Anästhesie und Intensivmedizin – DGAI. S3-Leitlinie „Invasive Beatmung und Einsatz extrakorporaler Verfahren bei akuter respiratorischer Insuffizienz" (AWMF-Reg. Nr. 001/021), Langfassung; 2017. URL: https://www awmf org/uploads/tx_szleitlinien/001-021l_S3_Invasive_Beatmung_2017-12 pdf (abgerufen am 01. Juli 2020)
2. National Heart, Lung, and Blood Institute PETAL Clinical Trials Network, Moss M, Huang DT et al. Early neuromuscular blockade in the acute respiratory distress syndrome. N Engl J Med 2019; 380 (21): 1997–2008. doi: 10.1056/NEJMoa1901686
3. Combes A, Hajage D, Capellier G et al. Extracorporeal membrane oxygenation for severe acute respiratory distress syndrome. N Engl J Med 2018; 378 (21): 1965–1975. doi: 10.1056/NEJMoa1800385
4. Acute Respiratory Distress Syndrome Network, Brower RG, Matthay MA et al. Ventilation with lower tidal volumes as compared with traditional tidal volumes for acute lung injury and the acute respiratory distress syndrome. N Engl J Med 2000; 342 (18): 1301–1308. doi: 10.1056/NEJM200005043421801
5. Writing Group for the Alveolar Recruitment for Acute Respiratory Distress Syndrome Trial (ART) Investigators, Cavalcanti AB, Suzumura ÉA et al. Effect of lung recruitment and titrated positive end-expiratory pressure (PEEP) vs low PEEP on mortality in patients with acute respiratory distress syndrome: a randomized clinical trial. JAMA 2017; 318 (14): 1335–1345. doi: 10.1001/jama.2017.14171
6. Amato MB, Meade MO, Slutsky AS et al. Driving pressure and survival in the acute respiratory distress syndrome. N Engl J Med 2015; 372 (8): 747–755. doi: 10.1056/NEJMsa1410639
7. Abrams D, Schmidt M, Pham T et al. Mechanical ventilation for acute respiratory distress syndrome during extracorporeal life support. Research and practice. Am J Respir Crit Care Med 2020; 201 (5): 514–525. doi: 10.1164/rccm.201907-1283CI
8. Schmidt M, Pham T, Arcadipane A et al. Mechanical ventilation management during extracorporeal membrane oxygenation for acute respiratory distress syndrome. an international multicenter prospective cohort. Am J Respir Crit Care Med 2019; 200 (8): 1002–1012. doi: 10.1164/rccm.201806-1094OC
9. Spinelli E, Mauri T, Lissoni A et al. Spontaneous breathing patterns during maximum extracorporeal CO_2 removal in subjects with early severe ARDS. Respir Care 2020; 65 (7): 911–919. doi: 10.4187/respcare.07391
10. Bellani G, Laffey JG, Pham T et al. Epidemiology, patterns of care, and mortality for patients with acute respiratory distress syndrome in intensive care units in 50 countries [published correction appears in JAMA 2016 Jul 19;316 (3): 350]. JAMA 2016; 315 (8): 788–800. doi: 10.1001/jama.2016.0291
11. Swol J, Shekar K, Protti A et al. Extubate before vv ECMO decannulation or decannulate while remaining on the ventilator? the Euroelso 2019 Weaning Survey [published online ahead of print, 2020 Jul 17]. ASAIO J 2020; 10.1097/MAT.0000000000001237. doi: 10.1097/MAT.0000000000001237
12. Broman LM, Malfertheiner MV, Montisci A, Pappalardo F. Weaning from veno-venous extracorporeal membrane oxygenation: how I do it. J Thorac Dis 2018; 10 (Suppl 5): S692-S697. doi: 10.21037/jtd.2017.09.95
13. Koster A, Ljajikj E, Faraoni D. Traditional and non-traditional anticoagulation management during extracorporeal membrane oxygenation. Ann Cardiothorac Surg 2019; 8 (1): 129–136. doi: 10.21037/acs.2018.07.03
14. Sklar MC, Sy E, Lequier L, Fan E, Kanji HD. Anticoagulation practices during venovenous extracorporeal membrane oxygenation for respiratory failure. a systematic review. Ann Am Thorac Soc 2016; 13 (12): 2242–2250. doi: 10.1513/AnnalsATS.201605-364SR
15. Sy E, Sklar MC, Lequier L, Fan E, Kanji HD. Anticoagulation practices and the prevalence of major bleeding, thromboembolic events, and mortality in venoarterial extracorporeal membrane oxygenation: A systematic review and meta-analysis. J Crit Care 2017; 39: 87–96. doi: 10.1016/j.jcrc.2017.02.014
16. Aubron C, McQuilten Z, Bailey M et al. Low-dose versus therapeutic anticoagulation in patients on extracorporeal membrane oxygenation: a pilot randomized trial. Crit Care Med 2019; 47 (7): e563-e571. doi: 10.1097/CCM.0000000000003780
17. Lubnow M, Philipp A, Foltan M, Bull Enger T, Lunz D et al. (2014) Technical complications during veno-venous extracorporeal membrane oxygenation and their relevance predicting a system-exchange – retrospective analysis of 265 cases. PLoS ONE 9 (12): e112316.doi: 10.1371/journal.pone.0112316
18. Vaquer S, de Haro C, Peruga P, Oliva JC, Artigas A. Systematic review and meta-analysis of complications and mortality of veno-venous extracorporeal membrane oxygenation for refractory acute respiratory distress syndrome. Ann Intensive Care 2017; 7 (1): 51. doi: 10.1186/s13613-017-0275-4

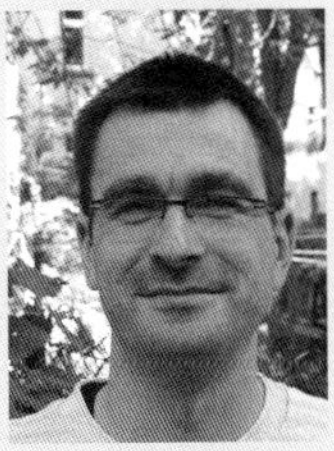

Dr. med. Falk Fichtner

Nach dem Medizinstudium an der TU Dresden und der Universität Leipzig Facharztausbildung an der Klinik und Poliklinik für Anästhesiologie und Intensivtherapie am Universitätsklinikum Leipzig. Anerkennung als Facharzt Anästhesiologie (2012) und Erwerb der Zusatzweiterbildung Notfallmedizin und Intensivmedizin (2013). Mitglied ARDS/ECMO-Team und Oberarzt Interdisziplinäre Operative Intensivstation seit 2013. Koordination des S3-Leitlinienprojektes „Invasive Beatmung und Einsatz extrakorporaler Verfahren bei akuter respiratorischer Insuffizienz“ (AWMF-Reg. Nr. 001/21) (2013–2017). Forschungsschwerpunkte sind die systematische Erfassung der Versorgungsqualität invasiv beatmeter Patienten sowie die Analyse der Translation von Erkenntnissen aus der Evidenzanalyse in den klinischen Behandlungsalltag zudem Fragen der invasiven Beatmung und extrakorporalen Gasaustauschverfahren.

4 ECMO-Therapie beim ARDS: wann, wie und mit welchen Ergebnissen?

Lars-Olav Harnisch und Onnen Mörer

Obwohl die Erstbeschreibung einer erfolgreichen extrakorporalen Membranoxygenierung (extracorporeal membrane oxygenation, ECMO) mehr als 40 Jahre her ist, ist die vermehrte Anwendung dieser Technik erst in den letzten 10–15 Jahren zu verzeichnen. In der Anfangszeit war der Einsatz der ECMO überaus aufwendig und durch schwere Komplikationen – vor allem Blutungen – überschattet, weshalb extrakorporale Lungenersatzverfahren weltweit nur in wenigen spezialisierten Zentren eingesetzt wurden. Erst mit technischen Verbesserungen und Systemen, welche eine bessere Biokompatibilität, eine geringere Hämolyserate sowie eine geringere Thrombogenität zur Folge hatten, wurde der Einsatz dieses Verfahrens ungefährlicher. Während der H1N1-Pandemie fanden extrakorporale Lungenersatzverfahren einen breiten, auch von der Bevölkerung wahrgenommenen Einsatz und haben seither einen festen Stellenwert in der Therapie des schweren Lungenversagens. Die, trotz aller technischen Entwicklung, weiterhin hohe Invasivität und das beträchtliche Komplikationsrisiko sowie die unzureichende Evidenz für den frühzeitigen Einsatz führen auch weiterhin zu eingeschränkten Empfehlungen (2). Eine ECMO-Therapie wird beim schweren ARDS derzeit ausschließlich als „Rescue-Verfahren", also als letzte Therapiemaßnahme bei therapierefraktärer Hypoxämie, nach Ausschöpfung aller konservativer Therapiemaßnahmen empfohlen (1, 2). Aufgrund der Komplexität der Therapie, dem zusätzlich erforderlichen Einsatz differenzierter Beatmungs- und intensivtherapeutischer Konzepte und des bei diesen Patienten häufig vorliegenden Mehrorganversagens, erscheinen aktuelle Empfehlungen zur Therapie in einem Zentrum mit ausreichender Expertise (zumindest 20 ECMO-Anwendungen/Jahr) (2) gut begründet.

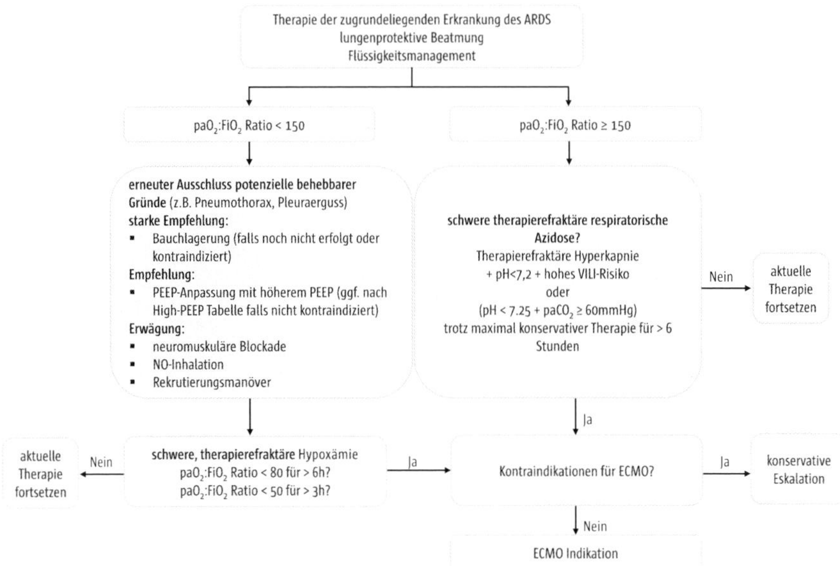

Abb. 1 Algorithmus zur ECMO-Indikationsstellung; modifiziert nach 2,3,6 und 12. ARDS: Acute respiratory distress syndrome, paO_2: arterielle Sauerstoffpartialdruck, FiO_2: inspiratorische Sauerstofffraktion; PEEP: positiver endexspiratorischer Druck; NO: Stickstoffmonoxid; ECMO: extrakorporale Membranoxygenierung; VILI: Ventilator induced Lung Injury

4.1 ECMO-Therapie beim ARDS: wann?

Der Beginn einer ECMO-Therapie wird derzeit noch übereinstimmend als letzte Therapieoption bei schweren Verläufen ohne zufriedenstellendes Ansprechen auf konservative Therapiemaßnahmen gesehen (3). Somit kann ein extrakorporaler Lungenersatz bei therapierefraktärer Hypoxämie (PaO_2/FiO_2-Quotient < 60–80 mmHg) oder therapierefraktärer Hyperkapnie mit ausgeprägter respiratorischer Azidose erwogen werden (1). Allerdings mehren sich die Stimmen, dass ein frühzeitigerer Einsatz der ECMO bei sehr schweren Verläufen möglicherweise einen Überlebensvorteil bringen könnte (4). Die genau mit dieser Fragestellung ins Rennen gegangene und sowohl viel zitierte als auch viel diskutierte EOLIA-Studie ist formal als negativ anzusehen, denn ein frühzeitiger Einsatz zeigte keine signifikanten Überlebensvorteile im Vergleich zur Kontrollgruppe, in der eine ECMO-Therapie allerdings als Rescue-Maßnahme zugelassen war (12). Diese Studie wird daher von vielen Experten als positiv interpretiert, da 28% der Patienten in der Kontrollgruppe eine ECMO-Therapie erhielten, wodurch das Outcome in der Kontrollgruppe womöglich deutlich verbessert wurde. Ein mögliches Indikationsschema findet sich in Abbildung 1.

4.2 ECMO-Therapie beim ARDS: wie?

Die hauptsächliche Konfiguration einer ECMO zur Therapie eines ARDS wird im Sinne eines veno-venösen (vvECMO) Aufbaus realisiert. Dabei wird desoxygeniertes Blut venös drainiert, über eine künstliche Lunge oxygeniert (Oxygenator, in dem über eine semipermeable Membran Sauerstoff und Kohlendioxid diffundieren können) und venös kontinuierlich refundiert; häufig erfolgt die Kanülierung über venöse Zugänge in die rechte Vena femoralis und die rechte Vena jugularis interna, alternativ bi-femoral oder seltener jugulär über eine Doppellumenkanüle. Da die ECMO lediglich einen temporären Organersatz darstellt, ist weniger die ECMO an sich, sondern vielmehr die durch die partielle Übernahme der Lungenfunktion ermöglichte Reduktion der Invasivität der Beatmung der entscheidende Schritt in der Therapie der Patienten. Durch die Übernahme des Gasaustausches durch den Oxygenator wird eine Situation hergestellt, die es ermöglicht, die Lunge zu schonen und damit eine Heilung zu ermöglichen („lung rest"). So weisen auch die Daten der EOLIA Studie darauf hin, dass die tendenziell positiven Effekte Folge der Reduktion der invasiven Beatmungseinstellungen unter ECMO-Therapie sind (2). Obwohl die optimale Beatmungsstrategie während einer laufenden ECMO aus Mangel an wissenschaftlichen Untersuchungen zu diesem Thema bisher nicht klar definiert ist, lassen sich die Prinzipien recht eindeutig benennen (5, 6). Global gesehen versucht man die durch die Überdruckbeatmung auf die Lungen wirkende (mechanische) Energie zu reduzieren. Die initialen Beatmungseinstellungen sollten neben der Einstellung niedriger oder ultraprotektiven Tidalvolumina eine Limitierung von Spitzen- und/oder Plateaudruck sowie die Einstellung der Atemfrequenz in den niedrigen Normbereich umfassen.

Bei der Wahl des PEEP ist zu beachten, dass das Ziel der Sicherstellung der Oxygenierung unter ECMO-Therapie zugunsten einer Vermeidung von beatmungsinduzierten Lungenschäden und Lungenprotektion in den Hintergrund tritt. Eine intendierte niedrige Ventilation kann eine alveoläre Instabilität mit Atelektasenbildung weiter aggravieren, sodass die Einstellung eines PEEP auch unter vvECMO eine wichtige Rolle spielt. So konnte gezeigt werden, dass die Applikation höherer PEEP-Werte ein unabhängiger Faktor zur Reduktion von Mortalität an der ECMO ist. Die Einstellung sollte individualisiert unter Berücksichtigung atemmechanischer Gesichtspunkte erfolgen, da Überblähung und hohe Atemwegsdrücke vermieden werden und gleichzeitig ein Kollabieren von Lungenarealen verhindert werden sollen. Jüngere Erkenntnisse im Rahmen der COVID-19-Pandemie unterstreichen eindrucksvoll, dass eine PEEP-Einstellung nicht unkritisch hoch erfolgen sollte. Gerade in der Frühphase bei Vorliegen einer relativ normalen Compliance kann durch hohe PEEP der transpulmonalen Druck unnötig erhöht, eine Überblähung und Totraumventilation verstärkt, pulmonal-vaskuläre Widerstände, Hämodynamik und der venösen Rückstrom einschränken werden. Zur exakten Einstellung des PEEP gibt es diverse Methoden, deren Diskussion den Rahmen dieses Kapitels sprengt. Die Autoren favorisieren eine frühzeitige computertomografische Bildgebung zur Statuserhebung und eine Erweiterung des atemmechanischen Monitorings (Etablierung einer transpulmonalen Druckmessung mittels Ösophaguskatheter in Ergänzung zu konventionellen PEEP-Trials), obschon die Evidenzlage für einzelne Methoden unzureichend ist. Weiterhin, wie schon von der konservativen Therapie des ARDS bekannt, konnte auch für die Beatmung während einer ECMO Therapie gezeigt werden, dass die Druckamplitude zwischen dem endexspiratorischen Druckniveau und dem endinspiratorischen Druck („driving pressure") Outcome relevant ist (7). Aus pathophysiologischen Überlegungen heraus (Sauerstoffradikalbildung mit konsekutiver Zellschädigung) sollte die inspiratorische Sauerstofffraktion nach Inbetriebnahme der ECMO deutlich reduziert werden. Die empfohlenen Zielwerte bei ausschließlicher maschineller Beatmung sind auch unter

ECMO-Therapie gültig (arterielle Sauerstoffsättigung 90–94%, PaO_2 von 60–80 mmHg) (2). Lagerungsmanöver im Sinne einer kinetischen Therapie, wie sie für die konservative Therapie des ARDS empfohlen werden, können versucht werden und zeigen auch bei Patienten an der ECMO eine Verbesserung des Überlebens (8, 9). Die Bauchlagerung mit einliegenden ECMO-Kanülen benötigt allerdings eine hohe Aufmerksamkeit während des Manövers und ein qualitativ wie quantitativ adäquat aufgestelltes Pflegeteam. Insgesamt ist die Komplikationsrate gering, wenn die Manöver von erfahrenen Teams durchgeführt werden (9). Die Abwägung zwischen kompletter Kontrolle der Atmung mit Muskelrelaxierung und dem Zulassen und Erhalt der Spontanatmung ist komplex. Der positive Nutzen einer Muskelrelaxierung in der Frühphase bei schwerem ARDS konnte mittlerweile relativiert werden; war ihr Einsatz bisher übliche Praxis, sollte sie nunmehr als individueller Heilversuch in aussichtslosen Situationen angesehen werden. Bezüglich Spontanatmung während der ECMO sind die wissenschaftlichen Daten uneindeutig. Sicher ist, dass allzu starke Atemanstrengungen zu einem selbstinduzierten beatmungsassoziierten Lungenschaden führen können. Durch die Steuerung der extrakorporalen CO_2-Elimination über die ECMO können der Atemantrieb und die Atemanstrengung häufig gut gesteuert werden (6, 19). Eine exaktere Überwachung ist allerdings mithilfe einer ösophagealen Sonde und Messung in- und exspiratorischer Druckwerte (delta Pes) möglich, die darüber hinaus die Berechnung der transpulmonalen Drucke und PEEP-Einstellung ermöglicht (s. oben).

In welchem Umfang die Beatmung deeskaliert werden kann, hängt vom Umfang der Oxygenierung und Decarboxalierung über die ECMO ab. Hierbei spielen nicht nur der eingestellte Gasfluss am Oxygenator und der Blutfluss in der ECMO, sondern auch der Anteil des Blutflusses am Herzzeitvolumen, die Gasaustauschleistung der nativen Lunge sowie der Einfluss des in die Lungenstrombahn geleiteten oxygenierten Blutes auf die regionalen Shunt-Verhältnisse eine Rolle.

Beatmung an der ECMO in der initialen Phase:

Ziel: *„Lung rest", bei ausreichender Oxygenierung und Decarboxalierung*

- *(ultra-)protektive Tidalvolumina mit 4–6 ml/kg IBW*
- *endinspiratorischer Druck 25–28 cmH_2O, wenn möglich ≤ 25 cmH_2O*
- *Plateaudruck Druck < 24 cmH_2O*
- *adäquater PEEP (in der Regel > 10 cmH_2O); hohe PEEP-Einstellungen unter atemmechanischem und hämodynamischem Monitoring und falls Oxygenierungsziel nicht erreicht wird*
- *inspiratorische Druckdifferenz (driving pressure) ≤ 14 cmH_2O*
- *FiO_2 so niedrig wie möglich (< 0,5), allerdings mit dem Ziel, dass ein paO_2 ≥ 60 mmHg bei entsprechendem ECMO Blutfluss resultiert*
- *Atemfrequenz bei kontrollierter Beatmung im niedrigen Normalbereich (~10 ± 2/min)*
- *Spontanatmung, sofern der Atemantrieb und damit die Entwicklung eines patienteninduzierten Lungenschadens durch Kontrolle von Atemfrequenz und Tidalvolumina realisiert werden kann*
- *$PaCO_2$ < 45 mmHg*
- *Bauchlagerung nach Risiko/Nutzen-Abwägung*

4.3 ECMO-Therapie beim ARDS: mit welchen Ergebnissen?

Mortalitätszahlen aus wissenschaftlichen Untersuchungen und Registern spiegeln immer nur einen mehr oder minder eingeschränkten Blick auf die Realität wider. Trotz deutlicher Fortschritte in der Therapie von Patienten mit ECMO-therapiertem ARDS liegen die Mortalitätsraten weiterhin hoch bei 34–58% (5, 11–13). Kurzfristige Überlebensraten sind ein wissenschaftlich sehr gut messbarer und solider Parameter für die Güte und Effektivität einer Intervention/Therapie. Allerdings ist im Sinne eines patientenzentrierten Outcomes die gute Lebensqualität bei Langzeitüberlebenden von zentraler Bedeutung. Hier zeigt sich, dass die meisten Patienten nach ECMO-Therapie vor allem körperliche Einschränkungen zurückbehalten und diese meist mit einer Einschränkung der Lebensqualität verbunden sind, während die Patienten – was die psychische Lebensqualität angeht – mit der Normalbevölkerung vergleichbar sind (13, 14). Als körperliche Symptome werden vor allem Dyspnoe (eher kurzfristiger Verlauf) und Belastungsinsuffizienz (eher langfristiger Verlauf) berichtet, obwohl diesbezüglich keine Korrelation mit CT und Lungenfunktionstest gefunden werden kann (15). Alle Einschränkungen verbessern sich mit der Zeit seit der Entlassung.

Obwohl die Patienten en gros eine gute psychische Lebensqualität aufweisen, zeigt ein relevanter Anteil Symptome psychischer Belastungsreaktionen, wobei dieser Anteil nicht höher ist als bei Patienten nach anderen kritischen Krankheiten. Da diese Einschränkungen sowohl der Körperlichkeit als auch der Konzentrationsfähigkeit jedoch nicht mit schweren Beeinträchtigungen der Lebensqualität einhergehen, „lohnt" die ECMO-Therapie auch über das pure Überleben der Akutphase hinaus.

Literatur

1. Moerer O, Vasques F, Duscio E et al. (2018) Extracorporeal Gas Exchange. Critical care clinics 34:413–22
2. Fichtner F, Moerer O, Laudi S et al. (2018) Mechanical Ventilation and Extracorporeal Membrane Oxygena tion in Acute Respiratory Insufficiency. Deutsches Arzteblatt international 115:840–7
3. Aretha D, Fligou F, Kiekkas P, Karamouzos V, Voyagis G (2019) Extracorporeal Life Support: The Next Step in Moderate to Severe ARDS-A Review and Meta-Analysis of the Literature. Biomed Res Int 2019: Sep 29;2019:1035730. doi: 10.1155/2019/1035730. eCollection 2019
4. Karagiannidis C, Bein T, Windisch W (2020) Update and Comment on the German S3 "Clinical Guideline for Treating Acute Respiratory Insufficiency with Invasive Ventilation and Extracorporeal Membrane Oxygenation: Evidence-Based Recommendations". Pneumologie 74:46–9
5. Patroniti N, Bonatti G, Senussi T, Robba C (2018) Mechanical ventilation and respiratory monitoring during extracorporeal membrane oxygenation for respiratory support. Annals of translational medicine 6:386
6. Abrams D, Schmidt M, Pham T et al. (2020) Mechanical Ventilation for Acute Respiratory Distress Syndrome during Extracorporeal Life Support. Research and Practice. American journal of respiratory and critical care medicine 201:514–25
7. Serpa Neto A, Schmidt M, Azevedo LC et al. (2016) Associations between ventilator settings during extracorporeal membrane oxygenation for refractory hypoxemia and outcome in patients with acute respiratory distress syndrome: a pooled individual patient data analysis: Mechanical ventilation during ECMO. Intensive care medicine 42:1672–84
8. Franchineau G, Brechot N, Hekimian G et al. (2020) Prone positioning monitored by electrical impedance tomography in patients with severe acute respiratory distress syndrome on veno-venous ECMO. Annals of intensive care 10:12

9. Pappalardo F, Montisci A (2018) Adjunctive therapies during veno-venous extracorporeal membrane oxygenation. J Thorac Dis 10:S683-S91
10. Crotti S, Bottino N, Spinelli E (2018) Spontaneous breathing during veno-venous extracorporeal membrane oxygenation. J Thorac Dis 10:S661-S9
11. Bellani G, Laffey JG, Pham T et al. (2016) Epidemiology, Patterns of Care, and Mortality for Patients With Acute Respiratory Distress Syndrome in Intensive Care Units in 50 Countries. JAMA: the journal of the American Medical Association 315:788–800
12. Combes A, Hajage D, Capellier G et al. (2018) Extracorporeal Membrane Oxygenation for Severe Acute Respiratory Distress Syndrome. The New England journal of medicine 378:1965–75
13. Sanfilippo F, Ippolito M, Santonocito C et al. (2019) Long-term functional and psychological recovery in a population of acute respiratory distress syndrome patients treated with VV-ECMO and in their caregivers. Minerva anestesiologica 85:971–80
14. Schmidt M, Zogheib E, Roze H et al. (2013) The PRESERVE mortality risk score and analysis of long-term outcomes after extracorporeal membrane oxygenation for severe acute respiratory distress syndrome. Intensive care medicine 39:1704–13
15. Grasselli G, Scaravilli V, Tubiolo D et al. (2019) Quality of Life and Lung Function in Survivors of Extracorporeal Membrane Oxygenation for Acute Respiratory Distress Syndrome. Anesthesiology 130:572–80

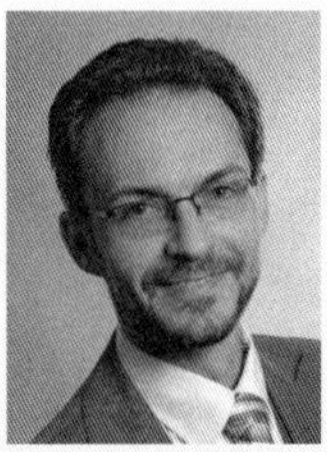

Dr. med. Lars-Olav Harnisch, DESA, EDIC

Nach dem Medizinstudium an der Charité – Universitätsmedizin Berlin Facharztausbildung Anästhesiologie in Berlin und an der Universitätsmedizin Göttingen. Bereits während der Facharztausbildung eindeutiger Schwerpunkt Akut- und Intensivmedizin. 2013 Erwerb der Zusatzbezeichnung „Notfallmedizin" und seit 2015 Weiterbildungsermächtigung für Notfallmedizin. Im gleichen Jahr Anerkennung zum Facharzt für Anästhesiologie und Verleihung des europäischen Facharzttitels für Intensivmedizin; im Folgejahr Anerkennung als europäischer Facharzt für Anästhesiologie und Intensivmedizin. Zum Jahreswechsel 2017/18 Erwerb der zusätzlichen Weiterbildung Intensivmedizin sowie Ernennung zum Oberarzt mit dem Schwerpunkt Intensivmedizin an der Universitätsmedizin Göttingen. Dr. Harnisch ist Mitglied des Göttinger ECMO-Teams, Teil des Notarztpools des Rettungshubschraubers Christoph 44 Göttingen, Leitender Notarzt Stadt und Landkreis Göttingen und wissenschaftlich im Bereich Beatmung/ARDS/ECMO sowie der Auswirkungen und Folgen der intensivmedizinischen Therapie tätig.

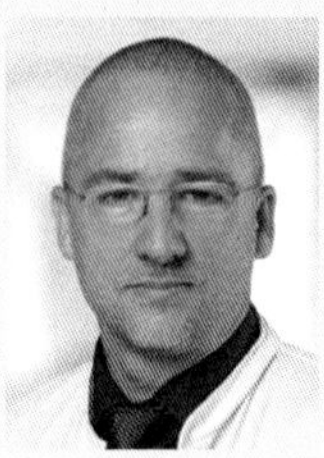

Prof. Dr. med. Onnen Mörer

Studium der Medizin und anschließende Ausbildung zum Facharzt für Anästhesiologie an der Georg-August-Universität, Universitätsmedizin Göttingen. Forschungsaufenthalte in Toronto, Kanada (2005–2006) und Uppsala, Schweden (2006–2007). Habilitation in 2010. Seit 2010 Leiter der Intensivmedizin, seit 2016 Geschäftsführender Oberarzt der Klinik für Anästhesiologie, Universitätsmedizin Göttingen.

5 ECMO bei Lungentransplantation

David Schibilsky, Torsten Loop, Ömer Senbaklavaci, Christoph Benk, Martin Czerny und Johannes Kalbhenn

5.1 Einleitung

Der perioperative Stellenwert der extrakorporalen Unterstützung bei Lungentransplantation hat sich in den letzten zwei Jahrzehnten grundlegend gewandelt. Dabei hat sich der intraoperative Einsatz der veno-arteriellen extrakorporalen Membranoxygenierung (vaECMO, im Folgenden: ECLS – „extracorporeal life support“) von einer letzten Option in aussichtslosen Fällen hin zu einer intraoperativen Standardprozedur bei Patienten im Rahmen der Lungentransplantation entwickelt.

In den letzten 10 Jahren hat der Einsatz der veno-venösen ECMO (vvECMO), im Folgenden ECMO, als Lungenersatzverfahren zur Überbrückung („bridging“) bis zur Transplantation in den klinischen Alltag Einzug gehalten (1). Generell ist bei der Lungentransplantation der operative Therapieerfolg besonders abhängig von der interdisziplinären Zusammenarbeit von Anästhesiologen, Chirurgen, Intensivmedizinern, Kardiotechnikern, Pneumologen und noch vielen anderen Berufsgruppen. Dies ist besonders bei dem Einsatz der ECLS/ECMO im Rahmen einer Lungentransplantation der Fall und wird von dem besseren Kurz- und Langzeitüberleben von Patienten nach ECMO-bridging an Zentren mit großer Fallzahl widergespiegelt (1, 2).

5.1.1 ECMO/ECLS im Rahmen der Lungentransplantation

Der Einsatz einer ECLS/ECMO im Rahmen der Lungentransplantation muss prinzipiell in diesen zwei verschiedenen Patientenkollektiven getrennt betrachtet werden. Die eine Gruppe von Patienten hat schon auf der Warteliste zur Lungentransplantation einen so eingeschränkten Gasaustausch, dass eine mechanische Lungenunterstützung im Sinne einer veno-venösen ECMO benötigt wird. Das ECMO-bridging zur Lungentransplantation besitzt mittlerweile als Verfahren für bestimmte Patientenkollektive eine Indikation. In den meisten Fällen wird bei diesen Patienten auch die Transplantation mit ECMO- oder ECLS-Unterstützung durchgeführt. Die Notwendigkeit einer intraoperativen mechanischen Kreislaufunterstützung kann intraoperativ durch die Hinzunahme einer arteriellen Kanüle in ein veno-arterielles oder veno-arterio-venöses ECLS-System modifiziert werden.

Bei anderen Patienten wird im Rahmen der Lungentransplantation erst intraoperativ eine mechanische Unterstützung notwendig. In den meisten dieser Fälle wird intraoperativ eine veno-arterielle ECLS-Unterstützung benötigt, da die Exposition des Lungenhilus oder das einseitige Klemmen der Lungengefäße hämodynamisch und vom Gasaustausch vom Patienten oft nicht kompensiert werden kann. Dies ist insbesondere bei Patienten mit deutlich erhöhten pulmonalvaskulären Widerständen notwendig. Daher setzen einige Zentren bei Patientenkollektiven mit hohem Risiko für ein rechtsventrikuläres Versagen elektiv eine ECLS für die Lungentransplantation ein. Auf den Einsatz einer Herz-Lungen-Maschine sollte aufgrund der erhöhten Blutungskomplikationen und der schlechteren Ergebnisse zugunsten einer ECLS-Unterstützung verzichtet werden (2). Eine strenge Indikation für den Einsatz der Herz-Lungen-Maschine ergibt sich daher durch geplante zusätzlich zur Lungentransplantation notwendige intrakardiale Eingriffe (z.B. ASD-Verschluss oder Trikusspidalklappenrekonstruktion).

5.1.2 Allgemeine Indikationsstellung zur veno-venösen ECMO-Unterstützung

Eine generelle Indikation zur veno-venösen ECMO Behandlung besteht bei einer schwer eingeschränkten respiratorischen Funktion. Für das hypoxische Lungenversagen gibt es recht gute Risikostratifikationen, die eine Behandlungsindikation für die ECMO-Unterstützung darstellen. Bei anderen Indikationen, wie z.B. einem schweren „air leak syndrome“ oder einer schweren Hyperkapnie trotz optimierter Beatmung sollte individualisiert die Indikation abgewogen werden.

Bei dem hypoxischen Lungenversagen besteht laut den Richtlinien der ELSO („Extracorporeal Life Support Organization“) eine Indikation bei einer zu erwartenden Letalität des Lungenversagens von größer 80% und es sollte eine ECMO-Unterstützung erwogen werden, wenn die Letalität zwischen 50 und 80% liegt (5). Eine Letalität von größer 80% kann angenommen werden, wenn der Horovitz-Quotient (p_aO_2/F_iO_2) bei einem $F_iO_2 > 0{,}9$ einen Wert von < 100 erreicht. Andere Bewertungen aus Scoresystemen, wie dem AOI („Age-adjusted Oxygenation Index“) bei einem Wert von > 80 oder dem APPS (Age, p_aO_2/F_iO_2, and Plateau Pressure Score) von 8 oder größer können ein Letalitätsrisiko von mehr als 80% beschreiben und somit die ECMO indizieren (1, 6).

Bei Patienten, die bereits für eine Lungentransplantation gelistet sind, sieht die ELSO in ihren Empfehlungen von 2017 bei einer endotrachealen Intubation und konsekutiven Beatmung der Lungen dieser Patienten eine generelle ECMO-Indikation.

5.2 Management

5.2.1 Zugangswege

Der präferierte Zugangsweg für die veno-arterielle Kreislaufunterstützung mittels ECLS-Systems ist der femoro-femorale Zugang. Dabei wird üblicherweise auf der rechten Patientenleiste die venöse Punktion vorgenommen, um den anatomischen Gefäßverlauf auszunutzen. Die arterielle Kanüle kann auf derselben oder auf der kontralateralen Seite implementiert werden. In jedem Fall sollt die distale Beinperfusionskanüle vor der arteriellen Kanülierung umgesetzt oder zumindest mit intraarterieller Drahtlage vorbereitet werden. Wenn ein zeitlich limitierter Einsatz der ECLS unter sterilen Kautelen intraoperativ geplant ist, so ist für die perkutane Explantation ein Pre-closure-Konzept mit Vorlage eines nahtgestützten Gefäßverschlusssystems (z.B. ProGlide®, Abbott) möglich. Auch der Einsatz des noch recht neuen Manta-Systems (MANTA® Large Bore Vascular Closure Device, Essential Medical Inc.) kann erwogen werden.

Bei peripher schlechtem Gefäßstatus oder kleinen Gefäßen kann über einen thorakalen Clamshell-Zugang auch eine thorakale ECLS Implantation vorgenommen werden. Bei einer alleinigen veno-venösen ECMO-Unterstützung besteht diese häufig schon als „bridging" zur Lungentransplantation. Bei diesem Einsatz ist die Verwendung von 2-Lumenkanülen (z.B. Avalon®) das präferierte Verfahren. Mithilfe dieser Kanülen kann eine veno-venöse Lungenunterstützung mittels ECMO über eine Kanülierung der V. jugularis ermöglicht werden. Damit ist eine Mobilisation der Patienten und damit eine Empfängerkonditionierung in der Wartezeit vor der Lungentransplantation möglich.

Zu beachten bei der Implantation von Doppellumenkanülen über die V. jugularis ist die Gefahr der Drahtfehllage im rechten Ventrikel, dem Koronarsinus oder auch in abdominalen Venen. Daher ist die Implantation der Kanülen mittels fluoroskopischer Kontrolle empfohlen. Eine qualifizierte TEE-Untersuchung während der Implantation kann eine Implantation ohne Fluoroskopie auf der Intensivstation ermöglichen.

5.2.2 ECMO-Management perioperativ

Der Einsatz der Herz-Lungen-Maschine oder eines ECLS/ECMO-Systems für die Lungentransplantation ist nicht routinemäßig. Ungefähr 30–50% der Transplantationen werden unter dem Einsatz einer extrakorporalen Unterstützung durchgeführt, um die Oxygenierung, die CO_2-Elimination und/oder die hämodynamische Stabilität aufrecht zu erhalten. Die Verwendung einer ECLS/ECMO ist der HLM vorzuziehen (5). Weitere Vorteile einer Lungentransplantation mit extrakorporaler Unterstützung sind die kontrollierte Reperfusion und „lungenprotektive" Beatmung der Tx-Lunge (3).

Folgende Parameter gelten als Indikatoren für den intraoperativen elektiven Einsatz einer ECMO/ECLS bei Lungentransplantation:

- p_aO_2 < 60 mmHg bei F_iO_2 1,0 (insbesondere bei Einlungenventilation)
- vorbestehende pulmonale Hypertonie PAPs > 40 mmHg oder PAPm > 30 mmHg
- PAPm > 50 mmHg intraoperativ
- schwere Hypotension
- CI < 2 l/min
- „non-responder" auf iNO
- Zeichen der Rechtsherzdekompensation unter Einlungenventilation

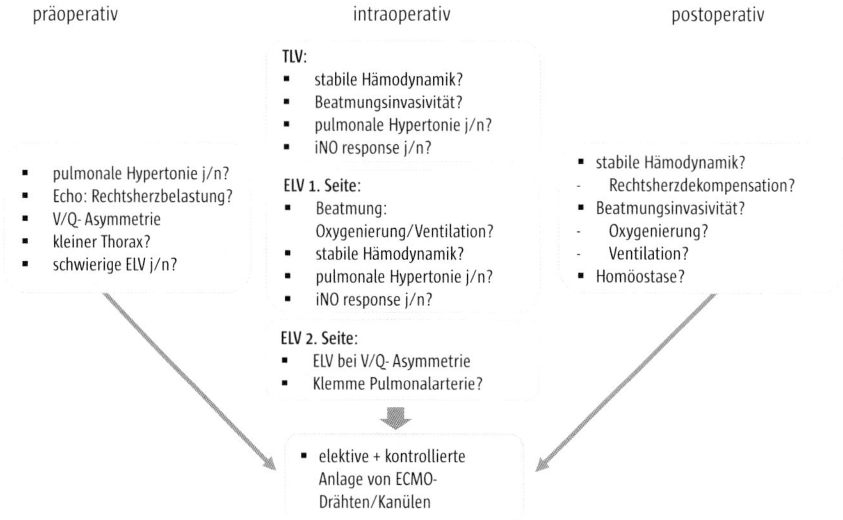

Abb. 1 Praktisches Vorgehen ECMO/ECLS bei Lungentransplantation; Abk.: V/Q = Ventilation-Perfusionsverhältnis; ELV = Einlungenventilation; TLV = Zweilungenventilation; iNO = inhalatives Stickstoffmonoxid

Abbildung 1 zeigt das praktische Vorgehen ECMO/ECLS bei Lungentransplantation.

Die für das perioperative ECMO/ECLS-Management erforderlichen und verwendeten Systeme umfassen nahezu die gleichen Grundkomponenten, die für den kardiopulmonalen Bypass während herzchirurgischer Operationen benötigt werden. Wichtige Unterschiede der ECMO/ECLS sind das geringere Ansaugvolumen, das Fehlen eines Reservoirs, die geringere Heparindosis (50–100 U/kg) mit dem Ziel der Gerinnungszeit von 150–180 s. In ausgewählten Fällen kann die Heparindosis sogar minimiert werden.

Bei der Planung der perioperativen ECMO/ECLS-Strategie sollten folgende Faktoren berücksichtigt werden:

- 1 oder 2 Kanülen,
- zentrale oder periphere Kanülierung,
- intraoperative Lagerung des Patienten,
- Komorbiditäten des Patienten,
- hämodynamisches Monitoring,
- Medikation (d.h. vasoaktive Medikamente, inhaliertes NO),
- notwendige postoperative ECLS-Entwöhnung (d.h. auf der Intensivstation oder direkt im OP),
- Anästhesie (Atemwegsmanagement, Epiduralanästhesie),
- zusätzlicher persönlicher und struktureller Rahmenbedarf.

Weitere Überlegungen und Konsequenzen im intraoperativen ECMO/ECLS-Management sind die veränderte Arzneimittelwirkungen, induziert durch die Veränderung des pharmakokinetischen Verteilungsvolumens, der Adsorption, der Vasodilatation und der erhöhten kapillären Permeabilität.

Viele Fragen zum Modus und Eigenschaften oder den Einstellungen der mechanischen Beatmung und eingeschränkter pulmonaler Perfusion während der ECMO/ECLS sind immer noch unbeantwortet:

- Welches PEEP-Niveau und/oder welche F_iO_2 sollte festgelegt werden?
- Welches Tidalvolumen ist lungenprotektiv?
- Welcher Gas- und Pumpenfluss sind optimal (< 60 ml/kg/min)?
- Welche Gerinnungsparameter sollten intraoperativ routinemäßig mit welchen Zielkorridor gemessen werden (ACT 150–180 s; Aktivität des Faktors anti-Xa; Thrombelastografie)?

Das anästhesiologische Vorgehen umfasst die arterielle Kanülierung der rechten A. radialis, das Monitoring der zerebralen Oxygenierung mittels Nahinfrarotspektroskopie (NIRS) und der Narkosetiefe und eine TEE (Anlage, Lagekontrolle der Kanülierung).

Intraoperativ wird ein normothermer partieller Bypass angestrebt. Während v.a.-ECMO/ECLS ist darauf zu achten, den rechtsventrikulären Auswurf partiell aufrechtzuerhalten und die Tx-Lunge protektiv zu ventilieren (VT 4–6 ml/kg, PEEP 7–10 mbar, Monitoring durch $etCO_2$). Das ist wichtig, da es sonst zu einem großen pulmonalen Shunt kommt und kein nutritiver Blutfluss für die Tx-Lunge generiert wird.

Bei Patienten mit vorbestehender CO_2-Retention und respiratorischer Azidose ist an der ECMO/ECLS bei Normokapnie eine schwere metabolische Alkalose möglich. Bei Blutungsneigung ist zur Differenzialdiagnose eine ROTEM-Analyse und ein Blutbild durchzuführen, die Fibrinogen und Thrombozytenzahl im Citratblut zu bestimmen.

Postoperative schrittweise Entwöhnung von der ECMO/ECLS-Unterstützung erfolgt unter dem Einsatz der TEE, des Monitorings der pulmonalen Perfusion mittel PA-Katheter und dem inhalativen Einsatz von Stickstoffmonoxid (iNO).

5.2.3 Komplikationen und Management von ECLS/ECMO-Komplikationen

Die Komplikationen nach ECLS/ECMO beziehen sich in erster Linie auf arterielle Komplikationen im Rahmen der initialen ECLS/ECMO-Anlage. Zunächst kann man nicht ausdrücklich genug darauf hinweisen, wie wesentlich das umfassende Wissen um den Zustand des gesamten aorto-iliaco-femoralen Gefäßbaums ist, welchen eine CT-Angiografie im Rahmen der präoperativen Evaluation für die Transplantation einwandfrei abklärt. Sollten hier ausgeprägte obliterativ-arterielle Komponenten augenscheinlich werden, dann können diese entweder im Vorfeld (zumeist mittels Katheterintervention) behandelt werden oder man antizipiert einen alternativen arteriellen Zugangsweg wie die rechte A. subclavia, die in den meisten Fällen auch bei schwerer peripherer obliterativer Arteriopathie frei von Arteriosklerose ist und auch über mehrere Tage einwandfrei als arterieller Einstrom im Rahmen einer ECLS Anlage verwendet werden kann (in diesem Fall ist das Aufnähen einer 8-mm-Prothese auf das native Gefäß eine Prärequisite).

Periphere arterielle Komplikationen zeigen sich zumeist als lokale Dissektionen oder thrombotische Verschlüsse. Da die Tx-Patienten unmittelbar postoperativ zumeist noch beatmet sind, ist das Überwachen der peripheren Zirkulation eine wesentliche Komponente, nicht nur während der ECLS, sondern auch in den Stunden und Tagen nach Explantation. Bei Verdacht auf eine Ischämie der Extremitäten sollte orientierend eine Ultraschalluntersuchung, zur Therapieplanung dann aber doch eine

CT-Angiografie durchgeführt werden, um alle Komponenten der vor und nachgeschalteten Gefäßsegmente überblicken zu können. Eine lokale Thrombektomie/Thrombendarteriektomie mit proximalem/distalen Fogarty-Manöver und (zumeist) abschließender Patch-Plastik (Rinderperikard oder Vene) ist hier der häufigste zielführende Ansatz.

Sollte die Anlage perkutan durchgeführt worden sein, ist ebenfalls eine perkutane Entfernung möglich. Ist diese aufgrund einer notfallmäßigen Anlage nicht mittels „pre-closure device" (z.B. ProGlide®) für die perkutane Explantation vorbereitet, so führen wir die Explantation mittels des Manta-System (MANTA® Large Bore Vascular Closure Device, Essential Medical Inc.) durch. Das Prinzip besteht darin, dass zunächst nach Beendigung der ECLS die zentrale arterielle Kanüle geklemmt und vom ECLS-System diskonnektiert wird. Danach wird eine arterielle Blutdruckmessung über die Beinkanüle durchgeführt, um zu verifizieren, dass auf der Strecke zischen zentraler arterieller Kanüle und arterieller Beinkanüle kein Thrombus (durch die Stase) vorhanden ist. Wenn der Blutdruck hier Systemverhältnisse anzeigt, kann dadurch eine Thrombusformation ausgeschlossen werden. Danach wird die stillgelegte arterielle Kanüle mit einer Nadel punktiert, ein langer 0,035 dünner Draht nach zentral eingebracht, die arterielle Kanüle entfernt und das MANTA®-System eingebracht und empirisch – je nach antizipiertem Abstand des Nativgefäßes zum Hautniveau – bei etwa 5 cm aktiviert und ausgelöst. Nun wird nochmals der Druck in der Beinkanüle gemessen. Wenn er zuvor niedrig war und jetzt Systemdruck besteht, ist die Situation regulär (die zentrale arterielle Kanüle hat dann das Gefäßlumen fast vollständig ausgefüllt). Wenn der Druck weiterhin niedrig ist, muss man einen Thrombus vermuten und es muss eine offene Revision erfolgen. Zumeist ist dies eine einfache Thrombektomie durch Fogarty-Manöver und nur bei schlechtem Gefäßstatus oder Destruktion der Gefäßwand durch die Kanülen muss eine Patch-Plastik durchgeführt werden. Die periphere arterielle Kanüle (7 Fr.) wird durch ein 8-Fr-Angioseal-System (Terumo) oder die Kombination aus einem ProGlide®-System und einem FemoSeal® entfernt.

Venöse Komplikationen sind selten und äußern sich zumeist sofort durch eine dramatische Hämorrhagie (intrathorakal oder retroperitoneal). Eine unmittelbare, offen chirurgische Exploration stellt dann die einzig sinnvolle Option dar.

5.2.4 ECMO-Management prä-/postoperativ

Der Anschluss eines Patienten an eine ECMO-Unterstützung vor der Lungentransplantation („bridge-to-transplant") soll unter sehr strenger Nutzen-Risiko-Abwägung erfolgen, da dieser Schritt unumkehrbar sein kann (8). Einerseits kann durch eine veno-venöse ECMO eine effektive Oxygenierung und Decarboxylierung erreicht werden, was die Atemnot und die Atemarbeit verringert und eine aktive physiotherapeutische und alimentäre Konditionierung des Patienten ermöglicht. Andererseits sind die durch eine ECMO erzeugten Komplikationen – die mit der Laufzeit stetig zunehmen – ab einem gewissen Schweregrad limitierend für den Patienten.

Präoperativ

Für ausgewählte Patienten mit hohem „Lung Allocation Score" (LAS) (2) auf der Warteliste zur Lungentransplantation soll die veno-venöse ECMO dazu genutzt werden, eine endotracheale Intubation (und Beatmung) abzuwenden, eine aktive Mobilisation und eine effiziente Kalorienaufnahme zu ermöglichen und die Atemnot nicht-pharmakologisch zu behandeln (2, 10).

Postoperativ

Die postoperative Fortführung einer extrakorporalen Unterstützung kann im Falle eines frühen Transplantatversagens oder eines ausgeprägten Reperfusionsödems der Transplantatlunge sinnvoll sein. Die veno-arterielle ECMO kann für die Patienten mit präoperativer pulmonalarterieller Hypertonie die Ultima Ratio darstellen, um eine transiente kardiale Insuffizienz durch ein präoperatives Rechtsherzversagen oder ein Linksherzversagen durch eine Volumenüberbelastung des schlagartig erniedrigten pulmonalvaskulären Widerstands zu behandeln. Ein Schlüsselelement im prä- und postoperativen Management stellt die Kontrolle der Balance aus erworbenen Gerinnungsstörungen mit Blutungsneigung, prothrombotischen Einflussfaktoren und Antikoagulation dar.

Alle Patienten an mechanisch betriebenen Extrakorporalverfahren entwickeln innerhalb weniger Stunden eine schwere Störung der primären Hämostase. Diese ist gekennzeichnet durch eine Thrombozytopenie, -pathie sowie ein erworbenes von-Willebrand-Syndrom (11) und bildet sich bereits wenige Stunden nach Anschluss an das extrakorporale System aus.

Klinisch entwickeln sich diffuse Blutungen aus Mikrotraumata (Zahnfleischbluten, Makrohämaturie, Blutungen aus Katheter-Einstichen etc.). Als schwerste Komplikation kann eine intrakranielle Blutung auftreten (13). Insbesondere beim präoperativen Einsatz der ECMO resultiert aus dieser Blutungsneigung ein erhöhter Transfusionsbedarf während der eigentlichen Transplantation.

Die systematische Evaluation und Behandlung dieser Gerinnungsstörungen ist unverzichtbar und erfordert eine spezialisierte Expertise (12). Dabei gilt es zu beachten, dass die Transfusion von Fremdblutprodukten, die Zellen enthalten, die HLA-Antigene tragen (insbesondere gepoolte Thrombozytenkonzentrate), eine Immunisierung des Patienten bedingen kann, die in der Folge eine Abstoßung des Transplantats begünstigt.

Zum störungsfreien Betrieb der ECMO ist mit den modernen Materialien keine strenge Antikoagulation mehr notwendig (13). Die Reduktion antikoagulatorischer Substanzen kann das Auftreten klinischer Blutungen nicht verhindern, aber relevant verzögern. Eine prophylaktische subkutane Applikation niedermolekularer Heparine beispielsweise ist praktikabel und sicher.

In der postoperativen Phase sollte eine ECMO-Unterstützung wirklich nur so lange wie unbedingt nötig weiter betrieben werden. Eine Indikation stellt das schwere Reperfusionsödem der Transplantatlunge dar.

In jedem Fall sollte die ECMO ausschließlich dafür genutzt werden, die Organsysteme Lunge und bei veno-arterieller Kanülierung Herz-Kreislauf transient zu unterstützen, um parallel die Therapie des Patienten betreiben zu können. Insbesondere sollte ECMO nicht zur unnötigen Immobilisation führen, sondern im Gegenteil, die ECMO muss zur Ermöglichung der aktiven Mobilisation und Muskelkonditionierung genutzt werden.

5.3 Outcome nach „bridge-to-transplant" mittels ECMO

Der Einsatz der veno-venösen ECMO als „bridging" zu einer Lungentransplantation hat sich erst in den vergangenen 10 Jahren an erfahrenen Zentren etabliert. Bei sorgfältiger Patientenauswahl und interdisziplinären Management sind die Ergebnisse in den letzten Jahren sehr gut und zum Teil mit den Ergebnissen von Patienten ohne mechanische Unterstützung vor der Lungentransplantation vergleichbar.

Todd et al. berichten von einem 1-Jahres-Überleben von allen 12 Patienten, die an ihrem Zentrum mittels ECMO zu einer Transplantation gebracht wurden, verglichen mit einem 1-Jahres-Überleben von 91% bei den 81 Patienten, die im vergleichbaren Zeitraum ohne vorhergehende mechanische Lungenunterstützung transplantiert wurden (16).

Auch das Langzeitüberleben der Patienten nach ECMO-bridging ist bei einer Selektion von jüngeren Patienten in ersten Berichten vielversprechend. So berichten Ius et al. und Hoetzenecker et al. von einem 5-Jahres-Überleben nach ECMO-Bridging von 70 bzw. 60%. Von diesen Arbeitsgruppen wird auch ein Intention-to-treat-Überleben von 50% in beiden Untersuchungen angegeben (4, 7).

Das somit recht geringe Sterblichkeitsrisiko unter ECMO-Unterstützung auf der Warteliste und das Überleben nach der Transplantation dieser selektionierten Patienten stellen die ECMO-Unterstützung vor Lungentransplantation bei ausgewählten Patienten an erfahrenen Zentren als valide Möglichkeit dar.

Take home messages:

- *Der Einsatz der extrakorporalen Unterstützungssysteme im Rahmen der Lungentransplantation hat einen klinisch bedeutsamen Stellenwert erlangt. Dabei hat sich der intraoperative Einsatz der veno-arteriellen extrakorporalen Membranoxygenierung (vaECMO/ECLS („extracorporeal life support") zu einer Standardprozedur von Patienten im Rahmen der Lungentransplantation entwickelt.*
- *Die Indikation zum Einsatz der Herz-Lungen-Maschine stellt sich bei zusätzlich zur Lungentransplantation notwendigen intrakardialen Eingriffen (z.B. ASD-Verschluss oder Trikusspidalklappenrekonstruktion).*
- *In der letzten Zeit hat sich der Einsatz der veno-venösen ECMO (vvECMO), als Lungenersatzverfahren zur Überbrückung („bridge-to-transplant") bis hin zu einer Transplantation im klinischen Alltag für bestimmte Patientenkollektive etabliert.*
- *Besonders bei dem Einsatz der ECMO/ECLS im Rahmen einer Lungentransplantation ist der Therapieerfolg abhängig von der interdisziplinären Zusammenarbeit von Anästhesiologen, Chirurgen, Intensivmedizinern, Kardiotechnikern, Pneumologen und noch vielen anderen Berufsgruppen.*

Literatur

1. Dechert RE, Park PK, Bartlett RH. Evaluation of the oxygenation index in adult respiratory failure. J Trauma Acute Care 2014; 76: 469–473. doi.org/10.1097/ta.0b013e3182ab0d27
2. Fuehner T, Kuehn C, Hadem J et al. Extracorporeal membrane oxygenation in awake patients as bridge to lung transplantation. Am J Resp Crit Care 2012; 185: 763–8. doi.org/10.1164/rccm.201109-1599oc
3. Gottlieb J. Lung allocation. J Thorac Dis 2017; 9: 2670–2674. doi.org/10.21037/jtd.2017.07.83
4. Hoetzenecker K, Donahoe L, Yeung JC et al. Extracorporeal life support as a bridge to lung transplantation-experience of a high-volume transplant center. J Thorac Cardiovasc Surg 2017; 155: 1316–1328.e1. doi.org/10.1016/j.jtcvs.2017.09.161
5. Hoetzenecker K, Schwarz S, Muckenhuber M et al. Intraoperative extracorporeal membrane oxygenation and the possibility of postoperative prolongation improve survival in bilateral lung transplantation. J Thorac Cardiovasc Surg 2017; 155: 2193–2206.e3. doi.org/10.1016/j.jtcvs.2017.10.144
6. Ius F, Kuehn C, Tudorache I et al. Lung transplantation on cardiopulmonary support: venoarterial extracorporeal membrane oxygenation outperformed cardiopulmonary bypass. J Thorac Cardiovasc Surg 2012; 144: 1510–1516. doi.org/10.1016/j.jtcvs.2012.07.095
7. Ius F, Natanov R, Salman J et al. Extracorporeal membrane oxygenation as a bridge to lung transplantation may not impact overall mortality risk after transplantation: results from a 7-year single-centre experience. Eur J Cardio Thorac 2018; 54: 334–340. doi.org/10.1093/ejcts/ezy036
8. Ius F, Sommer W, Tudorache I et al. Five-year experience with intraoperative extracorporeal membrane oxygenation in lung transplantation: Indications and midterm results. J Hear Lung Transplant 2016; 35: 49–58. doi.org/10.1016/j.healun.2015.08.016
9. Ius F, Tudorache I, Warnecke G. Extracorporeal support, during and after lung transplantation: the history of an idea. J Thorac Dis 2018; 10: 5131–5148. doi.org/10.21037/jtd.2018.07.43
10. Javidfar J, Brodie D, Iribarne A et al. Extracorporeal membrane oxygenation as a bridge to lung transplantation and recovery. J Thorac Cardiovasc Surg 2012; 144: 716–721. doi.org/10.1016/j.jtcvs.2012.05.040
11. Kalbhenn J, Schlagenhauf A, Rosenfelder S et al. Acquired von Willebrand syndrome and impaired platelet function during venovenous extracorporeal membrane oxygenation: Rapid onset and fast recovery. J Hear Lung Transplant 2018; 37: 985–991. doi.org/10.1016/j.healun.2018.03.013
12. Kalbhenn J, Schmidt R, Nakamura L et al. Early Diagnosis of Acquired von Willebrand Syndrome (AVWS) is Elementary for Clinical Practice in Patients Treated with ECMO Therapy. J Atheroscler Thromb 2015; 22: 265–271. doi.org/10.5551/jat.27268
13. Krueger K, Schmutz A, Zieger B, Kalbhenn J. Venovenous extracorporeal membrane oxygenation with prophylactic subcutaneous anticoagulation only: an observational study in more than 60 patients. Artif Organs 2016; 41: 186–192. doi.org/10.1111/aor.12737
14. Loor G, Simpson L, Parulekar A. Bridging to lung transplantation with extracorporeal circulatory support: when or when not? J Thorac Dis 2017; 9: 3352–3361. doi.org/10.21037/jtd.2017.08.117
15. Luyt C-E, Bréchot N, Demondion P et al. Brain injury during venovenous extracorporeal membrane oxygenation. Intens Care Med 2016; 42: 897–907. doi.org/10.1007/s00134-016-4318-3
16. Todd EM, Roy SB, Hashimi AS et al. Extracorporeal membrane oxygenation as a bridge to lung transplantation: A single-center experience in the present era. J Thorac Cardiovasc Surg 2017; 154: 1798–1809. doi.org/10.1016/j.jtcvs.2017.06.063
17. Villar J, Ambrós A, Soler JA et al. Age, paO2/FIO2, and Plateau Pressure Score. Crit Care Med 2016; 44: 1361–1369. doi.org/10.1097/ccm.0000000000001653
18. ELSO Guidelines for adult respiratory failure

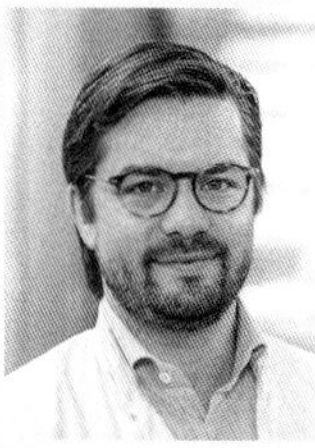

Dr. med. David Schibilsky

Studium der Humanmedizin und Praktisches Jahr in Würzburg, Freiburg und New York. Weiterbildung in der Klinik für Herz- und Gefäßchirurgie am Universitäts-Herzzentrum Freiburg • Bad Krozingen und in der Klinik für Thorax-, Herz- und Gefäßchirurgie am Universitätsklinikum Tübingen. Research Fellow am DeBakey Heart and Vascular Center, Houston, Texas, USA im Rahmen eines International traveling scholarship der International society of heart and lung transplantation (ISHLT) in 2013. Facharzt für Herzchirurgie im März 2016 und Funktionsoberarzt der Klinik für Thorax-, Herz- und Gefäßchirurgie am Universitätsklinikum Tübingen ab November 2016. Im Dezember 2016 Registrierung beim General Medical Council, UK und Verleihung des Transplant Fellowship 2017 der European society for organ transplantation (ESOT). Ab Februar 2017 Senior Clinical Fellow am Royal Papworth Hospital Cambridge, UK. Seit 1.3.2018 Oberarzt der Klinik für Herz- und Gefäßchirurgie am Universitäts-Herzzentrum Freiburg • Bad Krozingen. Verleihung des Norman E. Shumway Career Development Award der ISHLT in 2018.

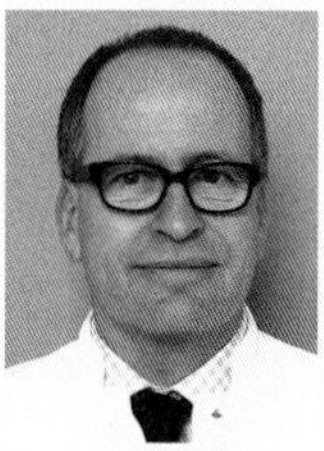

Prof. Dr. med. Torsten Loop

Studium der Medizin in Freiburg, Facharztausbildung in Liestal/Schweiz und am Universitätsklinikum Freiburg. Habilitation im Jahr 2005, APL-Professur im Jahr 2009. Seit 2003 Beauftragter für Lungentransplantation, seit 2011 Leitender Oberarzt in der Klinik für Anästhesiologie und Intensivmedizin am Universitätsklinikum Freiburg.

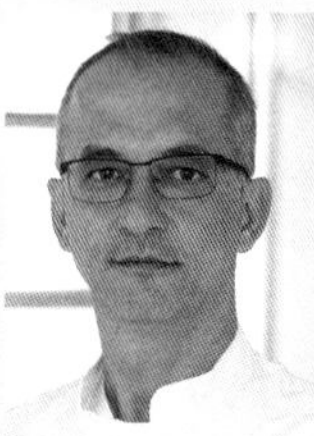

PD Dr. med. Ömer Senbaklavaci, FRCS, FEBTS

Nach dem Medizinstudium in Wien Weiterausbildung zum Facharzt für Herzchirurgie und Thoraxchirurgie in Wien und Bochum. Verleihung des thoraxchirurgischen Preises der DGTHG für sein Projekt „Isolierte Lungenperfusion zur Verbesserung der Organkonservierung bei Lungentransplantation“ in 2011. Leiter des Lungentransplantationsprogramms in Mainz zwischen 2009–2014 und in Freeman Hospital/Newcastle upon Tyne zwischen 2014–2019. Habilitation für das Fach Thoraxchirurgie an der Johannes Gutenberg Universität/Mainz. Verleihung „Fellow of the Royal College of Surgeons/England“ in 2015 und „Fellow of the European Board of Thoracic Surgery“ in 2019. Seit 01/2019 Leitender Oberarzt an der Klinik für Thoraxchirurgie des Universitätsklinikums Freiburg sowie Bereichsleiter der Lungentransplantation.

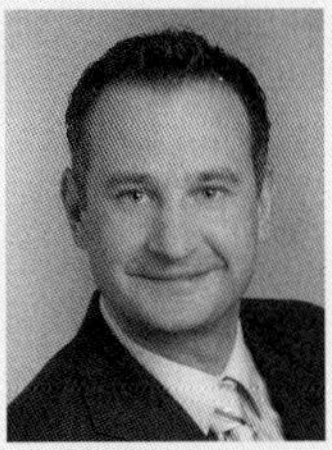

Prof. Dr.-Ing. Christoph Benk

Christoph Benk ist Bereichsleiter der Kardiotechnik in der Klinik für Herz- und Gefäßchirurgie des Universitäts-Herzzentrums Freiburg · Bad Krozingen. Schwerpunkte seiner Arbeit sind extrakorporale Verfahren, Kunstherzsysteme und Systeme zur akuten Herz- bzw. Lungenunterstützung. Des Weiteren betreibt er intensive Forschungstätigkeiten im Bereich extrakorporale kardiopulmonale Reanimation (eCPR) und kontrollierter Reperfusion.

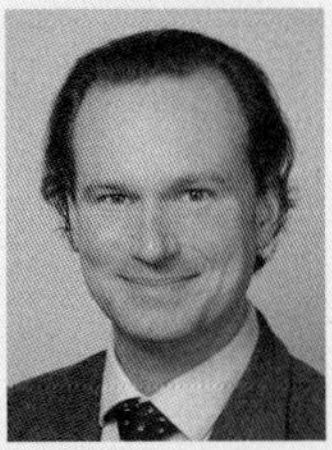

Prof. Dr. med. Martin Czerny

Martin Czerny, Herz- und Gefäßchirurg, ist Spezialist für die chirurgische und kathetertechnische Behandlung von Erkrankungen der gesamten Hauptschlagader, der sogenannten Aorta. Nach seiner Habilitation 2004 in Wien war er am Inselspital in Bern und am Universitätsspital Zürich tätig. Seit September 2015 leitet er zusätzlich zu seiner Tätigkeit als Herzchirurg die Sektion Gefäßchirurgie in der Klinik für Herz- und Gefäßchirurgie des Universitäts-Herzzentrums Freiburg · Bad Krozingen, die als eines der bundesweit größten chirurgischen Aortenzentren gelten kann. Zu Czernys Forschungsschwerpunkten gehören akute und chronische Erkrankungen der gesamten Hauptschlagader, insbesondere deren Früherkennung, neue Behandlungsverfahren an der Aorta sowie die Schlaganfallsprophylaxe in Rahmen von Eingriffen am Aortenbogen.

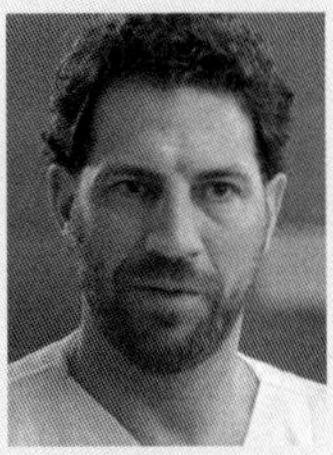

PD Dr. med. Johannes Kalbhenn

Nach dem Studium in Freiburg i.Br. und Perth (Australien) Weiterbildung in der Klinik für Anästhesiologie und Intensivmedizin am Universitätsklinikum Freiburg mit Facharztprüfung 2011. 2013 Zusatzbezeichnungen spezielle anästhesiologische Intensivmedizin und Notfallmedizin sowie Europäisches Anästhesie-Diplom (DESA) und Europäisches Intensivmedizin-Diplom (EDIC). 2015 Bestellung zum Geschäftsführenden Oberarzt der Klinik für Anästhesiologie und Intensivmedizin und Leitung der Anästhesiologischen Intensivtherapiestation, 2019 Verleihung der venia legendi für das Fach Anästhesiologie.

6 Extrakorporale Verfahren zur Reduktion der Beatmungsinvasivität?

Thomas Bein

In den letzten Jahrzehnten wurde das Konzept der extrakorporalen Membranoxygenierung in experimentellen und klinischen Studien sowie im klinischen Alltag zunehmend favorisiert als eine Maßnahme zur Behandlung des schweren akuten Lungenversagens (veno-venöse extrakorporale Membranoxygenierung; vvECMO) oder als „Ultima Ratio" beim kardiogenen Schock/Herz-Kreislauf-Stillstand (veno-arterielle extrakorporale Membranoxygenierung; vaECMO). Im Prinzip wird durch die Etablierung eines veno-venösen (vvECMO) oder veno-arteriellen (vaECMO) Kreislaufs mit Integration einer künstlichen Membran und Einschaltung einer Pumpe die Möglichkeit einer extrakorporalen Oxygenierung und Karbondioxid-(CO_2)-Elimination ermöglicht, um das Überleben von Patienten mit schwerstem hypoxämischem Lungenversagen (vvECMO) oder therapierefraktärem kardiogenen Schock (vaECMO) zu bewirken – insbesondere, wenn andere etablierte Behandlungsmaßnahmen ausgeschöpft sind. Die technischen Weiterentwicklungen der letzten Jahre (Zentrifugalpumpen statt Rollerpumpen, Heparin-Coating, optimierte Kanülen) haben zu einer Reduktion von Komplikationen, einer Steigerung der Anwenderfreundlichkeit und somit zu erhöhter therapeutischer „Attraktivität" geführt (1, 2).

Gleichzeitig entstanden in den letzten zwei Jahrzehnten wissenschaftliche und klinische Aktivitäten mit dem Fokus auf der überwiegenden Nutzung der ECMO-Systeme zur extrakorporalen Elimination von CO_2 mit dem Ziel, akute oder chronische Lungenerkrankungen, bei denen ein erhöhter arterieller CO_2-Wert (Hyperkapnie) und/oder eine respiratorisch bedingte Azidose im Vordergrund stehen, zu behandeln. Sauerstoff (O_2) und CO_2 weisen eine unter schiedliche physikalische Charakteristik auf: CO_2 ist im Blut im Wesentlichen als Bikarbonat-Ion gebunden, und venöses Blut hat einen hohen Anteil an CO_2, welches leicht diffundiert. Daher lässt sich – im Gegensatz zum Atemgas O_2 – bei vergleichsweise niedrigen extrakorporalen Blutflüssen und ausreichend hohen extrakorporalen Gasflüssen („sweep gas flow") – eine effektive CO_2-Elimination mit relativ geringerem Aufwand erreichen. Diese physikalische Tatsache hat zu Überlegungen zu Systemen mit niedrigen Blutflüssen („low-flow") geführt, um bei bestimmten Konstellationen von Lungenerkrankungen eine therapeutisch bedeutsame CO_2-Entfernung zu erreichen und dabei den Oxygenierungseffekt zu vernachlässigen.

In den letzten Jahrzehnten hat sich die Strategie der extrakorporalen Membranoxygenierung (ECMO) in zwei unterschiedliche Richtungen mit unterschiedlichen Zielrichtungen entwickelt: die „klassische" ECMO wird beim schweren akuten Lungenversagen mit kritischer Hypoxämie eingesetzt. Sie erfordert hohe extrakorporale Blutflüsse (> 4 l/min), um eine ausreichende Oxygenierung zu erreichen. Die Technik der extrakorporalen CO_2-Elimination ($ECCO_2$-R) hingegen hat zum Ziel, bei akuten Lungenerkrankungen, bei denen eine Störung der CO_2-Elimination im Vordergrund steht (z.B. exazerbierte chronisch-obstruktive Lungenerkrankung, Status asthmaticus), die dekompensierte Hyperkapnie/Azidose zu verhindern. Wegen der physikalischen Eigenschaft von Kohlendioxid sind für eine effektive CO_2-Elimination geringere Blutflüsse (0,7–1,5 l/min) und schmalere Kanülen möglich. In den letzten Jahren wird das Konzept auch als Maßnahme zur Reduktion der Invasivität der Beatmung diskutiert.

6.1 Grundlagen der extrakorporalen CO_2-Elimination ($ECCO_2$-R)

Die physiologische CO_2-Produktion (ca. 200 ml/min. beim gesunden erwachsenen Menschen) kann bei Patienten mit kritischen Erkrankungen erheblich gesteigert sein (z.B. bei Sepsis, Trauma, Fieber, Inflammation), in besonderen Situationen um bis zu 50%. Da der partielle CO_2-Druck im arteriellen Blut (p_aCO_2) zum einen von der CO_2-Produktion des Organismus, zum anderen aber auch erheblich von der CO_2-Elimination durch die Atmung abhängt, kommt unter den Bedingungen der mechanischen Beatmung dem Ausmaß der (künstlich gesteuerten) CO_2-Elimination durch die Parameter der Beatmungseinstellung (Tidalvolumen [VT], Atemfrequenz) eine besondere Bedeutung zu. Das Konzept der „permissiven" Hyperkapnie (= Inkaufnahme eines unphysiologisch erhöhten p_aCO_2-Wertes zu Gunsten einer reduzierten Invasivität der Beatmung) wurde lange Zeit propagiert, da man in manchen Studien keine Nachteile einer akuten, unkompensierten Hyperkapnie fand, und man das Konzept der Lungenproduktion von höherem Vorteil für das Überleben bei schwerem Lungenversagen einschätzte. Seit der bekannten ARDS-Network-Studie aus dem Jahre 2000 wurde wiederholt und eindrücklich gezeigt, dass eine Reduktion des inspiratorischen Beatmungsdruckes (< 30 cmH_2O) sowie des Tidalvolumens auf ca. 6 ml/kgKG ideales Körpergewicht eine Verbesserung des Überlebens beatmeter Patienten nach sich zog. Pathophysiologische Grundlage für diese Strategie war das Konzept des sog. beatmungsinduzierten Lungenschadens („ventilator-induced lung injury"; VILI): die Tatsache, dass mechanische Beatmung bei erhöhter Invasivität die physiologische Integrität des Lungenparenchyms schwerwiegend und nachhaltig schädigt und damit zu einer erhöhten Sterblichkeit beiträgt.

Das Konzept der permissiven Hyperkapnie ist in den letzten Jahren durch einige tier-experimentelle und klinische Studien in die Kritik geraten: es wurde dargestellt, dass eine unkompensierte, akute Hyperkapnie mit Azidose schädigend auf vital essenzielle Organfunktionen wirken kann (Einschränkung der kardialen Pumpfunktion, Nierenfunktionsstörung, Beeinträchtigung der vaskulären Reaktivität, ein Effekt der beim kritisch kranken, beatmeten Patienten sehr nachteilig ist. Darüber hinaus wurden heterogene Studienergebnisse zu schädigenden Einflüssen der hyperkapnischen Azidose auf die Lunge selbst publiziert.

Beim schweren akuten Lungenversagen ist die Entwicklung einer dekompensierten Hyperkapnie mit Azidose zugunsten einer konsequent lungenprotektiven Beatmung (*permissive* Hyperkapnie) nicht (mehr) zu empfehlen, da bei akuter ausgeprägter Hyperkapnie (p_aCO_2 > 60 mmHg) und Azidose (arterieller pH < 7,2) schwere Funktionsstörungen anderer Organsysteme (kardiovaskuläre Instabilität, Nierenschädigung) auftreten können.

Somit befindet sich das Konzept der permissiven Hyperkapnie in einem Dilemma: auf der einen Seite ist die Reduktion der Invasivität der Beatmung mit einer Reduktion des beatmungsinduzierten Lungenschadens und einem besseren Überlebensvorteil der lungenprotektiv beatmeten Patienten verknüpft. Auf der anderen Seite kann durch unkompensierte Hyperkapnie und Azidose – insbesondere bei Patienten mit erhöhter CO_2-Produktion (z.B. Trauma, Sepsis) im Rahmen der Reduktion der Invasivität der Beatmung eine Schädigung anderer Organsysteme hervorgerufen werden, die den Vorteil der Lungenprotektion wieder aufheben (kann). Für die „Auflösung“ dieses Dilemmas bietet sich der Einsatz der extrakorporalen Kohlendioxid-Elimination an. Wie erwähnt kann aufgrund der physikalischen Besonderheiten von CO_2 mittels eines niedrigen extrakorporalen Blutflusses (0,7–1,2 l/min) eine ausreichende Menge an CO_2 eliminiert werden, sodass eine konsequente Reduktion von inspiratorischem Plateaudruck und Tidalvolumen möglich wird, ohne dass eine schwere (und mutmaßlich schädliche) Hyperkapnie mit Azidose entsteht. Manche Arbeitsgruppen haben daher die klinische Hypothese aufgestellt (und durch klinische Studien geprüft), dass mithilfe der $ECCO_2$-R eine „ultraprotektive“ Beatmung zu ermöglichen sei, die durch eine weitere Reduktion des Tidalvolumens < 6 ml/kgKG charakterisiert ist. Hierbei wird angenommen, dass eine maximale Begrenzung des Tidalvolumens den beatmungsinduzierten Lungenschaden noch weiter reduzieren könne, und damit die Überlebenschancen des kritisch kranken Patienten verbessert würden, indem sozusagen die lungenprotektive Schwelle noch weiter herabgesetzt wird (5).

6.2 Bisherige klinische Erfahrungen mit der extrakoroporalen CO_2-Elimination zur Lungen(ultra)protektion

$ECCO_2$-R als Modifikation einer ECMO-Anwendung mit der besonderen Indikationsstellung der extrakorporalen Kohlendioxidelimination hatte schon 1978 das Interesse von Gattinoni et al. geweckt (6). In den letzten vier Jahrzehnten sind etliche Fallberichte oder kleinere Kohortenstudien publiziert worden, die sich auf spezielle Indikationen oder Krankheitsbilder wie die dekompensierte Hyperkapnie im Rahmen einer exazerbierten chronisch-obstruktiven Lungenerkrankung, beim therapierefraktären Status asthmaticus oder bei chronischen Schäden des Lungenparenchyms (z.B. bronchopleurale Fisteln) bezogen, bei denen durch $ECCO_2$-R die Behebung der akuten Entgleisung im Vordergrund stand [Übersicht in (7)].

Der Einsatz der $ECCO_2$-R mit dem Ziel, eine Lungen(ultra)protektion zu ermöglichen, ist – abgesehen von Gattinonis Pionierarbeit – relativ neu. In einer prospektiven Kohortenstudie setzten Terragni et al. (8) eine künstliche Membranlunge ein, die in Serie an eine kontinuierliche Hämofiltration geschaltet war, um bei ARDS-Patienten mittels $ECCO_2$-R eine „ultraprotektive“ Beatmung zu ermöglichen. Mit einer extrakorporalen Flussrate von ca. 350 ml/min. gelang es, das Tidalvolumen von 6 ml/kgKG auf 4 ml/kgKG sowie den inspiratorischen Plateaudruck von 30 cmH_2O auf etwa 25 cmH_2O zu reduzieren. Der positiv-endexspiratorische Druck (PEEP) wurde in diesem Studiendesign bei etwa 15 cm H_2O eingestellt; in den arteriellen Blutgasparametern zeigten sich sowohl eine Steigerung der Oxygenierung als auch eine ausgeglichene CO_2-Situation ($p_aCO_2 \approx 50$ mmHg) und ein ausgeglichener pH (pH ≈ 7,3). Darüber hinaus kam es zu einer signifikanten Reduktion pro-inflammatorischer Zytokine (Interleukin-1 und -6) in der bronchoalveolären Lavage unter dieser Strategie. Die Autoren schlussfolgerten, dass das Konzept der „ultraprotektiven“ Beatmung mit Unterstützung einer $ECCO_2$-R geeignet ist, den beatmungsinduzierten Schaden bei besonders gefährdeten Patienten mit schwerem ARDS zu reduzieren. Allerdings gab es in dieser Studie eine hohe Anzahl von Clotting-Problemen trotz ausreichender Antikoagulation, sodass die Membranen häufig gewechselt werden mussten.

Die Strategie der Antikoagulation bei $ECCO_2$-R mit extrakorporalen Flussraten zwischen 0,7 und 1,2 l/min bedarf sorgfältiger Überlegungen. Sowohl die Gefahr eines Clottings der Membran als auch die Möglichkeit von Blutungen liegen als Komplikationsmöglichkeiten nahe beieinander. Es empfiehlt sich eine sorgfältige Heparinisierung mit dem Ziel, eine aktivierte partielle Thromboplastin-Zeit (aPTT) von ca. 50 sec anzustreben. Hierzu ist – je nach Ausgangslage – eine mehrfache Bestimmung am Tag sinnvoll.

In der einzigen prospektiv-randomisierten Studie, die bisher zur „Ultraprotektion“ durchgeführt worden ist, wurde ein pumpenfreies, arterio-venöses System („interventional lung assist“; ILA) eingesetzt. ARDS-Patienten der Untersuchungsgruppe erhielten dieses pumpenlose $ECCO_2$-R-Verfahren. Nach Kanülierung einer Arteria und Vena femoralis wurde eine extrakorporale Zirkulation etabliert, bei der das Herz die „Pumpe“ darstellte. Somit wurde mit einem extrakorporalen Blutfluss von ca. 1 l/min sowie der Insertion einer Membranlunge eine effektive CO_2-Elimination erreicht. Während die Patienten der Untersuchungsgruppe mit einem Tidalvolumen von ≈ 3 ml/kgKG beatmet wurden, folgte die Strategie der Kontrollgruppe den ARDS-Network-Vorgaben (6 ml/kgKG). Obwohl in dieser Studie das primäre Ziel (früheres Weaning, Reduktion der Beatmungszeit) nicht erreicht wurde, zeigte sich ein signifikanter Effekt hierfür in einer post-hoc-Analyse der Patienten mit kritisch-schwerem ARDS (p_aO_2/F_iO_2-Ratio < 150). In dieser Subgruppe wiesen die „ultraprotektiv“ beatmeten Patienten signifikant mehr beatmungsfreie Tage auf als die Patienten der Kontrollgruppe. Die Letalität war in den Gruppen nicht unterschiedlich (ca. 15%) und die Rate bedeutsamer Komplikationen bezog sich in der Untersuchungsgruppe überwiegend auf Probleme im Zusammenhang mit der großlumigen Kanülierung der Arteria femoralis (Blutungen, transiente Ischämien), allerdings gab es hier keine nennenswerten bedrohlichen Zwischenfälle („severe adverse events“). Obwohl mittlerweile die Anwendung solcher pumpenfreien Systeme durch eine neue Generation minimalisierter veno-venöser pumpengesteuerter Verfahren weitgehend ersetzt ist, gilt die randomisierte Studie von Bein et al. (9) als die wesentliche Pilotstudie zur

Tab. 1 Wichtige und aktuelle klinische Studien zur „ultraprotektiven" Beatmung mittels Einsatz von $ECCO_2$-R

Studie	Studiendesign, Patienten	ECCO2-R-Methode, Ziel	Wesentliche Ergebnisse
Terragni et al. 2009 (8)	Prospektiv, Kohorte (n = 32, ARDS)	VT ↓ 6 ml → 4 ml/kgKG mit $ECCO_2$-R + Hämofiltration Flow ≈ 300 ml/min	„Ultraprotektive Beatmung" (VT ≈ 4 ml/kgKG), Normokapnie Häufiges Clotting (Membran)
Bein et al. 2013 XTRAVENT-Study (9)	Prospektiv, randomisiert (n = 79, ARDS)	VT ↓ = 3 ml/kgKG mit „pumpless" av-ILA, Flow ≈ 1.000 ml/min versus VT = 6 ml/kgKG	„Ultraprotektive Beatmung" (VT ≈ 3 ml/kgKG), Normokapnie Kürzere Beatmungsdauer
Allerdet-Servent et al. 2015 (10)	Prospektiv, Kohorte (n = 11, ARDS)	p_aCO_2-Reduktion um 20% mit $ECCO_2$-R + Hämofiltration Flow ≈ 400 ml/min	p_aCO_2-Reduktion um 21% von 47 ±11 mmHg auf 37 ±8 mmHg ($p < 0{,}001$)
Fanelli et al. 2016 (11)	Prospektiv, Kohorte (n = 15, ARDS)	VT ↓ 6 ml → 4 ml/kgKG mit $ECCO_2$-R, Flow ≈ 400 ml/min	Behandlungsziel bei allen 15 Patienten nach 2 h erreicht
Combes et al. 2019 SUPERNOVA Study (12)	Prospektiv, Kohorte (n = 95, ARDS)	„Ultraprotektive Beatmung" (VT ≈ 4 ml/kgKG), dabei p_aCO_2-Anstieg < 20% Low-flow-$ECCO_2$-R (≈ 400 ml/min oder High-flow-$ECCO_2$-R (≈ 900 ml/min)	Behandlungsziel erreicht in 78% nach 8 h und 82% nach 24 h Low-flow-Systeme weniger effektiv als High-flow-Systeme
Schmidt et al. 2018 (13)	Prospektiv, Kohorte (n = 20, ARDS)	VT ↓ 6 ml → 4 ml/kgKG mit $ECCO_2$-R + Hämofilter, Flow ≈ 400 ml/min	Behandlungsziel bei allen Patienten erreicht, dabei milde Hyperkapnie und Azidose
Moerer et al. 2019 (14)	Prospektiv, Kohorte (n = 11, beatmet, Nierenversagen)	p_aCO_2-Reduktion durch $ECCO_2$-R + Hämofiltration Flow 300 ml/min	p_aCO_2-Reduktion von ≈ 10% (nicht signifikant), kein ausreichender Effekt auf Lungenprotektion

Stützung der Hypothese einer vorteilhaften Reduktion der Invasivität der Beatmung in den „ultraprotektiven" Bereich beim schweren ARDS.

In weiteren prospektiven Kohortenstudien (10–14) kamen verschiedene Methoden der $ECCO_2$-R mit modifizierten primären Endzielen zum Einsatz (s. Tab. 1). Diese Untersuchungen – vor allem die SUPERNOVA-Studie von Combes et al. (12) – hatten primär zum Ziel, die technische und klinische Machbarkeit („feasibility") der $ECCO_2$-R-Methode aufzuzeigen. In der SUPERNOVA-Studie galt es, die Effektivität von pumpengetriebenen, veno-venösen Low-flow-Systemen (extrakorporaler Blutfluss ≈ 400 ml/min) und High-flow-Systemen (extrakorporaler Blutfluss ≈ 900 ml/min) zu testen. Eine „ultraprotektive" Beatmung (Tidalvolumen = 4 ml/kgKG) wurde etabliert, als Behandlungsziel galt die Vermeidung eines arteriellen CO_2-Anstieges um mehr als 20% während dieser Maßnahme. Dieses Ziel wurde bei 78% nach 8 h und bei 82% nach 24 h erreicht, wobei die Effektivität der Low-flow-Systeme deutlich geringer war als die der High-flow-Systeme.

Auch Karagiannidis et al. (15) hatten schon im experimentellen Tierversuch gezeigt, dass unter den Bedingungen einer Membran mit einer Oberfläche von ca. 1 m^2 (häufig auch im klinischen Setting verwendet) erst ab einem Blutfluss von 750 ml/min. eine effektive CO_2-Elimination (ca. 150 ml/min) erreicht wird, die eine klinisch wirksame Intervention der Beatmungsstrategie zulässt. Bei niedrigeren Flüssen ist die Eliminationskapazität – auch unter hohem „sweep"-Gasfluss > 8 l/min – nicht ausreichend. Ähnlich wie bei der klinischen Anwendung werden für dieses Vorgehen zumeist Doppellumenkanülen für den venösen Zugang mit mittlerer Größe (19 Fr) verwendet. Ähnliche Erfahrungen berichten Moerer et al. (14) bei 11 ARDS-Patienten mit Nierenversagen, bei denen die Etablierung einer $ECCO_2$-R im Zusammenhang mit einem kontinuierlichen Nierenersatzverfahren und extrakorporalen Blutflüssen von ca. 300 ml/min eine CO_2-Elimination von lediglich 10% bewirkte und somit nicht ausreichend war, um eine konsequente „Ultraprotektion" der Lunge zu ermöglichen. Darüber hinaus zeigte sich in nahezu allen Studien, die niedrig-dosierte veno-venöse Blutflüsse verwendeten, ein erhebliches Problem mit der adäquaten Kontrolle des Gerinnungssystems: ein häufiges Problem war das Clotting der Membranen oder Kanülen unter klassischer Heparinisierung, während eine Steigerung der Antikoagulation nicht selten Blutungen induzierte. Daher ist das Fehlen eines adäquaten Antikoagulations-Konzeptes (welche Substanz, welche Dosierung, welches Monitoring?) bisher eines der wesentlichen Hindernisse für einen breiten klinischen Einsatz.

Eine effektive extrakorporale CO_2-Elimination, welche die konsequente Etablierung einer (ultra-)protektiven Beatmungsstrategie ermöglicht, ist erst bei extrakorporalen Blutflüssen > 700 ml/min möglich. Die in einigen Observationsstudien propagierte Technik der Kopplung von Hämofiltration mit $ECCO_2$-R mit Blutflüssen von ca. 300 ml/min erscheint nach derzeitigem wissenschaftlichem Stand als nicht ausreichend. Darüber hinaus wachsen mit niedrigem Blutfluss und Erhöhung des Flusswiderstandes (bei Kopplung mit Hämofiltration) die Clotting-Probleme.

6.3 Extrakorporale CO_2-Elimination zur Reduktion der Beatmungsinvasivität – der aktuelle Stand

Der schädigende Effekt einer maschinellen Beatmung bei Patienten mit akuter Lungenschädigung ist in den letzten Jahrzehnten eindrücklich durch klinische und experimentelle Studien aufgezeigt worden. Die Reduktion der Invasivität von Tidalvolumen, Beatmungsdruck und Beatmungsfrequenz stellt einen Überlebensvorteil für Patienten mit schwerem Lungenversagen dar im Vergleich zur Anwendung einer „aggressiveren" Beatmung. Allerdings muss die Reduktion der Beatmungsinvasivität zwangsläufig zur verringerten CO_2-Elimination (und damit zu Hyperkapnie und Azidose) führen. Während man früher mit dem Konzept der permissiven Hyperkapnie davon ausging, dass diese unschädlich sei, muss man derzeit einer akuten unkompensierten Hyperkapnie/Azidose schädigendes Potenzial für verschiedene Organsysteme zurechnen. Für die Lösung dieses Dilemmas zwischen konsequenter Lungenprotektion und Vermeidung einer Hyperkapnie bietet sich die Strategie einer extrakorporalen CO_2-Elimination an, zumal mit modernen miniaturisierten Systemen auf den ersten Blick eine attraktive Alternative geboten scheint. Obwohl mehrfach gezeigt wurde, dass ECCO$_2$-R als eine Lösung tauglich ist, haben sich allerdings in den klinischen Studien der letzten Jahre mehrere Punkte herauskristallisiert, die weitere wissenschaftliche Anstrengungen erfordern:

- Eine effektive und klinisch umsetzbare CO$_2$-Elimination gelingt erst ab der Verwendung ausreichend hoher extrakorporaler Blutflüsse (> 700 ml/min), sodass der Einsatz von Low-flow-Systemen, evtl. sogar in Verbindung mit Hämofiltrationsverfahren, derzeit nicht sinnvoll erscheint. Somit ist ECCO$_2$-R ein Verfahren, das mehr als eine „Lungendialyse" ist und hohe technische Anforderungen und praktische Routine erfordert und somit – ähnlich der ECMO selbst – geschultes Personal, sorgfältig abgewogene Indikationsstellung, und routinierte Anwendung auf hohem Niveau voraussetzt.
- Das Problem einer adäquaten Antikoagulation erscheint bisher nicht ausreichend gelöst. In den klinischen Studien wurde – vor allem bei Low-flow-Verfahren – über häufiges Clotting berichtet. Eine Steigerung der Antikoagulation hingegen induzierte Blutungen, v.a. im Kanülenbereich. Hier sind noch erhebliche experimentelle und klinische Studien erforderlich, um eine routinierte komplikationsarme Anwendung zu ermöglichen.

6.4 Zusammenfassung

Der schädigende Effekt maschinellen Beatmung ist eindrücklich durch klinische und experimentelle Studien aufgezeigt. Die Reduktion der Invasivität von Tidalvolumen, Beatmungsdruck und Beatmungsfrequenz stellt einen Überlebensvorteil für Patienten mit schwerem Lungenversagen dar. Das Konzept der ECCO$_2$-R könnte eine attraktive Option zur Etablierung einer „ultraprotektiven" Beatmungsstrategie darstellen. In mehreren Studien – allerdings liegt nur eine prospektiv-randomisierte Untersuchung vor – wurde die technische und physiologische Machbarkeit geprüft und für gut befunden. Vor einem breiteren klinischen Einsatz stehen allerdings noch einige Aufgaben: es sind weitere randomisierte Studien notwendig, zusätzlich ist eine Optimierung der Antikoagulation sowie der technischen Voraussetzungen (Kanülen, Membran) ein wesentlicher Gegenstand künftiger Forschung.

Take home messages:

- *Maschinelle Beatmung schädigt das (erkrankte) Lungenparenchym (beatmungsinduzierter Lungenschaden).*
- *Die Reduktion der Invasivität von Tidalvolumen, Beatmungsdruck und Beatmungsfrequenz stellt einen Überlebensvorteil für Patienten mit Lungenversagen dar.*
- *Das Konzept der extrakorporalen Elimination von CO$_2$ (ECCO$_2$-R) könnte eine attraktive Option darstellen, da es die Etablierung einer „ultraprotektiven" Beatmungsstrategie ohne Entstehung einer dekompensierten Hyperkapnie/Azidose ermöglicht.*
- *In mehreren Studien (davon eine prospektiv-randomisierte Untersuchung) wurde die technische und physiologische Machbarkeit geprüft und für gut befunden.*

- *Eine effektive $ECCO_2$-R ist allerdings nur mit Systemen möglich, die eine extrakorporale Blutflussrate > 700 ml/min erlauben. Daher ist die Kopplung mit Hämofiltrationssystemen kritisch zu sehen.*
- *Vor einem breiteren klinischen Einsatz sind weitere randomisierte Studien notwendig, zusätzlich sind eine Optimierung der Antikoagulation sowie eine Verbesserung von Kanülen und Membranen wünschenswert.*

Literatur

1. Munshi L, Walkey A, Goligher E, Pham T, Uleryk EM, Fan E (2019) Venovenous extracorporeal membrane oxygenation for acute respiratory distress syndrome: a systematic review and meta-analysis. Lancet Respir Med; 7 (2): 163–172
2. Ouweneel DM, Schotborgh JV, Limpens J, Sjauw KD, Engström AE, Lagrand WK, Cherpanath TGV, Driessen AHG, de Mol BAJM, Henriques JPS (2016) Extracorporeal life support during cardiac arrest and cardiogenic shock: a systematic review and meta-analysis. Intensive Care Med; 42 (12): 1922–1934
3. Curley GF, Laffey JG (2014) Acidosis in the critically ill-balancing risks and benefits to optimize outcome. Crit Care; 18 (2): 129
4. Peltekova V, Engelberts D, Otulakowski G, Uematsu S, Post M, Kavanagh BP (2010) Hypercapnic acidosis in ventilator-induced lung injury. Intensive Care Med; 36 (5): 869–878
5. Hager DN, Krishnan JA, Hayden DL, Brower RG (2005) ARDS Clinical Trials Network. Tidal volume reduction in patients with acute lung injury when plateau pressures are not high. Am J Respir Crit Care Med; 172 (10): 1241–1245
6. Gattinoni L, Kolobow T, Tomlinson T, White D, Pierce J (1978) Control of intermittent positive pressure breathing (IPPB) by extracorporeal removal of carbon dioxide. Br J Anaesth; 50 (8): 753–758
7. Bein T (2014) Extrakorporale Elimination von Karbondioxid (CO_2). In: Jorch G, Kluge S, Markewitz A, Putensen C, Quintel M, Sybrecht GW (Hrsg.) DIVI Jahrbuch 2014/2015. Medizinisch-Wissenschaftliche Verlagsgesellschaft Berlin
8. Terragni PP, Del Sorbo L, Mascia L, Urbino R, Martin EL, Birocco A, Faggiano C, Quintel M, Gattinoni L, Ranieri VM (2009) Tidal volume lower than 6 ml/kg enhances lung protection: role of extracorporeal carbon dioxide removal. Anesthesiology; 111 (4): 826–835
9. Bein T, Weber-Carstens S, Goldmann A, Müller T, Staudinger T, Brederlau J, Muellenbach R, Dembinski R, Graf BM, Wewalka M, Philipp A, Wernecke KD, Lubnow M, Slutsky AS (2013) Lower tidal volume strategy (≈ 3 ml/kg) combined with extracorporeal CO_2 removal versus 'conventional' protective ventilation (6 ml/kg) in severe ARDS: the prospective randomized Xtravent-study. Intensive Care Med; 39 (5): 847–856
10. Allardet-Servent J, Castanier M, Signouret T, Soundaravelou R, Lepidi A, Seghboyan JM (2015) Safety and Efficacy of Combined Extracorporeal CO_2 removal and renal replacement therapy in patients with acute respiratory distress syndrome and acute kidney injury: the Pulmonary and Renal Support in Acute Respiratory Distress Syndrome Study. Crit Care Med; 43 (12): 2570–2581
11. Fanelli V, Ranieri MV, Mancebo J, Moerer O, Quintel M, Morley S, Moran I, Parrilla F, Costamagna A, Gaudiosi M, Combes A (2016) Feasibility and safety of low-flow extracorporeal carbon dioxide removal to facilitate ultra-protective ventilation in patients with moderate acute respiratory distress sindrome. Crit Care; 20: 36
12. Combes A, Fanelli V, Pham T, Ranieri VM (2019) European Society of Intensive Care Medicine Trials Group and the "Strategy of Ultra-Protective lung ventilation with Extracorporeal CO_2 Removal for New-Onset moderate to severe ARDS" (SUPERNOVA) investigators. Feasibility and safety of extracorporeal CO_2 removal to enhance protective ventilation in acute respiratory distress syndrome: the SUPERNOVA study. Intensive Care Med; 45 (5): 592–600
13. Schmidt M, Jaber S, Zogheib E, Godet T, Capellier G, Combes A (2018) Feasibility and safety of low-flow extracorporeal CO_2 removal managed with a renal replacement platform to enhance lung-protective ventilation of patients with mild-to-moderate ARDS. Crit Care; 22 (1): 122
14. Moerer O, Harnisch LO, Barwing J, Heise D, Heuer JF, Quintel M (2019) Minimal-flow $ECCO_2R$ in patients needing CRRT does not facilitate lung-protective ventilation. J Artif Organs; 22 (1): 68–76

15. Karagiannidis C, Kampe KA, Sipmann FS, Larsson A, Hedenstierna G, Windisch W, Mueller T (2014) Venovenous extracorporeal CO_2 removal for the treatment of severe respiratory acidosis: pathophysiological and technical considerations. Crit Care; 18 (3): R124

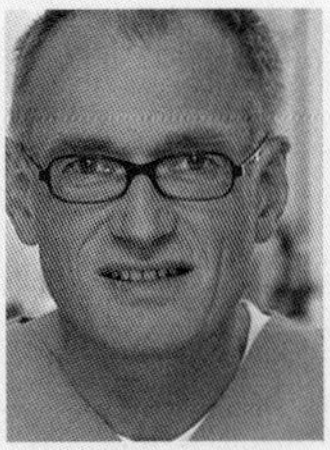

Prof. Dr. med. Thomas Bein

Studium der Humanmedizin in Marburg und München. Ausbildung zum Facharzt für Anästhesiologie am Universitätsklinikum der Ludwig-Maximilians-Universität, Innenstadt und Großhadern. Oberarzt der Anästhesiologischen Intensivstation Klinikum Großhadern. Wechsel an die neu gegründete Universitätsklinik Regensburg und Aufbau der Intensivstation. 1995 Forschungsaufenthalt in Uppsala, Schweden. 1997 Habilitation. Seit 2002 Professur und bis 2019 Leitung der Operativen Intensivstation. Forschungsschwerpunkte: Behandlungsstrategien beim akuten Lungenversagen, extrakorporaler Gasaustausch.

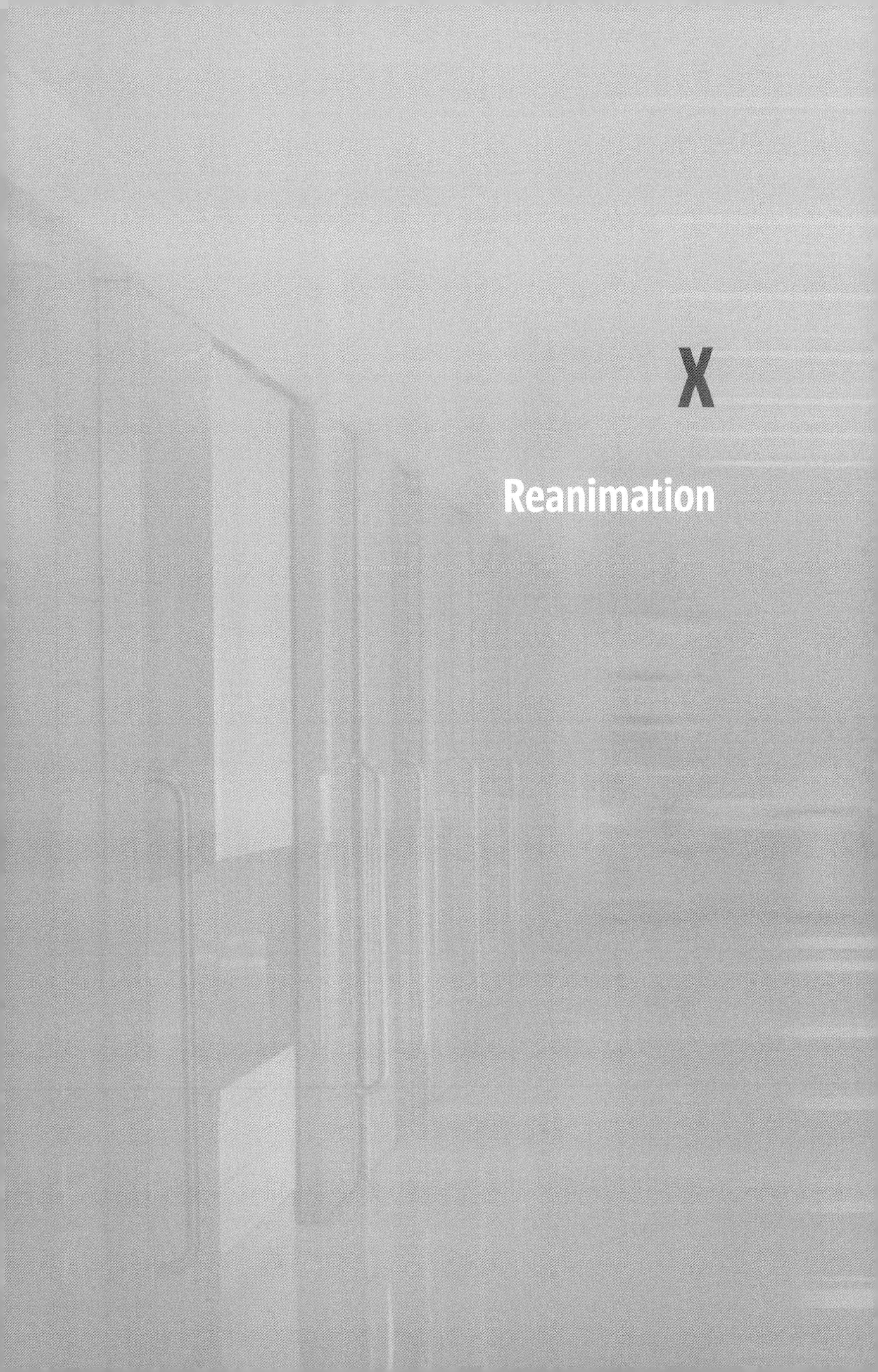

X

Reanimation

1 Medikamentöse Rhythmustherapie

Holger Maurer

Neben dem höchsten Ziel während der Reanimation, durchgehende hochqualitative Herzdruckmassagen zu gewährleisten und – wenn indiziert – zu defibrillieren, spielen das Atemwegsmanagement, die Gabe von Medikamenten (inklusive ausgewählter Antiarrhythmika) und die Behandlung reversibler Ursachen eine führende Rolle bei den erweiterten Maßnahmen.

Allerdings ist die Evidenz hinter der Gabe von Medikamenten bei der Reanimation nach wie vor unzureichend, insbesondere hinsichtlich der Aspekte Krankenhausüberleben, gutes neurologisches Ergebnis und Langzeitoutcome (1). Dennoch gibt es einige interessante Entwicklungen und Studien, die in Zukunft möglicherweise die medikamentöse Rhythmustherapie bei der Reanimation verändern könnten.

An Medikamenten wird während der laufenden Reanimation – neben Adrenalin – als Antiarrhytmikum Amiodaron oder alternativ Lidocain gegeben.

Weitere Antiarrhytmika spielen eine Rolle in der Peri-Arrest-Phase, also bei unmittelbar drohendem Herzkreislaufstillstand oder nach ROSC (return of spontaneous circulation; Wiederkehr des Spontankreislaufs); hier ist es seit den Leitlinien 2015 zu keinen wesentlichen Änderungen gekommen. Für tachykarde Herzrhythmusstörungen sei auf den dortigen überaus gelungenen Tachykardie-Algorithmus für die Notfallsituation verwiesen (1). Bei bradykarden Rhythmusstörungen wird dort Atropin (0,5 mg-Schritte alle 3–5 Minuten bis zu einem Maximum von 3 mg) sowie in zweiter Linie Adrenalin (2–10 µg/min) empfohlen. Diese Empfehlung, die vornehmlich das Ziel eines einfach abzuarbeitenden Algorithmus wiedergibt, und zudem aus einem Mangel an passenden Studien resultiert, kann durchaus kritisch diskutiert werden: Bei einem AV-Block unterhalb des His-Bündels (AV-Block III° sowie auch II° Typ Mobitz) ist mit einer Wirkung des Parasympatholytikums Atropins nicht zu rechnen, da die parasympathischen Fasern nur den Vorhof und den obersten Teil des AV-Knotens innervieren, sodass primär ein geeignetes Katecholamin erwogen werden sollte.

1.1 Antiarrhytmika während der Reanimation

Die europäischen Reanimationsleitlinien (1) aus dem Jahr 2015, deren für 2020 geplante Überarbeitung wegen der Corona-Pandemie erst 2021 veröffentlicht werden soll, empfehlen für die Reanimation eine Adrenalingabe bei nicht-defibrillationswürdigen Rhythmen (Asystolie, pulslose elektrische Aktivität) sobald ein Zugang etabliert ist, bei defibrillationswürdigen Rhythmen (Kammerflimmern, pulslose ventrikuläre Tachykardie) nach der dritten Defibrillation (wobei eine initiale Dreischockstratege wie ein Einzelschock gewertet wird), stets in der Dosis 1 mg beim Erwachsenen. Die Gabe wird alle 3–5 Minuten wiederholt, was typischerweise einer Gabe etwa alle 4 Minuten (also nach jedem zweiten 2-Minuten-Zyklus) entspricht.

Bei Kammerflimmern und pulsloser ventrikulärer Tachykardie soll nach drei Defibrillationsversuchen (unabhängig davon, ob diese klassisch in 2-Minuten-Zyklen oder auch als Folgeschocks z.B. im Rahmen einer initialen Dreischockstrategie des beobachteten Herzkreislaufstillstands durchgeführt wurden), 300 mg Amiodaron und nach weiteren zwei Defibrillationsversuchen 150 mg Amiodaron gegeben werden. Statt Amiodaron kann Lidocain (1–1,5 mg/kg Körpergewicht nach der dritten und 50 mg nach der fünften Defibrillation) gegeben werden, ein Wechsel zwischen diesen Medikamenten ist nicht statthaft.

1.2 Amiodaron und Lidocain

Die in den europäischen Reanimationsleitlinien 2015 angeführte Gabe von 300 mg Amiodaron nach der dritten und 150 mg Amiodaron nach der fünften erfolglosen Defibrillation gilt zum aktuellen Zeitpunkt weiterhin (1), die alternative Gabe von Lidocain wird inzwischen als gleichwertig angesehen (2).

Amiodaron ist ein Antiarryhmikum mit komplexer Wirkung an u.a. Natrium-, Kalium- und Calciumkanälen sowie an α- und β-Rezeptoren, das effektiv die Refraktärzeit und das Aktionspotenzial verlängert. Lidocain blockiert spannungsabhängige Natriumkanäle und reduziert durch Membranstabilisierung die Erregbarkeit u.a. von Myozyten. Beide Medikamente sollen die Wahrscheinlichkeit erfolgreicher Defibrillation erhöhen und dem Wiederauftreten eines defibrillationswürdigen Rhythmus' vorbeugen.

Die der oben genannten Leitlinienaussage (1) zugrundeliegende Studienlage ist dürftig. Die angeführten Studien zeigten eine signifikant höhere Wahrscheinlichkeit für die Wiederkehr des Spontankreislaufs und die Krankenhausaufnahme – mehr nicht. Im Jahr 2015 wurde in einer bedeutsamen randomisierten Multicenter-Doppelblind-Studie (ROC-ALPS) Amiodaron mit Lidocain und Placebo hinsichtlich des Krankenhausüberlebens und des guten neurologischen Outcomes verglichen (3). Diese Studie wird hier genauer betrachtet, da sie allein zu einer moderaten Umformulierung in den Therapieempfehlungen geführt hat (2).

Effektiv konnten 3.026 Patienten eingeschlossen werden. Global hatte weder Amiodaron noch Lidocain einen positiven Einfluss auf das Krankenhausüberleben oder das gute neurologische Outcome; bei der Subgruppe aus Patienten mit beobachtetem Kreislaufstillstand hingegen waren beide Medikamente dem Placebo überlegen.

Im Detail bietet die Studie (3) noch deutlich mehr: Patienten, die Lidocain bekamen, hatten außerklinisch signifikant häufiger ROSC und erreichten häufiger mit Kreislauf das Krankenhaus; Patienten in der Amiodaron-Gruppe erreichten auch häufiger das Krankenhaus, allerdings war der Effekt nicht so ausgeprägt wie beim Lidocain. Die Patienten, die außerklinisch Amiodaron oder Lidocain erhielten, mussten im Krankenhaus seltener erneut reanimiert werden.

Die Patienten benötigten in der Placebo-Gruppe signifikant mehr Defibrillationen und erhielten häufiger Magnesium (ein Faktum, auf das die Autoren nicht eingehen – trotz anderslautender Leitlinien-Empfehlungen erhielten 8,8% der Patienten außerklinisch Magnesium).

Mithin ist die Schlussfolgerung der Veröffentlichung „kein signifikanter Einfluss aufs Überleben und das neurologische Outcome" formell für die Fragestellung richtig, greift aber aus der Patientenperspektive möglicherweise etwas kurz, da wesentliche Subgruppen von Amiodaron oder Lidocain im Vergleich zu Placebo profitieren und die erhöhte ROSC-Rate gemeinhin auch als erstrebenswertes Ziel angenommen wird (nur wer ins Krankenhaus gelangt, kann überhaupt von einer hochqualitativen post-resuscitation-care profitieren; die Entscheidungen am Lebensende können dort gezielter und fakten-basierter getroffen werden als am präklinischen Einsatzort).

Die Unterschiede zwischen Amiodaron und Lidocain sind in dieser ROC-ALPS-Studie sicherlich eher gering. Bei deren Bewertung ist aber ein weiteres Problem zu beachten: Es wurde ein – in Deutschland bisher nicht verfügbares – Amiodaron-Produkt verwendet, das ein anderes als das bisher genutzte Lösungsmittel Polysorbat 80 enthält. Nun wird dem Polysorbat 80 aber die (für das „klassische" Amiodaron typische) Nebenwirkung Hypotonie zugeschrieben – es stellt sich also die ungeklärte Frage, ob Amiodaron in der klassischen Formulierung schlechter abgeschnitten hätte und damit möglicherweise doch dem Lidocain ein Vorzug zu geben sei.

Zu der ROC-ALPS-Studie gibt es recht aktuell noch ein weiteres, interessantes Ergebnis.

Während bisher in den Reanimationsleitlinien nahezu uneingeschränkt galt, dass ein intraossärer Zugang als Alternative zum intravenösen die gleichen Plasmakonzentrationen in vergleichbarer Zeit bietet, legt eine Subgruppenanalyse nahe, dass dies möglicherweise doch anders ist (4): Bei Patienten, die einen intravenösen (im Vergleich zu einem intraossären) Zugang hatten, wurde der (in der Hauptstudie nicht signifikante) positive Einfluss von sowohl Amiodaron als auch Lidocain auf Krankenhausaufnahme, -entlassung und das gute neurologische Ergebnis deutlich größer, allerdings auch ohne Signifikanz zu erreichen (vermutlich, da dafür die Studienpopulation zu gering war). Dies bedarf selbstverständlich noch weiterer Untersuchungen.

Da die Studienlage insgesamt zum Thema Antiarrhythmika im Rahmen der Reanimation rar ist, erfolgte vor dem Hintergrund der ROC-ALPS-Studie im Jahr 2018 ein systematisches Review, das hinsichtlich relevanter Zeitpunkte des Langzeit-Outcomes (Krankenhausentlassung, gutes neurologisches Ergebnis, Langzeit-Überleben) keinen Vor- oder Nachteil für irgendein Antiarrhythmikum zeigte. Die ROSC-Rate war für Lidocain signifikant erhöht gegenüber Placebo und für Amiodaron knapp signifikant erhöht (5).

Unter Berücksichtigung der fast überall erfolgten Implementierung von Amiodaron gilt deshalb aktuell: Lidocain sollte benutzt werden, wenn Amiodaron nicht verfügbar ist oder lokal die Entscheidung pro Lidocain contra Amiodaron getroffen wurde. Wenn Lidocain statt Amiodaron verwendet wird, so werden 100 mg nach der dritten Defibrillation und 50 mg nach der fünften Defibrillation intravenös oder intraossär appliziert (2).

Die – durchaus durch die Studienlage gedeckte – Rationale, bei Gleichwertigkeit Lidocain statt Amiodaron zu verwenden, könnte zumindest im innerklinischen Setting bei bekannten Vorerkrankungen der Schilddrüse oder der Lunge greifen. Auch die Sorge vor Langzeitnebenwirkungen des Amiodarons beispielsweise an Lunge, Auge und Leber, denen zunehmend mehr Bedeutung beigemessen wird, ließe einen Umstieg auf Lidocain zu.

1.3 Magnesium

Magnesium soll bei der Reanimation nicht routinemäßig gegeben werden. Es hat bei defibrillationswürdigen Rhythmen keinen Effekt auf ROSC oder das Krankenhausüberleben (6). Bei Patienten mit Hypomagnesiämie oder einer Hypokaliämie, die ventrikuläre Tachyarrythmien bedingt, sollen 4 ml einer 50%-Magnesiumsulfatlösung (entsprechend 2 g Magnesium) gegeben werden. Die Gabe kann nach 10–15 min wiederholt werden (1).

Die Gabe von Magnesium ist in der Praxis nicht selten: in der oben diskutierten ROC-ALPS-Studie (3) beispielsweise erhielten 8,8% der Patienten mit defibrillierbarem Rhythmus „nebenbei“ Magnesium. Für eine im Zweifel liberale Magnesiumgabe spricht auch, dass – außer der Induktion einer Hypotonie – nicht mit wesentlichen unerwünschten Wirkungen bei der Reanimation zu rechnen ist.

Magnesium ist darüber hinaus das Mittel der Wahl bei Torsade-de-pointes-Tachykardien.

1.4 Adrenalin oder Betablocker – oder beides?

Adrenalin wird im Rahmen der Reanimation bei defibrillierbaren Rhythmen nach der dritten Defibrillation, bei nicht-defibrillierbaren Rhythmen unmittelbar, sobald ein Zugangsweg etabliert ist, in der Dosis 1 mg appliziert; die Gabe wird danach alle 3–5 Minuten wiederholt (1). Auch der inzwischen veröffentlichte PARAMEDIC2-Trial (Adrenalin versus Placebo) hat zu keiner Änderung dieser Therapieempfehlungen geführt (7). Die dort gewonnen Daten sind bei insgesamt sehr schlechten Überlebenszahlen in beiden Gruppen nicht ohne weiteres auf andere europäische Rettungsdienstsysteme zu übertragen; sie zeigen zwar ein verbessertes 30-Tage-Überleben (von 3,2% vs. 2,4%; zum Vergleich 13,2% in Deutschland [8]), jedoch ein schlechteres neurologisches Outcome für Adrenalin.

Die Bedeutung von Adrenalin im Rahmen der Reanimation beruht, wie im DIVI-Jahrbuch 2018 beschrieben (9), im Wesentlichen auf α-adrenerg vermittelten vasokonstriktorischen Effekten.

Adrenalin ist also nicht primär Antiarrhythmikum im Sinne dieses Artikels. Es erhöht aber generell die Wahrscheinlichkeit für Rhythmuswechsel bei der Reanimation (10), was zumindest bei der Transition von einer Asystolie zu einem Kammerflimmern als günstig angesehen wird. Es kann dabei nicht klar diskriminiert werden kann, ob dies eine mittelbare Wirkung (z.B. durch verbesserte Koronarperfusion) oder eine unmittelbare Wirkung an den myokardialen Adrenorezeptoren ist.

Typische unerwünschte Wirkungen des Adrenalins sind ein erhöhter myokardialer Sauerstoffverbrauch mit konsekutiv erhöhter Ischämiewahrscheinlichkeit und niedrigerer Flimmerschwelle. Seit einiger Zeit werden deshalb β1-Adrenorezeptor-Antagonisten bei der Reanimation untersucht, unter der Vorstellung, die deletären Effekte des Adrenalins an den β1- und β2-Rezeptoren des Herzens zu reduzieren (11). Der am besten in diesem Zusammenhang untersuchte Stoff ist Esmolol.

Mehrere kleinere, nicht-randomisierte Studien zeigen (bei ansonsten Standardtherapie) einen Vorteil von Esmolol versus kein Esmolol für ROSC und Krankenhausaufnahme bei therapierefraktärem Kammerflimmern/ventrikulärer Tachykardie (11) oder zumindest einen Trend für ROSC; ein entsprechendes Review (12) sieht – unter Berücksichtigung der geringen Qualität der eingeschlossenen Studien – einen positiven Effekt für ROSC und auch das gute neurologische Outcome. Um eine Empfehlung für die tägliche Praxis abzuleiten, sind hier sicherlich weitere Studien notwendig.

Eine potenziell vielversprechende Alternative zu Esmolol könnte das noch recht neue Landiolol sein. Landiolol hat eine kürzere Halbwertzeit und weist eine 7–8-fach höhere Selektivität zum β1-Rezeptor auf als Esmolol. Der negativ-chronotrope Effekt ist beim Landiolol ausgeprägter, und dem Landiolol werden weniger hypotensive Effekte zugeschrieben als dem Esmolol.

Eine japanische Studie konnte bereits zeigen, dass Landiolol das Wiederauftreten von Kammerflimmern und ventrikulären Tachykardien nach ROSC reduziert (13). Wesentliche Studien für die Gabe während der Reanimation liegen allerdings noch nicht vor, sind jedoch vermutlich bei dem in den letzten Jahren vermehrten wissenschaftlichen Interesse an β1-Adrenorezeptor-Antagonisten bei der Reanimation zu erwarten.

Take home messages:

Zusammengefasst gibt es hinsichtlich der medikamentösen Rhythmustherapie im Rahmen der Reanimation seit den Leitlinien aus dem Jahr 2015 keine großen Änderungen der Empfehlungen. Lidocain wird als gleichwertig zum Amiodaron gewertet. Die klinische Rolle von kurzwirksamen β1-Adrenorezeptor-Antagonisten ist noch unklar.

Literatur

1. Soar J, Nolan JP, Böttiger BW, Perkins GD, Lott C, Carli P, Pellis T, Sandroni C, Skrifvars MB, Smith GB, Sunde K, Deakin CD, Adult advanced life support section Collaborators. European Resuscitation Council Guidelines for Resuscitation 2015: Section 3. Adult advanced life support. Resuscitation 2015 Oct;95:100–47

2. Soar J, Perkins GD, Maconochie I, Böttiger BW, Deakin CD, Sandroni C, Olasveengen TM, Wyllie J, Greif R, Lockey A, Semeraro F, Van de Voorde P, Lott C, Bossaert L, Monsieurs KG, Nolan JP. European Resuscitation Council. European Resuscitation Council Guidelines for Resuscitation: 2018 Update – Antiarrhythmic drugs for cardiac arrest. Resuscitation 2019 Jan;134:99–103
3. Kudenchuk PJ, Brown SP, Daya M, Rea T, Nichol G, Morrison LJ, Leroux B, Vaillancourt C, Wittwer L, Callaway CW, Christenson J, Egan D, Ornato JP, Weisfeldt ML, Stiell IG, Idris AH, Aufderheide TP, Dunford JV, Colella MR, Vilke GM, Brienza AM, Desvigne-Nickens P, Gray PC, Gray R, Seals N, Straight R, Dorian P, Resuscitation Outcomes Consortium Investigators. Amiodarone, Lidocaine, or Placebo in Out-of-Hospital Cardiac Arrest. N Engl J Med 2016 May 5;374(18):1711–22
4. Daya MR, Leroux BG, Dorian P, Rea TD, Newgard CD, Morrison LJ, Lupton JR, Menegazzi JJ, Ornato JP, Sopko G, Christenson J, Idris A, Mody P, Vilke GM, Herdeman C, Barbic D, Kudenchuk PJ, Resuscitation Outcomes Consortium Investigators. Survival After Intravenous Versus Intraosseous Amiodarone, Lidocaine, or Placebo in Out-of-Hospital Shock-Refractory Cardiac Arrest. Circulation 2020 Jan 21;141(3):188–198
5. Ali MU, Fitzpatrick-Lewis D, Kenny M, Raina P, Atkins DL, Soar J, Nolan J, Ristagno G, Sherifali D. Effectiveness of antiarrhythmic drugs for shockable cardiac arrest: A systematic review. Resuscitation 2018 Nov;132:63–72
6. Hassan TB, Jagger C, Barnett DB. A randomised trial to investigate the efficacy of magnesium sulphate for refractory ventricular fibrillation. Emerg Med J 2002 Jan;19(1):57–62
7. Perkins GD, Ji C, Deakin CD, Quinn T, Nolan JP, Scomparin C, Regan S, Long J, Slowther A, Pocock H, Black JJM, Moore F, Fothergill RT, Rees N, O'Shea L, Docherty M, Gunson I, Han K, Charlton K, Finn J, Petrou S, Stallard N, Gates S, Lall R, PARAMEDIC2 Collaborators. A Randomized Trial of Epinephrine in Out-of-Hospital Cardiac Arrest. N Engl J Med 2018 Aug 23;379(8):711–721
8. Wnent J, Gräsner JT, Seewald S, Brenner S, Jantzen T, Fischer M, Jakisch B, Bein B, Bohn A. Jahresbericht Außerklinische Reanimation 2018 des Deutschen Reanimationsregisters. Anästh Intensivmed 2019;60:1–3
9. Heringlake M, Maurer H, Berggreen AE. Hat Suprarenin® ausgedient? In: Kluge S, Heringlake M, Schwab S, Muhl E (Hrsg.) DIVI-Jahrbuch 2018/2019. Medizinisch Wissenschaftliche Verlagsgesellschaft, Berlin, 2018, S. 395–404
10. Neset A, Nordseth T, Kramer-Johansen J, Wik L, Olasveengen TM. Effects of adrenaline on rhythm transitions in out-of-hospital cardiac arrest. Acta Anaesthesiol Scand 2013 Nov;57(10):1260–7
11. Lee YH, Lee KJ, Min YH, Ahn HC, Sohn YD, Lee WW, Oh YT, Cho GC, Seo JY, Shin DH, Park SO, Park SM. Refractory ventricular fibrillation treated with esmolol. Resuscitation 2016 Oct;107:150–5
12. Gottlieb M, Dyer S, Peksa GD. Beta-blockade for the treatment of cardiac arrest due to ventricular fibrillation or pulseless ventricular tachycardia: A systematic review and meta-analysis. Resuscitation 2020 Jan 1;146:118–125
13. Ikeda T, Shiga T, Shimizu W, Kinugawa K, Sakamoto A, Nagai R, Daimon T, Oki K, Okamoto H, Yamashita T, J-Land II Study Investigators. Efficacy and Safety of the Ultra-Short-Acting β1-Selective Blocker Landiolol in Patients With Recurrent Hemodynamically Unstable Ventricular Tachyarrhymias – Outcomes of J-Land II Study. Circ J. 2019 Jun 25;83(7):1456–1462

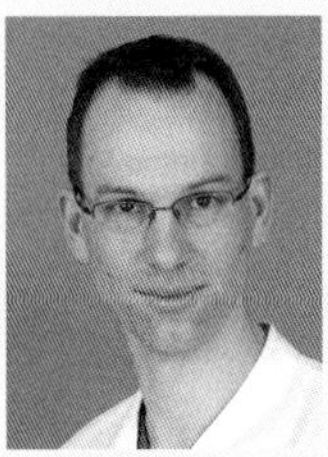

Dr. med. Holger Maurer

Studium der Humanmedizin und Promotion an der Universität zu Lübeck. Ausbildung zum Facharzt für Anästhesiologie am Universitätsklinikum Schleswig-Holstein, Campus Lübeck; Zusatzbezeichnungen Intensivmedizin und Notfallmedizin. Seit 2015 leitender Oberarzt der Klinik für Anästhesiologie und Intensivmedizin am UKSH, Campus Lübeck. Forschungsschwerpunkte sind die notfallmedizinische Versorgungsforschung sowie die zerebrale Oxymetrie.

2 Begleitung der Eltern während der Reanimation ihres Kindes

Cynthia Pönicke, Frida Regner und Sebastian Brenner

Jede Reanimation eines Kindes stellt für das Behandlungsteam eine große psychische Herausforderung dar. Da sich viele Reanimationsteams durch die Anwesenheit der Eltern während der Reanimation unsicher und in ihrer Performance geschwächt fühlen, werden Reanimationen von Kindern oft in Abwesenheit ihrer Eltern durchgeführt. Eltern und ihre Kinder bilden jedoch eine unzertrennliche Einheit und viele der Eltern wünschen sich in kritischen Situationen, wie der Reanimation ihres Kindes anwesend sein zu dürfen. Die Anwesenheit der Eltern während der Reanimation führt nicht nur zur besseren psychischen Verarbeitung der Stresssituation für die Eltern, sondern stärkt das Vertrauensverhältnis zwischen Eltern und Behandlungsteam. So beleuchtet der folgende Beitrag die Vorteile der Elternanwesenheit während der Reanimation und gibt praktische Tipps im Umgang mit dieser herausfordernden Situation.

Fallbeispiel 1

Ein halbes Jahr nach dem sein Sohn verstorben war, besuchte der Vater uns immer noch regelmäßig in der Klinik. Er konnte nicht verstehen, was passiert war. Verabschiedet hatte er seinen Sohn beim Abendessen in der Kinderklinik. Angerufen haben wir ihn während der Reanimation. Aufgrund seines langen Anfahrtsweges fand er seinen Sohn beim Eintreffen auf Station tot in Laken gebettet vor.

2.1 Reanimation eines Kindes im stationären Setting

Die Reanimation eines Kindes ist ein seltenes Ereignis und wird nie zur Routine, auch nicht für professionelle Helfer, etwa dem behandelnden Team einer Kinderintensivstation. Ein solches Ereignis bedeutet für alle Beteiligten maximalen Stress. Eine gute Aufgabenteilung innerhalb des Teams hilft rasch zu einer Struktur zu finden. Das verbessert die Performance während der Wiederbelebung und wirkt sich damit unmittelbar auf das Outcome des Patienten aus. Wie schnell sich ein Team organisieren kann hängt von vielen Faktoren ab, wie der Anzahl der Beteiligten, deren Erfahrung und Trainingsgrad und der möglichen Vorbereitungszeit auf die Reanimationssituation (Kind wird auf der Intensivstation reanimationspflichtig oder wird z.B. von zu Hause unter Reanimation auf Station gebracht). Die Anwesenheit der Kindeseltern während der Reanimation ist für das behandelnde Team eine anspruchsvolle Herausforderung. Durch klare Abläufe und Teamtrainings kann eine solche zusätzliche Belastung besser getragen werden. Die Anwesenheit sollte sowohl innerhalb des Teams als auch mit den Eltern besprochen werden. Das Angebot an die Eltern während der Reanimation dabei zu sein ist für deren spätere seelische Verarbeitung und für den Vertrauensaufbau mit dem Reanimationsteam ein wesentlicher und für beide Seiten lohnenswerter Aspekt. Die Einladung an die Eltern sollte der Teamleiter aussprechen. Zuvor holt er sich das Einverständnis seiner Kollegen ein. In routinierten Teams kann es generell eine positive Einstellung zur Anwesenheit von Eltern während einer Reanimationssituation geben, dennoch ist es ein Zeichen des gegenseitigen Respekts, dieses Einverständnis immer individuell zu erfragen.

2.2 Vorbereitung und Rollenverteilung innerhalb des Reanimationsteams

Das ABCDE-Schema hilft als Akronym bei der klinischen Beurteilung eines kritisch kranken Kindes, die Reanimationsalgorithmen geben klare Abläufe und Zuständigkeiten während einer Reanimation vor (1, 2). Zunächst wird ein Teamleiter gebraucht, der die Reanimation leitet, koordiniert, Aufgaben delegiert und vor allem den Überblick behält. Aus den natürlichen Hierarchien heraus, insbesondere aber wegen der großen Verantwortung dieser Rolle übernimmt dies zumeist eine ärztliche Kolleg*in. Ein bis zwei weitere Kolleg*innen kümmern sich um den Atemweg und die Beatmung (A und B), führen eine Beutel-Masken-Beatmung bzw. im Verlauf die Intubation des Patienten durch. Die Versorgung des Kreislaufs (C) beinhaltet eine Vielzahl an Maßnahmen, wie die Durchführung der Thoraxkompressionen, das Anbringen des Defibrillators, die Anlage von i.o.- bzw. i.v.-Zugängen, ggf. die Anlage eines Arterienkatheters und die Applikation von Medikamenten. Hierfür sind in der Regel zwei weitere Personen notwendig. Weiter muss eine Person die Medikamente und Infusionen bereitstellen. Hinzu kommt ein Teammitglied, welches die laufende Reanimation dokumentiert und die Zeiten innerhalb des Algorithmus vorgibt und im Idealfall ein weiterer „Springer" als Hol- und Bringdienst für benötigte Materialien. Eine Person ist zudem allein mit der Betreuung der Eltern beschäftigt, eine Tätigkeit, die nicht als Nebenaufgabe betrachtet bzw. geleistet werden kann und durch ein erfahrenes Teammitglied, im Idealfall eines mit Zusatzqualifikation in der Krisenintervention übernommen wird. Daraus ergibt sich eine Anzahl von acht bis neun Personen, die an der Reanimation beteiligt sind. Weitere Kollegen müssen sich um die Weiterbetreuung der anderen stationären Patienten kümmern. Natürlich muss eine Reanimation ggf. auch mit weniger Personal realisiert werden, dann allerdings mit Abstrichen.

2.3 Die Vorbereitung der Angehörigen

Die akute Notfallsituation ihres Kindes stellt für Eltern eine absolute Ausnahmesituation dar. Das Stresserleben und die emotionale Belastung können sich spürbar auf deren Konzentration, Aufnahmefähigkeit und Reaktionsgeschwindigkeit auswirken. In der Kommunikation mit den Angehörigen sollte daher auf leicht verständliche Informationen, einfache Formulierungen und auf wiederholte Erläuterungen geachtet werden.

Stellen Sie sich den Angehörigen kurz vor und erklären Sie, wo sie sich gerade befinden. Erkundigen Sie sich nach dem aktuellen Wissenstand der Angehörigen, setzen Sie an deren letzter Information an und erklären Sie anschließend mit einfachen, klaren Worten, wie es im Moment um ihr Kind steht (s.u., „Praxistipps zum Erstkontakt"). Bieten Sie an, die Angehörigen zu deren Kind zu begleiten und bereiten Sie die Eltern auf diese Situation vor, d.h. erklären Sie möglichst sachlich und neutral, beschreiben Sie, was die Eltern in der Reanimationssituation erwarten wird, etwa in welchem Raum ihr Kind versorgt wird und dass sich eine größere Anzahl an Personen darin befindet, die Wiederbelebungsmaßnahmen durchführen. Erklären Sie die Beatmung und Herzdruckmassage sowie dass ihr Kind nicht ansprechbar sein und nicht auf sie als Eltern reagieren wird, dass sich medizinische Geräte im Einsatz befinden und Geräusche zu vernehmen sind.

Versuchen Sie bei all ihren Erklärungen „Ausschmückungen" der Situation zu vermeiden. Die Angehörigen werden möglicherweise viele „Schreckensbilder" im Kopf haben und benötigen daher eine möglichst sachliche Sprache und den Verzicht auf angstauslösende, hoch emotionale Um-/Beschreibungen. Begleiten Sie die Eltern, stehen Sie ihnen zur Verfügung – häufig genügen dabei wenige Worte.

Praxistipps zum Erstkontakt – wie beginne ich das Gespräch mit den Eltern?

„Frau und Herr Meier, mein Name ist Lisa Müller, ich bin Kinderkrankenschwester auf der Kinderintensivstation. Das Team unserer Intensivstation kümmert sich um Ihren Sohn Fritz. Können Sie mir kurz sagen, was Sie bereits wissen? […] Im Moment führen wir bei Fritz Wiederbelebungsmaßnahmen durch (ggf. weitere Erklärung). Wenn Sie möchten, können Sie gern bei Fritz sein – ich bringe sie gern zu ihm […]."

Tab. 1 Umgang mit Ängsten und Sorgen der Eltern

Angst der Eltern	„Nicht aushalten"	„Verweigern"
Eltern äußern konkrete Ängste vor dem, was sie erwartet, z.B. Anblick des Kindes	Eltern äußern die Sorge, die Situation nicht aushalten zu können	Eltern verweigern vehement eigene Anwesenheit
⇒ Angst hinterfragen, sachliche Erklärung geben, Eltern auf das Geschehen vorbereiten	⇒ Sorge ernst nehmen und jederzeit Veränderung der Situation anbieten, fragen, was eventuell gebraucht wird, um die Situation zu bewältigen	⇒ Entscheidung respektieren und regelmäßig Ansprechpartner zur Seite stellen, nicht allein lassen, Sichtmöglichkeit anbieten (hinter Glasscheibe, angelehnte Tür)

Wenn Angehörige ablehnen, während dieser Situation bei ihrem Kind zu sein, hat dies i.d.R. Ängste oder Unsicherheiten zur Ursache. Hier bietet es sich an, behutsam nachzufragen, welche Gründe die Ablehnung hat und auf geäußerte Sorgen und Ängste verständnisvoll und erklärend einzugehen (s. Tab. 1).

2.4 Die Angst des Teams vor der Elternanwesenheit

Die Eltern in kritischen Situationen aus dem Patientenzimmer zu bitten ist häufig ein erster und durchaus verständlicher Impuls des betreuenden Teams. Die Sorge ggf. mitschuldig am Atem-Kreislaufstillstand des Kindes zu sein, die Angst vor den Augen der Eltern Fehler zu machen, bzw. durch Diskussionen mit den Teammitgliedern unsicher zu wirken, sind für das Behandlungsteam mögliche Gründe, Eltern vor das Patientenzimmer zu schicken (3). Je überraschender die Notfallsituation eintritt, umso größer ist auch die Notwendigkeit des behandelnden Teams, sich erst einmal in die Situation einzufinden. Diesem Überraschungsmoment und der Sorge vor Fehlern kann mit regelmäßigen Simulationstrainings im Team entgegenwirkt werden. Ist das Team trainiert, ist dieses in seinen Handlungen sicher und robuster gegenüber äußeren Einflüssen und kann einen zusätzlichen Stimulus, wie die Elternanwesenheit besser tragen. Der Gedanke, die Eltern vor der Notfallsituation schützen zu wollen und ihnen den Anblick der Reanimation des eigenen Kindes zu ersparen, steigert nur die Hilflosigkeit der Eltern. Ihre Unsicherheit wird durch die von außen beobachtete Hektik und Unruhe gesteigert, ebenso wie der Umstand sie warten zu lassen oder hinzuhalten (4). Der Moment, die Eltern wieder in die Situation zu holen oder überhaupt mit der Reanimationssituation zu konfrontieren, darf nicht unnötig hinausgezögert werden. Die gedankliche Vorstellung der Reanimation ihres Kindes kann bei den Angehörigen mentale Bilder erzeugen, die i.d.R. schlimmer sind als die Realität und schlechter verarbeitet werden. Indem die Eltern den Verlauf der Wiederbelebungsbestrebungen miterleben, versichern sie sich, dass alles Notwendige und Mögliche für ihr Kind getan wird. Während der Reanimation geben sie ihre eigentliche Elternrolle in großen Teilen an das behandelnde Team ab. Jenes wird stellvertretend eingesetzt, um das Kind zu schützen und vor dem Tod zu bewahren (5). Umso mehr erleben sie die aktive Einladung dabei zu sein als Wertschätzung ihrer eigenen Person und Rolle (5, 6). Diesen Aspekt vor Augen geführt, nimmt auch die Sorge ab, die Eltern könnten während der Reanimation das behandelnde Team stören oder gar bei ihrer Arbeit hindern. Dies widerspräche der großen Sehnsucht der Eltern, dass ihr Kind gerettet wird. Mehr als die Hälfte der Eltern wünschen sich bei Notfallsituationen generell dabei bleiben zu dürfen. Damit übereinstimmend wünscht sich die überwiegende Mehrzahl der Eltern, die Reanimationsereignisse miterlebt haben – und jene, die zuvor nicht dabei waren – im Falle einer zukünftigen Reanimationssituation bei ihrem Kind sein zu dürfen (6, 7).

Ähnliche Ergebnisse und Einschätzungen zeigen sich auch bei den Behandlungsteams. Die Skepsis gegenüber der Elternanwesenheit bei Reanimation ist bei denen am größten, die diese Situation noch nicht erlebt haben. Jene die eine solche Erfahrung bereits gemacht haben, befürworten die Elternanwesenheit zumeist auch bei nachfolgenden Reanimationen (8).

Sollte es doch zu einer Störung der Reanimation kommen, muss das behandelnde Team abwägen, ob die Elternanwesenheit weiter mitgetragen werden kann. Störungen können der zusätzliche emotionale Druck auf das Behandlungsteam sowie dessen Verunsicherung sein, das tatsächliche physische Eingreifen der Eltern oder auch die fehlende Ressource die Eltern durch eine Person zu betreuen. Der Fokus muss auf der Wiederbelebung des Kindes liegen und das entspricht auch dem Willen der Eltern. Auch in kleineren Teams, bzw. bei Behandlern, die sich weniger häufig mit Kinderreanimationen auseinandersetzen müssen, kann es bei ausreichend Personal jemanden geben, der diese Elternbegleitung gut übernehmen kann – dabei sollte diese herausfordernde Aufgabe nicht an die unerfahrenste Person im Team delegiert werden. Die Eltern erwarten weniger eine ärztliche Erläuterung der kardiopulmonalen Reanimation, als vielmehr eine Begleitung durch die Situation hindurch. Es braucht jemanden, der sich ausschließlich um die Eltern kümmert und mit ihnen aktiv in die Situation und bei Bedarf auch wieder aus dem Geschehen heraus gehen kann (9).

Die Elternanwesenheit während der Reanimation eines Kindes in Betracht zu ziehen, wird explizit vom ERC empfohlen (10).

Fallbeispiel 2

Wir reanimierten den 15-jährigen Jungen seit etwa 12 Min., als die Mutter von meinem Kollegen zu uns gebracht wurde. Sie schrie ihren Sohn an: „Ich habe es genau gespürt. Du willst dich aus dem Staub machen. Das erlaube ich dir nicht. Du hörst auf die Ärzte. Du gibst jetzt nicht auf."

2.5 Begleitung der Eltern während der Reanimation

Nachdem Sie die Eltern auf die bevorstehende Situation so gut es in der individuellen Situation möglich war, vorbereitet haben, begleiten Sie sie zum Ort des Geschehens. Gehen Sie gemeinsam mit den Angehörigen den Weg zum Raum, in welchem sich das Kind befindet, beschreiben Sie gern den Weg dahin (s.u. Praxistipps). Vereinbaren Sie, dass die Eltern die Situation begleiten dürfen, jedoch auch die Möglichkeit besteht, den Raum wieder zu verlassen. Informieren Sie die Eltern, dass Sie als Ansprechpartner für Fragen zur Seite stehen. Erklären Sie, ob und wenn ja, wie das Kind berührt werden darf. Weisen Sie das Reanimationsteam darauf hin, dass die Eltern nun anwesend sind, damit sich das Team in seiner Wortwahl diszipliniert. Für die spätere Kommunikation mit den Eltern ist es von Vorteil, dass sich der Teamleiter bei den Eltern vorstellt, sobald sich die Gelegenheit dazu ergibt.

Praxistipps zur Begleitung der Eltern zum Ort des Geschehens und während der Reanimation

„Wir betreten gleich das Patientenzimmer. Hinter dieser Tür führen die Kollegen bei Fritz Wiederbelebungsmaßnahmen durch [...]. Sie dürfen sich gern hier hinsetzen/stellen (Platz zuweisen). Wenn Sie möchten, dürfen Sie auch näher an das Bett herantreten und Fritz berühren. Ich werde die ganze Zeit über für Sie ansprechbar sein. Sie dürfen mir gern Fragen stellen [...]."

Versuchen Sie, auf Äußerungen und Fragen der Eltern einzugehen, so gut es Ihnen die Situation erlaubt. Lassen Sie sich nicht durch scheinbar unpassende Initialreaktionen der Eltern irritieren, die sich in Form von Wut, Angst oder Äußerungen des Nicht-Wahrhabenwollens zeigen können (s. Fallbeispiel 2). Gefühlte Hilfslosigkeit und Hoffnungslosigkeit, das Empfinden, nichts tun zu können, ist für unsere Psyche beinahe nicht aushaltbar und wird als nachhaltig negativ in den Erinnerungen und in der Bewertung der Situation durch die Angehörigen beschrieben. Um diesem Erleben ein Stück weit entgegenzuwirken, bietet es sich an, Eltern kleinere Aufgaben zu geben, um diese aus ihrer möglichen Passivität herauszuholen, z.B. durch Fragen zum Kind oder durch positives Bestätigen ihrer Handlungen. Versuchen Sie, Wünsche der Eltern wahrzunehmen und gegebenenfalls umzusetzen, z.B. dem Kind liebevolle Worte zu sagen oder die Hand oder den Fuß des Kindes berühren zu dürfen. Diese aktive Teilnahme am Geschehen kann im Falle des Versterbens ihres Kindes die Verarbeitung der Situation sowie die Akzeptanz des Todes fördern (s. Fallbeispiel 1) (6). Oftmals werden bei Familienangehörigen negative psychische Folgen des Miterlebens einer solchen Situation befürchtet, einige Untersuchungen sprechen jedoch dafür, dass Angehörige, welche eine Reanimationssituation miterlebten, nicht häufiger an psychischen Folgeerscheinungen leiden, sondern im weiteren Verlauf weniger Anzeichen einer Depression und Posttraumatischen Belastungsstörung zeigen (11, 12).

Die aktive Einbindung der Eltern wird umso wichtiger, je eher sich ein negativer Ausgang der Reanimationsbemühungen abzeichnet. Informieren Sie Eltern in dieser Situation offen und klar über ihre Befürchtung und erklären Sie nächste Schritte.

Fallbeispiel 3

Es war ein kleines Mädchen, verstorben nach plötzlichem Säuglingstod. Wir waren wohl von Anfang an chancenlos und hatten dennoch etwa 25 Min. lang nach Übernahme unter Reanimation versucht das Mädchen zu retten. Die Kindesmutter war ganz allein und stand uns, erschöpft, wie wir waren gegenüber. Zwischen uns ihr totes Kind. Wir gaben es ihr auf den Arm. Als sie sich verabschieden wollte, bat sie unseren Teamleiter das Mädchen entgegen zu nehmen. Sie wollte sie nicht im Bett zurücklassen. Ihr ging es besser mit dem Gedanken, ihr Kind in die Arme des vermeintlichen Retters zu geben.

2.6 Beendigung der Wiederbelebungsmaßnahmen und Mitteilung des Todes

Die Entscheidung eine Reanimation zu beenden liegt beim Reanimationsteam (und nicht primär bei den Eltern) und wird wesentlich durch die Ursache des Atem-Kreislaufstillstands und vorbestehende Erkrankungen des Kindes bestimmt. Vor dieser Entscheidung wird der Teamleiter den Verlauf der Reanimation rekapitulieren, mögliche weitere Therapiemöglichkeiten evaluieren und sicherstellen, dass alle reversiblen Ursachen des Atem-Kreislaufstillstands therapiert bzw. ausgeschlossen sind. Gerade bei chronisch kranken Kindern und Jugendlichen spielt der zu Lebzeiten kommunizierte Wille des Kindes bzw. die Einschätzung der Sorgeberechtigten eine entscheidende Rolle, ob Reanimationsmaßnahmen überhaupt begonnen werden – ggf. hilft in der Entscheidung eine EVN (Empfehlung zum Vorgehen in der Notfallsituation) bzw. eine DNR (Do-Not-Resuscitate)-Order. Nach Ausschluss bzw. Therapie aller reversiblen Ursachen und bei Aussichtlosigkeit auf eine erfolgreiche Wiederbelebung trifft der Teamleiter nach interner Absprache mit dem Team die Entscheidung, die Reanimation zu beenden. Hier sollte es im Interesse des Teamleiters sein, eine einvernehmliche Teamentscheidung zu erzielen, wobei es manchmal noch einer oder ggf. zwei weiterer Runden im Reanimationsalgorithmus bedarf, um alle Teammitglieder in der Entscheidung zu vereinen.

Teilen Sie den Eltern als Teamleiter den Tod ihres Kindes in einfachen und unmissverständlichen Worten mit (z.B. „Ich muss Ihnen leider mitteilen, dass Fritz verstorben ist."). Nutzen Sie dabei bewusst den Vornamen des Kindes. Es ist wichtig, dass Sie die Todesnachricht klar formulieren. Schrecken Sie nicht davor zurück, Worte wie „verstorben" und „tot" auszusprechen. Es gibt keine schöne Formulierung für die Überbringung einer Todesnachricht an die Eltern. Diese Realität zu hören und akzeptieren zu müssen, wird immer unerträglich sein. Sie helfen den Eltern nicht, indem Sie versuchen, diese Nachricht mit möglichst vielen Erklärungen und „schönen" Worten zu überbringen. Meistens schützen wir uns dabei nur selbst, weil wir uns vor der Aussprache der Nachricht fürchten und unsicher sind, wie Eltern darauf reagieren. Nachdem Sie die Todesnachricht formuliert haben, warten Sie die Reaktion der Eltern ab und passen Sie den Gesprächsinhalt und insbesondere die Menge der Informationen an den Wunsch und den Wissensbedarf der Eltern an. Ein Großteil der Information kann ggf. besser zu einem späteren Zeitpunkt mitgeteilt werden. Lassen Sie sich nicht durch Schweigen oder Weinen verunsichern, halten Sie diese Situation gemeinsam mit den Eltern aus. Sobald die Angehörigen dazu in der Lage sind und mehr über die medizinische Versorgung und mögliche Gründe des Versterbens erfahren möchten, werden sie beginnen, Fragen zu stellen. Lassen Sie sich hier von den Fragen der Angehörigen leiten. Auch die mehrfache Wiederholung einer bestimmten Frage, z.B. „Warum ist das passiert?" kann vorkommen und Ausdruck dessen sein, dass die Nachricht zu groß ist, sie fassen und begreifen zu können. Haben Sie hier nicht das Gefühl, sich für den Tod des Kindes rechtfertigen zu müssen, bieten sie stattdessen an, dass Eltern auch zu einem späteren Zeitpunkt noch einmal in Ruhe Fragen stellen dürfen.

2.7 Abschiednahme vom Kind

Abschied zu nehmen ermöglicht zu begreifen, was nur schwer auszuhalten und zu verstehen ist. Daher empfiehlt es sich, den Eltern eine Abschiednahme vom verstorbenen Kind anzubieten. Je aktiver die Angehörigen den Abschied gestalten können, je besser werden sie die Situation später psychisch verarbeiten. Erfragen Sie daher individuelle Wünsche und geben Sie den Angehörigen Zeit, sich in Ruhe zu verabschieden (s. Fallbeispiel 3). Machen Sie den Eltern Angebote, z.B. gemeinsam Hand- und Fußabdrücke des Kindes zu nehmen, eine Haarlocke für sich zu behalten, Lieblingsmusik des Kindes zu hören, Lieblingsspielzeug und Kuscheltiere ins Bett zu legen. Unterstützen Sie das Erzählen von Erlebnissen und Erinnerungen an die gemeinsame Zeit. Erklären Sie, dass das Kind berührt, gestreichelt, geküsst werden darf. Bieten Sie an, auch diesen letzten gemeinsamen Moment zu leben und Erinnerungen zu schaffen, z.B. auch durch ein Foto des Kindes oder ein gemeinsames Foto. Fragen Sie nach spirituellen bzw. religiösen Wünschen der Eltern. Lassen Sie Eltern

Raum, um noch einmal Zeit allein mit ihrem Kind zu verbringen. Idealerweise haben die Angehörigen die Möglichkeit, zwischen zwei Räumen zu wechseln, einem Raum, in dem sie sich aufhalten können und dem Raum, in dem das verstorbene Kind liegt, sodass ein Pendeln zwischen beiden Räumen möglich ist. Denken Sie daran, dass es möglicherweise noch weitere Angehörige gibt, Großeltern oder Geschwisterkinder, für die ein Abschiednehmen wichtig sein könnte und lassen Sie, soweit möglich, auch diese weiteren Abschiednahmen zu.

2.8 Nachsorge

Nach der Abschiednahme ist es wichtig die Eltern über weitere wichtige Schritte zu informieren, gern auch telefonisch am Folgetag. Geben Sie ihnen Hilfestellungen bzgl. der Beerdigung und notwendiger Formalitäten. Halten Sie auf Station Informationsmaterial bereit, welches über mögliche Folgereaktionen aufklärt und Anlaufstellen nennt, an die sich Angehörige im Nachgang wenden können (z.B. Vereine für verwaiste Eltern, Kindertrauergruppen für Geschwisterkinder, Angebote zur Trauerbegleitung). Bieten Sie gern ein Nachsorgegespräch an, in welchem die Angehörigen mit etwas zeitlichem Abstand die Möglichkeit haben, noch einmal über das Erlebte zu sprechen, Fragen zu stellen und auch an den Ort des Versterbens des eigenen Kindes zurückzukehren, soweit dies von den Eltern gewünscht ist. Es empfiehlt sich, aktiv auf die Eltern zuzugehen und Ihnen ein Kontaktangebot zu machen, da Eltern nach dem Tod des eigenen Kindes oftmals nicht selbst aktiv werden können.

Auch das Reanimationsteam profitiert maßgeblich von Nachbesprechungen in Form eines „Hot Debriefings" unmittelbar nach dem Reanimationsereignis und eines „Cold Debriefings", einer weiteren Nachbesprechung mit etwas zeitlichem Abstand zur stattgehabten Reanimation. Das Erlebte gemeinsam zu reflektieren kann psychischen Stress abbauen und Posttraumatischen Belastungsstörungen vorbeugen. Außerdem dient die Reflexion im Debriefing der Verbesserung der Versorgungsqualität und damit der Patientensicherheit (13). Auch für professionelle Helfer kann die Reanimation eines Kindes Erschöpfung und Trauer hinterlassen. In dem z.T. hektischen Arbeitsalltag auf einer Kinderintensivstation kann es hilfreich sein, durch stille Symbole, wie dem Anbringen eines Schmetterlings an der Stationstür oder dem Entzünden eines Lichtes auf die spezielle Situation hinzuweisen und dadurch eine Atmosphäre der Ruhe und ein Verständnis für die betroffenen Teamkollegen und Angehörigen zu schaffen.

Take home messages:

- *Die Reanimation eines Kindes stellt immer eine psychische Ausnahmesituation dar, welche Eltern mit ihren schlimmsten Ängsten konfrontiert und auch für erfahrene Teams nicht zur Routine wird.*
- *Der Wunsch der Eltern bei ihrem Kind sein zu dürfen, rührt nicht aus dem Gedanken heraus das Behandlungsteam zu kontrollieren oder zu stören. Vielmehr beginnt in diesem Augenblick bereits der Verarbeitungs- und ggf. der Trauerprozess.*

- *Ziel des Behandlungsteams sollte es sein, den Eltern zu ermöglichen, bei ihrem Kind zu sein. Simulationstrainings helfen dem Team dabei, die Elternanwesenheit zur Routine werden zu lassen.*
- *Eltern brauchen während und nach der Reanimation ihres Kindes eine kompetente Begleitung.*
- *Die Anwesenheit der Eltern während der Reanimation ihres Kindes sollte nicht als Belastung, sondern als lohnenswerte Herausforderung gesehen werden.*

Literatur

1. Regner F, Brenner S. Postreanimationsbehandlung bei Kindern. Intensivmedizin up2date 2020;1:99–117.
2. Winkler S, Brenner S. Die intensivmedizinische Erstversorgung des Kindes. Anästh Intensivmedizin 2018;59:68–87.
3. Karutz H. Die Psychologie der präklinischen Kinderreanimation. Notarzt 2014;30:246–252.
4. Müller W, Scheuermann U. Praxis Krisenintervention. Ein Handbuch für helfende Berufe: Psychologen, Ärzte, Sozialpädagogen, Pflege- und Rettungskräfte. 2. Aufl. Ortiz-Müller W, Scheuermann U, Gahleitner B, Hrsg. Stuttgart: Kohlhammer Verlag, 2010.
5. Schlechtriemen-Koß A. Angstkontrolle – der heimliche Auftrag der Medizin. In: Hax-Schoppenhorst T, Kusserow A. Das Angst-Buch – für Pflege- und Gesundheitsberufe. 1 Aufl. Hans Huber Verlag, Bern, 2014:30–44.
6. McGahey-Oakland PR, Lieder HS, Young A et al. Family experience during resuscitation at a children's hospital emergency departement. J Pediatr Health Care 2007;21:217–225.
7. Tinsley C, Hill JB, Shah J, Zimmerman G, Wilson M, Freier K, Abd-Allah S. Experience of Families During Cardiopulmonary Resuscitation in a Pediatric Intensive Care Unit. Pediatrics 2008;122(4):e799-e804.
8. Kremp A, Schmitz R. Reanimation im Beisein von Angehörigen, insbesondere der Eltern. In: Schiff A. Die Perspektive der professionellen Helfer. Familien in kritischen Situationen der klinischen Pflege. Leverkusen: Barbara Budrich Verlag 2014:89–92.
9. Maxton FJ. Parental presence during resusciation in the PICU: the parents' experience. Sharing and surviving the resuscitation. A phenomenological study. J Clin Nurs 2008; 17:3168–3176.
10. Maconochie IK, Bingham R, Eich C et al. European Resuscitation Council guidelines for resuscitation 2015: Section 6. Paediatric life support. Resuscitation 2015;95:223–248.
11. Jabre P, Belpomme V, Azoulay E, Jacob L, Bertrand L, Lapostolle F et al. Family presence during cardiopulmonary resuscitation. N Engl J Med. 2013;368(11):1008–18
12. Köberich S, Mittag O, Jäckel W. Anwesenheit von Angehörigen während kardiopulmonaler Reanimation. Notfall Rettungsmed 2014;17:515–520.
13. Heimberg E., Daub J, Schmutz JB, Eppich W, Hoffmann F. Debriefing in der Kindernotfallversorgung. Grundlage einer verbesserten Patientenversorgung. Monatsschrift Kinderheilkunde 2020;168:130–139.

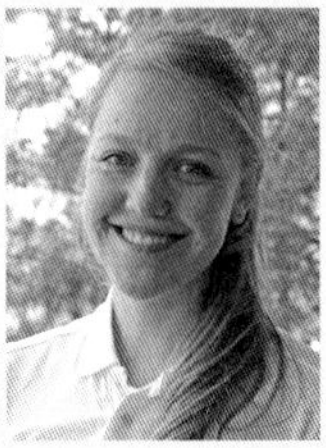

Cynthia Pönicke, Dipl.-Psych.

Nach ihrem Psychologiestudium absolvierte sie eine Ausbildung zur Kriseninterventionsberaterin. Sie ist stellvertretende Vorsitzende des ‚Krisenintervention und Notfallseelsorge Dresden e.V.' Sie arbeitet auf der interdisziplinären pädiatrischen Intensivstation der Kinderklinik des Universitätsklinikums der TU Dresden und durchläuft eine Fortbildung zur Traumapädagogin sowie zur Kinder-, Jugend- und Familientrauerbegleiterin.

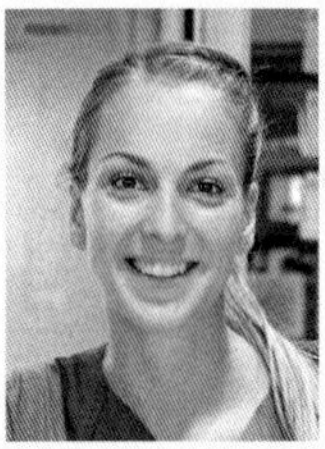

Frida Regner, B.Sc.

Neben ihrer Ausbildung zur Gesundheits- und Kinderkrankenpflegerin studierte sie den Bachelorstudiengang Pflege an der Dresden International University. Sie ist Instruktorin für EPALS-Kurse und arbeitet auf der interdisziplinären neonatologischen und pädiatrischen Intensivstation der Kinderklinik des Universitätsklinikums der TU Dresden.

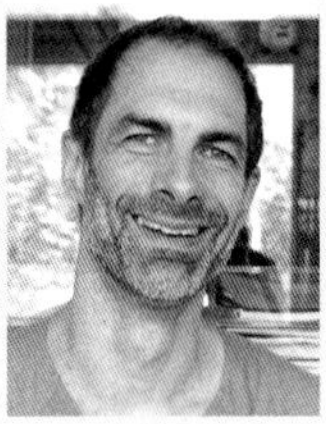

Prof. Dr. med. Sebastian Brenner

Nach dem Medizinstudium in Homburg Saar, Dublin/Irland, San Diego/USA und Berlin absolvierte er seine wissenschaftliche und klinische Ausbildung an den National Institutes of Health, Bethesda, USA und der Kinderklinik des Universitätsklinikums der TU Dresden. Er ist Neonatologe, pädiatrischer Intensiv- und Palliativmediziner und arbeitet als Bereichsleiter der interdisziplinären pädiatrischen Intensivmedizin an der Universitätskinderklinik Dresden.

3 Debriefing in der Kindernotfallversorgung – Grundlage für die Verbesserung der Patientenversorgung

Ellen Heimberg, Julia Daub, Jan B. Schmutz, Walter Eppich und Florian Hoffmann

Regelmäßige Nachbesprechungen nach kritischen Ereignissen in der Kindernotfallversorgung können das Patienten-Outcome und die Teamzusammenarbeit verbessern. Die Reflektion ermöglicht Lernen in Teams, um in Zukunft besser zu werden und eine Wiederholung von Fehlern zu vermeiden. Deshalb sind Nachbesprechungen im Sinne der Patientensicherheit und der Mitarbeiterzufriedenheit obligat. Dieser Artikel soll Formen des Debriefings sowie die praktische Durchführung näher beleuchten und dazu beitragen, klinische Debriefings mehr in den Alltag zu integrieren.

3.1 Einleitung und Fallbeispiel

Verschiedene Studien haben gezeigt, dass Debriefings (Nachbesprechungen) kritischer Ereignisse das Outcome und die Teamzusammenarbeit verbessern. Zudem helfen Nachbesprechungen bei der emotionalen Bearbeitung von kritischen und belastenden Situationen. Durch Reflektion wird Lernen in Teams ermöglicht, um in Zukunft besser zu werden und zu vermeiden, dass die gleichen Fehler wieder passieren. Allerdings werden Debriefings im klinischen Alltag noch immer nicht regelhaft und strukturiert durchgeführt.

Fallbeispiel

In eine Kinderklinik wird ein 2-jähriges Kind mit V.a. Sepsis eingeliefert. Kurz nach Ankunft in der Ambulanz wird das Kind reanimationspflichtig. Das Team der Ambulanz beginnt umgehend mit der Beatmung und Thoraxkompressionen und ruft Hilfe von der Kinderintensivstation hinzu. Nach Ankunft des Reanimationsteams übernimmt der Assistenzarzt der Intensivstation das Atemwegsmanagement, der Arzt der Ambulanz versucht einen i.v.-Zugang zu etablieren. Die Pflegende der Ambulanz führt weiter die Thoraxkompressionen durch, die Pflegende der Intensivstation zieht Medikamente auf und bereitet die Intubation vor. Der telefonisch alarmierte Oberarzt kommt nach ca. 8 min hinzu. Nachdem er festgestellt hat, dass die Basismaßnahmen gut laufen, fragt er, welche Medikamente schon gegeben wurden. Dabei wird festgestellt, dass Adrenalin noch nicht verabreicht wurde. Nach mehreren frustranen Versuchen, einen i.v.-Zugang zu legen, wird ein i.o.-Zugang etabliert. Es werden Adrenalin sowie 300 ml Volumen im Bolus verabreicht, beides war bereits durch die Pflege vorbereitet. Die Reanimation kann anschließend bei ROSC („return of spontaneous circulation") beendet werden. Der Patient wird bei fehlendem Atemantrieb intubiert und auf die pädiatrische Intensivstation verlegt.

Kritische Notfälle und Reanimationen im Kindesalter stellen seltene, aber für die behandelnden Teams häufig sehr belastende Ereignisse dar. Studien zeigen, dass Ablauf und Qualität von Reanimationen häufig suboptimal sind.

Es konnte gezeigt werden, dass neben regelmäßigen Trainings von Basismaßnahmen und Verwendung von Echtzeit-Feedbacksystemen in der Reanimation, die Durchführung strukturierter Post-Reanimations-Nachbesprechungen (Debriefings) zu einer verbesserten Teamperformance und sogar einem verbesserten Überleben (1, 2) führen können. Daher sind sie in den Leitlinien des European Resuscitation Counsil (ERC) und der American Heart Association (AHA) verankert.

Trotz der vorliegenden Evidenz, einer positiven Wahrnehmung in den Teams und den Empfehlungen in den Reanimationsleitlinien werden strukturierte Debriefings nicht flächendeckend und regelhaft umgesetzt. Gründe dafür werden oft mit mangelnder Zeit, zu viel anfallender Arbeit, dem Fehlen eines qualifizierten Moderators und der fehlenden Unterstützung durch die Klinikleitung angegeben (3).

Fallbeispiel – Fortsetzung

Nach der Aufnahme des Patienten auf der Intensivstation führt der Oberarzt eine kurze Nachbesprechung durch. Alle an der Notfallversorgung beteiligten Personen der Intensivstation kommen zusammen. Der Oberarzt gibt dem Team Feedback, dass die Anlage eines Zugangs und Adrenalingabe deutlich zu spät stattgefunden habe. Er fragt die Beteiligten, ob sie etwas loswerden wollten. Nachdem niemand etwas sagen möchte, wird die Runde aufgelöst, und die Mitglieder des Teams gehen wieder ihrer jeweiligen Arbeit nach.

3.2 Welche Formen des Debriefing gibt es?

Nachbesprechungen hielten in der Medizin in den 1980er-Jahren ihren Einzug (4). Der Fokus lag zunächst auf dem Abbau von psychischem Stress nach einem kritischen Ereignis. Heutzutage werden Debriefings vor allem als Werkzeug zur Verbesserung der Versorgungsqualität und der Patientensicherheit eingesetzt. „Debriefing" wird definiert als moderierte oder geführte Reflexion im Zyklus erfahrungsbasierten Lernens. Es werden je nach Zeitpunkt der Durchführung unterschiedliche Formen des Debriefings unterschieden (5).

Man spricht von *„Hot Debriefing"*, wenn die Nachbesprechung unmittelbar oder relativ zeitnah nach einem kritischen Ereignis erfolgt. Hier sind die unmittelbar am Fall Beteiligten auch Teilnehmer des Debriefings.

Anmerkung

Im beschriebenen Fall wurde das Personal der Notaufnahme nicht in die Nachbesprechung einbezogen. Dadurch fehlt ein wichtiger Teil des Teams und der Versorgung bei der Nachbesprechung, mit dem die Erstmaßnahmen und die Zusammenarbeit über Stationsgrenzen hinweg (Intensivteam – Ambulanzteam) hätte besprochen werden können.

„Hot Debriefings" sind kurze Besprechungen und dienen dazu, Inhalte, die das Team direkt nach einem -oft emotional auch belastenden- Ereignis beschäftigen, zu diskutieren. Die Inhalte können Grundlage für eine spätere ausführliche Besprechung („Cold Debriefing") sein. Vorteile von „Hot Debriefings" sind, dass keine aufwändige Organisation notwendig ist, und die Ereignisse den Beteiligten noch präsent sind. Eine ausführliche Besprechung ist zu diesem Zeitpunkt oft nicht möglich, da die Versorgung der Patienten anschließend weitergeführt werden muss.

„Cold Debriefings" sind Besprechungen, die in einigem Abstand, d.h. einige Tage oder auch Wochen zu einem Ereignis stattfinden. Sie können auch medizinisches Personal, das nicht unmittelbar involviert war, in die Diskussion einbeziehen. Dadurch werden das Erlebte und die Erfahrung auch anderen Personen zugänglich gemacht und es kann eine breitere Masse von dem Fall für die Zukunft profitieren. „Cold Debriefings" nehmen mehr Zeit in Anspruch. Es soll aufgearbeitet werden, was passiert ist und was für die Zukunft daraus gelernt werden kann. Soweit verfügbar, ist es sinnvoll, hier auch objektive Daten aus der Behandlung, wie z.B. technische Daten (Tiefe, Frequenz, Entlastung nach Thoraxkompression) zur kardiopulmonalen Reanimation (CPR), z.B. aus dem Speicher des Defibrillators, zu verwenden. In einigen US-amerikanischen Kliniken sind solche Debriefings als feste Instanz einmal wöchentlich implementiert. Diese festen Intervalle schaffen eine Kultur, in der das Sprechen über kritische Ereignisse zur Normalität wird. Außerdem können durch die bereits im Vorfeld organisierten Termine logistische Herausforderungen minimiert und die Teilnahme mehr Mitarbeitern ermöglicht werden (6).

3.3 Was sollen wir besprechen?

Reanimationen in der Pädiatrie sind sehr seltene Ereignisse. Diese und/oder Situationen, in denen etwas „schiefgelaufen" ist, werden oft als Trigger für Nachbesprechungen angesehen. Dies führt dazu, dass Debriefings zum einen sehr selten stattfinden, zum anderen immer mit problembehafteten Situationen assoziiert sind und dadurch einen „negativen" Beigeschmack haben.

Im klinischen Alltag kommt es im Bereich der Intensivmedizin und der Notfallmedizin immer wieder zu Ereignissen, die besprochen werden können. Dies können sowohl Patientenversorgungen sein, die gut gelaufen sind als auch Situationen, die herausfordernd und schwierig waren. Aus erfolgreichen Versorgungen kann ebenfalls viel gelernt werden, da hier Faktoren herausgearbeitet werden können, welche zum Erfolg geführt haben. So kann erreicht werden, dass Teams ähnliche Strategien wieder anwenden und im nächsten Fall wieder erfolgreich ist (7).

Es kann sinnvoll sein, im Team typische Auslöser für Nachbesprechungen zu vereinbaren und das Team regelmäßig zum aktiven Einfordern einer Nachbesprechung für Situationen zu motivieren.

3.4 Wie wird ein Debriefing effektiv?

Effektives Lernen benötigt eine Umgebung, in der das Personal keine Angst hat, über Fehler und suboptimale Leistung zu sprechen. Um eine sichere Lernumgebung zu schaffen, sind daher sowohl Regeln für die Nachbesprechung wichtig, aber auch eine Kultur der Sicherheit und Schuldfreiheit im Alltag von Bedeutung. Daher ist die Unterstützung durch Verantwortungsträger, wie z.B. Stationsleitung und Klinikleitung, essenziell. Die Grundregeln für Nachbesprechungen sind in der Infobox zusammengestellt.

Grundregeln für Nachbesprechungen sind:

- **Grundannahme für das Miteinander festlegen:** „Jeder ist intelligent, arbeitet hart und möchte das Bestmögliche für die Patienten tun“ (8).
- **Gemeinsame Zielsetzung definieren:** Ziel ist, gemeinsames Reflektieren über und Lernen aus einer Notfallsituation, um Strategien für zukünftige Notfallsituationen zu entwickeln.
- **Ablauf besprechen:** Es soll analysiert werden, was gut und was nicht gut gelaufen ist (Plus-delta-Methode). Dabei steht die Diskussion im Vordergrund, wie es dazu gekommen ist und nicht, wer Schuld hat.
- **Dauer festlegen:** Teilnehmer können sich besser auf das zu Erwartende einstellen, wenn sie wissen, wie lange die Nachbesprechung dauern wird.
- **Einverständnis aller Beteiligten einholen** für diese Abmachungen, das Einhalten der Privatsphäre und der Vertraulichkeit.

Eine wohlwollende Atmosphäre mit einer ehrlichen Neugier, die suggeriert, Abläufe verstehen zu wollen und die Sichtweisen der Teilnehmer zu erfassen, führen dazu, dass sich Teilnehmer in der Diskussion öffnen und auch schwierige Themen über eine suboptimale Versorgung konstruktiv besprochen werden können.

Unbedingt sollte vermieden werden, dass einzelne Personen zu Schuldigen gemacht werden. Selten ist der Fehler eines Einzelnen die Ursache einer suboptimalen Versorgung; vielmehr ist es das Zusammenspiel zwischen systemischen, individuellen und Teamfaktoren (9).

3.5 Wer sollte ein Debriefing durchführen?

Barrieren zur Durchführung von Debriefings sind unter anderem das Fehlen eines erfahrenen, ausgebildeten Moderators. Eine Untersuchung unter Kindernotfallmedizinern in den USA ergab, dass weder die klinische Erfahrung, noch die Anzahl der Reanimationen, in denen die Teilnehmer klinisch involviert waren, einen Einfluss auf das Komfortlevel als Moderator haben, sondern nur die Anzahl der selbst durchgeführten Debriefings (10).

Ausgebildete Simulationstrainer oder auch Psychologen können diese Rolle des Moderators übernehmen, allerdings stehen diese nicht in allen Kliniken regelhaft zur Verfügung. Aktuell existieren kaum Ausbildungsmöglichkeiten für das Training dieser Fertigkeiten außerhalb von mehrtägigen Simulationstrainer- Kursen. Es wäre zu wünschen, dass diese Themen mehr Gewichtung im klinischen Alltag und der Ausbildung bekommen.

Es gibt jüngste Evidenz für die Leitung von Nachbesprechungen durch ein Teammitglied (11) oder durch das gesamte Team (12). In beiden zitierten Studien erhielten die Teilnehmer bzw. Moderatoren ein standardisiertes Debriefing-Skript sowie ein Training in „non-technical skills“, also Fertigkeiten in Teamkommunikation, Situationsbewusstsein, Leadership usw.

Sollten Konflikte im Team vorhanden sein, ist es allerdings ratsam, einen externen Moderator, Coach oder Psychologen hinzuzuziehen und das Debriefing nicht durch einen in der Patientenversorgung involvierten Mitarbeiter vornehmen zu lassen.

3.6 Wie sollten Debriefings ablaufen?

Debriefings sind in der simulationsbasierten Ausbildung das Kernstück des Lernens. Es wurden in den letzten Jahren verschiedene Debriefing-Methoden entwickelt und evaluiert; diese bzw. einige Teile daraus können für klinische Debriefings Anwendung finden.

Gemeinsame Inhalte der meisten Debriefing-Methoden

- *Setzen der Rahmenbedingungen*
- *Abfragen der initialen Reaktionen*
- *Kurze Erläuterung des medizinischen Falls*
- *Analyse*
- *Kurze Zusammenfassung des Erlernten*

Setzen der Rahmenbedingungen

Zu Beginn einer Nachbesprechung sollten ihre Grundregeln (s. oben: Abschnitt „Wie wird ein Debriefing effektiv?“) genannt bzw. sogar standardisiert vorgelesen werden. Das stellt sicher, dass nichts vergessen und eine konstruktive Grundstimmung für das Debriefing bereitet wird.

Initiale Reaktionen

In dieser Phase des Debriefings sollen die ersten Reaktionen und Eindrücke aus der Situation abgefragt werden. Dies ist v.a. bei emotional aufwühlenden Ereignissen von Bedeutung, weil die unmittelbar beteiligten Personen befragt werden. Hier werden von Teilnehmern oft Themen genannt, die sie besonders beschäftigen und auf die es sich lohnt, in der späteren Analysephase noch einmal einzugehen.

Erläuterung des medizinischen Falls

Es soll ein kurzer Abriss über den medizinischen Verlauf gegeben werden, um alle Beteiligten und Nicht-Beteiligten auf den gleichen Stand zu bringen. Schon hier treten mögliche Unklarheiten bzw. verschiedene mentale Modelle, wie z.B. unterschiedliche Arbeitshypothesen, zutage.

Analysephase

Die Analyse bildet das Kernstück des Debriefings. Die Themen der Analysephase sollen aus dem Teilnehmerkreis gesammelt werden. Es lohnt sich hier auch die Themen der initialen Reaktionsphase aufzugreifen. Des Weiteren können objektive Daten z.B. aus dem Speicher des Defibrillators, herangezogen werden.

In der Analyse sollen sowohl Schwierigkeiten als auch positive Aspekte besprochen werden.

> *Es lohnt sich unbedingt, gut gelungene Patientenversorgungen, Kommunikation oder Abläufe herauszuarbeiten und zu besprechen, um anhand positiver Beispiele zu lernen (7).*

Diskussion des Fallbeispiels

Im vorliegenden Beispiel lagen Adrenalin und Volumen schon aufgezogen bereit, ohne dass diese ärztlicherseits angeordnet waren. Die Vorbereitung führte dazu, dass die Medikamente zügig nach Anlage des Zugangs verabreicht werden konnten und es zu keiner weiteren Zeitverzögerung kam. Dies positiv zu bestärken und vor allem zu erfragen, was zu dieser guten Vorbereitung beigetragen hat, führt möglicherweise dazu, dass dieses Verhalten in Zukunft auch durch andere Kollegen nachgeahmt wird. Auch der zügige Beginn und die qualitativ guten Basismaßnahmen hätten erfragt, besprochen und bestärkt werden können.

Auf der anderen Seite ist es natürlich wichtig, Probleme, die aufgetreten sind, zu besprechen. Diese sollen aber nicht nur benannt werden, sondern es soll herausgearbeitet werden, warum sie aufgetreten sind. Nur so sind nachhaltiges Lernen und Veränderungen für die Zukunft möglich.

Fragen, die gestellt werden sollen

- *„Was ist gut gelungen?“*
- *„Was waren Herausforderungen bzw. was hat Schwierigkeiten bereitet?“*
- *„Welche Faktoren haben dazu beigetragen?“*
- *„Was ist notwendig, um es in Zukunft besser zu machen?“ bzw. „Was ist notwendig, damit es wieder genauso gut gemacht werden kann?“*

Fallbeispiel – Fazit

Im vorliegenden Fallbeispiel wurde kritisiert, dass der Zugang zu spät gelegt wurde. Es erfolgte dabei keine Besprechung, wie es dazu kam. Wäre das erfragt worden, hätte der Oberarzt erfahren, dass das notwendige Material für einen i.o.-Zugang im Notfallequipment nicht zu finden war, und der i.o.-Bohrer von der Intensivstation nachgefordert werden musste. Die Botschaft, dass das Anlegen eines i.o.-Zugangs und die Adrenalingabe deutlich zu spät erfolgt war, ist somit wirkungslos. Nicht das mangelnde Wissen, sondern das fehlende Equipment führten dazu, dass der Zugang nicht früher angelegt wurde. Die „Take home message“ aus dem Debriefing ist nicht „i.o.-Zugang früher anlegen“, sondern „Equipment überarbeiten“.

Dieser Teil der Analysephase kann auch für sich allein, im Sinne eines klinischen Coachings, verwendet werden.

Zusammenfassung

Den Abschluss der Nachbesprechung sollte eine Zusammenfassung des Erlernten bilden. Sinnvollerweise kommt diese auch aus dem Teilnehmerkreis, kann aber auch vom Moderator der Nachbesprechung erfolgen, mit der Bitte um Ergänzungen. Eine Verschriftlichung der Ergebnisse macht es zum einen möglich, zu einem späteren Zeitpunkt nochmal darauf zurückzukommen, zum anderen bietet es auch die Möglichkeit zum Nachlesen für Mitarbeiter, die nicht an der Besprechung teilgenommen haben.

3.7 Debriefing-Instrumente

Debriefing-Instrumente haben sich als Grundlage und Hilfestellung unabhängig davon, ob der Debriefer erfahren oder unerfahren ist, bewährt. Sie ermöglichen eine Standardisierung, eine Strukturierung im Sinne eines Leitfadens für den Moderator/Debriefer und sie können zugleich als Dokumentation der Besprechung dienen (13). Diese Aspekte können zu einer Verbesserung der Qualität von Debriefings führen. Ein Debriefing-Instrument als Hilfestellung für die klinische Nachbesprechung zeigt Abbildung 1 (14, 15).

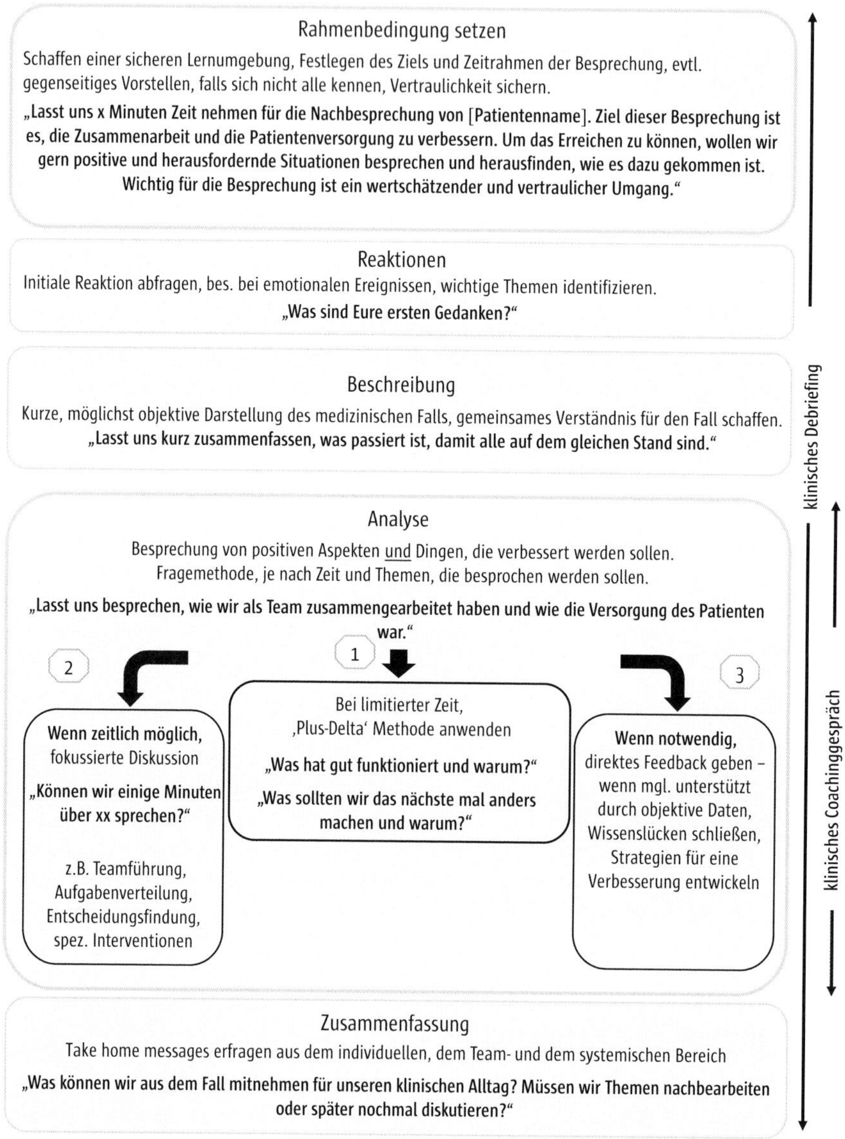

Bei eingeschränktem zeitlichen Limit kann die Nachbesprechung auf die Anteile beschränkt werden, die fett umrandet sind.

Abb. 1 Debriefingintrument mod. nach PEARLS (5, 6) für klinische Nachbesprechungen und Coaching-Gespräche im klinischen Alltag

3.8 3B-Methode

Die Fragetechnik kann einen entscheidenden Einfluss auf das Miteinander und den Erfolg des Debriefings haben. Die Frage sollte auf der einen Seite ehrlich sein. Auf der anderen Seite sollte sie nicht verurteilen, sondern Interesse ausdrücken, wie es dazu gekommen ist.

Eine Fragemethode, die in Simulationstrainerkursen im deutschsprachigen Raum gelehrt wird, ist die sog. „3B-Methode". Ihre Grundannahme ist, dass wir Verhalten nur beobachten können, aber nicht wissen, was die Gedanken sind, welche zu einem spezifischen Verhalten geführt haben. Diese Methode soll ergründen was sich hinter einem bestimmten Verhalten verbirgt und was dazu geführt hat (16).

Die 3 B stehen für:

- Beobachten/Benennen,
- Bewerten,
- Befragen.

Die 3B-Methode trennt Beobachtung (die Situation) und die Bewertung (*„das finde ich nicht gut, weil …"*) und gibt dem Gegenüber die Möglichkeit, sich und seine Motivation hinter dem Verhalten zu erklären.

Beobachten/Benennen

Es sollte möglichst objektiv und konkret gesagt werden, was man beobachtet oder gehört hat, ohne eine Bewertung abzugeben.

„Ich habe bemerkt, dass nach 10 Minuten noch kein Zugang etabliert war."

Bewerten

Hier soll die ehrliche Meinung geäußert werden, warum jemand etwas gut oder schlecht findet. Zudem kann eine Erwartung an die Person geäußert werden (z.B. *„In dieser Situation erwarte ich normalerweise, dass …"*). Die Bewertung sollte, wenn immer möglich als Ich-Botschaft formuliert werden.

„Für mich hat in der Reanimation die frühe Anlage eines Zugangs eine hohe Priorität, damit Adrenalin verabreicht werden kann."

Befragen

Hier sollen die Beweggründe für ein Verhalten abgefragt werden.

„Wie kam es dazu?", „Was meinst du?"

Nun können die Befragten berichten, welche Schwierigkeiten es gab, z.B. „es gab keinen Zugang", „es fehlte Personal", „es gab eine andere Priorität". Wenn der Hintergrund für ein Verhalten klar ist, kann auch eine entsprechende Lösung gemeinsam erarbeitet werden, z.B. *Umordnen des Equipments, Erörtern personeller Ressourcen, Beheben von Wissenslücken.*

Ergebnisoffen gestellte Fragen fördern Diskussion. Neben der Fragetechnik ist auch die Formulierung der Fragen von Bedeutung. Das Verwenden von Ich-Botschaften sendet keine allgemeingültigen Botschaften aus, sondern lässt dem Gegenüber Spielraum, seine Sichtweise darzustellen.

Take home messages:

- *Regelmäßige Debriefings können zur Verbesserung der Teamarbeit und des Patienten-Outcomes beitragen.*
- *Ohne Reflektion besteht die Gefahr gleiche Fehler zu wiederholen.*
- *Objektive Daten, z.B. aus „feedback devices", können die Nachbesprechung unterstützen.*
- *Es sollen nicht nur problembehaftete, sondern auch positive verlaufene Patientenversorgungen nachbesprochen werden.*
- *Nachbesprechungen sollten strukturiert ablaufen, Debriefing-Instrumente können hierbei helfen.*
- *Ehrliches Interesse und bestimmte Fragetechniken ermöglichen die mentalen Modelle der Mitarbeiter zu erfahren, um so Verbesserungsmöglichkeiten gemeinsam zu erarbeiten.*
- *In Debriefings sollten unbedingt auch positive Aspekte der Versorgung reflektiert werden, da das Team von positiven Konzepten lernen kann und eine Wertschätzung der Leistung erreicht wird.*
- *Eine Sicherheitskultur mit Unterstützung durch Verantwortungsträger ist notwendig, um über Fehler sprechen zu können.*

Interessenkonflikt

Alle Autoren sind als Trainer für Simulationskurse tätig und erhalten Honorar im Rahmen von Simulationskursen des Vereins PAEDSIM e.V.

Literatur

1. Schmutz J, Manser T. Do team processes really have an effect on clinical performance? A systematic literature review. Br J Anaesth. 2013 Apr;110(4):529–44
2. Wolfe H, Zebuhr C, Topjian AA, Nishisaki A, Niles DE, Meaney PA, Boyle L, Giordano RT, Davis D, Priestley M, Apkon M, Berg RA, Nadkarni VM, Sutton RM. Interdisciplinary ICU cardiac arrest debriefing improves survival outcomes*. Crit Care Med. 2014 Jul;42(7):1688–95
3. Sandhu N, Eppich W, Mikrogianakis A, Grant V, Robinson T, Cheng A; Canadian Pediatric Simulation Network (CPSN) Debriefing Consensus Group. Postresuscitation debriefing in the pediatric emergency department: a national needs assessment. CJEM. 2014 Sep;16(5):383–92
4. Mitchell JT. When disaster strikes ... the critical incident stress debriefing process. JEMS. 1983 Jan;8(1):36–9
5. Kessler DO, Cheng A, Mullan PC. Debriefing in the emergency department after clinical events: a practical guide. Ann Emerg Med. 2015 Jun;65(6):690–8
6. Hunt EA, Jeffers J, McNamara L, Newton H, Ford K, Bernier M, Tucker EW, Jones K, O'Brien C, Dodge P, Vanderwagen S, Salamone C, Pegram T, Rosen M, Griffis HM, Duval-Arnould J. Improved Cardiopulmonary Resuscitation Performance With CODE ACES[2]: A Resuscitation Quality Bundle. J Am Heart Assoc. 2018 Dec 18;7(24):e009860
7. Dieckmann P, Patterson M, Lahlou S, Mesman J, Nyström P, Krage R. Variation and adaptation: learning from success in patient safety-oriented simulation training. Adv Simul (Lond). 2017 Oct 31;2:21
8. Rudolph JW, Simon R, Raemer DB, Eppich WJ. Debriefing as formative assessment: closing performance gaps in medical education. Acad Emerg Med. 2008 Nov;15(11):1010–6
9. Reason J. Human error: models and management. BMJ. 2000 Mar 18;320(7237):768–70

10. Zinns LE, O'Connell KJ, Mullan PC, Ryan LM, Wratney AT. National Survey of Pediatric Emergency Medicine Fellows on Debriefing After Medical Resuscitations. Pediatr Emerg Care. 2015 Aug;31(8):551–4
11. Rose S, Cheng A. Charge nurse facilitated clinical debriefing in the emergency department. CJEM. 2018 Sep;20(5):781–785
12. Boet S, Bould MD, Sharma B, Revees S, Naik VN, Triby E, Grantcharov T. Within-team debriefing versus instructor-led debriefing for simulation-based education: a randomized controlled trial. Ann Surg. 2013 Jul;258(1):53–8
13. Mullan PC, Wuestner E, Kerr TD, Christopher DP, Patel B. Implementation of an in situ qualitative debriefing tool for resuscitations. Resuscitation. 2013 Jul;84(7):946–51
14. Eppich W, Cheng A. Promoting Excellence and Reflective Learning in Simulation (PEARLS): development and rationale for a blended approach to health care simulation debriefing. Simul Healthc. 2015 Apr;10(2):106–15
15. Eppich, W.J., Mullan, P.C., Brett-Fleegler, M., & Cheng, A. (2016). "Let's Talk About It": Translating Lessons From Health Care Simulation to Clinical Event Debriefings and Coaching Conversations. Clinical Pediatric Emergency Medicine, 17(3), 200–211
16. Rudolph JW, Simon R, Dufresne RL, Raemer DB. There's no such thing as "nonjudgmental" debriefing: a theory and method for debriefing with good judgment. Simul Healthc. 2006 Spring;1(1):49–55

Der vorliegende Beitrag basiert in Teilen auf Heimberg et al. (2020) Debriefing in der Kindernotfallversorgung. Monatsschr Kinderheilkd 168, 130–139. https://doi.org/10.1007/s00112-019-00831-9, mit freundlicher Genehmigung der Springer Nature Switzerland AG.

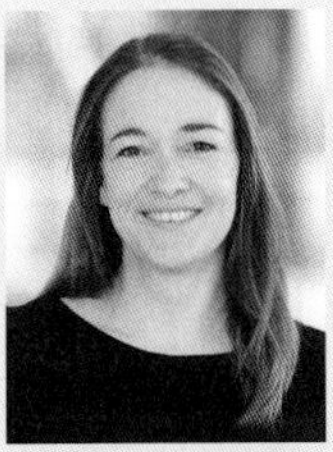

Dr. med. Ellen Heimberg

Facharztausbildung für Kinder- und Jugendmedizin bis 2010. Anschließend Schwerpunkt-Weiterbildung „Pädiatrische Intensivmedizin“ an der Universitätsklinik für Kinder- und Jugendmedizin in Tübingen (UKT). Seit 2011 Oberärztin auf der Interdisziplinären pädiatrischen Intensivstation am UKT. Seit 2009 Simulationstrainerin beim Verein PAEDSIM e.V., seit 2015 PALS-Instruktorin der AHA, Gründungsmitglied des Netzwerk Kindersimulation e.V. Seit 2020 Lehrbeauftragte der Kinderklinik. Schwerpunkte: Debriefing nach Notfallsituationen, Teamtraining für Kindernotfälle, Patientensicherheit, Interprofessionelle Lehre.

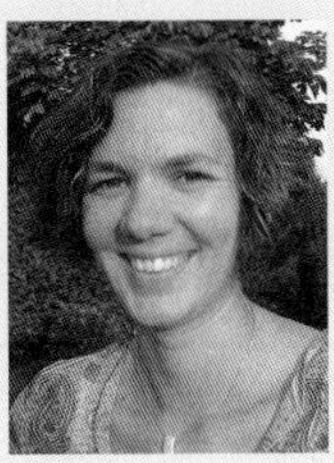

Julia Daub

2002–2015 Gesundheits- und Kinderkrankenpflegerin auf der Interdisziplinären Pädiatrischen Intensivstation am Universitätsklinikum Tübingen (UKT). 2005–2007 Weiterbildung Pädiatrische Intensivpflege am UKT. 2011 Berufspädagogische Weiterbildung zur Praxisanleiterin in den Gesundheitsberufen am Robert-Bosch-Krankenhaus in Stuttgart. Seit 2013 Praxisanleiterin in der Weiterbildung Pädiatrische Intensivpflege am UKT. Seit 2009 Simulationstrainerin beim Verein PAEDSIM e.V., seit 2016 PALS-Instruktorin der AHA. Schwerpunkte: Interprofessionelle Ausbildung, Teamtraining für Kindernotfälle und Patientensicherheit.

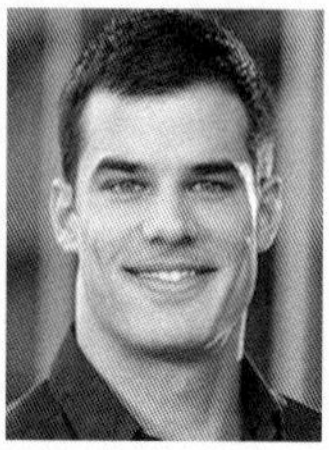

Dr. phil. Jan B. Schmutz

Studium der Psychologie mit Schwerpunkt Arbeits- und Organisationspsychologie in Bern, Schweiz. 2014 Erlangung der Doktorwürde in Psychologie von der Universität Fribourg, Schweiz. Anschließend als Forscher und Dozent tätig im Bereich Führung, Risikomanagement und Patientensicherheit an der ETH Zürich. In seiner Forschung beschäftigt sich Dr. Schmutz mit Teamwork in Extremsituationen und arbeitet dabei zusammen mit Teams aus verschiedenen medizinischen Fachbereichen sowie anderen Organisationen. Seit 2015 Simulationstrainer beim Verein PAEDSIM e.V.

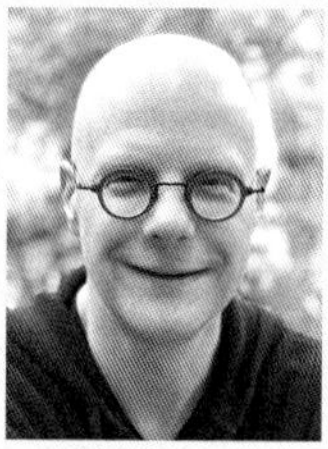

Walter Eppich, MD, PhD

Medizinstudium an der Universität Heidelberg, Weiterbildung in Pädiatrie und Kindernotfallmedizin an den Universitäten Duke, Yale und Oxford. Erlangung der Doktorwürde in Medizinpädagogik an der Universität Maastricht. 15 Jahre klinische Arbeit, Lehrtätigkeit und zuletzt Professor für Pädiatrie und Medizinpädagogik an der Northwestern University und Ann & Robert H. Lurie Children's Hospital of Chicago. Seit November 2020 Professor für Simulationslehre und Forschung am Royal College of Surgeons of Ireland, Universität Dublin. Wissenschaftliche Tätigkeit: Erforschung des Potenzials von expliziter und impliziter Lernkonversation in Form von Feedback, Debriefing und Teamreflektion. Simulationstrainer bei PAEDSIM e.V.

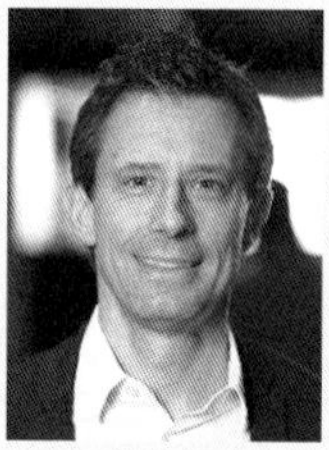

PD Dr. med. Florian Hoffmann

Facharztausbildung zum Kinder- und Jugendarzt sowie Schwerpunkt „Pädiatrische Intensivmedizin" am Dr. von Haunerschen Kinderspital München, Oberarzt Kinderintensivstation, Ärztlicher Leiter Kindernotarztdienst der Landeshauptstadt München, Präsidiumsmitglied und Sprecher der Sektion „Pädiatrische Intensiv- und Notfallmedizin" der Deutschen Interdisziplinären Vereinigung für Intensivmedizin (DIVI), Sprecher der Arbeitsgruppe „Paediatric Life Support" im Vorstand des „German Resuscitation Councils" (GRC).

XI

Management bei Organspende und Transplantation

1 Der herztransplantierte Patient

Michael Berchtold-Herz

Die Behandlung eines herztransplantierten Patienten auf der Intensivstation ist durchaus komplex. Der Verlauf nach einer Herztransplantation (HTX) wird bereits von präoperativen Faktoren, wie zum Beispiel Begleiterkrankungen des Empfängers, die Auswahl des Spenderorgans oder die Ischämiezeit mitbestimmt. Intraoperative Besonderheiten können ebenfalls über Erfolg oder Misserfolg der HTX entscheiden. Zu guter Letzt bietet der herztransplantierte Patient ein großes Spektrum an potenziellen postoperativen Komplikationen, die ebenfalls über den kurz- und mittelfristigen Behandlungserfolg entscheiden. Die postoperative Behandlung nach HTX beinhaltet zum einen die hämodynamische Therapie, die neben einem adäquaten Monitoring ein großes Spektrum an pharmakologischen oder mechanischen Maßnahmen erforderlich machen kann. Der Empfänger ist oft ein Patient, der im Falle einer HTX im high urgent Status (HU) seit Wochen oder Monaten inotropikaabhängig und mit nachgewiesenen Endorganschäden in einem kritischen Zustand auf der Intensivstation liegt. Empfängerbedingte Faktoren, wie zum Beispiel erhöhte pulmonale Gefäßwiderstände (PVR), eingeschränkte Nierenfunktion, Flüssigkeitsüberladung etc. müssen nun von dem Spenderherzen kompensiert werden. Ein weiterer Aspekt der postoperativen Behandlung ist die Einleitung der immunsuppressiven Behandlung, sowie die Behandlung von bestehenden Organdysfunktionen.

1.1 Spenderauswahl

Viele Aspekte der Spenderauswahl können den postoperativen Verlauf erheblich komplizieren. Der durch den Hirntod oft ausgelöste „catecholamine storm“ mit Hypertonie, Tachykardie und ausgedehnter Vasokonstriktion kann über den erhöhten myokardialen Sauerstoffverbrauch zu einem ischämiebedingten Untergang von Herzmuskelzellen führen. Nach Abklingen dieser massiven sympathischen Aktivität kann der daraus resultierende Verlust an Vasotonus durch die reduzierte Koronarperfusion zu weiterer myokardialer Schädigung führen. Diese Mechanismen werden durch eine verlängerte Ischämiezeit (> 4 h) oder durch ein hohes Spenderalter (> 45) begünstigt. Bei einem höheren Spenderalter gehen myokardiale Reserven verloren, die eine ischämiebedingte Schädigung kompensieren könnten (1).

Ein adäquates Spender-Empfänger-Matching ist essenziell für einen problemlosen postoperativen Verlauf. Bei einem Oversizing besteht die Gefahr einer Kompression des Spenderherzens im Sinne einer „trockenen Tamponade". Im Falle eines Undersizings bestehen oft hämodynamische Probleme, da das zu kleine Spenderherz nicht den Anforderungen des Kreislaufs eines großen Empfängers gewachsen ist (1). Während über viele Jahre die Größenkompatibilität des Spenders mittels Größe, Gewicht und Geschlecht abgeschätzt wurde, erlaubt die Berechnung der „predicted heart mass" (PHM), die seit 2019 etabliert ist, eine wesentliche genauere Beurteilung (2).

1.2 Intraoperative Besonderheiten

Bei der HTX gibt es zwei Operationen mit potenziellen Risiken für den postoperativen Verlauf: die Explantation des Spenderherzens und die darauf folgende Implantation. Bei der Explantation muss eine mechanische Beschädigung des Herzens vermieden werden, zum Beispiel eine Dilatation der rechten Herzhöhlen durch übermäßige Volumengabe. Eventuelle Vitien müssen erkannt, und eine reibungslose Perfusion für die Kardioplegie des Spenderherzens gewährleistet werden. Begleiterkrankungen des Organspenders, die die Effektivität der Perfusion beeinträchtigen (z.B. Myokardhypertrophie, KHK, Kokainabusus) können daher zu einer schlechteren Transplantatfunktion führen. Die Perfusionslösung sorgt für die Einleitung des Herzstillstandes und für eine Erhaltung der zellulären und funktionellen Integrität des Herzens in der Ischämie (1).

Bei der Implantation des Spenderherzens wird mittlerweile die bicavale Technik favorisiert, da diese mit einer niedrigeren Inzidenz von Sinusknotendysfunktion und Trikuspidalklappeninsuffizienz assoziiert ist.

- **Eine problemlose postoperative Therapie nach HTX beginnt bereits mit der Auswahl des passenden Organspenders.**
- **Die Kenntnis intraoperativer Besonderheiten bei Entnahme und Transplantation, Begleiterkrankungen des Spenders und Spender-Empfänger-Match sind für die postoperative Betreuung essenziell.**

1.3 Postoperative Behandlung

1.3.1 Besonderheiten des denervierten Herzens

Durch die sympathische und parasympathische Denervierung des transplantierten Herzens entfällt dessen vegetative Autoregulation. Das Fehlen von efferenten und afferenten Fasern führt dazu, dass reflektorische Regulationen der Herzfrequenz auf Volumenschwankungen nicht mehr in gewohntem Maß erfolgen und diese oft relativ starr ist, wobei es durch den Wegfall des dämpfenden Effekts des N. vagus auf die Herzfrequenz zu einer Erhöhung der Ruheherzfrequenz kommt. Bestimmte Medikamente, wie z.B. Atropin sind wirkungslos (3, 4, 5).

1.3.2 Monitoring

Zur Steuerung der hämodynamischen Therapie ist ein adäquates Monitoring des herztransplantierten Patienten unerlässlich. Dieses beinhaltet neben der kontinuierlichen Messung von EKG, arteriellem Druck, zentraler Venendruck (ZVD), peripherer Sättigung auch einen Pulmonalarterien (PA)-Katheter zur Messung von PA-Drucke, sowie Herzzeitvolumen (HZV), Wedgedruck (PCWP) und gemischtvenöser Sättigung ($S\dot{V}O_2$). Die Benutzung eines PA-Katheters mit einem zusätzlichen Messlumen im rechten Ventrikel erlaubt bessere Aussagen über ein drohendes Rechtsherzversagen (4). Zum erweiterten hämodynamischen Monitoring zählen außerdem ein metabolisches Monitoring (Lactat) und die regelmäßige (tägliche) Echokardiografie. Veränderungen der links- oder rechtsventrikulären Funktion, Wanddicke, Perikarderguss können damit einfach und schnell überwacht werden. Bei hämodynamischen Problemen erlaubt es die rasche Differenzialdiagnose zwischen akuter Abstoßungsreaktion, Rechtsherzversagen oder Herzbeuteltamponade (1). Die kontinuierliche Messung der Diurese ist wichtig, da im Falle einer Oligurie auch bei einer nicht hämodynamischen Ursache durch die Volumenretention ein Risiko für ein Rechtsherzversagen besteht.

1.3.3 Hämodynamisches Management

Normalerweise zeigt das frisch transplantierte Spenderherz eine gute systolische Funktion. Eine initial eingeschränkte Herzfunktion kann auf eine hyperakute, antikörpervermittelte Abstoßungsreaktion (AMR) hinweisen, die bei einem negativen Crossmatch allerdings unwahrscheinlich ist. Jedoch kommt es auch bei einer initial sehr guten Funktion des Spenderherzens innerhalb der ersten 24 Stunden oft zu einem durch Reperfusionseffekte bedingten Nachlassen der Pumpfunktion. Im TEE zeigt sich oft eine Zunahme der Wanddicke, was die Differenzialdiagnose zur akuten Abstoßungsreaktion schwierig macht. Diese Effekte sind vorübergehend, können aber über mehrere Tage anhalten. Bei initial eingeschränkter Pumpfunktion bedarf es in dieser Phase oft einer zusätzlichen hämodynamischen Unterstützung bis zum extracorporal life support (ECLS) (1).

Um ein adäquates HZV aufrechtzuerhalten und um eine Überdehnung der rechten Herzhöhlen zu vermeiden, werden herztransplantierte Patienten mittels Vorhofschrittmacher in einem Bereich zwischen 90 und 110 Schlägen pro Minute stimuliert (1, 4). Bei einem signifikanten Undersizing kann sogar eine höhere Herzfrequenz erforderlich sein. Zur weiteren Unterstützung ist eine Therapie mit Katecholaminen (Dobutamin, Milrinon, Adrenalin) in der Regel über mehrere Tage notwendig. In den Guidelines der ISHLT werden kontinuierliche Infusionen von Inotropika (Dobutamin bis 10 µg/kg/min oder Milrinon bis 0,75 µg/kg/min) über 3–5 Tage empfohlen (1). Da in Deutschland in der Regel ältere Spenderorgane transplantiert werden, sind hier die medikamentösen Unterstützungszeiten eher etwas länger.

1.3.4 Das primäre Graftversagen (primary graft failure, PGF)

Als PGF wird ein low-output-Syndrom ohne erkennbare andere Ursache bezeichnet. Abhängig von der Definition wird die Prävalenz in der Literatur mit bis zu 30% angegeben. Das PGF kann sich als isoliertes univentrikuläres oder biventrikuläres Versagen manifestieren. Das Auftreten wird begünstigt durch lange Ischämiezeiten, hohes Spenderalter, sowie empfängerseitig durch Inotropikaabhängigkeit und Volumenüberladung. Bei hohem Katecholaminbedarf ist die Indikation zur mechanischen Kreislaufunterstützung liberal zu stellen (1).

1.3.5 Rechtsherzversagen (right heart failure, RHF) nach HTX

Das Auftreten eines RHF nach HTX ist eine der schwerwiegendsten Komplikationen und geht mit einer hohen früh-postoperativen Letalität einher. Die Gründe hierfür sind variabel, angefangen von hohen PVR beim Empfänger, ausgedehnte intraoperative Blutungen, Lungenödem, ungenügende Myokardprotektion bei der Entnahme des Herzens, Luftembolie in der rechten Koronararterie oder ein signifikanter Größenmismatch zwischen Spender und Empfänger. Klinisch zeigen sich eine Zunahme des rechtsatrialen im Vergleich zum linksatrialen Druck, ein Abfall des HZV und ein Abfall der PA-Drucke im weiteren Verlauf. Auch in diesem Fall ist je nach Ausmaß der Funktionsstörung eine mechanische Kreislaufunterstützung dem exzessiven Einsatz von Katecholaminen vorzuziehen (1).

Neben der medikamentösen Verbesserung der Pumpfunktion mittels Inotropika und Aufrechterhaltung eines Sinusrhythmus ist in dieser Situation die Senkung des PVR wichtig. Dies sollte bereits prophylaktisch intraoperativ erfolgen. Inhalatives Stickoxid ist wirkungsvoll, hat keine systemischen Nebenwirkungen und ist einfach zu applizieren, sodass es das Medikament der Wahl ist. Es ist jedoch beim extubierten Patienten schlecht anwendbar, sodass in diesem Fall ein Phosphodiesterase-5 Inhibitor (z.B. Sildenafil) angewendet werden kann. Dieses hat bei Bolusgaben deutliche systemische Nebenwirkungen, sodass sich die kontinuierliche iv-Applikation empfiehlt. Eine weitere Substanzklasse sind die Endothelin-Rezeptorantagonisten, die jedoch nur oral verfügbar sind oder Prostaglandine, die auch intermittierend inhalativ verabreicht werden können. Als weitere Maßnahme ist die rechtsventrikuläre Vorlastsenkung zu nennen, die durch Nitrate, medikamentöse Unterstützung der Diurese oder letztlich durch eine Hämofiltration erreicht werden kann. Als ultima ratio bleibt die mechanische Kreislaufunterstützung, entweder in Form einer ECLS oder eines temporären RVAD (1).

1.4 Arrythmien

Die Behandlung von Arrhythmien ist durch die Denervierung des Herzens erschwert, jedoch für die hämodynamische Stabilität, vor allen hinsichtlich der RH-Funktion enorm wichtig. In der initialen Phase ist die Herzfrequenz oft bradykard, was vorzugsweise durch AAI-Stimulation kompensiert werden kann. Bei tachykarden Rhythmusstörungen ist vom Einsatz von ß-Blockern abzuraten, da sie ausgeprägte Hypotonien und Bradykardien auslösen können. Aufgrund der Denervierung bleibt die antiarrhythmische Wirkung von Herzglykosiden aus. Amiodaron kann bei atrialen und ventrikulären Arrhythmien sicher eingesetzt werden (1).

Bei persistierenden Arrhythmien an Abstoßung denken!

1.5 Perikardtamponade

Das Erkennen einer Perikardtamponade ist beim herztransplantierten Patienten schwierig. In den meisten Fällen ist das Spenderherz kleiner als das explantierte Organ, sodass ein normal großes Spenderherz in eine große Perikardhöhle transplantiert wird. Der überschüssige Raum füllt sich zunächst mit Flüssigkeit, ein Perikarderguss ist also in den meisten Fällen normal. Die Differenzialdiagnose zur Tamponade ist schwierig, regelmäßige Echokontrollen sind empfehlenswert. Meist zeigen sich eine Komprimierung der rechten Herzhöhlen, sowie eine Verminderung des mitralen Einstroms. Noch schwieriger ist die Diagnose einer trockenen Tamponade bei Oversizing des Spenderherzens.

Bei schlechter Hämodynamik: Könnte es eine Tamponade sein?

1.6 Immunsuppression

Die Standardimmunsuppression ist in den meisten Zentren eine Tripeltherapie aus einem Calcineurininhibitor (Tacrolimus oder Ciclosporin A), einem Antimetaboliten der Purinbiosynthese (Mycophenolat Mofetil oder Azathioprin) und Steroiden. Eine Induktionstherapie mit einem lymphozytären Antikörper (rATG) wird entweder routinemäßig oder bei immunologisches Risikokonstellationen wie z.B. dem Vorliegen von HLA-Antikörpern durchgeführt. Die Kombination mit einem mTor-Inhibitor (Everolimus, Sirolimus) bietet Vorteile im Langzeitverlauf hinsichtlich Nierenfunktion, Transplantatvaskulopathie und Tumorerkrankungen, begünstigt jedoch das Auftreten von Wundinfektionen bei frühpostoperativem Einsatz.

1.7 Infektionsprophylaxe

HTX-Patienten erhalten eine übliche perioperative Antibiotika-(AB)-Prohylaxe mit einer auf Hautkeime wirksamen Substanz. Die Wirksamkeit einer zusätzlichen Gabe von Vancomycin konnte gezeigt werden (7). Bei bereits vor der HTX bestehenden Infektionen (z.B. Assist device) wird die AB entsprechend der mikrobiologischen Empfindlichkeiten ausgewählt. Eine Prophylaxe gegen Pneumocystis jiroveci sollte in den ersten postoperativen Tagen begonnen werden (1).

1.8 CMV-Therapie

Die CMV-Infektion ist die häufigste virale Infektion nach Organtransplantation mit potenziell schwerwiegenden Komplikationen. Sie kann eine Abstoßungsreaktion triggern, sowie die Entwicklung einer Transplantatvaskulopathie oder eines Lymphoms (PTLD). In der Hochrisikokonstellation mit positivem Spender und negativem Empfänger ist eine prophylaktische antivirale Therapie über 3–6 Monate empfohlen, ggf. in Kombination mit einem CMV-Hyperimmunglobulin. Bei CMV-positivem Empfänger gibt es keine klare Empfehlung zur prophylaktischen Therapie, bei negativem Spender und Empfänger genügt die regelmäßige Kontrolle der CMV-PCR (1).

Take home messages:

- *Viele intensivmedizinische Probleme nach HTX reichen zurück auf intraoperative Probleme bei Entnahme oder Transplantation des Spenderherzens, bzw. auf eine nicht optimale Spenderauswahl.*
- *Invasives Monitoring mit PA-Katheter ist unverzichtbar.*
- *Eine Verschlechterung der Transplantatfunktion innerhalb der ersten 24 h muss antizipiert werden.*
- *Kein zu rasches Weaning der inotropen Therapie.*
- *Prophylaktische Senkung der rechtsventrikulären Nachlast.*
- *Regelmäßige Echokardiografien: „One echo per day keeps trouble away".*
- *Bei hohem Katecholaminbedarf bei PGF oder RHF liberale Indikation zur ECLS.*

Literatur

1. Constanzo MR (2010) The international society of heart and lung transplantation guidelines for the care of heart transplant recipients. Task Force 1: Peri-operative Care of the Heart Transplant Recipient. J Heart Lung Transplant;29:914–956
2. Kransdorf E (2019) Predicted heart mass is the optimal metric for size match in heart transplantation. J Heart Lung Transplant;38:156–165
3. Awad M (2016) Early Denervation and Later Reinnervation of the Heart Following Cardiac Transplantation: A Review. Am Heart Assoc.;5:e004070 doi: 10.1161/JAHA.116.004070
4. Raymond M (2019) Perioperative Right Ventricular Pressure Monitoring in Cardiac Surgery J Cardiothorac Vasc Anesth. Apr;33(4):1090–1104. doi: 10.1053/j.jvca.2018.08.198. Epub 2018 Aug 25
5. Beyersdorf F, Martin J (2007) Aktuelle Aspekte der Herztransplantation. Unimed Bremen
6. Schmd C, Hirt SD, Scheld HH (2009) Leitfaden Herztransplantation. 3. Aufl. Steinkopff Verlag Darmstadt
7. Reineke S (2018) Adding vancomycin to perioperative prophylaxis decreases deep sternal wound infections in high-risk cardiac surgery patients. Eur J Cardiothorac Surg. 2018 Feb 1;53(2):428–434. doi: 10.1093/ejcts/ezx328

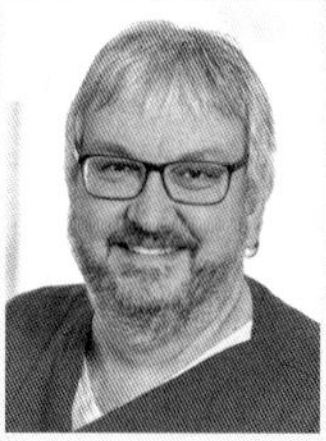

Dr. med. Michael Berchtold-Herz

Studium der Humanmedizin an der Universität Freiburg, Ausbildung zum Facharzt für Herzchirurgie und Weiterbildung chirurgische Intensivmedizin am Klinikum der Albert-Ludwigs-Universität Freiburg sowie am Universitäts-Herzzentrum Freiburg – Bad Krozingen. Oberarzt und Leitung der herz- und gefäßchirurgischen Intensivstation. Mitglied des Eurotransplant Thoracic advisory committee und der Richtlinienkommission Herztransplantation der Bundesärztekammer.

2 Umgang mit potenziellen Organspendern: Wie sieht die Realität aus und was wünscht sich der Koordinator?

Thorsten Doede

2.1 Einleitung

Die postmortale Organspende stellt wie kaum ein anderer Bereich der Medizin eine gemeinschaftliche Aufgabe dar. Das deutsche Transplantationsgesetz (TPG) definiert in § 11 Abs. 1a hierbei die Rolle der Koordinierungsstelle. Entsprechend stellt der Koordinator der Deutschen Stiftung Organtransplantation (DSO) das organisatorische Bindeglied zwischen einer Vielzahl von Institutionen und Partnern dar (s. Abb. 1), in dessen Zentrum jeweils immer der Organspender und die Empfänger der Organe stehen.

2.2 Erste Kontaktaufnahme

Der Erstkontakt des Entnahmekrankenhauses mit der DSO kann zu unterschiedlichen Zeitpunkten erfolgen:

- zur allgemeinen Beratung vor Feststellung des irreversiblen Hirnfunktionsausfalls (IHA) zur Klärung medizinischer und/oder rechtlicher Fragen. In einigen Fällen geschieht dies aber auch lediglich zur Vorabinformation der Koordinierungsstelle im Hinblick auf eine mögliche Organspende. Die allgemeine Beratung geschieht anonym, das heißt, es werden keine Patientendaten an die DSO weitergegeben.
- zur Meldung eines möglichen Organspenders. Als mögliche Organspender werden Verstorbene bezeichnet, bei denen der Tod nach den Richtlinien der

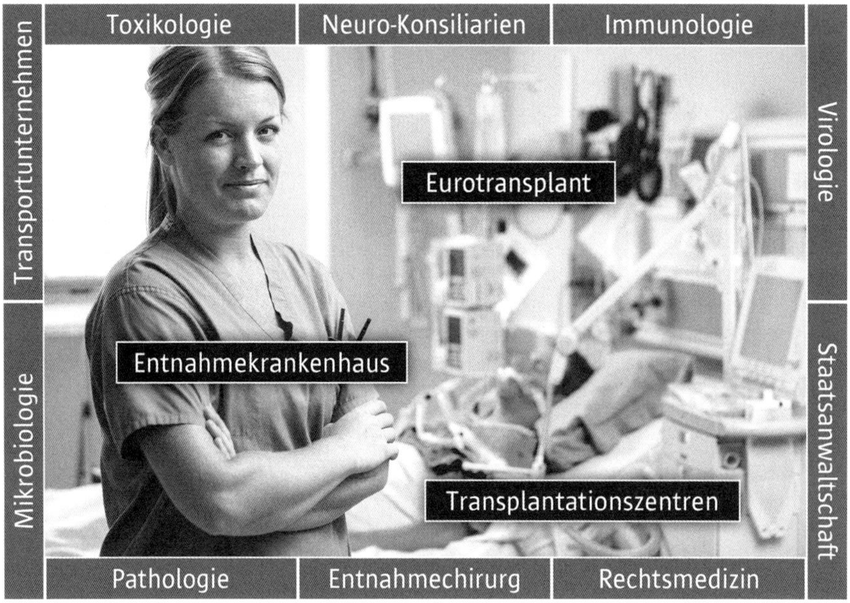

Abb. 1 Gemeinschaftsaufgabe postmortale Organspende und die Rolle des Koordinators (© Tyler Olson, Adobe Stock.com)

Bundesärztekammer festgestellt worden ist und zu diesem Zeitpunkt keine medizinischen Ausschlussgründe zur Organspende bezüglich der Organfunktion oder der Gefährdung des Empfängers durch übertragbare Krankheiten vorliegen.

- spätestens nach Feststellung des IHA sowie Vorliegen einer Zustimmung zur Organspende ist es die gesetzliche Pflicht der Entnahmekrankenhäuser, Kontakt zur Koordinierungsstelle aufzunehmen.

Das TPG definiert bezüglich der Verpflichtung zur Meldung in § 9a Abs. 2 Pkt. 1 Satz 1 (1):

> *„Die Entnahmekrankenhäuser sind verpflichtet den endgültigen, nicht behebbaren Ausfall der Gesamtfunktion des Großhirns, des Kleinhirns und des Hirnstamms von Patienten, die nach ärztlicher Beurteilung als Organspender in Betracht kommen, nach § 5 festzustellen und der Koordinierungsstelle nach § 11 unverzüglich mitzuteilen".*

Es liegt im Ermessen der Entnahmekrankenhäuser, zu welchem Zeitpunkt sie Kontakt zur Koordinierungsstelle aufnehmen und die Unterstützungsangebote der DSO in Anspruch nehmen. Aus Sicht der DSO ist eine frühe Kontaktaufnahme wünschenswert, dies gilt insbesondere dann, wenn in einem Krankenhaus nur selten Organspenden stattfinden und die Umstände rechtlich und/oder medizinisch nicht klar einschätzbar sind.

2.3 Irreversibler Hirnfunktionsausfall (IHA)

Der Nachweis des IHA ist eine unabdingbare Voraussetzung für die postmortale Organspende. Der IHA wird in der vierten Fortschreibung der Richtlinie der Bundesärztekammer (BÄK) aus 2015 definiert als „nicht behebbarer Ausfall der Gesamtfunktion des Großhirns, des Kleinhirns und des Hirnstamms" (2). Die Richtlinien zu den Voraussetzungen und zur Durchführung der Diagnostik des irreversiblen Hirnfunktionsausfalls unterscheiden zwischen

- der primären Hirnschädigung durch z.B. Ischämien, Blutungen oder Schädel-Hirn-Traumen
- der sekundären Hirnschädigung, die als indirekte Einwirkung durch Intoxikationen, Hypoxie oder Herz-Kreislauf-Versagen entsteht.

Der Nachweis des IHA erfolgt in drei Schritten: Zunächst müssen die Voraussetzungen für eine Diagnostik erfüllt sein und reversible Ursachen der Symptome ausgeschlossen sein. Anschließend erfolgt die Durchführung der klinischen Untersuchungen zum Nachweis des Komas und dem vollständigen Ausfall der Hirnstammreflexe. Abschließend wird der Nachweis der Irreversibilität der Hirnschädigung durch Wiederholungen der Untersuchungen – nach vorgegebener Wartezeit –, oder mittels zugelassener apparativer Untersuchungen erbracht.

Für die Indikationsstellung und Durchführung der IHA-Diagnostik sind, auch gemäß der Vierten Fortschreibung der Richtlinie, die qualifizierten und unabhängigen Untersucher zuständig. Hierzu gehört auch die Indikationsstellung und Befundbeurteilung von toxikologischen und/oder apparativen Untersuchungen. Um mögliche formale Fehler bei dem Nachweis des IHA – als Voraussetzung für die Organentnahme – auszuschließen, überprüft der Koordinator zu Beginn des Spendeprozesses die Protokollbögen auf Vollständigkeit und formale Korrektheit.

Gemäß TPG § 9c wird zukünftig zur Unterstützung der Entnahmekrankenhäuser ein neurochirurgischer und neurologischer konsiliarärztlicher Rufbereitschaftsdienst eingerichtet. Er soll bei der Erfüllung ihrer Verpflichtung nach § 9a Absatz 2 Nummer 1 unterstützen, den endgültigen, nicht behebbaren Ausfall der Gesamtfunktion des Großhirns, des Kleinhirns und des Hirnstamms bei Patienten nach § 5 festzustellen, die nach ärztlicher Beurteilung als Organspender in Betracht kommen. Die Einrichtung nach Absatz 1 muss gewährleisten, dass regional und flächendeckend jederzeit qualifizierte Ärzte zur IHA-Diagnostik auf Anfrage eines Entnahmekrankenhauses zur Verfügung stehen.

2.4 Entscheidung über Organspende

Die zweite Voraussetzung zur Durchführung einer postmortalen Organspende ist die Zustimmung des Organspenders, ggf. stellvertretend seiner Angehörigen. Ohne Zustimmung darf keine Organspende stattfinden. Aktuell gilt in Deutschland die Entscheidungslösung. Diese wird allerdings im ersten Quartal 2022 vom „Gesetz zur Stärkung der Entscheidungsbereitschaft bei der Organspende" abgelöst. Dieses sieht weiterhin eine klare Zustimmung vom Verstorbenen bzw. dessen Angehörigen als eine Voraussetzung zur Organspende vor.

Der Umgang und die Kommunikation mit den Angehörigen ist bei potenziellen Organspendern eine besondere Herausforderung für die behandelnden Ärzte und Pflegekräfte. Wichtig ist es, die Angehörigen bereits früh in den Entscheidungsprozess mit einzubinden. Der Zeitpunkt, wann eine mögliche Organspende angesprochen werden sollte, hängt sehr von den individuellen Umständen ab, sollte aber erst nach Erfüllung der Voraussetzungen für die Diagnose des IHA erfolgen.

Um den Willen des Verstorbenen zur Organspende zuverlässig zu ermitteln, führt der behandelnde Arzt oder der Transplantationsbeauftragte – sofern von der Klinik gewünscht – zusammen mit dem DSO-Koordinator ein Gespräch mit den nächsten Angehörigen bzw. den dem Verstorbenen besonders nahestehenden Personen. Sie werden gefragt, ob der Verstorbene seine Einwilligung schriftlich festgehalten (z.B. in einem Organspendeausweis oder einer Patientenverfügung), oder sich mündlich zur Organspende geäußert hat. Gibt es vom Verstorbenen keine schriftliche oder mündliche Erklärung zur Organspende – also eine Zustimmung oder Ablehnung – sind die Angehörigen berechtigt, eine Entscheidung zu treffen. Sie entscheiden dann primär nach dem mutmaßlichen Willen des Verstorbenen. Lässt sich auch dieser nicht feststellen, können sie nach ihren eigenen Vorstellungen entscheiden. Im Gespräch beraten Arzt sowie DSO-Koordinator ergebnisoffen und erläutern alle Abläufe, damit die Angehörigen eine möglichst stabile Entscheidung treffen können. Ein wichtiges Anliegen ist, dass die Angehörigen den irreversiblen Hirnfunktionsausfall (Hirntod) verstehen und ihnen genügend Zeit und Raum für ihre Fragen gegeben wird.

Die Rahmenbedingungen für die Entscheidungsfindung sind im TPG definiert (1). Da eine familiengerichtlich bestellte Betreuung mit dem Tod endet, kann der Betreuer nicht über die postmortale Organspende entscheiden. In der Praxis können sich in bestimmten Situationen Unsicherheiten bezüglich der Entscheidungsfindung im Organspendeprozess ergeben. Der Terminus des TPG „Dem nächsten Angehörigen steht eine volljährige Person gleich, die dem möglichen Organ- oder Gewebespender bis zu seinem Tode in besonderer persönlicher Verbundenheit offenkundig nahegestanden hat; sie tritt neben den nächsten Angehörigen“ ist unterschiedlich interpretierbar. Eine Hilfestellung bietet die entsprechende Verfahrensanweisung der DSO (3). Sie gibt hier als Beispiele Verlobte oder eine Person in auf Dauer angelegter häuslicher Gemeinschaft auf Grundlage gemeinsamer Lebensplanung, in getrennter Wohnung, aber mit über einem längeren Zeitraum gewachsener Lebensplanung und innerer Bindung an. Alternativ werden Personen in einem engen Freundschaftsverhältnis mit häufigen und engen persönlichen Kontakten über einen längeren Zeitraum genannt. Einen Hinweis auf nahestehende Personen liefert auch beispielsweise die Betreuung des Verstorbenen im Verlauf der Behandlung im Krankenhaus.

Weitere Herausforderungen bei der Entscheidungsfindung sind Spender aus dem Ausland sowie Neugeborene, Säuglinge und Kleinkinder, die an den Folgen einer mutmaßlichen Misshandlung durch ihre Eltern verstorben sind. Insbesondere in diesen Fällen hat sich die Teilnahme von DSO-Koordinatoren an den Gesprächen zur Entscheidungsfindung bewährt.

Die Ärzte im Entnahmekrankenhaus legen fest, ob das Angehörigengespräch allein geführt wird oder gemeinsam mit einem Koordinator der DSO. Empfehlenswert ist ein gemeinsames Gespräch aus den folgenden Erwägungen:

- Die Ärzte des Entnahmekrankenhauses sind den Angehörigen bekannt und vertraut, da sie den Verstorbenen als Patienten versorgt und betreut haben.
- Die DSO-Koordinatoren verfügen über eine hohe Expertise im Organspendeprozess und kennen die Besonderheiten dieser Ausnahmesituation. Sie haben genügend Zeit, um die Gespräche ohne Druck und Unterbrechungen von außen in ruhiger Atmosphäre zu führen.
- Die DSO ist gesetzlich mit der Angehörigenbetreuung betraut. Das heißt die Koordinatoren stehen den Angehörigen auch im Nachgang der Organspende zur Seite und begleiten sie - sofern gewünscht - über einen längeren Zeitraum.

2.5 Staatsanwaltschaftliche Entscheidung

Im Falle einer nicht-natürlichen oder ungeklärten Todesart ist - unabhängig von der Organspende - die Einschaltung der Ermittlungsbehörden juristisch zwingend erforderlich. In manchen Bundesländern gilt dieses auch für weitere Situationen, z.B. in Niedersachsen für operative Eingriffe (inkl. Koronarangiografie etc.) in den letzten 24 Stunden vor Feststellung des Todes. Sie sind über den Umfang der geplanten Organentnahme zu informieren.

Die Freigabe des Leichnams zur Organentnahme fällt in die Zuständigkeit der Staatsanwaltschaft des Ortes, an dem der Tod eingetreten ist bzw. festgestellt wird.

Meist erfolgt die Übermittlung des festgestellten Todes an die Kriminalpolizei durch das Entnahmekrankenhaus. Im Rahmen der Ermittlung zur Todesursache ist mit Rückfragen an den behandelnden Arzt zu rechnen. Die nachvollziehbare Dokumentation, wer wann mit wem über was gesprochen hat, ist obligat. Die zuständige Staatsanwaltschaft kann die entsprechende Rechtsmedizin beauftragen, z.B. bei der Explantation anwesend zu sein.

2.6 Organprotektive Maßnahmen

Eine „organprotektive Therapie“ des Spenders ist per definitionem nicht möglich, da bei Verstorbenen kein therapeutischer Ansatz mehr besteht. Davon unabhängig sind entsprechende Maßnahmen essenziell, da sie die erste, vielleicht sogar entscheidende Therapie des Empfängers darstellen. Allgemeine Prinzipien sind ein möglichst moderater Katecholaminbedarf („so viel wie nötig, aber so wenig wie möglich“), eine ausreichende Volumenbilanzierung, eine etwaige Behandlung von Elektrolytstörungen und eines Diabetes insipidus centralis (4). Zu den angestrebten Monitoring-Parametern siehe die nachfolgende Liste.

Therapeutische Richtgrößen der organprotektiven Maßnahmen (4)

- *mittlerer arterieller Druck (MAD) > 70 mm Hg*
- *zentralvenöse bzw. gemischtvenöse Sauerstoffsättigung > 70%*
- *periphere arterielle Sauerstoffsättigung > 92%*
- *arterielle Blutgase im Normbereich (Ausnahme permissive Hyperkapnie)*
- *zentrale Körpertemperatur > 35° C.*
- *Urinvolumen 1–2 mL/kg Körpergewicht*

- *Na 135–145 mmol/L*
- *K 3,5–5 mmol/l*
- *Blutzucker < 10 mmol/L*
- *Laktat < 3 mml/L*

Neben einer Applikation von Methylprednisolon (250 mg i.v. als Bolus, gefolgt von 100 mg/h i.v.) (4) sollte mit Feststellung des irreversiblen Hirnfunktionsausfalls mit der Perfusorgabe von Dopamin (Dosierung 4 µg/kg/min.) begonnen werden (5). Grundlage ist, dass in Studien eine verbesserte Transplantatfunktion der Nieren sowohl kurzfristig (6) als auch langfristig (7) durch Schutz vor Kälte- und Ischämieschäden nachgewiesen werden konnte. Zudem profitiert der Herzempfänger nachweislich von einer Dopamingabe (8).

2.7 Diagnostik des Organspenders zum Empfängerschutz

Neben suffizienten organprotektiven Maßnahmen und einer sorgfältigen Organexplantation ist eine, aufgrund einer ausführlichen (systematischen) Anamnese indizierte Diagnostik des Organspenders, zum Empfängerschutz unabdingbar (9). Die Labordiagnostik erfolgt zum Teil durch die Koordinierungsstelle, ansonsten fällt die entsprechende Diagnostik in die Zuständigkeit des Entnahmekrankenhauses (6), siehe auch Tabelle 1.

Wie bei jeder Patientenbehandlung sind die Anamnese und körperliche Untersuchung elementarer Bestandteil der Diagnostik, entsprechende Formblätter sind unter https://isysweb.dso.de abrufbar (10). Befindet sich ein ärztlicher Koordinator vor Ort, übernimmt er diese Aufgaben gemäß Verfahrensanweisung (3). Sind pflegerische Koordinatoren der DSO im Entnahmekrankenhaus im Einsatz, liegt die Zuständigkeit für diese Tätigkeiten laut ärztlicher Berufsordnung bei den Krankenhausärzten (11).

Tab. 1 Laborchemische und apparative Diagnostik des Organspenders (überarbeitet nach (3, 9)

Erbringung durch Koordinierungsstelle	Erbringung durch Entnahmekrankenhaus
■ 2. serologische Blutgruppenbestimmung ■ Anti-HIV 1/2 (inkl. HIV-p24 Antigen), ggf. HIV-PCR ■ HbsAG, Anti-HBc ■ Anti-HCV, HCV-PCR ■ HEV-PCR ■ Anti-EBV AK ■ Anti-Toxoplasmose AK ■ Anti-Treponema pallidum AK ■ Gewebetypisierung ■ Crossmatch-Untersuchungen	■ 1. serologische Blutgruppenbestimmung ■ arterielle Blutgase inkl. bei F_iO_2 1,0 ■ Blutbild, Blutzucker, Urinstatus, Gerinnung, CRP ■ Natrium, Kalium ■ Kreatinin und Harnstoff i.S. ■ Urinstatus und -sediment ■ Amylase, Lipase, HbA1C ■ Alkalische Phosphatase, ASAT, ALAT, µ-GT, Bilirubin total und direkt, Albumin, Gesamtprotein ■ LDH, CK, CK-MB oder Troponin I/T ■ Ultraschall Abdomen/ggf. CT ■ Röntgen-Thorax (1 m Abstand)/ggf. CT ■ ggf. 12-Kanal-EKG ■ ggf. Echokardiografie ■ ggf. Bronchoskopie ■ ggf. Koronarangiografie

2.8 Meldung an Eurotransplant

Zu den Aufgaben des Koordinators der DSO gehört auch die Eingabe der Befunde aus dem aktuellem Krankheitsgeschehen und der Anamnese. Diese umfassen Diagnosen, Medikationen und Therapien, Laborwerte, Befunde apparativer Untersuchungen, Monitoringwerte, aber auch die Eckdaten der geschilderten rechtlichen Voraussetzungen. Ein geplanter Explantationszeitpunkt muss definiert sein. Mit diesem Datensatz erfolgt die Meldung der zur Entnahme freigegebenen Organe an die Vermittlungsstelle Eurotransplant. Ist auch die Entnahme thorakaler Organe geplant, so müssen zwischen dem Zeitpunkt der Meldung bei Eurotransplant und der Entnahme mindestens 6 Stunden liegen, da die thorakalen Entnahmechirurgen aus dem transplantierenden Zentrum anreisen. Bei nur abdominaler Entnahme sind kürzere Allokationszeiten möglich. Die Organentnahme wird durch regionale Teams als Fremdentnahme für die akzeptierenden Zentren durchgeführt. Während der Wartezeit zwischen Meldung bei Eurotransplant und Beginn der Explantation werden die organprotektiven Maßnahmen fortgeführt.

2.9 Organentnahme

Die Organentnahme ist ebenfalls eine „Gemeinschaftsaufgabe“: OP-Pflegepersonal und Anästhesieteam stammen aus den Entnahmekrankenhäusern, die abdominalen Entnahmechirurgen sind Transplantationschirurgen eines regionalen Zentrums, die thorakalen Entnahmechirurgen kommen, wie geschildert, fast immer aus dem Zentrum, welches Herz bzw. Lunge transplantiert. In der Regel arbeiten die Mitarbeiter des Entnahmekrankenhauses mit bis zu drei ihnen fremden Entnahmeteams und dem DSO-Koordinator zusammen. Aufgabe des Anästhesisten ist das Monitoring, die Aufrechterhaltung der Hämodynamik sowie die Überwachung der Beatmung. Eine Relaxierung des Patienten wird aufgrund möglicher Reflexe des Rückenmarks empfohlen. Wie bei allen operativen Eingriffen bedarf es einer zweifelsfreien und reproduzierbaren Identitätsfeststellung des Patienten. Aus diesem Grunde ist die sog. Sicherheitscheckliste verpflichtender Bestandteil der Verfahrensanweisungen (3).

Bei der Organentnahme ist der respektvolle Umgang mit dem Spender oberstes Gebot. Die Organspende erfolgt unter den gleichen Bedingungen wie jede andere Operation. Die Ärzte verschließen die Operationswunde sorgfältig und übergeben den Spender in würdigem Zustand. Die Angehörigen können sich nach der Organentnahme in gewünschter Weise von dem Verstorbenen verabschieden.

2.10 Severe Adverse Events (SAE)

In der Durchführungsrichtlinie 2012/25/EU der Europäischen Union sind verpflichtende Maßnahmen zur Sicherstellung der Meldung schwerwiegender Zwischenfälle definiert (12), die national in der sog. Organverordnung umgesetzt sind (13). SAE-Beispiele sind jedes unerwartete und unerwünschte Ereignis von der Spende bis zur Transplantation, das zur Übertragung einer Infektionskrankheit oder bis zu lebensbedrohlichen Komplikationen bei Organempfängern führen kann. Z.B der nachträgliche Nachweis von Tuberkelbakterien in der BAL, Erregerwachstum in den Blutkulturen, Nachweis von multiresistenten Erregern jedweder Art und Lokalisation, Malignomhinweise in Sektionen etc.

Die DSO stellt die 24/7-Erreichbarkeit eines ärztlichen SAE/SAR-Koordinators sicher. Dieser erstellt nach Plausibilitätsprüfung einen Erstbericht, der an alle involvierten Empfängerzentren, die Vermittlungsstelle und weitere beteiligte Institutionen geschickt wird.

2.11 SARS-CoV-2 und COVID-19

Die Corona-Pandemie stellte auch die Organspende wie -transplantation vor neue Herausforderungen. Zu keinem Zeitpunkt aber wurde die Transplantationsmedizin in Deutschland ausgesetzt, lediglich Lebendspenden wurden zum Teil reduziert bzw. zeitweise nicht durchgeführt (14). Um das Risiko einer Übertragung von SARS-CoV-2 vom Organspender auf den Empfänger zu minimieren, wurden die entsprechenden Untersuchungen im Vorfeld der Organspende erweitert. Voraussetzung für eine Organspende ist ein negativer SARS-CoV-2-Befund, zusätzlich werden die anamnestischen Angaben und die klinische Symptomatik bei der Entscheidung über eine mögliche Organspende berücksichtigt. SARS-CoV-2-Virus positive Spender stellen eine Kontraindikation dar (15). Noch offen ist der Umgang mit von COVID-19 genesenen Spendern, da dies noch nicht ausreichend evaluiert werden konnte.

2.12 Unterstützungsangebote der DSO

Die DSO bietet den Entnahmekrankenhäusern umfassende Unterstützungsangebote. Dazu gehören Schulungen und individuelle Bedarfsanalysen für einzelne Krankenhäuser sowie technische Unterstützungsprogramme. Darüber hinaus hat die Koordinierungsstelle spezifische Arbeitsmaterialien wie den Leitfaden Organspende und die Verfahrensanweisungen entwickelt, um allen Partnern Handlungssicherheit im Organspendeprozess zu vermitteln. Ergänzt wird das Angebot durch ein umfangreiches und von den Landesärztekammern anerkanntes E-Learning-Programm, zu dem auch ein virtueller Spender gehört, der die Anwendung des erworbenen Wissens in einer praktischen Übungssituation ermöglicht. Die DSO entwickelt ihre Unterstützungsangebote ständig weiter und ist dazu im permanenten Austausch mit allen Partnern.

Take home messages:

- *Die postmortale Organspende ist medizinisch wie auch juristisch eine anspruchsvolle Gemeinschaftsaufgabe.*
- *Die organprotektiven Maßnahmen beim Spender sind erster und ggf. sogar entscheidender Parameter für den Transplantationserfolg beim Empfänger.*
- *Eine differenzierte Diagnostik des Spenders ist für den Empfängerschutz, neben einer systematischen Anamnese und körperlichen Untersuchung, unabdingbar.*
- *Auch während der Corona-Pandemie ist eine Organspende möglich und nötig.*

Literatur

1. Bundesministerium der Justiz und für Verbraucherschutz (2020) Transplantationsgesetz TPG. URL: https://www.gesetze-im-internet.de/tpg/ (abgerufen am 01.07.2020)
2. Bundesärztekammer (2015) Richtlinie gemäß § 16 Abs. 1 S. 1 Nr. 1 TPG für die Regeln zur Feststellung des Todes nach § 3 Abs. 1 S. 1 Nr. 2 TPG und die Verfahrensregeln zur Feststellung des endgültigen, nicht behebbaren Ausfalls der Gesamtfunktion des Großhirns, des Kleinhirns und des Hirnstamms nach § 3 Abs. 2 Nr. 2 TPG, Vierte Fortschreibung. URL: https://www.bundesaerztekammer.de/fileadmin/user_upload/downloads/irrev.Hirnfunktionsausfall.pdf (abgerufen am 01.07.2020)
3. Deutsche Stiftung Organtransplantation (2018) Verfahrensanweisungen der DSO gemäß § 11 des Transplantationsgesetzes. URL: https://www.dso.de/SiteCollectionDocuments/DSO_Verfahrensanweisungen_Gesamt.pdf (abgerufen am 01.07.2020)
4. Hahnenkamp K, Böhler K, Wolters H. Wiebe K, Schneider D, Schmidt HHJ (2016) Organprotektive Intensivtherapie beim Organspender. Dtsch Ärztebl Int 113:552–558
5. Deutsche Stiftung Organtransplantation (201) Verbesserte Transplantatfunktion durch Dopamin. https://www.dso.de/SiteCollectionDocuments/DSO_Dopamin_www.pdf (abgerufen am 15. Juni 2020)
6. Schnuelle P, Gottmann U, Hoeger S, Boesebeck D, Lauchart W, Weiss C, Fischereder M, Jauch KW, Heemann U, Zeier M, Hugo C, Pisarski P, Krämer BK, Lopau K, Rahmel A, Benck U, Birck R, Yard BA. Effects of donor pretreatment with dopamine on graft function after kidney transplantation: a randomized controlled trial. JAMA 2009; 302:1067–1075
7. Schnuelle P, Schmitt WH, Weiss C, Habicht A, Renders L, Zeier M, Drüschler F, Heller K, Pisarski P, Banas B, Krämer BK, Jung M, Lopau K, Olbricht CJ, Weihprecht H, Schenker P, De Fijter JW, Yard BA, Benck U (2017) Effects of dopamine donor pretreatment on graft survival after kidney transplantation: a randomized trial. Clin J Am Soc Nephrol 12:493–501
8. Richmond ME, Easterwood R, Singh RK, Gilmore L, Beddows K, Zuckerman WA, McFeely ED, Chen JM, Addonizio LJ (2016) Low-Dose Donor Dopamine Is Associated With a Decreased Risk of Right Heart Failure in Pediatric Heart Transplant Recipients. Transplantation 100:2729–2734
9. Doede T, Kaufmann, Schleicher C, Rahmel A (2018) Braucht man wirklich all diese Werte? – Was ist für die Koordination einer Organspende wichtig? Beitrag aus „Intensivmedizin – Kompendium und Repetitorium zur interdisziplinären Weiter- und Fortbildung – 87. Ergänzungslieferung, Oktober 2018 (Eckart * Forst * Briegel)"
10. Deutsche Stiftung Organtransplantation (2020) DSO.isys.web. URL: https://isysweb.dso.de/ (abgerufen am 30.07.2020)
11. Bundesärztekammer, Kassenärztliche Bundesvereinigung (2008) Persönliche Leistungserbringung – Möglichkeiten und Grenzen der Delegation ärztlicher Leistungen. Dtsch Ärztebl 105; A2173–7
12. Europäische Kommission (2012) Durchführungsrichtlinie 2012/25/EU der Europäischen Union. URL: https://eur-lex.europa.eu/legal-content/DE/TXT/PDF/?uri=CELEX:32012L0025&from=EN (abgerufen am 20.08.2020)
13. Bundesministerium der Justiz und für Verbraucherschutz (2014) Verordnung über die Anforderungen an die Organ- und Spendercharakterisierung und an den Transport von Organen sowie über die Anforderungen an die Meldung schwerwiegender Zwischenfälle und schwerwiegender unerwünschter Reaktionen: URL: http://www.gesetze-im-internet.de/tpg-organv/ (abgerufen am 20.08.2020)
14. Deutsche Transplantationsgesellschaft: Sondernewsletter – COVID-19 vom 16.03.2020. URL: http://www.d-t-g-online.de/images/Presse/COVID-19_Info.pdf (abgerufen am 01.07.2020)
15. Deutsche Transplantationsgesellschaft: Sondernewsletter – COVID-19-5 vom 06.04.2020. URL http://www.d-t-g-online.de/images/Presse/COVID-19_Info-5.pdf (abgerufen am 01.07.2020)

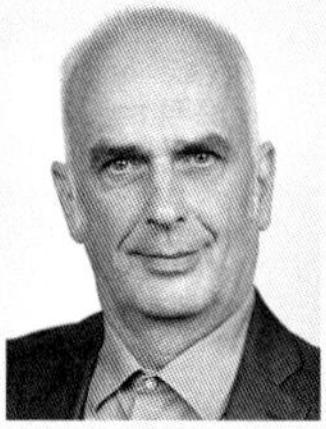

Dr. Thorsten Doede

Nach dem Medizinstudium in Berlin Facharztausbildung zum Kinderchirurgen in Berlin und Jena, in Letzterem 2003 Erwerb des Facharzttitels. Zudem 2014 Zusatzbezeichnung Ärztliches Qualitätsmanagement und 2018 Notfallmedizin. Seit 2009 Koordinator der Deutschen Stiftung Organtransplantation, zunächst in Hamburg, dann Hannover, jetzt Berlin.

3 Management und organprotektive Therapie aus der Sicht des Intensivmediziners

Klaus Michael Lücking

3.1 Organspende – ein intensivmedizinisches Behandlungsziel?

Wenn bei Patienten mit schwerster Hirnschädigung nach interdisziplinärem Konsil eine „infauste Prognose" festgestellt wird und das primär kurative Therapieziel (1) somit verlassen werden muss, stellt die Organspende ein mögliches neues Behandlungsziel dar. Essenziell am Beginn eines „Organspendeprozesses" sind die Aufmerksamkeit und das Commitment des intensivmedizinischen Teams für die Organspendeoption (2, 3).

! Wenn Sie die Einschränkung, den Verzicht oder die Beendigung von Intensivtherapie bei einem Patienten mit einer schwerwiegenden akuten Hirnschädigung erwägen: Ist Ihr Patient ein potenzieller Organspender?

In einem Positionspapier fordern die DIVI-Sektionen „Ethik" und „Organspende & -transplantation" (4), den Willen des Patienten zu einer Organspende (ebenso wie zur Initiierung palliativer Therapiekonzepte) bereits zum Zeitpunkt der „infausten Prognose" in einem Gespräch mit den Patientenvertretern/nahen Angehörigen zu erforschen. Relevant hierfür ist die klinische Einschätzung, dass der Irreversible Hirnfunktionsausfall (IHA – eine unabdingbare Voraussetzung für die postmortale Organspende in Deutschland) zumindest in absehbarer Zeit erwartbar erscheint oder bereits eingetreten ist und keine relevanten Kontraindikationen gegen eine Organspende (derzeit u.a. COVID-19) vorliegen. Ein Fortführen intensivmedizinischer Therapie *ohne* kurative Prognose ggf. über Tage bis hin zum (möglichen) Eintreten des IHA und folgender Evaluation der Organspende-Option sei ohne Zustimmung des Patienten nicht zu rechtfertigen. Diesen Paradigmenwechsel greift die neue Richtlinie „Spendererkennung" der Bundesärztekammer (BÄK) auf und fordert nun die Evaluation der Organspendeoption bereits im Kontext der übergeordneten Therapiezieländerung am Lebensende – und damit zeitlich durchaus auch vor der Diagnose des IHA (5).

Patientenverfügung und Organspende – ein Widerspruch?

Aus dem Vorliegen einer Patientenverfügung, welche Intensivtherapie am Lebensende einschränkt oder ausschließt, wird häufig implizit auch der (ablehnende) Wille des Patienten zur Organspende abgeleitet. Auch wird gemutmaßt, dass eine solche Patientenverfügung die für die Organspende notwendige temporäre Fortführung der Intensivtherapie ausschließe. Ein Positionspapier der BÄK gibt in diesem Spannungsfeld Orientierungshilfen (6).

Organspende versus Patientenverfügung

- *Das Vorliegen einer (wirksamen) Patientenverfügung, welche intensivmedizinische Maßnahmen am Lebensende einschränkt oder ausschließt, beantwortet NICHT die Frage nach dem Organspendewunsch.*
- *Die Initiierung von Intensivtherapie bei infauster Prognose UND Vorliegen einer solchen Patientenverfügung bedarf hingegen des zweifelsfreien Patientenwunsches für eine Organspende (sollte also nicht „auf Verdacht" begonnen werden).*
- *Die (zeitlich limitierte) Fortführung der bereits begonnenen Intensivtherapie ist bis zur Klärung des Organspendewunsches erlaubt.*

Der Wille des Patienten zur Organspende (wie auch zur Therapiebegrenzung) sollte mit der grundsätzlichen Realisierbarkeit einer Organspende, der Eintrittswahrscheinlichkeit des IHA sowie Umfang und Intensität der hierfür notwendigen Intensivbehandlung abgewogen werden. Neben der Klärung des Patientenwillens zur Organspende *per se* kann es also im Gespräch mit Patientenvertretern erforderlich sein, die für das Erreichen des „Therapieziels Organspende" notwendigen intensivmedizinischen Maßnahmen darzustellen und über deren Indikation und Umfang ggf. differenziert im Sinne des Patienten zu entscheiden. Die DIVI-Sektionen „Ethik" & „Organspende und -transplantation" haben in einem jüngsten Positionspapier Leitfragen zur Entscheidungsfindung primär für die Klärung eines *erweiterten* intensivmedizinischen Behandlungsbedarfes auf dem Weg zur Organspende beschrieben (7). Die Autoren der BÄK-Richtlinie „Spendererkennung" empfehlen diese nun auch als Hilfestellung im gesamten Verlauf des Organspendeprozesses.

Leitfragen zur Entscheidungsfindung am Lebensende

- *Besteht ein Organspende-Wunsch des Patienten?*
- *Besteht ein Wunsch nach Therapiebegrenzung?*

- *Ist die Organspende ein erreichbares Ziel? Bestehen Kontraindikationen? Wird der „Hirntod" absehbar eintreten?*
- *In welchem Umfang und in welcher Dauer ist die intensivmedizinische Therapie auf dem Weg zur Organspende angemessen?*

Wenngleich die Richtlinie der BÄK auf die Organspende-Option bei beatmeten Intensiv-Patienten mit infauster Prognose fokussiert, so werden ggf. auch in anderen klinischen *Settings* Prognoseabschätzungen vorgenommen, welche für die Realisierung einer postmortalen Organspende relevant sein können. So werden Entscheidungen zur Prognose eines akut cerebral schwer geschädigten Patienten und dem hieraus abzuleitenden Therapieziel interdisziplinär und, sofern möglich, unter Einbezug von Patientenvertretern bereits in Schockräumen getroffen (8). Intensivmedizin wird im Einzelfall nicht initiiert (*Withholding*), gar beendet (*Withdrawal*) oder Patienten mit einer dezidierten Vorgabe zum Therapieziel auf die Intensivstation verlegt. Diese Entscheidungen erfordern neben einer Erforschung des konkreten Patientenwillens auch eine hinlängliche Prognosesicherheit. Der Verzicht auf eine neurochirurgische Intervention ist nicht zwingend gleichbedeutend mit einer „infausten Prognose". Bereits das Vorliegen einer Patientenverfügung scheint zu einer ungünstigeren Prognoseeinschätzung einzuladen (9). Sowohl das European Resuscitation Council als auch die Neurocritical Care Society (10, 11) empfehlen für eine sichere neurologische Prognoseabschätzung einen Beobachtungszeitraum von 72 h nach dem initialen schädigenden Ereignis. Es erscheint angemessen, intensivmedizinische Maßnahmen im Schockraum als „*Provisional intensive Care*" zu beginnen und mit definierten Entscheidungs-*Checkpoints* fortzuführen, bis alle notwendigen Informationen für eine Re-Evaluierung des Therapiezieles zusammengetragen worden sind.

Gespräche mit Angehörigen und auch fachliche Diskussionen zur Entscheidungsfindung am Lebensende können komplex, langwierig und durchaus kontrovers sein: Involvieren Sie Ihren Organspendebeauftragten![1]

3.2 „Organprotektive" Intensivtherapie des potenziellen Organspenders

Die intensivmedizinische Behandlung potenzieller Organspender ist grundsätzlich zeitlich limitiert, wenngleich auch die neue BÄK-Richtlinie darauf verzichtet, hier starre Zeitfenster vorzugeben[2]. „Organprotektive" Intensivtherapie auf dem Weg zur Organspende beginnt im dezidiertem Patientenauftrag häufig bereits *vor* der Feststellung des IHA. Ob und wann der IHA eintreten wird, bedarf neben sorgfältiger

1 TPG §9b, Abs.1: „[...] Die Entnahmekrankenhäuser stellen insbesondere sicher, dass der Transplantationsbeauftragte hinzugezogen wird, wenn Patienten nach ärztlicher Beurteilung als Organspender in Betracht kommen. [...]"

2 In der Schweiz sollen hingegen zwischen Feststellung der infausten Prognose sowie der IHA-Diagnostik nicht mehr als 48 Std. verstreichen. Spätestens nach 48 Std. wird dann ein Wechsel des Organspende-Behandlungspfades empfohlen – von einer Organspende nach IHA (DBD) hin zu einer Organspende nach kontrolliertem Herz-Kreislaufstillstand (cDCD, Maastricht 3). Letztere ist in Deutschland nicht gestattet.

Beobachtung und multimodaler Diagnostik eines ständigen Abwägens mit der Wahrscheinlichkeit einer erfolgreichen Organspende und den hierfür notwendigen intensivmedizinischen Maßnahmen.

Die intensivmedizinische Therapie des potenziellen Organspenders dient der Aufrechterhaltung der Homöostase des Gesamtorganismus (unter Verzicht auf Cerebroprotektion) und dem Erhalt, ggf. der Verbesserung der Perfusion und metabolischen Balance transplantabler Organe.

Die „organprotektive" Intensivtherapie folgt dabei gängigen intensivmedizinischen Therapieprinzipien (einschließlich Mikrozielen) und soll leitliniengerecht erfolgen. Ein temporärer Funktionsverlust potenziell transplantabler Organe (z.B. nach schwerer globaler Asphyxie) kann durch eine suffiziente „organprotektive" Intensivtherapie erfolgreich überbrückt werden (12).

Der cerebralen Einklemmung sowie dem konsekutiv eintretenden IHA können vielfältige pathophysiologische Veränderungen an extra-cerebralen Organen folgen. Diese und einige hieraus folgende therapeutische Implikationen werden im Folgenden skizziert. Detaillierte Empfehlungen zur „organprotektiven" Intensivtherapie (inkl. Medikamentendosierungen) geben Leitlinien und Übersichtsarbeiten (13–15).

- Die cerebrale Einklemmung führt nach einem schweren passageren arteriellen Hypertonus (Cushing-Reflex) rasch zu einer ausgeprägten Kreislaufinsuffizienz: Diese ist bedingt durch einen ausgeprägten Vasotonusverlust im system-arteriellen Stromgebiet, kann aber durch ein (häufig reversibles!) myokardiales Pumpversagen (*Takotsubo-like*-Cardiomyopathie) aggraviert werden. Dies erfordert neben einer angemessenen Volumentherapie (primär Vollelektrolytlösungen, kein HAES, Blut- und Plasmaprodukte nach strikter Indikationsstellung) häufig den differenzierten Einsatz von Katecholaminen. Ein invasives Kreislaufmonitoring ist einer konservativen Herangehensweise mit seriellen Echokardiografien etc. nicht überlegen (16). Eine Substitutionstherapie mit Hydrocortison sollte großzügig (und auch ohne ACTH-Test) erfolgen.
- Ein Diabetes insipidus zentralis kann unerkannt und/oder unbehandelt ebenfalls die Kreislaufinsuffizienz aggravieren. Intravenöses Desmopressin oder (bei gleichzeitigem Vasopressorenbedarf) auch Vasopressin stehen therapeutisch zur Verfügung. Die Empfehlungen zur Substitution von Schilddrüsenhormonen sind weiterhin uneinheitlich und damit eine klinische Einzelfallentscheidung.
- Eine generalisierte Endothelschädigung (durch proinflammatorische Cytokine und andere Mediatoren) kann zum Vollbild eines Systemischen Inflammationssyndroms mit schwerem Atemnotsyndrom führen. Die Beatmungs- und Lagerungstherapie folgt den Grundsätzen einer lungenprotektiven Beatmung des ARDS. Die Abgrenzung zu einem infektiös-induzierten SIRS ist im Einzelfall nicht trivial, eine eher großzügige antibiotische Therapie deshalb zu empfehlen (mindestens 24-stündige resistenzgerechte antibiotische Therapie vor Organentnahme!).
- Die Disruption der diencephalen Temperaturregulation bedarf ggf. invasiver Korrekturmaßnahmen (Ziel derzeit Normothermie).

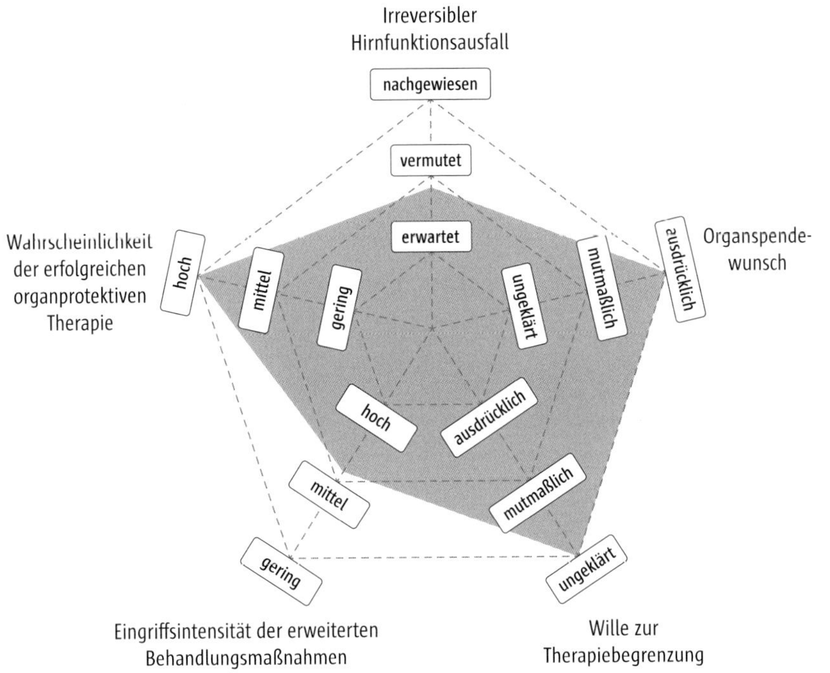

Abb. 1 „Spinnendiagramm" zur Entscheidungsfindung im Organspendeprozess (7), mit freundlicher Genehmigung der Springer Nature AG & Co. KGaA

Erweiterter intensivmedizinischer Behandlungsbedarf des Organspenders

„Leitliniengerechte Intensivtherapie" schließt ggf. auch extrakorporale Organunterstützungs- und Organersatzverfahren ein. Invasive Diagnostik und Therapie wie Dialyse, veno-venöse- oder veno-arterielle ECMO, notwendige operative Eingriffe (z.B. bei Kompartmentsyndromen, Darmischämie) bis hin zur Reanimation des potenziellen Organspenders bedürfen jedoch besonderer Abwägung. Die Fortführung einer primär mit kurativer Perspektive initiierten ECLS/eCPR erscheint bis zur Klärung der Organspende-Option unkritisch (17)[3]. Die o.g. BÄK-Richtlinie differenziert zwischen intensivmedizinischen Behandlungsbedarf *vor* und *nach* Feststellung des IHA und schließt eine Reanimation nach festgestelltem IHA bei dezidiertem Organspendewunsch nicht aus. Die oben bereits angeführten Empfehlungen zum „Erweiterten intensivmedizinischen Behandlungsbedarf auf dem Weg zu einer Organspende" (7) bieten hier Entscheidungshilfen an (s. Abb. 1).

Die 5 relevanten Dimensionen und ihre qualitativen Ausprägungen werden dabei primär in einem „Spinnendiagramm" visualisiert. So können Abwägungsprozesse „handhabbar" gemacht und auch relevante Belastungssituationen im betreuenden intensiv-

3 Die IHA-Diagnostik unter laufender extracorporaler Kreislaufunterstützung ist durchaus möglich, wenngleich internationale Empfehlungen z.B. zur Durchführung des Apnoetestes oder auch der Wahl von technischen Untersuchungen zum Irreversibilitätsnachweis durchaus differieren.

medizinischen Team freigelegt werden. In jedem Fall empfiehlt es sich, diese Themen vorausschauend und offensiv (ggf. unter medizinethischer Moderation) sowohl im medizinischen Behandlungsteam als auch mit den Angehörigen eines potenziellen Organspenders anzusprechen und gemeinsam im Sinne des Patienten zu entscheiden.

Take home messages:

- *Organspende ist eine Behandlungsoption in der intensivmedizinischen Therapie am Lebensende.*
- *Die Organspende-Option sollte bei allen Patienten mit schweren akuten Hirnschädigungen und „infauster Prognose" evaluiert werden, BEVOR Intensivtherapie eingeschränkt, nicht begonnen oder beendet wird.*
- *Die Organspende-Option soll und darf VOR der Diagnose des IHA („Hirntod") erwogen und evaluiert werden.*
- *„Organprotektive" Intensivtherapie ist prinzipiell die Fortführung der bisherigen leitliniengerechten Intensivtherapie bis zur Klärung der Organspende-Option und ggf. darüber hinaus. Passager geschädigte, aber prinzipiell transplantable Organe können sich unter einer konsequenten Organprotektion innerhalb weniger Tage funktionell erholen.*

Literatur

1. Janssens U, Burchardi H, Duttge G, Erchinger R, Gretenkort P, Mohr M, Nauck F, Rothärmel S, Salomon F, Schmucker P, Simon A, Stopfkuchen H, Valentin A, Weiler N, Neitzke G (2013) Therapiezieländerung und Therapiebegrenzung in der Intensivmedizin. Anaesthesist 62(1):47–52.
2. Domínguez-Gil B, Delmonico FL, Shaheen FA, Matesanz R, O'Connor K, Minina M, Muller E, Young K, Manyalich M, Chapman J, Kirste G, Al-Mousawi M, Coene L, García VD, Gautier S, Hasegawa T, Jha V, Kwek TK, Chen ZK, Loty B, Costa AN, Nathan HM, Ploeg R, Reznik O, Rosendale JD, Tibell A, Tsoulfas G, Vathsala A, Noël L (2011) The critical pathway for deceased donation: reportable uniformity in the approach to deceased donation. Transpl Int 24(4):373–8.
3. Squires JE, Coughlin M, Dorrance K, Linklater S, Chassé M, Grimshaw JM, Shemie SD, Dhanani S, Knoll GA (2018) Criteria to Identify a Potential Deceased Organ Donor: A Systematic Review.Crit Care Med 46(8):1318–1327.
4. Hahnenkamp K, Beckmann M, Buchardi H, Duttge G, Faltlhauser A, Hansen HJ, Hartog C, Erchinger R, Gretenkort P, Komm N, Lücking KM, Michaelsen A, Mohr M, Nauck F, Neitzke G, Salomon F, Söffker G, Stopfkuchen H, Weiler N, Janssens U (2016) Entscheidungen bei potentiellen Organspendern. Anästh Intensivmed 57:152–154
5. Bundesärztekammer (2020). Richtlinie gemäß § 16 Abs. 1 S. 1 Nr. 3 TPG zur ärztlichen Beurteilung nach § 9a Abs. 2 Nr. 1 TPG (RL BÄK Spendererkennung). URL: http://www.bundesaerztekammer.de/fileadmin/user_upload/downloads/pdf-Ordner/RL/RiliSpendererkennung_2020-09-01.pdf (abgerufen am 16.09.2020)
6. Bundesärztekammer (2013) Arbeitspapier zum Verhältnis von Patientenverfügung und Organspendeerklärung. URL: https://www.bundesaerztekammer.de/fileadmin/user_upload/downloads/pdf-Ordner/Patienten/Arbeitspapier_Patientenverfuegung_Organspende_18012013.pdf (abgerufen am 16.09.2020)
7. Neitzke G, Rogge A, Lücking KM, Böll B, Burchardi H, Dannenberg K, Duttge G, Dutzmann J, Erchinger R, Gretenkort P, Hartog C, Jöbges S, Knochel K, Liebig M, Meier S, Michalsen A, Michels G, Mohr M, Nauck F, Salomon F, Seidlein AH, Söffker G, Stopfkuchen H, Janssens U (2019) Entscheidungshilfe bei erweitertem intensivmedizinischem Behandlungsbedarf auf dem Weg zur Organspende. Positionspapier der Sektion Ethik und der Sektion Organspende und -transplantation der Deutschen Interdisziplinären Vereinigung für Intensiv- und Notfallmedizin (DIVI) unter Mitarbeit der Sektion Ethik der Deutschen Gesellschaft für Internistische Intensivmedizin und Notfallmedizin (DGIIN). Med Klin Intensivmed Notfmed 114(4):319–326.

8. Gardiner DC, Nee MS, Wootten AE, Andrews FJ, Bonney SC, Nee PA (2017) Critical care in the Emergency Department: organ donation. Emerg Med J 34(4):256–263.
9. Zahuranec DB, Morgenstern LB, Sánchez BN, Resnicow K, White DB, Hemphill JC 3rd. (2010) Do-not-resuscitate orders and predictive models after intracerebral hemorrhage. Neurology 75(7):626–33.
10. Nolan JP, Soar J, Cariou A, Cronberg T, Moulaert VR, Deakin CD, Bottiger BW, Friberg H, Sunde K, Sandroni C (2015) European Resuscitation Council and European Society of Intensive Care Medicine Guidelines for Post-resuscitation Care 2015: Section 5 of the European Resuscitation Council Guidelines for Resuscitation 2015. Resuscitation 95:202–22.
11. Souter MJ, Blissitt PA, Blosser S, Bonomo J, Greer D, Jichici D, Mahanes D, Marcolini EG, Miller C, Sangha K, Yeager S (2015) Recommendations for the Critical Care Management of Devastating Brain Injury: Prognostication, Psychosocial, and Ethical Management: A Position Statement for Healthcare Professionals from the Neurocritical Care Society. Neurocrit Care 23(1):4–13.
12. Martin-Loeches I, Sandiumenge A, Charpentier J, Kellum JA, Gaffney AM, Procaccio F, Westphal GA (2019) Management of donation after brain death (DBD) in the ICU: the potential donor is identified, what's next?. Intensive Care Med 45(3):322–330.
13. Kotloff RM, Blosser S, Fulda GJ, Malinoski D, Ahya VN, Angel L, Byrnes MC, DeVita MA, Grissom TE, Halpern SD, Nakagawa TA, Stock PG, Sudan DL, Wood KE, Anillo SJ, Bleck TP, Eidbo EE, Fowler RA, Glazier AK, Gries C, Hasz R, Herr D, Khan A, Landsberg D, Lebovitz DJ, Levine DJ, Mathur M, Naik P, Niemann CU, Nunley DR, O'Connor KJ, Pelletier SJ, Rahman O, Ranjan D, Salim A, Sawyer RG, Shafer T, Sonneti D, Spiro P, Valapour M, Vikraman-Sushama D, Whelan TP; Society of Critical Care Medicine/American College of Chest Physicians/Association of Organ Procurement Organizations Donor Management Task Force: Management of the Potential organ Donor in the ICU: Society of Critical Care Medicine/American College of Chest Physicians/Association of Organ Procurement Organizations Consensus Statement (2015). Crit Care Med. Jun;43(6):1291–325
14. Kuhn SO, Hahnenkamp K (2018) Intensivmedizinisches Management des potentiellen Organspenders. Med Klin Intensivmed Notfmed 144:132–138
15. Meyfroidt G, Gunst J, Martin-Loeches I, Smith M, Robba C, Taccone FS, Citerio G (2019) Management of the brain-dead donor in the ICU: general and specific therapy to improve transplantable organ quality. Intensive Care Med 45(3):343–353.
16. Al-Khafaji A, Elder M, Lebovitz DJ, Murugan R, Souter M, Stuart S, Wahed AS, Keebler B, Dils D, Mitchell S, Shutterly K, Wilkerson D, Pearse R, Kellum JA (2015) Protocolized fluid therapy in brain-dead donors: the multicenter randomized MOnIToR trial. Intensive Care Med 41(3):418–26.
17. Dalle Ave AL, Gardiner D, Shaw DM (2016) The ethics of extracorporeal membrane oxygenation in brain-dead potential organ donors. Transpl Int 29(5):612–8.

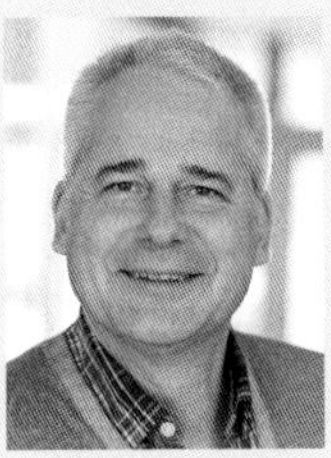

Dr. med. Klaus Michael Lücking

Nach dem Studium der Humanmedizin in Düsseldorf, Münster und München wissenschaftliche Ausbildung in der Abteilung Immungenetik des Deutschen Krebsforschungszentrum Heidelberg. Klinische Ausbildung zum Facharzt für Kinder- und Jugendmedizin mit Schwerpunkt „Neonatologie" an der Univ.-Kinderklinik Heidelberg (1992–2001), gefolgt von oberärztlicher Tätigkeit (Neonatologie/Pädiatrische Intensivmedizin) an den Kinderkliniken Basel, St. Gallen und Regensburg. Mitglied des Klinischen Ethikkonsildienstes des UKR. Seit 2013 u.a. Organspendebeauftragter (Transplantationsbeauftragter nach TPG) am Uniklinikum Freiburg. Stv. Sprecher der DIVI-Sektion „Organspende und -transplantation". Sprecher des Netzwerkes der Transplantationsbeauftragten BW. Systemischer Berater & Therapeut (SG).

4 Umgang mit potenziellen Organspendern: Wie sieht die Realität aus und was wünscht sich der Entnahmechirurg?

Heidi Niehaus

4.1 Hintergrund

Nicht zuletzt nach der erneuten Diskussion über die Organspende-Regelung ist dieses Thema wieder verstärkt ins öffentliche Bewusstsein gerückt. Auch wenn sich die Widerspruchslösung schließlich in der Abstimmung im Deutschen Bundestag im Januar dieses Jahres nicht durchsetzen konnte, wurden bereits im Vorfeld verschiedene gesetzliche Regelungen verabschiedet, mit dem Ziel, eine nachhaltige Verbesserung des Spenderaufkommens zu erreichen, darunter die „Zweites Gesetz zur Änderung des Transplantationsgesetzes – Verbesserung der Zusammenarbeit und der Strukturen bei der Organspende" sowie der „Gemeinschaftliche Initiativplan Organspende" (1, 2). Obwohl die Anzahl der postmortalen Organspenden in Deutschland in den letzten Jahren erfreulicherweise wieder leicht steigend ist, besteht nach wie vor ein erheblicher Mangel an Spenderorganen. Insbesondere im Bereich der Nieren- und Herztransplantation können die verfügbaren Organe den Bedarf der Patienten auf der Warteliste bei Weitem nicht decken (3). Umso wichtiger ist, potenzielle Organspender zu erkennen, sorgfältig zu evaluieren und einen anschließenden Organspendeprozess erfolgreich umzusetzen.

Dabei ist der Ablauf einer Organspende ein komplexer Prozess, der die reibungslose und effiziente Zusammenarbeit vieler verschiedener Akteure voraussetzt. Basierend auf der Identifikation des potenziellen Organspenders und nach Feststellung des irreversiblen Hirnfunktionsausfalls (IHA), erfolgt die Meldung an die Deutsche Stiftung Organtransplantation (DSO). Es folgt die anschließende Evaluation und Übermittlung an Eurotransplant (ET) zur Allokation der Organe. Nach Vermittlung schließen sich die Organentnahme, der Transport der Organe sowie die Transplantation an. Nur, wenn alle beteiligten Teams reibungslos miteinander interagieren, kann dieser Prozess erfolgreich abgeschlossen werden. Jeder Spender, der dabei nicht erkannt wird, und jedes transplantable Organ, das dabei nicht zur Transplantation kommt, ist ein unwiderruflicher Verlust für den Patienten auf der Warteliste.

Thema des vorliegenden Beitrags ist eine Analyse des Organspendeprozesses aus Sicht des Entnahmechirurgen mit Fokus auf das Intensivteam im Entnahmekrankenhaus sowie das Anästhesie- und OP-Team während der Entnahme. Hierzu werden „Wunsch und Wirklichkeit" diskutiert und evaluiert.

4.2 „Wunsch und Wirklichkeit"

Eine optimale Gestaltung des Organspendeprozesses ist eine der wirksamsten Pro-Organspende-Maßnahmen. Im Umkehrschluss kann ein konfliktreicher oder nicht erfolgreicher Prozess eine abschreckende Wirkung auf die beteiligten Akteure haben, mit entsprechend negativer Auswirkung auf die Motivation und das Engagement bei zukünftigen Organspenden. Daher dient die möglichst optimale Gestaltung des Organspendeprozesses in erster Linie den Patienten auf der Warteliste und ist somit von essenzieller Bedeutung.

Basierend auf der Analyse aktueller Problemfelder sowie vielen Jahren persönlicher Erfahrung findet sich im Folgenden eine Auswahl von „Wünschen" des Entnahmechirurgen:

„Wünsche" des Entnahmechirurgen

Was wünscht sich der Entnahmechirurg vom Intensivteam des Spenderkrankenhauses?

- *an Organspende denken*
- *Zeit für die Evaluation potenzieller Spender*
- *Zeit für ein paar Tage länger auf der Intensivstation*
- *Zeit für gute Angehörigengespräche*
- *qualifizierte intensivmedizinische Therapie des (potenziellen) Spenders*

Was wünscht sich der Entnahmechirurg von den Beteiligten an der Organentnahme?

- *Zeit für gute Kommunikation*
- *Zeit für gegenseitige Wertschätzung*
- *Dankbarkeit für den Einsatz des Anästhesie- und OP-Teams im Spenderkrankenhaus, das den Empfänger nicht kennt und den Erfolg der Transplantation nicht sieht*
- *Zeit für einen würdevollen Umgang mit dem Spender*
- *qualifizierte chirurgische Evaluation und Entnahme der Organe*

Wie sieht die Realität aus?

- *... entspricht (noch) nicht immer ganz dem Wunsch ...*

4.3 Aktuelle gesetzliche Rahmenbedingungen

Nachdem die Anzahl der Organspender im Jahr 2017 mit 707 Organspendern in Deutschland einen neuen Tiefstand erreicht hatte, wurden in der Folge verschiedene gesetzliche Regelungen im Bereich der Organspende erlassen, um das Spenderaufkommen zu erhöhen. Der Erfolg dieser Maßnahmen kann derzeit aufgrund der kurzen Gültigkeit noch nicht beurteilt werden. Festzustellen ist jedoch, dass sich der Anstieg der postmortalen Organspender im Jahr 2018 auch in 2019 annähernd halten konnte. Zusätzlich ist die Anzahl der organspendebezogenen Kontakte mit der DSO im gleichen Zeitraum gestiegen. In diesem Jahr konnte sich der positive Trend trotz Covid-19 fortsetzen: So gab es im Vergleich zum Vorjahreszeitraum 7,3% mehr postmortale Organspender (3, 4).

Die veränderten gesetzlichen Rahmenbedingungen basieren auf den folgenden drei Gesetzesnovellierungen:

Im April 2019 ist das *Zweite Gesetz zur Änderung des Transplantationsgesetzes – „Verbesserung der Zusammenarbeit und der Strukturen bei der Organspende*“ in Kraft getreten. Inhaltlich zielt dieses Gesetz auf die Schlüsselrolle der Entnahmekrankenhäuser im Organspendeprozess ab. Die Inhalte beziehen sich im Wesentlichen auf die Funktion der Transplantationsbeauftragten (TxBs), die Vergütung der Entnahmekrankenhäuser sowie die Verbesserung der Prozessabläufe (1).

Wesentliche Elemente des Gesetzes sind [nach (1), themenbezogene Auswahl]:

- *verbindliche Freistellungsregelung für die Transplantationsbeauftragten und deren vollständige Finanzierung*
- *Stärkung der Stellung der Transplantationsbeauftragten durch neue Befugnisse und Aufgaben*
- *Leistungsgerechte Vergütung der Entnahmekrankenhäuser für ihre Leistungen in Zusammenhang mit der Organspende*
- *Maßnahmen zur Verbesserung des Prozessablaufs in der Organspende*
- *Schaffung eines flächendeckenden Berichtswesens als Grundlage für eine interne Qualitätssicherung bei der Erkennung von Organspendern*

Bezogen auf die TxBs erfolgt die Freistellung auf der Grundlage der Anzahl der Intensivbehandlungsbetten sowie die Anzahl der Intensivstationen. Die TxBs erhalten Zugangsrecht zu den Intensivstationen und sind hinzuzuziehen, wenn Patienten nach ärztlicher Beurteilung als Organspender in Betracht kommen. Ihnen sind alle erforderlichen Informationen zur Auswertung des Spenderpotenzials zur Verfügung zu stellen.

Bezogen auf die Entnahmekrankenhäuser werden diese künftig für den gesamten Prozessablauf einer Organspende besser vergütet. Sie erhalten einen Anspruch auf die pauschale Abgeltung für die Leistungen, die sie im Rahmen des Organspendeprozesses erbringen. Zusätzlich erhalten sie einen Zuschlag dafür, dass ihre Infrastruktur im Rahmen der Organspende in besonderem Maße in Anspruch genommen wird.

Zusätzlich zu der Vorgabe der gesetzlichen Rahmenbedingungen wurde mit dem „*Gemeinschaftlichen Initiativplan Organspende*“ konkrete Empfehlungen für die praktische

Umsetzung im klinischen Alltag erarbeitet, publiziert im Juni 2019. „Um eine möglichst große Akzeptanz dieser Empfehlungen zu erreichen, wurden möglichst wurden möglichst breit die Akteure, die haupt- oder ehrenamtlich Verantwortung für die Organspende in Deutschland tragen, zur Mitarbeit an diesem Projekt eingeladen", darunter auch Patientenverbände und Spenderangehörige (2).

Empfehlungen zur Förderung der Organspende [nach (2), themenbezogene Auswahl]:

- *die Stärkung der TxBs durch Qualifizierung, Aufwertung der Tätigkeit sowie konkrete Unterstützungsangebote*
- *Förderung der Kooperationen und Vernetzung der beteiligten Akteure*
- *Unterstützung der Entnahmekrankenhäuser – gezielte Bedarfsanalyse*
- *Strukturierung innerklinischer Prozessabläufe rund um die Organspende*
- *Partnerschaftsnetzwerke entwickeln – Unterstützung im Akutprozess organisieren*
- *Integration des Themas „Organspende" in die Aus- und Weiterbildung medizinischen Fachpersonals – berufsgruppenübergreifend*

Nicht zuletzt wurde im Januar 2020 das „*Gesetz zur Stärkung der Entscheidungsbereitschaft bei der Organspende*" verabschiedet, welches voraussichtlich 2022 in Kraft tritt. Dabei setzte sich die erweiterte Zustimmungslösung gegenüber der Widerspruchslösung durch. Damit bleibt es im Grundsatz bei der geltenden Regelung (sog. Entscheidungslösung): Organe und Gewebe dürfen nach dem Tod nur entnommen werden, wenn die betreffende Person dem zu Lebzeiten zugestimmt hat, einen Organspendeausweis besitzt oder die Angehörigen der Entnahme zugestimmt haben. Zusätzlich wird ein bundesweites Onlineregister eingerichtet, die Übermittlung von Informationsmaterial durch öffentliche Stellen verbessert sowie eine hausärztliche Beratung zum Thema Organspende angeboten (5).

4.4 Was hat sich verbessert? Was bleibt zu tun?

Durch die genannten Gesetzesinitiativen sind bereits einige Problemfelder aus dem Bereich der Organspende adressiert worden – mit welcher Wirkung, bleibt abzuwarten.

Bereits im Vorfeld der Einführung der TxBs im Jahr 2012 wurden in einer Analyse des Deutschen Krankenhausinstitutes (DKI) im Auftrag der DSO zum Thema „Inhousekoordination bei Organspenden" verschiedene strukturelle Defizite erkannt (6).

Dabei wurden im Wesentlichen folgende zentrale Probleme des Organspendeprozesses identifiziert [nach (6), themenbezogene Auswahl]:

- fehlende Problemsensitivität
- Informations- und Kompetenzdefizite
- Personalmangel

Zusätzlich wurden von knapp der Hälfte der teilnehmenden Krankenhäuser Kapazitätsprobleme auf der Intensivstation angegeben (6).

Vor dem Hintergrund der weiter rückläufigen Organspenden in Deutschland erfolgte eine spätere Analyse aller vollstationären Behandlungsfälle der Jahre 2010–2015 (7). Dabei wurden erneut strukturelle Defizite in den Entnahmekrankenhäusern als eine wesentliche Ursache des bestehenden Erkennungs- und Meldedefizites potenzieller Organspender identifiziert. Die Einstellung der Bevölkerung zur Organspende (Zustimmungsrate) hingegen war im gleichen Zeitraum konstant, der Anteil der Befragten mit Organspendeausweis war sogar steigend (8).

Als mögliche Ursachen des Erkennungs- und Meldedefizites werden in einer Analyse von Braun et al. unter anderem die hohe Arbeitsverdichtung auf den Intensivstationen sowie die Komplexität und Seltenheit von Organspenden benannt (4).

Welche Maßnahmen sind nun geeignet, die angesprochenen strukturellen Probleme im Organspendeprozess zu verbessern bzw. zu beheben und was wurde bereits umgesetzt?

4.4.1 Fokus: Intensivteam des Entnahmekrankenhauses

Die primäre Aufgabe des behandelnden Teams auf der Intensivstation ist die Erkennung potenzieller Organspender, die Evaluation sowie die intensivmedizinische Therapie. Unterstützend stehen dabei der TxB der Klinik sowie die DSO zur Verfügung.

„An Organspende denken."

Nur, wenn das behandelnde Intensivteam einen potenziellen Organspender erkennt und an Organspende denkt, kann der Prozess in Gang gesetzt werden. Dieses Bewusstsein setzt entsprechende Kenntnisse voraus. Ebenso entscheidend sind die Motivation sowie die notwendigen zeitlichen Ressourcen.

Die geplante Integration des Themas „Organspende" in die Aus- und Weiterbildung von medizinischem Fachpersonal erscheint hierbei als ein vielversprechender Ansatz, die erforderlichen Kenntnisse zu vermitteln. Ebenso können vorgesehene Partnerschaftsnetzwerke vor dem Hintergrund der o.g. Komplexität und Seltenheit von Organspenden unterstützen. Die verstärkte Kooperationen und Vernetzung der beteiligten Akteure bieten die Möglichkeit zum regelmäßigen Austausch und zum „Feedback" über den Erfolg der Transplantation und kann so zu einer wirksamen Motivationssteigerung der behandelnden Teams in den Entnahmekrankenhäusern beitragen.

Zur Identifikation potenzieller Spender kann zusätzlich der TxB wesentlich beitragen. Voraussetzung hierfür ist eine gute Integration in die intensivstationären Abläufe sowie eine vertrauensvolle Zusammenarbeit des TxBs mit dem jeweiligen Intensivteam. Eine entsprechende Qualifikation des TxB ist hierzu ebenso erforderlich, wie ausreichende zeitliche Kapazitäten. Die zunehmende Anzahl pflegerischer TxBs bietet dabei die Chance, die berufsübergreifende Zusammenarbeit in diesem Bereich zu verbessern.

„Zeit für die Evaluation potenzieller Spender. Zeit für gute Angehörigengespräche."

Insbesondere vor dem Hintergrund der zunehmenden Arbeitsverdichtung auf den Intensivstationen sowie dem Personalmangel vor allem im Pflegebereich, spielt der Faktor Zeit eine wesentliche Rolle. Auch hier kann der TxB das Intensivteam entlasten, z.B. durch die Übernahme von Angehörigengesprächen sowie von organisatorischen Tätigkeiten, so stellt er in der Regel die Schnittstelle zur DSO dar. Voraussetzung ist auch hier, wie bereits oben erwähnt, die vertrauensvolle Zusammenarbeit des TxBs mit den jeweiligen Stationsteams. Auch die Koordinatoren der DSO stehen zur Unterstützung zur Verfügung, z.B. bei Angehörigengesprächen oder bei der Organisation der neurologischen Diagnostik

„Zeit für ein paar Tage länger auf der Intensivstation."

Wie bereits oben angesprochen ist die Knappheit von Intensivkapazitäten ein zentrales Problem des Organspendeprozesses. Bestehende Bettensperrungen aufgrund vor Personalmangel aggravieren die Situation. Die Belegung eines Intensivbettes durch einen potenziellen Organspender erfordert im klinischen Alltag oftmals einen erheblichen argumentativen Aufwand insbesondere dann, wenn geplante Eingriffe dadurch abgesagt werden müssen.

Der Gesetzgeber hat an dieser Stelle den Weg über die Vergütung der Entnahmekrankenhäuser gewählt. Insbesondere durch die Einführung des Infrastrukturzuschlags wurde die Budgetierung deutlich angehoben, um dem tatsächlichen Aufwand der Entnahmekrankenhäuser gerecht zu werden.

Neben der finanziellen „Argumentationshilfe" steht jedoch auch hier die Motivation der „Entscheidungsträger" auf der Intensivstation im Vordergrund.

„Qualifizierte intensivmedizinische Therapie des (potenziellen) Spenders."

Nicht zuletzt ist die Qualität der intensivmedizinischen Therapie des potenziellen Organspenders von entscheidender Bedeutung für den Erfolg des Prozesses. Eine zielgerichtete organprotektive Intensivtherapie kann maßgeblich zur Verbesserung der Transplantabilität insbesondere der marginalen Spenderorgane beitragen (9).

Dabei erfordert eine engagierte intensivmedizinische Therapie bei einem „hirntoten" Organspender, insbesondere vor dem Hintergrund der Personalknappheit und begrenzter Ressourcen, neben speziellen Kenntnissen eine ganz besondere Motivation des Teams. Diese Motivation zu fördern und zu erhalten ist eine besondere Herausforderung im Organspendeprozess.

4.4.2 Fokus: Anästhesie- und OP-Team

Eine Organentnahme, die für alle Beteiligten zufriedenstellend verläuft, ist eine der wirksamsten Pro-Organspende-Maßnahmen, die entsprechend gestaltet werden sollte. Insbesondere bei einer Multiorganentnahme (gleichzeitige Entnahme abdomineller und thorakaler Organe) ist die Koordination der verschiedenen Teams eine besondere Herausforderung. Die logistische Organisation übernimmt dabei die DSO. Für die Kommunikation und Kooperation sind jedoch alle beteiligten Akteure gleichermaßen verantwortlich.

An einer Organentnahme sind verschiedene Teams beteiligt, darunter die chirurgischen Explantationsteams, der DSO-Koordinator, die Perfusionsmitarbeiter der DSO sowie das Anästhesieteam und die OP-Pflege des Entnahmekrankenhauses. Bei etwa einem Drittel der Organspender erfolgt eine Multiorganentnahme, dabei wird die abdominelle Organentnahme in der Regel durch das regionale Explantationsteam durchgeführt (aus einem Transplantationszentrum der Umgebung) und die thorakale Entnahme durch das Explantationsteams des Empfängerzentrums (9).

Aufgrund der begrenzten Ischämiezeit der verschiedenen Organe ist der Organspendeprozess darüber hinaus ein zeitkritischer Prozess. Ein reibungsloser organisatorischer Ablauf ist daher essenziell für die Transplantabilität, bzw. die Funktion der Organe.

„Zeit für gute Kommunikation. Zeit für gegenseitige Wertschätzung."

Der Erfolg der Entnahme basiert maßgeblich auf einer optimalen Interaktion dieser Teams. Im Gegensatz zu einer „normalen Operation" sind sich die Teams in der Regel fremd, haben unterschiedliche Kenntnisse und Fähigkeiten und sind unterschiedlich stark motiviert. Eine gute Kommunikation und gegenseitige Wertschätzung ist daher von entscheidender Bedeutung. Dazu gehören die gegenseitige Vorstellung der Teammitglieder, eine Vorab-Besprechung des geplanten Eingriffs (Ablauf der Organentnahme), eine Information der OP-Pflege über benötigte Operationsinstrumente und Materialien sowie des Anästhesie-Teams über erforderliche Maßnahmen (z.B. Gabe von Heparin, Rekrutierungsmanöver). Chirurgische Maßnahmen mit Auswirkungen auf die hämodynamische Stabilität (Manipulation am Herzen, Klemmung von Gefäßen) sollten frühzeitig angekündigt werden.

! Da eine Organentnahme in den einzelnen Häusern ein seltener Eingriff ist, bestehen oft Unsicherheiten, die zu einer ablehnenden Haltung führen können. Diesen Unsicherheiten sollte man bereits zu Beginn der Entnahme mit guter Kommunikation und Wertschätzung entgegentreten.

„Dankbarkeit für den Einsatz des Anästhesie- und OP-Teams im Spenderkrankenhaus, das den Empfänger nicht kennt und den Erfolg der Transplantation nicht sieht."

Den Explantationsteams der Transplantationszentren sollte bewusst sein, dass die beteiligten Teams im Spenderkrankenhaus einen wesentlichen Nachteil in Bezug auf die Motivation zur Organentnahme haben: sie sind nie am (erfolgreichen) Abschluss des Organspendeprozesses beteiligt, der Transplantation. Darüber hinaus ist die Entnahme für sie keine Routine, sondern eine seltene komplexe Prozedur, die dazu noch in der Regel nachts stattfindet. Dennoch wird von ihnen ein engagierter Einsatz erwartet.

Dass dieser Einsatz langfristig ohne eine angemessene Wertschätzung und Dankbarkeit weder gefordert noch erwartet werden kann, liegt auf der Hand.

„Zeit für einen würdevollen Umgang mit dem Spender."

Bei allen Maßnahmen, die mit einer Organspende verbunden sind sowie der Organentnahme an sich, ist die Achtung der Würde des Spenders oberstes Gebot. Dabei ist die Organentnahme entsprechend der ärztlichen Sorgfaltspflicht durchzuführen und der Spender in würdigem Zustand zu hinterlassen. (§ 6 Transplantationsgesetz TPG).

Trotz aller Komplexität und Zeitdruck sowie ungünstiger Tageszeit und gelegentlich konfliktreichen Interaktionen, ist ein angemessenes Verhalten aller Beteiligten Voraussetzung dafür, dass die Organentnahme in einer professionellen und kollegialen Atmosphäre durchgeführt werden kann.

„Qualifizierte chirurgische Evaluation und Entnahme der Organe."

Nicht zuletzt sollte ist eine qualifizierte chirurgische Durchführung der Organentnahme selbstverständlich sein, das setzt unter anderem eine ausreichende Einarbeitung der Entnahmechirurgen sowie ggf. eine Kooperation von „Low-Volume"-Zentren voraus.

Erwähnenswert ist in diesem Zusammenhang die Abbruchquote während des Organspendeprozesses (transplantierte Organe im Verhältnis zu den, an ET gemeldeten Organen) (DOS Jahresbericht 2019). So werden etwa 85% der an Eurotransplant gemeldeten Nieren transplantiert, etwa 75% der gemeldeten Herzen und Lebern, aber nur 60% der gemeldeten Lungen. Dabei werden etwa 10% der Lungen und Lebern während der Organentnahme abgelehnt, bei den Herzen und Nieren liegt die Ablehnungsquote zu diesem Zeitpunkt dagegen nur bei ca. 5%. An diesen Zahlen wird deutlich, dass die intraoperative Beurteilung der Organqualität eine wichtige Rolle spielt, die entsprechende Kenntnisse und Erfahrung erfordert. Ziel ist es, alle transplantablen Organe einer Transplantation zuzuführen. Die ausreichende Organqualität ist dabei keine absolute Größe, sondern abhängig vom jeweiligen Empfänger. Sie basiert auf einer individuellen Abwägung der Kurz- und Langzeitprognose gegenüber der Sterblichkeit auf der Warteliste.

Take home messages:

- *Die Gestaltung des Organspendeprozesses ist eine der wirksamsten pro Organspende Maßnahmen.*
- *Die Motivation der beteiligten Teams in den Entnahmekrankenhäusern zu fördern und zu erhalten ist ein wesentliches Ziel im Organspendeprozess.*
- *Diesen Prozess professionell, wertschätzend und würdevoll zu gestalten, ist Aufgabe aller beteiligten Akteure und der Organentnahmeteams insbesondere.*

- *Der Gesetzgeber hat zumindest einen Teil seiner „Hausaufgaben" erledigt, jetzt liegt es in der Hand der Akteure, die gegebenen Rahmenbedingungen bestmöglich zu nutzen.*

Literatur

1. Bundesministerium für Gesundheit (2019) Zweites Gesetz zur Änderung des Transplantationsgesetzes – Verbesserung der Zusammenarbeit und der Strukturen bei der Organspende. URL: https://www.bundesgesundheitsministerium.de/fileadmin/Dateien/3_Downloads/Gesetze_und_Verordnungen/GuV/O/GZSO_BGBl.pdf (abgerufen am 25.08.2020)
2. Bundesministerium für Gesundheit (2019) Gemeinschaftlicher Initiativplan Organspende. URL: https://www.bundesgesundheitsministerium.de/fileadmin/Dateien/3_Downloads/O/Organspende/Initiativplan_Organspende.pdf (abgerufen am 25.08.2020)
3. Deutsche Stiftung Organtransplantation (DSO) (2020) DSO Jahresbericht 2019. URL: https://www.dso.de/organspende/statistiken-berichte/jahresbericht (abgerufen am 25.08.2020)
4. Braun B, Rahmel A (2020). Änderungen im Transplantationsgesetz und Auswirkungen auf das Spenderaufkommen in Deutschland. Der Chirurg 24;1–7
5. Bundesministerium der Justiz und für Verbraucherschutz (2020) Bundesgesetzblatt Jahrgang 2020. Gesetz zur Stärkung der Entscheidungsbereitschaft bei der Organspende. URL: https://www.bgbl.de/xaver/bgbl/start.xav#__bgbl__%2F%2F*%5B%40attr_id%3D%27bgbl120s0497.pdf%27%5D__1597415920178 (abgerufen am 25.08.2020)
6. Deutsches Krankenhausinstitut e.V. (2012) Inhousekoordination bei Organspenden, Abschlussbericht. URL: https://www.dki.de/sites/default/files/2019-01/inhousekoordination_bei_organspenden.pdf (abgerufen am 25.08.2020)
7. Schulte K, Borzikowsky C, Rahmel A, Kolibay F, Polze N, Fränkel P, Mikle S, Alders B, Kunzendorf U, Feldkamp T (2018) Rückgang der Organspenden in Deutschland. Dtsch Arztebl 115(27–28):463–468
8. Bundeszentrale für gesundheitliche Aufklärung (BZgA) (2020) Wissen, Einstellung und Verhalten zur Organ- und Gewebespende. URL: https://www.organspende-info.de/zahlen-und-fakten/einstellungen-und-wissen.html (abgerufen am 16.09.2020)
9. Deutsche Stiftung Organtransplantation (DSO) (2016) DSO Leitfaden für die Organspende. URL: https://dso.de/SiteCollectionDocuments/DSO_Leitfaden.pdf (abgerufen am 16.09.2020)

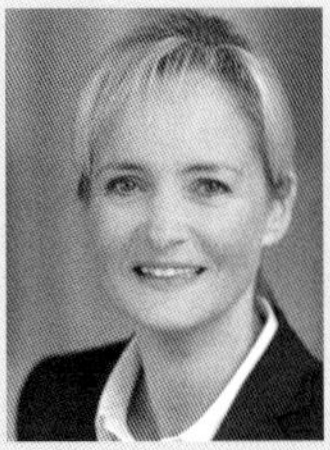

PD Dr. med. Heidi Niehaus

Weiterbildung zur Fachärztin für Herzchirurgie an der Medizinischen Hochschule Hannover. Oberärztin der Klinik für Herz-, Thorax-, Transplantations- und Gefäßchirurgie der MHH. 2011 Wechsel an das Universitätsklinikum Schleswig-Holstein, Campus Kiel, und schließlich 2017 in die Klinik für Thorax-, Herz- und Gefäßchirurgie der Universitätsmedizin Göttingen. Seit 2020 wieder in der Klinik für HTTG-Chirurgie der MHH tätig. Habilitation 2012, Zusatzbezeichnung Intensivmedizin. Klinische Schwerpunkte: Herztransplantation, Intensivmedizin sowie Kinderherzchirurgie.

XII

Neurologische Akut- und Intensivtherapie

1 Ischämischer Schlaganfall – Basistherapie, Stroke-Unit, Telemedizin

Jörg Berrouschot

Alle akuten Schlaganfallpatienten sollten auf einer Stroke Unit behandelt werden.

Stroke Units sind hochspezialisierte multidisziplinäre Behandlungseinheiten für die Akuttherapie von Schlaganfallpatienten (1). Das multidisziplinäre Team besteht aus Ärzten (im Idealfall schlaganfallkundige Neurologen), speziell ausgebildeten und geschulten Pflegekräften, Physio- und Ergotherapeuten, Logopäden, Neuropsychologen und Sozialarbeitern. Die Stroke Unit ist die diagnostische und therapeutische Drehscheibe für den akuten Schlaganfallpatienten. Das Team der Stroke Unit arbeitet dabei eng mit (Neuro-)Radiologen, Kardiologen, Neuro- und Gefäßchirurgen sowie anderen Fachärzten zusammen. Es besteht die Möglichkeit, rund um die Uhr die wichtigsten diagnostischen (CT, MRT, Ultraschall, Angiografie, Echokardiografie, Labor etc.) und therapeutischen Verfahren (intravenöse Thrombolyse, intraarterielle Interventionen etc.) für den Patienten einzusetzen. In den ersten Tagen werden die Vitalparameter (Blutdruck, Körpertemperatur, Herzfrequenz, Sauerstoffsättigung, Atemfrequenz) kontinuierlich überwacht und wenn notwendig stabilisiert bzw. normalisiert sowie der neurologische Befund (NIH Stroke Scale) des Patienten regelmäßig gemonitort.

Die Behandlungsziele auf der Stroke Unit sind pathophysiologisch betrachtet:

- die Rettung von Penumbragewebe,
- die Verhinderung einer Infarktprogression sowie
- die Vermeidung von Rezidivschlaganfällen.

Klinisch übersetzt bedeutet das: Minimierung des neurologischen Defizits, Vermeidung von Komplikationen (z.B. Pneumonie, Lungenembolie) und damit insgesamt eine Verbesserung des funktionellen Behandlungsergebnisses.

Die sogenannte Basistherapie (siehe Leitlinie der Deutschen Gesellschaft für Neurologie, www.dgn.org; [2]) des Schlaganfallpatienten ist die Grundlage der Schlaganfallbehandlung und für jeden Patienten indiziert.

1.1 Suffiziente Oxygenierung

Anzustreben ist eine suffiziente Oxygenierung ($SpO_2 > 95\%$). Bei Verschlechterung der Bewusstseinslage, Aspirationsgefahr und erhöhtem intrakraniellem Druck sowie pulmonaler Verschlechterung ($paO_2 < 60$ mmHg, $pCO_2 > 60$ mmHg, Atemfrequenz > 35/min) ist zu intubieren und maschinell zu beatmen.

1.2 Adäquater Blutdruck

Man geht davon aus, dass bei hypertensiven Patienten ein Zielwert von 160 mmHg systolisch und bei normotensiven Patienten ein Zielwert von 140 mmHg systolisch optimal sind. Dabei werden Blutdruck-Schwankungen zwischen 120 und 200 mmHg systolisch geduldet. Erst außerhalb dieser Grenzbereiche sollte interveniert werden. Dafür bieten sich zur Blutdrucksenkung Urapidil, Clonidin, Dihydralazin oder Nimodipin intravenös an. Bei hypotonen Blutdruckwerten sollte zuerst ein mögliches Flüssigkeitsdefizit mit Elektrolytlösungen ausgeglichen werden, bevor dann Katecholamine eingesetzt werden (Dobutamin, Noradrenalin).

1.3 Normoglykämie

40–50% der Schlaganfallpatienten haben in den ersten Tagen nach Symptombeginn eine Hyperglykämie, einerseits weil ein Diabetes mellitus vorbesteht oder in Form der sogenannten Stresshyperglykämie. Es ist mittlerweile Konsens, Blutzuckerwerte bis 10 mmol/l zu tolerieren. Bei höheren Werten sollte dagegen mit Insulin behandelt werden. Erforderlich sind natürlich enge Blutzucker-Kontrollen (im Einzelfall durchaus stündlich) und die subkutan- bzw. bei mehr als 6 subkutanen Insulingaben pro Tag die kontinuierliche intravenöse Gabe mittels Insulinperfusor.

1.4 Normothermie

Mehr als die Hälfte aller Patienten mit akutem Schlaganfall entwickelt in den ersten Tagen Fieber. Hyperthermie aber ist Gift für penumbrales Gewebe. Bei Temperaturen über 37,5°C geben wir 1.000 mg Paracetamol oder Metamizol intravenös und kühlen physikalisch (Wadenwickel); sinkt nach 30 min die Temperatur noch nicht, wiederholen wir die Medikamentengabe. Erreichen wir 30 min später immer noch keine Temperatursenkung, geben wir 500 ml kalte (4°C) NaCl-Lösung intravenös. Bei erneutem Temperaturanstieg wiederholen wir den gesamten Zyklus.

1.5 Rezidivpropyhlaxe

10% der Patienten mit Schlaganfall oder TIA erleiden in den folgenden 90 Tagen ein Schlaganfallrezidiv, oft schon in den ersten Tagen nach Symptombeginn (3). Aus diesem Grund sollte sofort nach Diagnosestellung (Bildgebung erforderlich) eine Behandlung mit Aspirin 100 mg/d begonnen werden (4). Eine therapeutische (Voll-) Heparinisierung bringt außer mehr schweren Blutungen keinen zusätzlichen Nutzen (5). Nach Klärung der Ursachen des Schlaganfalls wird noch auf der Stroke Unit mit der spezifischen Sekundärprävention begonnen (duale Aggregationshemmung für die ersten 7–30 d, Antikoagulation, Karotis-Operation etc.).

1.6 Verhinderung von Komplikationen

Schlaganfallpatienten, besonders wenn sie Paresen aufweisen, immobilisiert und/ oder alt sind, haben ein hohes Thromboserisiko. Aus diesem Grund erhalten die meisten Patienten vom ersten Tag an ein niedermolekulares Heparin zur Thromboseprophylaxe.

Bei Patienten mit schweren Schlaganfällen kommt es sehr häufig zu einer Immunparalyse und infolgedessen zu Infektionen, vornehmlich Pneumonien (6). Ein weiterer Risikofaktor bei diesen Patienten sind Schluckstörungen, die zu Aspirationen (die nicht immer bemerkt werden) führen können. Regelmäßige (zweistündliche) Lagerung, Atem- und Schlucktraining sowie frühzeitige Mobilisierung dienen der Pneumonieprophylaxe.

1.7 Ernährung

Zwingend erforderlich ist bereits am Aufnahmetag ein Screening auf Schluckstörungen. Patienten mit leichtem Schlaganfall ohne Schluckprobleme können selbstverständlich normal essen. Patienten mit Schluckstörungen (**Cave:** NIH-SS > 10) erhalten am Aufnahmetag nur 2.000–3.000 ml Elektrolytlösung i.v. (bei Exsikkose auch mehr). Besteht eine Schluckstörung, werden die Patienten danach enteral via Magensonde mit ca. 2.000 kcal/d ernährt. Parallel wird mit dem Schlucktraining begonnen. Eine frühe PEG (< 14 Tagen) bringt keine Vorteile (7).

1.8 Frühe Rehabilitation

Neben den genannten medizinischen Maßnahmen sind zwei Dinge von entscheidender Bedeutung für die Qualität einer Stroke Unit: zum einen eine hoch professionelle und trotzdem mitfühlende Pflege und zum zweiten Therapeuten, die auf die Behandlung von akuten Schlaganfallpatienten spezialisiert sind. Eine dem Störungsbild angepasste frühe Rehabilitation sollte schon auf der Stroke Unit begonnen werden. Allerdings konnte eine zu frühe (< 24 Stunden nach Symptombeginn) und zu intensive Therapie keine positiven Effekte auf das Behandlungsergebnis zeigen (8).

1.9 Intravenöse Thrombolyse

Die intravenöse Thrombolyse ist die zugelassene und wissenschaftlich gesicherte Behandlung des ischämischen Schlaganfalls (2).

Indiziert ist die intravenöse Thrombolyse in einem Zeitfenster von 4,5 Stunden nach Symptombeginn. Es werden 0,9 mg rtPA pro kg Körpergewicht (maximal 90 mg) über 60 min intravenös appliziert. Wichtigste Kontraindikationen sind:

- intrakranielle Blutung,
- manifeste Gerinnungsstörungen (z.B. suffiziente Antikoagulation) und
- Zeitfenster über 4,5 Stunden (Ausnahmen: wake-up-stroke mit mismatch in MRT oder bei Nachweis von potenziell rettbarem Penumbragewebe in der multimodalen Schlaganfallbildgebung – Zeitfenster im Einzelfall bis 9 Stunden).

Vor, während und mindestens 24 Stunden nach Thrombolyse sollte der systolische Blutdruck immer unter 160 mmHg gehalten werden.

Wichtigste Komplikation der intravenösen Thrombolyse ist die sekundäre intrakranielle Blutung. Diese ist zum Glück sehr selten. Trotzdem muss in ca. 1% aller lysierten Patienten damit gerechnet werden.

1.10 Endovaskuläre Rekanalisationsbehandlung

Für Patienten mit Verschlüssen der großen Hirnarterien (z.B. Karotis-T-Verschluss, M1/M2-Verschluss, Basilaristhrombose) ist eine intravenöse Thrombolyse oft unzureichend und das Behandlungsergebnis dementsprechend schlecht. Für diese Patienten werden in Schlaganfallzentren endovaskuläre Rekanalisationsverfahren eingesetzt. Mittels stent retrievern gelingt in mehr als 90% der Patienten eine frühe Rekanalisation (s. Abb. 1).

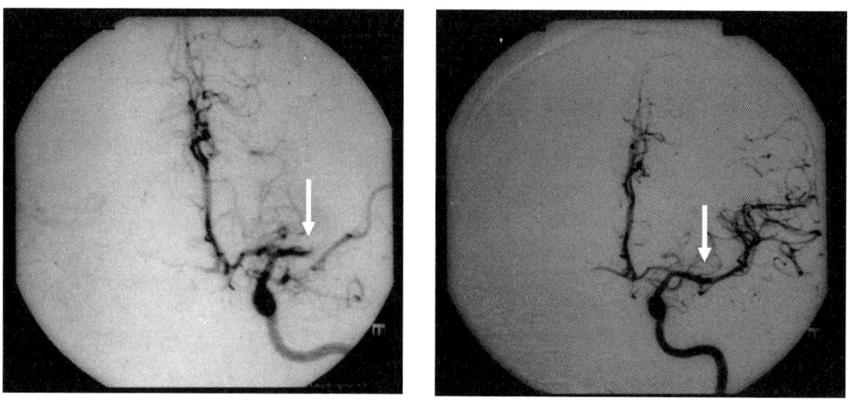

Verschluss der A. cerebri media | Rekanalisation mittels stent retriever

Abb. 1 34-jährige Patientin mit akutem Verschluss der A. cerebri media. Erfolgreiche mechanische Rekanalisation mittels stent retriever (Solitaire™)

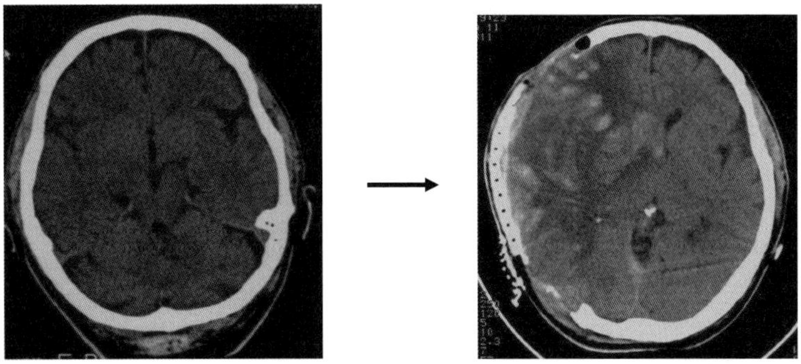

CT vier Stunden nach Symptombeginn

dekompressive Hemikraniektomie bei malignem Mediainfarkt rechts

Abb. 2 52-jähriger Patient mit dekompressiver Hemikraniektomie bei malignem Mediainfarkt

Im Einzelfall lassen sich erstaunliche Behandlungserfolge erzielen. Die Evidenzlage ist herausragend. Das Zeitfenster kann dabei durch die entsprechende multimodale Bildgebung bis zu 24 Stunden betragen, im Einzelfall sogar darüber hinaus (9, 10).

1.11 Dekompressive Hemikraniektomie bei raumforderndem Mediainfarkt

Ein raumfordernder oder maligner Mediainfarkt ist eine ausgedehnte Infarzierung des Stromgebietes der A. cerebri media (und angrenzender Gefäßterritorien) und führt zu einem schweren hemisphäriellen Schlaganfallsyndrom mit Bewusstseinsstörung, Blickwendung und Hemiplegie. Auch unter maximaler konservativer Intensivtherapie beträgt die Letalität 80%. In mehreren randomisierten Studien konnte gezeigt werden, dass mittels dekompressiver Hemikraniektomie die Letalität bei malignem Mediainfarkt drastisch gesenkt werden kann (11) (s. Abb. 2). Trotzdem bleibt ein großer Teil der überlebenden Patienten schwer behindert. Die Intervention sollte innerhalb der ersten 48 Stunden nach Symptombeginn erfolgen, der Durchmesser der frontotemporoparietalen Kraniektomie sollte mindestens 14 cm betragen, auch Patienten mit Infarkten der (sprach-)dominanten Hemisphäre können von der Intervention profitieren. Alte Patienten (> 60 Jahre) haben ähnliche Überlebensraten wie jüngere Patienten, bleiben jedoch zumeist schwerer behindert.

1.12 Telemedizin

Mithilfe der Telemedizin wird in (zumeist) internistischen Kliniken neurologische Spezialkompetenz in der Behandlung von Schlaganfallpatienten zur Verfügung gestellt. Die Telemedizin ist ein exzellentes Hilfsmittel, da Schlaganfallpatienten audiovisuell gut beurteilbar sind, CT/MRT-Bilder digital vorliegen und versendet werden können. Zumeist verläuft die Kooperation zwischen internistischen Kliniken und Neurologischen Zentren in Form von Netzwerken (z.B. STENO in Bayern oder SATELIT in Thüringen). Es werden zum Teil alle Schlaganfallpatienten einer Klinik telemedizinisch untersucht, teils nur Patienten für bestimmte Indikationen (z. B. Thrombolyse, endovaskuläre Rekanalisation, intrazerebrale Blutung).

Take home messages:

- *Alle akuten Schlaganfallpatienten sollten auf einer Stroke Unit behandelt werden.*
- *Die sogenannte Basistherapie (suffiziente Oxygenierung, adäquate Blutdruckeinstellung, Normoglykämie, Normothermie, Verhinderung von Rezidivschlaganfällen, frühe Rehabilitation) ist die Grundlage der Schlaganfallbehandlung und für jeden Schlaganfallpatienten angezeigt.*
- *Die intravenöse Thrombolyse ist die zugelassene und wissenschaftlich gesicherte Behandlung des ischämischen Schlaganfalls und im Zeitfenster von 4,5 Stunden nach Symptombeginn indiziert (bei wake-up stroke ggf. auch später).*
- *Für Patienten mit Verschlüssen der großen Hirnarterien (z.B. Karotis-T-Verschluss, M1/M2-Verschlüsse, Basilaristhrombose) hat sich die endovaskuläre Rekanalisation als hoch effektives Therapieverfahren bewährt.*
- *In mehreren randomisierten Studien konnte gezeigt werden, dass mittels dekompressiver Hemikraniektomie die Letalität bei malignem Mediainfarkt drastisch gesenkt werden kann.*
- *Mithilfe der Telemedizin kann neurologische Spezialkompetenz flächendeckend für die Betreuung von Schlaganfallpatienten zum Einsatz gelangen.*

Literatur

1. Ringelstein EB, Müller-Jensen A, Nabavi DG, Grotemeyer KH, Busse O. Erweiterte Stroke Unit. Nervenarzt 2011; 82: 778–784
2. Deutsche Gesellschaft für Neurologie. Akuttherapie des ischämischen Schlaganfalls. Leitlinie der Deutschen Gesellschaft für Neurologie, 2020 (www.dgn.org)
3. Giles MF, Rothwell PM. Risk of stroke early after transient ischaemic attac: a systematic review and meta-analysis. Lancet Neurol 2007; 6: 1063–1072
4. Berge E, Abdelnoor M, Nakstad PH, Sandset PM. Low molecular-weight heparin versus aspirin in patients with acute ischaemic stroke and atrial fibrillation: a double-blind randomised study. HAEST Study Group. Heparin in Acute Embolic Stroke Trial. Lancet 2000; 355: 1205–1210
5. International Stroke Trial Collaborative Group. The International Stroke Trial (IST): a randomised trial of aspirin, subcutaneous heparin, both, or neither among 19,435 patients with acute ischaemic stroke. Lancet 1997; 31: 1569–1581
6. Ionita CC, Siddiqui AH, Levy EI, Hopkins LN, Snyder KV, Gibbons KJ. Acute ischemic stroke and infections. J Stroke Cerebrovasc Dis. 2011; 20: 1–9
7. Dennis MS, Lewis SC, Warlow C; FOOD Trial Collaboration. Effect of timing and method of enteral tube feeding for dysphagic stroke patients (FOOD): a multicentre randomised controlled trial. Lancet 2005; 365: 764–772
8. AVERT Trial Collaboration Group. Efficacy and safety of very early mobilisation within 24 h of stroke onset (AVERT): a randomised controlled trial. Lancet 2015; 368: 46–55
9. Jovin TG, Saver JL, Ribo M, et al. Diffusion-weighted imaging or computerized tomography perfusion assessment with clinical mismatch in the triage of wake up and late presenting strokes undergoing neurointervention with Trevo (DAWN) trial methods. Int J Stroke. 2017;12:641–652
10. Albers GW, Marks MP, Kemp S, et al. Thrombectomy for Stroke at 6 to 16 Hours with Selection by Perfusion Imaging. N Engl J Med. 2018;378:708–718

11. Jüttler E, Bösel J, Amiri H, Schiller P, Limprecht R, Hacke W, Unterberg A; DESTINY II Study Group. DESTINY II: DEcompressive Surgery for the Treatment of malignant INfarction of the middle cerebral arterY II. Int J Stroke. 2011; 6: 79–86

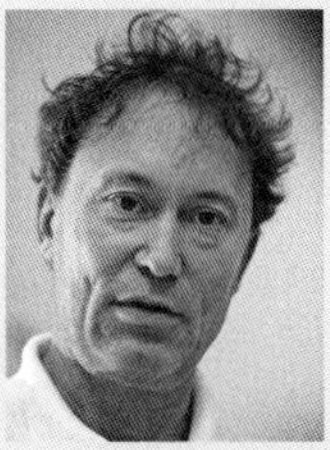

Prof. Dr. med. Jorg Berrouschot

Studium der Humanmedizin in Leipzig. Ausbildung zum Facharzt für Neurologie am Universitätsklinikum Leipzig. Weiterbildung Spezielle Neurologische Intensivmedizin. 1999 Habilitation. Seit 2002 Chefarzt der Klinik für Neurologie und Neurologische Intensivmedizin am Klinikum Altenburger Land. Arbeitsschwerpunkte: neurologische Intensivmedizin, Telemedizin.

2 Sinus- und Hirnvenenthrombose

Joachim Röther

Die Sinus- und Hirnvenenthrombose (SVT) betrifft v.a. jüngere Patienten und hat eine gute Prognose mit einer geringen Sterblichkeit und einem geringen Anteil von Patienten mit schwerwiegenden klinischen Residuen (1, 2). Akuttherapie der Wahl ist die Antikoagulation mittels niedermolekularem Heparin, unter der es in den meisten Fällen zu einer Rekanalisation der Venen und Stabilisierung der Kollateraldrainage kommt (3). In einer großen multizentrischen Studie erreichten fast 80% der Patienten eine völlige oder fast vollständige Beschwerdefreiheit (modified Rankin Score; mRS 0–1); 8% der Patienten verstarben und 2% wiesen einen mRS von 4–5 auf.

Assoziierte Faktoren eines schweren Verlaufs und eines schlechten klinischen Ergebnisses sind das Alter (> 37 Jahre), zerebrale Krampfanfälle, Koma, psychiatrische Vorerkrankungen, intrazerebrale Hämorrhagien, Thrombose der tiefen Hirnvenen und ZNS Infektionen (4). Ein weiterer relevanter Prädiktor für ein schlechtes klinisches Behandlungsergebnis ist das Vorhandensein von intrakraniellen Stauungsblutungen (5).

In den seltenen Einzelfällen, bei denen unter einer therapeutischen Heparinisierung ein Progress der Erkrankung auftritt, können eskalierende Therapieverfahren wie eine lokale Lyse, mechanische Thrombektomie oder eine dekompressive Kraniektomie erwogen werden. Diese Methoden stellen eine Ultima Ratio dar, wenn lebensbedrohliche Komplikationen auftreten (6).

2.1 Therapeutische Heparinisierung

Die therapeutische Heparinisierung als Goldstandard in der Behandlung unterbindet ein weiteres Thrombuswachstum und verhindert nach Rekanalisation die Re-Thrombose bereits eröffneter Lumina. Durch die Verbesserung der venösen Drainage wird das Risiko für das Auftreten oder die Zunahme von Stauungsblutungen und einem Hirnödem vermindert. Die Therapie mit niedermolekularem Heparin wird gegenüber unfraktioniertem Heparin favorisiert, auch wenn die Datenlage schwach ist (1, 7).

2.2 Eskalation der Therapie

In den meisten Fallberichten oder Fallserien wurde ein eskalierendes, invasives Therapieregime gewählt, wenn es unter einer Heparinisierung zu progredienten Defiziten und insbesondere zu Vigilanzstörungen kommt. Als Therapieoption der progredienten SVT kommt die endovaskuläre Rekanalisation mittels lokaler Lysetherapie und/oder mechanischer Thrombektomie infrage.

Patienten mit SVT sollen in der akuten Phase mit niedermolekularem Heparin in einer therapeutischen Dosis behandelt werden. Dies gilt auch, wenn eine intrakranielle Stauungsblutung vorliegt.

2.2.1 Endovaskuläre Thrombolyse

Seit dem ersten Fallbericht zur lokalen Lysetherapie der SVT im Jahre 1988 wird in zahlreichen Fallserien von der Applikation von Urokinase oder rtPA in das intrazerebrale venöse oder vorgeschaltete arterielle System berichtet. Die Behandlungsdauer variiert dabei stark zwischen wenigen Stunden bis zu einigen Tagen. Es wurden in allen Studien hohe Rekanalisationsraten beschrieben. Die Analyse bezüglich neu aufgetretener oder progredienter Stauungsblutungen unter dieser Therapie zeigt jedoch, v.a. aufgrund der geringen Patientenzahlen und eines zu vermutenden Selektions-Bias, keinen eindeutigen Trend.

In einer Metaanalyse aus dem Jahre 2010, bei der die Daten von insgesamt 156 Patienten aus 15 Studien oder Fallberichten zusammengefasst wurden, zeigte sich eine erhöhte Rate von Blutungskomplikationen (8). In der Regel wird heute eine Kombinationstherapie aus endovaskulären Thrombolyse und einer Thrombektomie durchgeführt.

2.2.2 Endovaskuläre Thrombektomie (EVT)

Die Erfolge der mechanischen Thrombektomie bei proximalen, arteriellen Gefäßverschlüssen legten nahe, die neuen Stent-Retriever und die Katheter-Aspiration auch bei Patienten mit massiver Thrombosierung der Hirnsinus und Progredienz unter therapeutischer Heparinisierung einzusetzen.

Die mechanische Thrombektomie wird meist in Kombination mit einer lokalen Lysetherapie angewandt, wobei verschiedene Vorgehensweisen und unterschiedliche Kathetersysteme zum Einsatz kommen (9). Die endovaskuläre Therapie gilt als sicheres Verfahren, es wird jedoch auch auf ein höheres Risiko für sekundäre Einblutungen hingewiesen. Einige Falldarstellungen berichten von einer partiellen Rekanalisation in der ersten Sitzung und erneuten Interventionen im kurzen Intervall, um eine vollständige Wiederherstellung des venösen Blutflusses zu erreichen. Re-Thrombosen kommen vor, exakte Daten zur Häufigkeit liegen nicht vor.

Im Rahmen einer Studie wurde bei insgesamt 52 Patienten, die unter therapeutischer Heparinisierung ein neues, fokales neurologisches Defizit, schwere Vigilanzstörungen oder klinische Hirndruckzeichen aufwiesen, zeitnah eine mechanische Thrombektomie und simultane Applikation von Urokinase bis zum angiographischen Nachweis einer Rekanalisation durchgeführt. Es wurden 2 Fälle beobachtet, bei denen es zu einer raschen Re-Thrombose kam, 6 Patienten verstarben, bei 40 Patienten war ein gutes Outcome mit einem mRS von 0–2 zu verzeichnen. Es wurde kein Fall von neu aufgetretener, intrakranieller Blutung berichtet, jedoch kam es bei 4 Patienten zu einer leichten Zunahme einer vorbestehenden Blutung (10).

In einer prospektiven Fallserie mit insgesamt 20 Patienten, die entweder eine mechanische Thrombektomie oder eine lokale Lysetherapie bei SVT erhalten haben, waren die Behandlungsergebnisse weniger positiv. Insgesamt verstarben 6 Patienten, 2 Patienten hatten einen mRS von > 2. Die Autoren merken an, dass die Patienten vor Therapiebeginn deutlich mehr Risikofaktoren für einen ungünstigen Verlauf aufwiesen, als in vorausgegangenen Fallserien. So war bei 14 der 20 Patienten bereits vor Intervention eine Stauungsblutung nachweisbar, 11 Patienten hatten symptomatische Krampfanfälle, 12 waren vor dem Eingriff komatös. Es liegt die Vermutung nahe, dass der selektive Patienteneinschluss in vorausgegangenen Fallserien zu den o.g. positiven Ergebnissen führt. Zudem zeigte sich in dieser Serie, dass Patienten mit großen Stauungsinfarkten und beginnender Einklemmung nicht von der Therapie zu profitieren scheinen (11).

Zur weiteren Klärung der offenen Fragen zu Wirksamkeit und Sicherheit wurde eine multizentrische, prospektive, randomisierte Studie zum Vergleich der endovaskulären Therapie mittels Thrombolyse oder kombinierter Thrombolyse mit Thrombektomie versus einer Standard Heparinisierung durchgeführt (Thrombolysis or anticoagulation for cerebral venous thrombosis – TO-ACT) (12). Randomisiert wurden Patienten, die Risikofaktoren für ein schlechtes klinisches Ergebnis aufwiesen (Koma, intrakranielle hämorrhagische Läsionen, Thrombose der tiefen Hirnvenen) und bei denen der behandelnde Arzt nicht sicher war, ob der Patient eher von einer therapeutischen Heparinisierung (Standardtherapie) oder einer interventionellen Therapie (lokale Thrombolyse mit rt-PA oder Urokinase, mechanischen Thrombektomie oder einer Kombination aus beidem) profitieren würde (uncertainty principle). Die Studie wurde aufgrund der schlechten Rekrutierung und sich abzeichnender Gleichwertigkeit der beiden Therapiearme vorzeitig abgebrochen. Es wurden 67 Patienten eingeschlossen (33 in der EVT-gruppe und 34 in der Standardtherapiegruppe). Über 70% der Patienten waren weiblich, das mittlere Alter betrug 40 Jahre. Der mittlere NIHSS (National Institutes of Health Stroke Scale score) betrug 12. Nach einem Jahr wiesen 67% der Patienten in beiden Gruppen einen mRS 0–1 auf (exzellentes Ergebnis ohne relevantes Defizit). Die Mortalität war in der EVT Gruppe signifikant erhöht (12% [n = 4] vs 3% [n = 1]; P = .20). Die Häufigkeit einer symptomatischen intrakraniellen Blutung war in beiden Gruppen nicht signifikant unterschiedlich (3% [n = 1] vs 9% [n = 3]; P = .61). Die Autoren kommentieren, dass eine künftige Studie mit dem Einschluss einer größeren Patientenzahl einen Vorteil der EVT zeigen könnte.

2.3 Dekompressive Kraniektomie

Die Entwicklung von Hirndruck stellt eine gefährliche Komplikation der SVT dar. Aufgrund des vermehrten intrakraniellen Blutvolumens und des verlangsamten Blutflusses kommt es initial zum zytotoxischen Ödem und im weiteren Verlauf insbesondere bei schlecht ausgebildetem Kollateralkreislauf zur vermehrten kapillären Filtration mit vasogenem Ödem (13). Zusammen mit der gestörten Resorption des Liquors kann es zu einem massiven Anstieg des intrakraniellen Druckes kommen. Der Druckanstieg wiederum führt zur Kompression der verbliebenen drainierenden Venen und behindert zusätzlich den venösen Abfluss. Raumfordernde Stauungsblutungen oder multifokale Parenchymläsionen können zur Herniation führen und sind die häufigste Todesursache in der Akutphase der SVT (14).

Analog zur Therapie des raumfordernden Mediainfarktes kann eine operative Entlastung mittels Hemi- oder bifrontaler Kraniektomie durchgeführt werden. Eine Vielzahl von Einzelfallberichten und kleinen Fallserien zeigt, dass es sich um einen lebensrettenden Eingriff handelt. Die bislang größte Studie zu dieser Therapieoption umfasste 69 Patienten und zeigte einen guten Behandlungserfolg (15). Die Kraniektomie stellt nicht nur eine lebensrettende Maßnahme dar, sondern führte bei vielen Patienten, die präoperativ schwer betroffen waren, im Intervall von 12 Monaten zu einem guten klinischen Ergebnis (57% mRS 0–2). Nur 21,8% der Patienten wiesen schwerwiegende klinische Residuen auf oder verstarben.

In Einzelfallberichten wurde mittels CT und CT-A vor und nach dekompressiver Hemikraniektomie nachgewiesen, dass es durch die Druckentlastung zu einer Reperfusion kortikaler Venen kommt (16). Da man davon ausgeht, dass das Hirngewebe, anders als beim ischämischen Insult, teilweise reversibel beeinträchtig ist, wurde in den meisten Fällen auf das Ausräumen des Hämatoms verzichtet. Zwar ist anzunehmen, dass die Druckentlastung durch eine Hämatomexstirpation zu einer Reperfusion der venösen Abflusswege führt, die intraoperativ entstehenden kleinen Läsionen am Hämatomrand sind angesichts der erforderlichen Fortführung der therapeutischen Heparinisierung jedoch Quellen einer erneuten Blutung.

Bezüglich des Zeitpunktes der postoperativen Wiederaufnahme der Antikoagulation gibt es keine sichere Evidenz. In wenigen Fällen wurde beschrieben, dass die Fortsetzung der Antikoagulation nach 24 Stunden sicher zu sein scheint. Bezüglich der Kombination aus dekompressiver Hemikraniektomie und endovaskulärer Therapie findet man nur Einzelberichte.

2.4 Antikoagulation im Verlauf nach SVT

Üblicherweise erfolgt nach Ablauf der Akutphase für die Dauer von 3 bis 12 Monaten eine orale Antikoagulation mit einem Vitamin-K-Antagonisten, um einem Rezidiv vorzubeugen. Bei Nachweis einer schwerwiegenden Thrombophilie (Antiphospholipid-Syndrom, homozygote Prothrombin-G20210A-Mutation, homozygote Faktor-V-Leiden-Mutation, Protein-C-, -S- oder Antithrombinmangel oder bei kombinierten Thrombophilien) sollte unter regelmäßiger Nutzen-Risiko-Bewertung eine Langzeitantikoagulation durchgeführt werden (1).

Die RE-SPECT CVT Studie, eine explorative, prospektive, randomisierte Multicenter Studie verglich Warfarin (Dosis adjustiert) versus Dabigatran (zweimal 150 mg/d) und fand keine Überlegenheit eines der beiden Antikoagulantien. Es wurden keine Rethrombosen verzeichnet, und die Rate schwerwiegender Blutungen war in beiden Therapiearmen niedrig (ein Patient mit intestinaler Blutung in der Dabigatran-Gruppe und zwei Patienten mit einer intrakraniellen Blutung in der Warfarin-Gruppe). Eine Rekanalisation wurde bei 33 Patienten in der Dabigatran (60,0%; 95% CI, 45.9–73.0) und 35 Patienten in der Warfarin-Gruppe erreicht (67,3%; 95% CI, 52.9–79.7) (17).

2.5 SVT und COVID-19 Infektion

Die Infektion mit dem *Severe Acute Respiratory Syndrome Coronavirus 2* (SARS-CoV-2) führt zu einem breiten Spektrum pulmonaler Erkrankungen. Einige Patienten erlitten auch schwere Lungenembolien, die auf eine Endothelialitis zurückgeführt wird (18). Auch wenn neurologische Komplikationen bei SARS-CoV-2 Patienten selten sind, ist es nicht verwunderlich, dass in bisher 3 Fällen auch eine SVT beobachtet wurde (19, 20). Ein kausaler Zusammenhang ist fraglich, und zwei der drei Patienten wiesen eine ausgeprägte Komorbidität auf, die auch als solche schon ein hohes Risiko einer SVT birgt. Neben der diskutierten Endothelialitis spielte bei diesen auch eine disseminierte vaskuläre Gerinnung und eine inflammatorische Hyperaktivierung der Gerinnung eine potenzielle Rolle.

2.6 Fazit

Die Sinus- und Hirnvenenthrombose macht mit ca. 0,5–1% einen geringen Anteil an der Gesamtheit aller Schlaganfälle aus. Bei den meisten der sehr jungen Patienten nimmt die Erkrankung einen gutartigen Verlauf (80% mRS 0–1). Trotz der vergleichsweise guten Gesamtprognose unter Heparintherapie, erleiden ca. 13% der Patienten mit Sinus- und Hirnvenenthrombose schwere Folgeschäden oder versterben (mRS von 3–6) (21).

Invasive Maßnahmen wie die endovaskuläre Katheterbehandlung oder die dekompressive Kraniektomie stellen neue Behandlungsstrategien der komplizierten SVT dar und sind häufig die einzig verbleibende Therapieoption, wenn es unter therapeutischer Heparinisierung zu einem Progress der venösen Thrombose, ausgedehnten Stauungsblutungen und klinischer Verschlechterung kommt.

Bisher liegen beschränkte Erfahrungen mit dem Einsatz dieser Therapien vor. Fallserien und Einzelfälle berichten über vertretbar niedrige Komplikationsraten und gute Behandlungsergebnisse, lassen aber auch den Verdacht eines „under-reportings" negativer Behandlungsverläufe aufkommen.

Aufgrund der unzureichenden Datenlage bleiben viele Fragen z.B. nach dem optimalen Zeitpunkt der Hemikranietomie oder dem Einsatz der mechanischen Thrombektomie mit oder ohne begleitende Thrombolyse offen.

Die Indikation zum Einsatz invasiver Eskalationsmaßnahmen ist streng zu prüfen, jedoch aktuell bei progredienter, lebensbedrohlicher Klinik Mittel der letzten Wahl.

Take home messages:
- *Dran denken! Bei neu aufgetretenen Kopfschmerzen und epileptischem Anfall sollte eine Darstellung der Hirnvenen mittels CCT oder MRT erfolgen.*
- *Patienten mit einer SVT sollten in einem neurovaskulären Zentrum mit der Möglichkeit einer akuten neurochirurgischen oder neurointerventionellen Therapie betreut werden.*

Literatur

1. Weimar C, Holzhauer S, Knoflach M, Koennecke HC, Masuhr F, Mono ML et al. Cerebral venous and sinus thrombosis: S2k guidelines. Nervenarzt. 2019;90:379–387
2. Ferro JM, Aguiar de Sousa D. Cerebral venous thrombosis: An update. Curr Neurol Neurosci Rep. 2019;19:74
3. Aguiar de Sousa D, Lucas Neto L, Canhao P, Ferro JM. Recanalization in cerebral venous thrombosis. Stroke. 2018;49:1828–1835
4. Ferro JM, Canhao P, Stam J, Bousser MG, Barinagarrementeria F. Prognosis of cerebral vein and dural sinus thrombosis: Results of the international study on cerebral vein and dural sinus thrombosis (iscvt). Stroke. 2004;35:664–670
5. Geisbusch C, Lichy C, Richter D, Herweh C, Hacke W, Nagel S. Clinical course of cerebral sinus venous thrombosis. Data from a monocentric cohort study over 15 years. Nervenarzt. 2014;85:211–220
6. Lettow I, Eckert B, Kehler U, Röther J. Therapeutic options of progressive cerebral venous thrombosis. Aktuelle Neurologie. 2013;41:397–403
7. Field TS, Hill MD. Cerebral venous thrombosis. Stroke. 2019;50:1598–1604
8. Dentali F, Squizzato A, Gianni M, De Lodovici ML, Venco A, Paciaroni M et al. Safety of thrombolysis in cerebral venous thrombosis. A systematic review of the literature. Thromb Haemost. 2010;104:1055–1062
9. Dandapat S, Samaniego EA, Szeder V, Siddiqui FM, Duckwiler GR, Kiddy U et al. Safety and efficacy of the use of large bore intermediate suction catheters alone or in combination for the treatment of acute cerebral venous sinus thrombosis: A multicenter experience. Interv Neuroradiol. 2020;26:26–32
10. Li G, Zeng X, Hussain M, Meng R, Liu Y, Yuan K et al. Safety and validity of mechanical thrombectomy and thrombolysis on severe cerebral venous sinus thrombosis. Neurosurgery. 2013;72:730–738; discussion 730
11. Stam J, Majoie CB, van Delden OM, van Lienden KP, Reekers JA. Endovascular thrombectomy and thrombolysis for severe cerebral sinus thrombosis: A prospective study. Stroke. 2008;39:1487–1490
12. Coutinho JM, Zuurbier SM, Bousser MG, Ji X, Canhao P, Roos YB et al. Effect of endovascular treatment with medical management vs standard care on severe cerebral venous thrombosis: The to-act randomized clinical trial. JAMA Neurol. 2020
13. Röther J, Waggie K, van Bruggen N, de Crespigny AJ, Moseley ME. Experimental cerebral venous thrombosis: Evaluation using magnetic resonance imaging. J Cereb Blood Flow Metab. 1996;16:1353–1361
14. Canhao P, Ferro JM, Lindgren AG, Bousser MG, Stam J, Barinagarrementeria F. Causes and predictors of death in cerebral venous thrombosis. Stroke. 2005;36:1720–1725
15. Ferro JM, Crassard I, Coutinho JM, Canhao P, Barinagarrementeria F, Cucchiara B et al. Decompressive surgery in cerebrovenous thrombosis: A multicenter registry and a systematic review of individual patient data. Stroke. 2011;42:2825–2831
16. Keller E, Pangalu A, Fandino J, Konu D, Yonekawa Y. Decompressive craniectomy in severe cerebral venous and dural sinus thrombosis. Acta Neurochir Suppl. 2005;94:177–183
17. Ferro JM, Coutinho JM, Dentali F, Kobayashi A, Alasheev A, Canhao P, et al. Safety and efficacy of dabigatran etexilate vs dose-adjusted warfarin in patients with cerebral venous thrombosis: A randomized clinical trial. JAMA Neurol. 2019
18. Ackermann M, Verleden SE, Kuehnel M, Haverich A, Welte T, Laenger F, et al. Pulmonary vascular endothelialitis, thrombosis, and angiogenesis in covid-19. N Engl J Med. 2020

19. Poillon G, Obadia M, Perrin M, Savatovsky J, Lecler A. Cerebral venous thrombosis associated with covid-19 infection: Causality or coincidence? J Neuroradiol. 2020
20. Garaci F, Di Giuliano F, Picchi E, Da Ros V, Floris R. Venous cerebral thrombosis in covid-19 patient. J Neurol Sci. 2020;414:116871
21. Ferro JM, Canhao P. Complications of cerebral vein and sinus thrombosis. Front Neurol Neurosci. 2008;23: 161–171

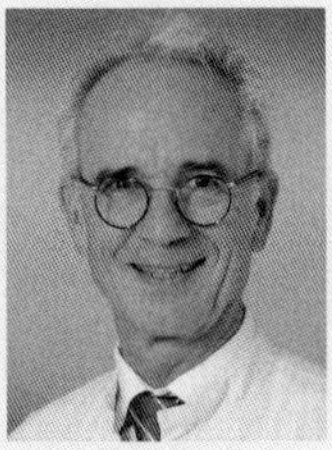

Prof. Dr. med. Joachim Röther

Joachim Röther ist Chefarzt der Neurologischen Abteilung der Asklepios Klinik Altona in Hamburg. An der Stanford University, USA, erforschte er von 1994 bis 1996 physiologische Hintergründe der Diffusions- und Perfusions-MR-Bildgebung. Von 1996 bis 2005 war er leitender Oberarzt und C3-Professor an der Neurologischen Universitätsklinik Jena und dem Universitätsklinikum Hamburg-Eppendorf. Er war Präsident der Deutschen Schlaganfall-Gesellschaft und ist Mitherausgeber der Sekundärpräventions-Leitlinie Schlaganfall.

3 Subarachnoidalblutung

Klaus Zweckberger und Andreas W. Unterberg

3.1 Epidemiologie

Die Inzidenz für das Auftreten einer aneurysmatischen Subarachnoidalblutung (aSAB) ist weltweit stark schwankend. Seit etwa 20 Jahren nimmt diese in den Industrienationen aufgrund positiver Veränderungen des Risikoprofils (verbesserte Einstellung des erhöhten arteriellen Blutdrucks, weniger Raucher) stetig ab. Die Inzidenz für das Auftreten einer aSAB ist in Finnland mit 22,5 pro 100.000 Einwohnern weltweit am höchsten, wohingegen China mit nur 2 pro 100.000 Einwohnern eine sehr niedrige Inzidenz aufweist. Für die USA und Europa werden Werte von 14,5 pro 100.000 Einwohnern angenommen (4).

Obwohl in den letzten Jahrzehnten auch die Mortalität aufgrund verbesserter intensivmedizinscher Versorgung rückläufig ist, liegt die 30-Tage-Mortalität der aSAB nach wie vor über 35%, sowie die Gesamtmortalität über 45%. Viele der Überlebenden bleiben in hohem Maße pflegebedürftig (ein Drittel) oder können nicht wieder in die Berufstätigkeit zurückkehren (ein Drittel).

Risikofaktoren für das Auftreten einer aneurysmatischen Subarachnoidalblutung (aSAB)

- *weibliches Geschlecht*
- *erhöhtes Lebensalter (Peak bei 55 Jahren)*
- *Nikotinabusus*
- *erhöhter arterieller Blutdruck*

- *Einnahme von Drogen mit sympathomimetischer Wirkung*
- *positive Familienanamnese (mehr als zwei Verwandte ersten Grades)*
- *genetische Erkrankungen (autosomal dominante polyzystische Nierenerkrankung, Ehlers-Danlos-Syndrom u.a.)*

3.2 Klinische Präsentation

Typische Symptome von Patienten mit einer aSAB sind in erster Linie Kopfschmerzen, Übelkeit und Erbrechen, sowie eine rasche Vigilanzminderung. Die Kopfschmerzen werden dabei als sehr stark (Vernichtungskopfschmerz) und plötzlich einsetzend beschrieben. In etwa 10–40% der Patienten treten 2–8 Wochen vor der eigentlichen Blutung Warnsymptome in Form ähnlicher Kopfschmerzen auf. Diese sind mit einer erhöhten Mortalität assoziiert. Übelkeit und Erbrechen treten in 77%, eine Vigilanzminderung in 53%, Meningismus in 35%, neurologische Defizite in 10% und ein Terson-Syndrom (Einblutung in den Glaskörper als direkte aSAB Folge) in 40% der Fälle auf (1, 2, 3).

Bei Patienten mit o.g. Symptomen sollte umgehend eine CT Bildgebung erfolgen. Wenn diese innerhalb von sechs Stunden nach Iktus durchgeführt wird, hat sie eine Sensitivität von fast 100%. Diese nimmt aber mit der Zeit kontinuierlich ab. Sollte in der CT-Bildgebung bei einem symptomatischen Patienten keine aSAB nachgewiesen werden, wird gemäß den Guidelines eine Lumbalpunktion zum Nachweis von xanthochromem Liquor empfohlen (4). Alternativ dazu kann auch eine Magnetresonanztomografie (MRT) mit blutungssensitiven Sequenzen durchgeführt werden.

! Eine negative CT-Diagnostik schließt das Vorliegen einer aSAB nicht aus.

Um ein mögliches Aneurysma als Blutungsquelle nachzuweisen, ist die digitale Subtraktionsangiografie (DSA), deren Einsatz jedoch neuroradiologischen Zentren vorbehalten ist, nach wie vor der Goldstandard. Neue Techniken der CT-Angiografie bieten jedoch die Möglichkeit auch kleine Aneurysmen mit einer Größe von unter 3 mm zu detektieren, und können so in der Notfalldiagnostik einen entscheidenden Vorteil liefern.

3.3 Klinische und radiologische Einteilung

Die Einteilung der Blutung, basierend auf klinischen und bildgebenden Kriterien, ist zur Abschätzung der Prognose und für eine standardisierte Kommunikation wichtig. Dabei sind der neurologische Status bei Aufnahme und die Menge von Blut im Subarachnoidalraum entscheidend für das Outcome der Patienten.

Die am meisten verwendeten Gradierungen für die klinische Beurteilung ist die „Hunt and Hess Scale“ (H & H) oder die Einteilung gemäß der „World Federation of Neurological Surgeons“ (WFNS) (s. Tab. 1). Um das Ausmaß der Blutung bildgebend zu beurteilen, werden der „Fisher Scale“ oder der modifizierte „Fisher Scale“ benutzt (s. Tab. 2).

Der „Vasograde Scale“ kombiniert klinische und bildgebende Kriterien und korreliert diese mit dem Risiko für das Auftreten einer verzögerten zerebralen Ischämie (DCI) (s. Tab. 3).

Tab. 1 Klinische Gradierung

SAB Grad	WFNS	Hunt and Hess
I	GCS 15 keine motorischen Defizite	Asymptomatisch oder leichte Kopfschmerzen und leichte Nackensteifigkeit
II	GCS 13–14 keine motorischen Defizite	Mittelstarke bis schwere Kopfschmerzen, Nackensteifigkeit, Keine fokalen neurologischen Defizite oder Hirnnervenlähmungen
III	GCS 13–14 motorische Defizite	Verwirrtheit, Lethargie, leichtgradige fokalneurologische Defizite, keine Hirnnervendefizite
IV	GCS 7–12 mit/ohne motorische Defizite	Stupor oder moderate bis schwere Hemiparese
V	GCS 3–6 mit/ohne motorische Defizite	Koma, überstreckte Extremitäten, moribund

Tab. 2 Radiologische Kriterien

	Fisher Scale	modifizierter Fisher Scale
0	–	keine SAB oder IVB
I	keine SAB oder intraventrikuläre Blutung (IVB)	minimale, dünne SAB ohne IVB
II	diffuse SAB, dünn kein Blutclot > 1 mm	minimale, dünne SAB mit IVB in beiden Seitenventrikel
III	subarachnoidaler Blutclot > 1 mm	ausgedehnte SAB ohne IVB
IV	IVB oder intrazerebrale Blutung (ICB)	ausgedehnte SAB mit IVB in beiden Seitenventrikeln

Tab. 3 Klinische und bildgebende Kriterien (Korrelation für das Auftreten von DCI)

Vasograde	WFNS	modifizierter Fisher Scale
grün	I/II	I/II
gelb	I/III	III/IV
rot	IV/V	alle

3.4 Pathophysiologie

Im Moment der Aneurysmaruptur kommt es zum plötzlichen Austritt von arteriellem Blut in den Subarachnoidalraum und zum kurzzeitigen, massiven Anstieg des intrakraniellen Drucks (ICP) und dadurch bedingt zum Abfall der zerebralen Durchblutung (CBF). Dies erklärt auch die Bewusstlosigkeit bei vielen Patienten. Der sympathische Tonus ist stark erhöhte und begünstigt dadurch das Auftreten von systemischen Komplikationen (akutes Lungenversagen, neurogenes Lungenödem, kardiale Dysfunktion, systemisches inflammatorisches Syndrom). Die akute Schädigung ist charakterisiert durch eine eingeschränkte Mikrozirkulation, dem Auftreten von Mikrothromben, dem Zusammenbruch der Blut-Hirn-Schranke (BBB), der Entstehung von Hirnödem, und schließlich dem Untergang von Gewebe (Zelltod).

3.5 Aneurysmaversorgung

Bei Patienten mit nachgewiesener aSAB ist die Versorgung des Aneurysmas und die Vermeidung einer erneuten Blutung von oberster Priorität. Die Inzidenz für eine Re-Blutung schwankt zwischen 7–22%. Tritt diese innerhalb der ersten 24 Stunden auf, spricht man von einer ultrafrühen Nachblutung (15%), welche mit einer hohen Mortalität von bis zum 70% assoziiert ist. Patienten mit höhergradiger aSAB und größeren Aneurysmen haben diesbezüglich ein erhöhtes Risiko.

Patienten mit aSAB sollten in sogenannten High-Volume-Zentren (> 60 Fälle/Jahr) behandelt werden, da die Mortalität invers mit der Anzahl der behandelten Fälle korreliert (4, 5).

Das Blutdruckmanagement ist ein wichtiger Bestandteil der Akutversorgung, um das Risiko für das Auftreten einer Re-Ruptur so gering wie möglich zu halten, obwohl es dazu bis dato keine randomisierten, klinischen Studien gibt. Die American Heart Association Guidelines empfehlen einen systolischen Blutdruck von < 160 mmHg (4), und die European and National Care Society Guidelines einen mittleren arteriellen Blutdruck von < 110 mmHg (6). Empfohlen werden dabei vor allem kurzwirksame und gut titrierbare Substanzen.

Des Weiteren wird der Einsatz einer anti-fibrinolytischen Therapie diskutiert. Es konnte gezeigt werden, dass durch die Gabe von Tranexamsäure die Re-Rupturrate von 10,4% auf 2,8% gesenkt werden konnte (7). Daher wird der Einsatz von Tranexamsäure trotz eines möglicherweise erhöhten Risikos für das Auftreten von thrombembolischen Ereignissen empfohlen, vor allem, wenn die Versorgung des Aneurysmas nur zeitlich verzögert möglich ist (Transport in ein Zentrum) und keine Risikofaktoren vorliegen.

Um das Risiko für das Auftreten einer Zweitblutung so gering wie möglich zu halten, sollte die Versorgung des gebluteten Aneurysmas schnellstmöglich erfolgen (spätestens innerhalb von 72 h nach Iktus). Je nach Lage und Konfiguration des Aneurysmas, oder dem zusätzlichen Vorliegen einer ICB, kann diese entweder endovaskulär (Coiling) oder mikrochirurgisch (Clipping) erfolgen.

Diesbezüglich gibt es zwei klinisch, randomisierte multizentrische Studien: den International Subarachnoid Aneurysm Trial (ISAT) (8) und den Barrow Ruptured Aneurysm Trial (BRAT) (9). Kommen beide Verfahren gleichermaßen zum Einsatz, konnte die ISAT Studie mit einem Follow-up von bis zu 18 Jahren zeigen, dass das relative Risiko für Tod und Behinderung um 23% reduziert ist, wenn geblutete Aneurysmen gecoilt, und nicht geclippt werden („number needed to treat": 14). Allerdings war die Verschlussrate der geclippten Aneurysmen höher und die Nachblutungsrate, sowie die Notwendigkeit einer Zweitversorgung geringer (8). Die BRAT-Studie hat eine Nachbeobachtungszeit von 6 Jahren und zeigte keine signifikanten Unterschiede bezüglich Clipping und Coiling von Aneurysmen der vorderen Zirkulation (9). Bei Aneurysmen der hinteren Zirkulation war die Versorgung mittels Coiling dem mikrochirurgischen Clipping überlegen, trotz einer ebenfalls geringeren Obliterationsrate (9).

Eine kürzlich veröffentlichte, nicht-randomisierte klinische Studie hat die Daten von über 8.000 Patienten aus Europa, USA und Australien ausgewertet und das Outcome von Patienten mit endovaskulärem Coiling und mikrochirurgischen Clipping verglichen (10). In einer multivariablen Regressionsanalyse waren die Odds Ratio (OR) für die 14-Tage-Fatality-Rate 1,7 (95%-KI: 1,1–2,7); für die 90-Tage-Fatality-Rate 1,28 (95%-KI: 0,91–1,82) und für das 90-Tage-poor-Outcome 0,78 (95%-KI: 0,6–1,01). Unter Berücksichtigung eines möglichen Bias bezüglich des Einschlusses von höhergradigen SABs in die endovaskuläre Gruppe, zeigten die Daten für gecoilte Aneurysmen eine erhöhte 14-Tages-Mortalität und ein schlechteres Outcome nach 90 Tagen (10).

Es konnte bis dato nicht abschließend geklärt werden, welche Pateinten präferenziell endovaskulär oder mikrochirurgisch behandelt werden sollten. Faktoren wie die Größe, Lage und Konfiguration des Aneurysmas, die Konstitution der Patienten, die Ausmaß der SAB, das Vorhandensein einer intrazerebralen Blutung (ICB) und letztlich auch die Erfahrung des behandelnden Teams spielen eine wesentliche Rolle und sollten interdisziplinär besprochen werden. In vielen Zentren werden Aneurysmen der hinteren Zirkulation präferenziell endovaskulär, Patienten mit Aneurysmen mit breiter Basis, abgehenden Gefäßen aus dem Aneurysma oder dessen Basis, mit peripherer Lage (MCA, A. pericallosa etc.) oder mit additiver ICB präferenziell mikrochirurgisch versorgt.

3.6 Intensivmedizinischer Verlauf und Komplikationen

3.6.1 Hydrozephalus

Der Hydrozephalus ist eine typische Komplikation von Patienten mit aSAB (50%) und kann in der Akutphase oder im chronischen Verlauf auftreten. Wenn dieser zu Vigilanzminderung führt, sollte in der Notfallsituation eine externe Ventrikeldrainage (EVD) angelegt werden. Diskutiert wird alternativ die Anlage einer Lumbaldrainage, allerdings stellen größere intrazerebrale Hämatome oder ein Okklusivhydrozephalus Kontraindikationen dar, sodass diese vor allem im langfristigen Verlauf Anwendung findet.

Die Anlage einer EVD und Drainage von Liquor birgt das theoretische Risiko für das Auftreten einer Re-Ruptur, wenn das Aneurysma noch nicht versorgt ist. Eine kürzlich veröffentlichte Metaanalyse fand eine Assoziation mit einer OR von 3,92 zwischen dem Auftreten einer Re-Ruptur und der Anlage einer EVD und Drainage von Liquor (18,5% Re-Blutung bei Patienten, die eine EVD benötigten, versus 6,4% bei Patienten, die keine EVD benötigten) (11).

3.6.2 Erhöhter intrakranieller Druck (ICP)

Durch die aSAB, einer assoziierten intrazerebralen oder intraventrikulären Blutung, Hydrozephalus oder Hirnödem kommt es häufig zum Anstieg des intrakraniellen Drucks. Die Empfehlungen bezüglich der Behandlung basieren hauptsächlich auf Studien bei Patienten mit Schädel-Hirn-Trauma und schließen folgende Maßnahmen ein:

- Lagerung mit erhöhtem Oberkörper,
- Sedierung und Analgesie,

- Hyperosmolare Therapie,
- Normoventilation (mit kurzen Phasen der Hyperventilation bis andere Therapiemaßnahmen greifen),
- EVD und Liquordrainage,
- Barbiturate bei therapierefraktärer ICP-Erhöhung,
- Dekompressionskraniektomie bei therapierefraktärer ICP-Erhöhung.

3.6.3 Verzögerte zerebrale Ischämie (DCI – „delayed cerebral ischemia")

Eine verzögerte zerebrale Ischämie (DCI) tritt bei etwa 30% der Patienten auf und wird wie folgt definiert:

Definition verzögerte zerebrale Ischämie (DCI)

Unter DCI versteht man das Auftreten von neurologischen Defiziten oder den Abfall von mindestens zwei Punkten auf der „Glasgow Coma Score" (GCS) Skala für mindestens eine Stunde. Diese waren nach Versorgung des Aneurysmas noch nicht evident und sind auch nicht auf andere Ursachen, wie Hydrozephalus, epileptische Anfälle oder Infektionen und Elektrolytstörungen zurückzuführen.

Das Risiko für das Auftreten einer DCI korreliert mit der Menge von zisternalem oder ventrikulärem Blut in der initialen Bildgebung (Fisher Score) und mit dem klinischen Zustand der Patienten bei Aufnahme (WFNS/H & H Score).

Die Ursachen für die Entstehung einer DCI ist multifaktoriell. Das Auftreten von zerebralen Vasospasmen ist sicher eines der wesentlichen Gründe, aber auch Mikrothrombosen, Störungen der Mikrozirkulation, inflammatorische Prozesse und das Entstehen von kortikalen Streudepolarisationen („cortical spreading depolarization") tragen maßgeblich dazu bei.

Bei 70% der Patienten treten arterielle Vasospasmen 3–14 Tage nach dem Blutungsereignis auf, die in Abhängigkeit mit deren Dauer und Schwere zu zerebralen Ischämien führen können. Als Hauptverursacher werden Blutabbauprodukte angesehen, die zu Inflammation, Freisetzung von Sauerstoffradikalen, Endothelverletzung, erhöhten Freisetzung von Endothelin-1 und verminderte Freisetzung von Stickstoffmonoxid führen. Mikrothrombosen scheinen bei der Entstehung von Vasospasmen und eines DCIs eine entscheidende Rolle zu spielen. Die Aktivierung thrombotischer Prozesse sind zum einen wichtig, um die Blutung zu stoppen, führen aber auch zu einem sich selbst unterhaltenden pro-thrombotischen Milieu. Endothelverletzungen führen zu einer veränderten Gefäßreaktivität und begünstigen dadurch die arterielle Konstriktion.

DCI werden als reversibel angesehen, weshalb eine suffiziente Diagnostik und aggressive Therapie entscheidend sind:

Bei wachen Patienten ist die regelmäßige *neurologische Untersuchung* der Goldstandard in der Detektion von DCIs. Bei Patienten mit Vigilanzminderung oder Koma, die analgosediert und beatmet werden, stellt dies allerdings eine besondere Herausforderung dar.

Die *transkranielle Dopplersonografie* ist eine nicht-invasive Methode, um den zerebralen Blutfluss und die Flussgeschwindigkeit in den proximalen Gefäßabschnitten bettseitig zu messen. Dabei korreliert beispielsweise eine mittlere Flussgeschwindigkeit von

< 120 cm/s im Bereich der A. cerebri media (MCA) negativ, und eine Flussgeschwindigkeit > 180–200 cm/s positiv mit dem Vorliegen von Vasospasmen. Ein Lindegaard Index (mittlere Blutflussgeschwindigkeit der MCA/mittlere Blutflussgeschwindigkeit der extrakraniellen ACI), > 3 spricht für das Vorliegen eines Vasospasmus, bei einem Wert > 6 für einen schweren Vasospasmus. Je nach Studie variiert die Sensitivität und Spezifität der transkraniellen Dopplersonografie stark und hat daher in den Guidelines der American Heart Assoziation nur eine Empfehlung der Klasse B mit einem Evidenzgrad IIa (4). Die Neurocritical Care Society Guidelines sprechen allerdings eine starke Empfehlung aus, weisen aber auf die moderate Evidenz hin (6).

Durch eine *kontinuierliche EEG-Ableitung* können nicht-invasiv große Gehirnregionen auf das Auftreten von epilepiformer Mustern oder Streudepolarisationen überwacht werden. Das sensitivste EEG-Muster für das Auftreten einer DCI ist dabei eine Reduktion des Alpha/Delta-Quotienten und ein Abflachen der Alpha-Variabilität. Für die Detektion von kortikalen Streupotenzialen bietet die invasive Elektrokortikografie (ECoG) Vorteile. Diese wird bis dato allerdings nur im Rahmen von Studien an großen Zentren eingesetzt.

Mittels *CT Perfusionstomografie* können Vasospasmen großer und kleiner Gefäße und die Auswirkung auf die zerebrale Perfusion und den zerebralen Blutfluss detektiert werden. Als Grenzwert wird eine Transitzeit von > 5–6,5 s und ein regionaler zerebraler Blutfluss von < 25–40 ml/100 g/min angenommen.

Zusätzlich zur Überwachung des intrakraniellen Drucks (ICP) und der zerebralen Perfusion (CBF) bietet ein *erweitertes invasives Neuromonitoring* Vorteile, da Phasen von Hypoxie und ein eingeschränkter Metabolismus auch auftreten können, wenn ICP und CBF normwertig sind. Die Messung der *partiellen Sauerstoff Gewebesättigung* ($p_{ti}O_2$) ist eine invasive Methode, um die Oxygenierung des potenziell gefährdeten Hirngewebes zu überwachen. Dadurch können Veränderungen frühzeitig entdeckt werden, die zu einer manifesten Ischämie führen können.

Werte von < 20 mmHg sind ein Warnzeichen, Werte < 15 mmHg bedürfen sofortiger Therapiemaßnahmen.

Die *zerebrale Mikrodialyse* misst kontinuierlich Werte des anaeroben Stoffwechsels (z.B. Laktat, Glutatmat) sowie Pyruvat und Glukose im Interstitium. Ein Laktat/Pyruvat-Quotient von über 40 sowie ein Glukosewert von < 0,5 nM sprechen dabei für das Vorliegen einer DCI.

Diagnostische Möglichkeiten für die Detektion einer verzögerten zerebralen Ischämie (DCI)

- *neurologische Untersuchung (wachen Patienten, Goldstandard)*
- *transkranielle Dopplersonografie*
- *EEG*
- *CT-Perfusionstomografie*
- *ICP und CBF Messung*
- *erweitertes invasives Neuromonitoring ($p_{ti}O_2$; zerebrale Mikrodialyse)*

Um das Auftreten einer DCI zu verhindern, wird die prophylaktische orale Gabe von Nimodipin 60 mg alle 4 h für 21 Tage empfohlen. Es konnte gezeigt werden, dass es das Risiko für das Auftreten von zerebralen Infarkten und für ein schlechtes neurologisches Outcome senkt, sowie die Mortalität reduziert, ohne jedoch den angiographischen Vasospasmus zu beeinflussen (12). Weitere Versuche, das Auftreten einer DCI durch die prophylaktische Applikation von Medikamenten zu verhindern, sind in multiplen Studien bis dato gescheitert (Magnesium, Endothelin-1-Rezeptor Antagonist Clazosentan, Aspirin, Heparin, Erythropoetin, Nicardipin, Methylprednisolon, Statine u.a.).

Hyponatriämie und Hypovolämie treten nach einer aSAB häufig auf und sollten ausgeglichen werden. Das Ziel ist eine Euvolämie. Die über viele Jahre propagierte „Tripple-H-Therapie" – bestehend aus Hypertension, Hämodilution und Hypervolämie – wird nicht mehr empfohlen, da nachgewiesen werden konnte, dass dadurch das neurologische Outcome der Patienten nicht verbessert werden kann, die Therapie aber mit einem erhöhten Risiko für das Auftreten von kardialer Dysfunktion, Lungenödem und Infektionen assoziiert ist.

Wenn eine DCI auftritt, wird als erster Schritt die Gabe von physiologischer Kochsalzlösung (15 ml/kg) empfohlen, um die zerebrale Durchblutung (CBF) in ischämischen Arealen zu verbessern und um Euvolämie und eine ausgeglichene CBF zu erreichen. Um den CBF und die Oxygenierung zu verbessern, wir eine Vasopressor-induzierte Hypertension empfohlen. Der Blutdruck sollte dabei schrittweise angehoben werden bis zu einem maximalen Wert von systolisch 220 mmHg, einem mittleren arteriellen Blutdruck (MAP) von 140 mmHg oder einem zerebralen Perfusionsdruck (CPP) von 120 mmHg (s. Tab. 4).

Wenn es gelingt, die DCI aufzulösen, sollte die Therapie für 24–48 h fortgeführt und dann zurückgefahren werden, insbesondere da schwere Nebenwirkungen der Hypertensionsbehandlung auftreten können (13).

Als weitere Möglichkeit eine DCI zu behandeln und die zerebrale Perfusion zu verbessern, wird die Gabe von Dobutamin oder Milrinone diskutiert. Milrinone ist ein selektiver Inhibitor des Phosphodiesterase Typ III Isoenzyms mit inotroper und vasodilatorischer Wirkung. Bis dato gibt es aber keine größeren randomisierten klinischen Studien, die eine Evidenz für den Einsatz von Milrinone liefern.

Sollten medikamentöse Therapieansätze nicht ausreichen, stehen endovaskuläre Therapieoptionen zur Verfügung, wie die endovaskuläre Applikation von Vasodilatatoren (Nimodipin) oder die Ballonangioplastie.

Das Ziel der Ballonangioplastie ist es, die Muskularis der spastischen Gefäße zu überdehnen und so das Gefäß dauerhaft zu öffnen. Dies gelingt in den proximalen Gefäßabschnitten gut, ist aber mit dem Risiko einer Gefäßperfusion, Verletzung der Intima, Thrombosen und Emboli vergesellschaftet.

Die intraarterielle Therapie mit Vasodilatatoren ist hingegen einfach und sicher und erreicht auch die peripheren Gefäße. Ein Wiederauftreten von Vasospasmen ist allerdings häufig.

Für die Effizienz beider Techniken stehen noch keine multizentrischen, randomisierten klinischen Studien zur Verfügung. Eine kürzlich veröffentlichte Metaanalyse aus 55 Studien beschreibt eine angiographische Verbesserung in 89%, eine neurologische Verbesserung in 57% der Fälle, ein gutes klinisches Outcome in 66% und eine Mortalität von 9% (14).

Tab. 4 Behandlungsoptionen der verzögerten zerebralen Ischämie (DCI)

Prophylaxe	Nimodipin	60 mg/4 Stunden für 21 Tage
Medikamentöse DCI-Therapie	NaCl-Bolus (15 ml/kg)	Ziel: Euvolämie
	Hypertension durch Vasopressoren	Ziel: ■ systolischer Blutdruck maximal 220 mmHg ■ MAP maximal 140 mmHg ■ CPP maximal 120 mmHg
	Steigerung der Perfusion durch Dobutamin oder Milrinone (geringe Evidenz)	Bolus 0,1–0,2/kg, gefolgt von einer kontinuierlichen Gabe von 0,75–1,25 µg/kg/min
Endovaskuläre DCI-Therapie (geringe Evidenz)	Ballonangioplastie	
	intraarterielle Gabe von Vasodilatatoren	Nimodipin, Nicardipine, Verapamil, Milrinone

3.6.4 Systemische Komplikationen

Die Behandlung der aSAB wir durch das Auftreten systemischer Komplikationen verkompliziert. Diese sind mit einem schlechten neurologischen Outcome und mit einer erhöhten Mortalität assoziiert, und sollten daher konsequent behandelt werden (s. Tab. 5).

Tab. 5 Behandlung systemischer Komplikationen von aSAB

Komplikation	Auswirkungen	Behandlung
Hyponatriämie (30–50%) Hypovolämie (20–30%)	■ SIADH (Syndrom der inadäquaten ADH-Sekretion) ■ zerebrales Salt-wasting-Syndrom (CSWS) ■ DI (Diabetes insipidus)	■ hypertone Lösungen ■ Fludrokortison ■ Flüssigkeitsrestriktion vermeiden (Cave: CBF) → invasives hämodynamisches Monitoring
Kardiale Komplikationen	■ sympathische Hyperaktivität ■ Katecholamin-induzierte Myokarddysfunktion	■ positive Herzenzyme (Labor) ■ EGK-Veränderungen ■ Arrhythmien ■ Wandbewegungsanomalie ■ kardiogener Schock
Pulmonale Komplikationen (20–30%)	■ Pneumonie ■ ARDS ■ Lungenödem ■ Lungenembolie	
Fieber (> 60%)	■ bakteriell ■ nicht bakteriell	Ziel: Normothermie

Literatur

1. Suarez JI. Diagnosis and management of subarachnoid hemorrhage. Continuum (MinneapMinn) 2015 Oct; 21 (5 Neurocrit Care): 1263–1287
2. Manoel ALO, Turkel-Parrella D, Duggal A, Murphy A, McCredie V, Marotta TR. Managing aneurysmal subarachnoid hemorrhage: it takes a team. CleveClin J Med 2015; 82 (3): 177–92. doi: org/10.3949/ccjm.82a.14021
3. Lawton MT, Vates GE. Subarachnoid Hemorrhage. N Engl J Med 2017; 377 (3): 257–66. doi: org/10.1056/NEJMcp1605827
4. Connolly ES Jr, Rabinstein AA, Carhuapoma JR, Derdeyn CP, Dion J, Higashida RT, et al. Guidelines for the management of aneurysmal subarachnoid hemorrhage: a guideline for healthcare professionals from the American Heart Association/American Stroke Association. Stroke 2012; 43 (6): 1711–37. doi: org/10.1161/STR.0b013e3182587839
5. Prabhakaran S, Fonarow GC, Smith EE, Liang L, Xian Y, Neely M, et al. Hospital case volume is associated with mortality in patients hospitalized with subarachnoid hemorrhage. Neurosurgery. 2014; 75 (5): 500–8. doi: org/10.1227/NEU.0000000000000475
6. Diringer MN, Bleck TP, Claude Hemphill J 3rd, Menon D, Shutter L, Vespa P, et al. Critical care management of patients following aneurysmal subarachnoid hemorrhage: recommendations from the Neurocritical care Society's Multidisciplinary Consensus Conference. Neurocrit Care 2011 Sep; 15 (2): 211–40. doi: org/10.1007/s12028-011-9605-9
7. Germans MR, Post R, Coert BA, Rinkel GJ, Vandertop WP, Verbaan D. Ultra-early tranexamic acid after subarachnoid hemorrhage (ULTRA): study protocol for a randomized controlled trial. Trials 2013; 14 (1): 143. doi: org/10.1186/1745-6215-14-143
8. Molyneux AJ, Birks J, Clarke A, Sneade M, Kerr RS. The durability of endovascular coiling versus neurosurgical clipping of ruptured cerebral aneurysms: 18 year follow -up of the UK cohort of the International Subarachnoid HemorrhageTrial (ISAT). Lancet 2015; 385 (9969): 691–697. https://10.1016/S0140-6736 (14)60975-2
9. Robert F Spetzler, Cameron G MacDougall, Joseph M Zabramski et al. The barrow ruptured aneurysm trial: 6-years results. J Neurosurg. 2015; 123 (3): 609–17. doi: org/10.3171/2014.9.JNS141749
10. Lindgren A, Turner EB, Sillekens T, Meretoja A, Lee JM, Hemmen TM, et al. Outcome after clipping and coiling for aneurysmal subarachnoid hemorrhage in clinical practice in Europe, USA, and Australia. Neurosurgery 2019; 84 (5): 1019–27. doi: org/10.1093/neuros/nyy223
11. Cagnazzo F, Gambacciani C, Morganti R, Perrini P. Aneurysm rebleeding after placement of external ventricular drainage: a systematic review and meta-analysis. Acta Neurochir (Wien). 2017; 159 (4): 695–704. doi: org/10.1007/s00701-017-3124-1
12. Petruk KC, West M, Mohr G, Weir BK, Benoit BG, Gentili F, et al.Nimodipine treatment in poor-grade aneurysm patients. Results of a multicenter double-blind placebo-controlled trial. J Neurosurg 1988; 68 (4): 505–17. doi: org/10.3171/jns.1988.68.4.0505
13. Gathier CS, Bergh WM, Jagt M, Verweij BH, Dankbaar JW, Müller MC, et al. Induced hypertension for delayed cerebral ischemia after aneurysmal subarachnoid hemorrhage: a randomized clinical trial. Stroke. 2018; 49 (1): 76–83. doi: org/10.1161/STROKEAHA.117.017956
14. Venkatraman A, Khawaja AM, Gupta S, Hardas S, Deveikis JP, Harrigan MR, et al. Intra-arterial vasodilators for vasospasm following aneurysmal subarachnoid hemorrhage: a meta-analysis. J Neurointerv Surg 2018; 10 (4): 380–387. doi: org/10.1136/neurintsurg-2017-013128

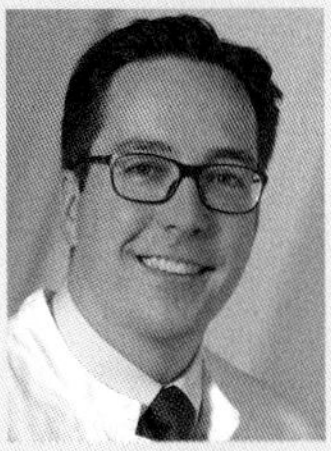

Prof. Dr. med. Klaus Zweckberger

1999–2005 Studium der Humanmedizin an der Ludwig-Maximilians-Universität (LMU) München. 2006 Promotion am Institut für Chirurgische Forschung, Ludwig-Maximilians-Universität, München. 2005–2011 Assistenzarzt, Neurochirurgische Klinik, Universität Heidelberg. 2011–2013 Facharzt und Funktionsoberarzt an der Neurochirurgischen Klinik, Universität Heidelberg. 2013/2014 DFG Research Fellow am Krembil Neuroscience Center and Department of Neurosurgery, University of Toronto, Kanada. 2014 Habilitation für das Fach Neurochirurgie an der Universität Heidelberg. 2014 Oberarzt und seit 2015 Leitender Oberarzt und Stellvertretender Direktor der Neurochirurgischen Klinik, Universität Heidelberg. Seit 2018 apl. Professur für Neurochirurgie der Universität Heidelberg.

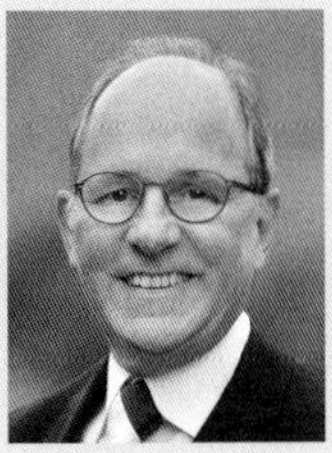

Prof. Dr. med. Andreas W. Unterberg

1974–1981 Studium der Humanmedizin in Gießen und München. 1981–1985 Wissenschaftlicher Assistent am Institut für Chirurgische Forschung, Ludwig-Maximilians-Universität, München. 1982 Promotion zum Dr. med. an der Ludwig-Maximilians-Universität, München. 1985–1986 Research Fellow, Division of Neurological Surgery, Medical College Virginia, Richmond, Virginia, USA. 1987–1991 Facharztausbildung an der Ludwig-Maximilians-Universität München und Freien Universität Berlin. 1988 Habilitation an der Ludwig-Maximilians-Universität München. 1995–2003 Stellvertretender Direktor der Klinik für Neurochirurgie, Charité, Berlin. Seit April 2003 Direktor der Neurochirurgischen Klinik, Universitätsklinikum Heidelberg.

4 Hirndruck durch Blutung

Christian Henker

4.1 Einführung intrakranieller Druck

Der Inhalt des knöchernen Schädels teilt sich in drei Kompartimente auf: das Gehirn, welches circa 80% der Masse ausmacht, den Liquor (10%) und das intrakranielle Blut (10%, 2/3 hiervon gehören zum venösen Kompartiment). Die letztgenannten Flüssigkeiten gelten als nicht komprimierbar – kommt es entsprechend zu einer Masseverschiebung zwischen den Kompartimenten oder tritt ein weiteres Kompartiment (eine Hirnblutung beispielsweise) auf, muss diese ausgeglichen werden um den intrakraniellen Druck stabil zu halten. Dieser Zusammenhang wird, entsprechend seiner Erstbeschreiber, als *Monro-Kellie-Doktrin* bezeichnet (1, 2).

Der physiologische intrakranielle Druck (ICP, intracranial pressure) liegt bei Erwachsenen im Liegen bei 8–15 mmHg und ist stark lageabhängig: Im Stehen beträgt er < 5 mmHg bzw. ist negativ, beim Husten, Niesen oder Pressen steigt er auf weit über 50 mmHg an durch den verminderten venösen Abfluss. Der ICP bei Kleinkinder liegt physiologischerweise unter 10 mmHg. Kommt es nun zu einer Hirnblutung, entsteht intrakraniell ein viertes Kompartiment, welches ausgeglichen werden muss. Initial führt dies zunächst zu einer verstärkten Liquorresorption; die Liquorproduktion dagegen ist weitgehend unabhängig vom ICP. Nachfolgend kommt es zu einem vermehrten Rücktransport venösen Blutes. Nach Ausschöpfung dieser Reserven wird der intrakranielle Druck unweigerlich steigen, der Anstieg des Druckes geschieht leider mehr als exponentiell und es kommt sehr schnell zu letalen ICP-Werten. Da das totale intrakranielle Volumen lediglich 1.700 ml beträgt, werden Drucksteigerungen zügig erreicht. Unter physiologischen Umständen führt eine Volumenbelastung von 25–30 ml bereits zu einer Steigerung des ICP um das 10-Fache, entsprechend des *pressure volume index* nach Maset (3). Diese Antwort gilt als physiologisch, unter pathologischen Bedingung im Rahmen eines Schädel-Hirn-Traumas (SHTs) oder einer umschriebenen intrakraniellen Blutung, ist die intrakranielle Compliance jedoch reduziert und bereits 10–13 ml Volumenbelastung führen zu einem entsprechenden ICP-Anstieg.

Ein wichtiger und wechselseitiger Zusammenhang besteht zwischen dem ICP und der cerebralen Durchblutung. Hierbei sind zwei Messgröße von Relevanz, nämlich der zerebrale Perfusionsdruck (CPP, cerebral perfusion pressure) und der zerebrale Blutfluss (CBF, cerebral blood flow). Der CPP entspricht der Differenz aus dem mittleren arteriellen Druck (MAP, mean arterial pressure) und dem ICP, der CBF ist der Quotient aus CPP und dem intrakraniellem Gefäßwiderstand (CVR, cerebrovascular resistance).

$$CPP = MAP - ICP$$

$$CBF = CPP/CVR$$

Der CBF unterliegt einer metabolischen Autoregulation welche lokoregional im gesamten Hirn funktioniert und durch den CVR gesteuert wird. Der Bereich der Autoregulation liegt hierbei zwischen 50 und 150 mmHg des CBF. Der Hauptregulator der Gefäßweite, also des CVR, ist hierbei der CO_2-Partialdruck (pCO_2). Sinkt dieser ab, kommt es zu einer Vasokonstriktion, der CVR nimmt zu und der CBF sinkt. Sind die oben genannten Reservekapazitäten beispielsweise durch eine Hirnblutung ausgeschöpft, vermindert der ansteigende ICP den Perfusionsdruck (CPP). Durch die nachfolgende Steigerung des pCO_2 kommt es zur Vasodilatation (bei erhaltener Autoregulation), also zum Anstieg des Blutvolumens und der ICP steigt wiederum. Unter pathologischen Bedingungen ist der Regulationsbereich jedoch deutlich verkleinert und kann unter Umständen zu einer weiteren ICP-Eskalation führen (4).

4.2 Klinische und bildmorphologische Manifestation des erhöhten ICPs

Allgemeine Hirndruckzeichen finden sich initial nicht bei allen Patienten und sind oft nur transient, da eine weitere ICP-Steigerung oft zum Bewusstseinsverlust des Patienten führt. Hierzu gehören Kopfschmerzen, Übelkeit und Erbrechen. Häufiger finden sich fokale Defizite bei den Patienten in Abhängigkeit der Lage der Blutung. Kommt es durch eine lokale Massenverschiebung zu einer Einklemmung von Gehirnanteilen entlang der knöchernen Cavität und den Duraduplikaturen, so können diese nach ihrer Lokalisation differenziert werden:

- **Transtentorielle Herniation**: eine einseitige Massenverschiebung führt zum Abgleiten des Temporallappens unter den Tentoriumschlitz. Hierbei wird der Uncus des Gyrus parahippocampalis typischerweise zuerst nach unten gedrückt und eine Bedrängung des N. occulomotorius führt zur einseitigen (ipsilateralen) Mydriasis. Bei weiterer Verlagerung von Hirnanteilen nach kaudal wird der Hirnstamm zunehmend komprimiert und es kommt zu vegetativen Entgleisungen und einer beidseitigen Mydriasis. Typisch, wenngleich auch nicht immer vorhanden, ist das klinische Bild der Cushing-Trias, bestehend aus (peripherer) arterieller Hypertonie, Bradykardie und Cheyne-Stokes-Atmung.

- **Subfalxine Herniation:** Hierbei schieben sich die medialen Anteile der Hirnlappen unter der Falx cerebri hindurch auf die Gegenseite, typischerweise der Gyrus cinguli. Klinisch kann sich dies durch ein Abklemmen der Gefäßversorgung der Mantelkante mit einer Beinparese und Frontalhirnsyndrom zeigen.
- **Transforaminale/tonsilläre Herniation:** durch eine infratentorielle Hirndrucksteigerung kommt es progredient zu einer Kompression des Hirnstamms mit entsprechender klinischer Symptomatik und vegetativen Entgleisungen.
- **Aufwärtsherniation:** in seltenen Fällen kann es, und fast immer iatrogen bedingt, zu einer primären Herniation von infra- nach supratentoriell kommen. Meist entsteht der hierfür nötige Druckgradient durch ein Ablassen von Liquor aus einer Ventrikeldrainage bei infratentorieller Raumforderung und Druckerhöhung.

4.3 Therapieziele

Ist der ICP durch eine Hirnblutung jedweder Lokalisation erhöht, so zielt die Therapie zunächst auf die Entlastung der Blutung ab. Oft kommt es jedoch bereits initial oder im Verlauf der Behandlung zu ICP-Anstiegen aufgrund von weiteren intrakraniellen Verletzungen und/oder durch ein begleitendes Hirnödem.

Entsprechend der Richtlinie der amerikanischen Brain Trauma Foundation sollten die folgenden Zielgrößen der Therapie erreicht werden (6):

- ICP < 22 mmHg
- Systolischer Blutdruck ≥ 100 mmHg, MAP 80–100 mmHg
- CPP 60–70 mmHg

Diese Zielgrößen sind ursprünglich im Rahmen der Richtlinie zur Behandlung des schweren Schädel-Hirn-Traumas definiert worden, können aber auf fast alle Pathologien, welche zu einer ICP-Erhöhung führen, angewendet werden.

4.4 Neurochirurgische Therapie intrakranieller Blutungen

Im Folgenden werden die einzelnen intrakraniellen Hämatome und deren neurochirurgische Therapieoptionen behandelt. Bewusst wird hierbei nicht auf die traumatische Subarachnoidalblutung (tSAB) eingegangen, da diese zwar die häufigste intrakranielle Blutungsmanifestation nach einem SHT darstellt, diese jedoch zumeist klinisch nicht relevant ist und es keine explizite Behandlungsmöglichkeit dieser gibt.

4.4.1 Epidurale Hämatome (EDH)

Die typischerweise linsenförmigen EDHs entstehen zumeist durch eine Blutungen einer Meningealarterie, zumeist der kaliberstärksten A. meningea media, durch ein direktes Trauma im Verlauf des Gefäßes. Seltener entstehen Bruchspalthämatome durch venöse Blutungen aus der traumatisch eröffneten Spongiosa der Schädelkalotte. Erreicht das Hämatom eine relevante Größe und pelottiert den Kortex oder führt bereits bildmorphologisch zu einer intrakraniellen Masseverschiebung, besteht die Indikation zur sofortigen operativen Entlastung. Da es sich immer um frische und somit koagulierte Hämatome handelt, müssen diese über eine Trepanation des Schädels entfernt werden. Typischerweise sind zumeist jüngere Patienten von diesen Blutungen betroffen.

4.4.2 Subduralhämatome (SDH)

Durch den Einriss von Brückenvenen oder kortikale Kontusionsherde kann es zu Einblutungen in den nicht-präformierten Subduralraum kommen. Die in der Bildgebung sichelförmigen SDHs können weit mehr Masseverschiebungen hervorrufen durch ihre Ausdehnung über die gesamte Hemisphäre. Betroffen sind vor allem ältere Patienten und solche mit einer Antikoagulanzien- oder Thrombozytenaggregationstherapie.

Entsprechend des Alters dieser Blutungen können sie in drei Stadien eingeteilt werden:

- **akutes SDH:** < 48 h
- **subakutes SDH:** 2–14 d
- **chronisches SDH:** > 14 d

Akute und subakute SDHs müssen zumeist ebenfalls über eine Trepanation entlastet werden, da auch hier das Hämatom sehr kompakt ist und offen entfernt werden muss. Liegen noch weitere intrakranielle Verletzungen vor und besteht der Verdacht auf eine deutliche Schwellungstendenz, so muss eventuell bereits inital eine dekompressive Hemikraniektomie erwogen werden (s. Abb. 1).

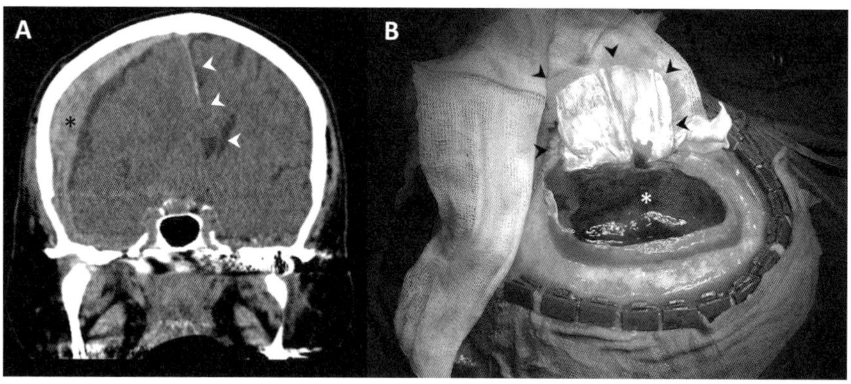

Abb. 1 A Coronare CT nach Kopfschuss in suizidaler Absicht. Es zeigt sich ein ausgedehntes akutes subdurales Hämatom (*) mit deutlicher Mittellinienverlagerung (◄).
B Bild des Operationssitus, der Zugang wurde als sogenannter trauma flap ausgeführt (fragenzeichenförmige Hautinzision vor dem Ohr beginnend und bis zur Mittellinie reichend), nach der Kraniotomie zeigt sich das Hämatom (*) unter der inzidierten und zurückgeschlagenen Dura (◄). Sollte eine deutliche Schwellungstendenz bestehen, kann der knöcherne Zugang, also die Kraniotomie, bis zur Hemikraniektomie ausgedehnt werden.

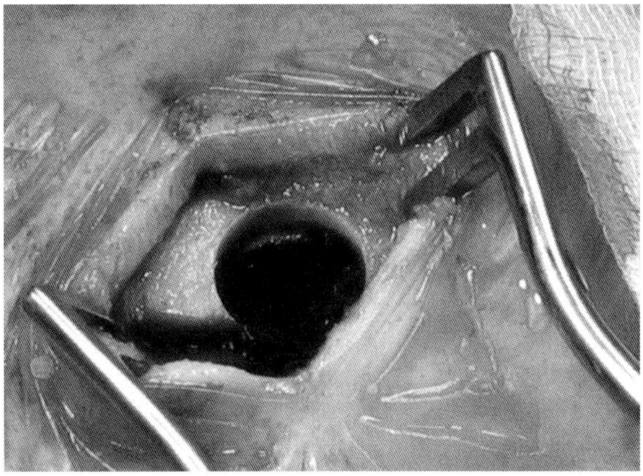

Abb. 2 Links frontales Bohrloch, nach Eröffnung der Dura und der darunterliegenden Hämatommembran entleert sich das unter Druck stehende und bereits verflüssigte chronische Subduralhämatom. Typischerweise ist dies maschinenölfarben, teils grünlich tingiert.

Hat sich das Hämatom über die Zeit verflüssigt wie bei einem chronischen Subduralhämatom, so ist oftmals eine kleine Bohrlochtrepanation ausreichend (s. Abb. 2).

4.4.3 Intracerebrale Blutungen (ICB)

Bei den ICBs muss zunächst unterschieden werden, ob die Genese der Blutung traumatisch oder anderer Ursache ist, beispielsweise eine hypertensive Stammganglienblutung. Letztere wird nur in seltenen Fällen direkt operativ entlastet, da der Eingriff selbst durch den Zugangsweg und dessen „Flurschaden" auf dem Weg zur Blutung risikobehaftet ist und die neurologischen Ausfälle durch die Blutung irreparabel sind. Einzig die Einlage einer Drainage einige Tage nach der Blutung zur Entlastung und Reduktion des perihämorrhagischen Ödems kann sinnvoll erscheinen. Traumatische ICBs sind meist Kontusionsblutungen an den Prädelektionsstellen fronto- und temporobasal, bedingt durch den Anprall der Hirnlappen an der Schädelkavität. Im zeitlichen Verlauf kommt es zumeist zu einer hämorrhagischen Transformation mit „aufblühen" der Kontusion. Eine operative Konsequenz ergibt sich zumeist nicht direkt durch die Blutung, sondern eher durch das begleitende Ödem – entsprechend müssen in solchen Fällen auch dekompressive Eingriffe vorgenommen werden.

4.5 Allgemeine Therapie des erhöhten ICPs

Es stehen einige nicht-operative und operative Maßnahmen zur Verfügung zur Senkung des intrakraniellen Drucks, wenngleich nicht alle immer sinnvoll sind oder nicht unumstritten. Im Folgenden sollen einige dieser Maßnahmen besprochen werden:

Oberkörperhochlagerung: Diese „Basismaßnahme" zeigt sich zwar als sehr gebräuchlich und gerade bei sehr stark erhöhtem ICP als effektiv, wird aber zunehmend kritischer diskutiert. Pathophysiologisch wird der intrakranielle Druck gesenkt durch einen ungehinderten venösen Abfluss über die Halsgefäße. Die Lagerung des Oberkörpers bis ca. 30° beinhaltet auch die gerade Lagerung des Kopfes, da ein seitliches Abknicken ebenfalls den venösen Rückstrom behindert. Da der MAP durch dieses Manöver sinkt, kann es ebenfalls zu einem Absinken des CPP kommen. Dies kann unter Umständen, v.a. beim ischämischen Schlaganfall, unerwünscht sein, wenn die therapeutische Zielgröße eher der CPP ist und der ICP sich in einem tolerablen Bereich befindet. Des Weiteren ist die Reaktion auf die Lagerung patientenspezifisch und sollte daher individuell und entsprechend des Krankheitsbildes angepasst werden (7).

Hyperosmolare Therapie: Durch die intravasale Erhöhung des kolloidosmotischen Drucks, kann interstitielles und intrazelluläres Wasser in das Gefäßsystem gezogen werden; insbesondere zur Therapie eines Hirnödems ist dies eine sehr effektive Therapieoption. Außerdem wird die Viskosität des Bluts herabgesetzt, die Mikrozirkulation verbessert sich und das zerebrale Blutvolumen sinkt (CBV). Am häufigsten wird hierfür Mannitol verwendet (1 mg/kg KG), die Gaben können mehrfach wiederholt werden (alle 2–6 Stunden). Der diuretische Effekt des Mannitols kann unter Umständen zu einer Hypotension führen, ein entsprechender Volumenverlust muss ausgeglichen werden. Außerdem muss die Serumosmolalität laborchemisch kontrolliert werden (Zielwert 300–320 mOsm). Des Weiteren kann hypertone Kochsalzlösung genutzt werden (10% NaCl, 75 ml). Die Wirkmechanismen sind hierbei identisch zum Mannitol, hypertone NaCl-Lösung kann außerdem parallel zum Mannitol gegeben werden und kann die durch die verstärkte Diurese oft auftretende Hyponatriämie ausgleichen. Einzig bei initial bereits bestehender Hyponatriämie kann dieses zu einem zu raschen Anstieg des Serum-Natriums mit dem Risiko einer pontinen Myelinolyse führen. Einschränkungen für die hyperosmolare Therapie bestehen bei großflächigen Verletzungen der Blut-Hirn-Schranke (beispielsweise einem malignen Mediainfarkt), da sich die hyperosmolare Lösung im untergegangenen Hirngewebe ansammelt und das bestehende Ödem verstärkt.

Hypothermie: Sowohl für die prophylaktische als auch die therapeutische Hypothermie gibt es keine Daten, welche einen positiven Effekt auf das Outcome der Patienten mit erhöhtem ICP ausreichend belegt, beziehungsweise Studien in welchen der positive Effekt auf den ICP die Komplikation überwiegt.

Steroide: Die Gabe von Steroiden ist aufgrund der zahlreichen Nebenwirkungen, insbesondere Blutzuckerentgleisungen und Infektionen, beim erhöhten ICP nicht zu empfehlen.

Literatur

1. Weed LH, McKibben PS (1919) Experimental Alteration Of Brain Bulk. American Journal of Physiology-Legacy Content 48 (4), 531–58
2. Monro A (1783) Observations on the Structure and Functions of the Nervous System, Illustrated with Tables. Lond Med J 4 (2), 113–35
3. Maset AL, Marmarou A, Ward JD, Choi S, Lutz HA, Brooks D, Moulton RJ, DeSalles A, Muizelaar JP, Turner H (1987) Pressure-volume index in head injury. J Neurosurg 67 (6), 832–40
4. Rangel-Castilla L, Gasco J, Nauta HJW, Okonkwo DO, Robertson CS (2008) Cerebral pressure autoregulation in traumatic brain injury. Neurosurg Focus 25 (4), E7
5. Yuen J, Selbi W, Muquit S, Berei T (2018) Complication rates of external ventricular drain insertion by surgeons of different experience. Ann R Coll Surg Engl 100 (3), 221–5

6. Carney N, Totten AM, O'Reilly C, Ullman JS, Hawryluk GWJ, Bell MJ, Bratton SL, Chesnut R, Harris OA, Kissoon N, Rubiano AM, Shutter L, Tasker RC, Vavilala MS, Wilberger J, Wright DW, Ghajar J (2017) Guidelines for the Management of Severe Traumatic Brain Injury, Fourth Edition. Neurosurgery 80 (1) 6–15
7. Schwarz S, Georgiadis D, Aschoff A, Schwab S (2002) Effects of body position on intracranial pressure and cerebral perfusion in patients with large hemispheric stroke. Stroke 33 (2) 497–501

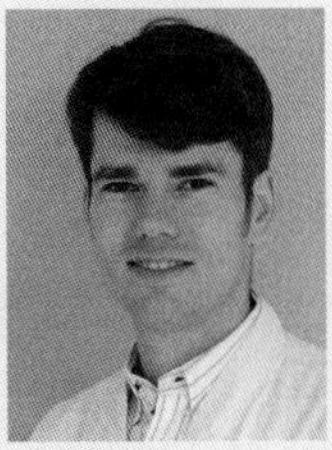

Dr. med. Christian Henker

Studium der Humanmedizin in Göttingen mit Auslandsaufenthalten in Indien und Südafrika. Ausbildung zum Facharzt für Neurochirurgie an den Universitätskliniken Kiel und Rostock. 2016 Facharztanerkennung und Tätigkeit als Funktionsoberarzt, seit 2018 Oberarzt. Wissenschaftliche und klinische Schwerpunkte sind die Neurointensivmedizin und Neuroonkologie.

XIII

Nofälle bei Kindern

1 Hilfe, der Blutzucker spinnt! Metabolische Entgleisungen im Kindesalter

Anja Große Lordemann

Die Blutzuckermessung ist ein essenzieller Bestandteil der Notfalldiagnostik, auch bei Kindern. In diesem Beitrag geht es um Ursachen, Symptome und die Notfalltherapie von Hyper- und Hypoglykämien im Kindesalter.

Auf die Langzeittherapie der zugrunde liegenden Erkrankungen wie Diabetes mellitus oder verschiedene Stoffwechseldefekte wird an dieser Stelle nicht eingegangen.

1.1 Was ist normal? Physiologische Grundlagen

Der Nüchternblutzuckerwert bei Kindern liegt im Bereich zwischen 60 und 100 mg/dl. Während er in Westdeutschland üblicherweise in Milligramm pro Deziliter angegeben wird, ist in Ostdeutschland und in vielen Kliniken bundesweit die internationale Maßeinheit Millimol pro Liter gebräuchlich.

Umrechnungsfaktor für Maßeinheiten:

mg/dl x 0,056 = mmol/l

mmol/l x 18,02 = mg/dl

Postprandial steigt der Blutzuckerwert etwa 40–50 Minuten nach Nahrungsaufnahme bis maximal 140 mg/dl an. Zu beachten ist, dass die Messergebnisse insbesondere postprandial im venösen Vollblut ca. 20–40 mg/dl niedriger ausfallen als im kapillären Vollblut. Auch ein hoher Hämatokritwert kann den Blutzuckerwert falsch niedrig erscheinen lassen (1).

Bei Neugeborenen können in den ersten Stunden nach Geburt niedrigere Blutzuckerwerte auftreten. Erst bei Blutzuckerwerten < 45 mg/dl besteht Handlungsbedarf (2).

Um die Blutzuckerhomöostase aufrecht zu erhalten, müssen mehrere Voraussetzungen erfüllt sein: Es muss ausreichend Substrat vorhanden sein, in der Regel Glukose oder Glykogen. Des Weiteren müssen die Enzymsysteme, z.B. für Glykogenolyse, Glykogensynthese und Glukoneogenese, funktionsfähig sein. Diese Vorgänge benötigen wiederum eine intakte endokrine Steuerung durch Hormone wie Insulin und Glukagon (3).

Kommt es zu einer Störung einer dieser Mechanismen zum Beispiel durch einen Insulinmangel oder einen Enzymdefekt, gerät die Homöostase aus dem Gleichgewicht und es entsteht eine Hyper- oder Hypoglykämie. Im Folgenden wird näher auf deren Ursachen, Klinik und Therapie eingegangen.

1.2 Hyperglykämie

Man unterscheidet primäre und sekundäre Ursachen für eine Hyperglykämie.

Zu den primären Ursachen zählen der Diabetes mellitus Typ 1 und 2 sowie der Gestationsdiabetes.

Sekundäre Ursachen sind Folge von Grunderkrankungen, z.B. bei Morbus Cushing, Hyperthyreose, Mukoviszidose, oder treten postinfektiös nach kongenitaler Röteln- oder CMV-Infektion auf. Auch Medikamente wie z.B. Glukokortikoide oder Sympathomimetika können zu einer Hyperglykämie führen. Im Rahmen von akuten Ereignissen wie Sepsis, Trauma, postiktal oder nach Subarachnoidalblutung können passagere Hyperglykämien auftreten.

1.2.1 Diabetische Ketoazidose

Der Diabetes mellitus Typ 1 ist die häufigste Stoffwechselerkrankung im Kindesalter. Laut Registerdaten von 2010 leben in Deutschland schätzungsweise 32.000 Kinder zwischen 0 und 19 Jahren mit Diabetes mellitus Typ 1. Die Inzidenz in der Altersgruppe der 0- bis14-Jährigen steigt jährlich um 3–4% an.

Bei 21% der Kinder und Jugendlichen manifestiert sich die Erkrankung mit einer diabetischen Ketoazidose (4). Aber auch bei bereits bekanntem Diabetes mellitus kann es zu einer Ketoazidose kommen. Ursache hierfür ist meist eine fehlende Therapieadhärenz insbesondere bei Jugendlichen. Mangelnde Anpassung der Insulindosis in Stresssituationen mit erhöhtem Insulinbedarf wie z.B. bei Fieber, kann ebenfalls zu einer Ketoazidose führen.

Die diabetische Ketoazidose ist eine potenziell lebensbedrohliche Komplikation und muss zügig erkannt und behandelt werden.

Definition der diabetischen Ketoazidose (5)

- Hyperglykämie: Blutzucker > 11 mmol/l bzw. 200 mg/dl
- Azidose: venöser pH < 7,3 oder Serum-Bikarbonat < 15 mmol/l
- Ketose: Ketonämie (β-Hydroxybutyrat ≥ 3 mmol/l) bzw. Ketonurie

Je nach Ausprägung unterscheidet man verschiedene Schweregrade (5):

- **mild**: pH-Wert < 7,3, Bicarbonat < 15 mmol/l
- **moderat**: pH-Wert < 7,2, Bicarbonat < 10 mmol/l
- **schwer**: pH-Wert < 7,1, Bicarbonat < 5 mmol/l

Klinische Aspekte

Die diabetische Ketoazidose entsteht durch einen Mangel an Insulin. Hierdurch kommt es zu einer verminderten Glukoseaufnahme im peripheren Gewebe und in der Folge zu Hyperglykämie und Hyperosmolarität im Serum. Im Rahmen der Katabolie werden durch Lipolyse saure Ketonkörper produziert, deren Überschuss zur namensgebenden Ketoazidose führt.

Klinische Zeichen einer Ketoazidose

- *Dehydratation, Tachykardie*
- *Tachypnoe mit Kussmaul'scher Atmung, Azetongeruch*
- *Übelkeit und Erbrechen, Bauchschmerzen*
- *Somnolenz, Koma*

Anamnestisch wird häufig von einer Polyurie mit nächtlichem Einnässen, einer Polydipsie, Gewichtsverlust, Müdigkeit und Verwirrtheit berichtet.

CAVE! Eine diabetische Ketoazidose wird oft nicht rechtzeitig erkannt!

Die klassischen Symptome werden fehlinterpretiert als Pneumonie (Tachypnoe), Gastroenteritis (Erbrechen, Bauchschmerzen) oder Intoxikation bei Jugendlichen (Koma).

Diagnostik und Therapie

Bei der Ersteinschätzung eines Patienten mit diabetischer Ketoazidose sollten neben der Anamnese der Blutzuckerwert, eine Blutgasanalyse zur Bestimmung des pH Wertes, der Ketonwert im Blut oder im Urin sowie der Dehydratationsgrad und der Bewusstseinszustand (GCS, AVPU) erhoben werden.

Therapieziele (5)

- *Kreislaufstabilisierung durch initialen Volumenbolus mit kristalloider Lösung*
- *langsamer, bilanzierter Flüssigkeits- und Elektrolytausgleich*
- *langsame Normalisierung des Blutzuckers*
- *Ausgleich von Azidose und Ketose*
- *Vermeidung von Therapiekomplikationen (Hirnödem, Hypokaliämie)*
- *Diagnose und Therapie auslösender Faktoren*

Die Therapie richtet sich nach dem Schweregrad der diabetischen Ketoazidose und dem klinischen Zustand des Patienten. Nach Stabilisierung des Patienten gemäß PALS Guidelines steht der Ausgleich des Flüssigkeitsdefizits an erster Stelle.

Initialer Volumenbolus 10–20 ml/kg (max. 500 ml) über 30–60 Minuten!

Frühestens eine Stunde *nach* Beginn des initialen Volumenboluses sollte die Insulintherapie beginnen. Die empfohlene Anfangsrate beträgt 0,05–0,1 U/kg/h. Es wird eine Senkung des Blutzuckerwertes um 35 bis 90 mg/dl/h (2–5 mmol/l/h) angestrebt, um schnelle Schwankungen der Serumosmolarität zu verhindern und somit das Risiko für ein Hirnödem zu reduzieren (5).

Im Anschluss an den initialen Volumenbolus sollte der restliche Flüssigkeitsverlust über 24–48 Stunden mit balancierter Vollelektrolytlösung langsam ausgeglichen werden.

Abschätzung des Flüssigkeitsverlusts

- *5% des Körpergewichts: verlängerte Rekapillarisierungszeit, erniedrigter Hautturgor*
- *10% des Körpergewichts: arterielle Hypotension, Oligurie, schwache periphere Pulse*

Auch der Erhaltungsbedarf muss substituiert werden, solange eine orale Flüssigkeitsaufnahme nicht möglich ist. Hierfür kann die Formel nach Holliday und Segar verwandt werden. Insgesamt sollte die Flüssigkeitssubstitution nicht 4 l/m² KOF/d übersteigen, da dies das Risiko für die Entwicklung eines Hirnödems signifikant erhöht (5).

Berechnung des Erhaltungsbedarfs nach Holliday und Segar (5)

- 1–10 kg: 100 ml/kg/d
- 11–20 kg: 1.000 ml plus 50 ml/kg für jedes kg > 10 kg
- > 20 kg: 1.500 ml plus 20 ml/kg für jedes kg > 20 kg

Durch die wiedereinsetzende Glukoseaufnahme in die Zellen mithilfe des Kalium/Glukose-Kotransports und die Korrektur der Azidose entwickelt sich im Therapieverlauf eine Hypokaliämie. Daher sollte bereits bei einer Normokaliämie mit Beginn der Insulingabe 40 mmol/l Kalium zur Volumensubstitution hinzugefügt werden (entspricht ca. 5 mmol/kg/d, nicht > 0,5 mmol/kg/h). Im Falle einer Hypokaliämie sollte im Rahmen des initialen Volumenbolus mit der Kaliumsubstitution begonnen werden (4).

Die Gabe von Bicarbonat wird nicht empfohlen, es sei denn, es besteht eine lebensbedrohliche Hyperkaliämie oder eine Azidose mit einem pH-Wert < 6,9 und eingeschränkter myokardialer Kontraktilität (5).

Komplikationen

Während der gesamten Therapie sollten die Vitalwerte und der Bewusstseinsgrad des Patienten engmaschig überwacht werden. Das Risiko für die Entwicklung eines Hirnödems ist in den ersten 12 bis 24 Stunden nach Therapiestart am größten, da in dieser Zeit durch den sinkenden Blutzuckerspiegel mit den größten Schwankungen der Serumosmolarität zur rechnen ist. Um ein Hirnödem frühzeitig zu erkennen, muss auf Warnzeichen geachtet werden. Diese beinhalten Kopfschmerzen, Bradykardie, veränderte Bewusstseinslage, neurologische Ausfälle, arterielle Hypertonie und Sättigungsabfälle. In diesen Fällen sollte umgehend eine intensivmedizinische Therapie zur Senkung des Hirndrucks eingeleitet werden (5).

1.3 Hypoglykämie

1.3.1 Ursachen

Die Ursachen der Hypoglykämie sind sehr variabel. Im Folgenden wird auf die Merkmale der wichtigsten Erkrankungen eingegangen (3):

1. **Ketotische Hypoglykämie**: Es zeigt sich eine intermittierende Hypoglykämieneigung mit reduzierter Fastentoleranz. In der erweiterten Stoffwechseldiagnostik bestehen jedoch keine Auffälligkeiten. Vor allem bei Kleinkindern treten im Rahmen von Infekten und prolongierten Nüchternphasen milde Hypoglykämien auf. Meist adaptiert sich der Körper im Verlauf an längere Nüchternphasen und die Symptomatik verschwindet im Schulalter.
2. **Endokrinologisch**: Hierzu gehört der kongenitale Hyperinsulinismus, welcher meist am 1. oder 2. Lebenstag manifest wird. Auch ein Hypocortisolismus oder ein Wachstumshormonmangel, ggf. im Rahmen eines Panhypopituitarismus, führt zu rezidivierenden Hypoglykämien im Neugeborenen- oder Säuglingsalter. Bei Neugeborenen von Müttern mit ungenügend eingestelltem Gestationsdiabetes kann es in den ersten Lebenstagen ebenfalls zu Hypoglykämien kommen (2).
3. **Stoffwechselerkrankungen**: Diese seltenen Erkrankungen werden anhand der defekten Enzymmechanismen eingeteilt. Eine Übersicht über die verschiedenen Stoffwechselerkrankungen, deren Leitsymptom eine Hypoglykämie darstellt, geben Schlune et al. (3).

1.3.2 Klinik

Klinisch manifestiert sich eine Hypoglykämie mit Hungergefühl, Schwindel, Schwächegefühl, Bewusstseinsstörung bis zum Koma und Krampfanfällen. Die Patienten sind tachykard, schwitzen und sind zittrig. Bei Neugeborenen sind die Anzeichen oft subtiler. Diese fallen durch Blässe, Apathie und Krampfanfälle auf (3).

1.3.3 Initiale Diagnostik

Um die breite Differenzialdiagnostik der Hypoglykämie im Kindesalter durchführen zu können, ist es wichtig, Blutproben zum Zeitpunkt der Hypoglykämie zu gewinnen. Es empfiehlt sich, ein bereits vorbereitetes Set an Blutentnahmeröhrchen vorzuhalten, um die Glukosegabe nicht zu verzögern.

„Critical Samples" – empfohlene Labordiagnostik in der Hypoglykämie (< 55 mg/dl bzw. < 3,1 mmol/l) (6):
- *Blutgasanalyse, Laktat, Blutzucker*
- *Insulin*
- *Wachstumshormon, Kortisol*
- *freie Fettsäuren*
- *Ketonkörper: Acetoacetat, ß-Hydroxybutyrat*
- *Acylcarnitinprofil*
- *Urin: organische Säuren, Ketone*

Die Anamnese kann bereits erste Hinweise auf die Ursache der Hypoglykämie geben. Insbesondere der Zeitpunkt des Auftretens (prä- oder postprandial), Fastentoleranz, Grunderkrankungen (Malabsorbtion) oder familiäre Belastungen (Konsanguinität, Aborte oder frühe Todesfälle in der Familie) sind hier zu erfragen (3).

1.3.4 Therapie

Die Blutabnahme des Critical Samples sollte möglichst vor der Therapie der Hypoglykämie durchgeführt werden, diese aber nicht wesentlich verzögern.

Patienten, die in der Lage sind zu schlucken, sollten schnellresorbierbare Kohlenhydrate wie Traubenzucker, Apfelsaft oder Haushaltszucker zu sich nehmen. Eine Besserung der klinischen Symptomatik ist innerhalb von 10–15 Minuten zu erwarten.

Patienten, die nicht mehr in der Lage sind zu schlucken oder ohne Besserung unter oraler Therapie, erhalten Glukose 10% 2 ml/kg i.v. langsam als Bolus aus der Hand. Daran anschließend wird eine glukosehaltige Dauerinfusion begonnen.

Ist kein i.v. Zugang verfügbar oder etablierbar, kann Glukagon 30–100 µg/kg i.m. oder s.c gegeben werden (max. 1 mg) (3). Seit Kurzem ist für Kinder ab dem 4. Lebensjahr bzw. > 25 kg alternativ ein Präparat zur intranasalen Verabreichung verfügbar.

Bei Neugeborenen wird bei Blutzuckerwerten < 30 mg/dl eine i.v. Substitution von Glukose empfohlen. Bei Werten > 30 mg/dl kann zunächst eine Fütterung und engmaschige Kontrolle erfolgen, bevor bei ausbleibender Besserung eine i.v. Glukosesubstitution notwendig wird (2).

Take home messages:
- *Hyper- und Hypoglykämien sind häufig.*
- *Die klinischen Symptome sollten jedem bekannt sein.*

- *Initiale Therapie der Hyperglykämie: Volumen*
- *Initiale Therapie der Hypoglykämie: Glukose*
- *Weitere Abklärung an pädiatrischen Stoffwechselzentren*

Literatur

1. Schober E, Rami B (2010) Hyperglykämie im Kindes- und Jugendalter. Monatsschr Kinderheilkd 158, 281–289
2. Wirth S (2019) Aktualisierte Handlungsempfehlungen nach der Leitlinie „Betreuung von Neugeborenen diabetischer Mütter". Monatsschr Kinderheilkd 167, 721–24
3. Schlune A, Kummer S, Meissner T (2014) Hypoglykämien im Kindesalter. Monatsschr Kinderheilkd 162, 811–825
4. Neu A, Bürger-Büsing J, Danne T, Dost A, Holder M, Holl RW, Holterhus PM, Kapellen T, Karges B, Kordonouri O, Lange K, Müller S, Raile K, Schweizer R, von Sengbusch S, Stachow R, Wagner V, Wiegand S, Ziegler R (2019) Diagnostik, Therapie und Verlaufskontrolle des Diabetes mellitus im Kindes- und Jugendalter. Diabetologie und Stoffwechsel 14 (Suppl 2) 153–166
5. Wolfsdorf JI, Glaser N, Agus M, Fritsch M, Hanas R, Rewers A, Sperling MA, Codner E (2018) ISPAD Clinical Practice Consensus Guidelines 2018: Diabetic ketoacidosis and the hyperglycemic hyperosmolar state. Pediatric Diabetes 19 (Suppl. 27), 155–177
6. Weigel JFW, Bührdel P, Robel-Tilig E, Mohnicke K, Kiess W, Pfäffle RW (2006) Rationelle Diagnostik bei kindlichen Hypoglykämien. Kinder- und Jugendmedizin 6, 215–22

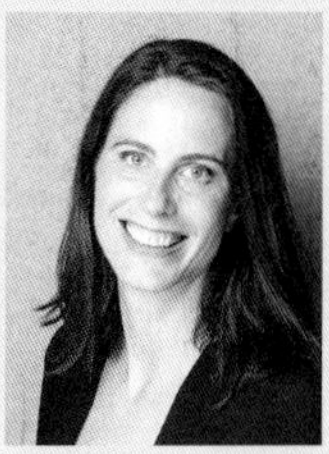

Dr. med. Anja Große Lordemann

Studium der Humanmedizin an der Ruprecht-Karls-Universität Heidelberg und der Fakultät für klinische Medizin Mannheim. Im Anschluss Ausbildung zur Fachärztin für Kinder- und Jugendmedizin an der Klinik für Kinderheilkunde, Universitätsklinikum Essen von 2006 bis 2011. Erwerb der Zusatzbezeichnung Pädiatrische Intensivmedizin 2013 und der Schwerpunktbezeichnung Neonatologie 2018. Tätigkeit als (Funktions-)Oberärztin in beiden Bereichen. Seit 2018 ärztliche Leitung der Kindernotfallambulanz am Altonaer Kinderkrankenhaus, Hamburg. Klinischer Schwerpunkt ist neben der Notfall- und Akutmedizin die simulationsbasierte medizinische Ausbildung.

2 Hilfe, ein Kind im Schock

Martin Olivieri

Kindernotfälle stellen aufgrund ihrer Seltenheit (ca. 5–10% der Notarzteinsätze), den physiologischen und anatomischen Besonderheiten sowie der mitunter schwierigen Kommunikationsmöglichkeit mit den kleinen Patienten eine große Herausforderung für Helfer dar.

Während respiratorische Erkrankungen, epileptische Anfälle (z.B. Fieberkrampf) und traumatologische Notfälle zu den häufigsten Einsatzindikationen zählen, sind Kreislaufprobleme seltener und im Gegensatz zu den anderen genannten Erkrankungen schwieriger zu erkennen (5, 14).

Das Verkennen und Falschinterpretieren der altersabhängigen Herz- und Atemfrequenzen sowie Blutdruckwerte (s. Tab. 1) kann hier insbesondere in der Erstversorgung zu Fehleinschätzungen führen.

Tab. 1 Altersabhängige Normalwerte für Atemfrequenz, Herzfrequenz und Blutdruck (modifiziert nach Nicolai et al.) (10)

Alter	Atemfrequenz (/min)	Syst. RR (mmHg)	Diast. RR (mmHg)	Herzfrequenz (/min)
Neugeborenes	30–40	50–70	30–45	120–150/min
6 Monate	30–40	70–90	50–70	100–150/min
1–3 Jahre	20–30	80–113	46–79	90–140/min
4–6 Jahre	20–30	80–115	47–79	75–130/min
7–10 Jahre	15–20	83–122	52–83	70–120/min
11–13 Jahre	12–16	95–136	58–88	60–100/min
14–16 Jahre	12–16	100–127	55–77	60–90/min

Als Schock bezeichnet man ein Kreislaufversagen, durch das ein Missverhältnis zwischen Sauerstoffbedarf und Sauerstoffangebot entsteht. Dieser Beitrag soll einen Überblick über die einzelnen Schockformen, das rechtzeitige Erkennen und die therapeutischen Optionen im Kindesalter geben.

2.1 Klinische Zeichen des Schocks im Kindesalter

Das früheste und das sicherste Zeichen der Kreislaufinsuffizienz im Kindesalter ist die durch eine gestörte Mikrozirkulation verlängerte Kapilläre Füllungszeit (KFZ). Ein zentral – über Sternum oder Stirn – gemessener Wert von > 3 Sekunden spiegelt eine deutliche Beeinträchtigung des Kreislaufs wider und bedarf unmittelbarer therapeutischer Intervention. Die periphere KFZ (z.B. an den Fingern) ist hingegen kein spezifisches Zeichen für ein Kreislaufproblem, sondern kann auch durch Kälte usw. verlängert sein.

Ein weiteres, sehr frühes klinisches Zeichen der Kreislaufinsuffizienz ist die Tachykardie. Diese ist allerdings sehr unspezifisch, da auch Fieber, Aufregung und Schmerzen eine Erhöhung hervorrufen können.

Der nicht-invasiv gemessene Blutdruck eignet sich nur sehr schlecht zur Beurteilung der Kreislaufsituation. Nicht passende Manschetten und Bewegungen führen zu falschen Messwerten. Der Blutdruck spiegelt zudem vor allem den peripheren Widerstand und nicht die intravasale Füllung wider. Die Erhöhung der Herzfrequenz führt zu einer Steigerung des Herzzeitvolumens und wie in Abbildung 1 dargestellt zu einem lange stabilen Blutdruck. Bei Abfall des Blutdrucks ist die Dekompensation häufig bereits so weit fortgeschritten, dass eine Reanimationssituation auftreten kann. Kinder können sich bereits in einer manifesten Schocksituation befinden und trotzdem einen normalen altersentsprechenden Blutdruck aufweisen!

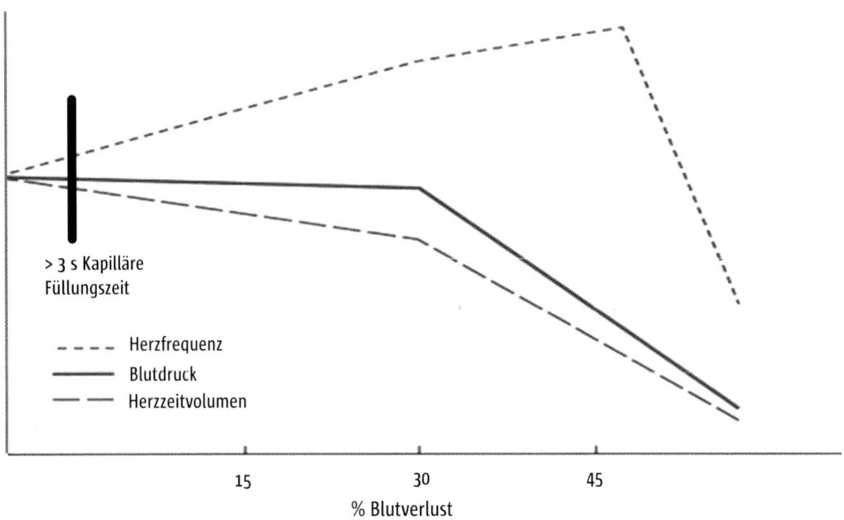

Abb. 1 Verlauf von Herzfrequenz, Blutdruck und Herzzeitvolumen im Rahmen eines Schocks (modifiziert nach [1])

Differenzialdiagnostisch treten gestaute Jugularvenen, Rasselgeräusche oder eine Hepatomegalie häufig im Rahmen kardialer Ursachen eines Schocks auf, während Stridor und/oder Urtikaria für einen anaphylaktischen Schock sprechen. Fieber und eine Infektion in der Anamnese lassen bereits an einen septischen Schock denken.

Eine Beurteilung des Bewusstseins als spätes Zeichen des Schocks sollte mittels Glasgow Coma Scale (GCS) oder AVPU-Score erfolgen (7).

Zur weiteren Differenzierung der Schockursache sowie orientierenden Beurteilung des Füllungszustandes, der Kontraktilität des Herzens und zum Ausschluss einer Perikardtamponade ist eine zeitnahe Echokardiografie notwendig.

2.2 Initiale Therapie bei unklarer Schockursache

Zur schnellen Erfassung und der Therapie des zugrunde liegenden Problems sollte auch bei Kindernotfällen eine strukturierte Beurteilung gemäß ABCDE-Algorithmus nach den Empfehlungen des European Resuscitation Council (ERC) erfolgen (9). Unabhängig von der Schockursache muss die Therapie zur Stabilisierung des Kreislaufs unmittelbar beginnen, um einen Herz-Keislaufstillstand im weiteren Verlauf zu verhindern. Die initialen Therapieprinzipien wie Öffnen und Stabilisieren der Atemwege, Sauerstoffgabe und Beatmung stehen bei „AB" im Vordergrund. Nach Feststellen eines Kreislauf-„C"-Problems muss schnellstmöglich eine ggf. repetitive Bolusgabe von 10–20 ml/kgKG einer kristalloiden Lösung (z.B. balancierten, isotonischen Vollelektrolytlösung [VEL]) intravenös erfolgen. Da die Anlage eines intravenösen Zugangs bei Kindern insbesondere im Schock schwierig sein kann und zudem gemäß den Empfehlungen ein Zugang innerhalb von max. 1 Minute nach Feststellen eines Kreislaufproblems etabliert sein soll, ist ein intraossärer (i.o.) Zugang häufig Zugang der ersten Wahl. Der bevorzugte Punktionsort ist im Kindesalter der proximale, anteromediale Anteil der Tibia, ca. 1–2 Querfinger unterhalb der Tuberositas tibae. Ggf. kann ein zweiter Zugang an der Gegenseite bzw. im distalen Anteil der Tibia, am Malleolus medialis gelegt werden. Die Punktion am Humerus ist etwas komplizierter und wird nur in Ausnahmefällen (z.B. Unterschenkelfrakturen) durchgeführt. Aufgrund des knorpeligen Aufbaus des Sternums ist die Punktion hier kontraindiziert. Die untenstehende Auflistung zeigt einige praktische Tipps zur Anlage eines i.o. Zugangs im Kindesalter (6, 8).

Praktische Tipps zur Anlage eines i.o. Zugangs im Kindesalter

1. *Desinfektion Punktionsstelle*
2. *Unterlagerung des Knies mit einer Stoffrolle*
3. *Ertasten der Tuberositas tibae und aufsuchen der Punktionsstelle 1–2 Querfinger distal*
4. *Ertasten des medialen und lateralen Rand der Tibia*
5. *Ansetzen des I.O. Bohrers senkrecht in der Mitte der Tibia und durchstechen der Haut*
6. *Verschwindet die erste schwarze Markierung bereits in der Haut muss die nächstgrößere Nadel verwendet werden*

7. *Nach Widerstandverlust bei Durchtritt durch die Kortikalis Bohren stoppen und Nadel abziehen*
8. *Feste und Korrekte Lage der Nadel (zwischen den beiden schwarzen Markierungen) überprüfen*
9. *Aspiration von Blut möglich aber nicht zwingend für Beurteilung der korrekten Lage*
10. *Vorspülen mit min. 10 ml NaCl 0,9% anschließend Applikation Medikamente*
11. *Jede Medikamentenapplikation muss mit 10 ml NaCl 0,9% nachgespült werden.*

Nach Applikation des ersten (und jedes weiteren) Volumenbolus sollte eine Reevaluation der Kreislaufsituation mit Beurteilung von KFZ, Herzfrequenz, Hautkolorit erfolgen. Ist die KFZ weiterhin verlängert, sollten weitere Volumenboli (10–20 ml/kgKG) appliziert werden. Bei V.a. das Vorliegen eines kardiogenen Schocks bzw. bei ausbleibender Verbesserung der Kreislaufsituation – sog. volumenrefraktärer Schock – sollten frühzeitig Katecholamine zur Stabilisierung eingesetzt werden. Katecholamine der ersten Wahl sind hier Adrenalin und Noradrenalin. Beide erhöhen den peripheren Widerstand und wirken positiv inotrop. In Tabelle 2 ist eine einfache Formel zur Berechnung der Laufrate einer Perfusorspritze dargestellt.

Eine Zusammenfassung der initialen Therapiemaßnahmen und der weiteren Therapie in Abhängigkeit von der Schockursache zeigt Abbildung 2.

Tab. 2 Laufrate Katecholaminperfusor

Katecholaminperfusor	Infusionsrate (ml/h)	Dosierung
1 mg Adrenalin ad 50 ml NaCl 0,9% (= 0,02 mg/ml)	Körpergewicht (kg)/3	0,1 µg/kg/min
1 mg Noradrenalin ad 50 ml NaCl 0,9% (= 0,02 mg/ml)	Körpergewicht (kg)/3	0,1 µg/kg/min

2.3 Schockformen im Kindesalter

Analog zu den Erwachsenen kann der Schock nach seiner Ursache in verschiedene Unterformen unterteilt werden:

- Hypovolämer Schock
- Distributiver Schock
- Kardiogener Schock
- Obstruktiver Schock

2.3.1 Hypovolämer Schock

Der hypovoläme Schock ist die häufigste Schockform im Kindesalter. Durch den Verlust von Körperflüssigkeiten z.B. im Rahmen einer Dehydratation oder einer (traumatischen) Blutung kann sich rasch ein Kreislaufversagen entwickeln. Die wichtigsten Therapiemaßnahmen sind die intravenöse Volumensubstitution bzw. beim hämorrhagischen Schock die unmittelbare Blutstillung, ggf. Gabe von Tranexamsäure

0 Min.

Erkennen Schock
Kapilläre Füllungszeit > 3 s, kühle, blasse oder marmorierte Haut, schwache/fehlende periphere Pulse, Tachykardie/Bradykardie, verminderte Vigilanz

1–15 Min.

Vorgehen nach ABCDE-Algorithmus
Freimachen und Offenhalten der Atemwege, O_2 Gabe, ggf. Beatmung
Monitoring: EKG, Pulsoxymetrie, (Blutdruck)
Etablierung venöser/intraössärer Zugang innerhalb 1 Minute, ggf. 2. i.v./i.o. Zugang

1. Volumenbolus 10–20 ml/kgKG kristalloide Lösung (z.B. VEL)

Reevaluation
Ziel: KFZ < 3 s, warme, rosige Haut, kräftige periphere Pulse, Herzfrequenz ↓, (normaler Blutdruck), verbesserte Vigilanz

15–30 Min.

inadäquates Ansprechen → **2. Volumenbolus 10–20 ml/kgKG kristalloide Lösung (z.B. VEL)**

adäquates Ansprechen → **Überwachung und weitere Therapie nach Ursache**

Anaphylaktischer Schock	Septischer Schock	Hämorrhagischer Schock	Kardiogener Schock	Obstruktiver Schock
1. Adrenalin (0,01 mg/kg i.m.) 2. Antihistaminika 3. Steroide	▪ Antibiotika i.v. ▪ Katecholamine	▪ Blutung stoppen ▪ Tranexamsäure ▪ Blutprodukte	frühzeitig Katecholamine CAVE: Volumenüberladung	▪ Spannungsneumothorax: Nadeldekompression ▪ Perikardtamponade: Perikardpunktion Neugeborene: Prostaglandin E_1

30–60 Min.

3. Volumenbolus 10–20 ml/kg kristalloide Lösung (z.B. VEL)

inadäquates Ansprechen = volumenrefraktärer Schock

1 mg Adrenalin oder Noradrenalin ad 50 ml NaCl 0,9% (= 0,02 mg/ml)
Körpergewicht/3 = Infusionrate ml/h = 0,1 µg/kg/min

Reevaluation der Schockform

Abb. 2 Allgemeines und ursachenabhängiges Schockmanagement (modifiziert nach [2, 13])

(Antifibrinolytikum) und die Substitution von Blutprodukten. Eine übermäßige Zufuhr kristalloiden Volumens (max. 20–40 ml/kgKG) sollte vermieden werden, um eine Dilution zu vermeiden (6, 8).

2.3.2 Distributiver Schock

Die Verschiebung des Blutvolumens in den Extravasalraum und in Kapazitätsgefäße führt zu einem distributiven Schock. Dabei unterscheidet man nach der Ursache den septischen, anaphylaktischen und neurogenen Schock.

Septischer Schock

Als septischen Schock bezeichnet man das Vorliegen einer Sepsis mit Herz- Kreislaufversagen. Infektiöse Mikroorganismen oder deren Endotoxine führen zu einer systemischen Inflammationsreaktion (SIRS = Systemic Inflammatory Response Syndrom) mit Fieber oder Hypothermie, Tachykardie, Tachypnoe, Leukozytose/Leukopenie bis hin zum septischen Schock mit möglichem Multiorganversagen. Endscheidend für das Outcome des septischen Schocks sind das frühzeitige Erkennen, die rasche und aggressive Flüssigkeits- und Katecholamintherapie und eine unmittelbare kalkulierte Antibiotikatherapie (4).

Anaphylaktischer Schock

Im Rahmen einer allergischen Reaktion kann es durch massive Ausschüttung von Histamin und anderen Mediatoren, die zur Vasodilatation, Tachykardie und relativen Volumenmangel führen zum anaphylaktischen Schock kommen. Je nach Schweregrad der anaphylaktischen Reaktion erfolgt eine Unterteilung in Grad I–IV (s. Tab. 3).

Die Gabe von Adrenalin (0,01 mg/kg KG) intramuskulär stellt neben dem Beenden der Allergenzufuhr die einzige kausale Therapie dar. Antihistaminika und Steroide können supportiv verabreicht werden, dürfen aber keinesfalls die Initialtherapie verzögern zumal deren Wirkung erst nach 30 Minuten eintritt (12).

Tab. 3 Schweregradskala zur Klassifizierung anaphylaktischer Reaktionen (modifiziert nach 11)

Grad	Haut- und subjektive Allgemeinsymptome	Abdomen	Respirationstrakt	Herz-Kreislaufsystem
I	Juckreiz, Flush, Urtikaria, Angioödem			
II	Juckreiz, Flush, Urtikaria, Angioödem	Nausea, Krämpfe, Erbrechen	Rhinorrhoe, Heiserkeit, Dyspnoe	Tachykardie (Anstieg > 20/min), Hypotension (Abfall > 20 mmHg systolisch), Arrhythmie
III	Juckreiz, Flush, Urtikaria, Angioödem	Erbrechen, Defäkation	Larynxödem, Bronchospasmus, Zyanose	Schock
IV	Juckreiz, Flush, Urtikaria, Angioödem	Erbrechen, Defäkation	Atemstillstand	Kreislaufstillstand

Neurogener Schock

Nach spinalem oder kranialem Trauma kann ein neurogener Schock im Rahmen einer vegetativen Imbalance auftreten. Die Therapie besteht in der Volumensubstitution und ggf. Katecholamintherapie (3).

2.3.3 Kardiogener Schock

Verminderte myokardiale Kontraktilität mit reduziertem Schlag- und Minutenvolumen und letztlich verminderter Sauerstoffversorgung des Gewebes führt zu einem kardiogenen Schock. Dieser kann z.B. im Rahmen von Myokarditiden, Kardiomyopathien und Herzrhythmusstörungen auftreten. Da sich bei dieser Schockform die Pumpfunktion des Herzens durch Volumengabe verschlechtert, darf die Volumensubstitution nur restriktiv durchgeführt werden. Eine frühzeitige Echokardiografie zur Diagnosestellung und anschließenden differenzierten Katecholamintherapie ist notwendig (8).

2.3.4 Obstruktiver Schock

Die obstruktiven Schockformen werden häufig als eine Sonderform des kardiogenen Schocks dargestellt, unterscheiden sich aber wesentlich in der Pathophysiologie und Therapie. Herzvitien mit Linksobstruktion (z.B. Hypoplastisches Linksherzsyndrom, kritische Aortenisthmusstenose) können nach postnatalem Duktusverschluss zu einem obstruktiven Schock führen. Durch das Wiedereröffnen des Duktus mit Prostaglandin E_1 kann die Systemperfusion wiederhergestellt werden.

Weitere Ursachen für einen obstruktiven Schock können eine Lungenembolie (im Kindesalter selten), ein Spannungspneumothorax oder eine Perikardtamponade sein. Eine Lysetherapie bzw. die Drainageanlage stellt hier jeweils die Therapie der Wahl dar (6, 8).

Take home messages:

- *Das Erkennen des Schocks im Kindesalter stellt häufig eine besondere Herausforderung dar.*
- *Das frühzeitige Erkennen und die unmittelbare Therapie sind entscheidend für die Prognose.*
- *Die verlängerte kapilläre Füllungszeit (> 3 s) ist ein sensitives Zeichen für ein Herz-Kreislaufversagen.*
- *Ein intravenöser/intraossärer Zugang sollte innerhalb 1 Minute etabliert werden.*
- *Volumenbolus 10–20 ml/kg kristalloide Lösung (z.B. VEL)*
- *frühzeitige Katecholamintherapie mit Adrenalin und/oder Noradrenalin*
- *Eine echokardiografische Untersuchung ist zur Differenzialdiagnose und Katecholamintherapie notwendig.*
- *Beim anaphylaktischen Schock ist die frühzeitige i.m. Applikation von Adrenalin indiziert.*

Literatur

1. Avarello JT, Cantor RM (2007) Pediatric major trauma: an approach to evaluation and management. Emerg Med Clin North Am 25(3): 803–36, x. doi:10.1016/j.emc.2007.06.013
2. Charmeides L, Samson RA, Schexnayder SM et al. (2011) Pediatric Advanced Life Support (PALS).
3. Chesnut RM, Gautille T, Blunt BA, Klauber MR, Marshall LF (1998) Neurogenic hypotension in patients with severe head injuries. J Trauma 44(6): 958–63; discussion 963–4. doi:10.1097/00005373-199806000-00003
4. Davis AL, Carcillo JA, Aneja RK et al (2017) American College of Critical Care Medicine Clinical Practice Parameters for Hemodynamic Support of Pediatric and Neonatal Septic Shock. Crit Care Med 45(6): 1061–1093. doi:10.1097/CCM.0000000000002425
5. Eich C, Russo SG, Heuer JF, Timmermann A, Gentkow U, Quintel M, Roessler M (2009) Characteristics of out-of-hospital paediatric emergencies attended by ambulance- and helicopter-based emergency physicians. Resuscitation 80(8): 888–892. doi:10.1016/j.resuscitation.2009.05.008
6. Emmel M, Hoffmann F, Dohna-Schwake C. et al (2020) Schock im Kindesalter – viele Ursachen und schwierig zu erkennen. Monatsschr Kinderheilkd (168): 118–119
7. Hoffmann F, Schmalhofer M, Lehner M, Zimatschek S, Grote V, Reiter K (2016) Comparison of the AVPU Scale and the Pediatric GCS in Prehospital Setting. Prehosp Emerg Care 20(4): 493–498. doi:10.3109/10903127.2016.1139216
8. Löllgen R, Szabo L (2015) Schock im Kindesalter. Med Klin Intensivmed Notfmed (110): 338–345
9. Maconochie IK, Caen AR de, Aickin R, Atkins DL, Biarent D, Guerguerian A-M, Kleinman ME, Kloeck DA, Meaney PA, Nadkarni VM, Ng K-C, Nuthall G, Reis AG, Shimizu N, Tibballs J, Pintos RV (2015) Part 6: Pediatric basic life support and pediatric advanced life support: 2015 International Consensus on Cardiopulmonary Resuscitation and Emergency Cardiovascular Care Science with Treatment Recommendations. Resuscitation 95: e147–68. doi:10.1016/j.resuscitation.2015.07.044
10. Nicolai T, Hoffmann F (2018) Kindernotfall ABC: Kompendium für Notärzte und Kindernotärzte, 3. Aufl. Springer, Berlin, Heidelberg
11. Ring J, Messmer K (1977) Incidence and severity of anaphylactoid reactions to colloid volume substitutes. Lancet 1(8009):466–469. doi:10.1016/s0140-6736(77)91953-5
12. Sicherer SH, Simons FER (2017) Epinephrine for First-aid Management of Anaphylaxis. Pediatrics 139(3). doi:10.1542/peds.2016-4006
13. Weiss SL, Pomerantz WJ (2020) Septic shock in children: Rapid recognition and initial resuscitation (first hour). URL: https://www.uptodate.com/contents/septic-shock-in-children-rapid-recognition-and-initial-resuscitation-first-hour?search=septic%20shock%20in%20children&source=search_result&selectedTitle=1~150&usage_type=default&display_rank=1#H19450291 (abgerufen am 17.08.2020)
14. Zink W, Bernhard M, Keul W et al. (2004) Invasive Notfalltechniken in der Notfallmedizin. Praxisorientierte Ausbildungskonzepte für Sicherung der notärztlichen Qualifikation. Anaesthesist 53(11): 1086–1092

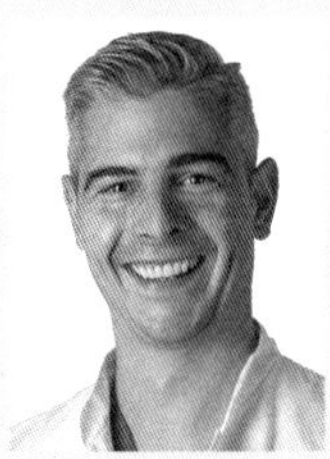

Dr. med. Martin Olivieri

Nach dem Medizinstudium in Innsbruck Facharztausbildung an der Kinderklinik und Kinderpoliklinik am Dr. von Haunerschen Kinderspital, LMU Klinikum München. 2011 Zusatzbezeichnung Notfallmedizin, 2012 Facharzt für Kinder- und Jugendmedizin, 2014 Zusatzbezeichnung Hämostaseologie, 2015 Zusatzbezeichnung Pädiatrische Intensivmedizin. Seit 2014 Leiter der 1. Pediatric Stroke Unit in Deutschland (Pilotprojekt) und seit 2016 Funktionsoberarzt auf der Kinderintensivstation (KIPS) am Dr. von Haunerschen Kinderspital. EPALS Instruktor, CRM Trainer für Pädiatrisches Simulationstraining, Kindernotarzt.

3 Vergiftungen beim Kleinkind – Panik oder Ruhe bewahren?

Hans Jörg Bräunig und Andreas Schaper

Einen Schluck vom Reiniger unter der Spüle probiert, die Tabletten von Oma und Opa genascht oder die leuchtend roten Beeren vom Gartenbaum gegessen – im Alltag kann es bei Kleinkindern schnell zu Vergiftungen kommen.

In diesen Situationen gilt es, wie in jedem Notfall, Ruhe zu bewahren und gleichzeitig schnell und zielgerichtet zu handeln. Um zu klären, ob eine Vergiftung vorliegt und um Fragen zu Diagnostik und Therapie zu beantworten, beraten in Deutschland acht Giftinformationszentren, die von medizinischen Laien und Fachanfragenden (Notarzt, Rettungsdienst, niedergelassene Ärzte und Krankenhäuser) konsultiert werden können. Für die vier norddeutschen Bundesländer Bremen, Hamburg, Niedersachsen und Schleswig-Holstein ist das Giftinformationszentrum-Nord (GIZ-Nord) zuständig. Die vorwiegend telefonische Beratung erfolgt durch speziell ausgebildete (Fach-)Ärzte*innen und Gesundheits- und Krankenpfleger*innen.

3.1 Vergiftungen beim Kleinkind – Überblick und Grundlagen der Therapie

Kleinkinder stellen die mit Abstand größte Patientengruppe des GIZ-Nord dar. Im Jahr 2019 erreichten uns 19.259 Anfragen zu Vergiftungen im Alter von 0 bis 4 Jahren, dies entspricht einem Anteil von 45% der Gesamtanfragen (s. Abb. 1).

Hinsichtlich der Noxengruppe nehmen die chemischen Produkte mit 35% den größten Anteil an den Vergiftungsanfragen ein. Arzneimittel sind in 25% und Pflanzen in 15% Grund für eine Beratung (s. Abb. 2).

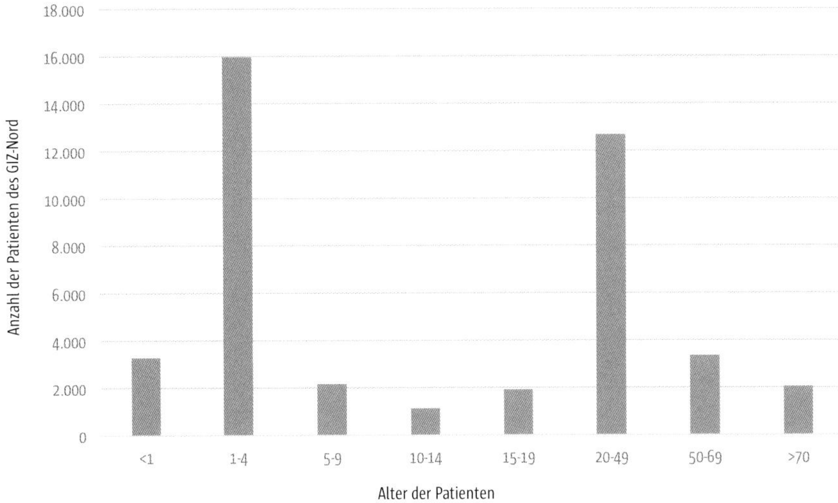

Abb. 1 Anzahl der Patienten des GIZ-Nord nach Altersgruppen für das Jahr 2019 (n = 42.522)

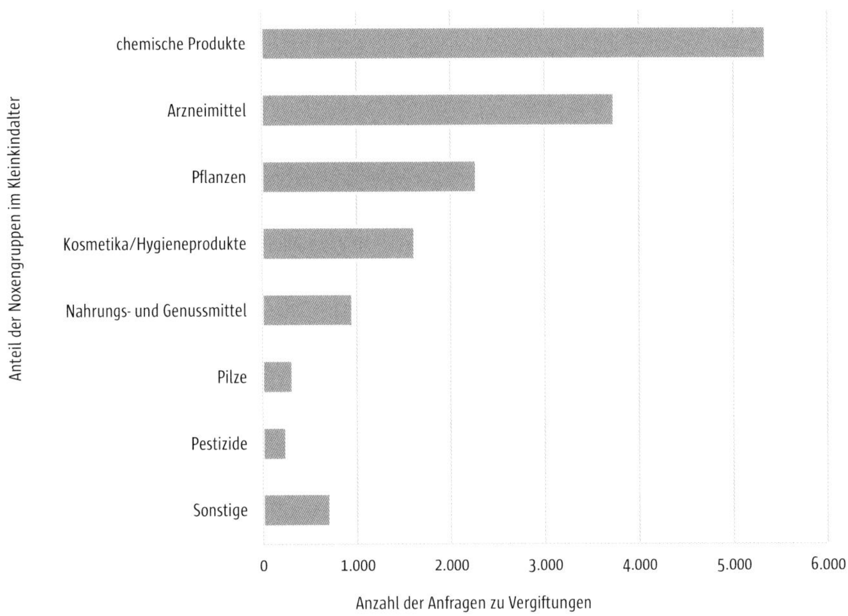

Abb. 2 Anteil der Noxengruppen im Kleinkindalter (Daten des GIZ-Nord aus dem Jahr 2019, n = 19.259)

Um eine fundierte und zeitnahe Beratung zu ermöglichen, benötigen die Fachberater grundlegende Informationen vom Anrufer:

- Alter, Körpergewicht und Geschlecht des Patienten
- möglichst genaue Bezeichnung der Noxe (z.B. nach Möglichkeit nicht „Badreiniger")

Tab. 1 Antidota der relevanten Noxen im Kleinkindalter

Noxe	Antidot
Amatoxin („Knollenblätterpilz“)	Silibilin
Atropin	Physostigmin, Neostigmin
Benzodiazepine	Flumazenil
Digitalis	Digitalis-Antikörper
Eisen	Deferoxamin
Flusssäure	Kalziumglukonat
Methanol/Ethylenglykol	Fomepizol, Ethanol
Organophosphate	Atropin, Oxime
Opiode	Naloxon
Paracetamol	Acetylcystein
Phenprocoumon (Marcumar®)	Vitamin K
verschiedene Schwermetalle	DMPS (Dimercaptopropansulfonat)

- maximal aufgenommene Menge der Noxe
- Latenz der Exposition, ggf. Dauer der Exposition
- Symptomatik und ggf. Angaben zu klinischer Untersuchung und Vorerkrankungen

Im Folgenden werden therapeutische Maßnahmen sowie häufige Noxen bei Kleinkindern mit ihrer typischen Symptomatik erläutert. Neben der symptomatischen Therapie existieren drei Grundpfeiler der spezifischen Behandlung bei Vergiftungen („Drei-Säulen-Modell“ der klinischen Toxikologie) (1).

1. Primäre Giftentfernung
2. Sekundäre Giftentfernung
3. Gabe von Antidota (s. Tab. 1)

3.1.1 Primäre Giftentfernung

Ziel der primären Giftentfernung ist die Resorption einer aufgenommenen Noxe zu vermindern. Zu den Maßnahmen zählen die **Magenspülung** und die orale **Applikation medizinischer Kohle**.

Beide Maßnahmen gehen mit einem nicht unerheblichen Risiko für den Patienten (bspw. einer Aspirationspneumonie) einher. Ihre Durchführung bedarf einer genauen Indikationsstellung mit sorgfältiger Nutzen-Risiko-Analyse, dazu ist der Kontakt mit einem Giftinformationszentrum anzustreben. Der potenzielle Nutzen von Magenspülung und Kohleapplikation zur Primären Giftentfernung nimmt im zeitlichen Verlauf ab. Ihr empfohlener Einsatz ist daher, mit wenigen Ausnahmen, auf eine Stunde nach der Ingestion begrenzt (2, 3). Besondere Vorsicht ist bei Konstellationen mit nicht sicherem Atemweg und erhöhter Aspirationsgefahr geboten. Bei Bewusstseinseintrübung (z.B. nach Einnahme entsprechender ZNS-wirksamer Substanzen) und Fehlen adäquater Schluckreflexe dürfen Magenspülung sowie Kohleapplikation nur nach Atemwegssicherung durch Intubation erfolgen (2, 3). Gemeinsame Kontraindikationen umfassen u.a. die Ingestion von ätzenden Substanzen und Flüssigkeiten mit hohem Aspirationspotenzial (z.B. flüssige Kohlenwasserstoffe wie Lampenöle und Benzin) (2, 3).

Der therapeutische Nutzen einer Magenspülung wird heute zurückhaltend bewertet. Ihre Durchführung, insbesondere im Kindesalter, ist zu einer Rarität geworden und sollte nur in Einzelfällen bei lebensbedrohlichen oralen Vergiftungen erwogen werden (3). Eine Gastroskopie mit endoskopischer Bergung kann bei bestimmten Noxen eine alternative Therapiemaßnahme sein. Provoziertes Erbrechen wird praktisch als obsolet betrachtet (4).

Die Indikation zur Aktivkohlegabe kann bei Ingestion einer toxischen Dosis einer Substanz, die an Kohle bindet, gestellt werden – vornehmlich bei potenziell mittelschwerer oder schwerer Vergiftung (2, 5). Nicht oder nicht ausreichend adsorbiert werden u.a.: Alkohole, organische Lösungsmittel, Säuren und Laugen, Metalle und ihre anorganischen Verbindungen (bspw. Lithium und Eisen). Die Dosierung richtet sich entweder nach dem Körpergewicht des Kindes (0,5 bis 1 g/kg KG) oder nach der Menge der ingestierten Noxe (Kohlemenge 10- bis 40-fach über der Giftmenge), wenn diese in geringeren Mengen vorliegt (2, 6). Abseits der frühzeitigen Gabe innerhalb der ersten Stunde nach Ingestion, sollte eine spätere Gabe nur in Einzelfällen (z.B. bei Retardpräparaten) erwogen werden (5).

3.1.2 Sekundäre Giftentfernung

Ziel der sekundären Giftentfernung ist die beschleunigte Elimination einer bereits resorbierten Noxe aus dem Körper; sie ist bei Kleinkindern selten erforderlich. Beispiel hierfür ist die verspätete und **repetitive Gabe von Aktivkohle**, die bei fünf Medikamenten mit ausgeprägtem enterohepatischem Kreislauf (Carbamazepin, Theophyllin, Dapson, Phenobarbital und Chinin) indiziert sein kann (7). Weitere Therapiemaßnahmen der sekundären Giftentfernung sind: Urin-Alkalisierung, Hämodialyse, Hämoperfusion oder MARS (Molecular Adsorbent Recirculating System) (4).

3.2 Vergiftungen beim Kleinkind – die häufigsten Noxen

3.2.1 Chemische Produkte

Reinigungsmittel

Die Anfragen zu dieser Produktgruppe sind sehr häufig. Insbesondere bei Reinigungsmitteln ist der genaue Produktname wichtig, damit eine produktindividuelle Beratung erfolgen kann. Übergeordnet werden zwei Gruppen von Reinigungsmitteln unterschieden (Beispiele):

- ätzende Produkte
  - Backofen-, Grill- und Rohrreiniger
  - industrielle Reiniger
  - Melkmaschinenreiniger
  - Stein- und Fliesenreiniger

- reizende Produkte
  - handelsübliche tensidhaltige Reinigungsmittel (Handspülmittel, Waschmittel, Weichspüler, Glasreiniger, Spülmaschinentabs)

Die Ingestion einer ätzenden Substanz ist ein Notfall. Das Kind sollte, sofern möglich, sofort schluckweise etwas Flüssigkeit zur Spülung der Schleimhäute zu sich nehmen. Erbrechen sollte unbedingt vermieden werden. Die Gabe von Kortikoiden ist umstritten. Vor allem die Schleimhaut des Ösophagus ist gefährdet. Fehlende Ätzspuren im Mund schließen eine Schädigung nicht aus. Im Verlauf sind ggf. eine Endoskopie oder chirurgische Maßnahmen notwendig. Weniger gefährlich und viel häufiger ist die Aufnahme kleiner Mengen eines schleimhautreizenden Tensidproduktes. In Abwesenheit von Symptomen ist gewöhnlich eine häusliche Beobachtung bei Gabe von etwas Flüssigkeit (stilles Wasser/Tee) und eines Entschäumers (z.B. Dimeticon) ausreichend. Besteht der Verdacht auf eine Aspiration, sollte das Kind ärztlich vorgestellt werden.

Haushaltsentkalker

Anfragen zu dieser Produktgruppe erfolgen fast täglich. Meist wird der Wasserkocher entkalkt und mit diesem Entkalkungswasser versehentlich Säuglingsnahrung zubereitet. Der Großteil der handelsüblichen Produkte ist reizend und eine Exposition überwiegend unproblematisch. Anhand der aufgenommenen Menge des Produktes und dem Körpergewicht des Kindes kann berechnet werden, ob eine Azidose ausgeschlossen werden muss. Handelt es sich um einen ätzenden Entkalker, so ist das weitere Vorgehen von Menge, Verdünnung und Symptomatik des Kindes abhängig.

3.2.2 Arzneimittel

Acetylsalicylsäure

Eine Überdosierung von Acetylsalicylsäure führt häufig zu gastrointestinalen Symptomen, Schwindel und zur Beeinträchtigung des Hörvermögens. Bei (mittel-)schweren Vergiftungen kommt es regelmäßig zu einer Hyperventilation und es kann zunächst eine Alkalose und später eine metabolische Azidose in den Vordergrund treten. Hinzu kommen neurologische Symptome (Benommenheit, Delir, Krampfanfälle), kardiale Symptome sowie Leber- und Nierenschäden. Bis zu einer Menge von 75 mg/kg bei Säuglingen und 100 mg/kg bei anderen Altersstufen ist bei asymptomatischen Patienten keine Therapie erforderlich. Bei darüber hinausgehender Ingestionsmenge ist eine stationäre Überwachung und ggf. Therapie indiziert (8).

Paracetamol

Überdosierungen führen neben gastrointestinalen Symptomen insbesondere zu Leberzellschäden. Mit Acetylcystein steht ein wirksames und zumeist gut verträgliches Antidot zur Verfügung (9). Die Grenzwerte zur Antidotgabe sind abhängig davon, ob der Patient gesund ist (Grenzwert: 150 mg/kg KG), zu einer Risikogruppe (bspw. Früh- und Neugeborene, hohes Fieber, Nahrungskarenz) gehört (Grenzwert: 100 mg/kg KG) oder ob eine protrahierte Einnahme vorliegt (Grenzwert 80 mg/kg KG) (8). Ein Paracetamol-Spiegel, gemessen ≥ 4 h nach Einnahme, kann in einigen Fällen zur Klärung der Antidot-Indikation dienen.

Nasentropfen

Während die Ingestion von Nasentropfen mit isotonischer Kochsalzlösung unproblematisch ist, liegen bei Xylometazolin-haltigen Präparaten folgende Überwachungsgrenzwerte vor:

- Säuglinge bis zu 1 Monat sollten bei jeder Überdosierung überwacht werden
- Säuglinge > 1 Monat: klinische Überwachung ab 0,1 mg/kg KG
- Kinder ab 1 Jahr: klinische Überwachung ab 0,2 mg/kg KG

Typische Symptome sind: Somnolenz, Erbrechen, Blässe, Tachykardie und seltener Hypertension (8). Wird ein Kind symptomatisch, sollte in jedem Fall eine Arztvorstellung erfolgen. Im Rahmen der Anwendung bei Neugeborenen und jungen Säuglingen sind zudem schwerwiegende Nebenwirkungen (Bradykardie, Hypothermie, Apnoen, Koma und schockähnlicher Blutdruckabfall) beschrieben worden, sodass hier besondere Vorsicht geboten ist (10, 11).

Betablocker und Calciumantagonisten

Bei der versehentlichen Einnahme eines Betablockers oder Calciumantagonisten, sollte in jedem Fall ein Giftinformationszentrum kontaktiert werden, um zu klären, ob eine stationäre Überwachung notwendig oder eine häusliche Beobachtung möglich ist. Neben der kardiodepressiven Wirkung ist bei Betablockern zu beachten, dass diese bei Kleinkindern Hypoglykämien induzieren können. Eine regelmäßige Kohlenhydratzufuhr und ggf. BZ-Kontrollen sind daher notwendig (12).

Ovulationshemmer/Kontrazeptiva

Diese enthalten Östrogene und Gestagene oder nur Gestagene (Minipille) und werden häufig gut zugänglich gelagert. Bei schlechter Korrelation zur eingenommenen Menge kommt es mitunter nach 12 bis 24 Stunden zu Übelkeit und Erbrechen. Bis zur Einnahme einer Monatspackung sind keine weiteren Symptome zu erwarte (8).

3.2.3 Pflanzen

Wichtigste Maßnahme bei dem Verdacht auf eine Intoxikation nach Ingestion/Kontakt mit einer Pflanze ist die Identifikation der Pflanze (z.B. durch einen Gärtner).

Einblatt (Spatiphyllum)

Das Einblatt ist wie das Fensterblatt, die Efeutute und Dieffenbachie eine typische Zimmerpflanze aus der Familie der Aronstabgewächse (Araceae). Diese enthalten in unterschiedlichem Ausmaß Oxalsäure und nadelförmige Kristalle aus Calciumoxalat (Raphide), welche sich in sogenannten „Schießzellen“ befinden und durch mechanischen Druck wie Kauen oder Zerbeißen herausschießen. Die Folge können schmerzhafte Haut- oder Schleimhautläsionen und eine ausgeprägte Freisetzung von Histamin aus Mastzellen sein. Nach der Ingestion ist die wichtigste und oft ausreichende Maßnahme die Gabe von kühlen Getränken. Symptome umfassen Speichelfluss, Übelkeit, Erbrechen, kolikartige Bauchschmerzen und Durchfall. Ist eine halbe Stunde symptomlos vergangen, sind keine wesentlichen Beschwerden mehr zu erwarten.

In Einzelfällen können jedoch schwere Schleimhautschwellungen bis hin zum Glottisödem eine symptomatische Notfalltherapie notwendig machen. Nach Augenkontakt sollte sofort eine Spülung mit lauwarmem Wasser und anschließend eine ophthalmologische Vorstellung erfolgen (8, 13).

Eibe

Die Eibe zählt zu den typischen Gartenbäumen. Vor allem die roten Beeren sind für Kleinkinder attraktiv. Der rote Samenmantel ist ungiftig; alle anderen Teile der Pflanze enthalten als toxische Inhaltsstoffe Taxin und Taxanderivate. Neben gastrointestinalen Beschwerden umfasst die Symptomatik Herzkreislaufstörungen, Leber- und Nierenschäden und Affektionen des Zentralnervensystems. Nach Ingestion größerer Mengen der Pflanze in suizidaler Absicht sind Todesfälle möglich; im Kleinkindalter sind schwere Verläufe eine Seltenheit. Ab drei zerbissenen Fruchtsamen sollte die Gabe von Aktivkohle diskutiert werden. Während die Ingestion der roten Eibenbeeren in der Regel unproblematisch ist, sollte jede Ingestion von Nadeln ernst genommen und ggf. stationär überwacht werden (8).

Pilze

Die akzidentelle Pilzingestion tritt saisonal gehäuft auf. In den meisten Fällen ist die exakte botanische Bezeichnung des Pilzes den Eltern nicht bekannt. Das Giftinformationszentrum vermittelt zur Identifikation Pilzsachverständige und empfiehlt weitere diagnostische oder therapeutische Maßnahmen.

3.2.4 Sonstige häufige Noxen

Nikotin

Die akzidentelle Ingestion von Zigaretten oder Kippen ist eine häufige und in den meisten Fällen unproblematische Exposition. Problematischer ist die Aufnahme von Zigarre, Kautabak, Schnupftabak, Tabaksud, Nikotin-Pflaster/-Kaugummi, hier kann das Nikotin schneller resorbiert werden. Nikotin ist ein toxisches Alkaloid mit vorwiegend stimulierender, in hohen Dosen jedoch auch lähmender Wirkung auf das Zentralnervensystem. Im Vordergrund stehen meist gastrointestinale Symptome. Darüber hinaus können Blässe, seltener auch Hautrötungen, vermehrter Speichelfluss, Schwitzen, Tachykardie, leichte Benommenheit und Zittrigkeit auftreten. Die schwere Vergiftung ist gekennzeichnet durch Somnolenz bis Koma, Blutdruckabfall, Krampfanfälle und Atemdepression sowie Muskelfaszikulationen. Die Therapie erfolgt rein symptomatisch (13).

Silicagel

Silicagel ist als hygroskopisches Trocknungsmittel weitverbreitet. Da die kleinen Beutel oft mit der Aufschrift „do not eat“ oder sogar mit einem Totenkopf versehen sind, werden die Giftinformationszentren häufig bezüglich dieser unproblematischen Noxe konsultiert. Es handelt sich um das chemisch inerte und praktisch ungiftige Siliciumdioxid. Alternativ kann Calciumoxid als Trocknungsmittel vorkommen, welches Schleimhautreizungen bis -verätzungen auslösen kann und symptomatisch therapiert wird.

Take home messages:

- *Vergiftungsfälle im Kleinkindalter sind häufig.*
- *Der Großteil der Noxen sind chemische Produkte, Arzneimittel und Pflanzen.*
- *Im Vergiftungsverdachtsfall gilt es Ruhe zu bewahren und gleichzeitig schnell und zielgerichtet zu handeln.*
- *Um die mögliche Gefahr eines Vergiftungsfalles einzuschätzen und das weitere Vorgehen zu planen, sollte ein Giftinformationszentrum kontaktiert werden.*
- *Bei der Therapie können Maßnahmen der primären und sekundären Giftentfernung sowie die Gabe von Antidota indiziert sein.*

Literatur

1. Schaper A, Ceschi A, Deters M, Kaiser G. Of pills, plants, and paraquat: The relevance of poison centers in emergency medicine. Eur J Int Med 2013; 24:104–109
2. Chyka PA, Seger D. Position paper: Single-dose activated charcoal. J Toxicol Clin Toxicol 2005; 43:61–87
3. Benson BE, Hoppu K, Troutman WG, Bedry R, Erdman A, Höjer J et al. Position paper update: Gastric lavage for gastrointestinal decontamination. Clin Toxicol 2013; 51:140–146
4. Schaper A, Adams H. Akuttherapie von Intoxikationen. Anästh Intensivmed 2015; 56:164–172
5. Zellner T, Prasa D, Färber E, Hoffmann-Walbeck P. The use of activated charcoal to treat intoxications. Dtsch Arztebl Int 2019; 116:311–317
6. Olson, KR. Activated Charcoal for Acute Poisoning: One Toxicologist's Journey J Med Toxicol 2010; 6:190–198
7. American Acedemy of Clinical Toxicology, European Association of Poisons Centres and Clinical Toxicologists. Position statement and practice guidelines on the use of multi-dose activated charcoal in the treatment of acute poisoning. J Toxicol Clin Toxicol 1999; 37:6, 731–751
8. von Mühlendahl KE, Oberdisse U, Bunjes R, Brockstedt M. Vergiftungen im Kindesalter, 4. Aufl. Thieme, Stuttgart 2003
9. Buckley N A, Dawson AH, Isbister GK. Treatments for paracetamol poisoning. BMJ 2016; 353:i2579
10. Meyburg J, Kölker S, Hoffmann GF, Zilow EP. Koma bei Neugeborenen durch abschwellende Nasentropfen? Dtsch Arztebl 2006; 103:3411–3413
11. Topf HG, Schwarze B, Köhler H, Neubert A, Rascher W. Schwerwiegende Nebenwirkungen durch nasales Xylometazolin. Monatsschr Kinderheilkd 2013; 161:537–542
12. Zilker TR Klinische Toxikologie für die Notfall- und Intensivmedizin. UNI-Med-Verl., Bremen; London; Boston, Mass. 2008
13. Schaper A, Kaiser G. Kohle, Kali, Kinderklinik. Evidenzbasierte Behandlung von Vergiftungen im Kindes- und Jugendalter. Monatsschr Kinderheilkd 2014; 162:546–554

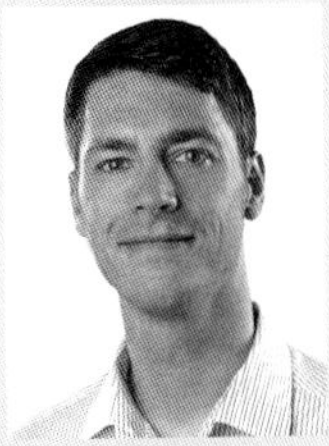

Hans Jörg Bräunig

Studium der Humanmedizin und wissenschaftliche Tätigkeit am Institut für Pharmakologie an der Medizinischen Hochschule Hannover. Basisweiterbildung auf dem Gebiet der Inneren Medizin (Seesen). Seit 2018 Weiterbildung für den Fachtitel Klinischer Toxikologe (GfKT) am Giftinformationszentrum-Nord an der Universitätsmedizin Göttingen.

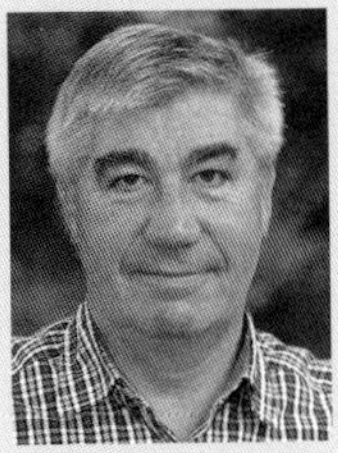

Prof. Dr. med. Andreas Schaper

Studium der Humanmedizin in Göttingen, Hamburg und London, Facharzt für Chirurgie, Spezielle Chirurgische Intensivtherapie, Klinischer Toxikologe GfKT, Venia legendi für „Klinische Toxikologie".

4 Die Kohlenmonoxid-Intoxikation beim Kind – braucht es wirklich eine Druckkammer?

Christian Grillhösl und Michael Schroth

Kohlenmonoxidvergiftungen (CO-Vergiftungen) stellen auch in der Kinder- und Jugendmedizin ein relevantes Krankheitsbild dar. Die frühzeitige Gabe von Sauerstoff gilt hier klassisch als Therapie der Wahl. Sie kann unter normobaren Bedingungen (NBOT) erfolgen. Eine weitere Steigerung bzw. Optimierung der Sauerstoffpartialdrücke kann jedoch unter hyperbaren Bedingungen in der Druckkammer (HBOT) erzielt werden. Obwohl diese Therapie vor allem bei Erwachsenen durchaus etabliert ist und hier zum Teil breite Anwendung findet, ist der klinische Nutzen in der Literatur umstritten. Vor allem aber bei Kindern wird, unter Einschränkung der geringen Erfahrung, die Indikation zur HBOT äußerst kritisch gesehen. Vor dem Hintergrund einer maximal heterogenen Studienlage bei überdurchschnittlich vulnerablem Patientenkollektiv ist hier die Fertigstellung der bereits angekündigten Leitlinie äußerst wünschenswert und dringend notwendig, um Therapieentscheidungen zumindest auf ein konsensbasiertes Fundament stellen zu können.

4.1 Kohlenmonoxid

4.1.1 Physikalisches

Bei der unvollständigen Verbrennung kohlenstoffhaltiger Stoffe entstehen neben Kohlendioxid (CO_2) relevante Mengen an Kohlenmonoxid (CO). CO besitzt eine minimal geringere Dichte als Luft; der Dichteunterschied ist jedoch so gering, dass in der Praxis die Verteilung des Gases davon nicht relevant betroffen ist und die Maximalkonzentrationen oft einfach in der Nähe der CO-Quelle selbst gemessen werden können.

Kohlenmonoxid ist ein farb-, geschmack- und geruchloses Gas und kann deshalb in niedrigen (wenngleich höchst toxischen) Konzentrationen durch unsere Körpersinne nicht detektiert werden.

4.1.2 Physiologisches

Die toxische Eigenschaft von Kohlenmonoxid besteht vor allem in einer im Vergleich zu Sauerstoff bis zu 300-fach höheren Affinität zum eigentlich sauerstoffbindenden Häm. Durch diese hohe Bindungsaffinität ist CO bereits in äußerst niedrigen Konzentrationen in der Lage, Sauerstoff aus der Häm-Bindung zu verdrängen und damit die Sauerstofftransportkapazität des Hämoglobins einzuschränken.

Bereits bei einer CO-Konzentration von 0,1% in der Raumluft (oft angegeben in parts per million, ppm, also 1.000 ppm) ist die Hälfte des menschlichen Hämoglobins durch CO gebunden. CO führt darüber hinaus zu einer sog. „Linksverschiebung" der Sauerstoffbindungskurve, was zu einer erschwerten Abgabe von Sauerstoff im Gewebe und damit zu einer Gewebshypoxie führt.

Klinische Symptome können ab einer Hämoglobin-Beladung von 15% erwartet werden, ab einem Carboxyhämoglobin-Anteil (CO-Hb) von 50% besteht Lebensgefahr. Da CO auch in relevanter Menge im Zigarettenrauch vorkommt, können Raucher eine CO-Beladung ihres Hämoglobins von bis zu 10% vorweisen; für Nichtraucher werden Normalwerte von 2–3% angegeben (1).

Neben der direkten Wirkung von Kohlenmonoxid auf das Hämoglobin und damit den Sauerstofftransport bewirkt CO pleiotrope, also davon unabhängige Effekte im Gewebe. So führt es durch Bindung an Untereinheiten der Atmungskettenmoleküle zu einer mitochondrialen Dysfunktion. CO bindet außerdem in der Peripherie auch an andere Häm-haltige Moleküle wie Myoglobin. Die Eliminationshalbwertszeit im Gewebe kann sich deutlich von der im Blut unterscheiden. Dies gilt es in Betracht zu ziehen, wenn trotz suffizienter Therapie und einem damit verbundenen Absinken des CO-Hb-Wertes im Blut die klinische Symptomatik weiterbestehen bleibt (2).

In Summe führen diese (patho-)physiologischen Mechanismen zu einer verminderten Sauerstoffversorgung im Gewebe. Die Kette Hypoxie – Inflammation – Apoptose kann vor allem zu neurologischen und kardialen Spätschäden führen.

4.2 CO-Intoxikation

4.2.1 CO-Quellen

Da Verbrennungsvorgänge allgegenwärtig sind und diese Verbrennung technisch nie zu 100% vollständig erfolgen kann, sind auch potenzielle CO-Quellen reichlich vorhanden. Die häufigsten Quellen für Kohlenmonoxid sind Abgase von Verbrennungsmotoren, sowie defekte oder nicht fachmännisch betriebene Heiz- und Kochanlagen, die auf der Verbrennung von Gas, Öl oder Holz basieren. Exemplarisch seien hier der im Innenraum betriebene Holzkohlegrill oder das nicht fachmännisch installierte Gasheizgerät genannt. In den letzten Jahren hinzugekommen, aber zahlenmäßig durchaus klinisch relevant, ist die Kohlenmonoxidvergiftung durch den Konsum von Wasserpfeifen (Shisha), die nicht selten zur stationären Behandlung der meist Jugendlichen führt.

4.2.2 Inzidenz in Deutschland

Da in Deutschland – wie auch in vielen anderen Ländern – keine amtliche Registrierung von CO-Vergiftungen erfolgt, ist eine Abschätzung der Inzidenzen nur auf Basis von Sekundärdaten möglich. Für Deutschland kann man der Gesundheitsberichterstattung des Bundes Diagnosedaten und deren Häufigkeit entnehmen. Für den Diagnosecode T58 (Intoxikation durch CO) zeigt sich hier in den letzten 15 Jahren ein relativ unverändertes Bild in der Anzahl der jährlich stationär Behandlungsbedürftigen mit CO-Vergiftung (Erwachsene und Kinder). Nach 3.976 berichteten Fällen im Jahr 2005, über einen Maximalwert von 4.302 Patienten im Jahr 2012, wurden im Jahr 2017 3.694 Patienten wegen einer CO-Intoxikation stationär behandelt (3). Die Anzahl der Todesfälle durch CO-Intoxikationen stieg dagegen in Deutschland in den letzten Jahren an. Während in der Todesursachenstatistik des Statistischen Bundesamtes für das Jahr 2010 380 Todesfälle durch CO berichtet wurden, waren es in den Jahren 2016 bzw. 2018 bereits 640 bzw. 629 Todesfälle (4).

4.3 Diagnostik

Das klinische Beschwerdebild ist, vor allem bei Kindern, oft recht unspezifisch und reicht von Kopfschmerzen und Übelkeit bei leichten Formen der Intoxikation, über neurologische Auffälligkeiten und kardiale Komplikationen mit EKG-Veränderungen, bis hin zur Bewusstlosigkeit und zum Tod durch inneres Ersticken bei schweren Formen der Vergiftung. Entscheidend sind hier die Anamnese und der geäußerte Verdacht auf eine CO-Intoxikation.

Der Anteil des an CO gefundenen Hämoglobin (CO-Hb) stellt einen der wenigen messbaren Parameter im Falle einer CO-Intoxikation dar. Die standardisierte Pulsoxymetrie ist nicht in der Lage, oxygeniertes Hämoglobin von CO-Hb zu unterscheiden. Für eine oxymetrische Messung werden spezielle, hierfür geeignete Geräte benötigt, die aufgrund der differenzierten Erfassung mehrerer Wellenlängen Carboxyhämoglobin von „normalem" Oxyhämoglobin unterscheiden können.

Die Anwendung derartiger Geräte ist wegen unzureichender Genauigkeit nicht unumstritten; für eine orientierende Bestimmung im präklinischen Setting (Rettungs- und Notfallmedizin, Feuerwehr) sind sie jedoch durchaus als Hilfe geeignet (2). So lässt sich beim initialen Patientenkontakt eine Verdachtsdiagnose schnell erhärten.

Eine unauffällige pulsoxymetrische Messung bei vorhandener klinischer Symptomatik und bestehendem Verdacht auf eine CO-Intoxikation darf im Wissen um die messtechnischen Probleme niemals zum frühzeitigen Ausschluss dieser Differenzialdiagnose führen.

Eine valide Bestimmung des CO-Hb-Anteiles im Blut ist über die Durchführung einer Blutgasanalyse (BGA) möglich. Einschränkend muss erwähnt werden, dass die Höhe des CO-Hb-Anteils in keiner guten Korrelation zur Symptomatik steht. In einer Untersuchung von mehr als 1.000 Patienten ließ sich keine Korrelation eines initial gemessenen CO-Hb-Bereiches zu einer bestimmten Symptomatik nachweisen (5). Der

CO-Hb-Wert ist im klinischen Alltag jedoch einer der wenigen messbaren Parameter zur Einschätzung einer CO-Intoxikation, sodass er neben der klinischen Symptomatik ebenfalls einen entscheidenden Verlaufsparameter zum Monitoring des Therapieerfolges darstellt.

4.4 Therapie

Oberstes Ziel ist die schnellstmögliche Elimination des CO aus dem Körper bzw. aus der Zelle.

Dies kann am effektivsten durch ein konkurrierendes Überangebot an Sauerstoff erfolgen. Bereits bei geringstem Verdacht auf eine CO-Intoxikation muss *sofort* der Sauerstoffgehalt in der Atemluft des Patienten maximal angehoben werden. Idealerweise erhält der Patient bereits präklinisch reinen Sauerstoff (z.B. über Maske mit Reservoir). Entscheidend für die Prognose und das klinisch neurologische Outcome ist die Dauer der durch CO ausgelösten Gewebshypoxie. Die Entfernung des toxischen CO aus dem Körper hat damit oberste Priorität.

Die Eliminationshalbwertszeit von CO-Hb beträgt bei normaler Atmung unter Raumluftbedingungen etwa 320 Minuten. Unter reiner Sauerstoffatmung (bei normalem Umgebungsdruck) erhöht sich der O_2-Partialdruck in der Einatemluft, die Eliminationshalbwertszeit verkürzt sich auf etwa 74 Minuten (s. Abb. 1).

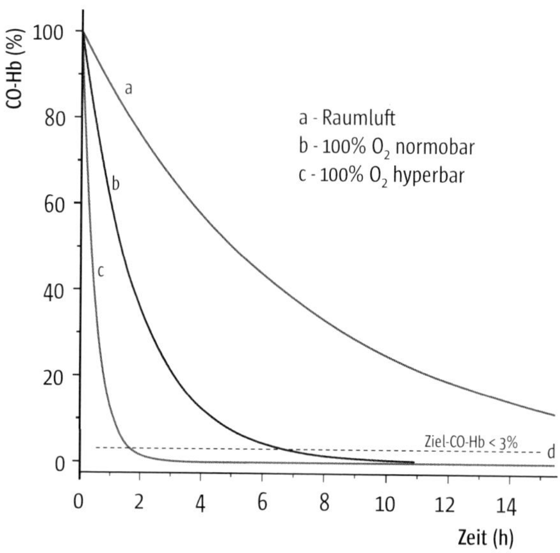

Abb. 1 Eliminationshalbwertszeiten von CO-Hb, modifiziert nach (6). Halbwertszeit ca. 320 min bei Raumluftatmung (a), 74 min bei normobarer Sauerstoffatmung (b) und 20 min unter hyperbarer Sauerstoffatmung (c). Therapeutisch angestrebter Zielbereich von CO-Hb < 3% (d).

Eine weitere, darüber hinausreichende Steigerung des Sauerstoffpartialdruckes in der Lunge kann man nur über eine Steigerung des Gesamtdruckes des Atemgases erreichen.

Hierzu existieren Druckkammern, in denen Sauerstoff unter zwei- bis dreifachem atmosphärischem Druck angeboten werden kann. Eine Therapie mit hyperbarem Sauerstoff kann letztlich die Halbwertszeit von CO-Hb auf 20 Minuten senken (6).

Der Anteil von Carboxyhämoglobin im Blut kann als Verlaufsparameter der Güte einer Sauerstofftherapie dienen und die Therapie somit qualitativ monitoren. Als Zielparameter wird *eine Normalisierung des CO-Hb mit Werten von unter 3%* angestrebt (7).

Aufgrund der pleiotropen Wirkungen von CO im Gewebe darf eine Normalisierung des CO-Hb bei gleichzeitig persistierender Symptomatik nicht zur Beendigung einer Sauerstofftherapie führen.

Die Fortführung der Therapie ist auf jeden Fall bis zur vollständigen Symptomfreiheit des Patienten anzustreben.

4.5 Diskussion der Studienlage sowie der Anwendbarkeit

Anhand der theoretischen Überlegungen überzeugt eine Therapie mit hyperbarem Sauerstoff. Eine breite Anwendung dieser Methode mag deshalb naheliegend oder sogar geboten erscheinen. Die Studienlage zeichnet hier jedoch ein völlig anderes Bild: Der wissenschaftliche Nachweis einer grundsätzlichen Überlegenheit einer HBOT gegenüber einer NBOT konnte bislang nicht geführt werden. Vorhandene Studien und Daten zu diesem Thema sind äußert heterogen, daneben unterscheiden sie sich in Design, Studienpopulation, Einschlusskriterien, aber auch in wesentlichen praktischen Details hinsichtlich der Durchführung der hyperbaren Sauerstofftherapie selbst.

Das American College of Emergency Physicians äußerte sich 2008 nach Beurteilung der Datenlage zurückhaltend bis ablehnend gegenüber einer HBOT bei Erwachsenen (8). Eine Metaanalyse der Cochrane Collaboration aus dem Jahr 2011 bewertete 6 Arbeiten, von denen lediglich 2 einen (geringgradigen) Vorteil für die mit HBOT therapierten Patienten bezüglich neurologischem Outcome zeigten. Die Autoren kommen hier zu dem Schluss, dass in Zusammenschau der Analyseergebnisse der 6 Studienergebnisse *keine* generelle Empfehlung für eine HBOT nach CO-Intoxikation abzuleiten ist (9).

Explizit für Kinder mit Kohlenmonoxidvergiftung gibt es nahezu keine validen Daten, aus denen sich klare Empfehlungen ableiten ließen. Beispielhaft sei hier die Kasuistik eines 16-jährigen Jugendlichen genannt, der mit CO-Intoxikation nach Shisha-Genuss einer normobaren Sauerstofftherapie zugeführt wurde und sich darunter, wenn auch verzögert, stabilisierte (10). Nachdem sich die Autoren hier explizit gegen eine HBOT entschieden hatten, wurde in der Folge die Indikation für eine hyperbare Sauerstofftherapie diskutiert und eine Anwendung für Fälle mit hohem CO-Hb

(> 25%), bei ausgeprägter neurologischer Symptomatik (Bewusstlosigkeit), kardialen Ischämien oder einer metabolischen Azidose durchaus empfohlen (11). Dieser Vorschlag wurde im Rahmen einer weiteren Stellungnahme mit Hinweis auf die schlechte Studienlage bei Kindern erneut abgelehnt (12).

Vorhandene Studien an pädiatrischen Kollektiven zeigen in Summe bisher keine klare Überlegenheit einer hyperbaren Sauerstofftherapie nach CO-Intoxikation. Mert (13) untersuchte 106 Kinder zwischen 0,1 und 14,9 Jahren, die nach einer CO-Intoxikation mit normobarer Sauerstofftherapie behandelt wurden. Insgesamt verstarben 15 Kinder an den Folgen des initialen Traumas. Für die in geringer Zahl aufgetretenen, persistierenden neurologischen Defizite wurden Komorbiditäten verantwortlich gemacht (Asphyxie, zerebrale Infarkte, Reanimationsfolgen). Insgesamt schließen die Autoren aus diesen Ergebnissen, dass eine initiale neurologische Symptomatik unter NBOT rasch rückläufig war.

Chou (14) untersuchte Kinder (0–18 Jahre) nach HBOT und unterschied dabei in der Auswertung nach Intoxikationsmechanismus. Kinder nach Rauchgasinhalation oder mit zusätzlichen Verbrennungen verstarben signifikant häufiger. Sie hatten außerdem höhere initiale CO-Hb-Spiegel (38% vs. 24%). Eine Aussage zur Überlegenheit von HBOT gegenüber NBOT bei Kindern lässt jedoch auch diese Studie nicht zu.

Auch in der jüngeren Literatur zeichnet sich kein klares Bild. So erbrachten Daten aus dem Jahr 2017 mit 81 untersuchten Kindern keinen Vorteil für die hyperbare Sauerstofftherapie nach CO-Intoxikation (15). Eine große retrospektive Kohortenanalyse aus Taiwan, die für den Zeitraum 1999 bis 2012 über 25.000 Patienten (Erwachsene und Kinder) einschließen konnte, verglich eine HBOT- (7.278 Patienten) mit einer NBOT-Gruppe (18.459 Patienten) nach CO-Intoxikation. Neben zahlreicher nicht signifikanter Parameter zeigte diese Studie eine etwas niedrigere Langzeit-Mortalität zugunsten der Patienten mit HBOT; dies galt insbesondere für Patienten unter 20 Jahren (16).

Zu der insgesamt recht kritisch und kontrovers diskutierten Indikation zur HBOT kommen zeitlich-logistische Aspekte, die in der Praxis im Einzelfall eine Herausforderung darstellen könnten. Das Zeitintervall, in dem allgemein eine hyperbare Sauerstofftherapie für sinnvoll erachtet werden kann, wird mit *sechs Stunden* nach Noxe definiert. Dies entspricht der fünffachen Eliminationshalbwertszeit von CO-Hb unter normobarer Sauerstofftherapie, also exakt *der* Therapieform, die unabhängig von spezieller Infrastruktur überall und flächendeckend durchgeführt werden kann.

In einer retrospektiven Single-Center-Analyse mit 476 Patienten (17) wurden Prozesszeiten analysiert, wie sie im Rahmen einer HBOT zu erwarten sind. Hier zeigten sich – selbst bei einem hoch vorselektionierten Patientenkollektiv eines Druckkammer-Zentrums – *recht lange Zeitintervalle zwischen Diagnosestellung und Behandlungsbeginn*: Zwischen medizinischem Erstkontakt und erstem BGA-Nachweis der CO-Intoxikation vergingen durchschnittlich *etwa 90 Minuten*. In dieser Zeit sank der CO-Hb bereits um etwa 50%. Die Versorgung im Primärkrankenhaus mit sekundärer Verlegung in ein Druckkammerzentrum, welches in der Bundesrepublik Deutschland nicht flächendeckend vorgehalten werden kann, führt zu einer weiteren Verzögerung von durchschnittlich *3 Stunden*.

4.6 Fazit

Die aktuelle Studienlage bei Kindern zeigt keine klare Überlegenheit der HBOT gegenüber einer normobaren Sauerstofftherapie. Die meisten Autoren der zitierten Übersichtsarbeiten und Metaanalysen kommen zu dem Schluss, zeitnah bei pädiatrischen Patienten mit CO-Intoxikation eine normobare Sauerstofftherapie zu starten. Die potenzielle Verlegung in ein Druckkammer-Zentrum ist ein oft zeitaufwendiger logistischer Kraftakt, der jedoch aufgrund der heterogenen Studienlage, die je nach Analyse zumindest einen geringgradigen Vorteil einer HBOT zur Verbesserung des Langzeit-Outcomes als Trend erkennen lässt, im Einzelfall bei noch fehlendem Leitlinien-Konsens geprüft werden muss.

Die zitierten Daten decken sich mit unseren eigenen Erfahrungen. Zahlen eines der größten deutschen Druckkammerzentren spiegeln wider, wie schwierig es sein könnte, exakte prospektive Daten zu akquirieren, um schlussendlich ein klares Konzept zur Behandlung der Entität „CO-Intoxikation bei Kindern" zu evaluieren: In einem Zeitraum von 2011 bis Mitte 2020 wurden hier lediglich 6 Kinder nach CO-Intoxikation behandelt. Das Outcome war ausnahmslos gut. Aufgrund dieser geringen Zahl verbietet sich jede weiterführende Auswertung.

Eine Leitlinie zu diesem Thema ist lange angekündigt, die Fertigstellung für Ende 2020 vorgesehen (18). Diese Leitlinie ist allerdings dringend notwendig, um ein konsensusbasiertes und vor allen Dingen einheitliches Vorgehen zu etablieren

Die Entscheidungsfindung – Druckkammer ja oder nein – kann beschleunigt und standardisiert werden. Dadurch könnte die pädiatrische Versorgungsqualität nach CO-Intoxikation optimiert werden. Betrachtet man allerdings die sicherlich nicht flächenhafte Valenz an Druckkammern, was eine zeitnahe und dann noch sinnvolle Therapie sicherlich erschwert, ist hier eine gewisse Skepsis erlaubt.

Literatur

1. Gorman D, Drewry A, Huang YL, Sames C (2003) The clinical toxicology of carbon monoxide. Toxicology 187(1):25–38. doi:10.1016/s0300-483x(03)00005-2
2. Eichhorn L, Thudium M, Jüttner B (2018) The diagnosis and treatment of carbon monoxide poisoning. Dtsch Arztebl Int 115: 863–70. doi: 10.3238/arztebl.2018.0863
3. Gesundheitsberichterstattung des Bundes. Suchbegriff „T58", Auswahl „Diagnosedaten der Krankenhäuser". URL: http://www.gbe-bund.de (abgerufen am 30.07.2020)
4. Statistisches Bundesamt (2020) Todesursachenstatistiken der Jahre 2010, 2017 und 2018. URL: https://www.destatis.de/DE/Themen/Gesellschaft-Umwelt/Gesundheit/Todesursachen/_inhalt.html (abgerufen am 30.07.2020)
5. Hampson NB, Dunn SL (2012) UHMCS/CDC CO Poisoning Surveillance Group. Symptoms of carbon monoxide poisoning do not correlate with the initial carboxyhemoglobin level. Undersea Hyperb Med 39(2):657–665
6. Rose JJ, Wang L, Xu Q et al. (2017) Carbon Monoxide Poisoning: Pathogenesis, Management, and Future Directions of Therapy [published correction appears in Am J Respir Crit Care Med. Aug 1;196 (3):398–399]. Am J Respir Crit Care Med 195(5):596–606. doi:10.1164/rccm.201606-1275CI
7. Hampson NB, Piantadosi CA, Thom SR, Weaver LK (2012) Practice recommendations in the diagnosis, management, and prevention of carbon monoxide poisoning. Am J Respir Crit Care Med 186(11):1095–1101. doi:10.1164/rccm.201207-1284CI
8. Wolf SJ, Lavonas EJ, Sloan EP, Jagoda AS; American College of Emergency Physicians (2008) Clinical policy: Critical issues in the management of adult patients presenting to the emergency department with acute carbon monoxide poisoning. Ann Emerg Med 51(2):138–152. doi:10.1016/j.annemergmed.2007.10.012

9. Buckley NA, Juurlink DN, Isbister G, Bennett MH, Lavonas EJ (2011) Hyperbaric oxygen for carbon monoxide-poisoning.CochraneDatabase SystRev. doi: https://doi.org/10.1002/14651858.CD002041.pub3
10. Knörr F, Doll L, Rohde M et al. (2019) Kohlenmonoxidintoxikation durch Shisha-Rauchen. Monatsschr Kinderheilkd 167, 138–140. doi: https://doi.org/10.1007/s00112-017-0371-4
11. Jüttner B (2018) Diagnostik und Therapie der Kohlenmonoxidvergiftung. Monatsschr Kinderheilkd 166, 249–250. doi: https://doi.org/10.1007/s00112-018-0449-7
12. Trepels-Kottek S, Orlikowsky T, Wagner N (2018) Therapiemanagement bei Kohlenmonoxidintoxikation. Monatsschr Kinderheilkd 166, 251–252. doi: https://doi.org/10.1007/s00112-018-0450-1
13. Meert KL, Heidemann SM, Sarnaik AP (1998) Outcome of children with carbon monoxide poisoning treated with normobaric oxygen. J Trauma 44: 149–54
14. Chou KJ, Fisher JL, Silver EJ (2000) Characteristics and outcome of children with carbon monoxide poisoning with and without smoke exposure referred for hyperbaric oxygen therapy. Pediatr Emerg Care 16: 151–5
15. Chang YC, Lee HY, Huang JL, Chiu CH, Chen CL, Wu CT (2017) Risk factors and outcome analysis in children with carbon monoxide poi soning. Pediatr Neonatol 58: 171–7
16. Huang CC, Ho CH, Chen YC et al. (2017) Hyperbaric Oxygen Therapy Is Associated With Lower Short- and Long-Term Mortality in Patients With Carbon Monoxide Poisoning. Chest 152(5):943–953. doi:10.1016/j.chest.2017.03.049
17. Eichhorn L, Kieback M, Michaelis D, Kemmerer M, Jüttner B, Tetzlaff K (2019) Behandlung von Kohlenmonoxidvergiftungen in Deutschland: Eine retrospektive Single-Center-Analyse [Treatment of carbon monoxide poisoning in Germany: A retrospective single center analysis]. Anaesthesist 68(4):208–217. doi: 10.1007/s00101-019-0544-8
18. S2k-Leitlinie – Diagnostik und Therapie der Kohlenmonoxidvergiftung. Stand. 28.06.2020. URL: http://www.awmf.org/leitlinien/detail/anmeldung/1/ll/040-012.html (abgerufen am 30.07.2020)

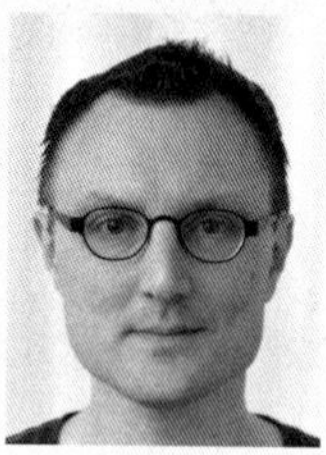

Dr. med. Christian Grillhösl

Medizinstudium an der Friedrich-Alexander-Universität Erlangen-Nürnberg. Promotion am Institut für klinische und molekulare Virologie der Universität Erlangen. Ausbildung zum Kinderarzt an der Klinik für Kinder und Jugendliche der Universität Erlangen. Erwerb der Zusatz- und Schwerpunktbezeichnungen für Pädiatrische Gastroenterologie sowie Neonatologie. Tätigkeit an der Cnopfschen Kinderklinik seit 2016 als leitender Oberarzt für den Bereich Neonatologie und Pädiatrische Intensivmedizin.

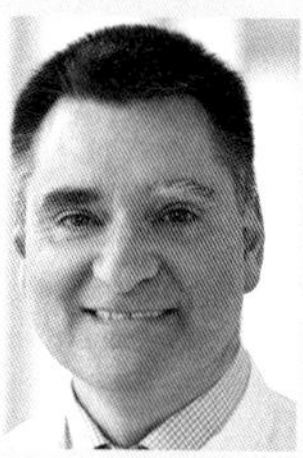

Prof. Dr. Michael Schroth

Studium der Humanmedizin in Heidelberg und Mannheim, Promotion in der Anästhesiologischen Universitätsklinik Mannheim, Ausbildung zum Facharzt und Habilitation an der Klinik für Kinder- und Jugendliche der Universität Erlangen, Erwerb der Zusatz- und Schwerpunktbezeichnungen Neonatologie und Pädiatrische Intensivmedizin, Tätigkeit als Leitender Notarzt in der Region Erlangen-Höchstadt, seit 2012 Chefarzt der Cnopfschen Kinderklinik in Nürnberg mit den Schwerpunkten Neonatologie und Kinderintensivmedizin sowie Etablierung eines Kindernotarztdienstes, seit 2019 zusätzlich Chefarzt der Allgemeinpädiatrie und Ernennung zum Ärztlichen Direktor der Klinik. Klinische Schwerpunkte: Neonatologie sowie Kinder-Intensiv- und Notfallmedizin.

Handlungsorientiertes Wissen: psychosoziale Betreuung kritisch kranker Patienten und ihrer Angehörigen

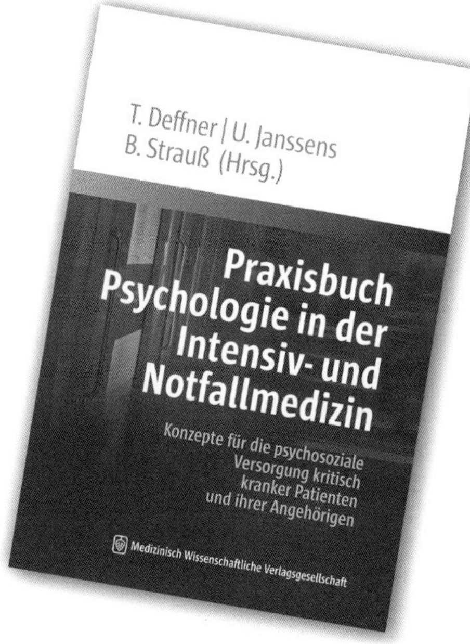

Bei der Versorgung Akutkranker, während der Behandlung kritisch kranker und sterbender Patienten oder im Gespräch mit Angehörigen: Ärzte sowie Pflegende sind auf der Intensivstation und in der Notaufnahme täglich mit psychosozialer Betreuung konfrontiert und davon intensiv gefordert. Trotz des hohen Bedarfs sind Mitarbeiter in diesen Bereichen meist auf sich selbst gestellt und lernen die anspruchsvolle Kommunikation mit diesen Patienten und deren Angehörigen letztlich „on the job".

Das neue „Praxishandbuch Psychologie in der Intensiv- und Notfallmedizin" vermittelt Ärzten und Pflegenden handlungsorientiertes Wissen für die psychosoziale Betreuung ihrer Patienten und deren Angehöriger. Zusätzlich werden teamunterstützende psychologische Konzepte für die Intensiv- und Notfallmedizin vorgestellt. Darüber hinaus bereitet das Handbuch Psychologen und andere psychosoziale Berufsgruppen auf ihre Tätigkeit in der Intensivmedizin vor und ermöglicht ihnen einen Überblick über Indikationen, (Differential-) Diagnostik sowie praktische Empfehlungen zu psychologischen Interventionen bei kritisch kranken Patienten und deren Angehörigen.

Damit wird erstmals ein Werk vorgelegt, das den Mitarbeitern in Intensiv- und Akutmedizin erprobte und umsetzbare Konzepte an die Hand gibt und somit eine seit Jahren gelebte, aber unbearbeitete Wissenslücke schließt.

- Verstehen, Wahrnehmen und adäquates Handeln in schwierigen Situationen
- für alle Berufsgruppen in Intensiv- und Akutmedizin
- erprobte und anwendbare Handlungskonzepte

ca. 250 Seiten | ca. 50 Abbildungen
erscheint ca. Januar 2021

Einführungspreis ca. **€ 39,95** [D]
gültig bis 3 Monate nach Erscheinen, danach ca. **€ 49,95** [D]

Stand November 2020, Änderungen vorbehalten